全国高等医药院校药学类专业第五轮规划教材

U0202884

药 物 化 学

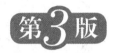
第3版

（供药学类专业使用）

主　编　尤启冬

副主编　孙铁民　徐云根

编　者　（以姓氏笔划为序）

王润玲（天津医科大学）

尤启冬（中国药科大学）

叶发青（温州医科大学）

孙铁民（沈阳药科大学）

李　雯（郑州大学药学院）

杨晓虹（吉林大学药学院）

徐云根（中国药科大学）

韩维娜（哈尔滨医科大学）

傅晓钟（贵州医科大学）

中国健康传媒集团
中国医药科技出版社

内 容 提 要

本教材为"全国高等医药院校药学类专业第五轮规划教材"之一。本书沿用第 2 版框架，按照药物的治疗作用和靶点以及药物研究与开发的原理和方法分类。在内容上删除了"抗寄生虫药物"和"维生素"两章内容。本书包括八大部分共二十二章，以基本理论、基本知识和基本技能为编写重点，主要介绍各类药物的发现和发展过程，药物的结构类型、理化性质、构效关系、变化规律及主要合成路线，兼顾介绍新药的设计、发现和发展过程，以及新药研究过程中所使用的方法、原理。

本书为书网融合教材，即纸质教材与数字教材、配套教学资源、题库系统、数字化教学服务有机结合，为读者提供更好的增值服务。

本教材适用于高等医药院校药学类等专业的教学，也可供专科药学类专业和函授学生使用。

图书在版编目（CIP）数据

药物化学／尤启冬主编. —3 版. —北京：中国医药科技出版社，2020.1（2024.8 重印）

全国高等医药院校药学类专业第五轮规划教材

ISBN 978-7-5214-1500-1

Ⅰ.①药…　　Ⅱ.①尤…　　Ⅲ.①药物化学-医学院校-教材　　Ⅳ.①R914

中国版本图书馆 CIP 数据核字（2020）第 000785 号

美术编辑　陈君杞
版式设计　友全图文

出版　**中国健康传媒集团** | 中国医药科技出版社
地址　北京市海淀区文慧园北路甲 22 号
邮编　100082
电话　发行：010-62227427　邮购：010-62236938
网址　www.cmstp.com
规格　889×1194mm　¹⁄₁₆
印张　34¾
字数　775 千字
初版　1999 年 9 月第 1 版
版次　2020 年 1 月第 3 版
印次　2024 年 8 月第 2 次印刷
印刷　北京印刷集团有限责任公司
经销　全国各地新华书店
书号　ISBN 978-7-5214-1500-1
定价　**86.00 元**

获取新书信息、投稿、为图书纠错，请扫码联系我们。

数字化教材编委会

主　　　编　尤启冬
副 主 编　孙铁民　徐云根
参加编写人员　（以姓氏笔划为序）

马　英（天津医科大学）

王润玲（天津医科大学）

尤启冬（中国药科大学）

叶发青（温州医科大学）

朱启华（中国药科大学）

孙铁民（沈阳药科大学）

李　雯（郑州大学药学院）

吴成军（沈阳药科大学）

杨晓虹（吉林大学药学院）

周小平（吉林大学药学院）

徐云根（中国药科大学）

徐晓莉（中国药科大学）

韩维娜（哈尔滨医科大学）

傅晓钟（贵州医科大学）

出版说明

"全国高等医药院校药学类规划教材"，于20世纪90年代启动建设，是在教育部、国家药品监督管理局的领导和指导下，由中国医药科技出版社组织中国药科大学、沈阳药科大学、北京大学药学院、复旦大学药学院、四川大学华西药学院、广东药科大学等20余所院校和医疗单位的领导和权威专家成立教材常务委员会共同规划而成。

本套教材坚持"紧密结合药学类专业培养目标以及行业对人才的需求，借鉴国内外药学教育、教学的经验和成果"的编写思路，近30年来历经四轮编写修订，逐渐完善，形成了一套行业特色鲜明、课程门类齐全、学科系统优化、内容衔接合理的高质量精品教材，深受广大师生的欢迎，其中多数教材入选普通高等教育"十一五""十二五"国家级规划教材，为药学本科教育和药学人才培养做出了积极贡献。

为进一步提升教材质量，紧跟学科发展，建设符合教育部相关教学标准和要求，以及可更好地服务于院校教学的教材，我们在广泛调研和充分论证的基础上，于2019年5月对第三轮和第四轮规划教材的品种进行整合修订，启动"全国高等医药院校药学类专业第五轮规划教材"的编写工作，本套教材共56门，主要供全国高等院校药学类、中药学类专业教学使用。

全国高等医药院校药学类专业第五轮规划教材，是在深入贯彻落实教育部高等教育教学改革精神，依据高等药学教育培养目标及满足新时期医药行业高素质技术型、复合型、创新型人才需求，紧密结合《中国药典》《药品生产质量管理规范》（GMP）、《药品经营质量管理规范》（GSP）等新版国家药品标准、法律法规和《国家执业药师资格考试大纲》进行编写，体现医药行业最新要求，更好地服务于各院校药学教学与人才培养的需要。

本套教材定位清晰、特色鲜明，主要体现在以下方面。

1.契合人才需求，体现行业要求 契合新时期药学人才需求的变化，以培养创新型、应用型人才并重为目标，适应医药行业要求，及时体现新版《中国药典》及新版GMP、新版GSP等国家标准、法规和规范以及新版《国家执业药师资格考试大纲》等行业最新要求。

2.充实完善内容，打造教材精品 专家们在上一轮教材基础上进一步优化、精炼和充实内容，坚持"三基、五性、三特定"，注重整套教材的系统科学性、学科的衔接性，精炼教材内容，突出重点，强调理论与实际需求相结合，进一步提升教材质量。

3.创新编写形式，便于学生学习 本轮教材设有"学习目标""知识拓展""重点小结""复习题"等模块，以增强教材的可读性及学生学习的主动性，提升学习效率。

4.配套增值服务，丰富教学资源 本套教材为书网融合教材，即纸质教材有机融合数字教材，配套教学资源、题库系统、数字化教学服务，使教学资源更加多样化、立体化，满足信息化教学的需求。通过"一书一码"的强关联，为读者提供免费增值服务。按教材封底的提示激活教材后，读者可通过PC、手机阅读电子教材和配套课程资源（PPT、微课、视频、图片等），并可在线进行同步练习，实时反馈答案和解析。同时，读者也可以直接扫描书中二维码，阅读与教材内容关联的课程资源（"扫码学一学"，轻松学习PPT课件；"扫码看一看"，即可浏览微课、视频等教学资源；"扫码练一练"，随时做题检测学习效果），从而丰富学习体验，使学习更便捷。

编写出版本套高质量的全国本科药学类专业规划教材，得到了药学专家的精心指导，以及全国各有关院校领导和编者的大力支持，在此一并表示衷心感谢。希望本套教材的出版，能受到广大师生的欢迎，对为促进我国药学类专业教育教学改革和人才培养做出积极贡献。希望广大师生在教学中积极使用本套教材，并提出宝贵意见，以便修订完善，共同打造精品教材。

中国医药科技出版社

2019年9月

前　言

药物化学课程是药学类各专业必修的重要专业课程之一，主要讲授药物结构与药效的关系，药物的理化性质、鉴别方法、合成方法等，既为药物化学专业的学生提供坚实的专业知识，也为药学类其他专业的学生提供重要的专业基础知识，为学习相关课程如药剂学、药物分析等打下基础，是全面掌握药学领域各学科知识的重要桥梁。

第三版教材是在综合第二版教材使用院校反馈的意见和建议的基础上，进一步优化、补充和修订完成的。

在第三版教材的修订中，仍按照药物的治疗作用和靶点以及药物研究与开发的原理和方法分类。在内容上删除"抗寄生虫药物"和"维生素"两章内容。由原有的九大部分二十四章优化为八大部分二十二章。在教材的修订和编排上，仍将重点放在基本理论、基本知识和基本技能的介绍上。注重介绍各类药物的发现和发展过程，药物的结构类型、理化性质、构效关系、变化规律及主要合成路线，兼顾介绍新药的设计、发现和发展过程，以及新药研究过程中所使用的方法、原理。本教材为书网融合教材，即纸质教材有机融合数字教材、配套教学资源、题库系统，使教学资源更加多样化、立体化。

在本教材编写过程中得到国内多所医药院校长期从事药物化学教学和科研工作的教师的大力支持和鼎力相助。本书共有二十二章，天津医科大学王润玲教授编写了第十二、十七和十八章；中国药科大学尤启冬教授编写了绪论和第十五章；温州医科大学叶发青教授编写了第一和十六章；沈阳药科大学孙铁民教授编写了第二十、二十一和二十二章；郑州大学药学院李雯教授编写了第七和十三章；吉林大学药学院杨晓虹教授编写了第二、三、六章；中国药科大学徐云根教授编写了第八、九和十四章；哈尔滨医科大学韩维娜副教授编写了第四、五和十九章内容；贵州医科大学傅晓钟教授编写了第十和十一章。副主编孙铁民教授和徐云根教授审定了部分稿件，主编尤启冬教授对全书的稿件进行阅读、修改和统稿。

限于业务水平和教学经验，内容仍会有不足之处，恳请广大读者和各院校师生提出宝贵意见，以便进一步完善。

编　者
2019 年 10 月

目 录

第一部分 作用于神经系统的药物

第二部分　影响神经递质的药物

第三部分　影响心脑血管系统的药物

第四部分　影响消化系统的药物

第五部分　化学治疗药物

第六部分　影响激素调控系统的药物

第七部分　影响免疫系统的药物

第八部分　药物研究与开发的基本原理和方法

绪　论
Introduction

一、药物化学的研究内容和任务

药物化学是关于药物的发现、发展和确证，药物的合成和化学性质并在分子水平上研究药物与生物体相互作用的一门学科。药物化学是建立在化学学科基础上，涉及生物学、医学和药学等各个学科的内容。

扫码"学一学"

药物通常是指对疾病具有预防、治疗或诊断作用的物质，以及对调节人体功能、提高生活质量、保持身体健康具有功效的物质。根据药物的来源和性质不同，可以分为中药或天然药物、化学药物和生物药物。其中化学药物是目前临床应用中使用的主要药物，也是药物化学研究的对象。化学药物是既具有药物的功效，同时又有确切化学组成的药物。化学药物可以是无机的矿物质，合成的有机化合物，从天然药物中提出的有效成分或单体，或者通过发酵方法得到的抗生素和半合成抗生素。因此可以看出化学药物是以化合物作为其物质基础，以药物发挥的功效（生物效应）作为其应用基础。

药物化学研究的主要内容是基于生物学科研究所揭示的潜在药物作用靶点（target），参考其内源性配体或已知活性物质的结构特征、设计新的活性化合物分子；研究化学药物的制备原理、合成路线及其稳定性；研究化学药物与生物体相互作用的方式，在生物体内吸收、分布和代谢的规律及代谢产物；研究化学药物的化学结构与生物活性（药理活性）之间关系（构效关系）、化学结构与活性化合物代谢之间关系（构代关系）、化学结构与活性化合物毒性之间关系（构毒关系）等；寻找和发现新药。而如何设计和合成新药，是药物化学的重要内容。

药物化学是建立在多种化学学科和生物学科基础上的一门学科，其研究内容涉及药物的发现、发展、鉴定以及药物在体内的作用、变化等。药物化学的研究任务大致为：①为合理利用已知的化学药物提供理论基础。通过研究药物的理化性质，阐明药物的化学稳定性，为药物剂型的设计、选择，药物的分析检验、保管和贮存服务。通过药物理化性质的研究及代谢产物的分离鉴定，为进一步认识药物在体内的动力学过程，药物的代谢产物及其可能产生的生物效应提供化学基础。②为生产化学药物提供先进、经济的方法和工艺。③寻找和发现新药，不断探索新药研究和开发的途径和方法。综合运用化学、生物学等学科的理论和知识，研究化学结构与生物活性之间的关系（构效关系），创制疗效好、毒副作用低的新药。创制和发现新药已成为药物化学的一项重要的任务。

二、药物化学的发展

药物是人类为了繁衍生息而对自然界的改造过程中发现和发展起来的，而对药物的化学研究则和化学、生物学、医学的研究和发展密切分不开的。

有史记载以来，人们对药物的应用是源于天然物特别是植物，我国就有几千年的应用中医药的历史。到 19 世纪中期，由于化学学科的发展，人类已不满足于应用天然植物治疗疾病，而是希望从中发现有效的化学成分。其中最有影响的工作是从阿片中分离出吗啡，从金鸡纳树皮中提取得到奎宁，从莨菪中提取出阿托品，以及从古柯树叶中得到可卡因等。这些最早的研究结果说明，天然药物中所含的化学物质是天然药物产生治疗作用的物质基础。另一方面在这个时期，由于化学学科的发展，尤其是有机化学合成技术的发展，临床医学家开始从有机化合物中寻找对疾病有治疗作用的化合物，如用三氯甲烷和乙醚作为全身麻醉药，水合氯醛作为镇静催眠药等都是这样典型的事例。由于有机合成化学为生物学实验提供了化合物基本的来源，人们在总结化合物生物活性的基础上提出了药效团的概念，指导人们开始有目的的药物合成研究。19 世纪末期发现了苯佐卡因、阿司匹林、氨替比林等一些化学合成药物。药物化学才真正地逐渐形成一门重要的独立的学科。

随着化学工业的兴起，特别是煤化学工业、染料化学工业等的发展，促进了制药工业的发展。有机化学已由合成简单化合物向合成复杂化合物发展，由杂环化合物的合成到形成杂环化学，扩大了药物的化学结构多样性，加之这一时期药物活性评价已由动物代替人体进行研究，形成了实验药理学，减少了冒险性，扩大了药物筛选的范围，加快了新药研究的速度和成功的机会，推动了药物化学的发展。

在对药物化学结构的研究中，人们开始思考在药物分子中有效的必要基团，而具有类似或简单结构的化合物是否也有效等等。在这些思想的指导下，人们开始探索药物的药效基团（Pharmacophore）、作用机制（Action mode）、受体（Receptor）结构和构效关系等。Ehrlich 在用染料治疗原虫性疾病和用有机砷化合物治疗梅毒时，提出了化学治疗（Chemotherapy）的概念；Langley 首先提出受体（Receptor）概念。由于当时科学水平的限制，或仅依据零星的药理和化学的实验，对于上述问题的认识是很不够的，孤立地注意基团的特殊效应，而忽略了分子结构的整体性，把复杂的生理作用与染料生色基团产生颜色的性质相提并论，显然过于简单化。

进入 20 世纪以后，20 年代，解热镇痛药物和局部麻醉药在临床上已有较好应用；30 年代磺胺药物的发现，使细菌感染性疾病的治疗有了有效的药物，发展了利用体内代谢产物进行新药的设计和研究，创立了药物的抗代谢作用机制学说；40 年代青霉素用于临床，开创了从微生物代谢产物中寻找抗生素的思路，使药物化学的理论和实践都有了飞速的发展。这时药物化学研究的中心转向由多数产生同样药理作用的化合物中寻找产生效应的共同的基本结构。在此基础上总结和应用了药物化学的一些基本原理，如同系原理和异构原理、同型原理、电子等排原理和拼合原理等等。利用这些原理改变基本结构上的取代基团或扩大基本结构的范围，从而得到较多的有效药物。

20 世纪 50 年代以后，随着生物学科的发展，人们对体内的代谢过程，身体的调节系统，疾病的病理过程有了更多的了解，对蛋白质、酶、受体、离子通道等有了更深入的研究。

通过对体内具有重要生理生化活性的酶的研究，来寻找药物与酶作用而产生的药理效应。随着对酶的结构（特别是三维结构）、功能和活性部位的深入研究，以酶为靶点进行的酶抑制剂研究取得了很大的发展。在此基础上发展起来的有以干扰肾素-血管紧张素-醛固酮系统的用于抗高血压治疗的血管紧张素转化酶抑制剂（Angiotensin Converting Enzyme Inhibitors，ACEI）；用于降血脂的干扰体内胆固醇合成的羟甲戊二酰辅酶 A（HMG-CoA）抑制剂；调节身体机能的磷酸二酯酶抑制剂等。

对受体的深入研究，尤其是许多受体亚型的发现，促进了受体激动剂和拮抗剂的发展，尤其是寻找特异性地作用于某一受体亚型的药物，可提高其选择性，减少毒副作用。例如作用于肾上腺素的 α 或 β 受体的药物；作用于胆碱能 M、N_1 和 N_2 受体的药物；作用于组胺 H_1 和 H_2 受体的药物，尤其是近年来新发现的作用于 $5-TH_3$ 受体的药物，可用于对化学治疗引起的呕吐的止吐治疗。

离子通道存在于机体的各种组织中，参与调节多种生理功能，成为药物作用的重要靶标之一。20 世纪 70 年代发现了维拉帕米对血管平滑肌的钙通道具有拮抗作用，从而导致了一系列钙拮抗剂的问世。特别是在对二氢吡啶类钙拮抗剂进行了比较深入的研究后，发现了一批各具药理特点的钙拮抗剂，为心脑血管疾病的治疗提供了有效的药物。对钠离子和钾离子通道调控剂的研究，为寻找抗高血压药物、抗心绞痛药物和抗心律失常药物开辟了新途径。

60 年代由于大量的研究试验数据出现需要对数据进行处理，开始试图建立数学模型进行定量构效关系（Quantitative Structure-Activity Relationships，QSAR）的研究，使药物化学的发展由盲目的设计到有目的的合理设计，从而极大地丰富了药物化学的理论。定量构效关系是选择一定的数学模式，应用药物分子的物理化学参数、结构参数和拓扑参数表示分子的结构特征，对药物分子的化学结构与其生物活性间关系进行定量分析，找出结构与活性间的量变规律，或得到构效关系的数学方程，并根据信息进一步对药物的化学结构进行优化。1964 年美国 Hansch 和日本藤田稔夫（Fujita）共同开创的 Hansch 分析法，该法的特点是以热力学为基础，应用化合物的疏水性参数、电性参数和立体参数表达药物的结构特征，分析结构与生物活性的构效关系。其他的方法还有：Free-Wilson 方法，是用数学加和模型表达药物的结构特征，分析其定量构效关系；Kier 分子连接性方法，是根据拓扑学原理用分子连接性指数作为化合物结构的参数。

80 年代以后随着计算机学科的图像学技术的应用，使药物设计更加合理、可行；组合化学方法的发展，使快速大量合成化合物成为可能；高通量和自动化筛选技术的应用，缩短了药物发现的时间，大大加快了新药寻找过程。

随着生命科学的研究的深入，人们逐渐认识到体内存在的微量生物活性物质在体内扮演着重要角色，对调节体内机能和维持生命起到非常重要的作用。对这些活性物质的结构修饰和改造获得了一系列活性独特的药物。20 世纪的 80 年代从鼠心肌匀浆中分离得到的心房肽和心钠素，具有很强的利尿、降压和调节心律作用。80 年代后期，人们发现一氧化氮（NO）在体内起到重要作用，是体内的内皮舒张因子（EDRF），具有舒张血管作用，在此基础上开展了对 NO 供体和 NO 合成酶抑制剂的研究。

在肿瘤的化学治疗上，由最初的氮芥类烷化剂发展到有目的地进行细胞生长周期的调控，使大部分肿瘤治疗效果有较大的提高。特别是随着分子生物学研究的发展，人们开始对疾病发生与发展的过程进行研究，为人们认识疾病提供了理论基础，也为新药的研究提供了新的方向。尤其是使肿瘤药物的研究有了较大的突破，发现了多种具有不同作用机制的抗肿瘤药物。例如抑制微管功能的抗有丝分裂药物紫杉醇、抑制 DNA 拓扑异构酶的药物伊立替康等；蛋白激酶是催化信号分子磷酸化，从而引发细胞信号传导过程，这一过程在肿瘤的发生和发展进程中起到重要作用。蛋白质酪氨酸激酶（Protein Tyrosine Kinase，PTK）选择性抑制剂伊马替尼（imatinib）通过干扰肿瘤细胞信号传导通路，选择性抑制肿瘤细胞的生长，达到抗肿瘤作用，临床上用于治疗慢性髓细胞样白血病（CML）。伊马替尼的成功上市，为寻找靶向抗肿瘤药物提供了一个全新的概念，发展了"替尼"类激酶抑制剂抗肿瘤药物，目前全球已上市的靶向抗肿瘤药物已超过 20 个，已用于绝大多数的肿瘤治疗，为有效地控制肿瘤病情的发展提供了可行的治疗方案，在抗肿瘤药物开发历史上具有重要的意义。

随着人类基因组、蛋白质组和生物芯片等的研究的深入，大量与疾病相关的基因被发现，这给新药物的设计提供了更多的靶点分子。新的药物作用靶点一旦被发现，往往会成为一系列新药发现的突破口。因此，靶点分子的增加，给创新药物研究来了更多的机会，创新药物研究将具有广阔的前景。新的药物设计和发现的方法不断产生和发展，例如：基于结构的药物设计（Structure-based Drug Design）、基于机制的药物设计（Mechanism-based Drug Design）、基于靶点的药物设计（Target-based Drug Design）等方法的发展和运用，可根据药物所针对靶点的结构特点进行"量体裁衣"式的设计，增强了药物的靶向性，降低了药物的毒副作用。生命科学的迅猛发展，新药的设计和研究，由单纯的化学方法向以生物学为导向的，化学和分子生物学相结合的方向发展。近年来发展起来的化学生物学（Chemical Biology）就是使用小分子作为工具（或探针）研究和解决生物学的问题或通过干扰/调节正常过程了解蛋白质的功能。在某种意义上，使用小分子调节目标蛋白分子的生物学过程与新药研究相类似。

药物化学的发展过程是和不同时期的科学技术、生产水平、经济建设以及相关学科的配合有密切的关系。

三、我国药物化学的发展

我国药物化学的发展主要表现在医药工业和新药研究两个方面。

在 1949 年以前，我国的化学制药工业非常落后，基础薄弱，设备落后。1949 年全国生产原料药仅 40 种，总产量不足百吨。中华人民共和国成立以后，化学制药工业得到较快的发展，尤其是在改革开放以后得到迅速发展，现已形成了科研、教学、生产、质控、经营等比较配套的工业体系。我国现有医药工业企业 3613 家，可以生产化学原料药近 1500 种，总产量 43 万吨，位居世界第二。能生产化学药品制剂 34 个剂型 4000 余个品种。2001 年化学原料药出口达到 19.2 亿美元。

在新中国成立初期，我国医药工业的发展战略是以保障人民群众基本医疗用药，满足防病治病需要为主要任务。先后发展了抗生素和半合成抗生素、磺胺药物、抗结核药、地方病防治药、解热镇痛药、维生素、甾体激素、抗肿瘤药、心血管药、中枢神经系统药物等一大批临床治疗药物。化学制药工业的发展形成一定的规模后，而技术进步对医药工业的发展起到重要作用。我国科技人员结合生产实际，广泛开展技术革新和工艺改进并取得了较为显著的成果。例如建国初期利用国产原料生产氯霉素的新工艺居国际领先水平。20世纪 60 年代，开展对薯蓣皂素资源的综合利用，自主开发生产青霉素；20 世纪 70 年代经过筛选和培养高产菌株，开发了二步发酵制备维生素 C 的生产新工艺。20 世纪 70~80 年代研究成功的维生素 B_6 噁唑法合成新工艺，形成了具有特色的维生素 B_6 专利生产技术等，这些生产工艺充分体现了我国医药工业的水平，对某些产品的工艺研究已经达到了世界先进水平。

与此同时，我国新药研究工作也受到很大重视，创制了一些重要类型的化学药。如抗肿瘤药物：氮甲、甘磷酰芥、平阳霉素、斑蝥素及其衍生物，三尖杉酯类生物碱等；从生长在我国青藏高原唐古特山莨菪中分离出新生物碱山莨菪碱和樟柳碱分别用于治疗中毒性休克、改善微循环障碍和血管性头痛等；从石杉属植物千层塔中分离出石杉碱甲，可用于治疗老年性痴呆症。

在新药的研究中，我国从中药黄花蒿中分离得到青蒿素，并确定其结构为含有过氧桥的倍半萜内酯，打破了抗疟药基本结构的传统概念。青蒿素对恶性疟，尤其对氯喹耐药的脑型疟有较好的疗效，治疗了数以万计的患者，青蒿素的发现者屠呦呦教授获得了 2015 年的诺贝尔生理学或医学奖。在青蒿素结构的基础上经过结构改造得到双氢青蒿素、蒿甲醚和青蒿琥酯，抗疟活性增强，毒性降低，并已在国外注册。

在对五味子中有效成分五味子丙素结构改造的过程中，通过结构简化，创制出能降低血清谷丙转氨酶（SGPT），治疗肝炎的药物联苯双酯。对芬太尼结构改造过程中得到的新的 μ 阿片激动剂羟甲芬太尼等等。我国的创新药物的研究形成了基于天然活性成分结构为基础的新药设计和发现的特色。

为改变我国新药创制的瓶颈问题，加快医药事业的发展，我国自 2008 年启动了“重大新药创制”国家科技重大专项，调动全国医药行业的研究单位和企业开展创新药物的研究。2008 年至 2018 年 7 月，专项累计 139 个品种获得新药证书，其中 1 类新药 44 个，数量是专项实施前的 8 倍。其中共有 12 个 1 类抗肿瘤创新药获批，在肺癌、胃癌、乳腺癌、结肠癌、淋巴癌等治疗药物方面取得了显著成果。

经过 60 多年的建设，我国药物化学取得了很大的成就，形成了一支成熟的研究队伍，建立了较为完整的科研、教学、生产体系，促进了医药工业的发展，保障了人民健康。

（尤启冬）

第一部分

作用于神经系统的药物
Agents acting on nervous systerm

第一章　镇静催眠药和抗癫痫药
Sedative-hypnotics and Antiepileptics

镇静催眠药（Sedative-hypnotic drug）主要通过影响中枢神经突触间神经信息传导过程，对中枢神经系统的过度兴奋活动进行抑制性调节，从而影响人体运动与高级思维功能，以达到干预或治疗有关中枢神经系统紊乱所引起的一系列疾病的目的。

抗癫痫药（Antiepileptic drug）主要是为了抑制因大脑神经发育缺损或遭受外力伤害所导致的神经细胞反复阵发性异常放电与大脑神经的过度兴奋，以预防和控制患者在癫痫疾病发作时所出现的精神行为异常、身体运动异常及自主神经障碍，并避免造成对人体产生有害的结果。

镇静催眠药和抗癫痫药都属于中枢神经系统抑制性药物。镇静药和催眠药之间没有绝对的界限，使用小剂量时，可产生镇静作用，使患者的紧张、烦躁等精神过度兴奋受到抑制；中等剂量时可进入睡眠状态；大剂量时因产生深度抑制而有全身麻醉作用。一些镇静催眠药可用于预防和阻止惊厥。抗癫痫药对过度兴奋的中枢具有拮抗作用，可用于预防和控制癫痫的发作。

扫码"学一学"

第一节　镇静催眠药
Sedative-hypnotic drug

镇静催眠药按化学结构可分为苯二氮䓬类、非苯二氮杂䓬类及其他类型药物；按作用机制可分为 GABA_A（GABA，γ-Aminobutyric acid，γ-氨基丁酸）受体激动剂和褪黑激素（MT，Melatonin）受体激动剂等。

镇静催眠药按化学结构可分为第一代的巴比妥类，第二代的苯二氮䓬类。20 世纪 90 年代发展起来的新型结构的唑吡坦，在美国和欧洲已成为主要的镇静催眠药而被称为第三代镇静催眠药物。另外还有喹唑酮类、吡咯酮类、氨基甲酸酯等其他类。早期使用的巴比妥类的药物由于具有耐药性和依赖性，被列入国家精神药品第二类药物，现在临床上较少作为催眠药使用，仅有苯巴比妥等用作抗癫痫药物，故本章将巴比妥类药物放在抗癫痫药物中介绍。

一、苯二氮䓬类（Benzodiazepines）

苯二氮䓬类是近 50 年来发展起来的第二代镇静催眠药，由于其作用优良，成瘾性小，安全范围大，目前几乎已取代传统的巴比妥类药物而成为镇静、催眠、抗焦虑的首选药物。这类药物起效快，耐受性好，缺点是有较强的依赖性且伴有较严重的停药反应或失眠反跳现象。其中 1,4-苯二氮䓬类的催眠镇静作用最强，而且副作用比巴比妥类药物小，目前在临床上已取代第一代的巴比妥类，成为镇静、催眠、抗焦虑的首选药物。

苯二氮䓬类除有镇静催眠作用外，临床上还可用作抗焦虑、抗惊厥、麻醉剂和肌肉松弛药。

（一）苯二氮䓬类药物的发展

1,4-苯二氮䓬类药物是属于偶然发现的镇静催眠药物。20 世纪 50 年代，当时的研究生 Stembach 设计了苯并庚噁二嗪为催眠类化合物。但合成路线没有打通，多次合成实验反应仅得到六元环的拼合物喹唑啉 N-氧化物，对其进行药理活性测定，没有预想的安定作用。两年后他在清洗当时做药理实验的药物容器时，发现瓶中析出一些白色结晶，Stembach 没有当废物丢弃，而是重新测定了活性。发现这种结晶有很好的安定作用，经结构测定，确定是七环的拼合产物，这就是氯氮䓬（Chlordiazepoxide，利眠宁，Librium）。他推测这种结构变化是喹唑啉 N-氧化物在放置中经历了分子内亲核反应并扩环的过程，于是开发了新的一类 1,4-苯二氮䓬类的镇静催眠药物。

进一步的研究发现，氯氮䓬分子中的胼基及氮上的氧并非生理活性所必需，于是制得同型物地西泮（Diazepam，安定），作用较氯氮䓬强，不仅能治疗神经官能症如紧张、焦虑和失眠，也是控制癫痫持续状态的较好药物。

在对地西泮的代谢研究中发现，其代谢产物奥沙西泮（Oxazepam，去甲羟安定）和替马西泮（Temazepam，羟安定）具有很好的镇静催眠活性，而且毒副作用较小，从而开发为临床上使用的药物。

氯氮䓬　　　　　地西泮　　　　　奥沙西泮　　　　　替马西泮

通过对该类药物的构效关系研究，合成许多同型物和类似物，得到一系列临床用药，如硝西泮（Nitrazepam）、氯硝西泮（Clonazepam）、氟西泮（Flurazepam）、氟地西泮（Fludiazepam）、氟托西泮（Flutoprazepam）等。表 1-1 中列出了部分苯二氮䓬类药物的结构。

表 1-1　1,4-苯二氮䓬类镇静催眠药的结构

药物名称	R_1	R_2	R_3	R_4
奥沙西泮 Oxazepam	Cl	H	OH	H
替马西泮 Temazepam	Cl	CH₃	OH	H
劳拉西泮 Lorazepam	Cl	H	OH	Cl
硝西泮 Nitrazepam	NO₂	H	H	H
氯硝西泮 Clonazepam	NO₂	H	H	Cl

药物名称	R₁	R₂	R₃	R₄
氟西泮 Flurazepam	Cl	—CH₂CH₂CH₂N(C₂H₅)CH₃	H	F
氟地西泮 Fludiazepam	Cl	CH₃	H	F
氟托西泮 Flutoprazepam	Cl	—CH₂◁	H	F

在苯二氮草环 1,2 位并合三氮唑，可增加化合物的稳定性，提高与受体的亲和力，从而生物活性明显增加。如艾司唑仑（Estazolam）、阿普唑仑（Alprazolam）和三唑仑（Triazolam）等，已成为临床常用的有效的镇静、催眠和抗焦虑药。

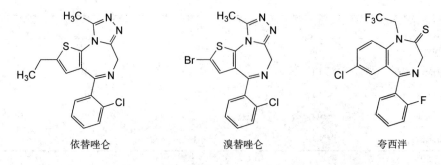

艾司唑仑	阿普唑仑	三唑仑	咪达唑仑

在 1,2 位并合咪唑环，如咪达唑仑（Midazolam）作用强度与安定相似，但起效快，作用时间短。由于其碱性较强，其盐可形成稳定水溶液，制成注射剂可用于抗惊厥、诱导麻醉和麻醉前给药。

在 4,5 位并入四氢噁唑环获得前体药物，在体内可代谢除去含氧环得原药，由此可避免 4,5 位的开环代谢。这类药物包括镇静催眠药卤沙唑仑（Haloxazolam）、抗焦虑药美沙唑仑（Mexazolam），及催眠抗焦虑药氯沙唑仑（Cloxazolam）等，其中含氧环可在代谢过程中除去。

卤沙唑仑	氯沙唑仑	美沙唑仑

将苯二氮草结构中的苯环用噻吩置换，仍保留苯二氮草类的安定作用，如依替唑仑（Etizolam）和溴替唑仑（Brotizolam）。前者主要作为抗焦虑药而后者用作镇静催眠药。

依替唑仑	溴替唑仑	夸西泮

将苯二氮䓬类 2 位氧用硫取代，1 位氮上引入 -CH₂CF₃ 可得夸西泮（Quazepam），其半衰期为 41 小时，是长效的抗焦虑、镇静催眠药，同时可抗惊厥，抗癫痫及具有中枢性肌松作用。其体内代谢产物为硫羰基被脱硫得到 2-氧夸西泮和 *N*-脱烷基-2-氧夸西泮仍有活性，且两者的 $t_{1/2}$ 延长为 39 小时和 73 小时。

（二）苯二氮䓬类药物的作用机制

通过动物实验发现，在中枢神经系统，主要在大脑皮层中有特殊的苯二氮䓬受体（benzodiazepine receptor，BZR）存在，它对 ^{3}H 标记的地西泮具有高度的亲和力，亲和力大小与其药效基本平衡。γ-氨基丁酸（GABA）是中枢神经的抑制性递质，它至少作用于两种不同类型的 GABA 受体，突触部分主要为 GABA 受体，其分布基本上与苯二氮䓬受体的分布一致。GABA 受体已被克隆，它是一种低聚蛋白，相对分子质量约为 $2.5×10^5$，目前至少发现五种不同的亚单位（α、β、γ 等）。GABA 受体与 Cl⁻ 离子通道相偶联，GABA 受体激动时，Cl⁻ 离子通道开放的数目增多，Cl⁻ 离子进入细胞内数量增加，产生超极化而引起抑制性突触后电位，减少中枢内某些重要神经元的放电，引起中枢神经系统的抑制作用。当苯二氮䓬类药物占据苯二氮䓬受体时，则 GABA 就更易打开 Cl⁻ 离子通道，导致镇静、催眠、抗焦虑、抗惊厥和中枢性肌松等药理作用（图 1-1）。分子药理学提示，减少或拮抗 GABA 的合成，本类药的镇静催眠作用降低，如增加其浓度则能加强苯二氮䓬类的催眠镇静作用。

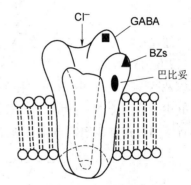

图 1-1　GABA_A 受体 Cl⁻ 通道复合物模型

GABA_A 受体至少有五个结合位点，除了 GABA 外，还有巴比妥类（Barbiturates）的结合位点和苯二氮䓬类（Benzodiazepines，BZs）的结合位点。目前认为，GABA 的结合点在 β 亚基上，苯二氮䓬类结合位点在 α 亚基上，巴比妥类结合位点与苯并二氮杂䓬不同，有其专门的结合部位。这种理论可以解释大部分中枢神经抑制剂药物的作用机制。

（三）苯二氮䓬类药物的理化性质

苯二氮䓬类药物的基本结构特征为苯环并合的 1,4-二氮七元亚胺内酰胺环。苯二氮䓬类药物通常为白色或类白色结晶性粉末。一般条件下，七元的亚胺内酰胺环比较稳定，但遇酸或碱液受热易水解。水解可按两种开环方式进行，一种是在 1,2 位酰胺键水解开环，另一种是在 4,5 位亚胺键水解开环，而 4,5 位开环为可逆性水解（图 1-2）。

当该类药物口服后，在胃酸的作用下主要发生 4,5 位间开环水解，尤其当在 7 位和 1,2 位有强吸电子基团（如-NO₂ 或三唑环等）存在时，水解反应几乎都是在 4,5 位上进行，而 4,5 位开环为可逆性水解，当开环化合物进入碱性的肠道时又闭环成原药，因此，4,5 位开环不影响药物的生物利用度。硝西泮、阿普唑仑、三唑仑等药物的作用之所以强，可能与此有关。

苯二氮䓬类药物最终水解产物为 2-氨基二苯甲酮和甘氨酸，是这类药物受潮分解或在溶液中分解的最终产物。

（四）苯二氮䓬类药物的体内代谢

该类药口服后 1~2h 内从胃肠道吸收，2~4h 内血药浓度达到高峰。代谢主要在肝脏进

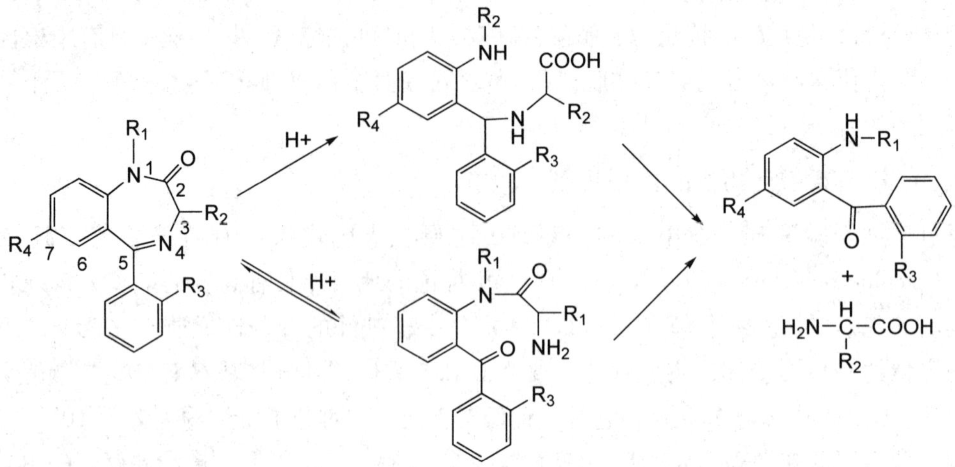

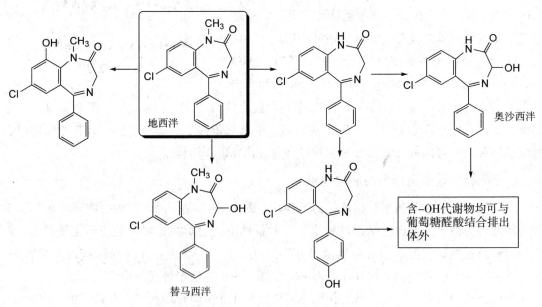

图1-2　苯二氮䓬类药物的水解

行，代谢途径相似，主要有1位 *N*-去甲基、C-3位羟基化、苯环羟基化、氮氧化合物还原、1,2位开环等。

以地西泮为例（图1-3），主要有 *N*-去甲基、1,2位开环、C3位羟基化、苯环羟基化等。其中，地西泮 *N*-去甲基和C-3位羟基化代谢得到活性的代谢物，已发展成临床常用的镇静催眠药。羟基代谢物与葡萄糖醛酸结合排出体外。

图1-3　地西泮的代谢过程

半衰期长的氯氮䓬、地西泮、氟西泮长时期多次用药，常有母体药物及其代谢产物在体内蓄积，有的活性代谢物，如替马西泮（去甲地西泮）可在血液内持续数周，治疗结束后，药效消失速度较慢。半衰期中等或短的氯硝西泮、劳拉西泮、奥沙西泮、替马西泮等一般无活性代谢物，联合用药时，药物的积蓄程度较轻。后来发展的在1,2位拼入三氮唑的苯二氮䓬类药物具有对受体的高亲和力和较快速消除的特点。

（五）苯二氮䓬类药物的构效关系

苯二氮䓬类药物一般含有5-苯基-1,4-苯并二氮䓬母核，B环七元亚胺-内酰胺环是产生药理作用的基本结构。A环一般为苯环，但也可为生物电子等排体如噻吩等杂环替换，其活性保持。

地西泮的作用比氯氮䓬强，但仍有一定的毒副作用。研究地西泮的代谢时，发现它在体内经 N-脱甲基，3-位氧化等生物转化生成的代谢产物奥沙西泮（Oxazepam）具有活性，其作用强度与地西泮相同，而副作用低于地西泮，已成为临床常用药物。受奥沙西泮的启发，又发展了3-羟基的衍生物替马西泮（Temazepam）和劳拉西泮（Lorazepam）。

研究该类药物的构效关系时发现，1,4-苯二氮䓬A环上取代基的性质对生物活性影响较大。当7位引入吸电子取代基（例如卤素、硝基等）能显著增强生理活性，吸电子越强，作用越强，其次序为 NO_2>Br >CF_3>Cl，如硝西泮（Nitrazepam）和氯硝西泮（Clonazepam）活性均比地西泮强。在6，8或9位引入取代基时活性降低。当A环为芳杂环时，与A环为苯环相比较，体内试验药理活性下降。

构效关系研究认为C环（5-位的苯基）取代也是产生作用的重要药效团之一，无苯基取代的化合物没有镇静催眠活性，C环不是与受体结合所必需的，但它的存在可提高药物分子的亲脂性或与受体结合的立体相互作用，它与A环平面的关系也很重要。5位苯环的2′位引入体积小的吸电子基团如F、Cl可使活性增强。如氟西泮（Flurazepam，氟安定）、氟地西泮（Fludiazepam）和氟托西泮（Flurazepam）等。

苯二氮䓬类镇静催眠药结构中具有1,2位的酰胺键和4,5位的亚胺键，在酸性条件下两者都容易发生水解开环反应（图1-2），这是引起该类药物不稳定、作用时间短的原因。为增加该类药物的代谢稳定性，在1,4-苯二氮䓬的1,2位拼上三唑环，不仅可使代谢稳定性增加，而且提高了与受体的亲和力，活性显著增加。如艾司唑仑（Estazolam）、阿普唑仑（Alprazolam）和三唑仑（Triazolam），活性均比地西泮强几十倍。

	R_1	R_2
艾司唑仑	H	H
阿普唑仑	CH_3	H
三唑仑	CH_3	Cl

构效关系研究还发现，4,5-位双键是重要的药效团，双键饱和时会导致活性降低。为了减少4,5开环代谢，可在4,5位并入四氢噁唑环，如噁唑仑（Oxazolam）、卤噁唑仑（Haloxazolam）和美沙唑仑（Mexazolam）等，这些药物在体外无效，在体内其含氧环可在代谢过程中除去，重新得到4,5双键而产生药效，如美沙唑仑自肝脏代谢为仍有活性的氯

去甲安定和氯去甲羟安定，所以上述药物是前体药物。卤噁唑仑的作用部位在大脑边缘系统，阻止各种刺激向觉醒系统传导故诱发睡眠，对神经障碍造成的睡眠效果最好。

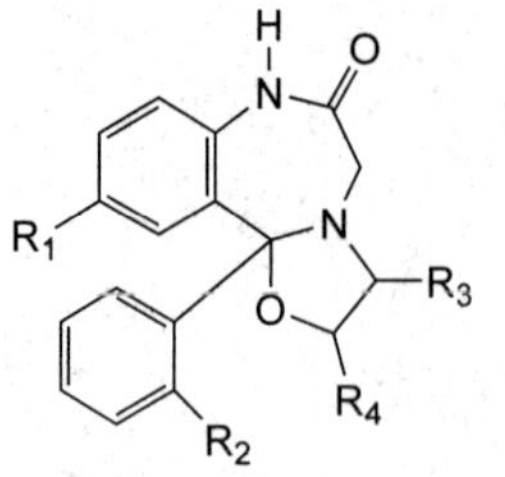

	R_1	R_2	R_3	R_4
噁唑仑	Cl	H	H	CH₃
卤噁唑仑	Br	F	H	H
美沙唑仑	Cl	Cl	CH₃	H

将苯二氮䓬的苯环用生物电子等排体如噻吩等杂环置换时，仍保留较好的生理活性，如溴替唑仑（Brotizolam）和依替唑仑（Etizolam），后者主要作为抗焦虑药。

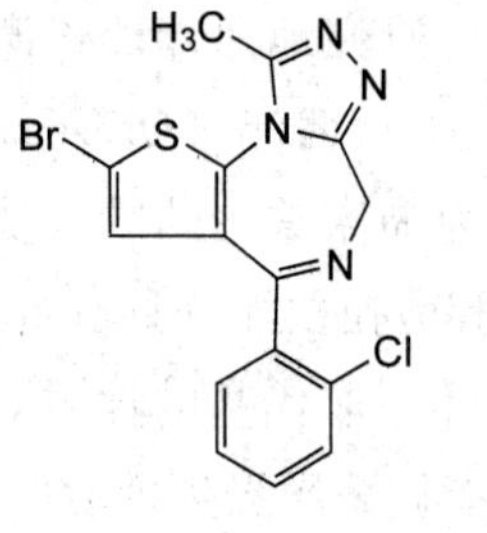

溴替唑仑 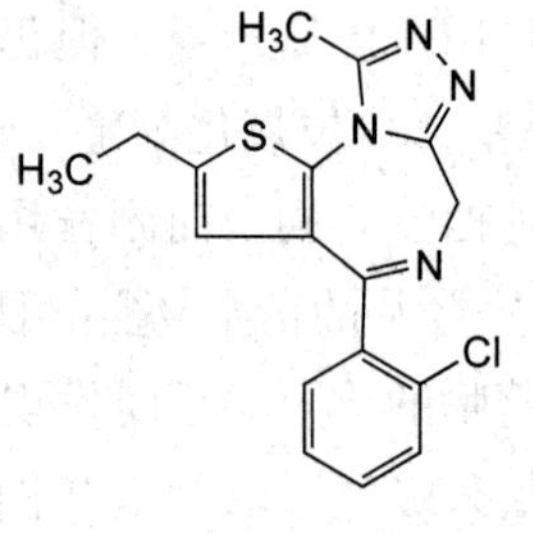　　　　　　　　　　　　依替唑仑

构效关系研究还发现，当 N-1 上引入-CH₂CF₃，2 位 O 被电子等排体 S 替代，得到夸西泮（Quazepam），它本身的半衰期是 41 小时，但它的活性代谢物 2-氧夸西泮和 N-脱烷基-2-氧夸西泮仍具有催眠活性，半衰期可达 47~100 小时。它选择性地与苯二氮䓬 I 型受体作用，是长效的抗焦虑和镇静催眠药，有时会造成宿醉（Hangover）现象。

（六）苯二氮䓬类药物的立体化学

大多数苯二氮䓬类药物无手性中心，然而核磁共振研究证实它们的七元亚胺-内酰胺环有两种可能的船式构象，在室温下很容易相互转换（图1-4，a，b），不能完全以稳定的构象与受体作用。以奥沙西泮为例，奥沙西泮的 3 位羟基取代后产生了不对称碳原子，光学异构体的生物活性有差别，以羟基为平伏键的构象为稳定构象（图1-4，c），对受体的亲和力强，故奥沙西泮右旋体的作用比左旋体（图1-4，d）强。这也说明七元苯二氮䓬环的构象决定了药物与苯二氮䓬受体的亲和力。

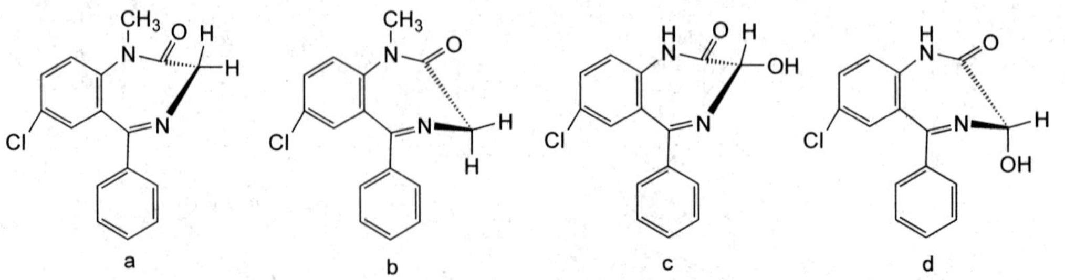

a　　　　　　　b　　　　　　　c　　　　　　　d

图 1-4　苯二氮䓬类药物的构象

（七）内源性的苯二氮䓬受体配体和苯二氮䓬受体拮抗剂

高度特异性的苯二氮䓬作用部位的存在说明这些部位可能是内源性调节剂的受体。已

从中枢神经组织中提取出对该部位起抑制作用的几种内源性调节剂。正常人的尿中存在的 β-咔啉-3-羧酸乙酯（β-CCE）对苯二氮䓬的结合部位有高度的亲和力。很快证明在 pH=1 条件下加热尿的乙醇提取物，使 β-咔啉-3-羧酸（β-CCA）酯化形成 β-CCE。而 β-CCA 从体内色氨酸衍生而来。已合成了一些 β-CCA 衍生物，表明这些化合物对苯二氮䓬类受体具有亲和力，但可能是激动剂，作用与临床上常用的苯二氮䓬类药物相同；也可能是竞争性拮抗剂，具竞争性拮抗作用；还可能是反向激动剂，在没有激动剂存在的条件下，能产生与激动剂相反的生物学作用，例如 β-咔啉-3-羧酸正丁酯（β-CCB）能增加焦虑和产生惊厥，并能阻断苯二氮䓬类的作用；甚至可能是上述类型的混合型。一些 β-CCA 类拮抗剂能产生对抗经典苯二氮䓬类的作用，如产生睡眠障碍、焦虑、癫痫和肌肉强直等，已着手开展这类拮抗剂用于苯二氮䓬类超剂量使用的研究。

1981 年发现苯二氮䓬衍生物氟马西尼（Flumazenil）为特异性苯二氮䓬类拮抗剂，其单独使用时无活性，但与激动剂合用时，它能与苯二氮䓬受体结合，阻断苯二氮䓬类药物的所有药理作用。临床上可用于苯二氮䓬类药物过量或中毒的诊断和治疗，在全身麻醉和局部麻醉大手术之后，有效地逆转苯二氮䓬类药物的镇静作用。

β-CCE	β-CCA
β-CCB	氟马西尼

地西泮（Diazepam）（精Ⅱ）

化学名为 1-甲基-5-苯基-7-氯-1,3-二氢-2H-1,4 苯并二氮䓬-2-酮；7-Chloro-1,3-dihydro-1-methyl-5-phenyl-2H-1,4-benzodiazepin-2-one，又名安定、苯甲二氮䓬。

本品为白色或类白色的结晶性粉末；无臭，味微苦。在丙酮或三氯甲烷中易溶，在水中几乎不溶。mp. 130~134 ℃。

苯二氮䓬类镇静催眠药结构中具有 1,2 位的酰胺键和 4,5 位的亚胺键，遇酸受热易水解开环。可以 1,2 位开环，也可以 4,5 位开环，两过程可同时进行（图 1-5），产物是邻氨

基二苯酮及相应的 α 氨基酸类化合物。

4,5 位开环是可逆性反应，在酸性条件下，发生水解开环，当 pH 到碱性时可以重新环合。尤其是当 7 位有强吸电子基团或 1,2 位有并合环（如硝基、三唑环等）存在时，4,5 位重新环合特别容易进行。所以硝西泮、氯硝西泮等口服后在酸性的胃液中，4,5 位水解开环，开环化合物进入弱碱性的肠道，又闭环成原药，不影响生物利用度。因而这些药物的生物利用度高，作用时间长。

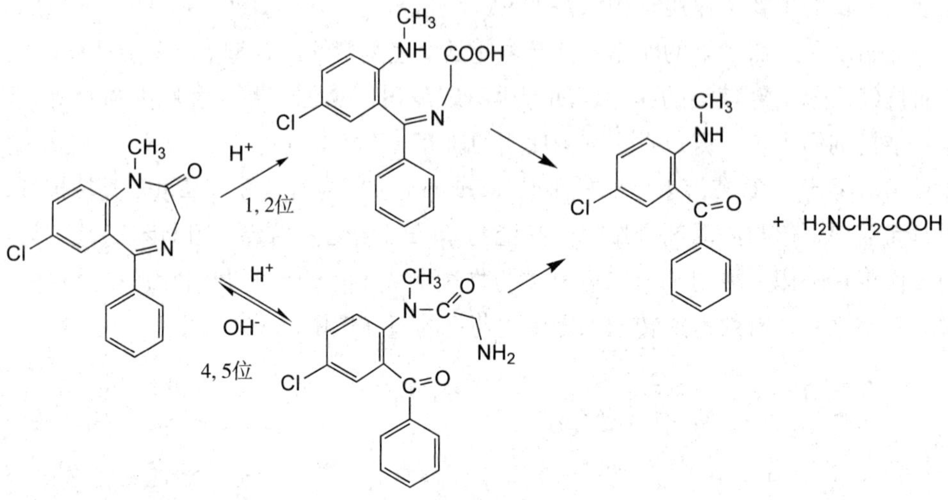

图 1-5 地西泮的水解反应

地西泮的合成以 3-苯-5-氯噁呢为原料，在甲苯中以硫酸二甲酯经甲基化反应引入 N-甲基。由于生成的 1-甲基-3-苯基-5-氯噁呢是季铵，可与硫酸单甲酯成盐。在乙醇中用铁粉还原得到 2-甲氨基-5-氯二苯甲酮，再与氯乙酰氯经酰化反应，生成 2-（N-甲基-氯乙酰胺基）-5-氯二苯甲酮，最后在甲醇中与盐酸乌洛托品作用环合得地西泮。

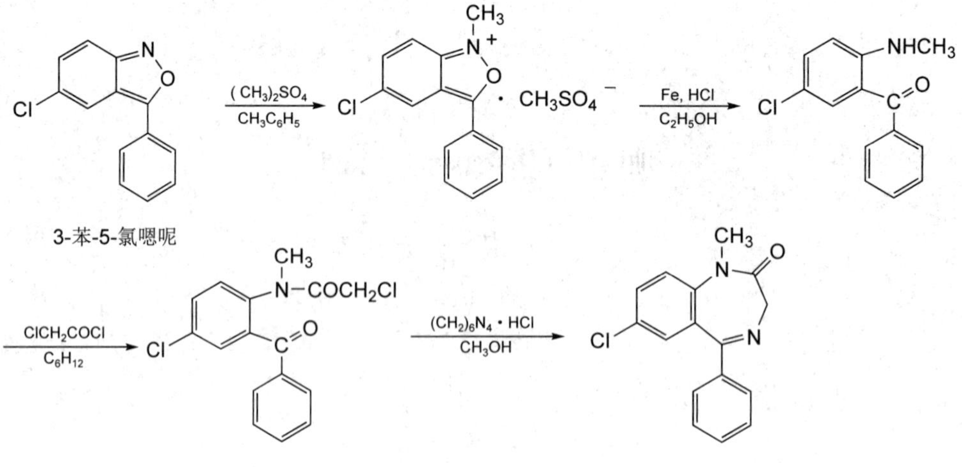

如在制备过程中，甲基化反应不完全时，有去甲地西泮生成，利用其经酸水解生成芳伯胺，再经重氮化，与 β-萘酚偶合，生成红色偶氮化合物，进行限量检查。

本品主要用于治疗焦虑症和一般性失眠，以及用于抗癫痫和抗惊厥，也用于震颤及肌肉痉挛，口服可用于麻醉前给药，静注可用于全麻的诱导。本品能增强其他中枢抑制药的作用，若同时应用应注意调整剂量。酒精能增强本品作用，治疗期间应避免饮酒或含酒精的饮料。西咪替丁可抑制本品和氯氮草的排泄，合用时，应注意调整剂量。本品还可增加筒箭毒、三碘季胺酚的作用，但可减弱琥珀胆碱的肌肉松弛作用。苯妥英钠与本品合用，可减慢苯妥英钠的代谢，而利福平又可增加本品的排泄。

奥沙西泮（Oxazepam）（精Ⅱ）

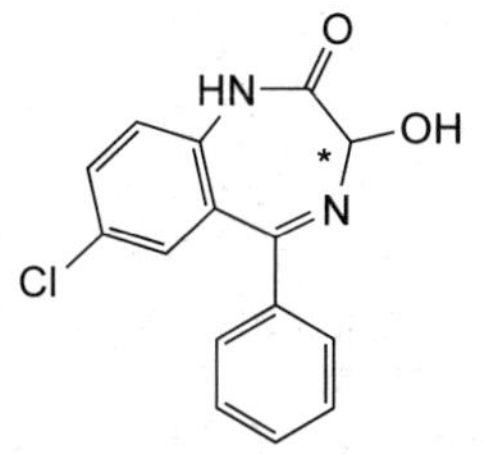

化学名为7-氯-1,3-二氢-3-羟基-5-苯基-1,4-苯并二氮杂䓬-2-酮；7-Chloro-1,3-dihydro-3-hydroxy-5-phenyl-1,4-benzodiazepin-2-one，又名去甲羟安定。

本品为白色或类白色结晶性粉末；几乎无臭。在乙醇、三氯甲烷或丙酮中微溶，在水中几乎不溶。mp. 198~202 ℃，熔融时同时分解。

奥沙西泮是地西泮的代谢产物，毒性低，副作用小。对焦虑、紧张、失眠均有效，还能控制癫痫大发作和小发作。奥沙西泮的3位是手性碳，右旋体的活性比左旋体强，目前在临床使用的是外消旋体。

奥沙西泮在酸中加热，可水解生成2-苯甲酰基-4-氯苯胺和甘氨酸（图1-6），前者具有芳伯胺的特征反应，加亚硝酸钠试液，再加碱性 β-萘酚，生成橙红色沉淀，可用来区别水解后不能生成芳伯胺的苯二氮䓬药物，如地西泮。

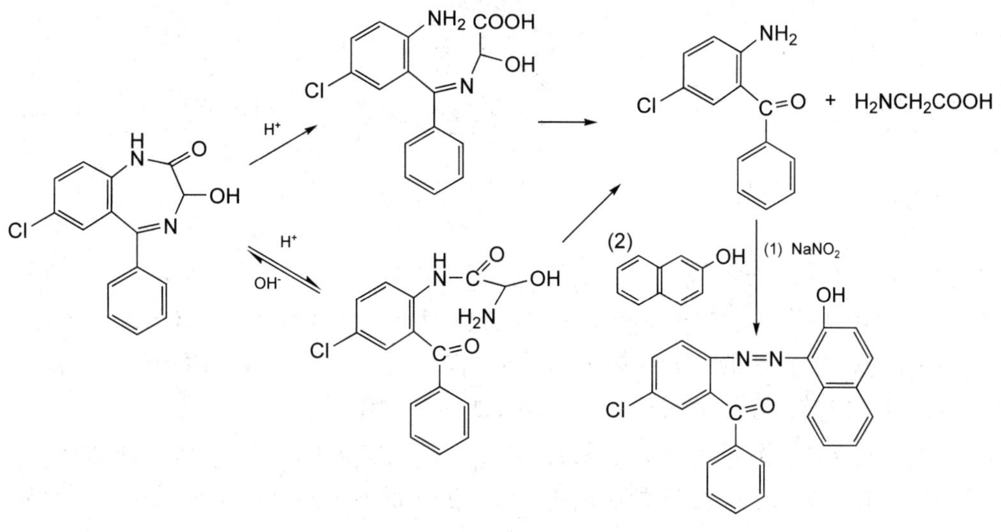

图1-6 奥沙西泮的水解开环及重氮化反应

奥沙西泮的合成方法，可以用合成苯并二氮䓬类药物的中间体6-氯-2-氯甲基-4-苯基喹唑啉-3-氧化物经氢氧化钠扩环后，与醋酐作用，发生类似 Polonovski 重排，形成酯化合物3-乙酰氧基-7-氯-2-氧代-5-苯基-2,3-二氢-1H-苯并[e][1,4]二氮杂䓬，再用等当量的碱处理，得到羟基化合物。由于左旋体毒性小，临床上奥沙西泮用其外消旋体。

本品肠道吸收完全，无明显毒副作用。主要用于焦虑症，也可用于失眠。本品与中枢抑制药合用可增加呼吸抑制作用，与易成瘾和其他可能成瘾药合用时，成瘾的危险性增加，与酒及全麻药、可乐定、镇痛药、吩噻嗪类、单胺氧化酶 A 型抑制药和三环类抗抑郁药合用时，可彼此增效，应调整用量。本品与抗高血压药和利尿降压药合用时，可使降压作用增强，与西咪替丁、普萘洛尔合用可使本药清除减慢，血浆半衰期延长。本品与扑米酮合用会减慢后者代谢，需调整扑米酮的用量。与左旋多巴合用时，可降低后者的疗效。与利福平合用，增加本品的消除，血药浓度降低。异烟肼抑制本品的消除，致血药浓度增高。与地高辛合用，可增加地高辛血药浓度而致中毒。

艾司唑仑（Estazolam）（精Ⅱ）

化学名称为 8-氯-6-苯基-4*H*-[1,2,4]-三氮唑并[4,3-a][1,4]苯并二氮杂䓬；8-Chloro-6-phenyl-4*H*-[1,2,4]-triazolo[4,3-a]-[1,4]-benzodiazepine，又名舒乐安定。

本品为白色或类白色的结晶性粉末；无臭，味微苦。在醋酐或三氯甲烷中易溶，在醋酸乙酯或乙醇中略溶，在水中几乎不溶。mp. 229～232 ℃。

艾司唑仑是在苯二氮䓬的1,2位并入三唑环，不仅增强了代谢稳定性，使药物不易1,2位水解开环，而且增加了药物与受体的亲和力，因此增强了药物的生理活性，其镇静催眠作用比硝西泮强 2.4～4 倍。还具有广谱抗惊厥作用。

本品的亚胺键不稳定，在酸性条件下，室温即可5,6位水解开环，但和非三唑类相似，在碱性条件下，可逆性地闭环，不影响药物的生物利用度。

本品加盐酸煮沸15分钟，三唑环可开环，显芳香第一胺的特征反应。

艾司唑仑结构特点是苯二氮䓬的1,2位并入三唑环，其合成方法有之特殊性。常用的两种路线均以2-氨基-5-氯二苯甲酮为原料。第一条路线是与氨基乙腈环合，再用肼取代2位的氨基，经甲酸处理形成三唑环，得到艾司唑仑。第二条是以2-氨基-5-氯二苯甲酮先和甘氨酸乙酯盐酸盐反应形成七元的苯二氮䓬2-酮，与 P_4S_{10}（phosphorus pentasulfide）生成硫代苯二氮䓬2-酮，再经与第一种方法相同的过程得到艾司唑仑。

本品为新型高效的镇静催眠及抗焦虑药物，而且具有广谱抗癫痫作用，毒副作用较小。药物相互作用同奥沙西泮类似。

二、非苯二氮䓬类（Nonbenzodiazepines）

鉴于苯二氮䓬类药物和苯二氮䓬受体结合没有选择性，它们具有耐药性、停药反应后反跳现象、依赖性、精神运动损害和残余效应等不良反应。因而镇静催眠药正逐步从非选择性向高效、高选择、低毒副作用的方向发展，较成功的新药有唑吡坦、佐匹克隆和扎来普隆。其作用机制属于非苯二氮䓬类 $GABA_A$ 受体激动剂，结构分为吡咯酮类和咪唑并吡啶类。他们共同的特点为半衰期短、疗效好、副作用小、无明显耐药性和精神运动损害。预计他们将成为苯二氮䓬类药物的替代物。

（一）吡咯酮类

吡咯酮类药物佐匹克隆（Zopiclone）是第一个非苯二氮䓬类 $GABA_A$ 受体激动剂药物，它的催眠作用迅速，并可提高睡眠质量，其毒性、副作用比苯二氮䓬类小，有"第三代安眠药"之称。

佐匹克隆作用在 $GABA_A$ 受体-氯离子通道复合物的特殊位点上，这些作用位点与苯二氮䓬的结合点完全不同。它的代谢产物会从唾液中排泄，所以服药后口腔会有苦味，改变味觉。

佐匹克隆（Zopiclone）

化学名称为6-（5-氯2-吡啶）-7-氧-6,7-二氢-5H-吡咯并［3,4-b］吡嗪-5-基 4-

甲基-1-哌嗪羧酸酯;6-(5-Chloro-2-pyridinyl)-7-oxo-6,7-dihydro-5H-pyrrolo[3,4-b]pyrazin-5-yl 4-methyl-1-piperazinecarboxylate。

本品为白色结晶，微溶于水。

佐匹克隆于1987年在丹麦、芬兰和法国率先上市。其剂型为片剂和胶囊剂，有3.75mg和7.5mg两种计量规格。

本品是GABA$_A$苯二氮䓬受体复合物的激动剂，与苯二氮䓬类有同样的受体结合部位，但所引发的受体功能存在某些差异。本品的主要代谢产物为N-氧化物和N-去甲基化物，前者活性低于本品，后者无活性。本品的消除半衰期约为5小时，与短效苯二氮䓬相近。

临床研究显示，佐匹克隆具有与苯二氮䓬类（如硝西泮、氟硝西泮、替马西泮、三唑仑和咪达唑仑）以及非苯二氮䓬类催眠药唑吡坦相当或更好的催眠疗效。本品耐受性良好，对翌日精神运动和记忆功能无显著影响，在无药物滥用史患者中产生依赖性的危险性也较低。苦回味（bitter aftertaste）是其常见的不良反应，发生率为3.6%。在多项临床实验（最长达17周）中，未见患者对本品的催眠作用产生耐药性，本品长期用药突然停药时会产生戒断症状。

佐匹克隆最开始是以消旋体上市，研究发现右旋佐匹克隆对映体具有很好的短效催眠作用，而左旋佐匹克隆对映体则是引起毒副作用的主要原因，目前在美国是以S构型光学异构体上市，即艾司佐匹克隆（Eszopiclone）适应证为失眠，剂型为片剂，有1mg、2mg和3mg三种规格。

研究表明，佐匹克隆的催眠作用主要来自于艾司佐匹克隆。艾司佐匹克隆对GABA$_A$受体的亲和力比它的对映异构体（R）-佐匹克隆高50倍。血浆中佐匹克隆的两个异构体的药动学具有明显差异。健康志愿者口服佐匹克隆后，艾司佐匹克隆的峰血浓度（C_{max}）和消除半衰期（$t_{1/2}$）均是（R）-佐匹克隆的2倍。艾司佐匹克隆吸收快，口服生物利用度约80%，达峰时间约1小时，半衰期约6小时。代谢过程见图1-7。

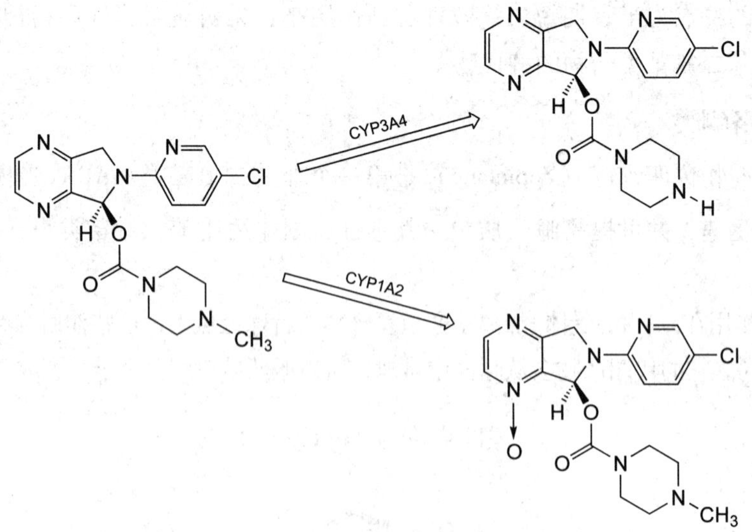

图 1-7 艾司佐匹克隆主要代谢过程

佐匹克隆的合成方法：吡嗪-2,3-二酸酐和2-氨基-5-氯吡啶在乙腈中反应得到3-(5-氯-2-吡啶基）氨基甲酰基吡嗪-2-羧酸，在与乙酸酐反应环合得到6-(5-氯-2-吡啶基)-5,7-二氧代-6,7-二氢-5H-吡咯并〔3，4-b〕吡嗪，再经硼氢化钾还原得到6-(5-氯-2-

吡啶基)-5-羟基-6,7-二氢-7-氧代-5H-吡咯并[3,4-b]吡嗪,最后与4-甲基-1-哌嗪甲酰氯盐酸盐缩合得到佐匹克隆,消旋佐匹克隆经拆分,得到（5S）（+）-对映体。目前对其拆分的方法有多种，有专利报道，将消旋的佐匹克隆与 D-(+)-苹果酸反应，生成 D-(+)-苹果酸 S-佐匹克隆盐，再将苹果酸除去，得到艾司佐匹克隆。也有用各类手性柱进行拆分的方法。

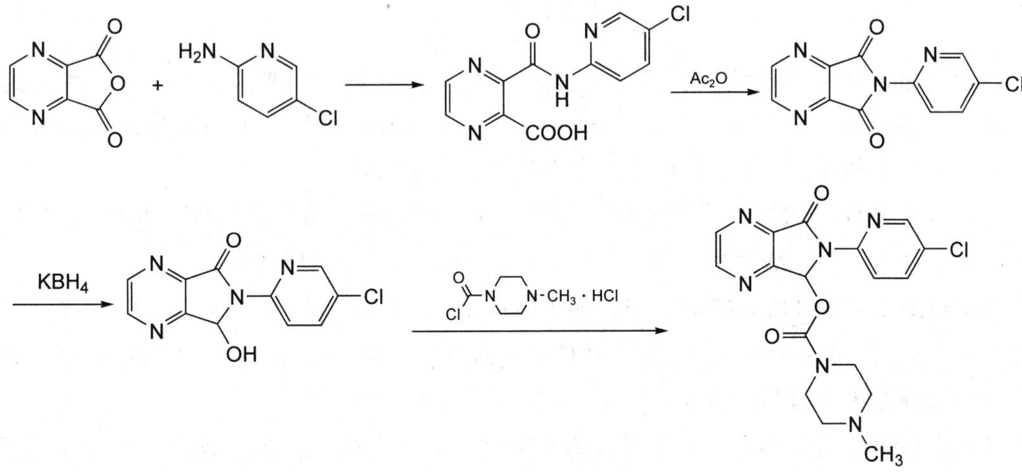

佐匹克隆禁用于对本品过敏者，失代偿的呼吸功能不全患者，重症肌无力、重症睡眠呼吸暂停综合征患者。肌无力患者用药时需注意医疗监护，呼吸功能不全者和肝、肾功能不全者应适当调整剂量。使用本品时应绝对禁止摄入酒精饮料。本品连续用药时间不宜过长，突然停药可引起停药综合征应谨慎，服药后不宜操作机械及驾车。本品与神经肌肉阻滞药（筒箭毒、肌松药）或其他中枢神经抑制药同服可增强镇静作用。与苯二氮䓬类抗焦虑药和催眠药同服，戒断综合征的出现可增加。

（二）咪唑并吡啶类

咪唑并吡啶类药物唑吡坦（Zolpidem，Ambien）也是新一代的催眠药，它虽然不像苯二氮杂䓬类药物对 GABA 受体有高度的亲和力，但其有高度的选择性，对苯二氮杂䓬受体（BZR_1）的亲和力强于 BZR_2，并在受体上另有特殊的结合位点，调节氯离子的通道，所以药理作用特点与苯二氮䓬类药物不同。它的半衰期只有 2.5 小时，作用维持 1.6 小时，而且撤药时没有反弹作用，由于副作用小，对呼吸无抑制作用，目前是最常用的镇静催眠药之一。

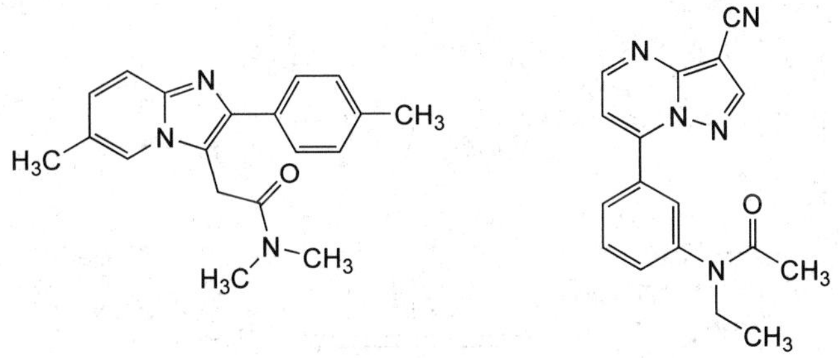

唑吡坦

扎来普隆

另一种镇静催眠药是扎来普隆（Zaleplon），它与唑吡坦药理作用特点非常相似，能与苯二氮杂䓬 ω_1（BZR_1）受体相互作用，形成中枢神经 $GABA_A$ 受体-Cl^- 离子通道复合物。扎来普隆结构属于吡唑并嘧啶的衍生物。有一个恒定的脂水分配系数（lg P = 1.23），半衰期短，在 1~7 小时间。由于扎来普隆有显著的首过效应，生物利用度只有大约 30%。

酒石酸唑吡坦（Zolpidem Tartrate）（精Ⅱ）

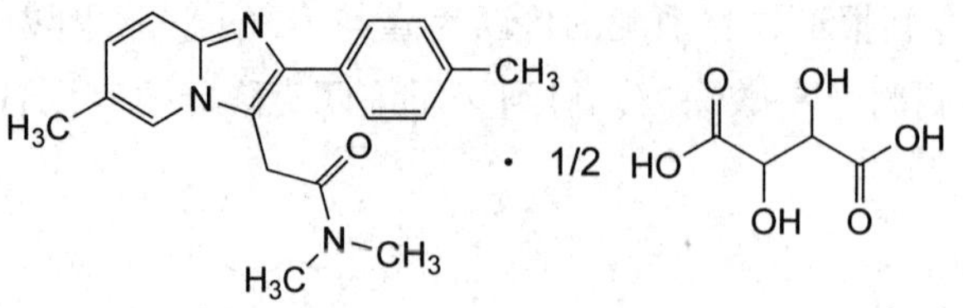

化学名为 *N,N,*6-三甲基-2-(4-甲基苯基)咪唑并[1,2-α]吡啶-3-乙酰胺半酒石酸盐；
*N,N,*6-Trimethyl-2-(4-methylphenyl)imidazo[1,2-α]pyridine-3-acetamide hemitartrate。

本品为白色结晶，溶于水。固体状态对光、热均较稳定。

唑吡坦于1988年在法国率先上市，1993年在美国上市，用于失眠的短期治疗。临床上用唑吡坦半酒石酸盐，剂型为薄膜衣片，有5mg和10mg两种剂型规格。

唑吡坦属于咪唑并吡啶类的结构，其作用特点是对苯并二氮䓬的 ω_1（BZR_1）受体具选择性作用，形成中枢神经 $GABA_A$ 受体-Cl^- 离子通道复合物。对 ω_2 和 ω_3 受体亚型的亲和力很低，故镇静作用强而副作用低。

唑吡坦口服后吸收迅速，半衰期约2.5小时。由于存在肝脏首过效应，生物利用度约为70%。唑吡坦的代谢是在CYP3A4催化下对芳环进行氧化，进一步生成羧酸，代谢产物主要通过尿亦可由粪排出体外。代谢产物无活性，主要通过肾脏排泄（图1-8）。

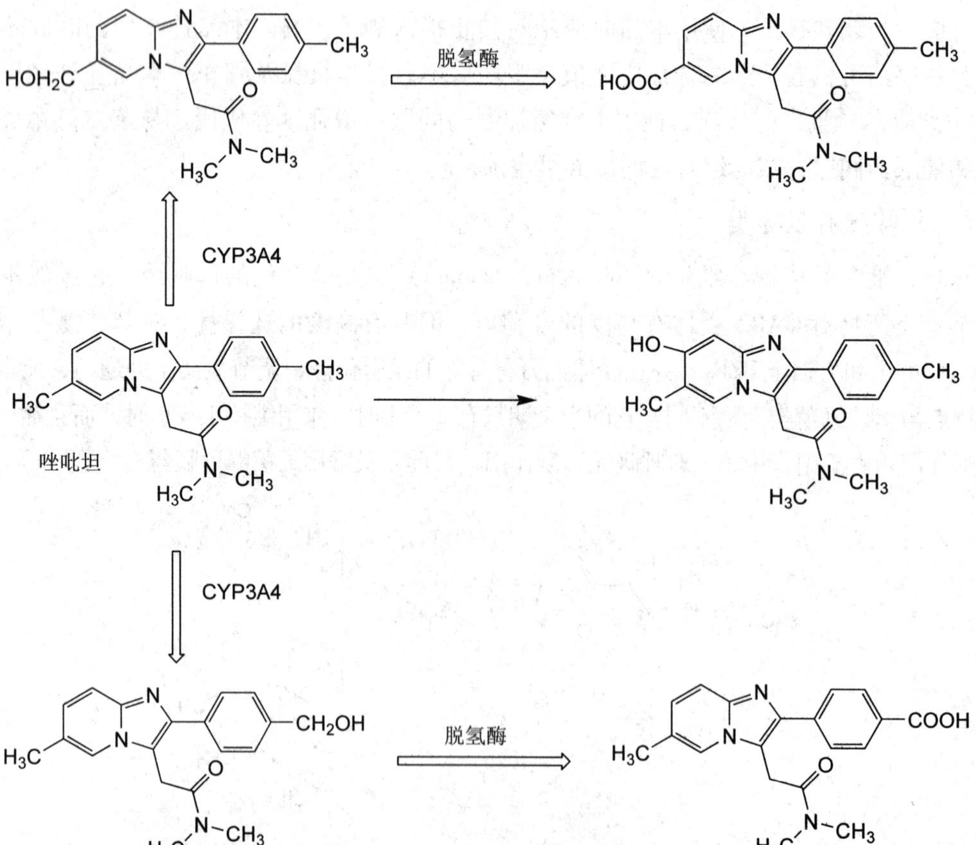

图1-8　唑吡坦的代谢

研究表明，在溶液中唑吡坦只有一种稳定构象：酰胺官能团中的羰基位于咪唑并吡啶杂环平面的上方，并指向吡啶环；酰胺官能团围成的平面与杂环形成 70° 的两面角，扭转角 C3-C18-C19-N20 为 28°。这种单一构象可用来解释本品对 ω_1 受体的选择性。

　　合成方法是以 3-（4-甲基苯甲酰基）-N，N-二甲基-丙基二甲酰胺为起始原料，溴化后与 6-氨基-3-甲基吡啶在乙腈中环合得到唑吡坦，最后与（2R，3R）-（+）-酒石酸在甲醇和甲基叔丁基醚（MTBE）混合他溶剂中成盐得到酒石酸唑吡坦（图 1-9）。

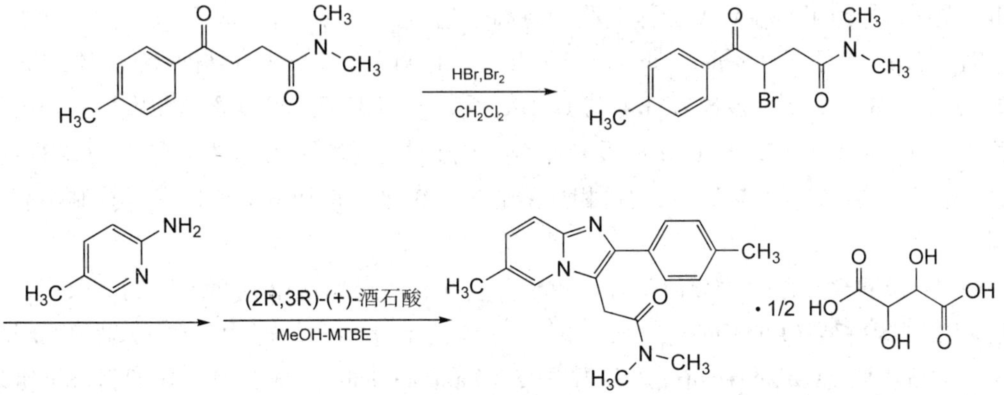

图 1-9　酒石酸唑吡坦的合成路线

　　本品具有较强的镇静催眠作用。但由于仅有较弱的抗焦虑、肌松和抗惊厥作用，临床主要用于失眠。本品与丙米嗪联用时除丙米嗪的峰浓度降低 20% 外无药代动力学的相互作用，但可减少警醒，本品与氯丙嗪合用时也无药代动力学的相互作用，但可减少警醒和影响精神运动的表现，服用本品时饮酒可影响精神运动的表现，西咪替丁或雷尼替丁对本品的药动学和药效学无影响，本品不影响地高辛的药动学，也不影响华法林的凝血酶原时间，氟马西尼可逆转本品的镇静/催眠效应，但不影响本品的药代动力学。

第二节　抗癫痫药
Antiepileptics

　　癫痫为大脑局部病灶神经元兴奋性过高，反复发生阵发性放电而引起的脑功能异常。该类疾病具有突发性、暂时性和反复发作的特点。临床上根据发作时的症状，将癫痫分为三种类型，即全身性发作（generalized serizure）、部分发作（partial serizure）和非典型发作（unclassified），包括一些精神性发作。抗癫痫药物（AED）的作用可通过两种方式来实现。一是防止或减轻中枢病灶神经元的过度放电。二是提高正常脑组织的兴奋阈从而减弱来自病灶的兴奋扩散，防止癫痫发作。理想的抗癫痫药物应该对各种类型的癫痫发作都高度有效，用药后起效快、持续长、不复发，且在治疗剂量下完全控制癫痫的发作而不产生镇静或其他中枢神经系统的毒副作用。目前使用的抗癫痫药不能完全满足上述要求。

　　抗癫痫药物是用来预防和控制癫痫发作，其作用可以通过防止、减轻中枢病灶神经元的过度放电或提高正常脑组织的兴奋阈以减弱病灶的兴奋扩散来实现。总体来讲，抗癫痫药物的作用机制大致有四个方面：第一，与离子通道（ion channels）有关。癫痫的发病原因之一是脑内异常放电和扩散，抗癫痫药物可阻断电压依赖性的 Na^+ 通道，降低或防止过度的放电。第二，可通过提高脑内组织受刺激的兴奋阈值，提高正常脑组织的兴奋阈值，从而减弱来自病灶的兴奋扩散，防止癫痫发作。第三，与 GABA 系统的调节有关。癫痫发作的原因之一是 GABA 系统失调，GABA 含量过低，减少了抑制性的递质。GABA 的代谢过程是在 GABA 转氨酶（GABA-T）的作用下脱氨失活，为了阻断酶的活性，一部分抗癫痫药物是作为 GABA-T 的抑制剂，延长 GABA 失活的过程，从而使 GABA 含量增加。具有镇静、催眠作用的苯二氮䓬类药物作用机制与 GABA 有关，因此也具有抗惊厥作用，地西泮、硝西泮、氯硝西泮等在临床上可作抗癫痫药。可以用于长期治疗癫痫的当首属氯硝西泮，是广谱的抗癫痫药物。该类药物的作用机制主要与增强 GABA 能神经功能有关，作用于 GABA 受体，加速了与 GABA 受体偶联的氯离子通道开放的频率，使氯离子内流增加。第四，对异常钙信号（aberrant calcium signaling）的调节。GABA 可与两种受体结合，即 GABA$_A$ 和 GABA$_B$ 受体。多数 GABA 与 GABA$_A$ 受体在氯离子通道复合，与中枢神经的抑制有关。也有一部分 GABA 与 GABA$_B$ 受体结合，该受体与惊厥的发作频率有关，GABA$_B$ 受体通过 G 蛋白及第二信使与钙离子通道相连。通过对钙第二信使的调节，可以控制癫痫发作的频率。

最早溴化钾曾用于对癫痫的治疗，由于毒性大，后被镇静催眠药苯巴比妥取代，直到 1938 年发现苯妥英（Phenytoin）后，才发展了专门治疗癫痫的药物。在 20 世纪 60 年代，发现了卡马西平（Carbamazepine）和丙戊酸（Valproic acid），成为第二代的新型抗癫痫药物。到 20 世纪 90 年代，一些被称为第三代抗癫痫的药物上市，包括加巴喷丁（Gabapentin）、拉莫三嗪（Lamotrigine）、非尔氨酯（Felbamate）、托吡酯（Topiramate）和噻加宾（Tiagbine）。

目前临床上常用的抗癫痫药物按结构类型，可分为巴比妥类及其同型物，苯二氮䓬类、乙内酰脲类及其同型物，二苯并氮杂䓬类，GABA 类似物，脂肪羧酸类和磺酰胺类等。

抗癫痫药物的治疗范围小，个体化差异较大，这就要求药物的靶向性强，同时需个体化给药。此外，癫痫治疗中常常联合给药，这就要求注意药物的相互作用、蓄积、成瘾性、毒副作用等影响。

一、巴比妥类及同型药物（Barbiturates and Homotypical Drugs of Barbiturates）

（一）巴比妥类药物

巴比妥类药物是最早用于抗癫痫的有机合成药物，由于长期用药可产生成瘾性，用量大时可抑制呼吸中枢而造成死亡，到 20 世纪 60 年代初发展了第二代苯并氮杂䓬类催眠药。目前巴比妥类较少用于镇静催眠，主要用于抗癫痫。

1. **巴比妥类药物的结构和分类**　巴比妥类药物是环丙二酰脲的衍生物（表 1-2）。丙二酰脲由丙二酸二乙酯与脲缩合而得，分子中存在四个可被重氢置换的氢原子。由于结构中存在丙二酰、酰脲、酰胺等基团，易发生互变异构，形成烯醇型呈现酸性（pK_a 4.12），故也称为巴比妥酸（Barbituric Acid）（图 1-10）。

X 射线分析显示巴比妥酸在结晶状态时以三酮式互变异构体存在，从紫外光谱的观察得知，在水溶液中存在巴比妥酸的三酮式、单内酰亚胺、双内酰亚胺和三内酰亚胺之间的平衡（图 1-10）。

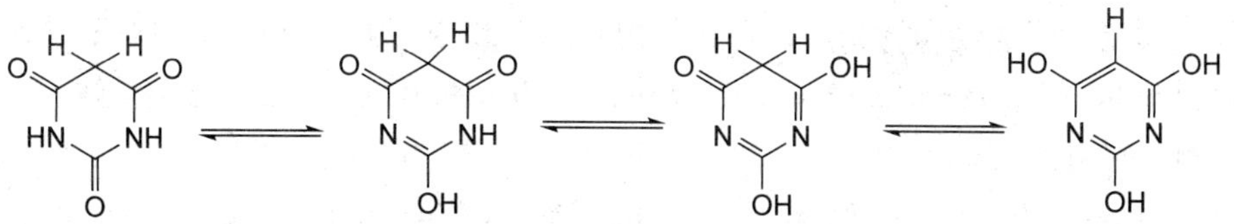

图 1-10 巴比妥酸的互变异构

巴比妥酸本身无治疗作用，当 5 位上的两个氢原子被烃基取代后才呈现活性。取代基的类型不同，起效快慢和作用时间不同。临床上常用的巴比妥类药物见表 1-2，通常按作用时间将巴比妥类药物分为四种类型：长时间（4~12 小时），如苯巴比妥（Phenobarbital）属长效类；中时间（2~8 小时），如异戊巴比妥（Amobarbital）和戊巴比妥（Pentobarbital），短时间（1~4 小时），如司可巴比妥（Secobarbital）和戊巴比妥（Pentobarbital）；超短时间（1 小时左右），如海索比妥（Hexobarbital）和硫喷妥（Thiopental）等。

表 1-2 临床常用巴比妥类药物的结构及作用时间

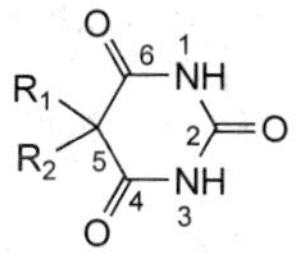

名称	R_1	R_2	pK_a	作用时间	用途
巴比妥酸 Barbituric Acid	H	H	4.12	/	/
异戊巴比妥 Amobarbital	C_2H_5-	$(CH_3)_2CHCH_2CH_2-$	7.9	中	镇静、催眠、麻醉前给药
戊巴比妥 Pentobarbital	C_2H_5-	$CH_3(CH_2)_2CH(CH_3)-$	8.0	短	镇静、催眠、麻醉前给药
苯巴比妥 Phenobarbital	C_2H_5-	C_6H_5-	7.29	长	镇静、催眠、抗癫痫
司可巴比妥 Secobarbital	$CH_2=CHCH_2-$	$CH_3(CH_2)_2CH(CH_3)-$	7.7	短	催眠、麻醉前给药
海索比妥 Hexobarbital	C_2H_5-	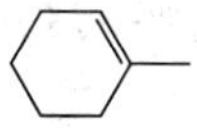	8.40	超短	催眠、静脉麻醉药
硫喷妥钠 Thiopental	C_2H_5	$CHCH_3(CH_2)_2CH_3$	7.60	超短	催眠、静脉麻醉药

2. 巴比妥类药物的作用机制 巴比妥类药物的作用机制与体内多种靶点有关。一种机制学说认为，神经传导需要在细胞膜的两侧间有电位差，当去极化时，可降低神经兴奋冲动的传导。对巴比妥类药物作用机制，过去最为流行的理论认为，该类药物通过阻断脑干网状结构上行激活系统的传导功能，使大脑皮质细胞从兴奋转入抑制，而产生镇静作用。由于这种过程降低了兴奋性神经突触后的电位，抑制神经元的去极化，降低神经冲动的传导，所以巴比妥属于抗去极化阻断剂（Antidepolarizing blocking Agent）。

目前新的研究认为，该类药物可作用于 γ-氨基丁酸（GABA）系统。巴比妥类药物对

GABA 的释放、代谢或重摄入不能产生影响，而是与 GABA 受体-Cl⁻离子通道大分子表面的特殊受点作用，形成复合物，使复合物的构象发生改变，影响与 GABA 偶联的 Cl⁻离子通道的传导（Influencing conducations at the chloride channel），延长氯离子通道的开放时间，延长了 GABA 的作用。

关于巴比妥类的另一种作用机制是认为该类药物具有解偶联氧化磷酸化作用（Uncouple oxidative phosphorylation），可降低脑中的氧化代谢过程而使脑的兴奋性活动功能降低。因而具有弱的抗焦虑作用。该类药物还能抑制电子的传递系统，抑制脑内 Carbonic anhydrase 酶的活性。

3. 巴比妥类药物的理化通性　巴比妥药物为环酰脲类，分子中具有双酰亚胺结构，因而具有弱酸性及可水解性。

在 5,5-二取代的巴比妥分子中，存在两个内酰胺-内酰亚胺互变异构质子，呈弱酸性，能溶解于氢氧化钠和碳酸钠溶液中生成钠盐，但不溶于碳酸氢钠溶液。此类钠盐不稳定，易因吸收空气中的二氧化碳而析出巴比妥类沉淀。

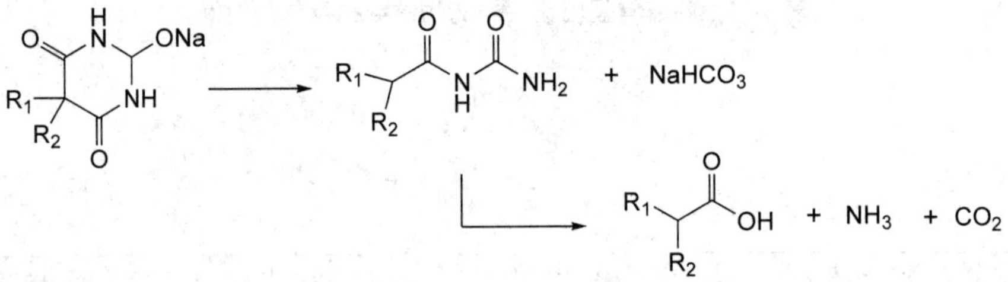

酰脲、环酰脲和酰肼较酰胺更易水解，故巴比妥类易发生开环水解反应，水解反应速度及产物与 pH 及温度有关。在低 pH 的溶液中比较稳定，随 pH 升高，水解反应加速。巴比妥类钠盐水溶液室温放置时，一般水解生成酰脲类化合物，若受热进一步水解、脱羧生成双取代乙酸钠和氨。

4. 巴比妥类药物的构效关系与体内代谢　早在 1951 年，Sandberg 就提出巴比妥酸是一个弱酸且油水分离系数在一定范围内才具有良好的镇静催眠活性。进一步研究表明巴比妥类属于结构非特异性药物，药物镇静和抗癫痫作用的强度、起效的快慢主要取决于药物的理化性质，而作用时间维持长短则与体内的代谢过程有关。

（1）药物的理化性质对镇静作用的强度和快慢的影响。与活性有关的理化性质主要是药物的酸性离解常数 pK_a 和脂水分配系数。

巴比妥类药物可以解离成离子的原因是分子中含有三个内酰胺，因 pK_a 不同而进行内酰亚胺-内酰胺（lactctim-lactam）互变异构（图 1-11）。

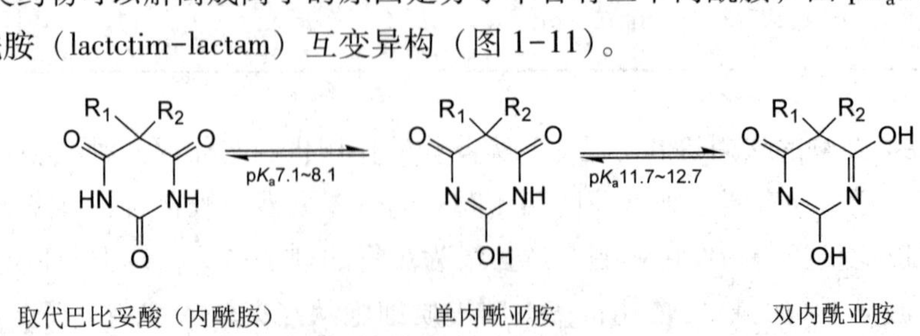

取代巴比妥酸（内酰胺）　　单内酰亚胺　　双内酰亚胺

图 1-11　巴比妥类药物的互变异构

巴比妥酸有较强的酸性（pK_a 4.12），5 位单取代的巴比妥类酸性也较强，如 5-苯基巴

26

比妥（pK_a 3.75）。这两者在生理 pH7.4 下，几乎 100% 都电离成离子状态，不易透过血脑屏障，因此无镇静催眠作用。5,5-二取代的巴比妥类，由于酸性减弱，在生理 pH 条件下不易离解，仍有相当比例的分子态药物，易进入脑中发挥作用，故显效快，作用强。临床常用的药物 pK_a 大多在 7.1~8.1 之间，如海索比妥（pK_a 8.40）分子状态占 90.91%，大约 10 分钟即可生效。

药物要有一定的亲水性才能在体液中传输，也要有一定的亲脂性才能穿透血脑屏障，到达作用部位，发挥镇静、催眠作用。因此药物必须有一个适当的脂水分配系数。巴比妥类药物 5 位无取代基时，分子有一定的极性，亲脂性小，不易透过血脑屏障，无镇静、催眠作用。当 5 位取代基的碳原子总数达到 4 时，如巴比妥，开始显效；临床常用的巴比妥药物 5 位取代基的碳原子总数在 7~8 之间，作用最强。当 C-5 上的两个取代基原子总数大于 10 时，亲脂性过强，作用下降甚至出现惊厥。最适当的脂溶性利于药物透过细胞膜和血脑屏障，且起效快、作用强。当分子中以硫原子代替 2 位碳上的氧原子，称为硫巴比妥类。由于硫的亲脂性比氧大，使分子更易透过血脑屏障进入中枢神经系统，所以药物起效快，但因易代谢，持续时间短。如硫喷妥（Thiopental），30 秒即可生效，作为麻醉前的用药。

（2）代谢过程对作用时间的影响。巴比妥类药物代谢方式主要是经肝脏的生物转化，最主要的代谢方式是 5 位取代基被 CYP450 酶催化氧化，氧化产物均比原药物的脂溶性下降而失活。其他代谢途径还有 N 上脱烷基、2 位脱硫、内酰胺水解开环等。5 位不同的取代基的代谢速度不同，对药物的作用时间长短产生影响。

当 5 位取代基为芳烃或饱和烷烃时，由于其不易氧化，因而作用时间长。一般氧化产物为酚或饱和醇，然后与葡萄糖醛酸轭合（Glucuronide conjugate）排出体外。如苯巴比妥（代谢过程见图 1-12），氧化发生在苯环的对位，酚羟基与葡萄糖醛酸轭合，未发生代谢的原形药可通过肾小球吸收再发挥作用，所以维持作用时间较长。一部分苯巴比妥在 N 上直接与葡萄糖醛酸结合，排出体外。

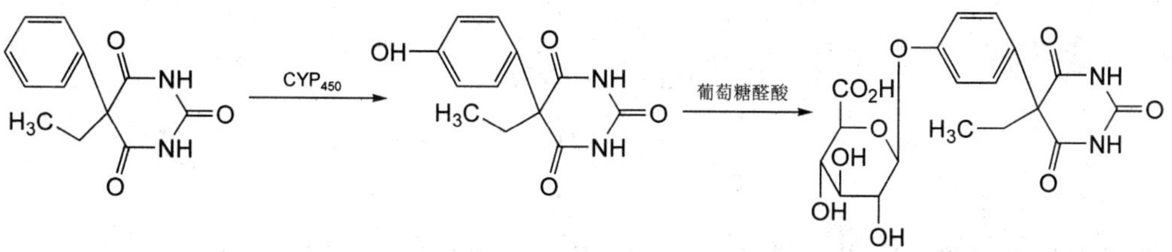

图 1-12　苯巴比妥的代谢过程

当 5 位取代基为支链烷烃或不饱和烃时，氧化代谢较易发生，常氧化为醇或二醇，故作用时间短，成为中、短效型催眠药，例如异戊巴比妥。

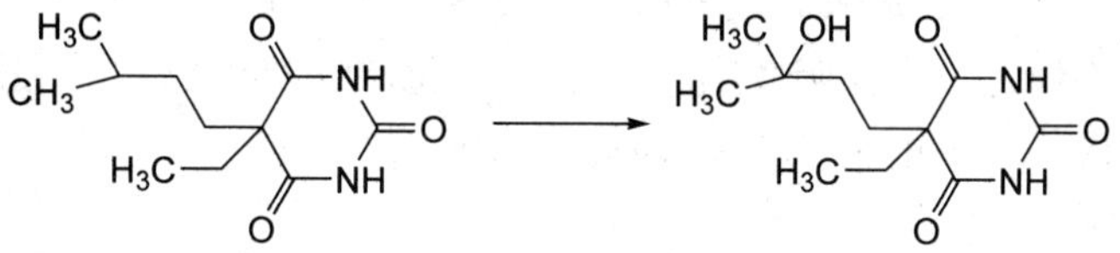

2 位 S 取代的硫巴比妥类代谢往往是脱硫生成相应的 O 取代物，如硫喷妥脱硫生成戊巴比妥。

巴比妥类药物在体内还能进行水解开环代谢过程，生成酰脲和丙二酰胺类的化合物。

N 上有烷基取代的巴比妥类代谢的另一途径是 *N*-脱烷基。这种代谢发生比较缓慢，而且排出也比较缓慢，所以一般是长效的催眠药，而有些脱烷基产物排泄比较缓慢从而在治疗过程中产生积蓄作用。如甲苯比妥（Mephobarbital），代谢产物是苯巴比妥。

甲苯比妥 → 苯巴比妥

苯巴比妥　（Phenobarbital）（精Ⅱ）

化学名为 5-乙基-5-苯基-2,4,6-(1*H*,3*H*,5*H*)嘧啶三酮；[5-Ethyl-5-phenyl-2,4,6-(1*H*,3 *H*,5*H*)-pyrimidinetrione]。

本品为白色结晶性粉末，无臭，味苦，在空气中稳定。溶于乙醇、乙醚，难溶于水。

苯巴比妥不溶于水，具有内酰胺-内酰亚胺互变异构形成烯醇型，因而具有弱酸性，能溶解于氢氧化钠溶液中，生成钠盐，可溶水作注射用药。但巴比妥酸的酸性（pK_a 4.12）弱于碳酸，其钠盐不稳定，容易吸收空气中的二氧化碳而析出巴比妥类沉淀。苯巴比妥钠不宜与酸性药物配伍，易析出苯巴比妥沉淀。

因分子中具有酰脲结构，水溶液放置过久易水解，产生苯基丁酰脲沉淀而失去活性。

为避免水解失效，所以苯巴比妥钠盐制成粉针供药用，临用时溶解。苯巴比妥钠露置于空气中，易吸潮，亦可发生水解现象。

巴比妥类结构为环状酰脲，分子中具有双内酰亚胺结构，比酰胺更易水解。水解反应速度及产物取决于溶液的 pH 及环境温度。在中性和室温条件下水解较难发生，如苯巴比妥 20℃放置一年，水解率仅 2%。随 pH 和温度升高，水解反应加速。巴比妥药物的钠盐水溶液室温放置时，可水解生成酰脲类化合物，若加热可进一步水解并脱羧，生成双取代乙酸钠和氨。故巴比妥类药物一般都做成粉针，临用前配制。

苯巴比妥的合成方法是以苯乙酸乙酯在醇钠催化下与草酸二乙酯缩合引入苯基，然后加热脱羰，制得 2-苯基丙二酸二乙酯，再用溴乙烷进行乙基化，最后与脲环合而得苯巴比妥钠，经酸化得到苯巴比妥。

苯巴比妥过去用于催眠镇静，目前主要治疗癫痫大发作。苯巴比妥为肝药酶诱导剂，提高药酶活性，长期用药不但加速自身代谢，还可加速其他药物代谢。如在应用氟烷、恩氟烷、甲氧氟烷等制剂麻醉之前有长期服用巴比妥类药物者，可增加麻醉剂的代谢产物，增加肝脏毒性的危险。巴比妥类与氯胺酮（Ketamine）同时应用时，特别是大剂量静脉给药，增加血压降低、呼吸抑制的危险。与口服抗凝药合用时，可降低后者的效应，这是由于肝微粒体酶的诱导，加速了抗凝药的代谢，应定期测定凝血酶原时间，从而决定是否调整抗凝药的用量。与氟哌丁醇合用治疗癫痫时，可引起癫痫发作形式改变，需调整用量。

（二）巴比妥类同型物

巴比妥类是丙二酰脲类，将巴比妥环中的一个 —$\overset{O}{\overset{\|}{C}}$—N— 换成 —$\overset{H}{\underset{N}{}}$— 得到乙内酰脲类（Hydantoins），将乙内酰脲化学结构中的—NH—以其电子等排体—O—或—CH₂—取代，则分别得到噁唑烷酮类（Oxazolidinediones）和丁二酰亚胺类（Succinimides）。表 1-3 列出巴比妥同型物的抗癫痫药物的结构类型。

表 1-3　巴比妥同型物的抗癫痫药的主要结构类型

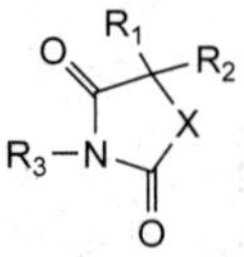

结构类型	X
巴比妥类	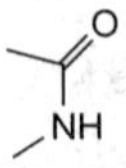
乙内酰脲类	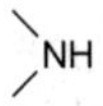
噁唑烷酮类	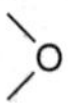
丁二酰亚胺类	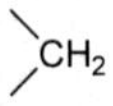
2,6-哌啶二酮类	—CH₂CH₂—

第一个用于临床的乙内酰脲类药物是苯妥英（Phenytoin），抗惊厥作用强，虽然毒性较大，并有致畸形的副作用，但仍是大发作的常用药物。它的作用机制是可阻断电压依赖性的钠通道，降低 Na⁺ 电流。并可抑制突触前膜和后膜的磷酸化作用，减少兴奋神经递质的释放。上述作用稳定了细胞膜，抑制神经元反复放电活动而达到抑制癫痫发作的疗效。近年的研究还发现，乙内酰脲具有增加脑内抑制性递质 GABA 含量的功能。乙内酰脲类的药物还有乙苯妥英（Ethotoin）和磷苯妥英（Fosphenytoin）。乙苯妥英的抗癫痫作用仅为苯妥英的 1/5，但毒性很小，口服易吸收。磷苯妥英是一个水溶性的苯妥英磷酸酯前药，已发展成苯妥英的替代品。

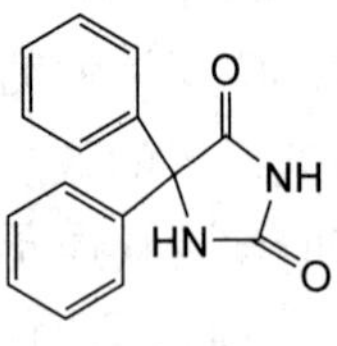

苯妥英 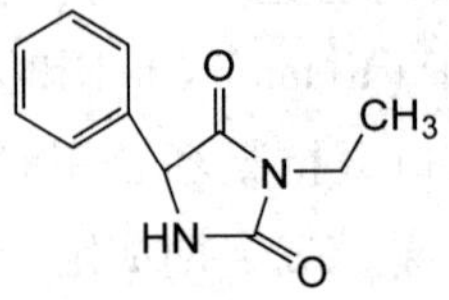　　　　　　　乙苯妥英 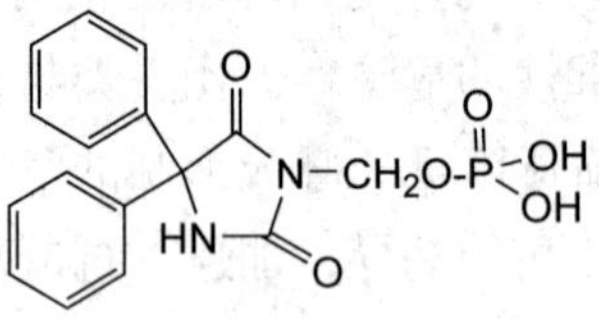　　　　　　　磷苯妥英

噁唑烷酮类的三甲双酮（Trimethadione）和二甲双酮（Dimethadione）可用于小发作，但对造血系统毒性大。

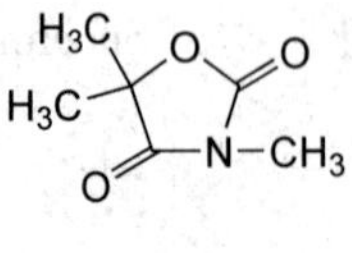

三甲双酮 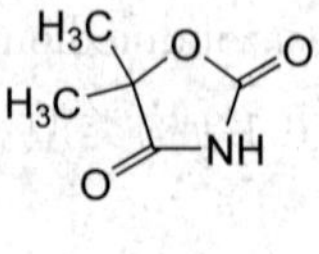　　　　　　　二甲双酮

丁二酰亚胺类常用的药物有苯琥胺（Phensuximide）、甲琥胺（Methsuximide）和乙琥胺（Ethosuximide）。乙琥胺与其他酰脲类药物不同，具有独特的作用机制，它对丘脑神经元的 Ca^{2+} 电流具有选择性的阻断作用。乙琥胺对癫痫大发作效果不佳，常用于小发作和其他类型的发作，是失神性发作的首选药。

R₁	R₂	R₃	
H	C₆H₅	CH₃	苯琥胺
CH₃	C₆H₅	CH₃	甲琥胺
CH₃	C₂H₅	H	乙琥胺

R_1	R_2	R_3	
H	C_6H_5	CH_3	苯琥胺
CH_3	C_6H_5	CH_3	甲琥胺
CH_3	C_2H_5	H	乙琥胺

苯妥英钠（Phenytoin sodium）

化学名为 5,5-二苯基-2,4-咪唑烷二酮钠盐；5,5-diphenyl-2,4-imidazolidinedione Sodium salt，又名大伦丁钠（Dilantin Sodium）。

苯妥英几乎不溶于水，可溶于乙醇。苯妥英具弱酸性，可溶于氢氧化钠溶液中生成苯妥英钠，其水溶液呈碱性，露置于空气中吸收二氧化碳析出白色游离的苯妥英，所以苯妥英钠及其水溶液都应密闭保存或新鲜配制。

苯妥英钠主要被肝微粒体酶代谢，两个苯环只有一个氧化，其主要代谢产物是 5-(4-羟苯基)-5-苯乙内酰脲，代谢产物结构中含有手性碳，与葡萄糖醛酸结合排出体外。约 20% 以原形由尿液排出。苯妥英钠具有"饱和代谢动力学"的特点，在短期内反复使用或用量过大，可使代谢酶饱和，代谢将显著减慢，从而产生毒性反应。

细胞膜中某些特异蛋白质在调节细胞膜的通透性上起着重要作用，苯妥英稳定细胞膜的作用，可能与其抑制了细胞膜中某些特异蛋白质的磷酸化有关。此外，苯妥英对细胞膜的稳定作用，也与它对阳离子的通透性有关。主要是增加钠离子经细胞膜外流或减少钠离子内流而使神经细胞膜稳定或超极化，提高其兴奋阈值，并限制发作性放电的扩散。

本品为治疗癫痫大发作和部分性发作的首选药，但对癫痫小发作无效。此外，苯妥英钠还能治疗心律失常和高血压。对乙内酰脲类药有过敏史或阿-斯综合征、Ⅱ~Ⅲ度房室阻滞，窦房结阻滞，窦性心动过缓等心功能损害者慎用。

二、二苯并氮杂䓬类（Dibenzoazepines）

二苯并氮杂䓬类中的卡马西平（Carbamazepine，CBZ）是该类药物中第一个上市的药物。最初用于治疗三叉神经痛，因为它的化学结构与三环类的抗抑郁药有相似性，后来发现有很强的抗癫痫作用。主要用于苯妥英钠等其他药物难以控制的癫痫大发作、复杂的部分性发作或其他全身性发作。

卡马西平的 10-酮基衍生物是奥卡西平（Oxcarbazepine）可以阻断脑内电压依赖性的钠通道，也有很强的抗癫痫活性。

卡马西平（Carbamazepine）

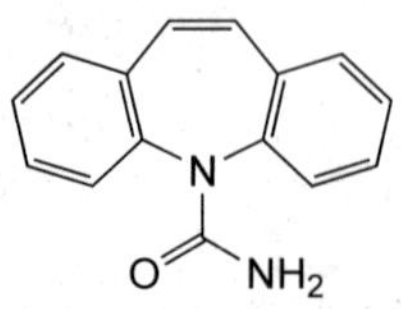

化学名为 5H-二苯并 [b,f] 氮䓬-5-甲酰胺（5H-Dibenzo [b,f] azepine-5-carboxamide）。

本品为白色或类白色结晶性粉末，mp. 189~193℃。易溶于三氯甲烷，在乙醇中微溶，几乎不溶于水和乙醚。

本品在干燥状态及室温下较稳定。片剂在潮湿环境中可生成二水合物使片剂硬化，导致溶解和吸收差，使药效降至原来的 1/3。长时间光照，固体表面由白色变橙黄色，部分环化形成二聚体和氧化成 10,11-环氧化物。故本品需避光密闭保存。

本品的作用机制是对外周苯二氮䓬受体有激活作用，阻断 Na$^+$ 通道而产生抗癫痫作用。本品对精神运动性发作最有效，对大发作、局限性发作和混合型癫痫也有效。

卡马西平是由两个苯环与七元氮杂环并合而成的二苯并氮杂䓬类化合物。三个环通过烯键相连形成共轭体系。

卡马西平的合成有两条路线，其中一条以 5H-10,11-二氢二苯并 [b,f] 氮䓬为原料，用光气进行 5 位氯甲酰化，用溴对 10 位溴代，再脱溴化氢形成双键，最后用氨水胺化得到卡马西平。本路线的最大缺点是需要使用会造成窒息的剧毒光气。

路线 1：

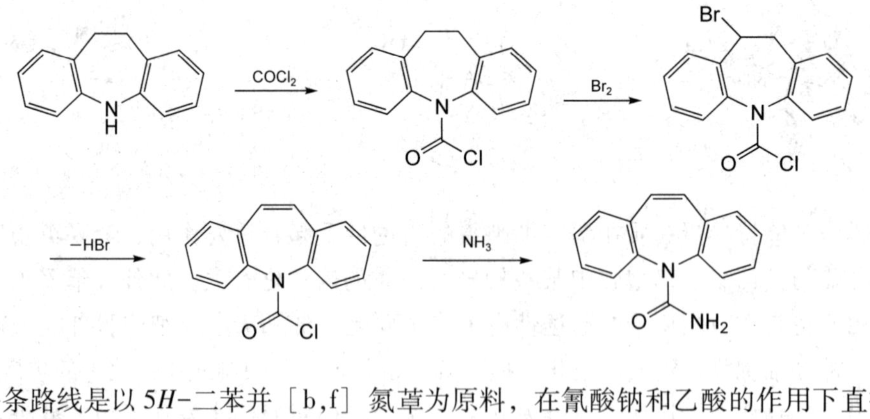

另一条路线是以 5H-二苯并 [b,f] 氮䓬为原料，在氰酸钠和乙酸的作用下直接反应得到。氰酸钠是无毒的盐，工业生产比较安全。

路线 2：

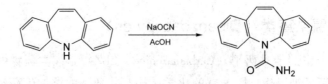

卡马西平在肝脏内代谢，生成有抗癫痫活性的 10,11-环氧卡马西平（Carbamazepine 10，11-epoxide），但此活性代谢产物有一定的副作用和毒性。最终代谢生成没有活性的 10,11-二羟基卡马西平（图 1-13）。

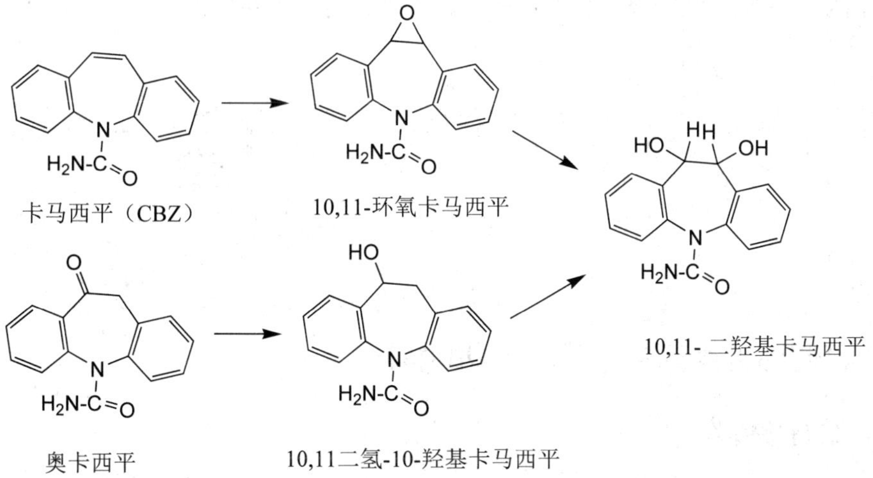

![化学结构图]

图 1-13 卡马西平和奥卡西平在肝脏的代谢过程

奥卡西平（Oxcarbazepine），又称氧代卡马西平，是卡马西平的 10-酮基衍生物，它的理化性质、药理作用与卡马西平相同，但易从胃肠道吸收，临床用途同卡马西平。在体内几乎全部还原代谢成 10,11-二氢-10-羟基卡马西平（10,11-dihydro-10-Hydroxy-Carbamazepine）（图 1-13），该代谢物具有很强的抗癫痫作用，而且血浆浓度高，半衰期可达 9 个小时。由于奥卡西平不代谢成 10,11-环氧物，所以副作用和不良反应低，毒性小。

三、GABA 类似物（Analogies of GABA）

癫痫发作的原因之一是 γ-氨基丁酸（GABA）系统失调，GABA 含量过低，抑制性的递质减少所引起的。有学者从 GABA 的结构出发，设计 GABA 类似物作为 GABA 转氨酶（GABA-T）的抑制剂，这种设计思路是酶抑制剂的设计常用的方法之一。

氨己烯酸（Vigabatrin）是 γ-氨基丁酸的结构类似物，对 GABA 氨基转移酶有不可逆的抑制作用，从而提高脑内 GABA 浓度而发挥抗惊厥作用，是治疗指数高、比较安全的一种抗癫痫药。本品口服易吸收，1 小时后血药浓度可到高峰。分子中具有不对称碳原子，对酶具有明显的立体选择性，其中（S）-异构体对酶的抑制作用强于（R）-异构体。

加巴喷丁（Gabapentin），即 1-（甲氨基）环己烷乙酸，是一种带有环结构的 GABA 衍生物。由于亲脂性强，易透过血脑屏障，所以对急性发作型的病人有很好的作用，应用于全身强直阵发性癫痫，而且毒性小，不良反应少。最大优点是同其他抗癫痫药联合应用无相加的副作用。

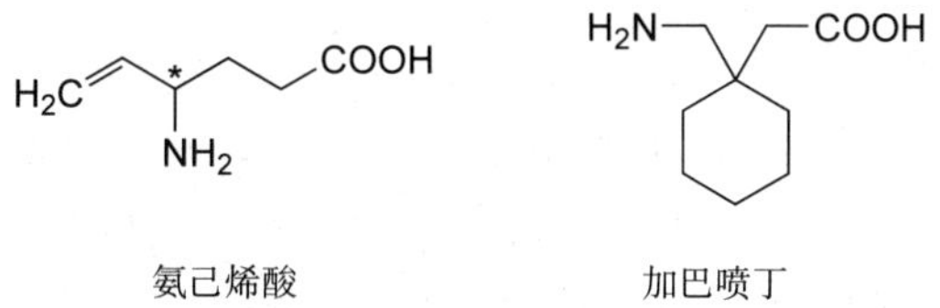

![化学结构图：氨己烯酸和加巴喷丁]

氨己烯酸　　　　　　　加巴喷丁

卤加比（Halogabide）也是一种拟 γ-氨基丁酸药，其结构中二苯亚甲基增加了 γ-氨基丁酰胺的亲脂性，促使药物向脑内分布，然后经氧化脱氨基或转氨基代谢，产生有活性的相应酸，继而亚胺键断裂，形成二苯甲酮衍生物、γ-氨基丁酰胺及 γ-氨基丁酸，故可看作外源性 γ-氨基丁酸，或 GABA 的前体药物。其本身及活性代谢产物都可直接作用于 GABA 受体，但由于对肝脏毒性较大，长期用药使转氨酶升高，故要慎用。

卤加比

四、其他结构类药物（Other Drugs）

（一）脂肪羧酸类

丙戊酸（Valproic acid，VAP）是 1963 年 Meunierz 在筛选抗癫痫药物时，意外发现作为溶剂的 VPA 本身有很强的抗癫痫作用，进而研究和发展了一类具有脂肪羧酸结构的抗癫痫药物。1964 年丙戊酸钠（Sodium valproate）首先在临床作为抗惊厥药使用。构效关系研究发现，如果把分支碳链延长到 9 个碳原子，则产生镇静作用。另外，如果取消分支，直链脂肪酸的抗惊厥作用很弱。

丙戊酸　　　　　　　丙戊酸钠　　　　　　　丙戊酰胺

丙戊酸的作用机制尚未完全阐明，实验发现能增加 GABA 的合成和减少 GABA 的降解，从而升高抑制性神经递质 GABA 的浓度，降低神经元的兴奋性而抑制发作。另外在电生理实验中发现可产生与苯妥英相似的抑制 Na^+ 通道的作用。

丙戊酸钠的口服胃肠吸收迅速而完全，生物利用度近 100%。主要用于癫痫的单纯或复杂失神发作，有时对复杂部分性发作也有一定疗效。需要注意的是该类药物对肝脏有损害，且能通过胎盘，有致畸的报道，孕妇应慎用。

丙戊酸的酰胺衍生物丙戊酰胺（Valpromide）是广谱抗癫痫药，构效关系研究认为伯酰胺的作用比其他酰胺强，丙戊酰胺比丙戊酸的作用强 2 倍。它的作用机制说法较多，一些实验推断该类药物可以阻断电压依赖性的钠通道、钙通道，另外还增加 GABA 能神经系统的抑制功能。由于它能抑制 GABA-T 酶的活性，抑制 GABA 的降解代谢过程，所以增加了脑内 GABA 的含量。

（二）磺酰胺类

舒噻嗪（Sultiame）属于烷磺内酰胺衍生物，1960 年始用于精神运动性发作，也与其他药物合用于癫痫大发作。本品是碳酸酐酶抑制剂，其作用机制可能是由于抑制脑内碳酸酐酶，使脑细胞外内的钠比率增大，从而稳定了脑细胞。

唑尼沙胺（Zonisamide）的作用与苯妥英钠及卡马西平相似，且作用时间长，能抑制癫痫病灶的异常放电。因具有磺酰胺基，也对碳酸酐酶有抑制作用。本品毒性较低且反复用药无蓄积性。

另一磺酰胺类新的抗癫痫药物是托吡酯（Topiramate），它是吡喃果糖的衍生物，作用机制与 GABA 受体-氯离子通道有关，为 GABA 再摄取抑制剂。它具有独特的多重抗癫痫作用，通过对电压激活钠通道状态的依赖性阻滞作用，阻滞谷氨酸受体，增强 γ-氨基丁酸活性等发挥疗效。实验证明它对抗癫痫药物难以控制的经常性发作的部分癫痫特别有效。

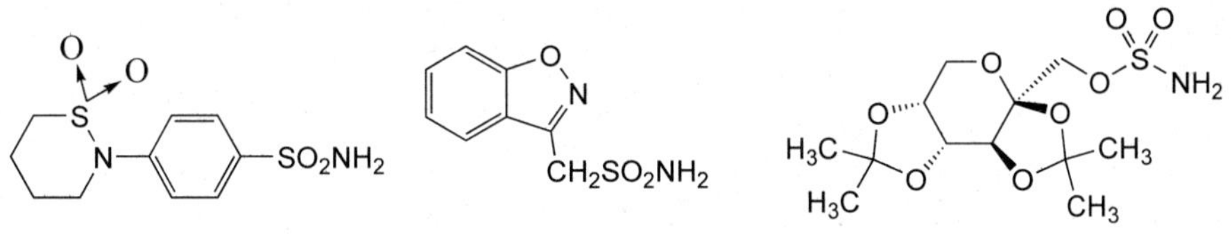

舒噻嗪　　　　　　　　唑尼沙胺　　　　　　　　托吡酯

（四）苯基三嗪类（Phenyltriazine）

苯基三嗪类化合物拉莫三嗪（Lamotrigine）是 5-苯基-1,2,4-三嗪衍生物，是一种新型的抗癫痫药，对部分和全身发作都有效。其作用机制是能有效地抑制脑内兴奋性物质，如谷氨酸、天门冬氨酸等的释放，从而产生抗惊厥作用。

拉莫三嗪（Lamotrigine）

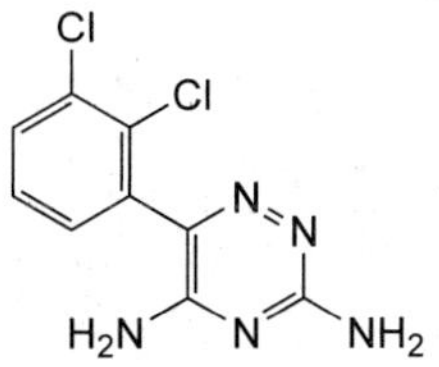

化学名为 3,5-二氨基-6-（2,3-二氯苯基）-1,2,4-三嗪；3,5-diamino-6-（2,3-dichlorophenyl）-1,2,4-triazine。

本品为白色或类白略显黄色固体。在异丙醇中结晶，微溶于水，mp. 216~218℃。

拉莫三嗪有多种合成方法，美国专利以 2,3-二氯碘苯为原料制得到，其缺点是该原料价格价昂。后来邓洪等改为以相对便宜的 2,3-二氯甲苯为起始原料，经浓硝酸氧化得到 2,3-二氯苯甲酸。将酸用氯化亚砜氯化，生成 2,3-二氯苯甲酰氯。酰氯经与氰化亚铜反应生成 2,3-二氯苯甲酰氰，再与氨基胍碳酸氢盐及硝酸反应后，经 KOH 碱性闭环得到拉莫三嗪。

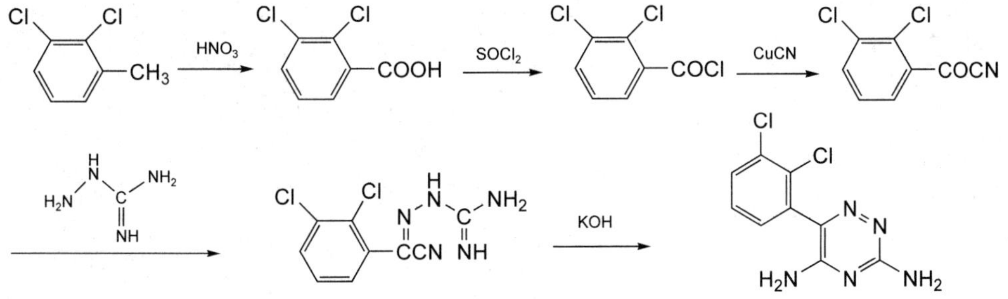

拉莫三嗪可以阻滞钠通道，稳定细胞膜，阻止谷氨酸等兴奋神经介质释放，从而发挥

35

抗癫痫作用。该药对部分癫痫发作和继发性全身发作极为有效，而对原发性全身性大发作效果较差。半衰期约 24 小时。约 10% 的病人用药后可出现共济失调、复视、嗜睡及眩晕等副作用。最近美国 FDA 警示医务人员和患者，新的研究信息提示，妇女在妊娠头 3 个月期间应用拉莫三嗪，其所产婴儿发生唇裂或腭裂的危险较高。

（叶发青）

第二章　精神疾病治疗药
Psychotherapeutic Drug

精神疾病主要是一组以表现在行为、心理活动上的紊乱为主的神经系统疾病，是指在各种生物学、心理学以及社会环境因素影响下，大脑功能失调，导致认知、情感、意志和行为等精神活动出现不同程度障碍为临床表现的疾病。精神活动包括：认识活动（由感觉、知觉、注意、记忆和思维等组成），情感活动及意志活动，这些活动过程相互联系，紧密协调，维持着精神活动的统一完整。目前一般认为精神疾病主要是由于家庭、社会环境等外在原因和患者自身的生理遗传因素、神经生化因素等内在原因相互作用所导致的心理活动、行为及其神经系统功能紊乱为主要特征的病症。世界人口的 0.5%~1.5% 会在某一时间经历精神病发作，但仅有 50% 的人承认自己有这类疾病，且只有 1% 的患者接受过精神病治疗。

精神疾病主要分为轻型精神疾病与重型精神疾病。常见的轻型精神疾病有神经衰弱、焦虑症、强迫症、抑郁症等。常见的重型精神疾病有精神分裂症等。轻型精神疾病主要是表现在感情障碍（如焦虑、忧郁等），思维障碍（如强迫观念等），但患者思维的认知、逻辑推理能力及其自知力都基本完好。而重型精神病，如精神分裂症的初期患者也可出现焦虑、强迫观念等表现，但此类患者的认知、逻辑推理能力将会变得很差，自知力也几乎全部丧失。对由于大脑病变所导致的器质性精神疾病，或中毒性精神疾病需与一般的功能性精神疾病加以区分。

当机体受到内、外有害因素的作用使脑功能活动失调时，就会发生各类精神疾病。当整个精神活动明显异常或紊乱，精神活动完整性和统一性受到破坏，就表现为精神疾病；如果主要是精神活动能力受到削弱，而无严重持久的精神活动紊乱，就表现为神经官能症；如果精神活动的发育受阻，就表现为精神发育不全。目前对精神疾病的治疗主要采取心理治疗（精神治疗）和药物治疗相结合的方法，一般是以药物治疗为主，以心理治疗为辅。由于引起精神疾病的病因非常复杂，所以对药物的作用机制也有多种假说。其中多巴胺假说是最公认的机制之一，该假说认为大部分精神疾病治疗药物作用于多巴胺（Dopamine，DA）受体，是其受体拮抗剂，对精神活动有选择性抑制作用，在不影响意识清醒的情况下，清除躁狂不安、精神错乱、忧郁、焦虑等症状。本章根据药理作用特点和作用机制主要介绍抗精神病药、抗抑郁药、抗躁狂症和抗焦虑药四类精神疾病治疗药。抗精神病药（Antipsychotic drugs），主要用于精神分裂症，使病人恢复正常理智；抗焦虑药（Antiolytic agents），可消除紧张和焦虑状态；抗抑郁药（Antidepressive drugs），可治疗抑郁症，改善患者的情绪；抗躁狂药（Antimanic drugs），主要治疗病态的情感活动过度高涨。

第一节　经典抗精神病药
Antipsychotic Drugs

对于精神分裂症的治疗，早期使用溴化钾或者用电休克方法，直到 20 世纪 50 年代氯丙嗪的发现，促进了各种类型治疗精神病药物的发展。本节主要介绍第一代抗精神病药物，临床上称为传统（经典）抗精神病药物，主要代表药物有氯丙嗪、氟哌啶醇、奋乃静和舒必利等。

深入研究精神病的发作机制发现精神分裂症的发病机制比较复杂，一般认为与脑内神经递质多巴胺有关。多巴胺是重要的神经递质之一，如果脑内的多巴胺能神经功能过强，多巴胺过量分泌，或多巴胺受体超敏就容易产生精神分裂症，因此经典抗精神病药物主要作用于多巴胺受体，长期使用会反馈性引起多巴胺神经受体的反常性增加，抗精神病药物大部分是多巴胺受体的拮抗剂。目前发现的多巴胺受体有 5 种亚型，分别为 DA_1、DA_2、DA_3、DA_4 和 DA_5。其中以 DA_1 和 DA_2 为主，DA_1 受体主要分布在突触后，而 DA_2 受体在突触前和突触后均有分布。当 DA_2 受体兴奋时，能抑制腺苷酸环化酶，降低环磷酸腺苷（cAMP）的含量。所以，选择性地抑制 DA_2 受体，可产生很强的抗精神病作用。多巴胺在脑内分布很不均匀，大部分集中分布在纹状体、黑质和苍白球。脑内 DA 的作用有几条通路，其中中脑-边缘通路（Mesolimbic pathway）和中脑-皮质通路（Nigtostriatal pathway）与精神、情绪、情感等行为活动有关。精神分裂症患者往往是这两条通路功能失常，并伴有脑内 DA 受体增多，抗精神分裂症药通过阻断这两条通路的 D_2 受体而发挥疗效；第三条通路是结节-漏斗通路（Hypophyseal infundibular），主管垂体前叶的内分泌功能；第四条通路是黑质-纹状体通路（Nigro-striatal），属于锥体外系，有使运动协调的功能，故当此通路的功能减弱时会引起帕金森病，若功能亢进则出现多动症。如果药物同时阻断四条通路则会分别导致锥体外系副作用和内分泌方面的改变，因此，该类药物或多或少都有锥体外系副作用，锥体外系反应的主要症状是帕金森症，表现为运动障碍，如坐立不安，不停动作、震颤、僵硬等。经典的抗精神病药物大部分是 DA_2 受体拮抗剂，但是有些药物对 DA_2 受体作用并不强，却有良好的抗精神病作用。这说明抗精神病药物是多靶点的。目前对脑内非多巴胺受体研究较多的是 5-羟色胺的亚型 5-HT_2 受体。5-羟色胺是神经系统中含量最多的神经递质，控制大脑的许多功能，与情绪、抑郁有着密切关系。经典的抗精神病药按照化学结构可分为吩噻嗪类、硫杂蒽类、丁酰苯类、苯二氮草类及其衍生物和酰苯胺类等（其中吩噻嗪类、硫杂蒽类和苯二氮草类通称为三环类，都是由吩噻嗪的结构改造而来）。

一、吩噻嗪类（Phenothiazines）

（一）吩噻嗪类药物的发展历程

吩噻嗪抗精神病药物是在 20 世纪 50 年代初研究吩噻嗪类抗组胺药异丙嗪（Promethazine）的构效关系时发现的，该药具有较强的抑制中枢神经的作用。将异丙嗪侧链的异丙基用直链的丙基替代，抗组胺作用减弱，抗精神病作用增强。如果 2 位以氯取代，则抗过敏作用消失，抗精神病作用增强，得到第一个吩噻嗪类抗精神病药物氯丙嗪（Chlorpromazine）。常见的吩噻嗪类药物见表 2-1。

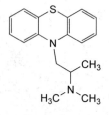

氯丙嗪　　　　　　　　　　　　　　　　　　异丙嗪

表 2-1 常见的吩噻嗪类药物

$$\text{吩噻嗪母核结构（R 在 2 位，R}_1\text{ 在 10 位 N 上）}$$

药物	R_1	R
氯丙嗪 Chlorpromazine	$-CH_2CH_2CH_2-N(CH_3)_2$	$-Cl$
三氟丙嗪 Triflupromazine	$-CH_2CH_2CH_2-N(CH_3)_2$	$-CF_3$
乙酰丙嗪 Acepromazine	$-CH_2CH_2CH_2-N(CH_3)_2$	$-COCH_3$
奋乃静 Perphenazine	$-CH_2CH_2CH_2-N\underset{}{\overset{}{\frown}}N-CH_2CH_2OH$	$-Cl$
氟奋乃静 Fluphenazine	$-CH_2CH_2CH_2-N\underset{}{\overset{}{\frown}}N-CH_2CH_2OH$	$-CF_3$
三氟拉嗪 Trifluoperazine	$-CH_2CH_2CH_2-N\underset{}{\overset{}{\frown}}N-CH_3$	$-CF_3$
硫利达嗪 Thioridazine	$-CH_2CH_2-$（N-甲基哌啶-2-基）	$-S-CH_3$
硫乙拉嗪 Thiethylperazine	$-CH_2CH_2CH_2-N\underset{}{\overset{}{\frown}}N-CH_3$	$-S-CH_2CH_3$
哌普嗪 Pipotiazine	$-CH_2CH_2CH_2-N\underset{}{\overset{}{\frown}}N-CH_2CH_2OH$	$-SO_2-N(CH_3)_2$
美索达嗪 Mesoridazine	$-CH_2CH_2-$（N-甲基哌啶-2-基）	$-\overset{O}{\underset{}{S}}-CH_3$

但是氯丙嗪的副作用较大，因此以氯丙嗪为先导化合物对吩噻嗪类药物进行了结构改造并研究了吩噻嗪类药物的构效关系。在氯丙嗪的 2 位及 10 位侧链上进行结构改造，得到一系列类似氯丙嗪的抗精神病药物。奋乃静（Perphenazine）和氟奋乃静（Fluphenazine）是以哌嗪环取代侧链二甲氨基的吩噻嗪类药物，其作用与氯丙嗪相似，但抗精神病的作用强度比氯丙嗪大。吩噻嗪环上取代基的位置和性质与抗精神病作用的活性与强度都有密切关系。1,3 和 4 位有取代基时活性降低，2 位引入吸电子基团时可增强活性，如当氯丙嗪 2 位氯被吸电子作用更强的三氟甲基取代时，得到的三氟丙嗪（Triflupromazine）活性为氯丙嗪的 4 倍，其抗精神病作用增强。2 位取代基活性大小的顺序是 $CF_3 > Cl > COCH_3 > H > OH$。2 位乙酰基取代可降低药物的毒性和副作用，如乙酰丙嗪（Acepromazine），作用弱于氯丙嗪，但毒性亦较低。

吩噻嗪母核上的10位氮原子的取代对活性影响亦很大，可对其进行结构改造。侧链末端的碱性基团 R_1 常为脂肪叔胺，如二甲氨基，也可为氮杂环，常为哌啶基或哌嗪基，以哌嗪基取代的侧链活性最强，如奋乃静、氟奋乃静和三氟拉嗪的活性要比氯丙嗪强十几到几十倍。侧链的结构与副作用亦有一定的关系，侧链为脂肪胺时具有中等锥体外系副作用如氯丙嗪，侧链为哌啶时则锥体外系副作用较小如硫利达嗪（Thioridazine）。但是氟奋乃静的作用时间较短，只能维持一天，因此利用侧链的醇羟基与长链脂肪酸成酯制成前药，肌肉注射后在体内吸收减慢，水解成原药的速度也较慢，可延长作用时间，特别适用于需长时期治疗且服药不合作的患者，如氟奋乃静庚酸酯和氟奋乃静癸酸酯，前者注射一次作用可维持1~2周，后者可维持2~3周。

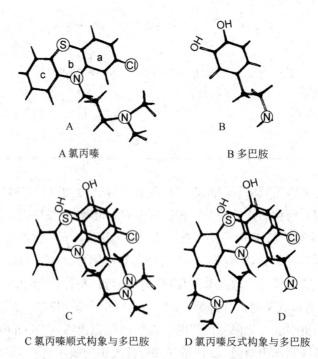

R= —COC$_6$H$_{13}$ 氟奋乃静庚酸酯

R= —COC$_9$H$_{19}$ 氟奋乃静癸酸酯

（二）吩噻嗪类药物的构效关系

吩噻嗪类药物的作用靶点是多巴胺受体，氯丙嗪和多巴胺的 X-射线衍射结构测定表明，在氯丙嗪的优势构象中，侧链倾斜于有氯取代的苯环方向，两者的构象能部分重叠，如图 2-1 所示。

A 氯丙嗪   B 多巴胺

C 氯丙嗪顺式构象与多巴胺   D 氯丙嗪反式构象与多巴胺

图 2-1　氯丙嗪与多巴胺的 X-射线衍射结构

吩噻嗪类药物与多巴胺受体相互作用有三个部分，其相互作用如图2-2所示。

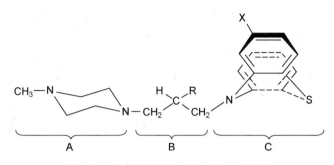

图 2-2　吩噻嗪类与多巴胺受体作用区域

其中 B 区域（10 位 N 上的侧链部分）的立体专属性最高，C 区域（吩噻嗪环部分）次之，A 区域（R₁）的立体专属性最小。

B 区域必须由成直链的三个碳原子组成，若将三个碳原子的直链缩短为两个碳原子则抗精神病作用明显降低而抗组胺作用增强；第二个碳原子连接的 R 为 H 时可产生良好的活性，若 R 不为 H 时，则变为支链，碳链的自由旋转受到限制，与多巴胺受体的 B 区域在立体结构上不匹配，抗精神病作用明显下降，抗组胺作用较强。若 R 成为外加环的一部分，则碳链不能旋转，活性大为降低。由此可见，碳链的自由旋转对此类药物的抗精神病作用是必需的。

C 区域即吩噻嗪环是和受体表面作用的重要区域。吩噻嗪环沿 N-S 轴折叠，大部分的抗精神病药物的二面角在一个相同的范围内，两个平坦的苯环几乎互相垂直。若以蒽或芴类取代吩噻嗪环则分子变成刚性平面结构，抗精神病活性降低。由于分子沿 N-S 轴和受体发生相互作用，苯环上取代基远离受体表面，故立体影响较小。2 位取代基尤其是吸电子基，可使 N 原子和 S 原子的电子密度降低，有利于和受体的相互作用，因此 X 为-Cl、-COCH₃和-CF₃等取代时活性增强。吩噻嗪环只有在 2 位取代时可使活性增强，3、4 位取代则导致活性降低。

A 区域的专属性不及 B、C 两个区域，可变性较大。但要求分子侧链中的碱性基团必须与受体中较窄的凹槽相适应。当侧链末端为二乙胺基取代时，由于其空间体积大于二甲胺基，活性很弱；当乙基成为环的一部分时，如哌嗪基，分子立体宽度变窄，活性较强。

（三）吩噻嗪类的药物代谢

各种吩噻嗪类药物口服吸收状况不一致，肌注的生物利用度可较口服增加 4~6 倍。吩噻嗪类药物在体内的代谢过程非常复杂，产物众多，与其他中枢药物相同，代谢主要在肝脏受细胞色素 P450 酶的催化。代谢过程包括硫原子氧化为亚砜、苯核羟基化、侧链 N-脱甲基和侧链的氧化等。代谢的主要过程是氧化，其中 5 位 S 经氧化后生成亚砜及其进一步氧化生成的砜均产生无活性的代谢物。苯环的氧化以 7 位酚羟基为主，还有一些 3-羟基氯丙嗪、8-羟基氯丙嗪产物。这些羟基氧化物可进一步与葡萄糖醛酸结合，或生成硫酸酯排出体外。羟基氧化物可在体内烷基化，生成相应的甲氧基氯丙嗪。另一条途径是 N-10 或侧链 N 的脱烷基反应，前者的产物是单脱甲基氯丙嗪，后者的产物是双脱甲基氯丙嗪，这两种代谢物在体内均可以与多巴胺 DA₂受体作用，故为活性代谢物。

（四）吩噻嗪类药物的合成方法

吩噻嗪类药物的合成通法一般是以邻氯苯甲酸为原料，经 Ullmann 反应而制得 2 位取代的二苯胺，与铁粉加热脱去羧基，在碘的催化下与硫环合形成吩噻嗪三环母核，在碱性缩合剂催化下与相应的卤代烃缩合得到目标吩噻嗪类药物（见图2-3）。

图 2-3　吩噻嗪类药物合成方法

（五）吩噻嗪类药物的性质

吩噻嗪类药物特别容易氧化，因为吩噻嗪母核三环中的 N 和 S 都是很好的电子给予体，氧化产物非常复杂，大约有十几种，最初的氧化产物是醌式化合物。

吩噻嗪类药物在空气中放置渐变为红棕色，日光及重金属离子有催化作用，遇氧化剂则被迅速氧化破坏。

（六）吩噻嗪类药物的副作用

锥体外系副作用是抗精神病药物最常见的一种副作用，产生的原因主要是这类药物能够阻断运动神经的多巴胺受体，发生率约为 25%~60%。其主要表现有四个方面：①急性肌张力障碍，局部肌肉群持续强直性收缩，可出现各种怪异动作和姿势，突然斜颈、吐舌、面肌痉挛等，当咽部肌肉痉挛时，可出现呼吸困难或窒息；②震颤麻痹综合征即帕金森副作用，运动不能或运动迟缓，唇、舌、双手震颤，面部表情呆板，还可出现流涎、多汗等；③静坐不能，病人主观感到必须来回走动，无法控制躯体活动，伴有焦虑不安；④迟发性运动障碍，为不自主、有节律的刻板式运动，如吸吮、鼓腮、咀嚼、歪颈等。

盐酸氯丙嗪（Chlorpromazine Hydrochloride）

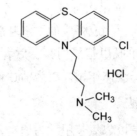

化学名为 2 - 氯 - 10 - ［3 - （二甲氨基）丙基］吩噻嗪盐酸盐；2 - Chloro - 10 - ［3 - （dimethylamino）propyl］phenothiazine hydrochloride。

本品为白色或乳白色结晶性粉末，微臭，味极苦，有引湿性，遇光渐变色。本品极易溶于水，水溶液显酸性，5% 水溶液的 pH 为 4~5。易溶于乙醇和三氯甲烷，在乙醚和苯中不溶。游离碱的 pKa 值为 9.3，mp. 194~198℃。

氯丙嗪的吩噻嗪母环易被氧化，氯丙嗪在空气或日光中放置渐变成红色。为防止变色，其注射液在生产中可加入对氢醌、连二亚硫酸钠、亚硫酸氢钠或维生素 C 等抗氧剂。有部分病人用药后，在强烈日光照射下发生严重的光化毒过敏反应，因为氯丙嗪遇光会分解，生成自由基，并进一步发生各种氧化反应，自由基与体内一些蛋白质作用时发生过敏反应，故一些病人在服用药物后，在日光照射下皮肤会产生红疹，即所谓的光化毒反应（图 2-4）。这是氯丙嗪的毒副作用之一，因此服用氯丙嗪后应减少户外活动，避免日光照射。

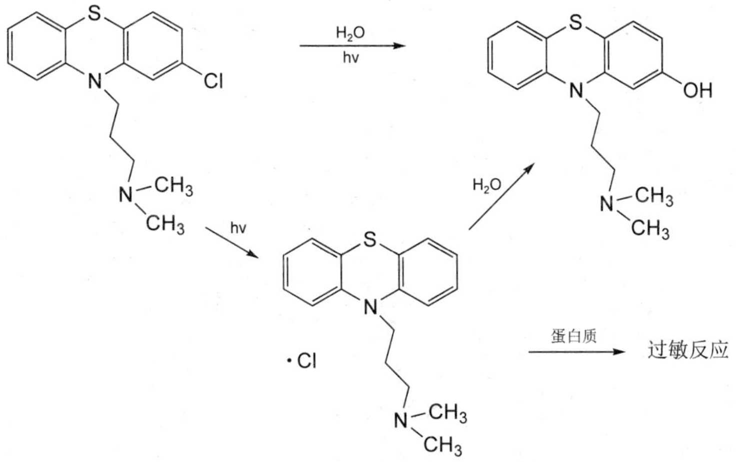

图 2-4　氯丙嗪的见光分解

本品在遇硝酸后可能形成自由基或醌式结构而显红色，这是吩噻嗪类化合物共有的反应，可用于鉴别。氯丙嗪与三氯化铁作用可显稳定的红色。

氯丙嗪可口服吸收，但吸收的规律性不强，个体差异较大。本品主要在肝脏代谢，经微粒体药物代谢酶氧化。体内代谢复杂，可检测的代谢物有 100 多种，仅在尿中就存在 20 多种代谢物。氯丙嗪的代谢如图 2-5。

本品的制备以邻氯苯甲酸和间氯苯胺为原料，进行 Ullmann 反应，在高温脱羧后，与硫熔融，环合成2-氯-吩噻嗪母环，再与 N，N-二甲基-3-氯丙胺缩合，生成氯丙嗪，最后成盐酸盐，反应式如图 2-6。

本品临床上常用于治疗精神分裂症和躁狂症，大剂量时可应用于镇吐、强化麻醉及人工冬眠等。本品的主要副作用有口干、上腹部不适、乏力、嗜睡、便秘等。对产生光化毒反应的病人，在服药期间要避免阳光的过度照射。

二、硫杂蒽类（Thioxanthenes）

用碳原子取代吩噻嗪类环上 10 位氮原子，并通过双键与侧链相连即形成硫杂蒽类（Thioxanthenes）抗精神病药，亦称噻吨类抗精神病药。由于硫杂蒽类药物的母核与侧链以双键相连，因此存在几何异构体。当 2 位取代基与侧链在同侧成为顺式（cis-）异构体，一般是 Z 型；2 位取代基与侧链在异侧，称为反式（trans-）异构体，一般是 E 型。顺式

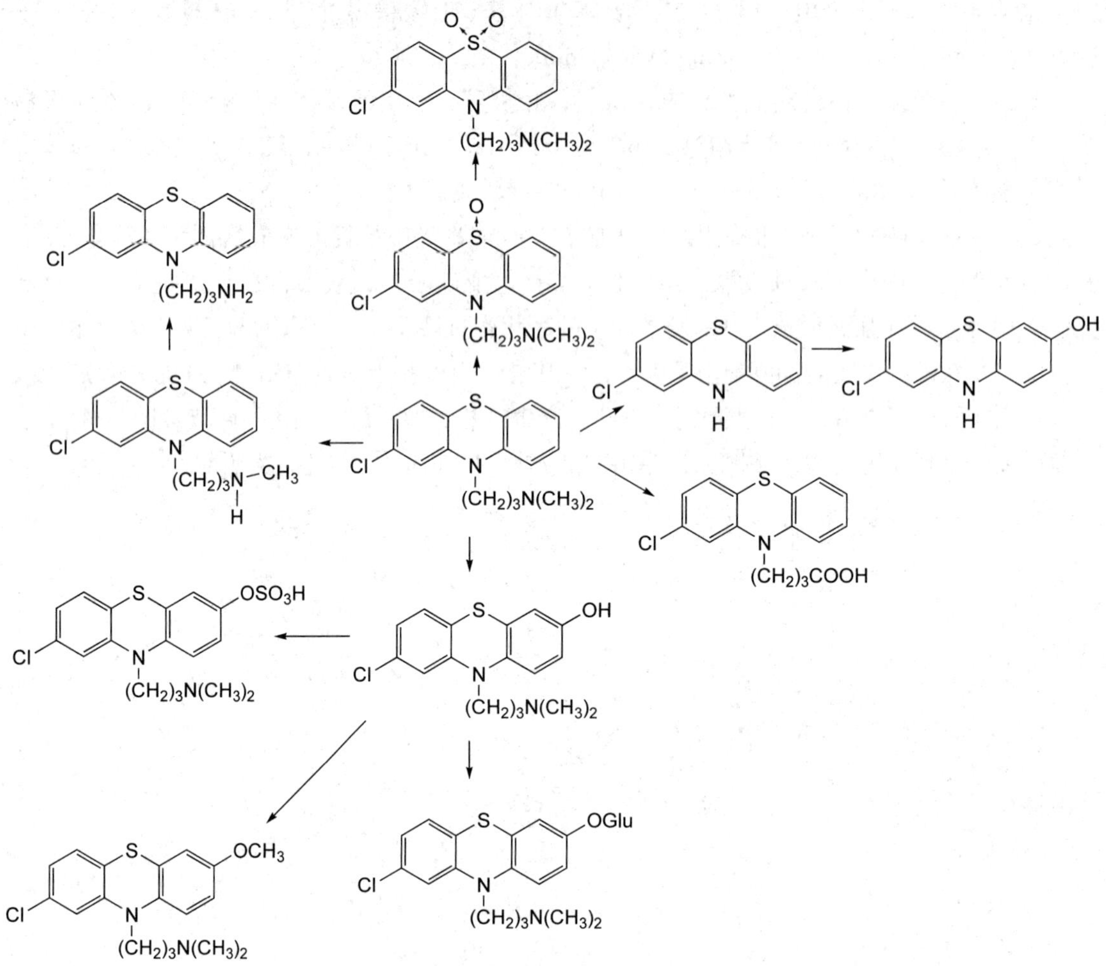

图 2-5 氯丙嗪的代谢

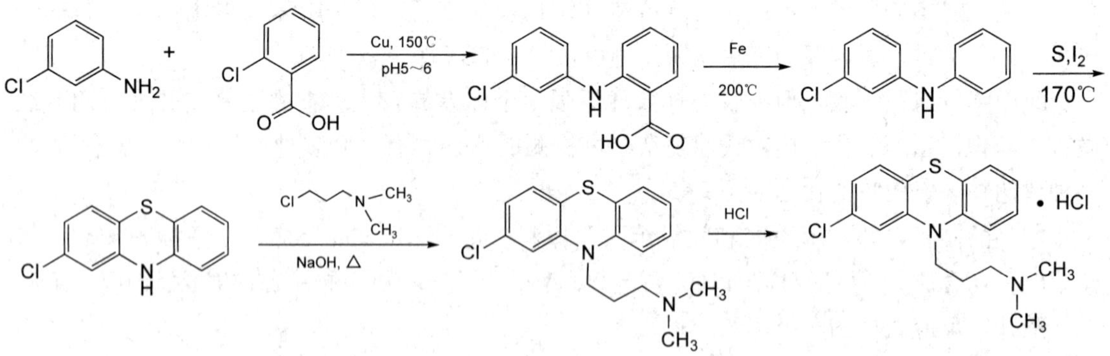

图 2-6 氯丙嗪的合成

（Z）抗精神病作用比反式（E）强 7 倍左右，如顺式氯普噻吨的抗精神病活性是反式体的 5~7 倍，这可能是由于顺式异构体与多巴胺受体的构象能部分重叠，从而有利于药物与受体的相互作用。

硫杂蒽类常用药物为氯普噻吨（Chlorprothixene），对精神分裂症和神经官能症疗效较好，并有很好的抗抑郁和抗焦虑作用，毒性也较小，作用强于氯丙嗪。氯普噻吨的侧链以羟乙基哌嗪取代，得到珠氯噻醇（Zuclopenthixol），活性增强，作用与氟哌啶醇相近。珠氯噻醇是顺式异构体，其反式异构体为氯哌噻吨（Clopenthixol），作用弱于氟哌啶醇。2 位以三氟甲基取代的衍生物为氟哌噻吨（Flupentixol），其活性超过珠氯噻醇。替沃噻吨（Tiotixene）为新型的2位取代的硫杂蒽类药物。常见硫杂蒽类药物见表2-2。

表2-2　常见的硫杂蒽类药物

药物名称	R_1	R_2
cis-氯普噻吨（Chlorprothixene）	$-Cl$	$-N(CH_3)_2$
cis-珠氯噻醇（Zuclopenthixol）	$-Cl$	piperazine-CH_2CH_2OH
trans-氯哌噻吨（Clopenthixol）	$-Cl$	piperazine-CH_2CH_2OH
cis-氟哌噻吨（Flupentixol）	$-CF_3$	piperazine-CH_2CH_2OH
cis-替沃噻吨（Tiotixene）	$-SO_2N(CH_3)_2$	piperazine-CH_3

氯普噻吨（Chlorprothixene）

化学名为(*Z*)-2-氯-*N*,*N*-二甲基噻吨-$\Delta^{9,\gamma}$-丙胺；(*Z*)-2-Chloro-*N*,*N*-dimethyl thioxanthene-$\Delta^{9,\gamma}$-propylamine。

氯普噻吨是淡黄色结晶粉末，具氨臭，易溶于三氯甲烷和乙醚，溶于乙醇，不溶于水，mp. 97~98℃。侧链的二甲胺基具有碱性，能与盐酸成盐。

本品加硝酸后显亮红色，在紫外灯下其溶液显绿色。在室温条件下比较稳定，在光照和碱性条件下可发生双键的分解，生成2-氯噻吨和2-氯噻吨酮。

噻吨环的合成是氯普噻吨合成的关键。以邻氨基苯甲酸经重氮化生成的重氮化物，再与对氯苯硫酚缩合生成4-氯二苯硫-2'-羧酸，脱水环合，得到三环化合物2-氯噻吨酮。2-氯噻吨酮与二甲胺基氯丙烷的格式试剂经 Grinard 反应，再用硫酸脱水，得到 E 和 Z 型的混合物。利用两种构型化合物在石油醚中的溶解度不同而得到在石油醚中溶解度小的 Z 型氯普噻吨结晶（图2-7）。反式 E-型体在硫酸存在下加热可转化为 Z-型氯普噻吨。

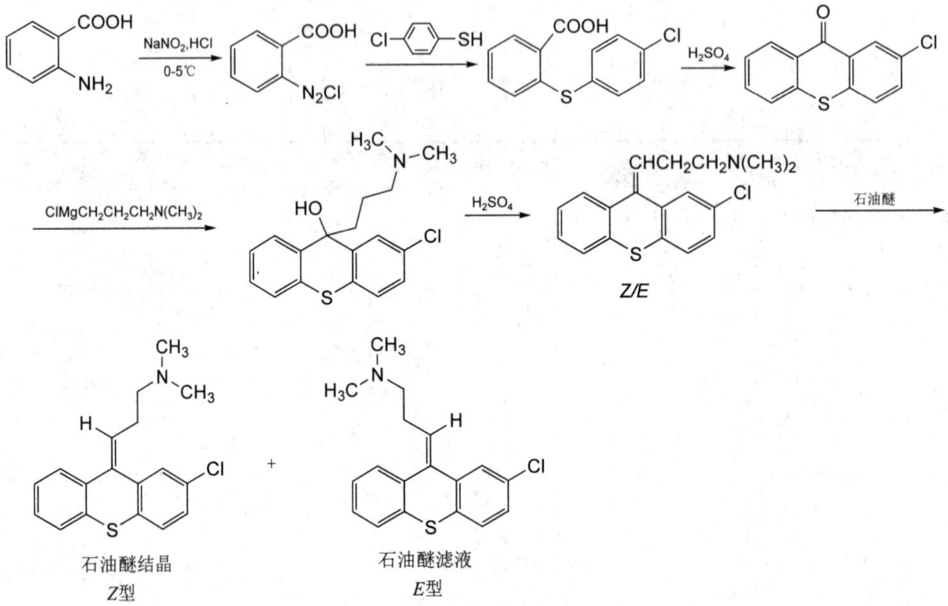

图 2-7　氯普噻吨的合成

氯普噻吨通过阻断脑内神经突触后多巴胺受体而产生较强的镇静作用。此外，本品还可以减少脑干网状结构的直接刺激，可用于控制精神运动兴奋病人的兴奋和躁动，还可用于治疗躁狂症。本品还可抑制延脑化学感受区而具有止吐的作用。

三、丁酰苯类及其类似物（Butyrophenones）

在研究镇痛药哌替啶衍生物的过程中，发现将哌啶环上 N 上的甲基用丙酰苯基取代时，不仅具有一定的吗啡样镇痛作用，而且还有氯丙嗪的类似作用，具有很强的抗精神失常作用。经构效关系的研究发现，将丙基的碳链延长为丁基可使吗啡样的成瘾性消失，由此发展成为有较强抗精神失常作用的丁酰苯类药物。该类药物的抗精神病作用一般比吩噻嗪类强，同时还可作为抗焦虑药使用。

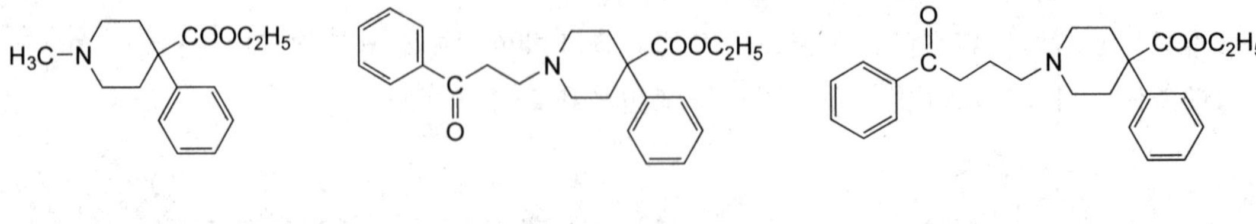

哌替啶　　　　　　　　丙酰苯类　　　　　　　　丁酰苯类

此类药物最早用于临床的是氟哌啶醇（Haloperidol），该药用于治疗各种急、慢性精神分裂症和躁狂症。后来将哌啶环的苯环取代基以三氟甲基取代时发现了比氟哌啶醇抗精神病作用更强的三氟哌多（Trifluperidol）。螺哌隆（Spiperone）是哌啶与咪唑酮的螺环化合

46

物，活性也较强。氟哌利多（Droperidol，氟哌啶）的作用非常突出，它可阻断脑内多巴胺受体，具有非常强的安定作用和镇吐作用，其安定作用是氯丙嗪的 200 倍，镇吐作用是氯丙嗪的 700 倍。利用氟哌利多的这一特点，将氟哌利多与镇痛药同时静脉注射能产生特殊的称为"神经安定镇痛术"的麻醉状态，用于某些小手术的麻醉。丁酰苯类药物的锥体外系副作用较大，将氟哌利多的氧用硫取代后得到替米哌隆（Timiperone），其抗精神病的作用强而锥体外系或运动系统的副作用很小，但其他方面的副作用较多。丁酰苯类药物见表 2-3。

表 2-3　丁酰苯类药物

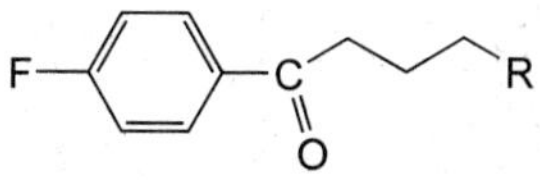

药物名称	R
氟哌啶醇 Haloperidol	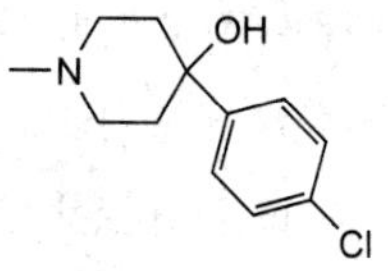
螺哌隆 Spiperone	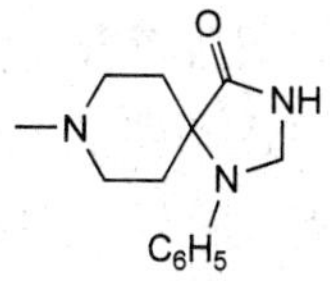
三氟哌多 Trifluperidol	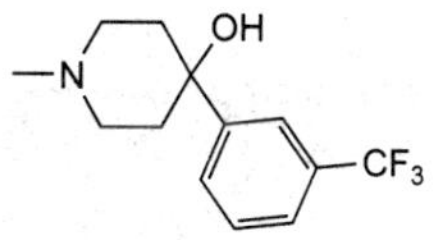
氟哌利多 Droperidol	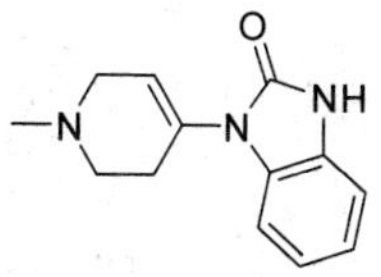
替米哌隆 Timiperone	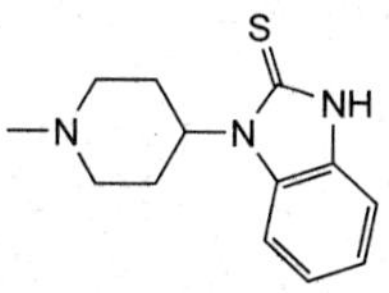

氟哌啶醇（Haloperidol）

47

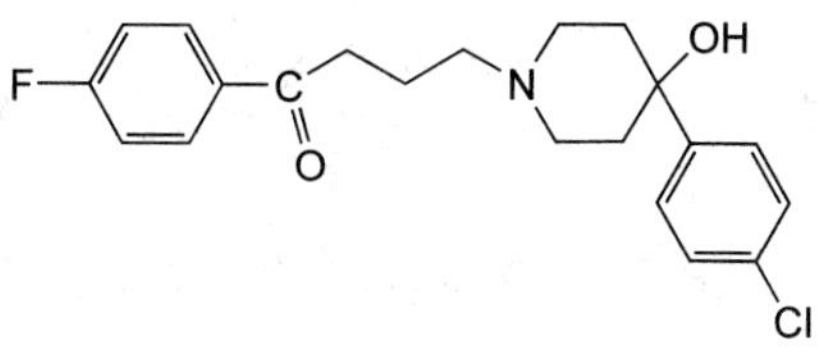

化学名为1-(4-氟苯基)-4-[4-(4-氯苯基)-4-羟基-1-哌啶基]-1-丁酮;(4-[4-(4-chlorophenyl)-4-hydroxy-1-piperidinyl]-1-(4-fluorophenyl)-1-butanone)。

本品为白色或类白色的结晶性粉末，无臭无味，无多晶现象。mp. 149~153℃。

本品在三氯甲烷中溶解，在乙醇、乙醚中微溶，在水中几乎不溶，pKa 8.3，因哌啶氮原子的碱性所致。在室温、避光条件下稳定，可贮存5年。但对光敏感，受自然光照射颜色变深。在105℃干燥时，发生部分降解，降解产物可能是哌啶环上的脱水产物。

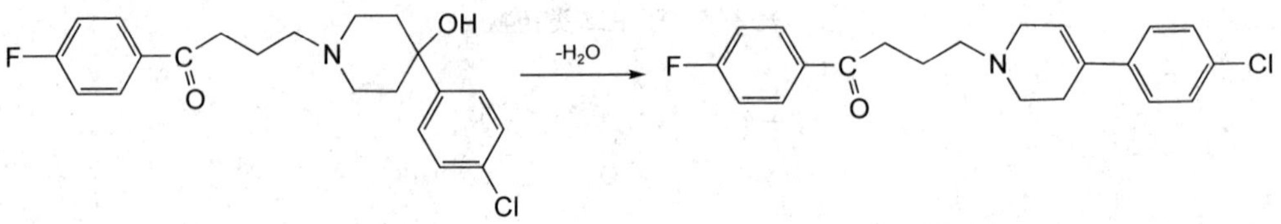

氟哌啶醇的药理作用类似吩噻嗪类抗精神病药物。但对外周自主神经系统无显著作用，无抗组胺作用，抗肾上腺素作用也弱；而抗阿扑吗啡引起的呕吐、抗苯丙胺的刻板动作、抑制条件性回避反应的作用强于吩噻嗪类。临床用于治疗精神分裂症、躁狂症。本品的副作用以锥体外系反应最多见，其发生率高达80%，除此之外还有致畸的作用。

本品作用的时效相对较短，半衰期为21小时，肌注需2~3次/日。而氟哌啶醇的癸酸酯前药，在肌组织中逐渐释放，经酶水解产生氟哌啶醇进入血液，只需每4周注射一次。口服后，在胃肠道吸收较好，在肝脏代谢，肾脏消除，有首过效应。代谢以氧化性N-脱烷基反应和酮基的还原反应为主（图2-8）。

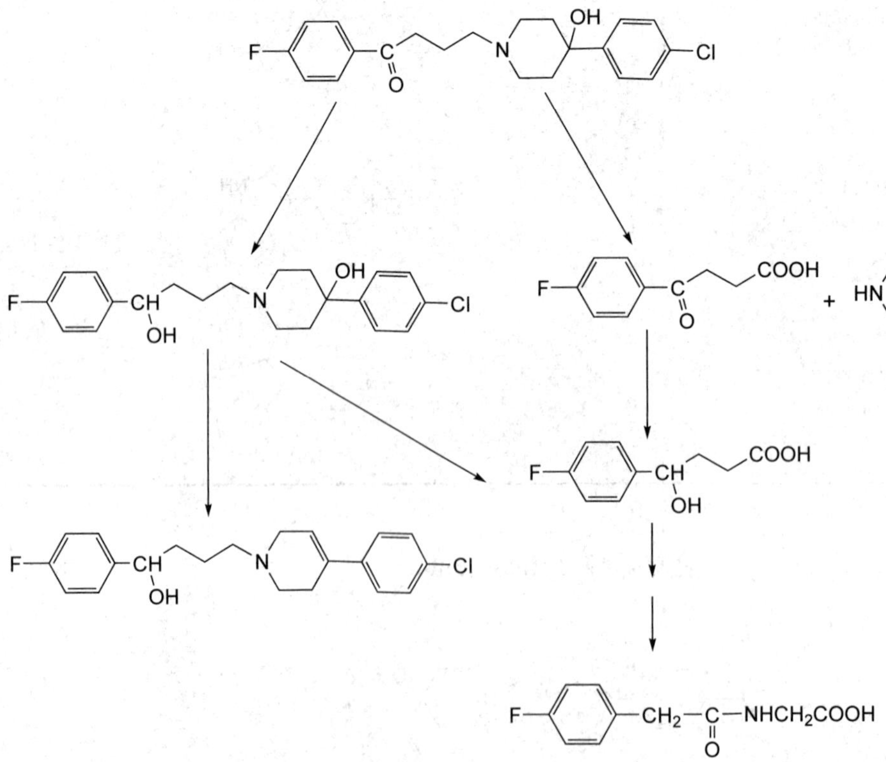

图2-8 氟哌啶醇的代谢途径

氟哌啶醇的构效关系如图 2-9 所示。

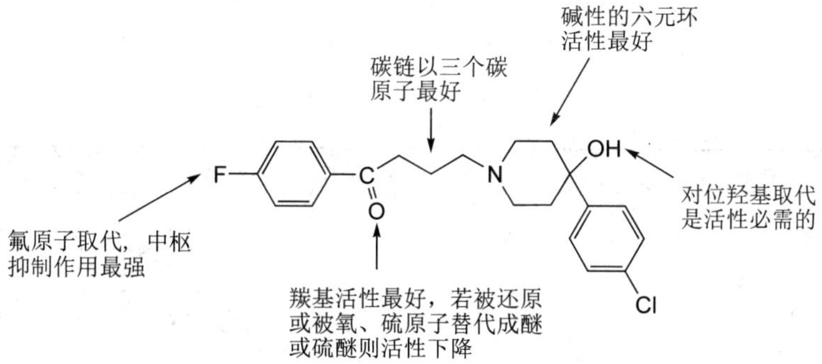

图 2-9　氟哌啶醇的构效关系

氟哌啶醇的合成方法是以氟苯为原料，与 4-氯丁酰氯经 Friedel-Crafts 反应，形成 4-氯-1-（4-氟苯基）-1-丁酮。再用 1-氯-4-异丙烯基苯与氯化铵、甲醛缩合，再经盐酸加热脱水重排生成 4-（4-氯苯基）-1,2,3,6-四氢吡啶，经溴化氢加成、水解生成 4-（4-氯苯基）哌啶-4-醇。后者与 4-氯-1-（4-氟苯基）-1-丁酮缩合而得到氟哌啶醇（图 2-10）。

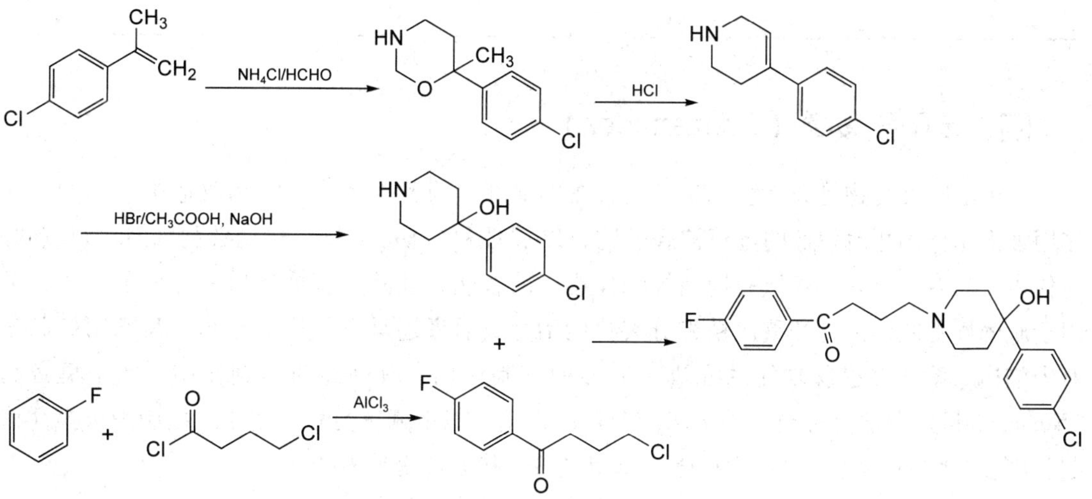

图 2-10　氟哌啶醇的合成路线

此外，在改造丁酰苯类抗精神病类药物的结构时还发现了二苯丁基哌啶类抗精神病药物，此类药物的结构特点是用 4-氟苯基取代丁酰苯部分的酮基。匹莫奇特（Pimozide）对急性发作者每天只需服用一次。氟斯必林（Fluspirilene）的注射液注射后作用可维持一周。五氟利多（Penfluridol）作用时间更长，可维持两周，它储存于脂肪组织中缓慢释放。这类药物即是多巴胺受体阻断剂，又是钙离子通道拮抗剂，其作用特点是作用时间长，对急、慢性和阴、阳性精神分裂症均有效，而其他的抗精神病药物无此作用。二苯丁基哌啶类代表药物见表 2-4。

表 2-4 二苯丁基哌啶类的代表药物

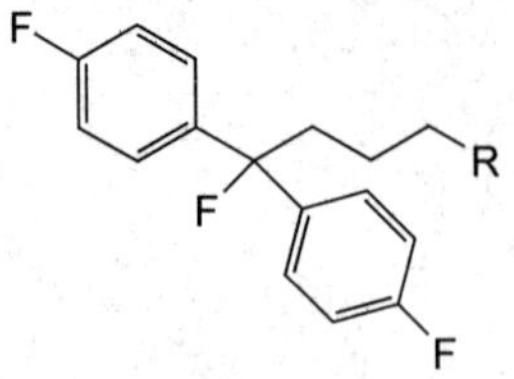

药物名称	R
匹莫奇特 Pimozide	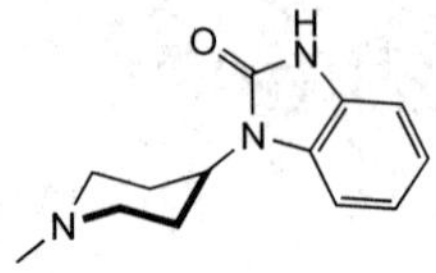
氟斯必林 Fluspirilene	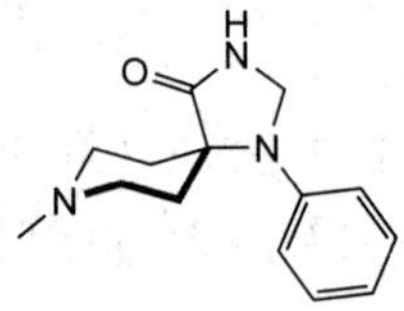
五氟利多 Penfluridol	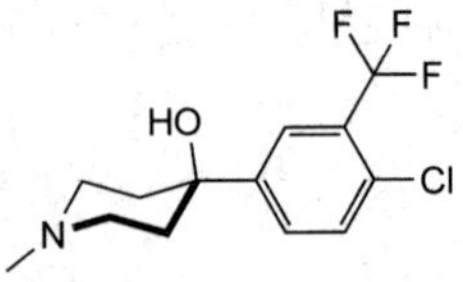

四、苯甲酰胺类（Benzamides）

苯甲酰胺类药物是 20 世纪 70 年代后在局部麻醉药普鲁卡因的结构改造中发现的一类作用强而副作用相对较低的抗精神病药物，以舒必利（Sulpiride）和硫必利（Tiapride）等为代表，具有与氯丙嗪相似的抗精神病作用，前者能止吐并具有抑制胃酸分泌的作用，可用于顽固性呕吐的治疗和重症精神分裂症的治疗，后者还具有阵痛的作用。其作用机制是对中脑边缘系统多巴胺功能的亢进有明显的抑制作用，有神经肌肉副作用。而奈莫必利（Nemonaprid）和瑞莫必利（Remoxipride）的作用类似于氟哌啶醇，其作用机制为选择性抑制脑内多巴胺 D_2 受体，且作用极强。苯甲酰胺类代表药物见表 2-5。

表 2-5 苯甲酰胺类代表药物

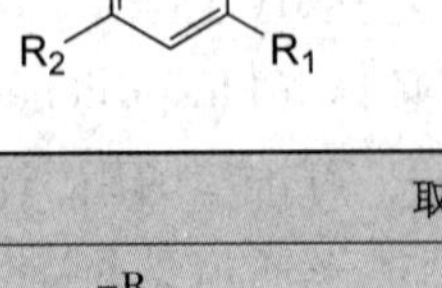

药物名称	取代基			
	$-R_1$	$-R_2$	$-R_3$	$-R_4$
舒必利 Sulpiride	$-OCH_3$	$-H$	$-SO_2NH_2$	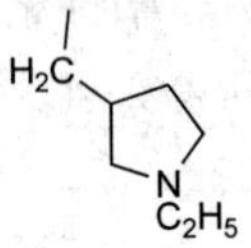

续表

药物名称	取代基			
	-R₁	-R₂	-R₃	-R₄
硫必利 Tiapride	—OCH₃	—H	—SO₂NH₂	—CH₂CH₂N(C₂H₅)₂
奈莫必利 Nemonapride	—OCH₃	—NHCH₃	—Cl	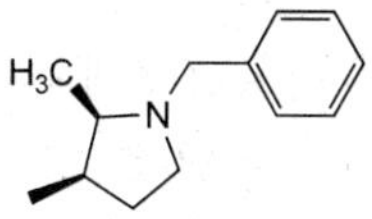 (结构)

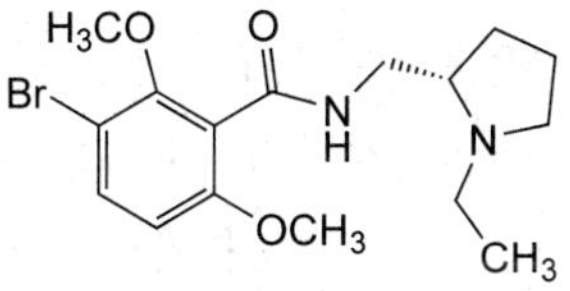

瑞莫必利　Remoxipride

五、二苯二氮䓬类及其衍生物（Dibenzodiazepines and Derivatives）

对吩噻嗪类的噻嗪环进行改造，将六元环扩为二氮䓬环得到氯氮平，为广谱的抗精神病药物，于 1966 年开始应用于临床。但经过临床应用发现该药有严重的致粒细胞减少的作用，受到美国 FDA 的严格限制。后来发现该药的锥体外系副作用小，因此 1990 年又重新获得批准使用。之后对氯氮平进行构效关系的研究中发现，5 位的-NH-以生物电子等排体-O- 或-S-取代时，仍然具有抗精神病作用。当替换为 S 原子时，形成二苯并硫氮杂䓬（Dibenzsufazepines），例如氯噻平（Clothiapine），具有很好的抗幻觉、妄想的作用，可用于治疗精神分裂症。

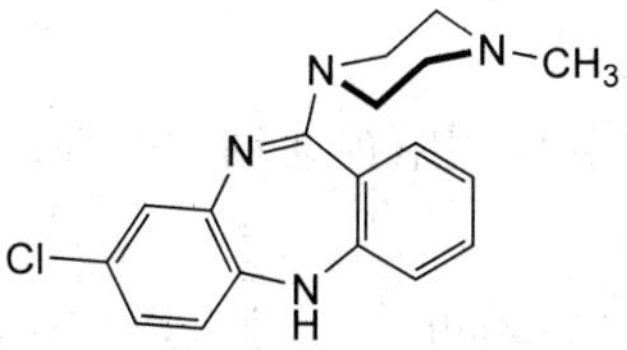

氯氮平 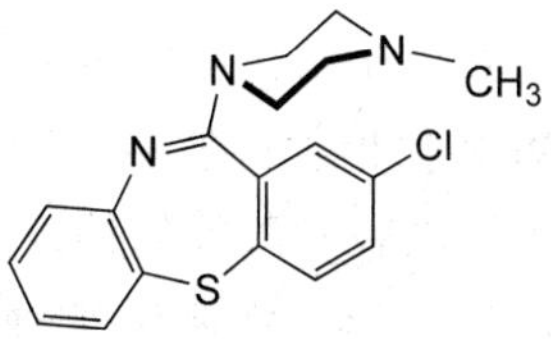　　　　　　　　　　氯噻平

第二节　非经典抗精神病药物
Atypical Antipsychotic Drugs

非经典抗精神病药又称第二代抗精神病药，其发展见于近 20 年，该类药物的作用机制是拮抗 5-羟色胺受体和多巴胺受体，但是与多巴胺受体结合后快速解离。有研究者提出假说，认为非经典抗精神病药物的非经典性就在于能否在与多巴胺受体结合后快速解离。与其他抗精神病药相比，富马酸喹硫平（Quetiapine fumarate）之所以较少引起锥体外系反应（EPS），不升高催乳素水平，原因就在于该药与多巴胺受体结合后解离速度较快。非经典

抗精神病药物化学结构具多样性，而作用靶位趋于专一性，不良反应相对减弱，能够在整体上改善精神病者的认知功能，安全性和耐受性好，成为治疗精神分裂症和精神病的有效首选药物。在美国，非经典抗精神病药物的处方量约占精神分裂症总处方量的95%，德国和法国约为70%。在日本、新加坡和中国大陆进行的统计发现，在单药治疗的患者中，使用经典和非经典药物的患者比例相当。在非经典药物中，中国大陆最常用的药物为氯氮平，香港为奥氮平，但人们目前已越来越多地注意到氯氮平和奥氮平对心血管系统的危害，处方时越来越慎重，不良反应较少的富马酸喹硫平处方量正在逐渐升高。

非经典抗精神病药的进展与作用特点主要体现在以下几方面。

（1）非典型抗精神病药与多巴胺 D_2 受体的亲和力相对较低，而与其他神经受体的亲和力相对较高。决定非经典抗精神病药作用的药理学特征是阻断 D_2/5-羟色胺 2α 亚型（5-$HT_{2\alpha}$）受体比例较低。

（2）非经典抗精神病药的作用还具有一定程度的解剖学区域性，这类药物能够改变边缘系统和额叶皮质的神经化学活动，而对纹状体的作用非常小。迄今为止，所有有效的抗精神病药都与 D_2 受体有一定程度的亲和力，尚未发现与 D_2 受体无亲和力的抗精神病药。

（3）非经典抗精神病药的化学结构具多样性，其疗效与药理学特征有关。近期研究表明，非经典抗精神病药在产生临床疗效与发生锥体外系反应之间具有较大剂量空间。奥氮平、喹硫平与氯氮平作用类似；利培酮、舍吲哚、齐拉西酮与氯氮平作用有所不同；而氨磺必利既不同于其他第二代药，也不同于第一代药。因此，第二代药可能具有不同的作用机制。

（4）非经典抗精神病药的安全性好，且产生 EPS 的危险性较小，极少有导致迟发性运动障碍的倾向（甚至对先前存在的迟发性运动障碍有所帮助），其耐受性总体上也较第一代好。可作为治疗精神分裂症的一线药，且在患者初次发病时首选。

（5）研究显示，非经典抗精神病药在整体上能改善认知功能，但目前尚不清楚此疗效是直接的治疗效果，还是由于其避免诱发急性 EPS 或改善第一代药恶化认知功能的结果。非经典抗精神病药可以改善情感症状，尤其是抑郁症状。由于精神分裂症者的抑郁和自杀发生率较高，此项作用显得很重要。

（6）非经典抗精神病药具有较少的镇静作用且较少抑制精神运动性行为，但治疗急性发病、有攻击性的患者疗效欠佳，则为其缺点。

第一个被发现的非经典抗精神病药物是氯氮平（Clozapine），于 1989 年被批准上市。1994 年利培酮（Risperidone）的使用标志着非经典抗精神病药物的使用向前进了一步。之后，奥氮平（Olanzapine）和喹硫平（Quetiapine）也投入使用。舍吲哚（Sertindole）和齐拉西酮（Ziprasidone）也已上市。

氯氮平具有广谱的抗精神病作用。其机制可能是阻断边缘系统中的多巴胺受体，而对纹状体中的多巴胺受体影响很小，因而保留了地西泮的作用，很少有锥体外系反应，且仅有极少 EPS 和高泌乳素血症。近期研究更显示其对难治性精神分裂症的疗效优于第一代抗精神病药物。除对阳性症状有疗效外，对阴性症状、特殊认知缺陷、自杀行为也疗效明确，且能有效改善迟发性运动障碍、迟发性肌张力障碍和难治性双相情感障碍。氯氮平的优点在于对神经中枢黑质纹状体多巴胺受体的阻断程度小于第一代抗精神病药物。然而氯氮平具有血液毒性，可导致白细胞减少和粒细胞缺乏症，使其应用受到限制，精神科医生也不推荐其作为一线药。

利培酮是苯并异噁唑类衍生物，为氟哌啶醇与利色林的化学结构组合而成，于 1996 年上市。利培酮疗效优于安慰剂，且优于多种剂量的氟哌啶醇组。对首次发病者，利培酮治疗组（平均剂量 6mg/d）EPS 发生率约为 60%，显著低于氟哌啶醇组（83%），且 EPS 程度较轻。利培酮的致 EPS 作用介于氯氮平和第一代抗精神病药物之间，与剂量相关。在首次发病的精神分裂症者中，利培酮组（2~4mg/d）的阳性和阴性精神症状评定（PANSS）量表评分优于氟哌啶醇，且无明显 EPS，无需使用抗帕金森病药治疗。利培酮还可减少老年痴呆者中迟发性运动障碍的发生率。利培酮合并氯硝西泮治疗精神分裂症急性期中度兴奋的效果与氟哌啶醇肌内注射及氯氮平的效果相当，但不良反应少，可作为精神分裂症急性兴奋治疗的首选药。利培酮有助于改善抑郁症状，也可以改善某些特殊的认知症状。经本品治疗的精神分裂症患者更易接受社会心理治疗。

奥氮平是苯二氮䓬类化合物，其化学结构与药理特征与氯氮平都很相似，但不引起粒细胞缺乏症。一项在 2000 例精神分裂症和分裂情感障碍患者中进行的为期 6 周的多中心研究显示，奥氮平组（10~15mg/日）的简明精神病评定量表（BPRS）及 PANSS 评分显著优于氟哌啶醇组；对阴性症状和抑郁症状的改善也优于氟哌啶醇。但对难治性精神分裂症疗效不佳。与其他二代抗精神病药物相比，奥氮平可致显著体重增加。美国 FDA 药物指南认为，本品可使体重较基线值增加 7%。奥氮平所致高泌乳素血症的不良反应低于利培酮；除了静坐不能外，其他 EPS 均少于安慰剂组；迟发性运动障碍的发生率显著低于氟哌啶醇。奥氮平在一些国家被定为治疗急性双相躁狂的法定药。另外对痴呆者的行为异常也有效。

喹硫平与 5-HT$_2$、D$_1$ 和 D$_2$ 受体有亲和力，与毒蕈碱样胆碱受体无亲和力。临床推荐剂量为 150~800mg/日。与其他第二代抗精神病药物相比，对阳性症状的控制更好，对住院精神分裂症急性恶化者的敌对、激越有效，但对阴性症状疗效较差。喹硫平在耐受性上更具优势，有良好的耐受性，平均日剂量为 600mg/日，不会导致持续性高泌乳素血症，较少致迟发性运动障碍，EPS 发生率低于安慰剂。本品也可引起血糖增高和体重增加，但程度较氯氮平和奥氮平轻。治疗早期可致一过性肝酶升高、眩晕和体位性低血压，因而治疗初始剂量小。对老年精神障碍、帕金森病者和药物诱发的精神障碍者，喹硫平具有更多的优点。但喹硫平在剂量上的个体差异较大，国内报道，采用受试者工作特征曲线（Receiver operating characteristic curve，简称 ROC 曲线）法对 44 例应用喹硫平有效者和 26 例无效者进行最低有效剂量和最低有效浓度分析，受试者的 ROC 曲线显示：喹硫平治疗精神分裂症达到临界有效时的最低浓度为 250μg/L，最低有效剂量为 344mg/d。

舍吲哚的剂量研究显示，16~24mg/d（相当于 10mg/d 的氟哌啶醇）的疗效显著优于 8mg/d，且能有效对抗阴性症状。长期研究显示，使用本品治疗的再住院率显著低于应用氟哌啶醇者。其罕见不良反应为勃起功能障碍，可能由较强的抗肾上腺素能作用所致。偶可致体重增加和心电图 Q-T 间期延长，其中 Q-T 间期延长较其他第二代抗精神病药物更为常见，程度也较重，因而在美国暂缓上市，而在欧洲则继续应用。

齐拉西酮为 5-HT$_{2A}$ 受体和 D$_2$ 受体阻断剂，能有效改善阴、阳性症状，尤其对阴性症状的效果更好。不良反应尤其是锥体外系反应大为减轻。最新研究显示，齐拉西酮尚可改善患者的健康状况。一项为期 28~52 周的临床研究显示，本品与氟哌啶醇、奥氮平和利培酮相比，具有长期的效果。另一项为期 1 年的双盲、安慰剂对照研究显示，本品能显著减少疾病复发，EPS 发生率与安慰剂相似。与其他第二代药相比，较少导致体重增加、血糖升高、2 型糖尿病和血脂升高，迄今也未见有关帕金森病不良反应的报道，同时尚可用于帕金森病者的精神病的治疗。

氯氮平   奥氮平   齐拉西酮

利培酮   喹硫平

近年来，还上市了阿立哌唑（Aripiprazole）、鲁拉西酮（Lurasidone）、阿塞那平（Asenapine）、伊潘立酮（Iloperidone）、帕利哌酮（Paliperidone）等新的非经典抗精神病药物用于临床，具有较好的应用价值。

阿立哌唑是一种新型的具有二氢喹啉酮类结构的非经典抗精神病药，是第一个多巴胺系统稳定剂。本品对精神分裂症阳性、阴性症状和焦虑、抑郁、认知功能都有明显的疗效。阿立哌唑的抗精神病作用的机制比较复杂，本品具有 D_2 受体及 $5-HT_{1A}$ 受体的部分拮抗作用和 $5-HT_{2A}$ 受体拮抗作用，同时，它又是 D_2 受体部分激动剂、D_1 受体激动剂。临床试验结果表明，阿立哌唑具有很好的安全性和耐受性，常见不良反应主要有焦虑、头痛、失眠、头晕、思睡、恶心呕吐、尿失禁、颈硬等。

鲁拉西酮属于苯并异噻唑衍生物，为多巴胺 D_2 和 5-羟色胺 2A（$5-HT_{2A}$）受体拮抗剂，于 2010 年 10 月 28 日由 FDA 批准上市，用于治疗成人精神分裂症。研究表明鲁拉西酮有较好的耐受性，不会引起代谢和心电图参数的改变。本品最常见的不良反应有嗜睡、静坐不能、恶心、帕金森症以及烦乱，患有老年痴呆性精神病患者服用该药有增加死亡率的风险。

阿塞那平属于非典型抗精神病药物，用于治疗成人精神分裂症、狂躁症和 I 型双向情感障碍混合发作的紧急治疗，是一种具有中枢神经系统抑制活性且具有抗 5-HT 活性的化合物。本品在治疗精神分裂症时常见的不良反应为躁动、口腔味觉减退和嗜睡；在治疗双相性精神障碍时的常见不良反应为躁动、嗜睡、眩晕和运动失调。

伊潘立酮用于治疗成年人精神分裂症，本品属于 $5-HT_2/D_2$ 受体拮抗剂，对多巴胺 D_3 受体也有很高的亲和力，对肾上腺素 α_1 受体、多巴胺 D_4 受体、$5-HT_6$ 和 $5-HT_7$ 也具有适当的亲和力，对 $5-HT_{1A}$、多巴胺 D_1 和组胺 H_1 受体有较低的亲和力。该药是一个潜在的具有较少副作用的广谱抗精神病药物。

帕利哌酮为苯并异噁唑衍生物，是利培酮在血浆中的活性代谢产物，药理作用与利培酮相似，但不完全相同，主要通过拮抗 $5-HT_{2A}$ 和多巴胺 D_2 受体发挥抗精神病的作用，对其他 5-HT 受体亚型如 $5-HT_{2C}$、$5-HT_{1D}$ 和 $5-HT_{1A}$ 的亲和作用起着辅助治疗的作用。研究表明，帕利哌酮具有良好的治疗效果，安全有效，较利培酮不良反应少且轻微，患者的顺应性好，可作为临床的一线用药。

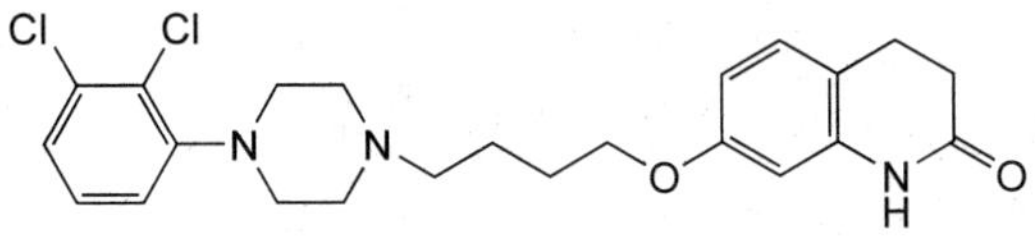

阿立哌唑

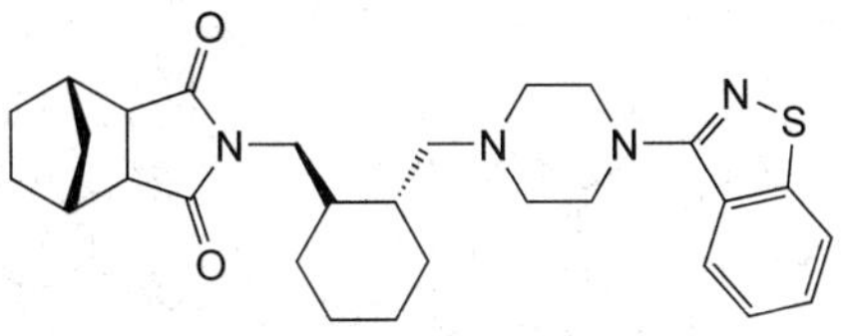

鲁拉西酮

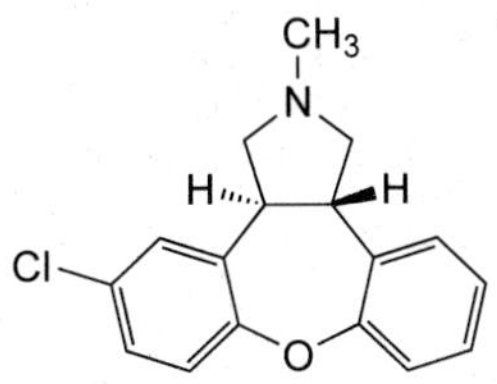

阿塞那平

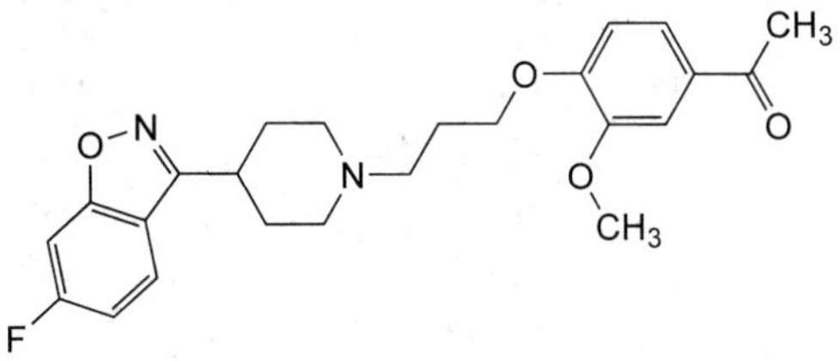

伊潘立酮

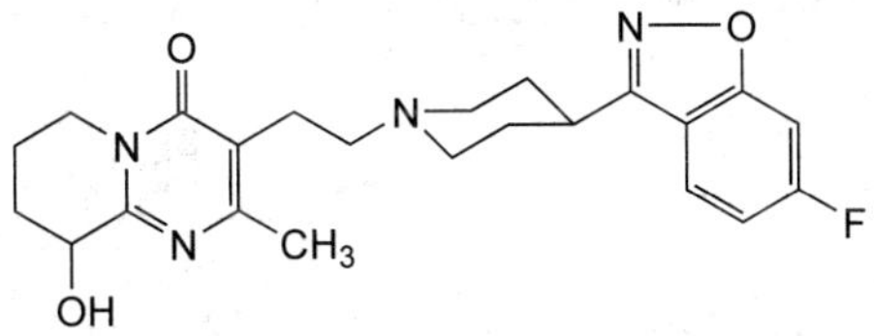

帕利哌酮

氯氮平（Clozapine）

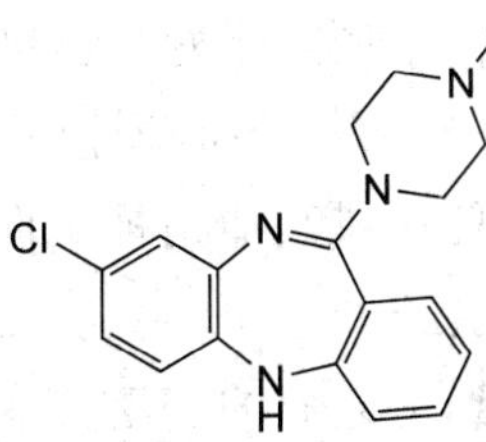

化学名为8-氯-11-（4-甲基-1-哌嗪基）-5H-二苯并［b，e］［1，4］二氮杂䓬；8-chloro-11-(4-methyl-1-piperazinyl)-5H-dibenzo［b，e］［1，4］diazepine。又名氯扎平。

本品为淡黄色结晶性粉末。在三氯甲烷中易溶，在乙醇中溶解，在水中几乎不溶。无臭无味。mp. 181~185℃，pKa（HB$^+$）为8.0。

氯氮平口服吸收快而完全，食物对其吸收速率和程度无影响，吸收后迅速广泛分布到各组织，生物利用度个体差异较大，平均50%~60%，有肝脏首过效应。服药后3.2小时达血浆峰浓度，消除半衰期平均9小时（3.6~14.3小时），表观分布容积（Vd）4.04~13.78L/kg，组织结合率高。本品经肝脏代谢，80%以代谢物形式出现在尿和粪中，主要代谢产物有N-去甲基氯氮平、氯氮平的N-氧化物等。在同等剂量与体重一定的情况下，女性病人的血清药物浓度明显高于男性病人，吸烟可加速本品的代谢，肾清除率及代谢在老年人中明显减低。本品可从乳汁中分泌且可通过血脑屏障。

氯氮平的合成方法主要是以4-氯-2-硝基苯胺为原料，也可以8-氯-11-硫代-10,11-二氢-5H-二苯并［b，e］-1,4-二氮杂䓬为原料得到目的产物（图2-11）。

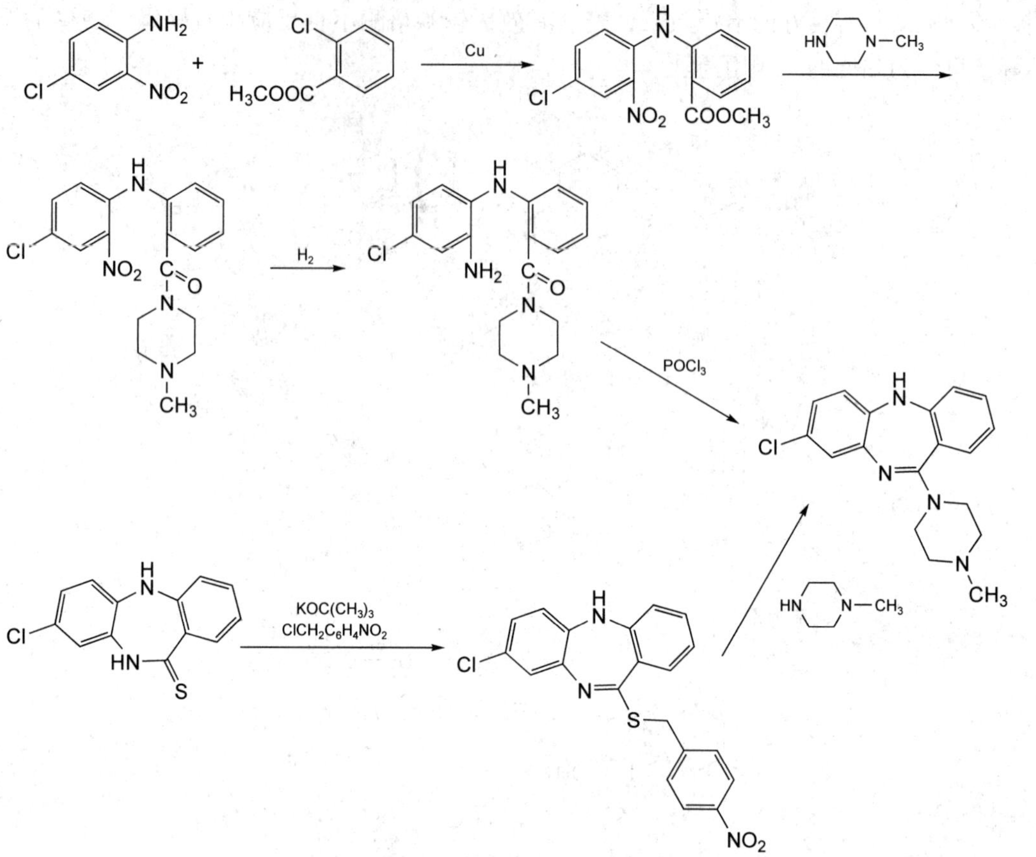

图中为化学合成路线图。

图 2-11　氯氮平的合成路线

本品不仅对精神病阳性症状有效，对阴性症状也有一定效果。适用于急性与慢性精神分裂症的各个亚型，对幻觉妄想型、青春型效果好。也可以减轻与精神分裂症有关的情感症状（如抑郁、负罪感、焦虑）。对一些用传统抗精神病药治疗无效或疗效不好的病人，改用本品可能有效。本品也用于治疗躁狂症或其他精神病性障碍的兴奋躁动和幻觉妄想。因导致粒细胞减少症，一般不宜作为首选药。

氯氮平作为非经典抗精神病药受到了人们的广泛关注，对此已经做了大量的结构改造研究，主要集中在氯氮平的 2，5，8 位的取代，由此得到一系列的二苯并氮杂䓬类抗精神病药，见表 2-6。

表 2-6　二苯并氮杂䓬类抗精神病药

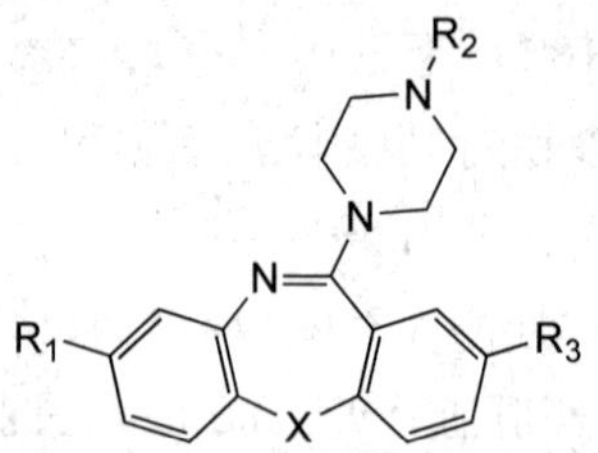

药物名称	取代基			
	X	R_1	R_2	R_3
氯氮平 Clozapine	—NH—	—Cl	—CH$_3$	—H

续表

药物名称	取代基			
	X	R₁	R₂	R₃
洛沙平 Loxapine	—O—	—H	—CH₃	—Cl
氯噻平 Clothiapine	—S—	—H	—CH₃	—Cl
阿莫沙平 Amoxapine	—O—	—H	—H	—Cl

第三节　抗抑郁药
Antidepressive drugs

抑郁症是一种常见的精神疾病，主要表现为情绪低落、兴趣减低、悲观、思维迟缓、缺乏主动性、自责自罪、饮食、睡眠差，担心自己患有各种疾病，感到全身多处不适，严重者可出现自杀念头和行为。

抑郁症是精神科自杀率最高的疾病。抑郁症发病率很高，几乎每10个成年人中就有2个抑郁症患者。抑郁症目前已成为全球疾病中给人类造成严重负担的第二位重要疾病，对患者及其家属造成的痛苦，对社会造成的损失是其他疾病所无法比拟的。

抑郁症主要有三大症状：情绪低落、思维迟缓和运动抑制。情绪低落就是高兴不起来、总是忧愁伤感、甚至悲观绝望。心情压抑、焦虑、兴趣丧失、精力不足、悲观失望、自我评价过低等，都是抑郁症的常见症状，有时很难与一般的短时间心情不好区分开来。许多种类抗抑郁药物和心理治疗都可以治疗抑郁症。对有些病人来说，抗抑郁药物更有效；而对另外一些病人来说，心理治疗更为有效；而对大多数患者来说，两者一起使用可能最有效。特别是对严重抑郁症患者，药物可以用来相对迅速地减轻抑郁症状，而心理治疗则教会患者如何减少自己的抑郁症状，如何处理那些生活中经常引发抑郁症状的问题。

抗抑郁药是众多精神药物的一个大类，主要用于治疗抑郁症和各种抑郁状态。这里仅介绍疗效确切、普遍公认的两类药物，即第一代经典抗抑郁药和第二代新型抗抑郁药。第一代经典抗抑郁药包括单胺氧化酶抑制剂（MAOI）和三环类抗抑郁药（TCA）。第二代新型抗抑郁药包括万拉法星、萘法唑酮等，但目前仍以选择性五羟色胺（5-HT）重摄取抑制剂为主，临床应用这类药物也最多、最广。

一、单胺氧化酶抑制剂（Monoamine Oxidase Inhibitors，MAOI）

单胺氧化酶（MAO）是一种可以催化体内单胺类递质代谢失活的酶。MAOI可以通过抑制去甲肾上腺素、肾上腺素、多巴胺和5-羟色胺等递质的代谢失活，而减少脑内5-羟色胺和去甲肾上腺素的氧化脱胺代谢，使脑内受体部位神经递质5-羟色胺或去甲肾上腺素的浓度增加，利于突触的神经传递而达到抗抑郁的目的。

单胺氧化酶抑制剂是50年代初期最早发现的抗抑郁药，当时被广泛应用，有一定的疗效。这类抗抑郁药是在治疗肺结核的过程中意外发现的，肺结核病人服用异烟肼

（Isoniazid）后，病人情绪提高，研究后发现这是由于异烟肼强烈抑制单胺氧化酶所致。受其启发，合成了苯乙肼（Phenelzine）、异卡波肼（Isocarboxazid）和反苯环丙胺（Tranylcypromine）等。由于有严重的毒副反应，临床目前应用已逐渐减少。其主要的不良反应有：失眠、头晕、头痛、体位性低血压、腱反射亢进、震颤、无力、多汗、口干、嗜睡、排尿困难、阳痿等，也可能出现皮肤过敏反应。严重的可导致高血压危象及中毒性肝损害，因此，应在服药前及用药后定期测查血压及肝脏功能。有肝病史及脑血管病者禁用，老年人慎用。

异烟肼　　　　　苯乙肼　　　　　异卡波肼　　　　　反苯环丙胺

单胺氧化酶抑制剂有两种亚型，分别是 MAO-A 和 MAO-B。MAO-A 与去甲肾上腺素和 5-羟色胺的代谢有关。所以如果特异性的与 MAO-A 作用，则能提高药物的选择性而增强抗抑郁作用。在 80 年代后期出现了新一代的单胺氧化酶抑制剂，即可逆性单胺氧化酶MAO-A 抑制剂，其特点是对 MAO-A 选择性高，对 MAO-B 选择性小，故可降解食物中的酪胺，从而减少高血压危象风险。另外对 MAO-A 抑制作用具有可逆性，仅 8~10 小时即可恢复酶的活性，而原有的单胺氧化酶抑制剂抑制时间长达 2 周之久，因而也降低了与食物相互作用的危险。这类药物第一个应用于临床的是吗氯贝胺（Moclobemide），剂量 150~450mg/日，分次服用。有研究表明，其疗效与三环类抗抑郁药相当。虽比原有的单胺氧化酶抑制剂安全，但仍应注意体位性低血压及潜在的食物、药物间相互作用，一般不作为首选药。托洛沙酮（Toloxatone）是一种新型结构的抗抑郁药，也可以选择性抑制 MAO-A 活性，阻断 5-羟色胺和去甲肾上腺素的代谢。该药口服吸收迅速，30 分钟即可达到血药浓度的高峰。

吗氯贝胺　　　　　　　　　　托洛沙酮

二、三环类抗抑郁药（Tricyclic antidepressants，TCA）

三环类抗抑郁药（TCA）是 20 世纪 60 年代开始用于治疗抑郁症，目前还用于治疗其他精神疾患，如强制性障碍、注意力缺乏性疾病、恐慌、恐惧症、慢性疼痛综合征、周围神经病、夜间遗尿、焦虑症、进食障碍及偏头痛的预防和药物成瘾戒断治疗的辅助治疗等。在美国，医生每年要开 2500 万张 TCAS 处方以治疗试图自杀的病人。1983 年，TCAS 所致死亡占药物相关死亡的第三位。该类药物是精神科的常用药，中毒后的临床病程难以预测，且有明显的中枢神经系统和心血管毒性，故急诊医师应掌握其过量的正确诊断和处理。

三环类抗抑郁药又称为去甲肾上腺素重摄取抑制剂类抗抑郁药，因为三环类抗抑郁药物的作用机制基本相同，都能抑制去甲肾上腺素的重摄取。脑内去甲肾上腺素功能亢进可表现为躁狂，而功能低下则表现为抑郁。神经突触对去甲肾上腺素的重摄取，可降低脑内去甲肾上腺素的含量，因此去甲肾上腺素抑制剂是重要的抗抑郁药。三环类抗抑郁药的抗胆碱能及心脏方面的副作用，在一定程度上影响了该类药物的应用。

三环类抗抑郁药主要包括阿米替林、多塞平、丙米嗪和氯米帕明等，为治疗抑郁症所首选，已基本代替用电痉挛治疗抑郁症。

（一）二苯并氮杂䓬类

利用生物电子等排体的原理，将吩噻嗪类药物化学结构中的硫原子以—CH_2—CH_2—或—$CH=CH$—取代时，便形成二苯并氮杂䓬类抗抑郁药。如丙米嗪（Imipramine），是通过抑制神经末梢对去甲肾上腺素和5-羟色胺的再摄取，减少去甲肾上腺素和5-羟色胺的氧化代谢，增加突触间隙的去甲肾上腺素和5-羟色胺的浓度，促进神经传递，而产生抗抑郁作用。地昔帕明（Desipramine）为丙米嗪在体内的活性代谢产物，抗抑郁作用比丙米嗪快且副作用较小。氯米帕明（Clomipramine）是丙米嗪-3-氯取代衍生物，是一种安全有效且起效快的抗抑郁药，同时还具有抗焦虑的作用。氯米帕明是去甲肾上腺素重摄取抑制剂，同时对5-羟色胺的重摄取抑制作用也很强，是广谱的抗抑郁药。曲米帕明（Trimipramine）的作用强度与氯米帕明相似而副作用较小。常见二苯并氮杂䓬类药物见表2-7。

表 2-7　二苯并氮杂䓬类常见药物

药物名称	R_1	R_2
丙米嗪（Imipramine）	H	$-(CH_2)_3N(CH_3)_2$
地昔帕明（Desipramine）	H	$-(CH_2)_3NH-CH_3$
氯米帕明（Clomipramine）	Cl	$-(CH_2)_3N(CH_3)_2$
曲米帕明（Trimipramine）	H	$-CH_2CH(CH_3)CH_2N(CH_3)_2$

（二）二苯并环庚二烯类

受硫杂蒽类药物发现过程的启发，仿照硫杂蒽类的结构类型，采用生物电子等排体原理，将二苯并氮杂䓬母核中的氮原子以碳原子取代，并通过双键与侧链相连，便形成了二苯并环庚二烯类抗抑郁药物。如阿米替林（Amitriptyline）可选择性地抑制中枢突触部位对去甲肾上腺素的再摄取，在三环类抗抑郁药物中镇静作用最强，对抑郁患者情绪有明显的改善作用。阿米替林的活性代谢产物去甲替林（Nortriptyline），抗抑郁作用比丙米嗪强，可提高患者的情绪。在对阿米替林的结构改造过程中发现了与氯氮平结构类似的衍生物多塞平（Doxepin，多虑平），该药是油状的异构体化合物，具有较强的抗抑郁作用，但比丙米嗪弱，抗焦虑作用较强，常用于焦虑性抑郁症和神经官能症。马普替林（Maprotiline）属于9,10-二氢蒽的9,10-亚乙基桥环衍生物，属于四环类抗抑郁药，它是选择性去甲肾上腺素重摄取抑制剂，对5-羟色胺几乎没有作用，属于广谱抗抑郁药，其副作用比丙米嗪小，起效也较快。普罗替林（Protriptiline）的抗抑郁作用强于阿米替林。

阿米替林	去甲替林	多塞平

马普替林	洛沙平	阿莫沙平

1980 年以后发展了新的"第二代"抗抑郁药二苯并氧氮杂䓬（Dibenzoxazepines），其中洛沙平（Loxapine）是该类药物的代表药物。阿莫沙平（Amoxapine）是洛沙平的脱甲基活性代谢物，具有混合的抗抑郁和神经安定作用，可用于治疗各型抑郁症，它通过抑制脑内突触前对去甲肾上腺素的再摄取，产生很强的抗抑郁和精神兴奋作用，大部分代谢产物与葡萄糖醛酸结合排出体外。

盐酸丙米嗪（Imipramine Hydrochloride）

化学名为 3-(10,11-二氢-5H-二苯并［b, f］氮杂䓬-5-基）丙基二甲胺盐酸盐；3-(10,11-dihydro-5H-dibenez［b, f］azepine-5-yl）propyldimethylamine hydrochloride。

本品为白色或类白色结晶性粉末，无臭或几乎无臭，遇光渐变色。在水、乙醇和三氯甲烷中易溶，乙醚中几乎不溶，mp. 170~175℃。

本品加硝酸显深蓝色，用于鉴别。固体和通常情况下的水溶液是稳定的，在稳定性加速试验中会发生降解（图 2-12）。

本品为三环类抗抑郁药，主要作用在于阻断中枢神经系统，抑制去甲肾上腺素和 5-羟色胺这两种神经递质的再摄取，从而使突触间隙中这两种神经递质浓度增高，发挥抗抑郁作用。本品还有抗胆碱，抗去甲肾上腺素受体及抗 H_1 组胺受体作用，但对多巴胺受体影响甚小。

丙米嗪可用于各种抑郁症。因具有振奋作用，适用于迟钝型抑郁，但不宜用于激越型

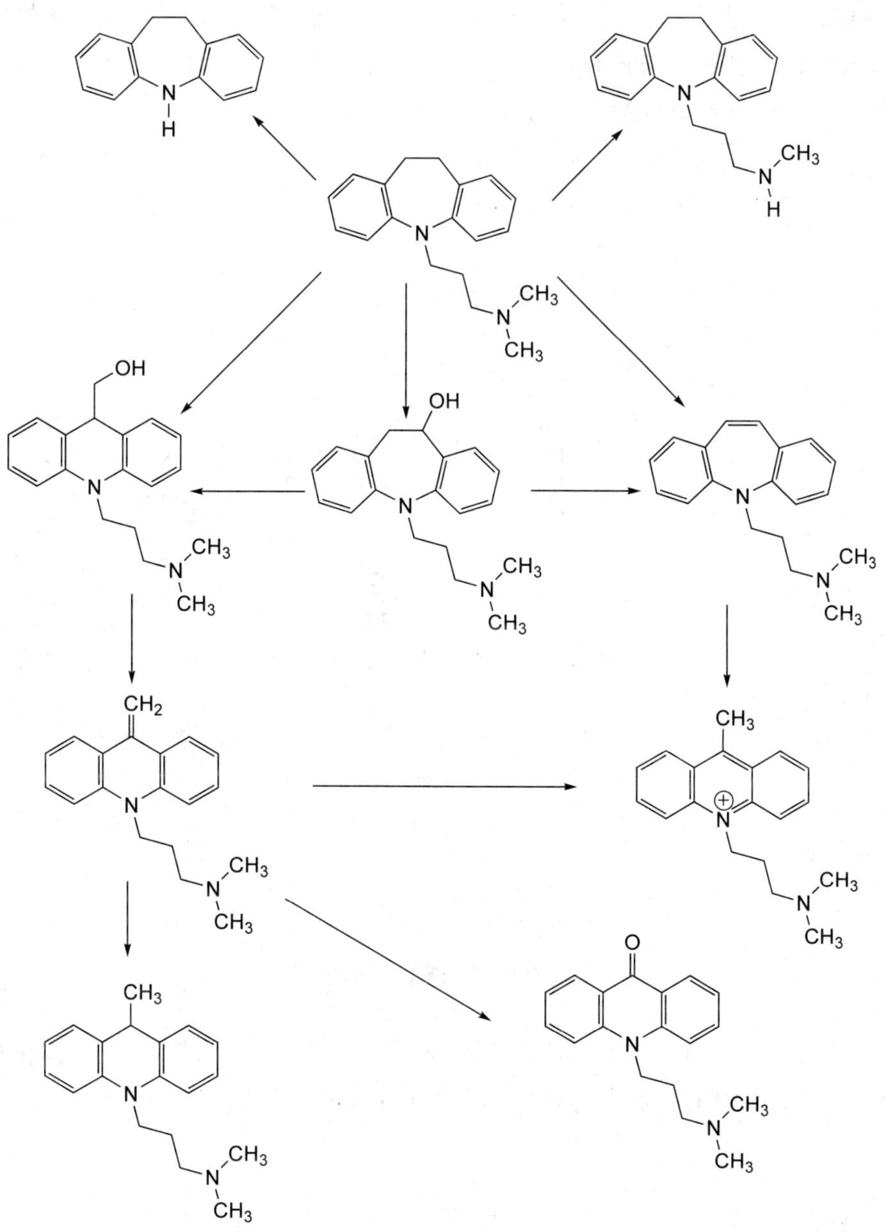

图 2-12　丙米嗪的降解过程

抑郁或焦虑性抑郁，亦可用于小儿遗尿症。严重心脏病、青光眼、排尿困难、支气管哮喘、癫痫、甲状腺功能亢进、谵妄、粒细胞减少、肝功能损害者禁用。对三环类药过敏者禁用。

本品与乙醇合用，可使中枢神经的抑制作用增强；与抗惊厥药合用，可降低抗惊厥药的作用；与抗组胺药或抗胆碱药合用，药效相互加强；与雌激素或含雌激素的避孕药合用，可增加本品的不良反应；与肾上腺素受体激动剂合用，可引起严重高血压与高热；与甲状腺抑制剂合用，药效相互加强，导致心律失常；与单胺氧化酶合用，有发生高血压的危险。

使用本品的治疗初期可能出现失眠与抗胆碱能反应，如多汗、口干、震颤、眩晕、心动过速、视物模糊、排尿困难、便秘或麻痹性肠梗阻等。大剂量时可发生心脏传导阻滞、心律失常、焦虑等。其他副作用有皮疹、体位性低血压，偶见癫痫发作和骨髓抑制或中毒性肝损害。

本品口服吸收好，生物利用度为 29% ~ 77%，蛋白结合率 76% ~ 95%，半衰期（$t_{1/2}$）

为 9~24 小时，分布容积（V_d）为 15~30L/kg。主要在肝脏代谢，活性代谢产物为去甲丙米嗪。本品及其代谢产物由肾脏排泄，可分泌入乳汁，老年病人对本品的代谢与排泄能力下降，敏感性增强，应减少用量（图 2-13）。

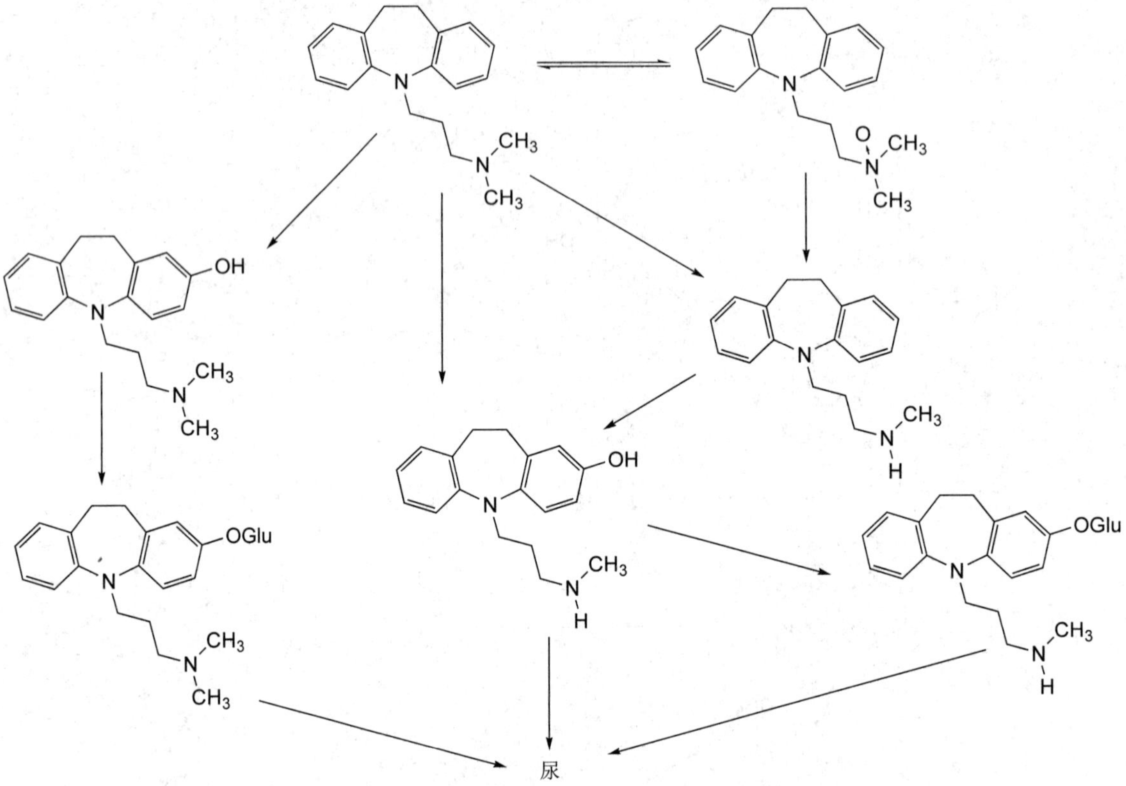

图 2-13　丙米嗪的代谢途径

本品的制备是以 10,11-二氢-5H-二苯并［b,f］氮杂䓬为原料，经过烷基化及成盐等过程而制得。产品中的主要杂质为原料中带入的 10,11-二氢-5H-二苯并［b,f］氮杂䓬（图 2-14）。

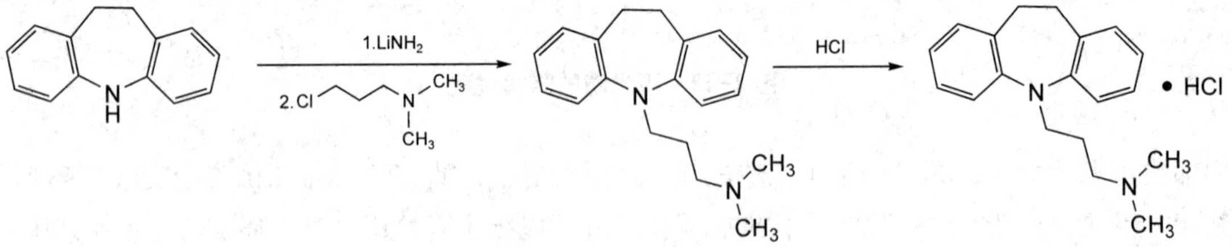

图 2-14　丙米嗪的合成路线

三、选择性 5-羟色胺重摄取抑制剂（SSRIs）

选择性五羟色胺重摄取抑制剂（Selective Serotonin Reuptake Inhibitors，SSRIs）是 20 世纪 80 年代末出现的一类新型抗抑郁药。人的情绪变化与 5-羟色胺的均衡分布有关，SSRIs 可以调节 5-羟色胺的不均衡分布，改善人的不良情绪。这类药物的出现使得抗抑郁症的治疗又向前迈进了一步，目前使用广泛，已经越来越多地得到广大医生及患者的认可。

相对于传统的抗抑郁药物，这类药物有其共同的特点：①疗效与经典抗抑郁药相当，而副反应较少；②比较安全，对于心脏没有明显毒性，即使超量也不会致命；③急性副反应较少，病人易接受，即使长程治疗也较少出现副反应；④服药方便，多数药物每天需服药一次，服药依从性较好。

近年来这类药物发展迅速，目前已达 30 多种，主要应用的有氟西汀（Fluoxetine）、帕罗西汀（Paroxetine）、舍曲林（Sertraline）、西酞普兰（Citalopram）、氟伏沙明（Fluvoxamine）、氯伏胺（Clovoxamine）、氯伏沙明（Fluvoxamine）、吲达品（Indalpine）、曲唑酮（Trazodone）和曲米帕明（Trimipramine）。其中氟西汀、帕罗西汀、舍曲林、西酞普兰、氟伏沙明被称为抗抑郁"五朵金花"，它们属于选择性 5-羟色胺重摄取抑制剂（SSRIs），具有共同的药理作用，抑制 5-羟色胺突触前膜的再摄取，进而提高突触间隙的 5-羟色胺浓度，达到抗抑郁作用。这五种药物的化学结构差异较大，帕罗西汀和舍曲林是单体异构体，氟西汀和西酞普兰为消旋体，氟伏沙明无光学活性。不同的药物对 5-羟色胺的选择性和抑制强度有区别，在对 5-羟色胺回收的抑制强度上，舍曲林、帕罗西汀和西酞普兰较强。对受体作用的选择性是导致治疗中产生副反应的原因，如与肾上腺素能受体作用，会影响心血管系统功能；与胆碱能受体结合，产生抗胆碱能反应，导致口干、便秘、青光眼加重；与组胺受体结合，引起嗜睡和肥胖等。五种药物中，西酞普兰对上述受体的亲和力最低，舍曲林、氟西汀和帕罗西汀对受体的影响较大，副反应相对较多。这五种药物，应根据病情和药理作用的不同加以选用，合理使用，趋利避害，坚持用药个体化原则，避免盲目用药。

临床研究和应用证实，SSRIs 对于重症抑郁的疗效与经典的三环类抗抑郁剂相当，起效时间差异也不大，一般需要 2~3 周左右，但药理作用上的高度选择性，使不良反应相对较少，尤其是抗胆碱能不良反应、对心血管功能的影响、困倦和疲劳、体重增加等不良反应显著减少，而且临床应用的安全范围较三环类药物显著加大。同时，此类药物用法简单，服用方便，不需监测血药浓度，不需逐渐加量，尤其适合于抑郁症病人的门诊治疗。

SSRIs 主要经胃肠吸收，在肝脏代谢。尽管各种 SSRIs 的起效时间无明显区别，但半衰期最长的氟西汀比较适合于用做维持治疗和预防复发，该药不会因漏服 1~2 次而导致病情波动。对于双相情感障碍抑郁状态的病人来说，采用半衰期较短的 SSRIs 较好，一旦抑郁状态控制，可尽早更换锂盐进行维持治疗和预防复发。

一般来说，SSRIs 类药物的抗焦虑及镇静作用较弱，对伴有严重焦虑和失眠的病人，应合并使用抗焦虑药。SSRIs 不能与单胺氧化酶抑制剂合用，以避免导致 5-羟色胺综合征，需用单胺氧化酶抑制剂时，至少应停用 SSRIs1~2 周。

SSRIs 主要的副作用在服药后 1 周内明显，以后逐渐适应。表现为胃肠道反应，如恶心、呕吐、厌食、腹泻。其他副作用为兴奋、焦虑、口干、多汗、头痛、白天嗜睡、晚上失眠、便秘及性功能障碍等。

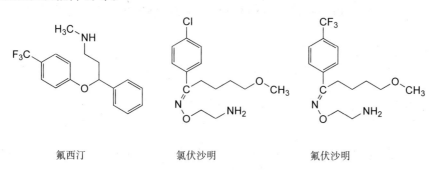

氟西汀　　　　　　　氯伏沙明　　　　　　　氟伏沙明

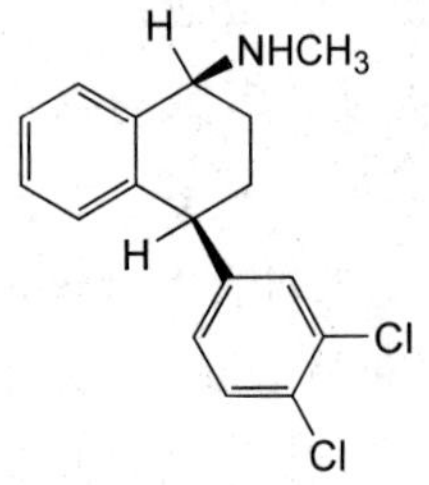

舍曲林

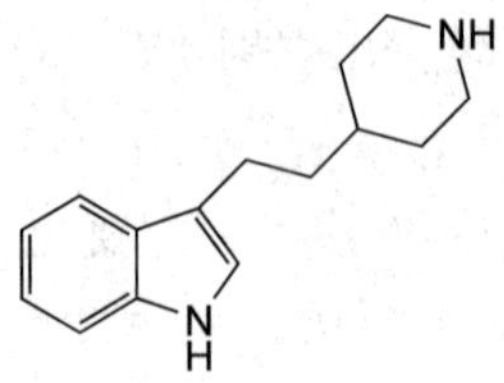

吲达品

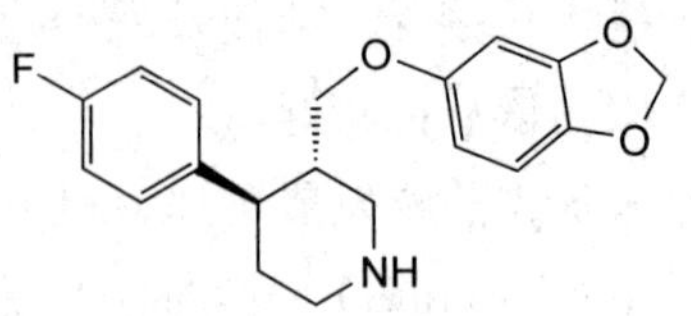

帕罗西汀

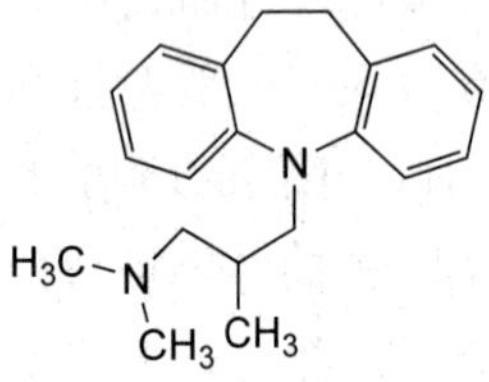

曲米帕明

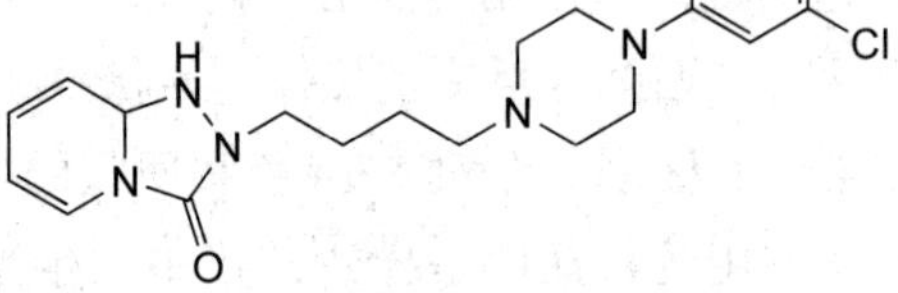

曲唑酮

盐酸维拉佐酮（vilazodone hydrochloride），是首个吲哚烷基胺类的新型抗抑郁药，其片剂于 2011 年 1 月 21 日被批准用于治疗成人重度抑郁症。盐酸维拉佐酮具有 5-HT$_{1A}$ 受体部分激动剂和选择性 5-羟色胺重摄取抑制剂双重活性，其抗抑郁的作用机制目前认为与其在中枢神经系统中通过选择性抑制 5-HT 重摄取的血清素能活性增加有关。

氢溴酸沃替西汀是一种新型双芳基硫烷基胺类抗抑郁药，用于抑郁症及焦虑症的治疗，于 2013 年 9 月获美国 FDA 批准上市。氢溴酸沃替西汀是一种新型多模型抗抑郁药物，体外研究显示其可拮抗 5-HT$_3$、5-HT$_7$ 及 5-HT$_{1D}$ 受体，激活 5-HT$_{1A}$ 受体，部分激活 5-HT$_{1B}$ 受体及抑制 5-HT 的转运。本品为略带微黄的白色粉末，微溶于水。

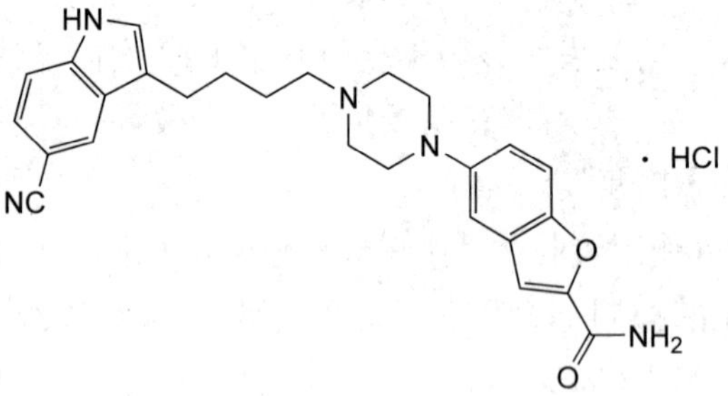

盐酸维拉佐酮

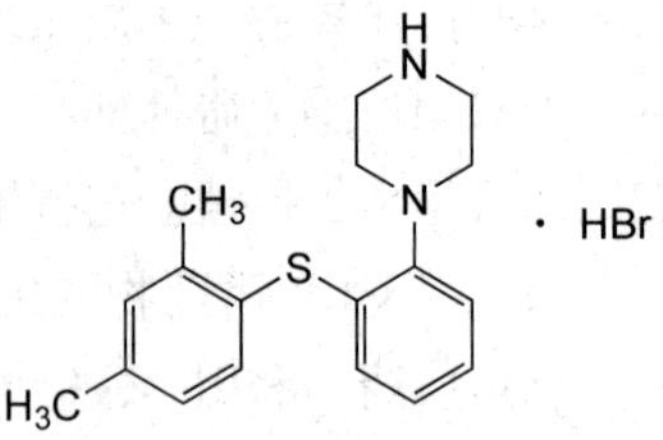

氢溴酸沃替西汀

盐酸氟西汀（Fluoxetine Hydrochloride）

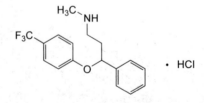

化学名为（±）-N-甲基-3-苯基-3-（4-三氟甲基苯氧基）丙胺盐酸盐；（±）-N-Methyl-3-

phenyl-3-［4-（trifluoromethyl）phenoxyl］propylamine hydrochloride。

本品为白色或类白色结晶性粉末，易溶于甲醇，微溶于水。本品有一个手性碳原子，其中 S 异构体的活性较强，临床使用外消旋体。

氟西汀的研究最早开始于 1970 年，当时医学界已经发现抗组胺剂苯海拉明具有一定的抗抑郁效果，研究者 Bryan Molloy 和 Robert Rathburn 从与其分子结构类似的 3-苯氧基-3-苯基丙胺开始研究，合成了数十种衍生物，并在小鼠上测试其生理作用，最后得到一种后来被广泛使用在生化实验中的选择性去甲肾上腺素再吸收抑制剂——尼索西汀（Nisoxetine）。后来 Wong 提议对血清素、去甲肾上腺素和多巴胺的体外再吸收做重新测试，以期能得到仅抑制血清素再吸收的衍生物。1972 年 5 月，Jong-Sir Horng 根据这一提议得到了氟西汀。礼来公司据此生产的抗抑郁药氟西汀于 1986 年在比利时首先获准上市，用于抑郁症的治疗，1987 年底获得美国食品与药品管理局（FDA）批准进入美国市场，1995 年 4 月进入中国市场。

盐酸氟西汀是一种选择性的 5-羟色胺重摄取抑制剂（SSRI），它能够有效地抑制神经元从突触间隙中摄取 5-羟色胺，增加间隙中可供实际利用的 5-羟色胺，从而改善情感状态，治疗抑郁性精神障碍。其抗抑郁疗效与三环类相似，而抗胆碱能及心血管副作用则比三环类药物小得多。本品适用于各型抑郁症，尤其适用于老年抑郁症，还可用于强迫症、恐怖症、惊恐发作、神经性贪食症等。

本品口服吸收迅速，生物利用度接近 100%。血浆蛋白结合率为 94%，达峰时间为 6~8 小时，半衰期为 1~3 天。代谢物去甲氟西汀仍具有药理活性，半衰期为 7~15 天，是 SSRIs 中半衰期最长的，2~4 周后可达稳态血药浓度。肾功能损害时，对本品的药代学过程无明显影响，肝功能损害时，显著影响本品的药代学过程。代谢产物 80% 由尿排泄，15% 由粪便排泄。

因本品半衰期较长，故肝肾功能较差者或老年病人应适当减少剂量。有癫痫史者、妊娠或哺乳期妇女应慎用。儿童用药时应遵照医嘱。如出现皮疹或发热，应立即停药，并对症处理。本品不宜与单胺氧化酶抑制剂（MAOI）合用，必要时，应停用本品 5 周后，才可更换使用单胺氧化酶抑制剂。

本品早期常见的不良反应为恶心、头痛、口干、出汗、视物模糊、失眠、焦虑等。可引起性功能障碍，皮疹发生率为 3%。大剂量可诱发癫痫，有时可能诱发轻度躁狂症，未发现潜在心脏毒性反应。

草酸艾司西酞普兰（Escitalopram Oxalate）

化学名为（+）-S-1-［3-（二甲氨基）丙基］-1-（4-氟苯基）-1,3-二氢异苯并呋喃-5-腈草酸盐；（+）-（S）-1-［3-（Dimethylamino）propyl］-1-（4-fluorophenyl）-1,3-dihydroisobenzofuran-5-carbonitrile oxalate。

本品为白色或类白色粉末，易溶于甲醇和二甲基亚砜，溶于生理盐水，略溶于水和乙醇，微溶于醋酸乙酯，不溶于庚烷。艾司西酞普兰是二环氢化酞类衍生物西酞普兰的单-S-

对映体。

本品用于治疗抑郁障碍以及治疗伴有或不伴有广场恐惧症的惊恐障碍。

本品口服吸收完全，不受食物的影响（口服多次给药后平均 4 小时达到血浆峰浓度），与西酞普兰一样，本品的绝对生物利用度约为 80%。口服给药后的表观分布容积约为 12~26L/kg。本品及其代谢产物的血浆蛋白结合率约为 80%。

本品在肝脏内主要发生去甲基化和去二甲基化的代谢。两种代谢产物均具有药理活性。另外，N 基团可被氧化生成 N 氧化代谢产物。原形药物及代谢产物可以部分经葡萄糖醛酸化排泄。多次给药后，去甲基化和去二甲基化的代谢产物平均血浆浓度分别是原形药物浓度的 28%~31% 和<5%。本品的去甲基化主要由细胞色素 P450（CYP）2C19 酶代谢，CYP3A4 和 CYP2D6 也可能起到部分作用。多次给药后消除半衰期约为 30 小时，口服药物的血浆清除率约为 0.6L/分钟，药物的主要代谢产物半衰期更长。本品及其代谢产物主要经肾脏消除，主要以代谢产物形式从尿液中排泄。

艾司西酞普兰抗抑郁作用的机制可能与抑制中枢神经系统神经元对 5-HT 的再摄取，从而增强中枢 5-羟色胺能神经的功能有关。体外实验及动物试验显示，艾司西酞普兰是一种高选择性的 SSRI，对去甲肾上腺素和多巴胺的再摄取影响较小。在 5-HT 再摄取抑制作用方面，艾司西酞普兰的活性比 R-对映体至少强 100 倍。

本品不良反应多发生在开始治疗的第 1~2 周，持续治疗后不良反应的严重程度和发生率都会降低。常见不良反应有食欲变化、体重增加、焦虑、烦乱不安、梦境异常、性欲减退、失眠、嗜睡、头晕、感觉异常、震颤、鼻窦炎、呵欠、腹泻、便秘、呕吐、口干等。

本品禁止与单胺氧化酶抑制剂合用，与酒精和中枢神经系统药物（例如抗抑郁药）合用时应慎重。与阿司匹林、华法林等抗凝血药合用时可能会引起上消化道出血的危险，应慎用。锂盐可能会增加艾司西肽普兰的作用，合用时应慎用。酶诱导剂卡马西平可能会增加艾司西酞普兰的代谢，两者合用时应增加后者的剂量。

盐酸文拉法辛（Venlafaxine Hydrochloride）

化学名为（±）-1-[2-（二甲氨基）-1-（4-甲氧苯基）乙基]环己醇；（±）-1-[2-(dimethylamino)-1-(4-methoxyphenyl)ethyl]cyclohexanol。

本品为白色或类白色结晶固体，溶于水，微溶于醇。文拉法辛自胃肠道吸收，半衰期约为 5 小时，每日约需服药 2~3 次。文拉法辛在肝脏中经细胞色素 P450（CYP）酶 CYP2D6 代谢，至少有一种活性代谢产物，即 O-去甲基文拉法辛。

文拉法辛属于 5-HT、NE 再摄取抑制剂，通过显著抑制 5-HT 和 NE 的再摄取而发挥抗抑郁作用。它不同于三环类抗抑郁药和单胺氧化酶抑制剂，具有独特的化学结构和神经药理作用。

本品常见不良反应为恶心、嗜睡、口干、头晕、神经过敏、便秘、无力、焦虑、厌食、视力模糊、射精或性欲障碍、阳痿等。在部分病人中可出现血压增高，特别是当剂量大于每天 300mg 时，因此高血压病人应慎用。

盐酸帕罗西汀（Paroxetine hydrochloride）

化学名为反-(-)-3-[(1,3-苯并二噁茂-5-基-氧)甲基]-4-(4-氟苯基)哌啶盐酸盐；(3S,4R)-3-[(2H-1,3-benzodioxol-5-yloxy)methyl]-4-(4-fluorophenyl)piperidine。

本品为白色或类白色结晶性粉末，无臭、味微苦。易溶于甲醇，在乙醇中溶解，在水中微溶。Paroxetine 有两个手性碳原子，其 trans-(-) 异构体具有抗抑郁作用，活性是其对映体的 130 倍左右。

本品属于四环类抗抑郁药，它能竞争性干扰神经递质进入神经元膜的主动转运过程，从而选择性地抑制突触对 5-HT 的重吸收，对三环类抗抑郁药难以奏效的患者有较好的作用。本品为一种新型的抗抑郁药物，可用于各种类型的抑郁症。

第四节　抗躁狂药和抗焦虑药
Antimanic and Antianxiety Drugs

一、抗躁狂药（Antimanic Drugs）

躁狂症是躁狂抑郁症的一种发作形式，以情感高涨、思维奔逸以及言语动作增多为典型症状。发病原因主要包括遗传因素、体质因素、中枢神经介质的功能和代谢异常和精神因素等。

抗躁狂药主要用于治疗躁狂状态，实际上只有锂盐，以碳酸锂（Lithium carbonate）最为常用。锂有一定的抗躁狂作用及预防躁狂症、躁郁症的复发作用，可能还有抗抑郁的作用。机制尚未明确，可能与三种作用有关：①电解质：锂离子进入细胞内，置换钠离子，降低细胞的兴奋性，还可能有取代钙镁离子某些生理功能的作用；②中枢神经递质：锂有抑制中枢去甲肾上腺素和多巴胺的释放并增加其摄取，这与三环类抗抑郁药正好相反，起抗躁狂作用，还有加强 5-羟色胺的作用，故有抗双相抑郁的作用；③第二信使系统：锂盐可抑制腺苷酸环化酶（AC），减少环磷酸腺苷（cAMP）系统的可利用性，故可治疗躁狂，又可抑制磷酸肌醇系统（PI）的功能，有利于抑郁的治疗和预防。

锂的抗抑郁及预防躁郁症复发作用功能与锂能增加 5-羟色胺的生物合成有关。碳酸锂口服后易由肠道吸收，以离子形式存在，主要由肾脏排出，少量由唾液、汗液、乳汁和粪便排出。乳汁的锂浓度为血锂浓度的 1/4~1/2，故服用本品时不宜哺乳。有严重心、肾疾病、慢性腹泻、甲状腺功能减低及需限制钠盐者禁用，老年与孕妇慎用。服用锂盐的孕妇，娩出畸形胎儿的比率较高。动物实验也证明，锂能通过胎盘，可能有致畸作用。

治疗躁狂发作时，开始剂量为 0.75~1.0 单位/日，分 2~3 次口服，以后每隔 5~7 天调整一次剂量，逐渐增加至治疗剂量，一般不超过 2.5 单位/日。治疗剂量持续治疗 4 周后递减至维持剂量，维持治疗期至少一年。由于锂盐的治疗剂量与中毒剂量很接近，其疗效和毒性副反应均与血锂浓度密切相关，因此，治疗期内应进行血锂监测。

锂盐最常见的副作用是胃肠道反应、倦怠、乏力、双手细震颤、口干、烦渴、多尿、黏液水肿、白细胞增多、皮疹及心电图呈低钾时心脏复极化样改变。轻度中毒时临床表现为软弱、思睡、呕吐、腹泻、粗大震颤。

具有抗躁狂作用的其他药物主要有：①抗精神病药：其中以氯丙嗪、氟哌啶醇的疗效最好；三氟噻吨癸酸酯兼有抗躁狂和抗抑郁作用；氯氮平的镇静作用可使许多患者的兴奋、攻击冲动行为等症状得以迅速控制，并很少出现锥体外系副作用，也用于治疗急性躁狂症患者。②抗癫痫药：卡马西平的抗躁狂作用及预防郁症复发的效果和锂盐相仿，对锂盐疗效差的频发循环也有效，锂盐治疗失败的病例，改用卡马西平后获效。近年来，有用丙戊酸钠治疗躁狂症的报告。

二、抗焦虑药（Antianxiety Drugs）

焦虑症又称焦虑性神经症，是以广泛性焦虑症（慢性焦虑症）和发作性惊恐状态（急性焦虑症）为主要临床表现，常伴有头晕、胸闷、心悸、呼吸困难、口干、尿频、尿急、出汗、震颤和运动性不安等症状，其焦虑并非由实际威胁所引起，或其紧张惊恐程度与现实情况很不相称。

抗焦虑药又称弱安定剂，是主要用以消除紧张和焦虑症状的药物。用于抗焦虑的药物主要分四大类。

1. 苯二氮䓬类　代表药物有地西泮（Diazepam）、硝西泮（Nitrazepam）、氯硝西泮（Clonazepam）、奥沙西泮（Oxazepam）、劳拉西泮（Lorazepam）、三氮唑（Triazolam）等。这类药物都具有抗焦虑作用、镇静作用和大剂量时的催眠作用，亦是一种有效的肌肉松弛剂和抗癫痫药物，它们主要作用于大脑的网状结构和边缘系统，因而，产生镇静催眠作用。

2. 氨甲酸酯类　代表药物有甲丙氨酯、卡立普多等。本类药物具有镇静和抗焦虑作用，可用于失眠症，主要用于神经官能症的紧张焦虑状态。

3. 二苯甲烷类　代表药物为安泰乐，本类药物具有镇静、弱安定及肌肉松弛作用，并有抗组胺作用，可用于治疗失眠。一般主要用于轻度的焦虑、紧张情绪激动状态和绝经期的焦虑不安等精神、神经症状。

4. 其他类　如芬那露、谷维素等。谷维素主要是调节自主神经功能，减少内分泌平衡障碍，改善精神、神经失调症，不仅能改善焦虑状态，对焦虑形成的失眠也有较好的作用。

除上述四类外，β肾上腺素能受体阻断剂、吩噻嗪类、三环类抗抑郁药、巴比妥类和其他镇静药等，有时也在临床上配合使用。

抗焦虑药在治疗剂量时有轻微副反应，表现有思睡、软弱、头昏和眩晕等，偶见皮疹。剂量过高时可发生震颤、共济失调和视力模糊等。长期服用可致需药性增加，突然停药可产生戒断反应，如失眠、头痛、烦躁、紧张、恶心、呕吐、肌肉疼痛或抽动，重者可伴癫痫发作或呈激越状态。

盐酸丁螺环酮　（Buspirone Hydrochloride）

化学名8-[4-[4-(嘧啶-2-基)哌嗪-1-基]丁基]-8-氮杂螺[4,5]癸烷-7,9-二酮盐酸盐;8-[4-[4-(Pyrimidin-2-yl)piperazin-1-yl]butyl]-8-azaspiro[4,5]decane-7,9-dione hydrochloride。

丁螺环酮于1972年由Wa和Rayburm首次合成,属于新型的氮杂螺环癸烷双酮类抗焦虑药,其作用机制复杂,动物实验模型表明,本品主要作用于脑内神经突触前膜多巴胺受体,产生抗焦虑作用。本品无镇静、肌肉松弛和抗惊厥作用。

本品口服吸收快而完全,0.5~1小时达血药浓度峰值。存在肝脏首过效应,半衰期为2~3小时,血浆蛋白结合率为95%。大部分在肝内代谢,其代谢产物为5-羟基丁螺环酮和1-(2-嘧啶基)-哌嗪,其中1-(2-嘧啶基)-哌嗪仍有一定生物活性。口服后,约60%由肾脏排泄,40%由粪便排出。肝硬化时,由于首过效应降低,可使血药浓度增高,药物清除率明显降低,肾功能障碍时清除率轻度减低。在老年病人中动力学无特殊变化(图2-15)。

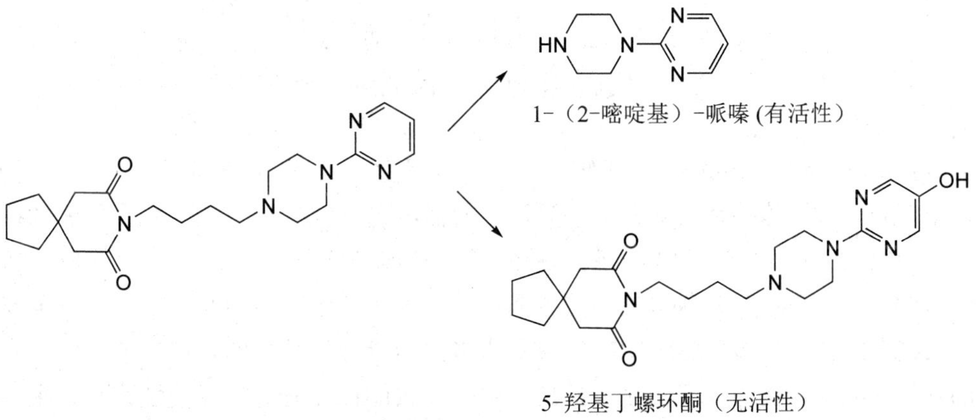

1-(2-嘧啶基)-哌嗪(有活性)

5-羟基丁螺环酮(无活性)

图2-15 丁螺环酮的代谢

本品的优点是没有镇静催眠作用,不会引起嗜睡等副作用,特别适合于驾驶、高空作业等人员使用。不良反应主要包括头晕、头痛、恶心、呕吐、口干、便秘、失眠、食欲减退等。偶有心电图T波轻度改变及肝功异常。本品与单胺氧化酶抑制剂合用可致血压增高。孕妇、哺乳期妇女、儿童、青光眼、重症肌无力、白细胞减少以及对本品过敏者禁用。

本品的制备由1-(2-嘧啶基)哌嗪与8-(4-氯丁基)-8-氮杂螺[4,5]癸烷-7,9-二酮在Na_2CO_3存在下回流即得(图2-16)。

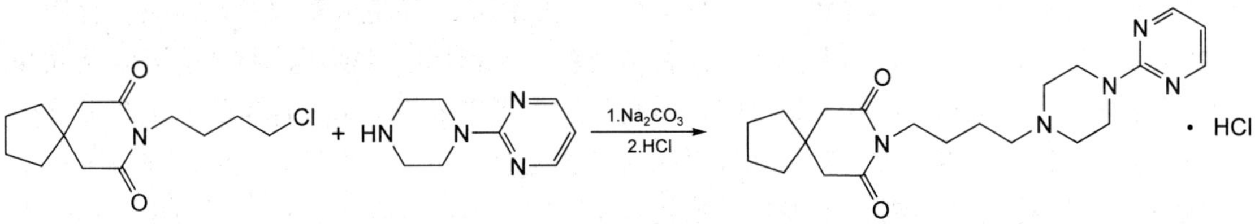

1.Na_2CO_3
2.HCl

· HCl

图2-16 丁螺环酮的合成

(杨晓虹)

第三章　神经退行性疾病治疗药
Drug for Neurodegeneration Disease

神经退行性疾病（Neurodegenerative disease）是一种大脑和脊髓的细胞神经元丧失的疾病状态，是神经组织非正常退变引起的一类进行性疾病。该类疾病多发于中老年人群，包括老年痴呆症、帕金森症及肌萎缩性侧索硬化症等临床常见的病症。本章主要介绍两种具有代表性疾病的治疗药物：抗帕金森病药和抗老年痴呆症药。

第一节　抗帕金森病药
Antiparkinsonian Agents

扫码"学一学"

帕金森病（Parkinson disease，PD），又名震颤麻痹（Paralysis agitans），是一种慢性进行性运动障碍，属锥体外系疾病，是人类常见的神经退行性疾病之一。帕金森病的病变部位在中脑的黑质，该处有一群多巴胺能神经元，其神经纤维投射到大脑的其他一些区域（如纹状体），对大脑的运动神经功能进行调控。当这些多巴胺能神经元变性死亡至80%以上时，大脑内的神经递质多巴胺便减少到不能维持调节神经系统的正常功能，则出现帕金森病的症状。帕金森病的病理特征主要是黑质多巴胺能神经元选择性变性死亡，主要病变在黑质-纹状体多巴胺能神经通路上，可见黑质致密带中央部分受损严重，神经细胞明显变形或减小。苍白球和丘脑下部也受损，但较轻。帕金森病是一种突发的，缓慢进展的中枢神经系统变性疾病，其临床特征主要是静止性震颤、运动迟缓和肌强直，严重者伴随记忆障碍和痴呆等症状。

从1817年英国医生James parkinson首先描述本病开始，人们就一直在争论遗传或环境因素是导致帕金森发病的主要因素。直到1996年，Polymeropoulos等在一个意大利家族中发现了致病基因α-synuclein，而后又有科学家在日本发现另一个致病基因Parkin，遗传因素在帕金森发病中所起到的作用得到肯定。只有大约5%的帕金森病病例与遗传因素有关，绝大多数帕金森病病例还都是散发的，且至今尚无任何单一环境因素被发现与帕金森病有直接关系。随着研究的深入，人们开始提出帕金森病可能是由多种遗传和环境因素共同作用，在老化的影响下而引起的一种复杂性疾病。近来研究表明，帕金森病的发生与遗传变异、环境和年龄等因素有关，但其发病机制尚未被完全阐明。许多研究表明，环境毒素是导致黑质纹状体多巴胺能神经元变性的诱发因素。有报道称，空气和重金属污染与帕金森病的流行有关。许多流行病学研究已经显示了杀虫剂暴露与帕金森病发病率增加之间存在明显关联。目前，人们认识到帕金森病的病因是多因素的，任何单一的因素均不能准确地解释帕金森病的病因。

帕金森病的发生与中枢神经介质多巴胺的减少有密切关系。在大脑内的黑质-纹状体通路是一条重要的多巴胺递质通路，有大量多巴胺能神经纤维，中枢内的多巴胺大多数都集中于该处。在人体正常生理状态下，多巴胺与乙酰胆碱保持平衡，从而在维持锥体外系功能上起着重要的作用。而在帕金森氏病患者中，由于纹状体中的多巴胺减少，而乙酰胆碱含量不变，破坏了多巴胺与乙酰胆碱之间的平衡，结果表现为乙酰胆碱含量增高，多巴胺含量降低。

抗帕金森病药可以分为拟多巴胺类、外周脱羧酶抑制剂、多巴胺释放剂、多巴胺受体激动剂（Dopamine receptor stimulants）、单胺氧化酶-B（MAO-B）抑制剂、儿茶酚-O-甲基转移酶（COMT）抑制剂和辅助治疗药。其中辅助治疗药包括抗胆碱药（Anticholinergics）、抗组胺药（Antihistamines）和抗抑郁药（Antidepressents）。

一、拟多巴胺类药物（Dopamine-like Drugs）

由于多巴胺碱性较强，在体内 pH 条件下以质子化形式存在，不能透过血脑屏障进入中枢，因此不能直接供药用。左旋多巴是多巴胺的生物前体，也是血脑屏障上氨基酸运载体 LAT1（large amino acid transporter-1）的底物，能借助 LAT1 介导的载体转运系统从血液进入脑内，一旦跨过血脑屏障，左旋多巴可在脑内芳香 L-氨基酸脱羧酶（DC）的作用下脱去羧基重新形成多巴胺，补充纹状体中多巴胺的不足，起到抗帕金森病的疗效。

左旋多巴（Levodopa）

化学名为 3-羟基-L-酪氨酸；3-Hydroxy-L-tyrosine。别名 L-多巴（L-Dopa）。

本品为白色或类白色结晶性粉末，无臭，无味。在水中微溶，在乙醇、三氯甲烷或乙醚中不溶，在稀酸中易溶。本品有一个手性中心，临床用 L-左旋体。

左旋多巴具有邻苯二酚（儿茶酚）结构，极易在空气中被氧化变色。本品水溶液久置，易变黄、红紫，直至黑色，高温、光、碱、重金属离子可加速其变化。本品注射液常加 L-半胱氨酸盐酸盐作抗氧剂。变黄则不能供药用。

左旋多巴的盐酸溶液加三氯化铁试液，即显绿色。左旋多巴的水溶液，加 1% 茚三酮溶液，置水浴中加热，溶液渐显紫色。

左旋多巴无药理活性，在体内透过血脑屏障进入脑内，经代谢转化为多巴胺发挥药效。帕金森病患者纹状体中多巴胺含量显著下降，左旋多巴起了多巴胺替代物的作用，补充了帕金森病患者纹状体中多巴胺含量的不足。左旋多巴是体内合成去甲肾上腺素、多巴胺等的前体物质，通过血脑屏障进入中枢，经多巴脱羧酶转化成多巴胺而发挥作用，改善肌强直和运动迟缓的效果明显，持续用药对震颤、流涎、姿势不稳及吞咽困难有效，临床用于震颤麻痹。对轻、中度病情者效果较好，重度或老年人效果差，可使肝昏迷病人清醒、症状改善。

左旋多巴口服后，95% 以上被外周组织的芳香 L-氨基酸脱羧酶转化为多巴胺，不能通过血脑屏障，无治疗作用，生成的大量多巴胺会引起不良反应。只有不到 1% 的左旋多巴能进入中枢神经系统，发挥作用部分所占的比例太低。如果与外周脱羧酶抑制剂合用，可使进入脑内的左旋多巴显著增加，外周不良反应减小。左旋多巴与外周脱羧酶抑制剂合用后，左旋多巴在体内的代谢遵从儿茶酚胺类药物的代谢失活途径，即 3-OH 的甲基化，生成 3-OH 甲基化的左旋多巴（图 3-1）。

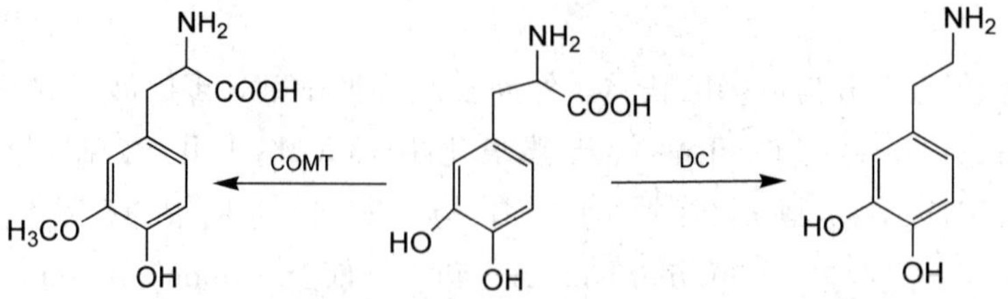

图 3-1 左旋多巴的代谢

（COMT：儿茶酚-*O*-甲基转移酶； DC：芳香 *L*-氨基酸脱羧酶）

大约 75% 的患者应用左旋多巴治疗有效，治疗初期疗效明显。不良反应如恶心、呕吐、食欲不振，见于治疗初期，用药 3 个月后可出现不安、失眠、幻觉精神症状，此外尚可有体位性低血压、心律失常及不自主运动等不良反应。年龄较轻的病人易出现"开关"现象（患者突然多动不安是为"开"；而后又出现肌强直，运动不能是为"关"），可减少剂量或静脉注射左旋多巴翻转或控制这一现象。左旋多巴与维生素 B$_6$ 或氯丙嗪等合用可使疗效降低，因为维生素 B$_6$ 是脱羧酶的辅酶，它会增加外周脱羧酶的活性，从而使外周组织形成的多巴胺增加。左旋多巴与外周多巴脱羧酶抑制剂卡比多巴等合用可以增加疗效，减少副作用，此时可合并应用维生素 B$_6$，禁与单胺氧化酶抑制剂、麻黄碱、利血平及拟肾上腺素药合用。消化性溃疡、高血压、精神病、糖尿病、心律失常及闭角型青光眼患者禁用。

目前，左旋多巴的生产有化学合成、从天然植物中提取以及微生物酶转化法三条主要途径。其中用化学法合成的途径有许多，但遇到的主要困难是合成出来的产品是 *D*-型和 *L*-型的混合物，将二者分开比较困难。而且由于右旋多巴会引起毒性反应，因此医学上需控制其旋光度。植物中的天然多巴都是 *L*-型的。1913 年就有人从蚕豆籽苗种豆荚中提取天然左旋多巴，1949 年从野生植物藜豆中提出左旋多巴。国内于 1972 年从豆科植物藜豆种子中提取左旋多巴获得成功。近年来，人们发现从毛豆中提取左旋多巴的收率较高。此外，还可以利用微生物生产左旋多巴，采用代谢途径中的某些酶，如酪氨酸酶、酪氨酸分解酶、转移酶等，将不同的底物转变成左旋多巴。

二、外周脱羧酶抑制剂（Peripheral Decarboxylase Inhibitors）

外周脱羧酶抑制剂能抑制外周多巴胺脱羧酶，可以阻止左旋多巴在外周降解，使循环中的左旋多巴的量加倍，促使多巴胺进入中枢神经系统而发挥作用。卡比多巴（Carbidopa）和苄丝肼（Benserazide）不易进入中枢，属于外周脱羧酶抑制剂。他们与左旋多巴合用，既可减少左旋多巴用量，又可降低左旋多巴对心血管系统的不良反应。

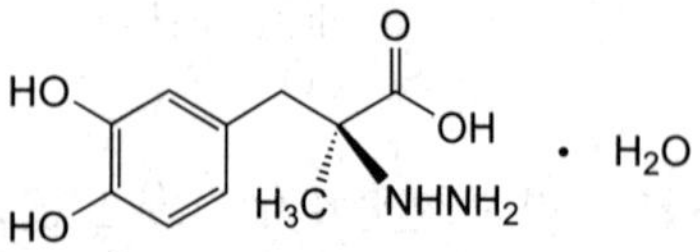

卡比多巴 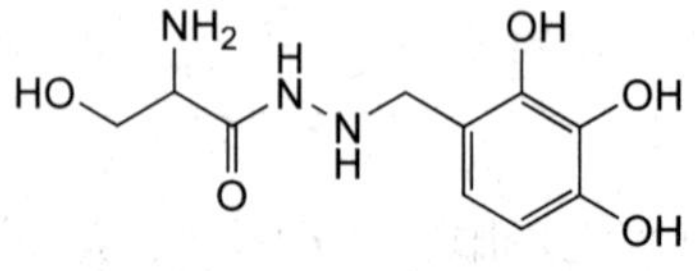　　　　　　　　　　　　　　苄丝肼

卡比多巴（Carbidopa）

化学名为（S）-α-甲基-α-肼基-3,4-二羟基苯丙酸一水合物；（2S）-3-（3,4-dihydroxyphenyl）-2-hydrazino-2-methylpropanoic acid。

本品为白色或类白色绒毛状结晶，几乎无臭。在水、甲醇中微溶，在乙醇、三氯甲烷中几乎不溶，在稀盐酸中易溶。

卡比多巴为外周脱羧酶抑制剂，不易进入中枢，能抑制外周的左旋多巴转化为多巴胺，使循环中左旋多巴含量增高，增加进入中枢的左旋多巴量。与左旋多巴合用可降低它的外周性心血管系统的不良反应，用于各种原因引起的帕金森病。但与左旋多巴合用可出现恶心、呕吐等不良反应。还可以引起精神抑郁，面部、舌、上肢及手部的不自主运动。妊娠期间避免使用卡比多巴和左旋多巴。本品不宜和苯托品、丙环定和苯海索合用。青光眼、精神病患者禁用。

Hofmann 重排法是工业制备卡比多巴的主要方法。

三、多巴胺释放剂（Dopamine Release Agent）

多巴胺释放剂是指能够促进多巴胺从神经元贮存处释放的药物，用于治疗帕金森病是有效的。盐酸金刚烷胺（Amantadine Hydrochloride）为此类药物的代表。

盐酸金刚烷胺（Amantadine Hydrochloride）

化学名为三环［3.3.1.1^{3,7}］癸烷-1-胺盐酸盐；Tricyclo［3.3.1.1^{3,7}］decan-1-amine hydrochloride。

本品为白色结晶或结晶性粉末，无臭，味苦。在水、乙醇中易溶，在三氯甲烷中溶解。本品加水溶解后，加盐酸使成酸性，滴加硅钨酸试液，可析出白色沉淀。

盐酸金刚烷胺为伯胺，比多巴胺碱性更强，生理条件下大部分为质子化形式，但其笼

73

式结构增加了脂溶性，并阻止了氧化酶对其氨基的代谢，因而使较多的药物能够穿过血脑屏障，进入中枢神经系统发挥作用。进入脑组织后可促进释放多巴胺，或延缓多巴胺的代谢而发挥抗震颤麻痹作用。本品对震颤麻痹有明显疗效，缓解震颤、僵直效果好。用于不能耐受左旋多巴治疗的震颤麻痹患者。此外，本品同时为抗病毒的药物，对多种炎症、败血症、病毒性肺炎等有效，与抗生素合用退热作用好。

本品口服后易于吸收，由于立体位阻大，在体内不易代谢，半衰期长，约90%以原型从肾排泄。盐酸金刚烷胺使纹状体中残存的完整的多巴胺能神经元释放多巴胺，疗效优于抗胆碱药。其特点是见效快，但维持时间短，长期服用常见下肢皮肤出现网状青斑，偶可见惊厥，故癫痫患者慎用。少数病人有嗜睡、眩晕、抑郁、食欲减退等，亦可出现四肢皮肤青斑、踝部水肿等。

盐酸金刚烷胺的工业生产制备路线如下：

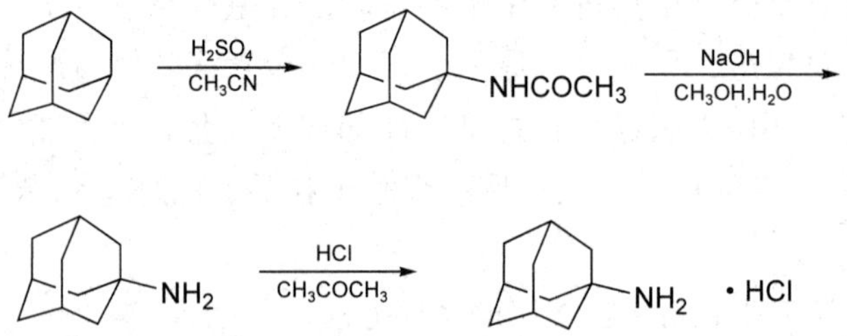

四、多巴胺受体激动剂（Dopamine receptor stimulants）

多巴胺受体激动剂能选择性地激动多巴胺受体，特别是选择性地激动 D_2 受体，从而发挥作用。其代表药物有溴隐亭（Bromocriptine），罗匹尼罗（Ropinirole），培高利特（Pergolide）、普拉克索（Pramipexole），阿扑吗啡（Apomorphine）和他利克索（Talipexole）等。

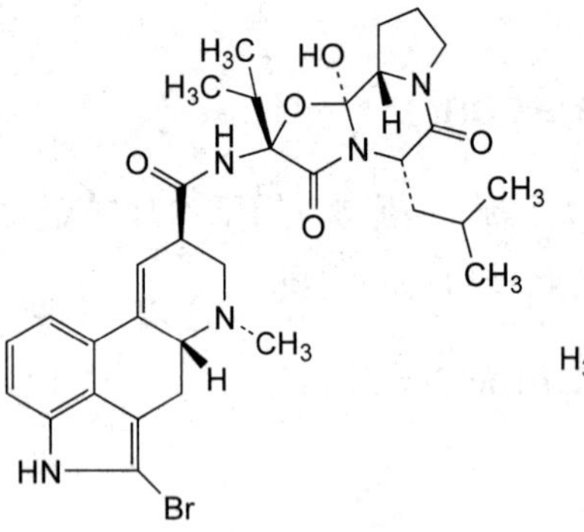

溴隐亭 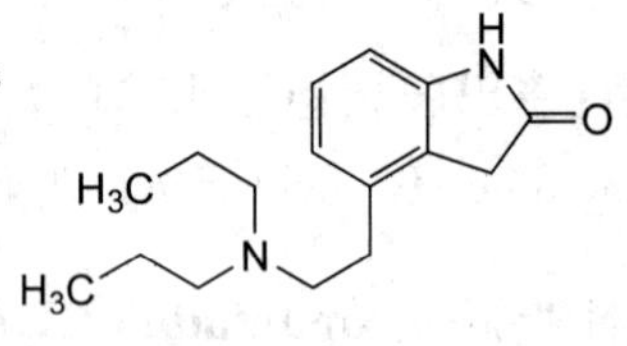　　　　　　　　　罗匹尼罗 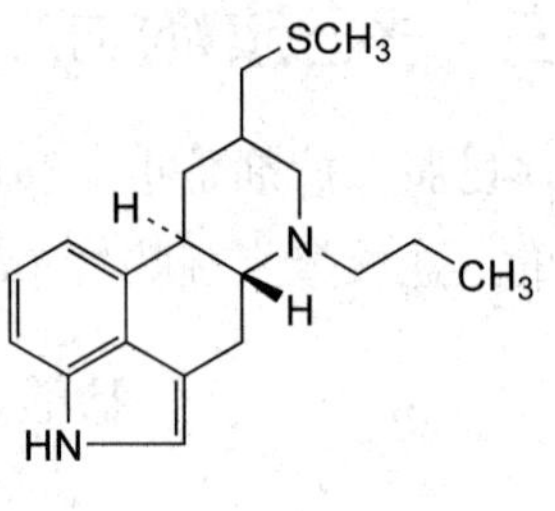　　　　　　　　　培高利特

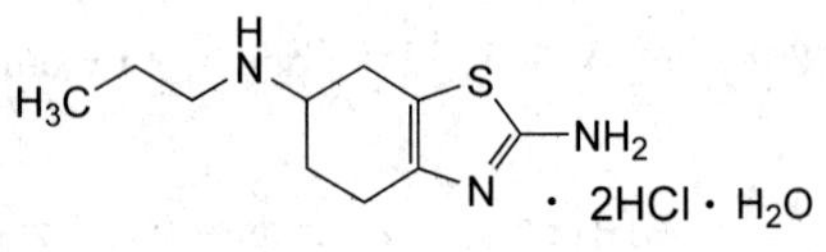

普拉克索 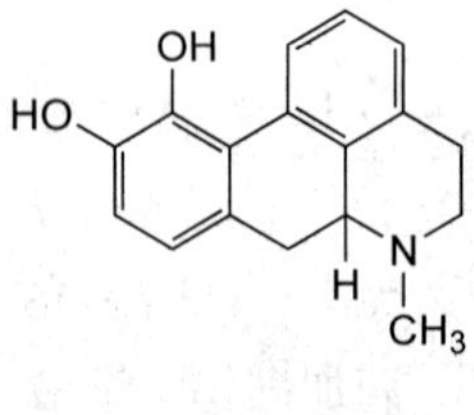　　　　　　　　　阿扑吗啡 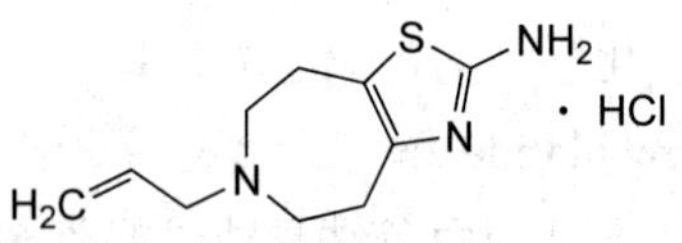　　　　　　　　　他利克索

74

溴隐亭最早作为催乳激素抑制药用于临床，其本身为半合成的麦角生物碱，是较早用于治疗帕金森病的多巴胺 D_2 受体激动剂。与左旋多巴合用可提高疗效，效果好于单用溴隐亭。研究证实，溴隐亭可改善晚期帕金森病的症状，减少运动功能障碍。溴隐亭可以选择性地激动多巴胺受体，常用剂量下可以激动多巴胺 D_2 受体发挥抗震颤麻痹作用，疗效优于金刚烷胺，对重症患者效果好，用于左旋多巴疗效不好或不能耐受的患者。

罗匹尼罗为非麦角碱类多巴胺受体激动剂，选择性的激动多巴胺 D_2 和 D_3 受体，作用时间长，单用治疗早期患者，与左旋多巴合用治疗晚期患者，有突然睡眠的副作用。

培高利特是多巴胺 D_1 部分激动剂、D_2 完全激动剂，为长效的多巴胺受体激动剂，与左旋多巴合用能降低左旋多巴的剂量。作用强、剂量低。

普拉克索是多巴胺 D_2 和 D_3 受体的完全激动剂，对多巴胺受体提供长期持续的刺激，弥补了帕金森病内源性多巴胺的缺乏而造成的多巴胺受体兴奋不足的缺点。普拉克索是近年来上市的新药。对多巴胺受体选择性强，耐受性好。

阿扑吗啡为吗啡的酸重排产物，原用作催吐药，脂溶性大，可透过血-脑屏障，为强效的 D_1、D_2 激动剂，其抗帕金森病作用与左旋多巴相当。

他利克索是选择性 α_2/多巴胺 D_2 激动剂，口服或非口服给药改善帕金森病症状的有效剂量仅为溴隐亭的几分之一，改善率优于溴隐亭。

五、辅助治疗药（Auxiliary Therapeutic Drugs）

（一）抗胆碱药

帕金森病是由于中枢的多巴胺和乙酰胆碱的平衡失衡所致。一个多世纪以来，具有中枢抗胆碱能作用的药物为帕金森病药物治疗的主要途径，但是自从使用左旋多巴和卡比多巴以来，该类药物逐渐成为抗帕金森病的二线药物。常用的抗胆碱药阿托品、东莨菪碱有抗震颤麻痹作用，但因外周抗胆碱作用引起的副作用大，因而合成了中枢性抗胆碱药物以供药用，最常用的有盐酸苯海索（Trihexyphenidyl Hydrochloride）。

抗胆碱药常与左旋多巴合用，利用抗胆碱药能抑制纹状体对多巴胺的重吸收和贮存，用于治疗难以控制的震颤。另外，还用于震颤型的较年轻的患者的初始治疗药。抗胆碱药应谨慎使用，尤其是老年患者和具有识别障碍的患者，因为此类药物具有显著的神经精神毒性和所产生的抗胆碱能的副作用。

（二）抗组胺药

抗组胺药有一定的中枢抗胆碱作用，对帕金森病的疗效可能与此有关，如苯海拉明（Diphenhydramine）有一定的抗帕金森病作用，其外周不良反应很少，但对震颤和流涎疗效差。

（三）抗抑郁药

某些抗抑郁药也具有抗帕金森病的作用。三环类抗抑郁药阿米替林（Amitriptyline）用于治疗精神抑郁的帕金森病人有效，其治疗效果与其抗胆碱作用有关，也有可能与其抑制儿茶酚胺的再摄取有关。

盐酸苯海索　　　　　　　盐酸苯海拉明　　　　　　　阿米替林

第二节　抗老年痴呆症药
Anti-senile dementia Agents

老年性痴呆（Senile dementia），又称"老年性精神病"，亦称"阿尔茨海默病"（Alzheimer's disease，AD），是指人到了衰老期，由于脑组织萎缩而引起的慢性进行性智力减退和人格变化，属于一种渐进性神经退化性失调症，其主要表现为记忆功能衰减及识别能力障碍，同时伴有各种神经症状和行为障碍。

AD 的病因是多源性的，可由 1、14、21 号染色体或其他可能因子的突变而致。一般60 岁左右开始出现症状，会从最初的轻微健忘和思维混乱发展到最后的精神功能严重丧失，日常生活完全不能自理，卧床不起，甚至死亡。研究表明，AD 与大脑皮层和皮层下神经细胞退化有关。

多年来全世界科研人员进行了广泛的研究，但目前仍未能完全阐明该病的致病机制，因此临床上还没有行之有效的治疗方法。有专家认为，该病的发生可能与免疫缺陷、遗传等有关。

在 AD 的研究过程中，学者们针对其发病机制提出了众多的假说，其中淀粉样蛋白假说、tau 蛋白假说、胆碱能假说、氧化应激假说及炎症学说等研究的较为透彻，上述学说中涉及的一些关键的环节都被用做设计新的 AD 药物的靶点，发现了大量活性化合物，但大部分药物均止步于临床阶段，即使批准用于临床的盐酸多奈哌齐、加兰他敏、石杉碱甲等乙酰胆碱酯酶抑制剂，虽然能在一定程度上改善 AD 早期患者的病情，但却不能治愈或阻止病情的恶化。

一、胆碱能药物（Cholinergic Drugs）

研究发现，AD 病人脑内存在多方面的胆碱能系统功能障碍，如乙酰胆碱合成酶活性降低，中枢神经系统的乙酰胆碱合成、释放及胆碱的摄取功能缺陷，Meynert 基底核神经元严重脱失和变性，大脑皮层中 N 受体数量显著减少等。老年性痴呆中胆碱能异常的发现形成了"胆碱能假说"，胆碱替代治疗可部分缓解老年性痴呆的症状，但胆碱能假说并不能解释老年性痴呆的所有改变。

胆碱能假说为探索胆碱能药物可能的治疗作用提供了基础，目前所开发的胆碱能药物主要包括：①胆碱酯酶抑制剂（AchEIs）；②M_1 受体激动剂；③乙酰胆碱促释放剂；④乙酰胆碱前体，如卵磷脂和胆碱等。现有的胆碱复合物对认知程度的改善并不像预计的那样显著，人们正试图开发新的结构类型的化合物来用于老年性痴呆的治疗。

（一）胆碱酯酶抑制剂

乙酰胆碱酯酶（AchE）在体内的生物学功能主要是水解乙酰胆碱，此外还能加速 β 淀粉样斑块的沉淀。胆碱酯酶抑制剂按其化学结构，可分为四类。

1. 吖啶类　四氢氨基吖啶类药物他克林（Tacrine）是一种具有中枢活性的可逆性胆碱酯酶抑制剂，具有脂溶性大、易透过血脑屏障等特点，是第一个经大规模临床验证用于老年性痴呆治疗的药物，1993年由美国FDA批准用于有轻度至中度痴呆的老年性痴呆患者的治疗。但使用过程中发现他克林会产生严重的肝毒性，已从美国市场撤出。但鉴于他克林良好的药理活性，又围绕其结构进行了一系列的改造和优化，得到了阿米瑞丁（Amiridine）。

他克林　　　　　　　　阿米瑞丁

2. 氨基甲酸酯类　氨基甲酸酯类化合物属于假性非可逆性、选择性胆碱酯酶抑制剂，这类化合物可以使胆碱酯酶活性部位的丝氨酸残基发生氨甲酰化，从而使其失活。毒扁豆碱（Physostigmine）是最早的胆碱酯酶抑制剂，能改善老年性痴呆病人的记忆。

利斯的明（Rivastigmine）是由杀虫剂Miotine进行结构改造而得到的AD治疗药，能显著提高认知功能，为第三代选择性不可逆乙酰胆碱酯酶抑制剂。本品口服吸收迅速，食物可使药物作用时间延长。其血浆蛋白结合率为40%，易通过血脑屏障。该药一般不经过肝脏及P450酶代谢，故与经此酶代谢的药物不存在相互作用，可以安全地与多种药物合用。本品主要通过胆碱酯酶水解代谢，90%以上经肾脏排泄，1%从粪便排泄。此外，利斯的明具有良好的耐受性，可以选择性作用于脑部的非竞争性胆碱酯酶。利斯的明常见副作用有嗜睡、震颤、意识模糊、出汗、体重减轻等。

毒扁豆碱　　　　　　　Miotine　　　　　　　利斯的明

3. N-苄基哌啶类　盐酸多奈哌齐（Donepezil hydrochloride）为哌啶衍生物，是一种高选择性、可逆的胆碱酯酶抑制剂。它的副作用小，且病人耐受好，无需检测肝功能。

盐酸多奈哌齐（Donepezil hydrochloride）

化学名为(±)-2-[（1-苄基-哌啶-4-基）甲基]-5,6-二甲氧基-1-茚酮盐酸盐；(±)-2-[（1-benzyl-piperid-4-yl）methyl]-5,6-dimethoxy-1-indanone hydrochloride。

本品为白色结晶性粉末，易溶于三氯甲烷，溶于水和冰醋酸，微溶于乙醇，几乎不溶于乙酸乙酯和正己烷。

盐酸多奈哌齐为第二代中枢性的胆碱酶抑制剂，具有特异的可逆性，适用于治疗轻、中度阿尔茨海默型痴呆症。因对胆碱酯酶具有高度专一性，对外周神经系统产生的副作用较轻，对中枢神经的毒性也比他克林小。

盐酸多奈哌齐的药代动力学不同于他克林，口服吸收良好，相对生物利用度为100%，每日只需服用1次，其药效性与剂量呈线性关系。部分药物在肝脏代谢，其余可在体内蓄积，大部分以原形或代谢产物经肾脏排泄，约15%经粪便排泄。

96%的盐酸多奈哌齐可与血浆蛋白相结合，在肝脏内由肝细胞色素P450的同工酶CYP2D6和CYP3A4代谢并与葡萄糖醛酸结合。研究显示，盐酸多奈哌齐不影响茶碱、西咪替丁、华法林和地高辛的清除，与拟胆碱药和其他抑制剂有协同作用，而与抗胆碱药有拮抗作用。最常见的不良反应为腹泻、肌肉痉挛、乏力、恶心、呕吐和失眠等。

通过对多奈哌齐的定性构效关系研究发现，碱基氮原子和茚酮为活性必需基团，用羟基取代茚酮的酮基会导致对胆碱酯酶的抑制作用降低。此外，用环己甲基来替代苄基哌啶的苄基时，仍对胆碱酯酶有活性。

4. 生物碱类 加兰他敏（Galantamine）是从石蒜科植物石蒜中提取的一种生物碱，具有抗胆碱酯酶的作用。由于加兰他敏易透过血脑屏障，能明显抑制大脑皮层的胆碱酯酶，2001年获得FDA批准用于治疗老年痴呆症。加兰他敏为胆碱酯酶的竞争性、可逆性抑制剂，可选择性抑制中枢的胆碱酯酶，在神经元和红细胞中比在血液中抑制胆碱酯酶的能力高50倍，在胆碱能不足的突触后区活性最大。加兰他敏不与蛋白结合，也不受食物和药物的影响。由于其易透过血脑屏障，故中枢作用较强，可用于重症肌无力，但疗效不如新斯的明。

石杉碱甲（Huperzine A）是从石杉科植物千层塔中提取的生物碱，是我国首创的可逆性胆碱酯酶抑制剂，对胆碱酯酶具有高选择性，可显著改善记忆和认知功能，效果明显，口服吸收迅速而完全，生物利用度高，排泄缓慢，主要通过肾脏以原型及代谢产物形式排出体外。石杉碱甲是强效的可逆性胆碱酯酶抑制剂，其作用特点与新斯的明相似，但作用维持时间比后者为长。少数病人给药后可出现耳鸣、头晕、肌束颤动、出汗、腹痛等症状，个别病人有瞳孔缩小、呕吐、大便增加、视力模糊、心率改变、流涎等不良反应，上述副反应的出现概率除恶心外均较新斯的明为低，且均可自行消失，严重者可用阿托品对抗。

加兰他敏

石杉碱甲

（二）M₁受体激动剂（M₁ Receptor Agonists）

尽管老年性痴呆患者胆碱系统其突触前指标如胆碱酯酶的活性降低，但在海马和皮层的突触后M受体大部分仍完好无损，用激动剂直接刺激突触后的M受体，是增强胆碱功能的另一途径。此外激动 M_1 受体还能调节 Aβ 的代谢及 tau 蛋白的磷酸化。

早期临床试验中，传统 M 受体激动剂，如槟榔碱、毛果芸香碱（Pilocarpine）的结果令人失望，这些化合物或生物利用度差，或在提高认知作用的同时具有外周毒蕈碱样副作用。因此现在的目标是开发具有 M_1 受体选择性的低毒的 M_1 受体激动剂。此外，高亲和性的正变构调节剂也可增强 M_1 受体信号的传导。

咕诺美林（Xanomeline）是 M_1 受体选择性激动剂，对 M_2、M_3、M_5 受体作用很弱，易透过血脑屏障，且皮质和纹状体的摄取率较高，是目前发现的选择性最高的 M_1 受体激动剂之一。服用本品后，老年性痴呆患者的认知功能和动作行为有明显改善。但因胃肠不适以及心血管方面的不良反应，部分患者中断治疗。

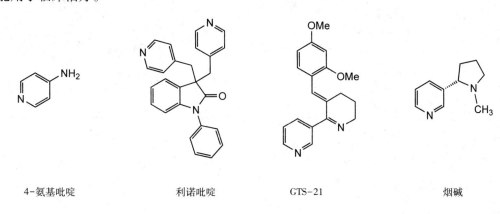

槟榔碱　　　　　　毛果芸香碱　　　　　　咕诺美林

（三）乙酰胆碱促释放剂

1. 离子通道（Ca^{2+}、K^+）阻滞剂　目前对 K^+ 通道阻滞剂促乙酰胆碱释放作用的研究最为深入，该类化合物大多为 4-氨基吡啶和利诺吡啶（Linapirdine）的衍生物。

2. N 受体激动剂　神经元中的 N 型乙酰胆碱受体（nAchRs）主要有 $\alpha_4\beta_2$ 和 α_7 两种亚型，老年性痴呆患者的 $\alpha_4\beta_2$ 型 N 型乙酰胆碱受体的数量减少，从而削弱了突触前乙酰胆碱的释放及突触后去极化作用。N 受体激动剂和促变构剂都能加强 N 受体信号，从而使乙酰胆碱释放增加，改善患者的记忆力。此外 Aβ 可能是 α_7 型 N 型乙酰胆碱受体的内源性配体，N 受体部分激动剂 GTS-21 可以阻止 Aβ 诱导的神经元死亡。

烟碱（Nicotine）具有良好的治疗记忆和思维减退的活性，但是由于其巨大的副作用而不能用于临床治疗。

4-氨基吡啶　　　　　　利诺吡啶　　　　　　GTS-21　　　　　　烟碱

二、酰胺类中枢兴奋药（Central stimulants of Amides）

该类药物可作用于大脑皮质，激活保护和修复神经细胞，促进大脑对磷脂和氨基酸的利用，增加大脑蛋白质合成，改善各类型的脑缺氧和脑损伤，提高学习和记忆的能力。同时，此类药物可以促进突触前膜对胆碱的再吸收，影响胆碱能神经元兴奋传递，促进乙酰胆碱合成。代表药有吡拉西坦、茴拉西坦、奥拉西坦等。酰胺类药物口服吸收快，血浆浓度达峰时间短（1 小时内），可透过血脑屏障。

吡拉西坦（Piracetam）用于脑外伤、脑动脉硬化、脑血管病等多种原因导致的记忆及思维功能减退。本品在体内不代谢，以原型药物从尿液和粪便中排泄。常见不良反应有兴奋、易激动、头晕、失眠等。对吡拉西坦过敏或对其他吡咯酮类化合物不耐受者禁用，哺乳期妇女、老年人、肝肾功能不全者，大多数外科手术后患者，及有严重出血倾向者慎用，用药期间应避免突然停药。

吡拉西坦分子结构由 2-吡咯烷酮环和乙酰胺侧链两部分组成，其中 2-吡咯烷酮为药效基团，N-取代侧链乙酰胺氮上的氢，可提高化合物的亲脂性。在这类 N-取代衍生物中，普拉西坦（Pramiracetam）、奈非西坦（Nefiracetam）将被批准上市或进入临床研究阶段。

吡拉西坦	普拉西坦	奈非西坦	艾地苯醌

三、其他类（Other Drugs）

脑功能改善及抗记忆障碍药还有艾地苯醌、银杏叶提取物、胞磷胆碱钠等。

艾地苯醌（Idebenone），其化学名为 6-(10-羟癸基)-2,3-二甲氧基-5-甲基-1,4-苯醌。本品可激活脑线粒体呼吸活性，改善脑缺血的脑能量代替，改善脑内葡萄糖利用率，使脑 ATP 增加，进而改善脑功能。使用本品后，可以改善主观症状、语言、焦虑、抑郁、记忆减退、智能下降等精神行为障碍。主要的副作用有过敏反应、皮疹、恶心、食欲不振、腹泻、兴奋、失眠、头晕等。偶见白细胞减少、肝功能损害等不良反应。长期服用，要注意检查 GOT、GPT 等肝功能。

（杨晓虹）

第四章　阿片类镇痛药
Opioid Analgesics

　　疼痛是机体受到伤害的一种警示，会引起一系列防御性保护反应。但是长期或剧烈地疼痛会给患者带来难以忍受的折磨，是临床上最常见的症状，每年大约有 0.4 亿人的生活因此受到影响。国际疼痛研究协会对疼痛的定义是：一种不愉快的感觉和情绪上的感受，伴有实质或潜在的组织损伤。控制疼痛是临床用药的主要目标之一。

　　用于缓解疼痛的药物主要有两大类：①阿片类药物，如吗啡、芬太尼和盐酸哌替啶；通过激动中枢神经系统的阿片受体（Opioid receptors），缓解中等到重度疼痛；②非甾体抗炎药，如阿司匹林、对乙酰氨基酚和布洛芬，主要通过抑制外周前列腺素的生成，起到缓解轻微到中度的疼痛和抗炎的作用。另外，麻醉药、抗癫痫药和抗抑郁药等多数中枢神经系统抑制剂都可以降低痛觉。然而，治疗严重的急性和慢性疼痛，特别是手术后和癌症引起的剧烈疼痛，最有效的是阿片类镇痛药。

　　阿片类药物起源于罂粟科植物罂粟（*Papaver somniferum*）。罂粟未成熟蒴果流出的汁液被制成鸦片（Opium），具有镇痛、止咳、安神和止泻等多种药效。1803 年，德国药剂师 Sertürner 首次从鸦片中提取出吗啡（Morphine），后来，人们陆续从罂粟的汁液中提取了可待因、蒂巴因和罂粟碱等多种具有重要医用价值的生物碱。1833 年吗啡作为镇痛药用于临床，1898 年乙基吗啡开始使用，随后一系列的半合成吗啡衍生物被成功开发上市。1952 年 Gazte 和 Tschudi 完成了吗啡的化学全合成工作，在此基础上，全合成的镇痛药陆续进入临床。1975 年，Hughes 等从脑中分离得到具有镇痛活性的脑啡肽（Enkephalin），能与阿片受体结合产生镇痛活性。因此，所谓阿片类药物是指具有吗啡样的药理作用，可以被阿片拮抗剂（纳洛酮）拮抗的化合物，包括所有的鸦片生物碱、吗啡的半合成衍生物和全合成的类似物以及多肽。

扫码"学一学"

　　大部分阿片类镇痛药具有成瘾性和耐受性，滥用将给社会造成很大的危害，使用时需要严格遵守国家《麻醉药物管理条例》。

第一节　吗啡及其半合成镇痛药
Morphine and Semisynthetic Analgesics

　　吗啡是历史最悠久的阿片类镇痛药，属于典型的阿片 μ 受体激动剂。由 5 个环稠合而成，含有 5 个手性中心，绝对构型分别为 5R，6S，9R，13S，14R。天然吗啡为左旋体，有强大的镇痛活性，但是也具有耐受、生理依赖和便秘等副作用。右旋吗啡则完全没有镇痛及其他生理活性。为了获得理想的镇痛药，以吗啡为先导化合物，开发了一系列的半合成衍生物，其中可待因（Codeine）、氢吗啡酮（Hydromorphone）、氢可酮（Hydrocodone）、羟吗啡酮（Oxymorphone）、羟考酮（Oxycodone）、纳布啡（Nalbuphine）、纳曲酮（Naltrexone）和纳洛酮（Naloxone）在临床中广泛应用。与吗啡相比，衍生物结构的改变主要发生在三个区域：①A 环，3 位羟基；②C 环，6 位羟基和 7,8 位双键；③D 环，14 位和 N 原子上的取代基（表4-1）。吗啡结构的改变使其与阿片受体的亲和力和结合方式不同，从而影响药物的药效。一般来说，结构中的17位 N-甲基换成烯丙基或小环甲基，可成为吗啡拮抗剂，例如纳洛酮和纳曲酮。同时，理化性质如溶解性、分配系数和 pK_a 发生改变，则会导致药代动力学性质改变从而影响药物的体内活性。对吗啡衍生物的开发，加深了人们对吗啡构效关系的了解。

表4-1　(-)-吗啡的编号和构效关系

(-)-吗啡的编号	取代基	镇痛活性
	3-H	活性下降10倍
	3-OCH₃	活性下降
	3-OCOCH₃	活性下降
	6-OCOCH₃	活性上升
	6-H	活性上升
	6-酮羰基	活性下降
	6-酮羰基、7，8-双氢	活性上升
	7，8-双氢	活性上升
	14-OH	活性上升
	17-NCH₂CH₂Ph	活性上升10倍
	17-NCH₂CH=CH₂	转变为 μ 受体拮抗剂

吗啡 A 环的结构修饰是在 3 位的酚羟基用烷基或酯基封闭。将吗啡 3 位酚羟基烷基化后得到了可待因（Codeine）、乙基吗啡（Ethylmorphine）和苄基吗啡（Peronine）等。使吗啡的成瘾性下降，但是同时也导致镇痛活性相应降低。可待因（Codeine）是一个弱的 μ 受体激动剂，作为镇痛和镇咳药在临床上使用。在肝脏 CYP2D6 催化下，约 10% 的药物经脱甲基反应代谢为吗啡而发挥镇痛作用，活性大约是吗啡的 10%，适用于中等到微弱度疼痛。可待因的镇咳活性为吗啡的 1/4，但是由于没有明显的镇静作用，且欣快感和成瘾性较低，使之成为临床使用最广泛的中枢性镇咳药。乙基吗啡的镇痛强度与副反应介于可待因及吗啡之间。

R=CH₃	可待因
R=C₂H₅	乙基吗啡
R=CH₂C₆H₅	苄基吗啡

1989 年德国的 Friedrich Bayer 公司将吗啡 3，6 位双乙酰化的衍生物海洛因（Heroin）推向市场。由于海洛因的脂溶性高于吗啡，因此更容易通过血脑屏障进入大脑。另外，海洛因在体内代谢脱去 3 位的乙酰基成为 6-乙酰基吗啡，6-乙酰基吗啡是很强的 μ 受体激动剂，它的镇痛活性是吗啡的 2 倍，并且成瘾性和欣快感大大增加。尤其是静脉给药后，海洛因迅速通过血脑屏障进入大脑，接着很快转化为 6-乙酰基吗啡，产生强烈的欣快感，重复给药容易产生耐药性和成瘾性。海洛因是目前主要的毒品之一。将吗啡和可待因 C 环中

82

7，8 位双键还原，同时 6 位羟基氧化成酮，得到的氢吗啡酮（Hydromorphone）和氢可酮（Hydrocodone），镇痛活性和成瘾性一起上升。氢吗啡酮对 μ 受体的激动活性是吗啡的 8 倍，可用于治疗和缓解肿瘤、外伤、心肌梗死、肾绞痛和严重烧伤等引起的中度到重度的疼痛。氢吗啡酮的镇痛活性强于吗啡，口服 15 分钟起效，药效可以持续 4~5 小时，但是成瘾性大大增加。氢可酮口服生物利用度高，代谢途径与可待因相同。镇痛活性强于可待因，适用于中度疼痛的治疗。

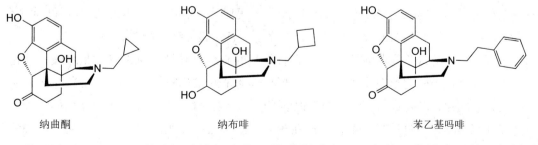

海洛因　　　　　　　　　氢吗啡酮　　　　　　　　　氢可酮

　　在吗啡的 D 环上 14 位引入羟基可以增强 μ 受体的激动活性和减弱镇咳作用。将氢吗啡酮和氢可酮 14 位的氢用羟基取代分别得到羟吗啡酮（Oxymorphone）和羟考酮（Oxycodone）。羟吗啡酮对 μ 受体的激动活性是吗啡的 10 倍，用于重度疼痛的治疗。羟考酮的镇痛活性与吗啡相当。这两个药物的成瘾性增强，镇咳活性下降。

羟吗啡酮　　　　　　　　羟考酮　　　　　　　　　纳洛酮

　　吗啡 D 环氮原子上的取代基对药物的作用强度和类型非常关键。氮原子上以甲基取代具有很好的 μ 受体激动活性，取代基的长度增加到 3 ~ 5 个碳原子，例如纳洛酮（Naloxone）、纳曲酮（Naltrexone）和纳布啡（Nalbuphine）的取代基分别为烯丙基、环丙甲基或环丁甲基时作用发生逆转，由 μ 受体激动剂转为部分或者完全的 μ 受体拮抗剂。连接上更大的基团时，μ 受体激动活性又会增加。如苯乙基吗啡的镇痛作用为吗啡的 14 倍。纳洛酮（Naloxone）17 位氮原子上是烯丙基，同时 7，8 位的双键被还原，14 位引入羟基，是阿片受体的纯拮抗剂。对阿片受体各亚型的拮抗强度依次为 μ>κ>δ。小剂量纳洛酮能迅速逆转吗啡类药物的作用，是研究阿片受体的理想工具药，临床上还用于吗啡类药物中毒后的解救。纳布啡氮原子上的取代基为环丁甲基。纳布啡具有激动-拮抗双重作用，既是 μ 受体拮抗剂又是 κ 受体激动剂。

纳曲酮　　　　　　　　　纳布啡　　　　　　　　　苯乙基吗啡

　　蒂巴因（Thebaine）是从阿片中提取的天然生物碱之一，有较强的镇痛活性，但同时会产生惊厥副作用。利用蒂巴因的双烯结构和烯烃化合物进行 Diels-Alder 反应，产生 6，14-内-乙烯四氢蒂巴因衍生物，具有很强的 μ 受体激动活性。埃托啡（Etorphine）的镇痛作用为吗啡的 2000 倍以上，但对人类的治疗指数低，呼吸抑制作用难以被阿片受体拮抗剂逆转，故未能用于临床。埃托啡被兽医用于固定大型动物。埃托啡的双键还原得到的二氢埃托啡（Dihydroetorphine）的镇痛作用强于埃托啡，其戒断症状及精神依赖性均明显轻于吗啡。但易形成耐受性，且成瘾性强、滥用威胁大。丁丙诺啡（Buprenorphine）是 μ 受体和 κ 受体的部分激动剂，同时是 δ 受体的拮抗剂。丁丙诺啡对阿片受体的激动-拮抗双重作用，使其具有不同于吗啡等完全 μ 受体激动剂的药理特性。丁丙诺啡的镇痛活性是吗啡的 25 倍，但是会产生呼吸抑制。不易产生耐受性和成瘾性，使用丁丙诺啡 2 周后病人只出现轻微的戒断症状，因此，被用于阿片和海洛因成瘾的治疗。

蒂巴因　　　　　　　埃托啡　　　　　　　丁丙诺啡

吗啡（Morphine）

化学名：7,8-二去氢-4,5-桥氧-17-甲基吗啡喃-3,6α-二醇；7,8-Didehydro-4,5α-epoxy- 17-methylmorphinan-3,6α-diol。

从鸦片中提取得到的粗品吗啡，经精制后制备成盐酸盐或者硫酸盐在临床使用。盐酸吗啡为白色的针状结晶或结晶性粉末，无臭，遇光易变质。在水中溶解，在乙醇中略溶，在三氯甲烷或乙醚中几乎不溶。[α] -110.0°~-115.0°。

天然吗啡是五个稠杂环组成的刚性分子，具有 5 个手性碳原子，绝对构型分别是 5R，6S，9R，13S，14R，为左旋体。水溶液的 [α] -98°，右旋吗啡完全没有生理活性。吗啡具有两个独特的生物碱呈色反应。Marquis 反应：吗啡水溶液加甲醛硫酸试液，显紫堇色。Fröhde 反应：与钼硫酸试液反应呈紫色，继变为蓝色，最后变为绿色。

吗啡 3 位的酚羟基显弱酸性，17 位含有甲基的叔胺显碱性，所以吗啡是酸碱两性化合物。吗啡及其盐类的化学性质不稳定，这与吗啡的苯酚结构有关。吗啡的酚羟基在光照下易于被空气氧化，转化成 N-氧化吗啡和伪吗啡，导致镇痛活性下降和毒副作用的增加。伪吗啡亦称双吗啡，是吗啡的二聚物，毒性较大。故本品应避光，密封保存。利用叔胺的碱性吗啡与盐酸和硫酸可以形成盐，增加药物的水溶性和稳定性。吗啡盐类水溶液的稳定性还与溶液的 pH 有关，在酸性溶液中较为稳定，而在中性或碱性溶液中则易被氧化。故配制吗啡注射液时，要求 pH 在 3~5 之间。此外，由于吗啡的氧化反应为自由基反应，空气中的氧、日光和紫外线照射或铁离子均可促进此反应。所以注射液中还需要充氮气，或加入焦亚硫酸钠、亚硫酸氢钠和 EDTA-2Na 等作稳定剂。

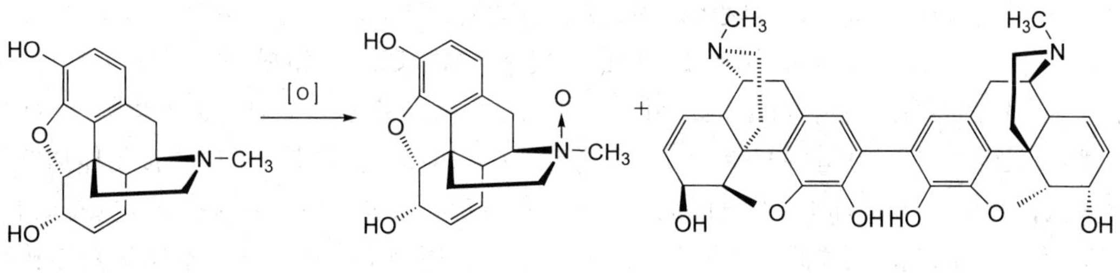

N-氧化吗啡　　　　　　　　　伪吗啡

吗啡在酸性溶液中加热，会转化为阿扑吗啡（Apomorphine）。阿扑吗啡通过激动多巴胺受体，兴奋中枢的呕吐中心，作为催吐剂在临床上使用。阿扑吗啡还能诱发中枢性阴茎勃起，治疗性功能障碍。这是由于在吗啡的 6，7，8 位是烯丙醇的结构体系，而 D 环是由醚键连接 A 环和 C 环形成的，属于二氢呋喃结构。因此，当吗啡在酸性条件下加热时，醚键断裂，脱水并发生分子内重排，生成阿扑吗啡（Apomorphine）。所以，在药典中规定必须对吗啡中的阿扑吗啡做限量检查。

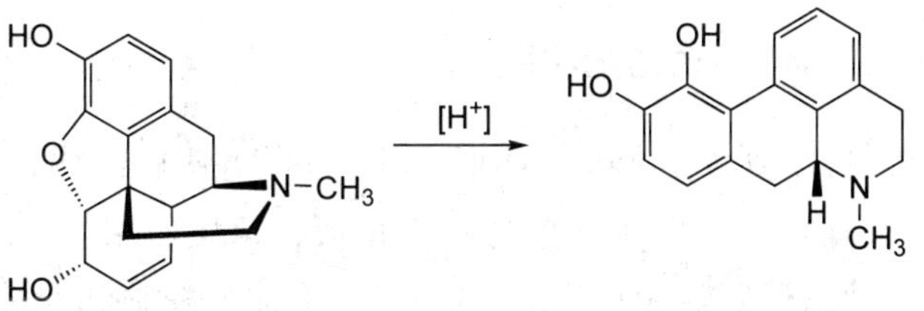

阿扑吗啡

吗啡是完全的阿片 μ 受体激动剂，具有镇痛、镇咳、镇静作用。本品是治疗严重、急性和慢性疼痛最普遍的镇痛药之一。吗啡首过效应严重，3 位的酚羟基在肝脏通过磺基转移酶和葡萄糖醛基转移酶作用形成结合物，也发生氮的去甲基化生成去甲吗啡，导致活性降低。吗啡是 II 类毒品，容易成瘾，还具有呼吸抑制、血压降低、恶心、呕吐、便秘、排尿困难等副作用。属麻醉性镇痛药，须按国家《麻醉药品和精神药品管理条例》进行生产、销售和使用。

第二节　合成镇痛药
Synthetic Analgesics

阿片类合成镇痛药是结构简化策略在新药研发中的成功应用，即以吗啡作为先导化合物，逐步去除活性非必需基团，得到结构简单、易于全合成、保留镇痛活性和副作用减少的镇痛药。按照化合物的分子结构类型，阿片类合成镇痛药分为：吗啡喃类（Morphinans）、苯吗喃类（Benzomorphans）、哌啶类（Piperidines）、苯丙胺类（Phenylpropylamines）和其他类。

一、吗啡喃类（Morphinans）

吗啡分子去除呋喃环（E 环）后成为吗啡喃（Morphinans）。吗啡喃类化合物是通过全合成得到的外消旋混合物，与吗啡立体结构相同的左旋体具有镇痛活性，右旋体只有镇咳作用。左啡诺（Levorphanol）是很强的 μ 受体激动剂，还有较高的亲脂性，镇痛作用约为吗啡的 8 倍。布托啡诺（Butorphanol）是具有激动-拮抗双重作用的药物，也称为拮抗性镇痛药。是强效的阿片 κ 受体激动剂，用于中度和重度疼痛患者的镇痛，也可作为麻醉的辅助药物。肌内注射后 10 分钟开始显效，可持续 3~4 小时。布托啡诺同时是 μ 受体拮抗剂，大约是纳洛酮的 1/6，吗啡和海洛因成瘾的患者使用后会很快产生戒断状态。布托啡诺有较低依赖性和滥用倾向，主要的副作用是恶心、镇静、烦躁不安和出汗，不属于禁控药物。临床使用其酒石酸盐，易溶于水和稀酸，注射液要避光保存。

吗啡喃	左啡诺	布托啡诺

二、苯吗喃类（Benzomorphans）

吗啡去除两个环，只保留 A，B 和 D 环形成 6，7-苯并吗喃结构，即苯吗喃，B 环在原处保留小的烃基作为 C 环残基，立体构型与吗啡相似，镇痛作用增强。首先上市的是非那佐辛（Phenazocine），镇痛作用约为吗啡的 10 倍，并有肌肉松弛和安定作用，成瘾性很小。喷他佐辛（Pentazocine）是激动-拮抗双重作用的药物，κ 受体激动剂和微弱的 μ 受体拮抗剂，镇痛强度为吗啡的 1/3，成瘾性小，是第一个上市的非麻醉性镇痛药。

苯吗喃	非那佐辛	喷他佐辛

三、哌啶类（Piperidines）

（一）4-苯基哌啶类

4-苯基哌啶类可以看作吗啡结构中仅保留 A 和 D 环的类似物。1937 年，在研究解痉药时意外发现哌替啶（Meperidine）具有吗啡样作用。哌替啶有两种构象：一种是苯环处于直立键，另一种苯环处于平伏键。前者与吗啡结构中 4-芳基哌啶部分的空间结构一致，被认为是其活性构象。哌替啶是典型的 μ 受体激动剂，镇痛活性为吗啡的 1/4，由于结构中的酯基容易在体内代谢失活，作用时间较短。把哌啶环上的 N-甲基以较大的基团取代可以增加哌替啶的镇痛活性，如阿尼利定（Anileridine）、苯哌利定（Phenoperidine）及匹米诺定

（Piminodine）等均已应用于临床。

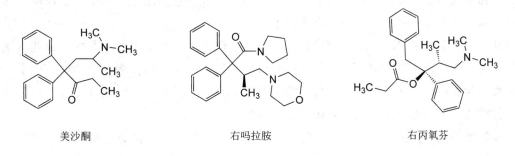

哌替啶　　　　　　　阿尼利定　　　　　　　苯哌利定　　　　　　　匹米诺定

（二）4-苯胺基哌啶类

在苯基和哌啶之间插入 N 原子，使原来的酯基转变成酰胺，得到 4-苯胺基哌啶类。成为镇痛活性很强的一类化合物。芬太尼（Fentanyl）是 μ 受体激动剂，镇痛作用约为哌替啶的 500 倍，吗啡的 80 倍。以芬太尼为基础，开发了阿芬太尼（Alfentanil）、舒芬太尼（Sufentanil）、和瑞芬太尼（Remifentanil）等。舒芬太尼的治疗指数高达 25200，安全性好。阿芬太尼和舒芬太尼起效快，维持时间短，临床用于手术中辅助麻醉。瑞芬太尼因为分子结构中的酯键可迅速被非特异性血浆酯酶和组织酯酶水解，作用时间短，无累积性阿片样效应，停止给药后迅速复原，适用于全身麻醉期间止痛、插管和手术切口止痛等。

芬太尼　　　　　　　阿芬太尼　　　　　　　舒芬太尼　　　　　　　瑞芬太尼

四、苯丙胺类（Phenylpropylamines）

本类药物又称氨基酮类或二苯基庚酮类，仅保留了吗啡的 A 环，将哌啶环（D 环）打开成为直链。代表药物美沙酮（Methadone）是一个高度柔性分子，由于羰基极化，碳原子上带有部分正电荷，与氨基氮原子上孤对电子相互吸引，通过非共价键的相互作用可使之与哌替啶构象相似。镇痛作用与吗啡相当，但戒断症状轻，临床作为戒毒药。右吗拉胺（Dextromoramide）的镇痛作用较吗啡强，且口服效果良好，成瘾性等副作用也较小。右丙氧芬（Dextro propoxyphene）临床使用右旋体，是成瘾性很小的镇痛药，适用于由慢性病引起的疼痛，其镇咳作用很小。在推荐剂量时，副作用较吗啡小很多，但是若过量使用，仍会导致严重的毒副反应，甚至致死。本品具有吗啡型的依赖性。左丙氧芬主要用于镇咳，几乎无镇痛作用，主要用在阿司匹林、对乙酰氨基酚等解热镇痛药的复方制剂中。

美沙酮　　　　　　　右吗拉胺　　　　　　　右丙氧芬

五、其他合成镇痛药（Other Synthetic Analgesics）

曲马多（Tramadol）结构中有两个手性碳，2-[（二甲氨基）甲基]与1-（3-甲氧基苯基）呈反式，临床用外消旋体。（+）-异构体是微弱的阿片μ受体激动剂，（-）-异构体抑制去甲肾上腺素和5-HT的重摄取，可以阻断疼痛的传导。本品的成瘾性小，不产生呼吸抑制和便秘，可以替代吗啡、哌替啶，用于中重度急慢性疼痛的止痛，也作为协同镇痛在临床广泛使用。

地佐辛（Dezocine）临床用作镇痛药，具有激动-拮抗双重作用，成瘾性小。它的β-取向的氨基相当于吗啡的叔胺碱性基团。

布桂嗪（Bucinnazine）又名强痛定，是阿片受体的激动-拮抗剂，镇痛作用约为吗啡的1/3，显效速度快，一般注射后10分钟起效。临床上用于神经痛、手术后疼痛、腰痛、灼烧后疼痛、排尿痛及肿瘤痛。偶有恶心或头晕、困倦等，停药后即消失。连续使用本品可致耐受和成瘾，故不可滥用。

曲马多	地佐辛	布桂嗪

盐酸哌替啶（Meperidine Hydrochloride）

化学名：1-甲基-4-苯基-4-哌啶甲酸乙酯盐酸盐；1-methyl-4-phenyl-4-piperidine-carboxylic acid ethyl ester hydrochloride。本品为白色结晶性粉末，无臭味微苦。mp.186～190℃。易吸潮，遇光易变黄。本品易溶于水或乙醇，溶解于三氯甲烷，几乎不溶于乙醚。盐酸哌替啶碱化后可析出黄色或淡黄色的哌替啶固体，mp.30～31℃。

盐酸哌替啶为阿片μ受体激动剂，起效快，镇痛作用约为吗啡的1/10，但成瘾性较弱，不良反应与吗啡相比较轻。用于分娩时的止痛，各种创伤性疼痛和平滑肌痉挛引起的内脏剧痛，也可用于麻醉前给药以起镇静作用。

盐酸哌替啶口服给药受首过效应影响，代谢迅速，生物利用度仅为50%，故通常采用注射给药。本品在肝脏代谢，经过酯水解和脱甲基反应，主要的代谢产物为哌替啶酸、去甲哌替啶和去甲哌替啶酸，并与葡萄糖醛酸结合后经肾脏排泄。去甲哌替啶的镇痛活性仅为哌替啶的一半，无镇痛作用且消除很慢，积累可产生惊厥作用。

盐酸哌替啶的合成以苯乙腈为原料，在氨基钠存在下与二（β-氯乙基）-甲胺环合生成

1-甲基4-苯基-4-氰基哌啶，在酸性条件下氰基水解成甲酸，再与乙醇酯化成羧酸乙酯，最后在乙醇中与盐酸作用得到哌替啶盐酸盐。

$$\text{H}_3\text{C}-\text{N}\overset{\text{CH}_2\text{CH}_2\text{Cl}}{\underset{\text{CH}_2\text{CH}_2\text{Cl}}{}} \xrightarrow[\text{NaNH}_2,\Delta]{\text{C}_6\text{H}_5\text{CH}_2\text{CN}} \quad \xrightarrow{\quad} \quad \xrightarrow[\text{H}_2\text{O}]{\text{H}_2\text{SO}_4} \quad$$

$$\xrightarrow[\Delta]{\text{C}_2\text{H}_5\text{OH}} \quad \xrightarrow{\text{HCl, C}_2\text{H}_5\text{OH}} \quad$$

枸橼酸芬太尼（Fentanyl Citrate）

化学名：N-苯基-N-［1-(2-苯乙基)-4-哌啶基］-丙酰胺枸橼酸盐；N-phenyl-N-［1-(2-phenylethyl)-4-piperidinyl］propanamide citrate。本品为白色结晶性粉末，味微酸。熔点 149~151℃。易溶于热的异丙醇，能溶于水和甲醇，微溶于三氯甲烷及乙醚。

本品为强效镇痛药，是吗啡的 80 倍，成瘾性亦强。镇痛作用起效快，持续时间短，可用于麻醉前给药及诱导麻醉，在各种手术中作为辅助用药与全麻药合用。适用于各种剧痛如外科手术前后的镇痛和肿瘤后期的镇痛等。

芬太尼的合成策略，首先制备得到 4-哌啶酮，再与苯胺缩合还原。以苯乙腈为原料，还原得到的苯乙胺与丙烯酸甲酯加成，得到 N,N-二（β-甲氧羰乙基)-苯乙胺，在甲醇钠催化下环合成1-苯乙基-3-甲氧羰基-4-哌啶酮，经酸水解和脱羧反应生成1-苯乙基-4-哌啶酮。然后在哌啶催化下与苯胺缩合生成 N-(1-苯乙基-4-亚哌啶基)-苯胺。加压催化氢化得 N-(1-苯乙基-4-哌啶基)-苯胺，用丙酸酐进行丙酰化得芬太尼。最后在异丙醇中与枸橼酸成盐得到本品。

$$\text{C}_6\text{H}_5\text{CH}_2\text{CN} \xrightarrow{\text{H}_2/\text{Ni}} \text{C}_6\text{H}_5\text{CH}_2\text{CH}_2\text{NH}_2 \xrightarrow{\text{CH}_2=\text{CHCOOCH}_3} \text{C}_6\text{H}_5\text{CH}_2\text{CH}_2\text{N}(\text{CH}_2\text{CH}_2\text{COOCH}_3)_2 \xrightarrow[\Delta]{\text{NaOCH}_3}$$

$$\xrightarrow[-\text{CO}_2,\Delta]{\text{H}_2\text{O, HCl}} \quad \xrightarrow{\text{C}_6\text{H}_5\text{NH}_2} \quad \xrightarrow{\text{H}_2/\text{Ni}} \quad$$

$$\xrightarrow{(\text{C}_2\text{H}_5\text{CO})_2\text{O}} \quad \xrightarrow{} \quad$$

89

盐酸美沙酮（Methadone Hydrochloride）

化学名：（±）-4，4-二苯基-6-二甲胺基-3-庚酮盐酸盐；6-（dimethylamino）-4，4-diphenyl-3-heptanone hydrochloride，又名芬那酮（Phenadone）、阿米酮（Amidone）。

本品为无色结晶或白色结晶性粉末，无臭。熔点230～234℃。乙醇及三氯甲烷中易溶，水中溶解，在乙醚中几乎不溶。左旋体 $[\alpha]_D^{25}-145°$，镇痛活性大于右旋体。临床使用外消旋体。

美沙酮为阿片 μ 受体激动剂，镇痛作用比吗啡、哌替啶稍强，成瘾性等副反应相应较小，适用于各种原因引起的剧痛，也用于戒除吗啡类药物成瘾性的替代治疗。但是安全指数小，长期应用也能成瘾。

美沙酮的一条体内代谢途径是在肝脏内经 N-脱甲基后生成仲氨基，与酮羰基环合生成无活性的吡咯烷衍生物。另一条途径是美沙酮的酮基被醇脱氢酶还原生成美沙醇（Methadol）。美沙醇的镇痛活性弱于美沙酮，它经 N-脱甲基后得到的是活性镇痛剂去甲基美沙醇和二去甲基美沙醇，半衰期比美沙酮长。因此延长了美沙酮的镇痛时间。

美沙醇	去甲基美沙醇	二去甲基美沙醇

第三节　内源性阿片肽与阿片受体
Endogenous Opioid Peptides and Opioid Receptors

一、内源性阿片肽（Endogenous Opioid Peptides）

通过对阿片类药物构效关系的研究，科学家推测此类药物是与大脑中的受体相结合而发挥镇痛作用的。吗啡并不是人体自身所有的物质，所以人体内必然存在内源性"镇痛"物质。1975 年 Hughes 和同事从猪脑中分离得到两种具有吗啡样镇痛活性的多肽：亮氨酸脑啡肽（Leucine enkephalin，LE）和甲硫氨酸脑啡肽（Methionine Enkephaline，ME）。这是两个结构相似的五肽，前四个氨基酸一致，依次为酪氨酸（Tyr）、甘氨酸（Gly）、甘氨酸（Gly）和苯丙氨酸（Phe），碳端氨基酸残基不同，一个为亮氨酸（Leu），另一个为甲硫氨酸（Met）。此后，β-内啡肽和强啡肽等至少有十五种内源性阿片肽被鉴定出来。这些从哺乳动物组织中分离出的与镇痛及精神活动相关的多肽被统称为内啡肽（Endorphin）。其中β-内啡肽的作用最强，为31肽化合物，镇痛活性10倍于吗啡，同时，它还具有内分泌调节功能，可能是一种神经递质和神经调质。内啡肽来源于大分子前体蛋白，首先在细胞核合成出前体蛋白并转运到神经细胞末端释放，大分子蛋白的碱性氨基酸位点被蛋白酶识别并水解，释放出活性的内啡肽。在中枢神经系统中，内啡肽主要在脊柱和上脊柱位点发挥作用，并能与阿片受体结合产生吗啡样作用。

H-Tyr-Gly-Gly-Phe-Leu-OH   H-Tyr-Gly-Gly-Phe-Met-OH

亮氨酸脑啡肽   甲硫氨酸脑啡肽

Tyr-D-Ala-Gly-Phe-Me-Met-NH$_2$ Thr-D-Ala-Gly-Me-Phe-Met(o)ol

美克法胺   FK-33824

多肽类物质容易在肽酶的作用下降解，阻断或延长酶解作用时间可增强其药理效应。这提示人们改变内啡肽分子部分结构，是寻找高效非成瘾性镇痛药的研究新方向。例如：Gly2 用 D-Ala2 取代，Gly3-Phe4 分别予以甲基化，Met5 或 Leu5 分别进行酰胺化等，都可阻断或延缓肽酶的作用。如美克法胺（Metkefamide）及 FK-33824 都具有较高镇痛活性。FK-33824 脑室注射镇痛作用为吗啡的 1000 倍，为 ME 的三万倍，β-内啡肽的 23 倍，且口服也有效，剂量约为吗啡的 1/5。增加内啡肽镇痛活性的另一种方法是对多肽酶进行抑制。

二、阿片受体（Opioid Receptors）

阿片类药物的镇痛作用具有高效性、选择性及立体专属性。如吗啡的左旋体具有镇痛及生理依赖、耐受性和便秘等生理活性，而右旋体则完全没有活性。从化学结构上来看，脑啡肽和吗啡两者迥异，但是 X 衍射法分析证实空间构象上 LE 和 ME 分子中两个甘氨酸之间的 β 转折形成一个 U 型构象，与吗啡构型相仿。这使得人们推测吗啡类药物可能是通过受体起作用。20 世纪 70 年代初期，分别采用 ³H 取代的纳洛酮、埃托啡和双氢吗啡为配基进行研究，证实了阿片受体的存在。阿片受体最初被定义为一种具高亲和力、可饱和的、可在脑膜上与阿片生物碱进行立体化学特异性结合的受体。

吗啡   甲硫氨酸脑啡肽

研究进一步证实存在 3 种不同类型的阿片受体，分别是受体 μ、δ、κ，并可进一步细分为 μ$_1$、μ$_2$；δ$_1$、δ$_2$；κ$_1$、κ$_2$、κ$_3$ 共七个亚型。其中 μ 受体镇痛活性最强，成瘾性也最强，是产生副作用的主要原因。δ受体成瘾性小，镇痛作用也不明显。κ受体镇痛活性介于前两者之间，但在镇痛的同时有明显的致焦虑作用。μ_1受体亚型为调节痛觉神经传导的高度亲和结合位，而μ_2受体介导呼吸抑制作用。μ受体的典型激动剂为吗啡、舒芬太尼等。κ受体激动剂有喷他佐辛等。而δ受体的激动剂多半为肽类化合物。

阿片受体的研究还在不断的探索进行中，目前人们开发安全有效、低成瘾性的镇痛药时，倾向于由μ受体转向κ受体或者δ受体。自20世纪80年代以来，人们对以U-50488为代表的中枢性κ受体激动剂进行了广泛而深入的研究，然而进入临床的中枢性κ受体激动剂，虽然也具有强大的镇痛作用，且成瘾性低，但其普遍存在镇静、焦虑、利尿等副作用，从而影响了其临床应用。研究表明，在心脏、血管、胃肠壁以及人的胎盘组织中都发现了κ受体的存在。于是20世纪90年代以来，研究者们将目标转向外周选择性κ受体激动剂，使其仅作用于外周而较少通过血脑屏障，避免中枢性的副作用。代表药物有阿西马朵林（Asimadoline）和非多托秦（Fedotozine），Ⅲ期临床研究结果显示，它们能减轻腹胀引起的疼痛反射和肠易激综合征病人的腹痛强度。对阿片受体研究已有20多年，但是由于阿片受体的纯化极为困难，故对其分子水平的结构和功能知之甚少。因此，阿片受体功能的研究，阿片镇痛药作用机制的进一步阐明，将有助于研制和开发新的无成瘾性，镇痛效果好，副作用小的阿片类镇痛剂。

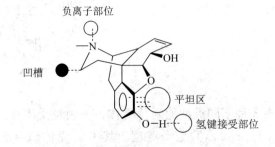

| U-50488 | 阿西马朵林 | 非多托秦 |

根据吗啡及合成镇痛药的共同药效构象提出了吗啡受体活性部位模型，按照这个模型，阿片受体的主要结合点有三个：①一个负离子部位；②一个适合芳环的平坦区；③一个与烃基链相适应的凹槽部位。刚性结构的吗啡、吗啡喃和苯吗喃类，当N-取代基改变时，镇痛活性相应改变，说明刚性结构的吗啡化合物以相同的方式与受体结合。而柔性结构的哌替啶等，N-取代基的改变不能产生像刚性结构的吗啡等那样的活性改变。人们推测刚性和柔性的阿片样镇痛药的N-取代基分别结合在受体的不同部位。吗啡的苯环上有3-羟基时，活性增大，而哌替啶的苯环相应位置上有羟基时，活性消失，因此认为，两者的芳环结构部分也是分别结合在受体表面的不同部位。结合苯乙基吗啡中人们推测存在第四个结合点，即两个分离的芳基识别部位。这个模型可以与脑啡肽和内啡肽的结构进行关联，还能较好地解释埃托啡及其衍生物的高镇痛活性。正是由于这些结合点，才使得受体能很好地和吗啡及其衍生物结合在一起，使药物发挥其镇痛活性。

苯乙基吗啡与受体结合　　　　吗啡与受体结合　　　　哌替啶与受体结合

对阿片的作用机制的研究还处于发展中，有些推断与假说随着研究的逐步深入将会不断修正。人们曾经认为阿片类药物是作用于中枢神经部位，因此，传统的化学修饰都注重增加分子的亲脂性，以有利于透过血脑屏障，发挥效用，减少用量，降低毒性。目前研究表明，阿片受体不仅存在于中枢神经系统，在外周感觉神经元上也存在。在人和动物的炎症组织中也发现了内源性阿片肽，证明阿片肽类的镇痛作用可以在局部发挥，为控制疼痛提供了一条新的途径，拓展了人们对镇痛药分子结构化学修饰的思路。随着人们对阿片受体和阿片样物质的认识不断深入，对疼痛有关的生理、病理基础理论以及痛觉感觉信息调节等方面会有重大突破，具有优异镇痛活性而减少吗啡样副作用的新型镇痛药将不断涌现。

（韩维娜）

第五章　局部麻醉药
Local Anesthetics

　　麻醉是指感觉尤其是痛觉丧失的状态，伴有或不伴有意识丧失。多种不同结构的化合物具有麻醉作用，包括典型的麻醉药，如全身和局部麻醉药，还包括中枢神经系统抑制剂，如镇痛药、镇静催眠药、肌肉松弛药和抗惊厥药物。

　　全身麻醉药（general anesthetics）作用于中枢神经系统，使其受到可逆性的抑制，从而使意识、感觉特别是痛觉反射消失，便于进行外科的手术。本章阐述的局部麻醉药（local anesthetics）作用于神经末梢及神经干周围，可逆性地阻滞神经冲动的产生和传导，在病人意识清醒的情况下，使有关神经所支配的部位痛觉丧失，简称局麻药。局麻药不会导致意识丧失和中枢功能损害，与镇痛药不同，它们不与疼痛受体作用，也不抑制疼痛介质的释放或生物合成。局麻药普遍用于口腔科、眼科、妇科和外科手术中，局麻作用消失后，神经功能可完全恢复。

　　局麻药有普遍而重要的临床应用，可直接使用局麻药溶液或混悬液在鼻、口腔、喉、气管、食管、生殖泌尿道的黏膜进行表面麻醉；或将局麻药注入皮下组织进行局部浸润麻醉；注入手术部位周围进行区域阻滞；或注入臂丛或颈丛等进行神经干或神经丛阻滞；或将局麻药注入腰椎蛛网膜下隙而取得下半身某部位的麻醉，即脊麻或腰麻；或将局麻药注入脊神经根的硬脊膜外间隙而产生相应节段面的阻滞。由于中枢神经系统和心肌细胞对局麻药特别敏感，因此局麻药使用中出现的毒副作用主要表现为中枢神经系统和心血管系统作用，以及过敏反应。

扫码"学一学"

第一节　局部麻醉药的发展
The Development of Local Anesthetics

　　局部麻醉药来源于南美洲古柯树（*Erythroxylon coca* Lam）的树叶。在 16 世纪，欧洲人发现秘鲁的土著通过咀嚼古柯树叶来减轻伤口的疼痛。1860 年 Niemann 从古柯树叶中提取到一种生物碱，命名为可卡因（Cocaine），并发现其局部麻醉作用发生于舌部。可卡因呈白色晶体状，无臭，味苦而麻。在 1880 年经过多次动物实验的验证，Von Anrep 证实可卡因能够用作局部麻醉药。1884 年澳大利亚眼科医生 Koller 将可卡因用于临床的外科手术，可卡因的发现推动了局部麻醉药物的迅速发展。由于其麻醉效果好，穿透力强，主要用于表面麻醉，但因毒性强，不宜注射。同时可作强烈的天然中枢兴奋剂，也因其对中枢神经系统的兴奋作用而导致滥用，1985 年起成为世界性主要毒品之一。

　　理想的局麻药应该是起效迅速，作用时间足以维持到手术完成。只作用于传入神经（感觉神经纤维），对于传出神经（运动神经纤维）和其他组织的影响小，尤其是没有全身毒性。可卡因虽然具有优异的局部麻醉活性，但是一些严重的毒副作用，比如成瘾性、变态反应、组织刺激性、水溶液中的不稳定性和消毒过程中分解失效等，这些缺陷限制了可卡因的临床使用。人们采用结构简化的策略，展开了对可卡因构效关系研究，以期寻找到理想的局部麻醉药。

可卡因　　　　　　　　　（－）爱康宁　　　　　　　　托哌可卡因

在可卡因的构效关系研究过程中，首先将其水解，得到（－）爱康宁（Ecgonine）、苯甲酸及甲醇，药理实验证明三者都不具有局部麻醉作用。进一步用其他羧酸代替苯甲酸与爱康宁成酯后，麻醉作用降低或完全消失，说明苯甲酸酯是可卡因产生局部麻醉作用的药效基团。另外，人们从爪哇古柯树叶中分离得到了生物碱托哌可卡因（Tropacocaine），其分子结构中只存在苯甲酸酯结构，而没有羧酸甲酯基，但同样具有局部麻醉作用，由此进一步证实了苯甲酸酯结构对局部麻醉活性的重要性。

可卡因分子中的莨菪烷结构复杂，增加了全合成的难度，不利于药物的批量生产。人们除去四氢吡咯环，设计和合成了两个六氢吡啶的衍生物 α-优卡因（α-Eucaine）和 β-优卡因（β-Eucaine），发现两者均有与可卡因类似的局部麻醉作用，优点是水溶液的性质较稳定，不因煮沸而水解，毒性亦低。由此说明莨菪烷的双环结构并非局部麻醉作用所必需。

α-优卡因　　　　　　　　　β-优卡因　　　　　　　　　苯佐卡因

1890 年，Ritsert 合成了苯佐卡因（Benzocaine），具有良好的局部麻醉作用并且毒性很低。但是，与可卡因相比苯佐卡因缺乏碱性强的脂肪族胺基，不利于形成稳定的盐导致水溶性不好，限制了胃肠道外给药剂型的制备。于是，人们采用两种结构修饰策略来增加化合物的水溶性。其一，在苯佐卡因结构中引入极性的羟基，如奥索卡因（Orthocaine）和新奥索仿（Orthoform New），但此类化合物的溶解度仍然不好，不能注射应用。其二，通过酯键连接引入脂肪族的胺基结构，用于和酸形成盐增加水溶性。在 1905 年开发出了普鲁卡因（Procaine），虽然普鲁卡因的麻醉效力较可卡因低，作用时间短，但是由于没有成瘾性等严重的局部和全身毒性，使之成为临床上最常用的局麻药之一。此类药物的成功，使人们进一步认识到，可卡因分子中复杂的爱康宁结构只不过相当于脂肪族胺基侧链。从可卡因结构的研究到普鲁卡因的成功发现，提示人们从天然产物结构出发可以设计和发现临床性质更优异的全新药物。

奥索卡因   新奥索仿   普鲁卡因

利多卡因的开发进一步证实了天然产物是新药开发的宝贵源泉。1935 年，Von Euler 和 Erdtman 发现生物碱异芦竹碱（Isogramine）可使舌头产生局部麻痹感，具有局部麻醉作用。1946 年，以 Isogramine 作为先导化合物，采用电子等排的原理，成功研制出利多卡因（Lidocaine）。利卡多因的局麻作用比普鲁卡因强，没有刺激性，很少出现变态反应。由于结构中是酰胺键，不容易水解，所以作用时间延长，成为临床常用的局麻药。由于对室性心律失常疗效较好，也被用作抗心律失常药。

随着神经生理学和药理学的飞速进展，人们对局部麻醉过程中神经冲动的传导和药物分子的作用机制有了更深入的了解，促使了新的局麻药不断面世。目前，已经有多种结构的药物在临床上应用，但是，时至今日仍然没有一种药物能够达到理想局麻药的全部要求。

第二节　局部麻醉药的构效关系
SAR of Local Anesthetics

局部麻醉药通常制备成注射液用于浸润麻醉、传导麻醉、蛛网膜下隙麻醉和硬膜外麻醉，或者做成乳剂和软膏等用于表面麻醉。局麻药给药后分布在神经干和神经末梢附近，穿过神经膜发挥麻醉功能。因此，局麻药的作用局限于给药部位并随着药物从给药部位扩散到周围的组织（脂肪和血管）而迅速消失。药物分子的脂/水溶性、pK_a 和化学稳定性对局麻药的药效至关重要。临床常用的局麻药按照化学结构分为氨基酯类、氨基酰胺类、氨基酮类、氨基醚类和其他类。

一、氨基酯类（Amino Esters）

普鲁卡因应用到现在已有一百多年历史，该药没有可卡因那样严重的毒性，是临床中最为经典的局部麻醉药物。但是和可卡因相比，普鲁卡因的麻醉强度较低，作用时间短，而且化学性质也不够稳定，易于水解。为了克服普鲁卡因的这些缺点，人们研发了许多新的氨基酯类局麻药。

奥布卡因   布他卡因

在普鲁卡因的苯环上引入脂溶性基团，或者在侧链上引入支链烃基，化合物的脂溶性增加使药物更容易通过神经膜，局部麻醉作用比普鲁卡因增强。奥布卡因（Benoxinate）在苯环的 3 位以正丁氧基取代氢原子，局部麻醉作用强于普鲁卡因，作用时间也较长，多用于眼科的表面麻醉。布他卡因（Butacaine）延长侧链并将氮原子上的两个乙基以正丁基取代，局麻作用比普鲁卡因强 3 倍，可用于浸润麻醉和表面麻醉。徒托卡因（Tutocaine）的侧链碳链比普鲁卡因长并且连有两个甲基，麻醉作用比普鲁卡因有所提高。同时侧链上的甲基加大了对酯基周围的位阻，使酯键不易水解，延长了药物的作用时间。氯普鲁卡因（Chloroprocaine）是在普鲁卡因的 2 位用氯原子取代，使分子脂溶性增加麻醉起效加快，药效比普鲁卡因强 2 倍，但由于氯原子的吸电子作用，使酯键更容易水解，所以代谢速度比普鲁卡因快（半衰期仅为 25 秒），副作用仅为普鲁卡因的 1/2，临床上用于各种手术麻醉。

徒托卡因　　　　　　　　　　　　　　氯普鲁卡因

丁卡因（Tetracaine）将普鲁卡因苯环上氨基的氢以正丁基取代，对神经膜的穿透力强，局麻作用比普鲁卡因约强 10 倍，但副作用也强。麻醉时间可达 3 小时左右。虽然丁卡因副作用比普鲁卡因大，但由于使用剂量比普鲁卡因小很多，故临床上毒副作用实际比普鲁卡因低。丁卡因在临床上用于浸润麻醉和眼角膜的表面麻醉。丁卡因的获得是普鲁卡因结构改造中最突出的成就。氨基酯类酯基中的氧原子若以其电子等排体硫原子置换，脂溶性增大，显效快。如硫卡因（Thiocaine）的局麻作用较普鲁卡因强，毒性也比普鲁卡因大，可用于浸润麻醉及表面麻醉。用电子等排体氮原子取代得到普鲁卡因酰胺（普鲁卡因胺，Procainamide），水溶液比普鲁卡因稳定，但局部麻醉作用仅为普鲁卡因的 1/100，目前主要用于治疗心律不齐。

丁卡因　　　　　　　　　　　　硫卡因　X＝S
　　　　　　　　　　　　　　　普鲁卡因胺　X＝N

二、氨基酰胺类（Amino Amides）

从具有麻醉作用的天然生物碱 Isogramine 得到启发，开发出氨基酰胺类局麻药利多卡因（Lidocaine）。此类局麻药也可以看作是采用电子等排原理，用氮原子取代氨基酯类酯基中的氧原子，并将胺基和羰基的位置互换，使氮原子连接在芳环上，羰基为侧链一部分，由此转变成氨基酰胺类局部麻醉药。

利卡多因的局麻作用比普鲁卡因更强，作用时间延长，穿透扩散性强、无刺激性，为临床常用的局麻药，主要用于阻滞麻醉及硬膜外麻醉。由于对室性心律失常疗效较好，也被用作抗心律失常药。丙胺卡因（Prilocaine）的麻醉强度、持续时间和毒副作用均比利多卡因低。用于浸润麻醉、表面麻醉及硬膜外麻醉。丙胺卡因结构中酰胺基的邻位仅有一个甲基，使得酰胺基更易水解，在肝脏等部位转化降解较快，对中枢神经系统及心血管的毒性约为利多卡因的1/2~2/3，但其代谢产物邻甲苯胺可引起高铁血红蛋白血症。随着时间的推移，丙胺卡因在临床使用中出现的严重心脏毒性和系统毒性事件引起人们的警觉，1995年丙胺卡因被撤出市场。阿替卡因（Articaine）与丙胺卡因不同，它用噻吩环取代了苯环。此外在阿替卡因结构中，用羧酸甲酯基代替酰胺基邻位的氢原子，使酰胺基的水解变得比较困难。另外，羧酸甲酯基极易被血浆的酯酶水解生成羧酸，水解产物的极性大，很难通过血脑屏障和心脏的脂质膜，降低了阿替卡因的中枢和心脏毒性。临床使用阿替卡因盐酸盐注射剂，本品 pH=5 时水中配成 20% 溶液，用于浸润麻醉，4% 溶液主要用于牙科麻醉，而用葡萄糖配成的 5% 溶液则用于蛛网膜下隙阻滞。阿替卡因是国内市场上供应的唯一口腔专用局部麻醉剂。阿替卡因局麻作用强，全身毒副作用低。因其吸收后与血浆蛋白的结合率高达 90%，绝大部分在血循环中失去活性，适用于小儿、孕妇、老年人和血管病患者。

利卡多因　　　　　丙胺卡因　　　　　阿替卡因

依替卡因（Etidocaine）局麻时通常与肾上腺素合用使其作用时间延长，主要用于硬膜外麻醉。甲哌卡因（Mepivacaine）pK_a 为 7.6，作用迅速，可持续 60 分钟，且具有穿透力强，毒副作用小，不扩张血管等特点，适用于腹部、四肢及会阴部手术。布比卡因（Bupivacaine）侧链氮原子上的取代基为丁基，pK_a 为 8.1，酯溶性高，作用持续时间比甲哌卡因长，为 175 分钟，其局麻作用强于利多卡因（约 4 倍），具有强效、长效和安全的特点，是临床上最常用的局麻药之一。罗哌卡因（Ropivacaine）具有较低的脂溶性，体外研究表明罗哌卡因对心脏的毒性比布比卡因小，安全性高。布比卡因和罗哌卡因均是以纯的 S-对映体供药用的。左布比卡因与布比卡因有着非常接近的耐受性。动物研究显示，左旋布比卡因对中枢神经系统和心脏的毒性都低于布比卡因，致心律失常的剂量较布比卡因高。

依替卡因　　　　　甲哌卡因　R=CH₃
　　　　　　　　　布比卡因　R=C₄H₉
　　　　　　　　　罗哌卡因　R=C₃H₇

三、氨基酮类（Aminoketones）

采用电子等排体原理，以亚甲基代替酯基中的氧原子成为氨基酮类化合物。由于酮基的引入使分子的脂溶性和稳定性上升，不少化合物具有局麻作用，其中一些作用相当强。如达克罗宁（Dyclonine）局麻作用很强，显效快，作用持久，用作表面麻醉。

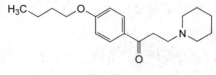

达克罗宁

四、氨基醚类（Aminoethers）

　　用醚键代替作为芳环和脂肪胺的连接链，成为氨基醚类局麻药。有两个化合物在临床用作表面麻醉药，即奎尼卡因（Quinisocaine）和普莫卡因（Pramocaine），奎尼卡因的表面麻醉作用比可卡因强约 1000 倍，而毒性仅为可卡因的 2 倍，推测是由于醚键比酯基更稳定，因此麻醉作用持久。

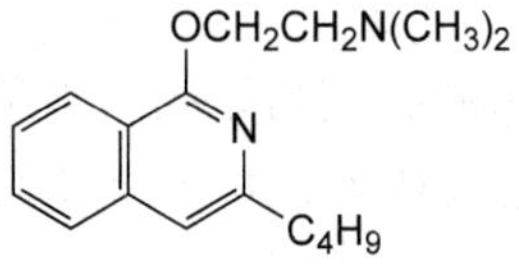

奎尼卡因

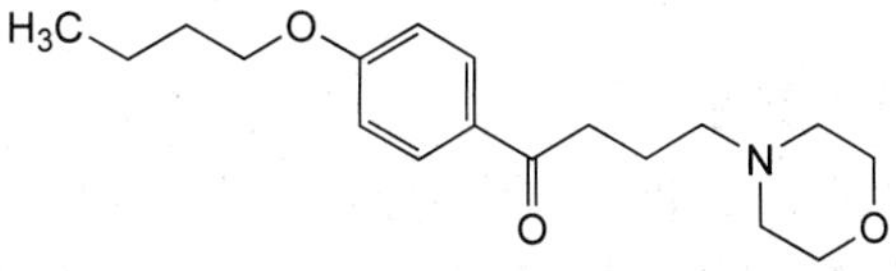

普莫卡因

五、其他类（Others Drugs）

　　氨基甲酸酯类（Carbamates）药物有地哌冬（Diperodon）以及庚卡因（Eptacaine），具有很强的局部麻醉作用。前者曾作为表面麻醉剂应用于临床。后者在动物试验中发现其表面麻醉作用可超过可卡因 100 倍，浸润麻醉作用较普鲁卡因强 170 倍，也有抗心律失常作用。

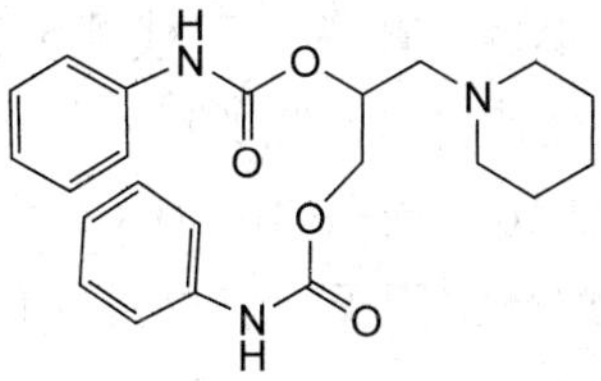

地哌冬

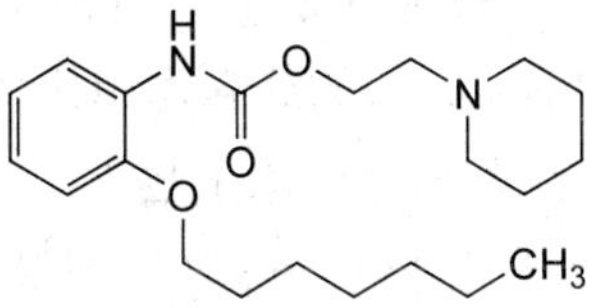

庚卡因

　　醇和酚类（Alcohols and Phenols）化合物具有局部麻醉的活性。虽然与典型的局麻药结构不同，人们从日常经验中得知乙醇具有麻醉和镇痛的作用。临床中苯甲基醇（Benzyl alcohol）、薄荷醇（Menthol）常常与苯佐卡因和丁卡因合用作表面麻醉药。丁香酚（Eugenol）和苯酚（Phenol）在牙科中用于表面麻醉。

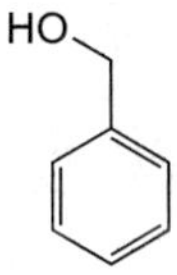

苯甲基醇 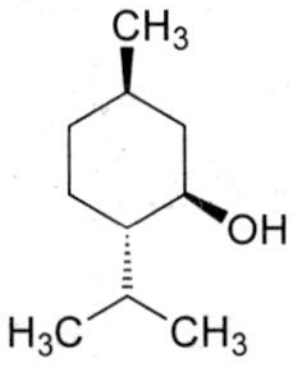　　薄荷醇 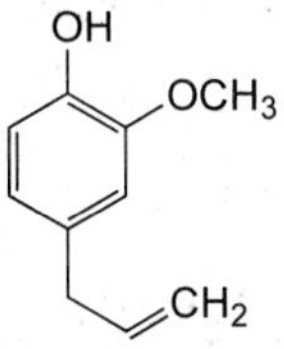　　丁香酚 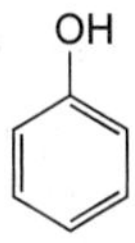　　苯酚

　　如上所述，临床使用的局麻药化学结构类型较多，结构特异性较低。以普鲁卡因为例，可以概括出此类药物的基本骨架由亲脂性部分（Ⅰ）、中间连接部分（Ⅱ）和亲水性胺基（Ⅲ）三个片段构成。

亲脂性部分（Ⅰ）可分为芳烃及芳杂环，是局部麻醉药物的必须药效团。当苯环的邻位或对位引入供电子基团如羟基、烷氧基时，局麻作用均较未取代的苯甲酸衍生物强，这是由于氨基或烷氧基的供电性，通过共振与诱导效应与苯甲酸酯成共轭，使羰基的极性增加，麻醉作用也增强，反之，而引入吸电子取代基则使麻醉作用减弱。苯环的邻位上若再有其他取代基如烷基、羟基、烷氧基时，由于位阻作用而延缓了酯的水解，因此作用时间延长，活性增强。当苯环氨基上氢以烷基取代时，增加了氨基的供电子能力使活性增强，但毒性要增加（如丁卡因）。当苯环对位以烷氧基取代时，局麻作用随烷基的分子量增大而增大。但是当取代基在苯甲酸酯基间位上时，只能影响药物亲脂性而不产生上述同样的效应。

中间连接部分（Ⅱ）由羰基与烷基共同组成。羰基部分与麻醉药作用时间长短有关，当羰基部分为酯、酮、酰胺或硫代酯时，其作用持续时间为：酮>酰胺>硫代酯>酯。即随着化合物在体内稳定性下降，药物作用时间变短。但麻醉强度为：硫代酯>酯>酮>酰胺，如硫卡因（Wocaine）的局麻作用比普鲁卡因强2倍，而普鲁卡因胺的局麻作用仅为普鲁卡因的1/100。烷基部分碳原子数以2~3为好，即—CH_2CH_2—或—CH_2CH_2CH_2—。其中，当烷基链为3个碳原子时，麻醉作用最强。当酯键旁的烷基碳原子上有支链取代时，由于位阻作用使酯键较难水解，局麻作用增强，但毒性也增大。

亲水性胺基（Ⅲ）大多为叔胺，易形成可溶性的盐类。仲胺的刺激性较大，季铵由于表现为箭毒样作用而不采用。氮上取代基的碳原子总和以3~5时作用最强，也可为脂环胺，其中以哌啶作用最强。

在局部麻醉药中有一些药物含有手性中心，如罗哌卡因，是以 S-(−)异构体上市的。局部麻醉药在和钠离子通道的蛋白作用时很少有特定的立体专一性，但是在有些药物中不同的光学异构体之间出现活性上的微小差异，这些差异是如何产生的，目前尚未明确。但是局部麻醉药的立体化学因素在其毒性和药代动力学性质上起到重要作用。研究表明布比卡因中的 R-(+)异构体是引起心血管毒性作用的重要原因，推测是 R-(+)的布比卡因能选择性的阻断心胺的 hKv 1.5 通道。近年来布比卡因也已开发成左旋布比卡因上市。

盐酸普鲁卡因（Procaine Hydrochloride）

化学名：4-氨基苯甲酸-2-（二乙氨基）乙酯盐酸盐；4-Aminobenzoic acid 2-(diethylamino) ethyl ester hydrochloride。本品为白色结晶或结晶性粉末，mp. 154~157℃。

易溶于水，略溶于乙醇，微溶于三氯甲烷。游离的普鲁卡因 pK_a 为 8.8，mp. 57~59℃。

盐酸普鲁卡因结构中含有芳伯氨基团，易发生氧化反应，使药品颜色加深，芳伯氨的氧化受 pH，温度的影响，此外紫外线、空气中的氧、重金属离子等均可加速分解变色。故生产中常加入焦亚硫酸钠（保险粉）作为抗氧剂，并需要密闭避光保存。芳伯胺结构也可用于本品的鉴定，在稀盐酸中与亚硝酸钠反应生成重氮盐，再加入碱性 β 萘酚试液，生成猩红色偶氮化合物沉淀。

盐酸普鲁卡因是临床广泛应用的基本药物之一，具有良好的局部麻醉作用，毒性低、无成瘾性，用于浸润麻醉、阻滞麻醉、腰麻、硬膜外麻醉和局部封闭疗法。和可卡因相比，普鲁卡因的麻醉强度相对较低，作用时间也短。原因之一是本品对小血管有扩张作用，加快了药物向循环系统的扩散致使药效下降。临床上常与血管收缩药肾上腺素合用，可增强麻醉作用，延长作用时间。

普鲁卡因的酯键能被人体中广泛分布的酯酶水解，可以在血液、肝脏和肾中被代谢，使其活性消失。在体内水解生成对氨基苯甲酸和二乙氨基乙醇。二乙氨基乙醇 30% 随尿液排出，对氨基苯甲酸 80% 可随尿排出或形成结合物后排出。另外，对氨基苯甲酸会引发个别患者的过敏反应，也可以拮抗磺胺类药物的抗菌作用，所以普鲁卡因与磺胺类药物不可以合用。

盐酸普鲁卡因的合成以对硝基甲苯为原料，用重铬酸氧化生成对硝基苯甲酸，然后与 β 二乙氨基乙醇经酯化制得硝基卡因，再还原成盐制得本品。酯化中常用二甲苯为溶剂通过共沸蒸馏脱水进行。这一合成工艺的优点是原料价廉易得，反应的收率很高，是目前工业生产所采用的路线。但由于重铬酸钠氧化和铁粉还原过程引起大量的环境污染问题，仍需进一步改进。

在合成过程中，会有酯化不完全的对硝基苯甲酸引入下一步反应，经还原后生成对氨基苯甲酸，此外在硝基卡因还原的过程中，以及盐酸普鲁卡因在存放过程中会发生水解生成对氨基苯甲酸。由于对氨基苯甲酸对皮肤的刺激比较大，毒副作用较强，按药典规定需检测对氨基苯甲酸的含量，并控制在规定的范围内。

盐酸利多卡因（Lidocaine Hydrochloride）

化学名：N-(2,6-二甲苯基)-2-(二乙氨基) 乙酰胺盐酸盐；2-（Diethylamino）- N-

（2,6-dimethylphenyl）acetamide hydrochloride。本品为白色结晶性粉末，无臭，味苦。易溶于水和乙醇，可溶于三氯甲烷，不溶于乙醚。pK_a为7.8。

　　盐酸利多卡因结构中的连接键为酰胺键，所以比氨基酯类的盐酸普鲁卡因稳定，在酸性或碱性溶液中均不易被水解。一方面是由于酰胺键比酯键稳定，另一方面是由于利多卡因酰胺基的邻位有两个甲基，空间位阻较大。利多卡因的麻醉作用比普鲁卡因强2倍，作用时间也长一倍。由于其穿透性好，扩散性强，常用于表面麻醉、浸润麻醉、传导麻醉和硬膜外麻醉。本品还可作为抗心律失常药物，主要用于治疗室性心律失常。在治疗剂量下，一般不产生抑制心肌功能的不良作用，为防治急性心肌梗死并发室性心律失常的首选药物。

　　本品在体内主要有二条代谢途径：酰胺的水解和叔胺侧链的*N*-脱乙基化。*N*-脱乙基代谢是主要代谢途径，当利多卡因通过血-脑屏障后，通过*N*-脱乙基化后产生的*N*-单乙基甘氨酰二甲苯胺会引起中枢神经系统副作用。酰胺的水解由于立体位阻的原因，在体内不是很容易进行。

　　利多卡因的合成以间二甲苯为原料经硝化后，以铁粉在稀盐酸中还原成2,6-二甲基苯胺，再与氯乙酰氯作用后，生成2,6-二甲基氯乙酰苯胺，最后与二乙胺缩合生成利多卡因，再在丙酮中与氯化氢成盐。

盐酸罗哌卡因（Ropivacaine Hydrochloride）

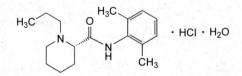

化学名：S-（-）-N-（2,6-二甲基苯基）-1-丙基哌啶-2-甲酰胺盐酸盐；S-（-）-N-（2,6-Dimethylphenyl）-1-propylpiperidine-2-carboxamide-hydrochloride monohydrate。本品为白色晶体 mp. 260~262℃，其游离碱 mp. 144~146℃。

盐酸罗哌卡因是新型的长效局部麻醉药，由于结构中哌啶甲酰胺的存在而具有一个手性碳原子，临床上用其 S-构型的左旋对映体，$[\alpha]_D^{25} = -6.6°$。对坐骨神经阻断和浸润麻醉的作用时间比消旋体和 R-异构体长。毒性，尤其是心脏毒性比布比卡因低。盐酸罗哌卡因临床上主要用于外科麻醉和硬膜外阻滞麻醉，可用于各科手术，包括骨科、妇科、泌尿科等下肢部及下肢手术，还可用于手术后或分娩后急性止痛。

其合成以哌啶甲酸为原料，经拆分后，得到 S-构型的哌啶甲酸，再经酰化、烷基化制得盐酸罗哌卡因。

第三节　局部麻醉药的作用机制
Mechanism of Action of Local Anesthetics

局部麻醉药作用机制的学说目前公认的是药物分子阻断了神经细胞膜上的电压门控性 Na^+ 通道（Voltage-gated Na^+ channels），从而减少钠离子的流动而使传导阻滞，产生局麻作用。局麻药的作用具有频率和电压依赖性。神经动作电位的产生是由于神经受刺激时引起膜通透性的改变，产生 Na^+ 内流和 K^+ 外流。局麻药的作用是阻止这种通透性的改变，使 Na^+ 在其作用期间内不能进入细胞，从而阻止动作电位的产生和神经冲动的传导，由此提高产生神经冲动所需的阈电位，抑制动作电位去极化上升的速度，延长动作电位的不应期，甚至使神经细胞丧失兴奋性及传导性。局麻药对混合神经产生作用时，首先消失的是持续性钝痛（如压痛），其次是短暂性锐痛，继之依次为冷觉、温觉、触觉、压觉消失，最后发生运动麻痹。

有研究认为本类药物具有一定的亲脂性，以分子形式透入神经膜是发挥局麻作用的必要条件，以离子形式作用在神经细胞膜的内表面，与 Na^+ 通道的一种或多种特异性活性位点结合，产生钠通道阻断作用，因此，局麻药的解离速率、解离常数（pK_a）及体液 pH 与局麻作用密切相关。Hille 在 1984 年提出的局麻药与钠通道作用模式是根据局麻药分子的大小、pK_a 和脂溶性来决定的。药物到达受体结合位点有多条通路，在生理 pH 下，含叔胺基的局麻药（非离子型）通常与其共轭酸（离子型）处于平衡状态，本类化合物含有胺基，呈碱性，因此，局麻药离子型［BH⁺］和季铵化合物，由于水溶性强，是在 Na^+ 通道打开时，通过膜外部的亲水性通路（图 5-1 中 "b"）进入 Na^+ 通道与受体活性位点相结合；

脂溶性强的局麻药以分子形式［B］进入神经膜后，一部分被质子化形成阳离子［BH^+］进入 Na^+ 通道内，大部分则以分子形式［B］，经由疏水性通路（图 5-1 中 "a"）与钠离子通道的受体活性位点结合，产生局麻作用。如苯佐卡因和苯甲基醇等中性局麻药也经由疏水性通路 "a"，结合于受体部位。因此局麻药的脂水分配系数与药物在体内的分布和药效密切相关，药物的亲水性有利于在体内迅速转运与分布。药物的脂溶性有利于透过各种生物膜，到达并通过疏水性的神经纤维。然而脂溶性太大，又易进入血脂屏障，产生不必要的全身作用。只有亲脂性与亲水性适当平衡，即应有一定的脂水分配系数的局部麻醉药，才利于发挥其麻醉活性。

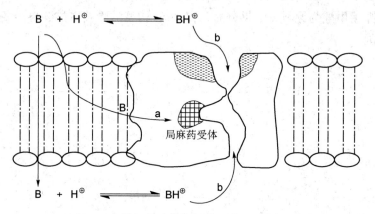

图 5-1　局部麻醉药物与钠通道作用的模型

（韩维娜）

第二部分

影响神经递质的药物
Drugs affecting neurotransmitter

第六章　拟胆碱和抗胆碱药物
Cholinergic and Anticholinergic Drugs

机体神经系统（Nervous system）可对刺激产生神经冲动，并借助神经冲动的传导功能及其反射活动来控制和调节机体各器官、各系统的活动，从而使机体作为一个有机的整体以适应不断变化着的环境。

当神经冲动传导到神经末梢的突触时，突触前膜兴奋并释放出神经递质，神经递质扩散至突触后膜并与相应的受体结合，从而使后膜兴奋，完成信号从突触前膜向突触后膜的传导过程。未被摄取的神经递质则会被突触间隙的酶水解失活。在此过程中，传导的核心是神经递质，即通过递质的传递来完成神经冲动在突触部位的换能过程。

传出神经系统有多种递质，如乙酰胆碱（acetylcholine，Ach）、去甲肾上腺素（noradrenaline，NA）、多巴胺（dopamine，DA）、三磷酸腺苷（adenosine triphosphate，ATP）等，其中最主要的递质为乙酰胆碱和去甲肾上腺素。全部交感神经和副交感神经的节前纤维、全部副交感神经的节后纤维、运动神经以及极少数交感神经节后纤维称为胆碱能神经，其化学递质均为乙酰胆碱；而几乎全部交感神经节后纤维兴奋时，末梢都会释放去甲肾上腺素，属于肾上腺素能神经。

乙酰胆碱在胆碱能神经末梢形成，首先，丝氨酸在丝氨酸脱羧酶（serine decarboxylase）及胆碱 N-甲基转移酶（choline N-methyltransferase）的作用下，先后经脱羧、甲基化过程生成胆碱。在胆碱乙酰基转移酶（choline acetyltransferase）催化作用下，乙酰辅酶 A 上的乙酰基转移至胆碱，生成乙酰胆碱（图 6-1），并由载体转运进入囊泡（synaptic vesicle）贮存。神经冲动使囊泡与突触前膜融合，从而释放出乙酰胆碱。乙酰胆碱作用于突触后膜上的乙酰胆碱受体（cholinoceptor），使冲动可以继续传导，并产生相应的生理效应。之后，乙酰胆碱分子迅速被突触间隙的乙酰胆碱酯酶（acetylcholine esterase，AChE）催化水解为胆碱和乙酸而失活。胆碱则可以被主动摄取回神经末梢，再次用于乙酰胆碱的合成。

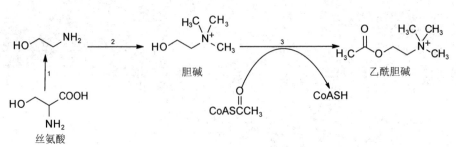

图 6-1　乙酰胆碱的合成途径

（1）丝氨酸脱羧酶；（2）胆碱 N-甲基转移酶；（3）胆碱乙酰基转移酶

虽然理论上讲，在乙酰胆碱生物合成、贮存、释放、与受体相互作用和代谢等环节上，每一个环节都有可能通过药物对其产生影响，从而增强或减弱乙酰胆碱的作用。但实际上，迄今为止成功应用于临床的胆碱能神经系统药物（包括拟胆碱药和抗胆碱药），都是通过作用于胆碱受体和乙酰胆碱酯酶两个环节而发挥作用的。

乙酰胆碱作为胆碱受体和乙酰胆碱酯酶的天然底物，能够传导神经冲动、调节机体适应不断变化着的环境，具有十分重要的意义，但是却不能作为药物应用于临床。这是由于乙酰胆碱分子内具有酯键，性质不稳定，释放后迅速被胆碱酯酶水解为胆碱和乙酸，而且对不同类型的胆碱受体缺乏选择性。因此，有必要开发性质稳定、选择性较高的胆碱能神经系统药物。

第一节 拟胆碱药
Cholinergic Drugs

拟胆碱药是一类与乙酰胆碱具有相似药理作用的药物，又称为胆碱能药物。根据作用机制及环节的不同，临床使用的拟胆碱药可分为直接作用于胆碱受体的激动剂（cholinoceptor agonists）和作用于乙酰胆碱酯酶的乙酰胆碱酯酶抑制剂（acetylcholinesterase inhibitors）。

一、胆碱受体激动剂（cholinoceptor agonists）

胆碱受体可分为两类。一类对毒蕈碱（muscarine）特别敏感，因此称为毒蕈碱型胆碱受体（简称 M 受体），此类受体大多位于副交感神经节后纤维支配的效应器细胞膜上，当 M 受体兴奋时，会产生 M 样作用，如心脏抑制，血管扩张，平滑肌（胃、肠、支气管）收缩，瞳孔缩小，腺体分泌增加等；另一类对烟碱（nicotine）特别敏感，称为烟碱型胆碱受体（简称 N 受体），位于神经节细胞和骨骼肌细胞上，当 N 受体兴奋时，会产生 N 样作用，可导致自主神经节兴奋、肾上腺素的释放及骨骼肌收缩。

毒蕈碱　　　　　　　　　烟碱

近年来的研究表明，根据受体与选择性激动剂或拮抗剂的亲和力不同，M 受体可分为 $M_1 \sim M_5$ 5 种亚型。而最近被认为是第 6 个 M 受体亚型的基因 M_6 也已被克隆，但是应用于临床的受体选择性药物并不多。中枢神经系统有各种亚型的 M 受体。M_1 受体主要存在于胃壁细胞和交感神经节后纤维，激活该受体可引起胃酸分泌、平滑肌收缩、神经兴奋等；M_2 受体主要存在于脊髓神经元初级传入末梢以及心肌、平滑肌当中，激活该受体可产生镇痛作用，对心脏则体现为抑制作用；M_3 受体主要分布在腺体、平滑肌、血管内皮等组织，激活时可引起平滑肌松弛、腺体分泌；M_4 受体同样主要分布于腺体和平滑肌，但是激活该受体却会显示抑制性作用；M_5 受体是 M 胆碱受体的新成员，在中枢神经系统的海马、丘脑等特定区域表达，其生理学功能还不甚清楚。

N 受体可分为两种亚型，在神经节细胞上的称为 N_1 受体，在骨骼肌细胞上的称为 N_2 受体。

M 受体属于 G 蛋白偶联受体，可以将细胞外信息由 G 蛋白传入细胞内，从而激活效应蛋白，产生第二信使。N 受体则属于离子通道超家族成员，能与烟碱特异性结合并被激活。二者在分子结构、生理功能、体内分布、信号转导等方面完全不同，但是均可被 ACh 激动，分别产生 M 样作用及 N 样作用。临床上拟胆碱药主要用于手术后腹胀气、尿潴留；降低眼内压，治疗青光眼；缓解肌无力；治疗阿尔茨海默症及其他老年性痴呆；大部分胆碱受体激动剂还具有吗啡样镇痛作用，可用于止痛；具有 N 样作用的拟胆碱药还可缓解帕金森症。

常见的胆碱受体激动剂按其对受体的选择性可以分为三类：完全拟胆碱药、M 受体激动剂和 N 受体激动剂。

（一）完全拟胆碱药

此类药物的药理活性类似于乙酰胆碱，既能作用于 M 受体，也能作用于 N 受体，代表药为槟榔碱（arecoline）、卡巴胆碱（carbachol chloride，又名氯化氨甲酰胆碱）。由于对胆碱受体缺乏选择性，使用此类药物会引起广泛的副作用。

槟榔碱　　　　　　　　　　　卡巴胆碱

槟榔碱能兴奋 M 受体，对神经系统、消化系统及泌尿生殖系统产生作用，另外还具有驱虫、灭螺、抗抑郁、抗病原微生物等药理作用。但由于缺乏受体选择性，槟榔碱有强烈的 M 胆碱反应及拟副交感神经毒作用，对 DNA 分子有致突变作用，还有生殖毒性等副作用，现已少用。

卡巴胆碱能够激活 M 受体，使平滑肌收缩，临床用于治疗青光眼，也曾用于术后腹胀气、尿潴留的治疗。激活 N 受体，能发挥抗炎及免疫调节作用。

（二）M 受体激动剂

此类药物只能激动 M 受体不能激动 N 受体，但是对 M 受体亚型大多无选择性。代表药物除毒蕈碱外，还有氯醋甲胆碱（methacholine chloride）、毛果芸香碱（pilocarpine）、氯贝胆碱（bethanechol chloride）等。

氯醋甲胆碱可激动 M 受体，对心血管系统的选择性较强，对胃肠道平滑肌作用较弱，也可收缩支气管平滑肌。在体内被胆碱酯酶水解较慢，故作用较持久。性质稳定，可以口服，但吸收少且不规则。用于血管性痉挛及房性心动过速。禁用于房室结性和室性心动过速、支气管哮喘、甲状腺功能亢进症的患者，禁止静脉注射。

氯醋甲胆碱　　　　　　毛果芸香碱　　　　　　氯贝胆碱

毛果芸香碱（Pilocarpine）

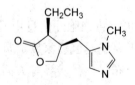

化学名为（3S-cis）-3-乙基-二氢-4-［（1-甲基1H-5-咪唑基）甲基］-2（3H）-呋喃酮；（3S-cis）-3-ethyldihydro-4-［（1-methyl-1H-imidazol-5-yl）methyl］-2（3H）-furanone。别名匹鲁卡品。

毛果芸香碱是从南美植物毛果芸香（*pilocarpus jaborandi*）的叶子中提取分离得到的一种生物碱，现已能人工合成。本品为黏稠的无色油状液体或低熔点的结晶，熔点34℃，沸点260℃（部分转化为异毛果芸香碱），$[\alpha]_D^{18}+106°$（$c=2$），$pK_1=7.15$，$pK_2=12.57$（20℃）。溶于水、乙醇和三氯甲烷，难溶于乙醚、苯。临床上常用其硝酸盐及盐酸盐作为滴眼液。

毛果芸香碱硝酸盐为有光泽的无色结晶或白色结晶性粉末，无臭，遇光易变质，有毒。易溶于水，微溶于乙醇，不溶于三氯甲烷及乙醚。熔点174~178℃，熔融时同时分解，$[\alpha]_D^{18}+77°~+83°$（$c=10$）。

毛果芸香碱盐酸盐是无色、无臭、半透明、微苦的晶体。具有吸湿性，熔点204~205℃，$[\alpha]_D^{18}+91°$（$c=2$）。易溶于水、乙醇，不溶于三氯甲烷、乙醚。水溶液呈酸性，可高压灭菌消毒。需密封避光保存。

异毛果芸香碱（Isopilocarpine），为毛果芸香碱的差向异构体，其性质和生理作用大致与毛果芸香碱相似，但活性较差，仅为毛果芸香碱的1/16~1/20。本品为吸湿性油状液体或方晶，又称为β-匹鲁卡品。熔点261℃，具有旋光性。可与水、乙醇混溶，易溶于三氯甲烷，微溶于苯、乙醚。

由于毛果芸香碱结构中含有五元内酯环，且两个取代基处于顺式结构，空间位阻较大，导致毛果芸香碱稳定性较差，在碱性条件下可开环，水解生成毛果芸香酸钠而丧失药理活性。当受热或在碱性条件下时，毛果芸香碱的C-3可迅速发生差向异构化，生成异毛果芸香碱。

若用氮原子替换毛果芸香碱内酯环3位上的碳原子，可得到氨甲酸酯类似物，其作用强度与毛果芸香碱基本相当，但稳定性有所提高，做成滴眼剂后作用时间延长。

毛果芸香碱氨甲酸酯类似物

毛果芸香碱直接选择兴奋 M 胆碱受体，使胆碱能神经节后纤维兴奋，发挥毒蕈碱样作用。其特点是对腺体和平滑肌有强烈的兴奋作用，但对心血管系统及其他器官作用较弱。临床用其硝酸盐或盐酸盐制成滴眼液，起到缩瞳、降低眼内压和调节痉挛的作用，从而用于治疗原发性青光眼；也可与阿托品交替使用，防止炎症时虹膜与晶状体粘连。毛果芸香碱可明显增加汗腺、唾液腺的分泌，兴奋肠道平滑肌，支气管平滑肌，子宫、膀胱及胆道平滑肌，因此也可用于阿托品类药物中毒的解救。为避免吸收过多引起全身不良反应，滴眼后需用手指压迫泪囊部 1~2 分钟。若药液经鼻泪管流入鼻腔引起吸收中毒时，可用阿托品对抗。支气管哮喘、急性结膜炎或角膜炎的患者慎用。

当应用毛果芸香碱硝酸盐滴眼液时，若与局部抗胆碱药物合用将干扰本品的降眼压作用；但难于通过血脑屏障的全身用药则不影响本品的降眼压作用。与拉坦前列素合用可减弱降眼压作用。与 β 受体拮抗剂、碳酸酐酶抑制剂、α 和 β 受体激动剂或高渗脱水剂联合使用有协同作用。

氯贝胆碱（bethanechol chloride）

$$\left[H_2N-\overset{O}{\overset{\|}{C}}-O-\overset{CH_3}{\underset{}{CH}}-CH_2-\overset{CH_3}{\underset{CH_3}{\overset{+}{N}}}-CH_3 \right] \cdot Cl^-$$

化学名为(±)-氯化 N,N,N-三甲基-2-氨基甲酰氧基-1-丙铵；2-（Carbamoyloxy）-N,N,N-trimethylpropan-1-aminium chloride。又称为氨甲酰甲胆碱、氯化乌拉胆碱。

本品为吸湿性无色或白色结晶性粉末，有轻微氨样气味。mp. 218~219℃（分解）。极易溶于水（1:0.6），易溶于 95% 乙醇（1:12.5），几乎不溶于三氯甲烷和乙醚。0.5% 水溶液的 pH 5.5~6.0。其溶液可于 120℃ 高压灭菌消毒 20 分钟。

乙酰胆碱为 M 受体的天然底物，是机体内十分重要的神经递质，但是由于性质不稳定，而且缺乏选择性，所以没有临床应用价值。为了获得性质稳定、同时具有较高选择性的拟胆碱药，人们以乙酰胆碱为先导化合物进行了结构改造，并对其构效关系进行了研究。

研究表明，M 受体激动剂的基本药效基团应包含三部分：季铵基、亚乙基桥和乙酰氧基。

$$\overset{乙酰氧基}{\underset{}{}} \quad \overset{亚乙基桥}{\underset{}{}} \quad \overset{季铵基}{\underset{}{}}$$

$$H_3C-\overset{O}{\overset{\|}{C}}-O-\overset{}{\underset{\beta}{C}}-\overset{}{\underset{\alpha}{C}}-\overset{CH_3}{\underset{CH_3}{\overset{+}{N}}}-CH_3$$

（1）季铵基部分，带有正电荷的季铵氮原子是活性必需基团。氮原子带有正电荷，以便与受体上的羧基阴离子结合。

当氮原子被磷、砷、硫或硒取代时（都使其带一个单位正电荷，且都为甲基取代），所得化合物活性均比乙酰胆碱低。而用碳原子取代时则无活性。

当为高度柔性的分子时，氮原子上所连烃基以甲基为最好，当以叔胺、仲胺、伯胺取代季铵时，活性依次减小；用较大的烃基取代甲基后无激动活性；仅 1 个甲基被乙基或丙基取代时活性降低；3 个甲基均被乙基取代时，转为胆碱受体拮抗剂。但是当氮原子位于刚性环时（如吡咯烷、哌啶、吗啉、奎宁等），由于叔胺在活性位点被质子化后，呈现更合适的活性构象，因此叔胺盐类较其相应的季铵盐活性更强。但若氮原子处于杂环时，其活性较乙酰胆碱大为降低。

（2）亚乙基桥部分，以两个碳原子长度为佳。当增加主链长度时，活性会迅速下降。研究表明，在季铵氮原子和酰基末端氢原子之间，五个原子的距离（N-C-C-O-C-C-H）能够获得最大的拟胆碱活性。这一规律被称为"五原子规则"。

亚乙基桥上的一个氢原子若被甲基取代时，由于空间位阻，使得胆碱酯酶不易破坏其结构，因而可延长作用时间。若 α 位被甲基取代，则其 N 样作用大于 M 样作用，但两种作用强度均降低。若 β 位被甲基取代，则 M 样作用与乙酰胆碱相同，但 N 样作用大大减弱，即成为选择性 M 受体激动剂，如氯贝胆碱、氯醋甲胆碱（methacholine chloride）。若亚乙基桥上的氢原子被乙基或含碳更多的烷基取代则导致活性下降。

（3）乙酰氧基部分，其规律符合"五原子规则"，即当乙酰基上氢原子被甲基或者乙基甚至更高级的同系物取代时，活性都会降低；若被芳环取代时，则表现为抗胆碱作用。

氨甲酰基由于氮原子上存在孤对电子，使得羰基碳的亲电性比乙酰基低，不易被水解破坏。因此以氨甲酰基替代乙酰氧基，能减慢胆碱酯酶及胃肠道的水解作用，从而延长作用时间。如卡巴胆碱（carbachol），可以口服，作用强而较持久。但卡巴胆碱对 M、N 受体缺乏选择性，毒副反应较大，仅应用于青光眼的治疗。

综上所述，氯贝胆碱具有最优势的结构组合，可以选择性作用于 M 受体，口服有效，且 S 构型异构体的活性大大高于 R 构型异构体。

氯贝胆碱为 M 胆碱受体激动剂，对胃肠道和膀胱平滑肌的选择性较高，促进唾液、胃肠液分泌的作用快而持久，能增强胃肠蠕动、子宫和膀胱收缩。常用剂量不会兴奋神经节或括约肌，不影响心脏节律、血压及周围血液循环。由于不易被胆碱酯酶所破坏，故其较乙酰胆碱作用时间持久。临床主要用于手术后及产后的非阻塞性尿潴留、腹气胀，以及其他原因所致的胃肠道或膀胱功能异常。

氯贝胆碱在胃肠道不易被吸收。为避免发生副交感神经过度兴奋，仅限于皮下注射，不作静脉或肌内注射。副作用可表现为恶心呕吐、潮红、出汗、流涎、流泪、嗳气、一过性呼吸困难、心悸、心搏徐缓、外周血管舒张造成的低血压、瞬时传导阻滞等。阿托品为其特效对抗剂，一旦发生毒性症状可使用阿托品解毒。本品禁止用于甲状腺功能亢进症、孕妇、消化性溃疡、支气管哮喘、显著心动过缓、冠心病、癫痫、震颤麻痹、机械性肠梗阻和尿路梗塞、痉挛等。

本品的合成以氯代异丙醇为起始原料，其合成路线如下：

（三）N 胆碱受体激动剂

N 胆碱受体激动剂的代表药为烟碱，对 N_1、N_2 受体及中枢神经系统均有作用，但由于作用广泛而复杂，故无临床应用价值。

二、乙酰胆碱酯酶抑制剂（AChE inhibitors）

乙酰胆碱酯酶抑制剂也称为抗胆碱酯酶药（anticholinesterases），因其不与胆碱能受体发生直接的相互作用，故属于间接拟胆碱药。乙酰胆碱酯酶能迅速水解突触间隙未结合于受体上的游离乙酰胆碱，从而终止神经冲动的传导。乙酰胆碱酯酶抑制剂与胆碱酯酶的亲和力比乙酰胆碱大，结合物不易分解或分解较慢，使酶失去水解乙酰胆碱的功能，导致乙酰胆碱积聚，从而延长并增强乙酰胆碱的作用。

乙酰胆碱酯酶抑制剂分为不可逆性和可逆性两种。不可逆性胆碱酯酶抑制剂主要为有机磷酸酯类，多为农业及环境杀虫剂，如敌百虫（dipterex）、乐果（rogor）、敌敌畏（DDVP）等。可逆性乙酰胆碱酯酶抑制剂在临床上主要用于治疗重症肌无力和青光眼，如新斯的明（neostigmine）、毒扁豆碱（physostigmine）、吡斯的明（pyridostigmine）、加兰他敏（galanthamine）、依酚氯铵（edrophonium，腾喜龙）、安贝氯铵（ambenonium）等。新开发上市的乙酰胆碱酯酶抑制剂类药物是利用其中枢选择性，用于抗老年性痴呆，如他克林（tacrine）、多奈哌齐（donepezil）等。

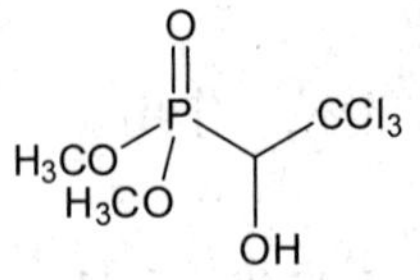

敌百虫

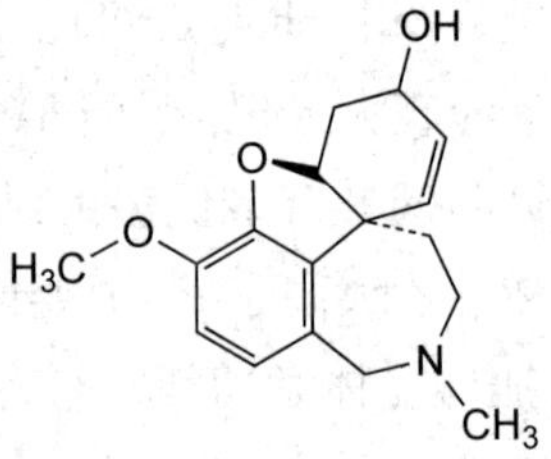

加兰他敏

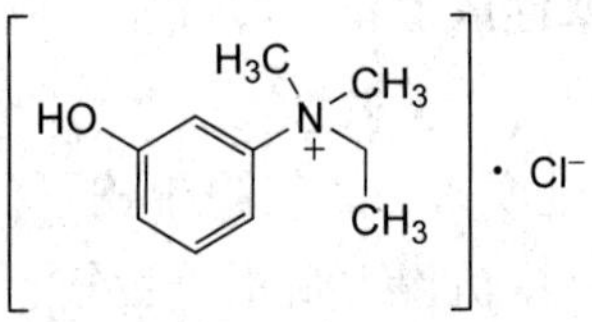

依酚氯铵

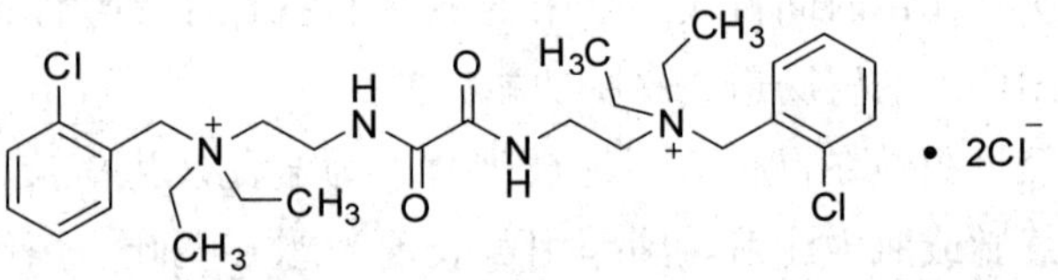

安贝氯铵

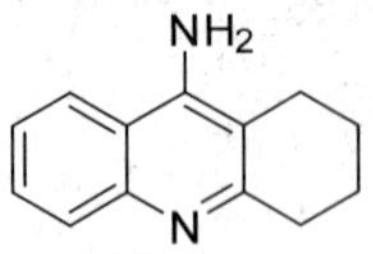

他克林

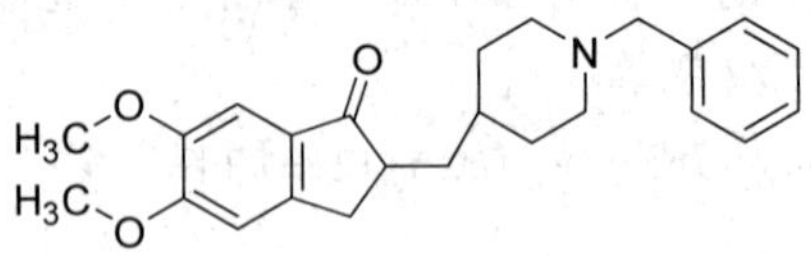

多奈哌齐

溴新斯的明（neostigmine bromide）

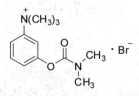

化学名为溴化 3-[(二甲氨基)甲酰氧基]-N,N,N-三甲基苯铵;3-[[(dimethylamino) carbonyl]oxy]-N,N,N-trimethylbenzenaminium bromide。

本品为白色结晶性粉末，无臭，味苦。极易溶于水（1:1），易溶于乙醇和三氯甲烷，几乎不溶于乙醚。mp. 171~176℃，熔融时同时分解。

溴新斯的明属于可逆性胆碱酯酶抑制剂，临床常用溴新斯的明片剂供口服，甲硫酸新斯的明（neostigmine methylsulfate）供注射用。由于结构中含有季铵基团，因此不易通过血脑屏障。本品在抑制胆碱酯酶的同时，还能直接与骨骼肌运动终板上的 N_2 受体结合，激动 N_2 受体，加强骨骼肌的收缩作用。因此本品对心血管、腺体、眼以及支气管平滑肌作用较弱，对胃肠道平滑肌作用稍强，对骨骼肌作用最强，临床上用于重症肌无力、术后腹胀气及尿潴留的治疗，也可作为非去极化肌松药，如筒箭毒碱过量时的解毒。大剂量时可出现"胆碱能危象"，表现为恶心、呕吐、出汗、腹泻、流泪、流涎、心动过缓、肌肉麻痹等，可用阿托品对抗。禁用于支气管哮喘、机械性肠梗阻、室性心动过速、心绞痛等疾病的患者。甲状腺功能亢进症和帕金森病等患者慎用。

本品治疗重症肌无力时，应避免同时应用氧化亚氮以外的吸入性麻醉药、各种肌肉松弛药、氯丙嗪、苯妥英钠、普萘洛尔、普鲁卡因胺、奎尼丁、氨基糖苷类抗生素、多黏菌素 B 等，以防加重病情，影响药物治疗。

本品口服吸收差，既可被血浆中胆碱酯酶水解，亦可在肝脏中代谢。本品血清蛋白结合率为 15%~25%，但由于不易通过血脑屏障，进入中枢神经系统的药物很少。

本品与氢氧化钠溶液可在加热条件下反应，水解生成间二甲氨基酚钠盐，加入重氮苯磺酸试液后，生成偶氮化合物而显红色。

本品与硝酸银溶液反应，生成淡黄色凝胶状沉淀，此沉淀微溶于氨水，不溶于硝酸。溴新斯的明的合成以间氨基苯酚为原料，经甲基化、酯化，再经季铵化即可制得。

成品中的杂质，如未反应完全的中间体等，可用紫外分光光度法来检查。加 1% 碳酸钠溶液制成每毫升含 5.0mg 的溶液，利用紫外-可见分光光度法，在 294nm 波长处的吸收不得大于 0.25。

与溴新斯的明结构比较类似的药物还有溴吡斯的明（pyridostigmine bromide）、苄吡溴铵（benzpyrinium bromide）等，均为抗胆碱酯酶药。其中溴吡斯的明作用潜伏期和时效均长于溴新斯的明，但效价却较低。

溴吡斯的明　　　　　　　　　　　　　苄吡溴铵

毒扁豆碱 physostigmine

化学名为1,2,3,3αβ,8αβ-六氢-1,3α,8-三甲基吡咯并[2,3-β] 吲哚-5-基 甲氨基甲酸酯；1, 2, 3, 3αβ, 8αβ - Hexahydro - 1, 3α, 8 - trimethylpyrrolo [2, 3 - β] indol - 5 - yl methylcarbamate。

毒扁豆碱是西非洲豆科植物 *Physostigma Venenasum* 的种子毒扁豆中提取的一种生物碱，是临床上应用的第一个抗胆碱酯酶药。本品从乙醚中析出为片状或棱形结晶，mp. 105～106℃，但该晶体不稳定，易变为 mp. 86～87℃的结晶。旋光度 $[\alpha]_D^{17}$-76° （c=1.3，三氯甲烷）；$[\alpha]_D^{25}$-120° （苯）。微溶于水，可溶于乙醇、苯、三氯甲烷或脂肪油中，pK_1 为 6.12，pK_2 为 12.24。

毒扁豆碱的晶体或其溶液遇热、光、碱、置于空气中或有微量金属存在时，易水解成毒扁豆酚碱（eseroline），随后可被氧化为红色的依色林红（rubreserime）。依色林红含有醌式结构，能进一步氧化成依色林蓝、依色林棕。

临床常用其水杨酸盐，但由于毒扁豆碱的水解产物及氧化产物均无抑酶活性，所以变质后就会降低活性甚至失去疗效。

毒扁豆酚碱　　　　　　　依色林红

毒扁豆碱分子中不具有季铵离子，脂溶性较大，易被胃肠道、皮下组织和黏膜吸收，易透过角膜，发挥缩瞳、降低眼内压等作用，缩瞳作用强于毛果芸香碱。曾在眼科使用多年，治疗青光眼。易于穿过血脑屏障作用于中枢神经系统，小剂量时具有兴奋作用，大剂量时则起到抑制作用。毒扁豆碱能特异性地解除抗胆碱能神经药物的毒性，可用其作为中枢抗胆碱药（如阿托品、三环抗抑郁药等）中毒的解毒剂。但因该药作用选择性低，毒性较大，现已较少用于全身给药，只用于眼科。

当毒扁豆碱注射给药过量时，不良反应的发生率和严重性比本类药物中其他品种高且严重，当出现多汗、恶心、呕吐或（和）腹泻时应立即停药；青光眼患者局部用药，可出现视觉模糊、眼或眉痛、眼睑抽搐、泪多、局部灼热或刺激性红肿等，遇先兆即应停用。本品静脉注射太快容易出现心动过速、唾液多、呼吸窘迫或（和）惊厥。支气管哮喘、心血管病、糖尿病、坏疽、肠道或尿路梗阻以及帕金森病等患者应慎用或禁用。

加兰他敏（galanthamine）是从石蒜科植物石蒜中提取分离得到的一种生物碱。常用其氢溴酸盐，为长效胆碱酯酶抑制剂。本品易透过血脑屏障，中枢作用较强。临床用于治疗小儿麻痹后遗症、多发性神经炎及重症肌无力，目前正在研究用于治疗老年痴呆症。

第二节　抗胆碱药
Anticholinergic Drugs

对于因胆碱能神经系统过度兴奋造成的病理状态可用抗胆碱药物治疗。与拟胆碱药物类似，目前临床使用的抗胆碱药也是通过阻断乙酰胆碱与胆碱受体的相互作用来达到治疗目的，因此，抗胆碱药也称为胆碱受体拮抗剂（cholinoceptor antagonists）。

按照药物的作用部位及其对胆碱受体亚型选择性的不同，抗胆碱药通常分为两类：①M受体拮抗剂（muscarinic antagonists），这类药物能够可逆性阻断节后胆碱能神经支配的效应器上的M受体，产生瞳孔扩大，心率加快，抑制腺体（唾液腺、汗腺、胃液）分泌，松弛支气管和胃肠道平滑肌等作用，临床用于散瞳、检查眼底及验光、扩张支气管、治疗消化性溃疡、平滑肌痉挛导致的内脏绞痛等。目前应用于临床的M受体拮抗剂包括颠茄生物碱类（以阿托品为代表）和合成的M受体拮抗剂（如盐酸苯海索、哌仑西平、溴丙胺太林等）；②N受体拮抗剂（nicotinic antagonists），根据对N受体亚型的选择性不同，可分为N_1受体拮抗剂和N_2受体拮抗剂。拮抗交感和副交感神经节上的N_1受体，能够阻断神经冲动的传导，导致血管舒张、血压降低，因此N_1受体拮抗剂又称为神经节阻断药（ganglioplegic），临床用于治疗高血压危象。N_2受体位于神经肌肉接头处（运动终板），拮抗N_2受体可阻碍神经冲动的继续传导，使骨骼肌松弛，因此N_2受体拮抗剂又称为骨骼肌松弛药（skeletal muscular relaxants），临床作为肌松药用于辅助麻醉。

一、颠茄生物碱类抗胆碱药（Belladonna Alkaloids Anticholinergic Agents）

从曼陀罗（*Datura Stramonlum*）、莨菪（*Hyoscyamus Niger*）、颠茄（*Atropa Belladonna*）等茄科（*Solanaceae*）植物中提取的生物碱称为颠茄生物碱，这类生物碱都具有M受体阻断作用，其母核都是由莨菪醇（tropine，又称为托品）与不同的有机酸形成的酯。

莨菪醇的基本骨架为莨菪烷（tropane，又称为托品烷）。莨菪烷分子结构中含有两个手性碳原子C-1和C-5，但是由于分子中含有一个对称面，使得整个分子不具有旋光性。莨菪醇（也称为托品）3位羟基处于α位，若羟基位于β位则为伪莨菪醇（pseudotropine）。与莨菪烷类似，虽然莨菪醇及伪莨菪醇分子中均含有3个手性碳原子C-1、C-3、C-5，但是由于含有对称面形成内消旋体，因此也都不具有旋光性。

莨菪烷及莨菪醇都存在椅式和船式两种构象，二者互为平衡。但由于哌啶环椅式构象能量低于船式构象，故通常写成椅式构象。

α-羟甲基苯乙酸被称为莨菪酸（tropic acid，亦称托品酸）。天然的（-）莨菪酸为 S-构型。由（-）-莨菪酸与莨菪醇形成的酯称为（-）-莨菪碱（（-）-hyoscyamine，又名天仙子胺）。莨菪酸的 α 碳原子为手性碳原子，但是天然（-）莨菪碱在提取分离过程中极易发生消旋化，因此得到的莨菪碱为外消旋体。

硫酸阿托品（atropine sulphate）

化学名为 α-（羟甲基）苯乙酸 8-甲基-8-氮杂双环［3.2.1］-3-辛基酯硫酸盐一水合物；α-（hydroxymethyl）benzeneacetic acid（3-endo）-8-methyl-8-azabicyclo［3.2.1］oct-3-yl ester sulphate monohydrate。

硫酸阿托品为无色结晶或白色结晶性粉末，无臭，味苦。mp. 190~194℃，熔融时同时分解。极易溶于水，水溶液 pH 约为 5.4，易溶于乙醇、甘油，不溶于乙醚或三氯甲烷。对热稳定，能在 100℃ 消毒 30 分钟，遇碱性药物（如硼砂）可引起分解，不能与单宁酸、汞盐或金盐、蔬菜汤或浸液、溴化物、碘化物、苯甲酸盐等同时服用。

阿托品为无色长柱状晶体（丙酮），mp. 114~116℃，真空中 93~110℃ 可升华，易溶于乙醇、甘油、三氯甲烷，溶于热水及乙醚，微溶于苯和稀酸。本品碱性较强，pK_a 为 4.35，0.0015mol/L 的阿托品溶液 pH 为 10，在水溶液中能使酚酞呈红色。与氯化汞反应，可析出黄色沉淀，加热后变成红色。

阿托品是由莨菪醇与莨菪酸形成的酯，即莨菪碱，临床使用外消旋体。虽然 S（-）-莨莨菪碱抗 M 胆碱作用比消旋体强 2 倍，是抗胆碱活性的主要来源，但鉴于左旋体强烈的中枢兴奋作用（比右旋体强 8~50 倍）以及高毒性，所以临床选用更安全，也更易制备的外消旋体作为药用。结构中的酯键在碱性条件下易水解，生成莨菪醇和消旋莨菪酸；在弱酸性、近中性条件下较稳定，pH3.5~4.0 最稳定。制备其注射液时应注意调整 pH，同时加入 15% 氯化钠作稳定剂。

阿托品与发烟硝酸共热时，阿托品首先水解，莨菪酸部分可发生硝化反应，生成三硝基衍生物；再加入氢氧化钾醇液和一小粒固体氢氧化钾，分子内双键重排，生成深紫色醌类化合物，后转为暗红色，最后颜色消失。此反应称为 Vitali 反应，是莨菪酸的专属反应。

莨菪酸还可被硫酸及重铬酸钾在加热条件下氧化，生成苯甲醛，有苦杏仁特异臭味。

阿托品能与多数生物碱显色剂及沉淀剂反应。

硫酸阿托品具有外周及中枢 M 受体拮抗作用，但对 M 受体亚型缺乏选择性。能解除平滑肌痉挛、散瞳、抑制腺体分泌、抗心律失常、抗休克，临床用于各种内脏绞痛、盗汗、心动过缓及各种感染中毒性休克，也可用于有机磷中毒的迅速解救和麻醉前给药等。眼科诊疗时，与毛果芸香碱交替使用，用于防止炎症时虹膜与晶状体粘连。

阿托品不仅可以经胃肠道吸收，也可经黏膜、眼、皮肤接触吸收。经血液循环分布到全身各处，可透过血脑屏障及胎盘屏障。在肝脏不完全代谢，产生的几种代谢物及不能完全代谢的原药经肾排出体外。

阿托品可经提取法或全合成法制备。目前我国阿托品主要由提取法获得，即从茄科植物颠茄、曼陀罗及莨菪中提取分离得粗品后，经三氯甲烷回流或冷稀碱处理使之消旋后得到。从这些植物中提取的主要生物碱，除阿托品外还有东莨菪碱（scopolamine）、山莨菪碱（anisodamine）和樟柳碱（anisodine）。

东莨菪碱　　　　　　　山莨菪碱　　　　　　　樟柳碱

（-）-东莨菪碱[（-）scopolamine]的熔点较低（mp. 59℃），通常为黏稠糖浆状液体，易溶于热水、乙醇、乙醚、三氯甲烷、丙酮，微溶于苯、石油醚，易被酸、碱水解。具有旋光性，$[\alpha]_D^{20}-28°$（$c=2.7$）。临床使用的为东莨菪碱的氢溴酸盐三水合物，即氢溴酸东莨菪碱（scopolamine hydrobromide），为白色晶体，无臭，味苦而辛辣，稍有风化性，mp. 195℃（在 105℃ 干燥 3 小时后），易溶于水，可溶于乙醇，微溶于三氯甲烷，不溶于乙醚。有旋光性，$[\alpha]_D^{25}-24°\sim26°$，（$c=5$，无水条件），但碱处理时，莨菪酸结构的手性碳原子易被消旋，因此市售品常混有外消旋体。氢溴酸东莨菪碱为 M 胆碱受体拮抗剂，作用与阿托品类似。东莨菪碱结构中含有环氧结构，脂溶性增加，已通过血脑屏障，具有中枢抑制作用，临床用作镇静药，用于全身麻醉前给药、预防和控制晕动症、震颤麻痹、精神病、狂躁症等，也可用于内脏痉挛及有机磷农药中毒的解救。东莨菪碱可发生 Vitali 反应。当与氯化汞溶液反应时，生成的白色沉淀加热后颜色不变。

氢溴酸山莨菪碱代号为"654"，天然品称为"654-1"，人工全合成品为消旋化合物，称为"654-2"，副作用比天然品稍大。山莨菪碱为白色结晶或结晶性粉末，无臭。易溶于水、乙醇，微溶于丙酮。可发生 Vitali 反应，还具有溴化物的鉴别反应。其 M 受体阻断作用与阿托品相似，临床用于感染中毒性休克的抢救、治疗血栓及各种神经痛等。

樟柳碱临床用其氢溴酸盐（anisodine hydrobromide），碱性条件下也可水解。为 M 胆碱受体拮抗剂，具有散瞳、解痉、平喘、抗震颤等作用，临床用于血管性头疼、视网膜血管痉挛、中心性视网膜病变、缺血性视神经病变、眼底疾病、震颤麻痹、支气管哮喘、晕动症等，对有机磷中毒有明显的解毒作用。

对比阿托品、东莨菪碱、山莨菪碱和樟柳碱的化学结构，可以发现分子结构上微小的差别能对药效产生明显影响。6，7 位氧桥的存在可以增加药物的脂溶性，使药物更容易通过血脑屏障从而产生中枢抑制作用。而 6 位或莨菪酸 α 位羟基的存在则使分子亲水性增强，中枢作用减弱。东莨菪碱的 6，7 位有氧桥，并且 6 位及莨菪酸 α 位均无羟基，故中枢作用最强，对大脑皮层有明显抑制作用，临床作为镇静剂、全身麻醉前给药，并且对呼吸中枢有兴奋作用。阿托品既无氧桥也无羟基，仅有兴奋呼吸中枢作用，药理作用主要产生在外周神经系统。樟柳碱虽也有氧桥，但莨菪酸 α 位还有羟基，综合作用的结果是中枢作用弱于阿托品。山莨菪碱无氧桥却有 6 位羟基，因此中枢作用是最弱的。

另外，鉴于阿托品的中枢兴奋作用不能加以利用而成为毒副作用，人们对其结构进行了改造，得到了一系列临床常用的 M 胆碱受体拮抗剂。将阿托品做成季铵盐使其难以通过血脑屏障，可避免不必要的中枢兴奋作用，如溴甲阿托品（atropine methobromide，又名胃疡平）临床上可用于治疗胃及十二指肠溃疡、胃酸过多、胃炎、痉挛性大肠炎等。异丙托溴铵（Ipratropium Bromide）松弛支气管平滑肌的作用较强，可用于治疗支气管哮喘、喘息型慢性支气管炎等，临床用其气雾剂。后马托品（homatropine）是由莨菪醇与杏仁酸成酯得到的半合成的 atropine 类似物，具有麻痹瞳孔括约肌和睫状肌的作用，扩瞳作用好，不抑制腺体分泌，临床做成滴眼剂用于眼科检查。

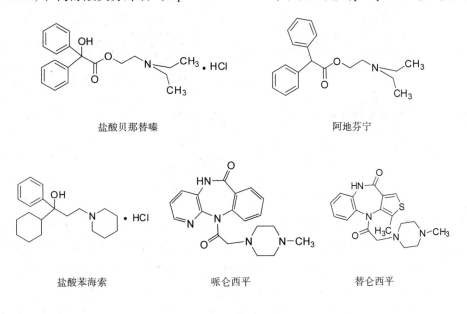

| 溴甲阿托品 | 异丙托溴铵 | 后马托品 |

二、合成 M 受体拮抗剂（Synthetic M-receptor antagonists）

由于阿托品等天然生物碱类 M 受体拮抗剂生理作用十分广泛，在治疗疾病的同时，还会引起口干、视力模糊、心悸等不良反应，因此人们在分析阿托品结构的基础上，合成了一系列 M 受体拮抗剂。尤其随着 M 受体亚型的分类以及对其功能的进一步了解，开发高选择性、作用强、更适于应用于临床的药物成为迫切需求。其中，在阿托品结构上进行改造得到的氨基醇酯类衍生物是主要类型，根据氨基的不同，可分为叔胺和季铵两类。

多数叔胺类 M 受体阻断剂口服较易吸收，解痉作用明显，也可抑制胃酸分泌，曾广泛用于治疗消化性溃疡，如盐酸贝那替嗪（benactyzine hydrochloride，又名胃复康）、阿地芬宁（adiphenine，又名解痉素）等。哌仑西平（pirenzepine）和替仑西平（telenzepine）是选择性的 M_1 受体拮抗剂，对胃肠道上的 M_1 受体具有高度亲和力，而对平滑肌、心肌、唾液腺等组织的其他类型 M 受体亲和力很低，因此临床用作抗溃疡药。由于叔胺大多疏水性较大，更易进入中枢，因此有些叔胺类 M 受体拮抗剂在临床作为中枢抗胆碱药，用于治疗帕金森症引起的震颤、肌肉强直、运动功能障碍等，如盐酸苯海索（benzhexol hydrochloride）、枸橼酸奥芬那君（orphenadrine citrate）、丙环定（procyclidine）等。

| 盐酸贝那替嗪 | 阿地芬宁 |

| 盐酸苯海索 | 哌仑西平 | 替仑西平 |

枸橼酸奥芬那君   丙环定

与叔胺类药物相反，季铵类药物口服吸收较差，不易通过血脑屏障，只对胃肠道平滑肌解痉作用较强，并且可以不同程度的阻断神经节。格隆溴铵（glycopyrronium bromide，又名胃长宁）和奥芬溴铵（oxyphenonium bromide，又名安胃灵）为季铵类 M 受体拮抗剂，临床用于治疗胃及十二指肠溃疡、慢性胃炎、胃酸分泌过多及痉挛等。将叔胺类药物季铵化，也可以起到减弱中枢作用的目的。如将贝那替嗪用溴甲烷季铵化形成甲溴贝那替嗪（Benactyzine Methobromide），增强解痉作用的同时还可减弱中枢副作用。

格隆溴铵   奥芬溴铵

甲溴贝那替嗪

通过比较胆碱受体激动剂与拮抗剂（以阿托品为例）的结构可以发现，它们的结构存在相似之处，主要区别在于乙酰氧基部分所连基团的大小不同，从而导致了对胆碱受体完全相反的作用。

乙酰胆碱与阿托品结构中的类似部分

通过比较多种 M 受体拮抗剂的结构，其构效关系为：

$$R_2-\overset{R_1}{\underset{R_3}{C}}-X-(CH_2)_n-\overset{R_4}{\underset{CH_3}{\overset{+}{N}}}-R_5$$

（1）R_1 和 R_2 必须为较大的疏水基团（如苯环或杂环），这样才能通过疏水键或范德华力与 M 受体结合，从而阻断乙酰胆碱与受体的接近和结合，产生抗胆碱活性。当两个环不同时，拮抗活性更好，如格隆溴铵和奥芬溴铵。R_1 和 R_2 基团也可以是稠合到一起形成的三元氧蒽环，如溴丙胺太林（propantheline bromide）。但环状基团过大，如 R_1 和 R_2 为萘基时则无活性，可能是由于立体位阻使其不利于与受体的结合。

（2）R_3 可以是—H，—OH，—CH_2OH 或—$CONH_2$ 等取代基。当 R_3 为—OH 或—CH_2OH

120

时，可通过氢键使之与受体结合力增强，产生比 R_3 为 H 时更强的抗胆碱作用，因此大多数 M 受体拮抗剂的 R_3 为—OH。

（3）X 可以是酯键—COO—，如阿托品等茄科生物碱；也可以是—O—，如枸橼酸奥芬那君；还可以去掉 X 部分，此时 R_3 可为—OH 也可为—H，如盐酸苯海索、丙环定。可见 X 部分并非活性必需基团，但去掉 X 部分后可使疏水性增大，化合物更易进入中枢，因此常作为中枢抗胆碱药使用。

（4）X 与氨基氮原子之间一般为 2~4 个碳原子，以 n=2 为最好，碳链长度增加则活性降低或消失。

（5）末端氨基部分可以是叔胺也可以为季铵盐，后者活性更大。R_4 和 R_5 通常是甲基、乙基、丙基或异丙基，如枸橼酸奥芬那君、奥芬溴铵及贝那替嗪等。氮原子也可以成杂环，如盐酸苯海索、丙环定、格隆溴铵等。当为季铵盐时多作为外周抗胆碱药，用于治疗胃酸过多和胃及十二指肠溃疡等。

M 受体拮抗剂的分子结构具有某些共同特征，如分子一端有正离子基团，另一端为较大的环状基团，二者被一个一定长度的结构单元（例如酯基等）连接起来，分子中特定位置上存在羟基等，可以增加与受体的结合。

溴丙胺太林（propantheline bromide）

化学名为溴化 *N*-甲基-*N*-异丙基-*N*-［2-(9*H*-呫吨-9-甲酰氧基）乙基］-2-丙铵；*N*- methyl – *N* – isopropyl – *N* – ［2 – ［（9*H* – xanthen – 9 – ylcarbonyl）oxy］ ethyl］ – 2 – propanaminium bromide，又名普鲁本辛（probanthine）。

本品为白色或类白色的结晶性粉末，无臭，味极苦，微有引湿性。在水、乙醇或三氯甲烷中极易溶解，在乙醚中不溶。mp. 157~164℃，熔融时同时分解。

溴丙胺太林与 NaOH 溶液煮沸，酯键可发生水解生成呫吨酸钠。用稀盐酸中和，可析出呫吨酸固体，用稀乙醇重结晶，mp. 213~219℃，熔融时同时分解。呫吨酸遇硫酸显亮黄或橙黄色，并显微绿色荧光。

溴丙胺太林的合成以邻氯苯甲酸为原料，在氢氧化钠及铜粉催化下，与苯酚反应生成邻苯氧基苯甲酸，再与浓硫酸在加热条件下环合得到呫吨酮环。然后再经还原、氰化、水解得到呫吨-9-甲酸，之后在二甲苯中与二异丙氨基乙醇共沸脱水酯化，最后用溴甲烷季铵化即得溴丙胺太林。呫吨环也可经水杨酸苯酯高温裂解环合制得。

三、N 胆碱受体拮抗剂（N-choline receptor antagonists）

按照对 N 受体亚型的选择性不同，N 受体拮抗剂可以分为 N_1 受体拮抗剂和 N_2 受体拮抗剂两类。

N_1 受体拮抗剂又称为神经节阻断剂（Ganglioplegic），能选择性的拮抗交感、副交感神经节上的 N_1 受体，阻止乙酰胆碱与受体的结合，从而终止神经冲动的传导，导致血管舒张、血压下降，因此常作为降压药用于高血压危象。

N_2 受体拮抗剂又称为神经肌肉阻断药（Neuromuscular blocking agents），能拮抗骨骼肌神经肌肉接头处（运动终板）上的 N_2 受体，阻碍神经冲动的传递，导致骨骼肌松弛。临床上作为肌松药（Skeletal muscular relaxants）用于全麻辅助药。本部分主要讨论此类药物。

神经肌肉阻断剂按作用机制的不同，可分为去极化型（depolarizing）和非去极化型（nondepolarizing）两大类。

去极化型肌松药与 N_2 受体结合并激动受体，使终板膜及邻近肌细胞膜长时间去极化，运动终板对乙酰胆碱的反应性下降，从而阻断神经冲动的传递，导致骨骼肌松弛。由于此类肌松药大多不易被乙酰胆碱酯酶分解破坏，因此当用药过量引起中毒反应时，不能用抗胆碱酯酶药解救，如用溴新斯的明进行解救反而会增大毒性反应。但本类中氯琥珀胆碱（suxamethonium chloride，又称为司可林）例外，该药起效快（1分钟），易被胆碱酯酶水解失活，作用持续时间短（5分钟），易于控制，因此适用于气管插管术、气管镜、食管镜等短时操作，也可缓解破伤风的肌肉痉挛，还可静脉注射用作全麻时的辅助药以减少全麻药的用量。

非去极化型肌松药，又称为竞争性肌松药，此类药物能够和乙酰胆碱竞争运动终板上的 N_2 受体，结合后不产生去极化作用激活受体，只是阻断神经冲动的进一步传导，使骨骼肌松弛。当给予溴新斯的明等胆碱酯酶抑制剂后，随着终板膜处乙酰胆碱水平增高，神经肌肉阻断作用可以发生逆转。这使得此类肌松药在使用中容易控制，比较安全，临床使用的肌松药多为此类。

有些肌松药还具有去极化和非去极化双重作用。典型的双相型肌松药如溴己氨胆碱（hexcarbacholine bromide），起初发生短时间的去极化，持续几分钟，接着产生较长时间的非去极化肌松作用，此时可用新斯的明拮抗其作用。作用开始比琥珀胆碱缓慢，但较持久，可维持 30~40 分钟，适用于大手术。但其有抑制呼吸的缺点，不易控制。

非去极化型肌松药按分子结构可分为苄基异喹啉和氨基甾体两大类。

（一）苄基异喹啉类

最早应用于临床的肌松药——右旋氯筒箭毒碱（*d*-Tubocurarine Chloride）是从南美洲防己科植物 *Drodendron tomentosum* 中分离提取得到的苄基异喹啉类生物碱，曾用于治疗震颤麻痹、破伤风、狂犬病等，但鉴于其呼吸麻痹的副作用现已少用。

右旋氯筒箭毒碱　　　　　　　　　　碘二甲箭毒

筒箭毒碱分子中存在两个手性中心（a 和 b），因此有 4 个立体异构体，而具有活性的右旋氯筒箭毒碱只是其中之一。进一步的构效关系研究表明，若将筒箭毒碱制成双季铵结构的化合物，其作用要比单季铵结构的化合物强 3 倍，而碘二甲箭毒（dimethyltubocurarine iodide）作用强度约为筒箭毒箭的 9 倍，成为临床常用的肌松药。这说明相隔 10~12 个原子的双季铵结构为非去极化肌松药的活性所必需。以此结构为基础，人们以筒箭毒碱为先导化合物，设计合成了一系列苄基四氢异喹啉类肌松药。

苯磺酸阿曲库铵（atracurium besilate）

化学名为 2,2′-[1,5-亚戊基双[氧-（3-氧代-3,1-亚丙基）]]双[1-[（3,4-二甲氧苯基)甲基]-1,2,3,4-四氢-6,7-二甲氧基-2-甲基异喹啉镓]二苯磺酸盐；2,2′-[1,5-pentanediyl bis[oxy(3-oxo-3,1-propanediyl)]]bis[1-[（3,4-dimethoxyphenyl）methyl]-1,2,3,4-tetrahydro-6,7-dimethoxy-2-methylisoquinolinium]dibenzenesulfonate。别名卡肌宁。

本品为具有对称结构的双季铵 N_2 受体阻断剂。药理作用与氯筒箭毒碱相同，作为全身麻醉的辅助药应用于临床。

季铵氮原子 β 位上吸电子基团酯基的存在，使苯磺酸阿曲库铵在体液中可发生非酶性的 Hofmann 消除反应，在加速药物代谢的同时，因不发生酶促水解而减轻了肝肾的负担。苯磺酸阿曲库铵的非去极化型肌松作用强度约为右旋氯筒箭毒碱的 1.5 倍，起效快（1~2 分钟），维持时间短（约 0.5 小时），不影响心、肝、肾功能，无蓄积性，是比较安全的肌肉松弛药。

本品易发生 Hofmann 消除反应以及酸、碱催化的酯水解反应，所以在制备注射液时应调节 pH 至 3.5 使其最稳定，并应低温贮藏。

（二）氨基甾体类

人们发现从中非雨林植物 Maloustis bequaertiana 中提取分离得到的季铵生物碱马洛易亭（Malouetine）和 Dipyranium 具有肌肉松弛作用，作用强度与筒箭毒碱相近，但作用时间较短。基于 Malouetine 的雄甾烷母核进行的结构改造表明，氨基甾体类 N_2 受体拮抗剂分子结构中应含有 2 个适当取代的氮原子，并且至少其中 1 个是季铵氮原子；在氮原子的邻位应有适当的附加功能性取代基。随后通过结构修饰合成了泮库溴铵（pancuronium bromide）等许多神经肌肉阻断剂。其中泮库溴铵为此类中第一个上市的药物。

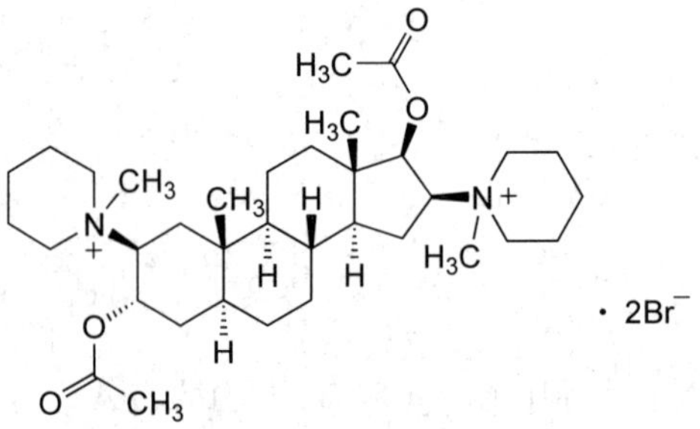

泮库溴铵

泮库溴铵的肌松作用强于氯筒箭毒碱，起效快，作用时间长，无神经节阻滞作用，不促进组胺释放，治疗剂量时对心血管系统影响较小。而且虽然为雄甾烷衍生物，却无雄性激素作用。现已取代氯筒箭毒碱作为大手术辅助药的首选药物。

（杨晓虹）

第七章 作用于肾上腺素受体的药物
Adrenergic Drugs

　　肾上腺素受体药物包括拟肾上腺素药和抗肾上腺素药，可用于多种疾病的治疗。其中，拟肾上腺素药是一类使肾上腺素能受体兴奋，产生肾上腺素样作用的药物，其化学结构均为有机胺类，故又称为拟交感胺（Sympathomimetic amines）或儿茶酚胺（Catecholamines）。抗肾上腺素受体药（又称为肾上腺素能受体拮抗剂）是一类能与肾上腺素受体结合，但无或极少内在活性，却能阻断肾上腺素神经递质或肾上腺素激动剂与受体结合，从而拮抗其作用的药物。

　　肾上腺素受体在体内各组织分布广泛，对心血管、呼吸及内分泌等系统具有广泛的生理功能和调节作用。根据生理效应的不同，肾上腺素能受体分为 α 受体和 β 受体，α 受体可分为 α_1 和 α_2 亚型，其中 α_1 和 α_2 受体分别各有三个亚型。β 受体亦分为 β_1、β_2 和 β_3 亚型（表7-1）。

扫码"学一学"

表 7-1　肾上腺素受体的分布、生理效应及临床应用

受体类型	主要分布	激动后生理效应	临床应用 激动剂	临床应用 拮抗剂
α_1	血管平滑肌、扩瞳肌、毛发运动平滑肌、心脏效应细胞	皮肤黏膜和内脏血管收缩，外周阻力增大，血压上升，瞳孔收缩，毛发直立	升压、抗休克	降压
α_2	突触前膜和后膜、血小板、血管平滑肌、脂肪细胞	抑制去甲肾上腺素释放，降血压，抑制血小板凝聚，抑制脂肪分解	降压	升压
β_1	心脏、肾脏、脑干	增强心肌收缩力，升高血压	强心、抗休克	抗心律失常、抗心绞痛、降压
β_2	支气管、子宫和血管平滑肌、骨骼肌、肝脏	支气管、子宫和血管平滑肌扩张、加快糖原分解	平喘、改善微循环	
β_3	脂肪细胞	促进脂肪分解、增加氧耗	肥胖症和糖尿病	

第一节　肾上腺素神经递质的生物合成和体内代谢
Biosynthesis and Metabolism of Adrenergic Neurotransmitters

一、肾上腺素神经递质的生物合成（Biosynthesis of Adrenergic Neurotransmitters）

　　去甲肾上腺素（Norepinephrine）、肾上腺素（Epinephrine）和多巴胺（Dopamine）都是体内重要的内源性肾上腺素能神经递质，由肾上腺素能神经末梢释放，作用于肾上腺素能受体而产生生理效应。

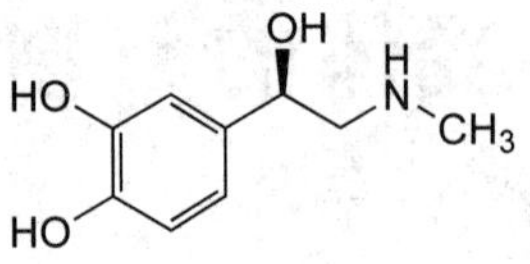

肾上腺素 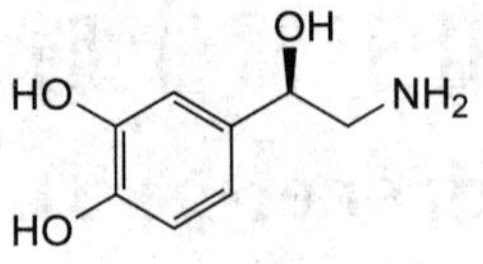　　　　　　　去甲肾上腺素 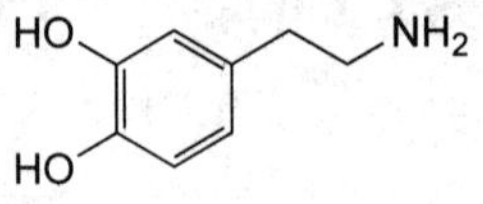　　　　　　　多巴胺

　　这三种内源性肾上腺素能神经递质在体内有共同的合成和代谢途径（图 7-1），以酪氨酸（*L*-Tyrosine）为原料，在胞浆内酪氨酸羟化酶催化下生成左旋多巴（*L*-Dopa），再经多巴脱羧酶的催化脱羧生成多巴胺，多巴胺进入肾上腺素能神经末梢的囊泡中，经多巴胺-*β*-羟化酶的催化生成去甲肾上腺素，进而在苯乙醇胺-*N*-甲基转移酶的作用下形成肾上腺素。

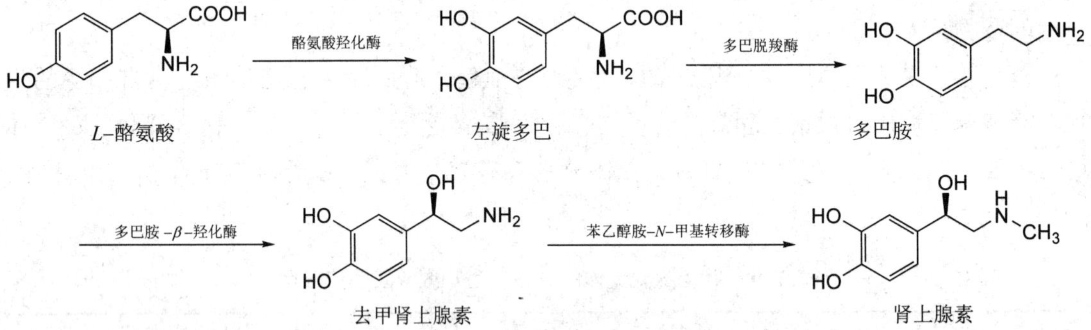

L-酪氨酸　　　　　　　左旋多巴　　　　　　　多巴胺

去甲肾上腺素　　　　　　　　　肾上腺素

图 7-1　肾上腺素能神经递质的生物合成

二、肾上腺素神经递质的体内代谢（Metabolism of Adrenergic Neurotransmitters）

　　生物合成的肾上腺素能神经递质贮藏在囊泡中，当神经冲动传导到达神经末梢后，产生去极化，递质释放到突触间隙，与受体结合而产生生理效应，这种结合是可逆的，突触间隙的肾上腺素能神经递质约有 75%~95% 被重摄入神经末梢而贮存于囊泡中，其余部分被酶代谢失活。去甲肾上腺素的代谢主要由单胺氧化酶（Monoamine oxidase，MAO）和儿茶酚-*O*-甲基转移酶（Catechol-*O*-methyltransferase，COMT）催化而代谢失活（图 7-2）。

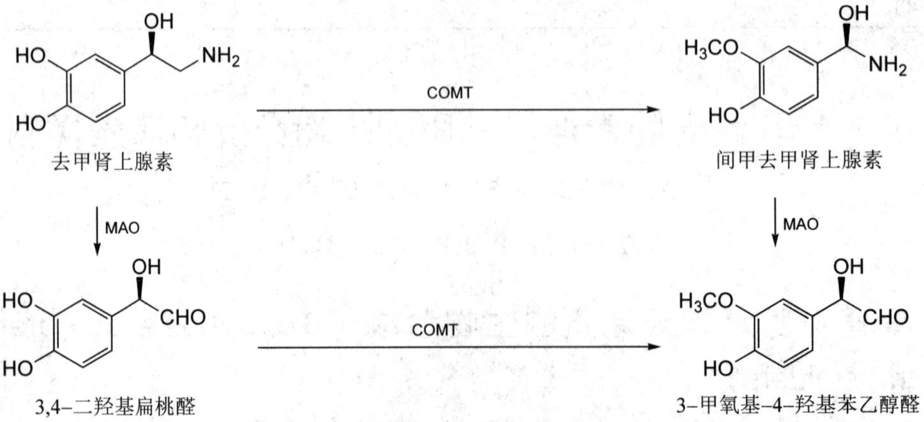

去甲肾上腺素　　　　　　　　　间甲去甲肾上腺素

3,4-二羟基扁桃醛　　　　　　　　3-甲氧基-4-羟基苯乙醇醛

图 7-2　肾上腺素能神经递质的体内代谢过程

MAO-单胺氧化酶；COMT-儿茶酚-*O*-甲基转移酶；AR-醛还原酶；AD-醛脱氢酶

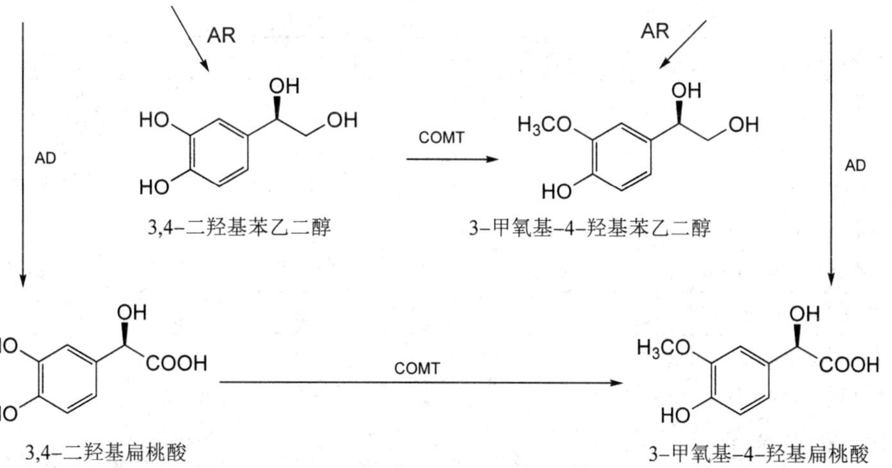

3,4-二羟基苯乙二醇 →(COMT)→ 3-甲氧基-4-羟基苯乙二醇

3,4-二羟基扁桃酸 →(COMT)→ 3-甲氧基-4-羟基扁桃酸

图 7-2　肾上腺素能神经递质的体内代谢过程（续）

MAO-单胺氧化酶；COMT-儿茶酚-O-甲基转移酶；AR-醛还原酶；AD-醛脱氢酶

第二节　拟肾上腺素受体药
Adrenergic Agents

拟肾上腺素药是一类与肾上腺素的化学结构相似的胺类药物，具有拟交感作用。根据药物的化学结构和作用机制不同，分为直接作用药、间接作用药和混合作用药三类。

直接作用药在化学结构上为儿茶酚胺类，如异丙肾上腺素（Isoprenaline），直接与肾上腺素受体结合发挥兴奋作用；间接作用药化学结构上为非儿茶酚胺类，如可乐定（Clonidine），不直接作用于肾上腺素受体，但可促进肾上腺素能神经末梢释放递质而间接发挥作用；混合作用药是对二者兼有作用，如麻黄碱（Ephedrine）。

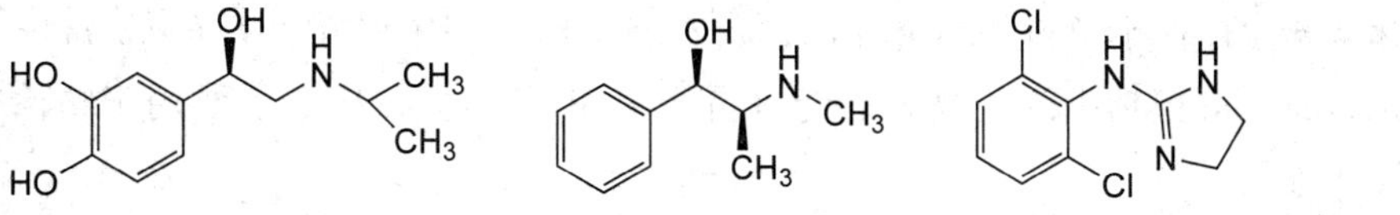

异丙肾上腺素　　　　麻黄碱　　　　可乐定

拟肾上腺素药作用的类型，取决于药物的结构及其对受体的选择性，根据受体的选择性不同，拟肾上腺素药又分为 α、β 受体激动剂，α 受体激动剂和 β 受体激动剂。常见的拟肾上腺素药作用的类型及作用和用途见表 7-2。

表 7-2　常见拟肾上腺素药物的受体选择性、药理作用和临床应用

药物名称	受体	主要药理作用	临床应用
肾上腺素 Epinephrine			
多巴胺 Dopamine	α，β	拟肾上腺素作用	抗休克
麻黄碱 Ephedrine			
去甲肾上腺素 Norepinephrine	α	拟肾上腺素作用	抗休克
去氧肾上腺素 Phenylephrine			
间羟胺 Metaraminol	α_1	血管收缩、外周阻力增加	防止低血压、抗休克
甲氧明 Methoxamine			

续表

药物名称	受体	主要药理作用	临床应用
甲基多巴 Methyldopa			
可乐定 Clonidine	α_2	兴奋突触 α_2 受体	降血压
利美尼定 Rilmenidine		心率、心输出量和外周阻力降低	
胍法辛 Guanfacine			
异丙肾上腺素 Isoprenaline	β	支气管平滑肌舒张	治疗哮喘
多巴酚丁胺 Dobutamine	β_1	正性肌力和心搏增加	治疗心力衰竭
普瑞特罗 Prenalterol			
沙丁胺醇 Salbutamol			
克仑特罗 Clenbuterol	β_2	支气管平滑肌舒张	治疗哮喘和支气管痉挛
特布他林 Terbutaline			
马布特罗 Mabuterol			
福莫特罗 Formoterol			

一、α、β 受体激动剂（α、β-Adrenergic Agonists）

α、β 受体激动剂主要有肾上腺素、多巴胺、麻黄碱等。

肾上腺素作为肾上腺素受体的天然激动剂，具有兴奋 α 和 β 两种受体的双重作用，临床上主要用于突发性心脏骤停和过敏性休克的急救。

多巴胺是体内合成去甲肾上腺素和肾上腺素的前体，主要表现为外周作用。具有 β 受体激动作用，也有一定的 α 受体激动作用，能增强心肌收缩，升高舒张压，改善末梢血液循环。临床上用其盐酸盐，用于多种休克，如急性心肌梗死、严重创伤、肾功能衰竭及心脏手术等引起的休克。

麻黄碱为存在于草麻黄（*Ephedra sinica* Stapf.）和中麻黄（*Ephedra intermedia* Schrenk et C. A. Mey）等植物中的生物碱。能兴奋 α 和 β 受体，临床上主要用于防治支气管哮喘、鼻塞及低血压。

肾上腺素（Epinephrine）

化学名为 (*R*)-4-[2-(甲氨基)-1-羟基乙基]-1,2-苯二酚；(*R*)-4-[1-hydroxy-2-(methylamino) ethyl] benzene-1,2-diol，又名副肾碱。

本品为白色或类白色结晶性粉末，无臭、味苦。在水中极微溶解，在乙醇、三氯甲烷、乙醚、脂肪油或挥发油中不溶。在无机酸或氢氧化钠溶液中易溶。饱和水溶液显弱碱性反应。临床用其盐酸盐。

本品结构中含有一个手性碳原子，具旋光性，其中 R (-) 异构体活性强，药用其左旋体，$[\alpha]_D^{20}$ -50.0°~-53.5°（4%，1mol/L 盐酸）。

肾上腺素在中性或碱性水溶液中不稳定，遇碱性肠液可分解，故口服无效。由于结构中含有邻二酚结构，具有较强的还原性，与空气或日光接触易氧化变质。生成红色的肾上腺素红，进而聚合成棕色多聚体而失效，故在作注射剂时，加入焦亚硫酸等抗氧剂，可防止氧化。储存时，应避光且避免与空气接触。《中国药典》规定需检查酮体。

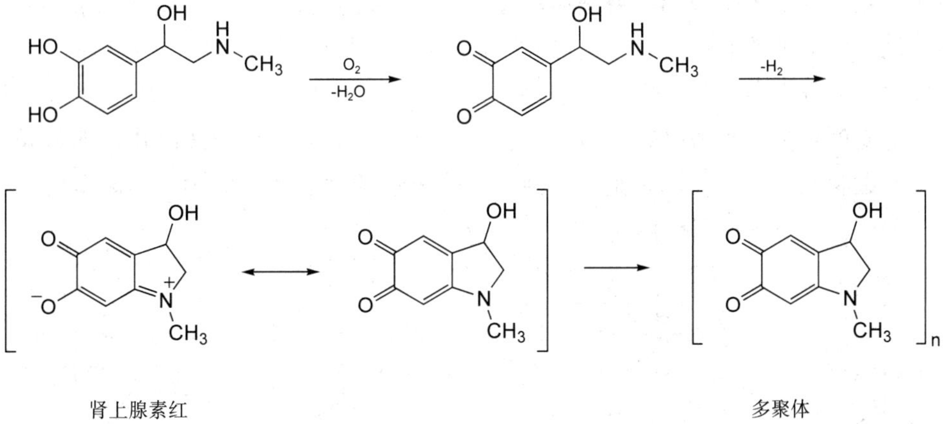

肾上腺素红　　　　　　　　　　　　　　　　　多聚体

左旋肾上腺素的水溶液加热或室温放置后可发生消旋化而使活性降低（图7-3）。消旋化速度与 pH 有关。在 pH 4 以下，消旋化速度更快。故肾上腺素的水溶液应注意控制 pH。

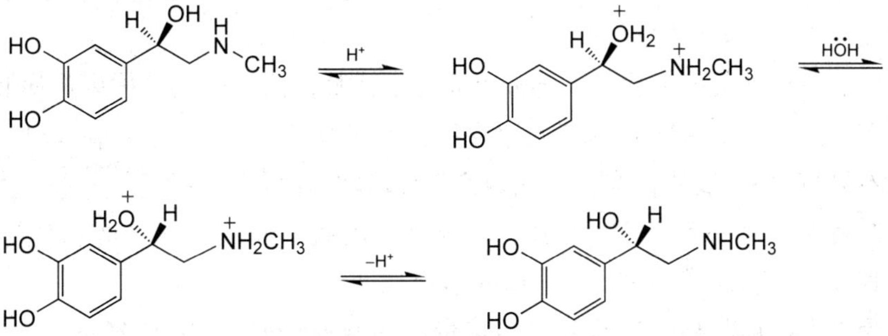

图7-3　左旋肾上腺素的消旋化

肾上腺素具有较强的兴奋 α 受体及 β 受体的作用，使心肌收缩力加强，心率加快，使皮肤黏膜及内脏小血管收缩，但冠状血管和骨骼肌血管扩张。临床主要用于过敏性休克，抢救心脏骤停和支气管哮喘，及过敏性休克，还可制止鼻黏膜和牙龈出血。与局部麻醉药合用，可减少其毒副作用，可减少手术部位的出血。

盐酸麻黄碱（Ephedrine Hydrochloride）

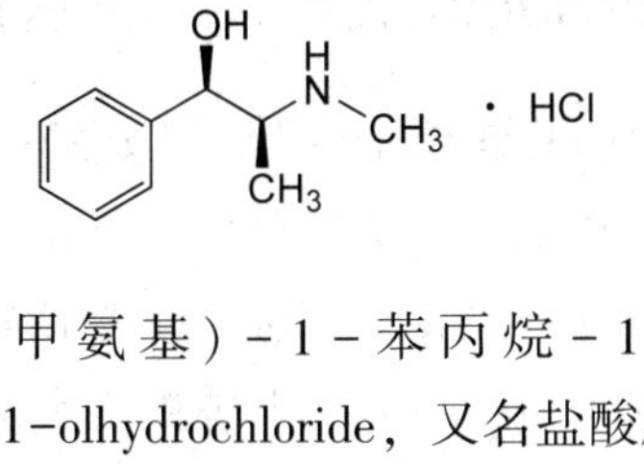

化学名为（1R,2S）-2-（甲氨基）-1-苯丙烷-1-醇盐酸盐；（1R,2S）-2-(Methylamino)-1-phenylpropan-1-olhydrochloride，又名盐酸麻黄素。

本品为白色针状结晶或结晶性粉末，无臭，味苦。易溶于水，溶于乙醇，不溶于三氯甲烷或乙醚。

本品结构中不含酚羟基，故性质较稳定，遇光、空气、热不易被氧化破坏。

麻黄碱结构中有两个手性碳原子，具有四个光学异构体，一对为赤藓糖型对映异构体($1R,2S$)和($1S,2R$)称为麻黄碱；另一对为苏阿糖型对映异构体($1R,2R$)和($1S,2S$)称为伪麻黄碱（Pseudoephedrine）。四个光学异构体均具有拟肾上腺素作用，但作用强度不一样，其中药用的($-$)-($1R,2S$)型麻黄碱活性最强，可兴奋α受体和β受体，直接发挥拟肾上腺素作用，能促进肾上腺素能神经末梢释放递质，间接地发挥作用；（$+$)($1S,2R$)型麻黄碱只有间接作用且作用较弱；临床上用的伪麻黄碱为($+$)($1S,2S$)型，拟肾上腺素作用弱于麻黄碱，对支气管扩张作用比麻黄碱稍弱，对心脏及中枢神经系统的副作用明显减小。常用于减轻鼻黏膜充血及支气管充血，控制支气管哮喘及过敏性反应等。临床多与感冒药及抗过敏药配伍，制成复方制剂供药用。

($1R,2S$)	($1S,2R$)	($1S,2S$)	($1R,2R$)
（$-$)麻黄碱	（$+$)麻黄碱	（$+$)伪麻黄碱	（$-$)伪麻黄碱

麻黄碱和伪麻黄碱的来源主要从麻黄中提取，我国麻黄资源丰富，且含量较高。也可用生物发酵或化学合成的方法制备。

麻黄碱口服后易被肠道吸收，大部分以原形由肾脏排泄，由于在体内代谢和排泄较慢，因结构中没有酚羟基，不易被 COMT 代谢失活，α碳原子上有甲基取代，增加了氨基上的位阻，使其不易被 MAO 氧化代谢，使代谢稳定性增加，故作用持久。

麻黄碱对 α 和 β 受体均有激动作用，可松弛平滑肌，收缩血管并具中枢兴奋作用。临床用于支气管哮喘，鼻黏膜肿胀及低血压的治疗。

麻黄碱为二类精神药品，又是制备多种毒品的原料，如 N-甲基苯丙胺（俗称冰毒）、3,4-亚甲基双氧基甲基安非他明（3,4-Methylenedioxymethamphetamine，MDMA）及其类似物（统称摇头丸）。故国家对麻黄碱和伪麻黄碱的生产和使用进行严格管制。

N-甲基苯丙胺　　　　　　　　MDMA

二、α 受体激动剂（α-Adrenergic Agonists）

α 受体激动剂根据其对 α 受体的选择性不同，可分为 α 受体激动剂、选择性 α_1 受体激动剂和 α_2 受体激动剂。α_1 受体兴奋时主要引起血管收缩，肝糖原分解，钾离子释放、心脏正性变力、胃肠道平滑肌松弛及减少唾液分泌。α_2 受体兴奋时，可负反馈调节去甲肾上腺素的释放、血小板聚集及血管收缩。去甲肾上腺素可激动血管的 α_1 受体，使血管收缩，亦具较弱的心脏 β_1 受体激动作用，使心肌收缩性加强，心率加快，传导加速，心排出量增加，临床常用于休克、药物中毒性低血压及上消化道出血的治疗。

选择性 α_1 受体激动剂主要有间羟胺（Metaraminol）、甲氧明（Methoxamine）和去氧肾上腺素（Phenylephrine），其特点是不具有儿茶酚胺结构，不被 COMT 所代谢，因此，它们的作用时间比去甲肾上腺素长并可口服，对心脏的刺激性较小，同时，高浓度的间羟胺具有 β 受体拮抗作用。甲氧明在体内经代谢脱 O-甲基生成保留生物活性的间酚代谢物。它们主要用于手术或休克过程中低血压症状的治疗。去氧肾上腺素可兴奋虹膜肌使瞳孔散大，临床用于散瞳和检查眼底。

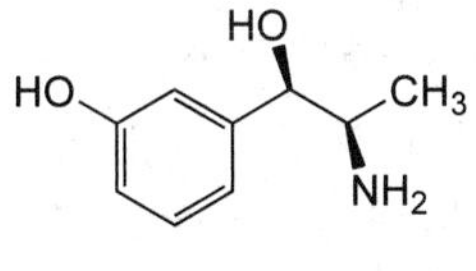

间羟胺 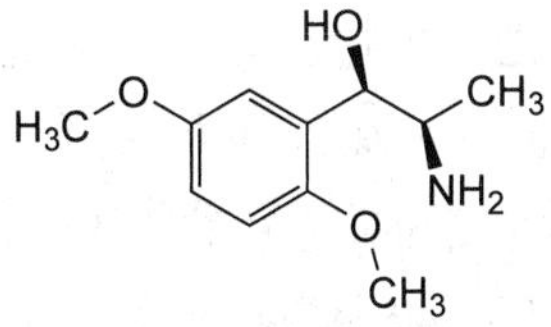　　　　　　　甲氧明 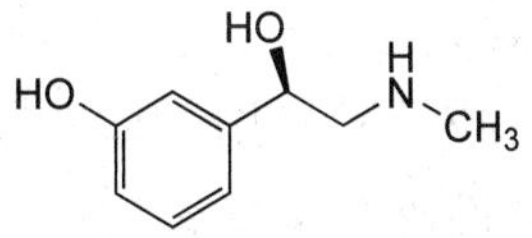　　　　　　　去氧肾上腺素

选择性 α₁ 受体激动剂除了苯乙胺类衍生物外，还有咪唑类衍生物，如噻洛唑啉（Xylometazoline）、羟甲唑啉（Oxymetazoline）和萘甲唑啉（Naphazoline）等。该类药物的结构特点是在咪唑啉环的 2 位与取代芳环间有一碳桥，因此它们的结构中都具有苯乙胺的基本骨架。构效关系研究表明，苯环邻位亲脂性取代基对 α₁、α₂ 受体的亲和力是必需的，苯环对位、邻位较大亲脂性取代基的存在可提高药物对 α₁ 受体的选择性，该类药物常用作治疗鼻充血和眼充血。

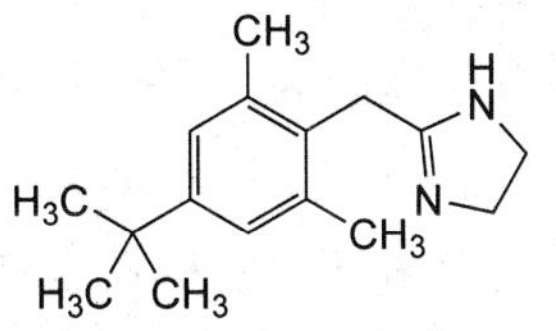

噻洛唑啉 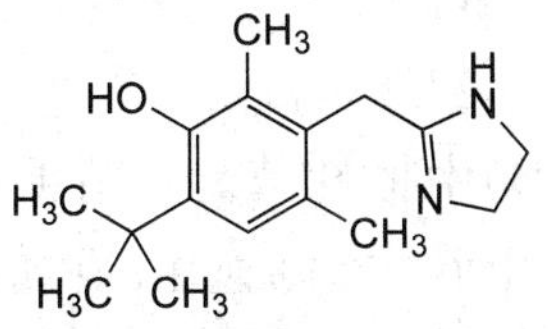　　　　　　羟甲唑啉 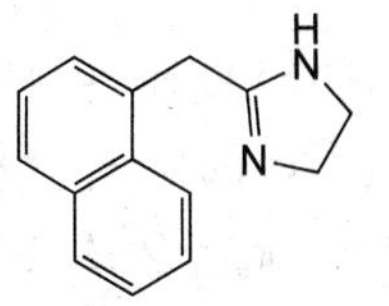　　　　　　萘甲唑啉

选择性 α₂ 受体激动剂根据化学结构可分为 2-氨基咪唑啉类和胍类衍生物等。2-氨基咪唑啉类主要有可乐定（Clonidine）和溴莫尼定（Brimonidine）等。胍类衍生物有胍法辛（Guanfacine）和胍那苄（Guanabenz）等。此外，右美托咪定（Dexmedetomidine）和甲基多巴（Methyldopa）等也属于 α₂ 受体激动剂。

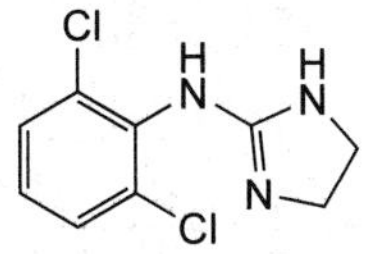

可乐定 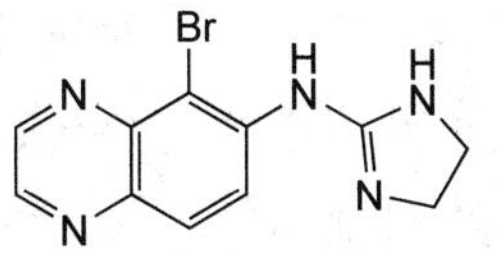　　　　溴莫尼定 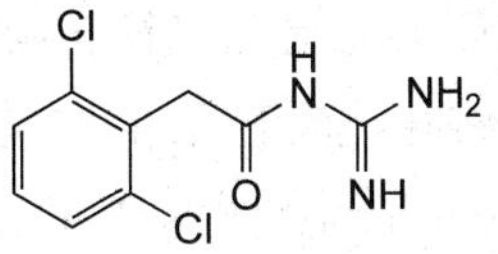　　　　胍法辛 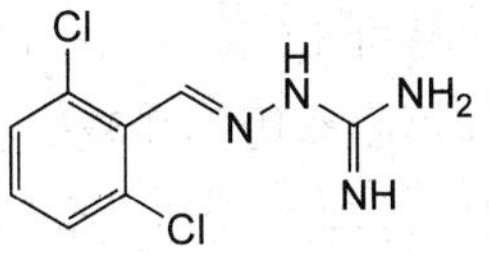　　　　胍那苄

可乐定可激动中枢 α₂ 受体，产生降血压作用。临床用于治疗高血压、偏头痛和痛经等。

溴莫尼定可激动眼内的 α₂ 受体而减少房水的产生，加强房水的外流，从而降低眼压。临床用于治疗青光眼。

胍法辛和胍那苄为可乐定的咪唑啉开环类似物，属中枢性 α₂ 受体激动剂，作用与可乐定相似。

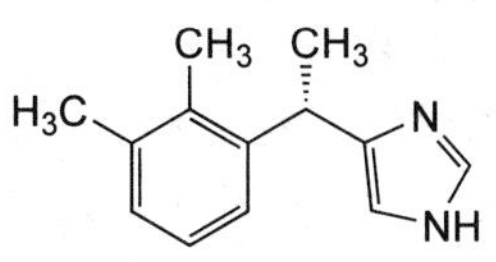

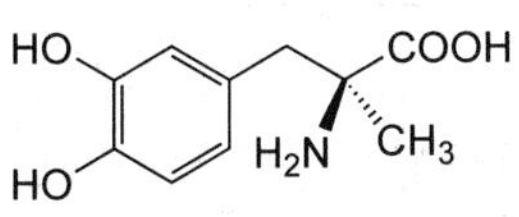

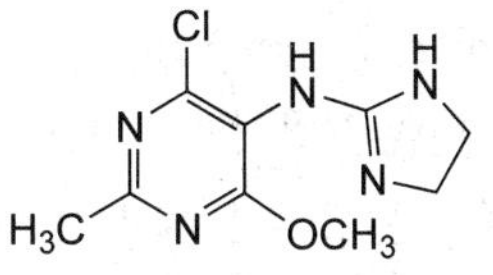

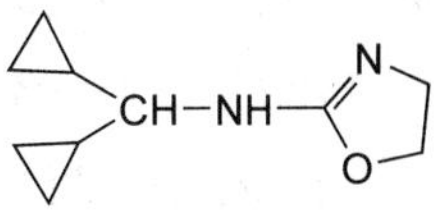

右美托咪定　　　　　甲基多巴　　　　　莫索尼定　　　　　利美尼定

　　右美托咪定为可乐定类似物，以活性右旋异构体用药，对 α_2 肾上腺素受体激动作用是可乐定的8倍，具有中枢性抗交感、抗焦虑和镇痛作用，有独特的可产生近似自然睡眠的镇静作用，可显著减少诱导麻醉所需麻醉剂用量，也可减少术前与术后的阿片及非阿片类镇痛剂用量。

　　甲基多巴是内源性多巴的 α 甲基化衍生物，为中枢性抗高血压药。甲基多巴属于前药，可通过血脑屏障，当甲基多巴进入中枢后，在芳基 L-氨基酸脱羧酶及多巴胺 β 羟化酶的作用下，被代谢成 α 甲基去甲肾上腺素，它是 α_2 受体激动剂，抑制交感神经冲动的传出，导致血压下降。同时代谢中间体 α 甲基多巴胺和活性代谢物 α 甲基去甲肾上腺素具较强的亲水性，不易透过血脑屏障而浓集于中枢，故降压作用温和、持久。甲基多巴降压作用中等偏强，适用于治疗肾功能不良的高血压。

HO～　　COOH　　　　　　芳基 L-氨基酸脱羧酶　　　HO～　　CH₃　　　　多巴胺 β-羟化酶　　　HO～　　OH　CH₃

甲基多巴　　　　　　　　　　　　　　 α-甲基多巴胺　　　　　　　　　　　　 α-甲基去甲肾上腺素

　　研究显示，通过激动位于延髓孤束核次级神经元突触后膜的 α_2 受体和位于延髓腹外侧网状结构的 I_1-咪唑啉受体均可达到降压目的。甲基多巴主要兴奋中枢的 α_2 受体，在产生降压作用的同时，会产生明显的中枢性镇静、精神抑郁等副作用。可乐定对 α_2 受体和 I_1-咪唑啉受体均有作用，选择性小，在降血压的同时，也会产生较明显的中枢性副作用。由于激动 I_1-咪唑啉受体会产生较强的降压作用，但较少引起中枢性镇静、精神抑郁等副作用，因此人们致力于开发 I_1-咪唑啉受体选择性激动剂。莫索尼定和利美尼定对 I_1-咪唑啉受体显示出高度的亲和力，而对 α_2 受体的亲和力较弱，为 I_1-咪唑啉受体选择性激动剂，因此在产生降血压作用时，其镇静、口干、心动过缓和精神抑郁等副作用较轻。

　　构效关系研究表明，苯环的邻位需有一个卤素或甲基取代，若两个邻位均有取代基时，降压活性更强。取代基不同的衍生物脂溶性有差异，脂溶性越大越易通过血脑屏障产生作用。

　　将可乐定结构中的苯环用嘧啶环置换，得到莫索尼定，其降压效果与可乐定相当，但镇静等副作用明显减轻。将咪唑啉环用生物电子等排体噁唑啉环替换后，得到的利美尼定对 I_1-咪唑啉受体的亲和力是 α_2 受体的2.5倍，不抑制心脏收缩，不改变肾功能，副作用较小。

重酒石酸去甲肾上腺素（Norepinephrine Bitartrate）

HO～　OH　NH₂　·　HO～ O HO H OH · H₂O

　　化学名为 (R)-$(-)$-4-(2-氨基-1-羟基乙基)-1,2-苯二酚-d-重酒石酸盐一水合物；(R)-$(-)$-4-(2-Amino-1-hydroxyethyl)-1,2-benzenediol bitartrate monohydrate。

　　本品为白色或类白色结晶性粉末，无臭，味苦。在水中易溶，微溶于乙醇，不溶于三氯甲烷或乙醚。重酒石酸去甲肾上腺素含有手性碳原子，具旋光性，药用为 R-$(-)$异构体，

$[a]_D^{20} = -10.0° \sim -12.0°$。

去甲肾上腺素分子结构中具有儿茶酚胺结构，遇光或空气易被氧化变质而失去作用，故应避光保存及避免与空气接触。本品在 pH 6.5 的缓冲液中加碘液，氧化生成去甲肾上腺素红，用硫代硫酸钠使碘色消退，溶液显红色。

去甲肾上腺素红

本品对热较敏感，在 120℃加热 3 分钟或在 80～90℃与浓硫酸共热 2 小时，均发生消旋化。

去甲肾上腺素对 α_1 和 α_2 受体均有激动作用，对 β 受体激动作用很弱。具有很强的血管收缩作用，临床上主要使用它的升压作用，静脉滴注用于治疗各种休克。口服还可以用于上呼吸道和胃出血。去甲肾上腺素的体内代谢途径见图 7-2。

盐酸可乐定（Clonidine Hydrochloride）

化学名为 2-[(2,6-二氯苯基)亚氨基]咪唑啉盐酸盐；2-[(2,6-Dichlorophenyl)imino] imidazolidine hydrochloride。又名氯压定。

本品为白色结晶性粉末，无臭，略有甜味。在水或乙醇中溶解，在三氯甲烷中极微溶解，在乙醚中几乎不溶。

可乐定 pK_a 为 8.3，在生理的 pH 条件下约有 80% 电离成阳离子形式。中性的可乐定分子存在着亚胺型和氨基型两种互变异构体，主要以亚胺型形式存在。

氨基型　　　　　　　　　亚胺型

本品口服迅速吸收，生物利用度达 95% 以上，服后 0.5 小时产生降压作用，可维持 6 小时。本品大部分在肝脏代谢，主要代谢物为无活性的 4-羟基可乐定和 4-羟基可乐定的葡萄糖醛酸酯和硫酸酯。20%～40% 以原型和代谢物的形式从尿中排出，约 20% 从粪便中排出。

可乐定为中枢降压药，直接激动脑内 α_2 受体，使外周交感神经的张力降低，心率减慢，心输出量减少，外周阻力下降，从而导致血压降低。临床上主要用于原发性高血压和继发性高血压，也可用于吗啡类药品成瘾的戒断治疗。

三、β 受体激动剂（β-Adrenergic Agonists）

β 受体激动剂是一类可舒张支气管，增强心肌收缩力的药物。根据对受体的选择性不同，可分为非选择性 β 受体激动剂、选择性 β₁ 受体激动剂和选择性 β₂ 受体激动剂三类。

（一）非选择性 β 受体激动剂 （Nonselective β–Adrenergic Agonists）

异丙肾上腺素（Isoprenaline）是典型的非选择性 β 受体激动剂，对 β₁ 和 β₂ 受体均有兴奋作用，有强心和松弛支气管平滑肌作用，临床用于治疗支气管哮喘，也可用于心动过缓型心律失常的治疗，但由于选择性低，在治疗支气管哮喘时，会产生心悸、心动过速等心脏兴奋副作用。

异丙肾上腺素

（二）选择性 β₁ 受体激动剂 （Selective β₁–Adrenergic Agonists）

β₁ 受体兴奋时，主要引起心率增加、心肌收缩力增强、胃肠道平滑肌松弛、血小板聚集及唾液淀粉酶分泌。β₁ 受体激动剂临床主要用作强心药。

多巴酚丁胺（Dobutamine）是多巴胺的同系物，为选择性 β₁ 受体激动剂，用于治疗心衰。

普瑞特罗（Prenalterol）和扎莫特罗（Xamoterol）为芳氧基丙醇胺类化合物，结构与 β 受体拮抗剂相似，但为选择性 β₁ 受体激动剂。普瑞特罗可作为洋地黄的辅助药物或替代药物，用于治疗急慢性心力衰竭。扎莫特罗选择性作用于心脏 β₁ 受体，使心脏兴奋。当交感神经功能低下时，可产生正性肌力作用，而当交感神经功能亢进时，可产生负性肌力作用，因此具有良好的双重作用，临床用于伴有心肌梗死的心力衰竭的治疗。

多巴酚丁胺　　　　　普瑞特罗

扎莫特罗

盐酸多巴酚丁胺 （Dobutamine Hydrochloride）

化学名为(±)-4-[2-[[1-甲基-3-(4-羟苯基)丙基]氨基]乙基]-1,2-苯二酚盐酸盐；4-[[2-[3-(4-Hydroxyphenyl)1-methylpropyl]amino]ethyl]-1,2benzenediol hydrochloride。

本品为白色或类白色结晶性粉末，几乎无臭，味微苦。在水中或无水乙醇中微溶，在

134

三氯甲烷中几乎不溶。

多巴酚丁胺含有邻二酚及苯酚结构，遇光及放置空气当中可氧化，使颜色渐变深。

多巴酚丁胺结构中含有一个手性碳原子，有两种光学异构体，都选择性地激动 β_1 受体，但右旋体比左旋体作用更强。左旋体还有激动 α_1 受体作用，而右旋体对 α_1 受体则有拮抗作用，所以临床使用其外消旋体。

本品为选择性心脏 β_1 受体激动剂，其正性肌力作用比多巴胺强，对 β_2 受体和 α 受体兴奋性较弱，治疗量能增加心肌收缩力，增加心排出量，很少增加心脏耗氧量，可降低外周血管阻力，能降低心室充盈压，促进房室结传导。临床用于治疗器质性心脏病所发生的心力衰竭、心肌梗死所致的心源性休克及术后低血压。

本品缺点是作用时间短，口服无效，易产生耐药性。

（三）选择性 β_2 受体激动剂（Selective β_2 Adrenergic Agonists）

选择性 β_2 受体激动剂大多数为苯乙胺类，其结构的共同点是氮原子上有较大的取代基。针对儿茶酚胺类药物在体内易代谢分解的特点，便开发出了一系列非儿茶酚胺结构的选择性 β_2 受体激动剂。此类药物对 β_2 受体的选择性强，对心脏的副反应很小，不易被 COMT 和 MAO 代谢，作用时间长，临床主要用于治疗支气管哮喘、慢性支气管炎、肺气肿等疾病。代表性药物主要有沙丁胺醇（Salbutamol）、特布他林（Terbutaline）和长效 β_2 受体激动剂福莫特罗（Formoterol）、沙美特罗（Salmeterol）。常见的选择性 β_2 受体激动剂见表 7-3。

表 7-3　常用的 β_2 受体激动剂的结构和用途

药物名称	药物结构	主要作用及用途
克仑特罗 Clenbuterol		俗称瘦肉精，为强效的选择性 β_2 受体激动剂，其松弛支气管平滑肌作用强而持久，主要用于治疗支气管哮喘及哮喘型慢性支气管炎、肺气肿等疾病
特布他林 Terbutaline		常用其硫酸盐对支气管扩张作用与沙丁胺醇相近。临床用于支气管哮喘、哮喘型支气管炎和慢性阻塞性肺部疾患时的支气管痉挛
马布特罗 Mabuterol		其支气管扩张作用及抗过敏作用较沙丁胺醇强，持续时间也长，用于支气管哮喘、慢性支气管炎、肺气肿等气道阻塞性疾病
妥洛特罗 Tulobuterol		对支气管平滑肌具有较强而持久的扩张作用，对心脏的兴奋作用较弱，还具止咳祛痰作用，主要用于支气管哮喘、哮喘型支气管炎
福莫特罗 Formoterol		为一新型长效的选择性 β_2 受体激动剂，作用强而持久，持续时间达 12 小时，主要用于哮喘与慢性阻塞性肺病的维持治疗与预防发作，特别适用于哮喘夜间发作患者

135

药物名称	药物结构	主要作用及用途
丙卡特罗 Procaterol		对支气管的 β_2 受体具有较高选择性，其支气管扩张作用强而持久。尚具有抗过敏作用。用于防治支气管哮喘、喘息性支气管炎和慢性阻塞性肺部疾病所致的喘息症状
氯丙那林 Clorprenaline		常用其盐酸盐，对 β_2 受体的选择性低于沙丁胺醇，主要用于支气管哮喘、哮喘型支气管炎、慢性支气管炎合并肺气肿，可止喘并改善肺功能
沙美特罗 Salmeterol		为长效的选择性 β_2 受体激动剂，作用强而持久，持续时间达 12 小时，主要用于慢性哮喘患者

硫酸沙丁胺醇（Salbutamol Sulfate）

化学名为 1-（4-羟基-3-羟甲基苯基）-2-（叔丁氨基）乙醇硫酸盐；1-（4-Hydroxy-3-hydroxy-methylphenyl）-2-（tertbutylaminol）ethanol hemisulfate。又名舒喘灵。

本品为白色结晶性粉末；无臭，味微苦。在水中易溶，在乙醇中极微溶解，几乎不溶于三氯甲烷或乙醚。

本品口服经胃肠道吸收进入循环的原形药物少于 20%，大部分在肝和肠壁代谢，并经肾排泄。其主要代谢物为 4-O-葡萄糖苷酸和 4-O-硫酸酯。

本品能选择性地激动支气管平滑肌的 β_2 受体，有较强的支气管扩张作用，由于结构中不含儿茶酚胺，故口服有效，且作用时间长。临床上主要用于防止支气管哮喘、哮喘型支气管炎和肺气肿患者的支气管痉挛等。

四、拟肾上腺素药物的构效关系（SAR of Adrenergic Drugs）

拟肾上腺素药物的化学结构与生物活性间的关系如下。

（1）必须具有苯乙胺基本结构，如碳链增长为三个碳原子，其作用强度下降；碳链较短的苄胺同类物仅稍有升高血压作用。由于氨基的存在，该类药物在生理 pH 条件下高度电离。氨基及苯环上取代基的不同对受体的选择性及作用时间的长短有一定影响。

（2）多数拟肾上腺素能受体药物在氨基的 β 位具有羟基，此 β 羟基的存在，对活性有显著影响。其中 R-构型者具较大活性，例如 R-肾上腺素的支气管扩张作用比 S-构型异构体强 45 倍；R-异丙肾上腺素比其 S-构型异构体强约 800 倍。一般认为，该类药物有三部分和受体形成三点结合（图7-4），即：氨基、苯环和两个酚羟基，以及 β 醇羟基。

由图7-4可见，S-构型肾上腺素只有两个基团与受体结合，因而生理活性很弱，而 R-构型肾上腺素可与受体经三点互相结合，故作用较强。

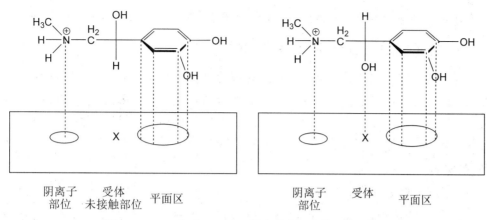

图7-4 *R*-(-)-和*S*-(+)-肾上腺素与受体结合示意图

（3）苯环3,4-二羟基的存在可显著增强α、β受体活性，但具儿茶酚胺结构的药物常常不能口服。如去甲肾上腺素和肾上腺素，口服后其间位羟基迅速被COMT甲基化而失活。而当儿茶酚型的二个羟基的位置被改变为3,5位二羟基或保留4位羟基，将3位羟基改变为3位羟甲基或用氯原子取代等，均能保留β活性，且由于不易被COMT酶催化代谢故可口服且长效，如特布他林、克仑特罗等对β₂受体选择性较强，是口服有效的平喘药。然而，如果苯环上仅保留3位羟基，则α活性有所下降，而β活性几乎被消除。如间羟胺、去氧肾上腺素是α$_1$受体激动剂，作用较去甲肾上腺素弱，但持久。

（4）侧链氨基氢被非极性烷基取代时，基团的大小对受体的选择性有密切的关系。*N*-取代基越大，对β受体的亲和力愈强。因此，去甲肾上腺素主要表现为α受体激动活性，肾上腺素是α、β受体激动剂，而*N*-异丙基取代的异丙肾上腺素是β受体激动剂，其可能的原因是β受体在靠近氨基结合的天冬氨酸残基处有一个较大的亲脂性口袋，而α受体不存在此口袋。当*N*-叔丁基取代，可提高药物对β$_2$受体的选择性，如沙丁胺醇是选择性的β$_2$受体激动剂，而异丙肾上腺素是一非选择性的β受体激动剂，当作为支气管扩张剂在临床使用时，因异丙肾上腺素具β$_1$受体活性而对心脏有刺激性，而选择性的β$_2$受体激动剂则大大降低了心脏副作用。

当氨基H被比叔丁基更大的亲脂性基团取代时，则表现出α$_1$受体拮抗活性，而*N*-双烷基取代，可使活性大大下降，毒性较大。

（5）侧链氨基α碳原子上引入甲基，亦称为苯异丙胺类，由于甲基的位阻效应，可阻止MAO酶对氨基的氧化、代谢脱氨，使药物的作用时间延长。同时，此甲基的引入，使药物分子产生了一个新的手性中心，该手性中心的存在，明显影响药物的生物化学性质和受体选择性。

（6）α或β碳原子可被杂原子取代，如可乐定、利美尼定和胍法辛等。α碳原子和侧链氨基氮原子可构成杂环的一部分，如咪唑啉类的可乐定，咪唑环也可开环成胍基，如胍法辛和胍那苄，它们均为选择性α$_2$受体激动剂。

第三节 抗肾上腺素药物
Adrenergic Antagonists

抗肾上腺素药物又称肾上腺素受体拮抗剂。它是一类能与肾上腺素受体结合，阻断肾上腺素神经递质或肾上腺素激动剂作用的药物。根据药物对α和β肾上腺素受体选择性的不同，可分为 α 受体拮抗剂（α-Antagonists）和 β 受体拮抗剂（β-Antagonists）两大类。

一、α 受体拮抗剂（α-Antagonists）

肾上腺素能 α 受体兴奋时，可使皮肤及黏膜的血管收缩，血压升高。当 α 受体拮抗剂选择性地拮抗了与血管收缩有关的 α 受体时，可导致血压下降。因此，该类药物在临床上主要用于升高血压、改善微循环，治疗外周血管痉挛性疾病及血栓闭塞性脉管炎等。α 受体拮抗剂按其对受体亚型的选择性不同，可分为非选择性 α 受体拮抗剂、α_1 受体拮抗剂和 α_2 受体拮抗剂。

（一）非选择性 α 受体拮抗剂

非选择性 α 受体拮抗剂对 α_1 和 α_2 受体都有拮抗作用，拮抗 α_1 受体可产生降压作用，用时又拮抗突触前 α_2 受体，促使去甲肾上腺素的释放，使血压升高。两种作用相互抵消，因此，该类药物的降压作用弱而不良反应较多。该类药物主要有咪唑啉衍生物类的酚妥拉明（Phentolamine）、妥拉唑啉（Tolazoline）和 β 氯乙胺衍生物类的酚苄明（Phenoxybenzamine）等。由于咪唑啉衍生物类药物分子中含组胺的部分结构，故有较强的组胺样作用。常见皮肤潮红、胃酸分泌增加、易诱发溃疡等不良反应。

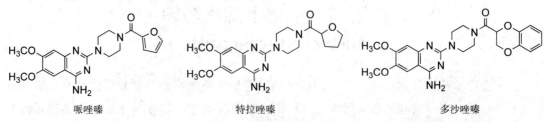

酚妥拉明　　　　　　　　　妥拉唑啉　　　　　　　　　酚苄明

酚苄明是一种不可逆的 α 受体拮抗剂，它具有 β 氯乙胺结构，在生理 pH 条件下，易发生分子内环化而成为具有高度反应性的三元环状乙撑亚铵离子，进而与 α 受体中的亲核基团如巯基、羟基、氨基等发生烷基化反应，生成稳定的共价键化合物，不能被肾上腺素逆转，所以作用较持久，是一种非竞争性 α 受体拮抗药。

（二）选择性 α_1 受体拮抗剂

选择性 α_1 受体拮抗剂通过扩张血管，降低外周血管阻力，使血压下降，不引起心动过速的副作用，具有良好的降压效果，且口服有效。α_1 受体还可细分为三种亚型，尿道及前列腺平滑肌主要分布 α_{1A}-亚型，α_{1B}-亚型和 α_{1D}-亚型，α_{1D}-亚型主要分布在膀胱。

哌唑嗪（Prazosin）是第一个被发现的 α_1 受体拮抗剂，后来，又发现了同系物，如特拉唑嗪（Terazosin）和多沙唑嗪（Doxazosin）等。它们都是喹唑啉的衍生物。其作用及作用机制相似，其区别仅在于哌嗪环氮原子上取代基的不同，由此引起各个药物在某些药物动力学性质上的明显不同。如将哌唑嗪的呋喃环还原为四氢呋喃而成为特拉唑嗪。由于四氢呋喃是一个极端亲水的基团，其水溶性明显增大。将哌唑嗪的呋喃环转换成苯并二氧六环，即为多沙唑嗪。同时特拉唑嗪、多沙唑嗪的作用时间较哌唑嗪长 3~4 倍。该类药物主要用于良性前列腺增生及高血压病的治疗。

哌唑嗪　　　　　　　　　　特拉唑嗪　　　　　　　　　多沙唑嗪

选择性 α_1 受体拮抗剂还有阿夫唑嗪（Alfuzosin）和坦洛新（Tamsulosin），阿夫唑嗪属于哌唑嗪的衍生物，它是将特拉唑嗪结构中的哌嗪环用丙二胺替代。坦洛新是一种苯丙胺的衍生物，对 α_1 受体的选择性更强，在治疗良性前列腺增生时对心血管的不良反应较特拉唑嗪小。二者是目前治疗良性前列腺增生的一线药物，而很少用于治疗高血压。

阿夫唑嗪　　　　　　　　　　坦洛新

乌拉地尔（Urapidil）也是一种选择性 α_1 受体拮抗剂，且有外周和中枢双重降压作用。外周扩张血管作用主要通过拮抗突触后 α_1 受体，使外周阻力显著下降而扩张血管。中枢作用则通过激活 5-HT$_{1A}$ 受体起效。其化学结构与哌唑嗪并不相似，用于治疗高血压危象、重度和极重度高血压以及难治性高血压。

（三）选择性 α_2 受体拮抗剂

育亨宾（Yohimbine）是从植物萝芙木根中提取的一种吲哚生物碱，是最早应用的经典的选择性 α_2 受体拮抗剂。能使血管平滑肌扩张，增加外周副交感神经张力，降低交感神经张力，因而扩张阴茎动脉，增加阴茎海绵体血流量，使阴茎勃起。目前主要用于治疗男性性功能障碍和体位性高血压。育亨宾也属于严格管制的药品。

乌拉地尔　　　　　　　　　　育亨宾

二、β 受体拮抗剂（β-Antagonists）

β 受体拮抗剂可竞争性的与 β 肾上腺素受体结合从而阻断肾上腺素神经递质或 β 激动剂的效应，主要包括对心脏兴奋的抑制作用和对支气管及血管平滑肌的舒张作用等。可使心率减弱，心输出量减少，心肌耗氧量下降，还能延缓心房和房室结的传导。临床上主要用于治疗心律失常、心绞痛、高血压以及心肌梗死等心血管疾病，是一类应用较广的心血管疾病治疗药。

β 受体拮抗剂根据对受体的选择性不同，可分为非选择性 β 受体拮抗剂（Nonselective β-Adrenergic Agonists）、选择性 β$_1$ 受体拮抗剂（β$_1$-Adrenergic Agonists）和混合型 α/β 受体拮抗剂（α/β-Adrenergic Agonists）三种类型。根据化学结构可分为芳（苯）乙醇胺类和芳氧丙醇胺类，大多数 β 受体拮抗剂为芳氧丙醇胺类。

芳（苯）乙醇胺类　　　　　　　　芳氧丙醇胺类

（一）非选择性 β 受体拮抗剂（Nonselective Adrenergic Agonists）

非选择性 β 受体拮抗剂对 β_1、β_2 受体无选择性，能同时拮抗 β_1 和 β_2 受体，在治疗心血管疾病时，因同时拮抗 β_2 受体可引起支气管痉挛和哮喘等副作用。

具有芳氧丙醇胺类结构的非选择性 β 受体拮抗剂主要有普萘洛尔（Propranolol）、噻吗洛尔（Timolol）、纳多洛尔（Nadolol）、吲哚洛尔（Pindolol）及具苯乙醇胺结构的索他洛尔（Sotalol）等。

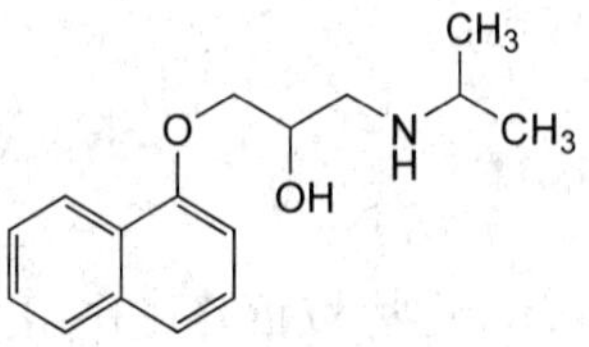

普萘洛尔 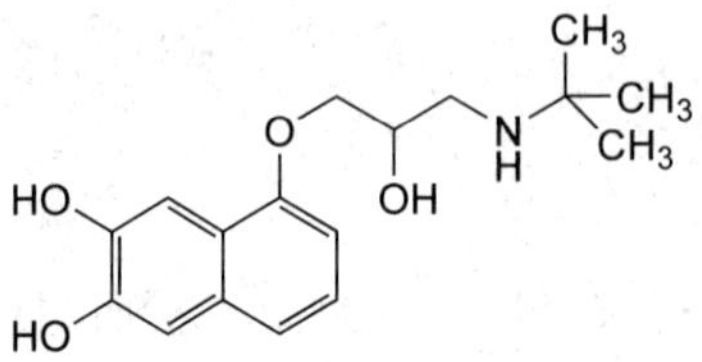　　　　　　　　　纳多洛尔 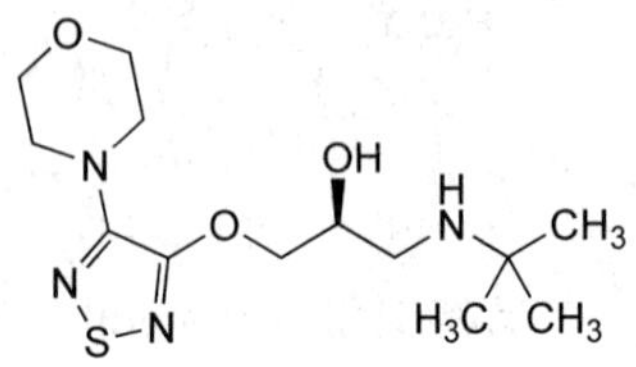　　　　　　　　　S-噻吗洛尔

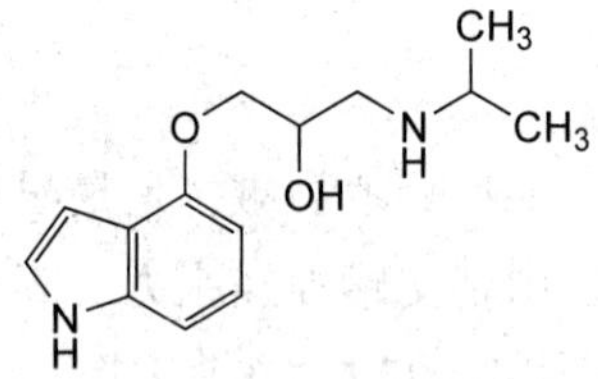

吲哚洛尔 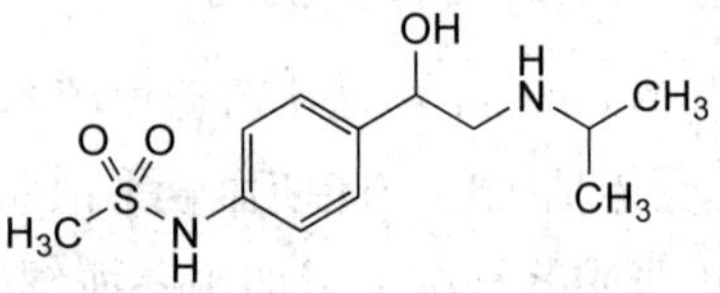　　　　　　　　　索他洛尔

盐酸普萘洛尔（Propranolol Hydrochloride）

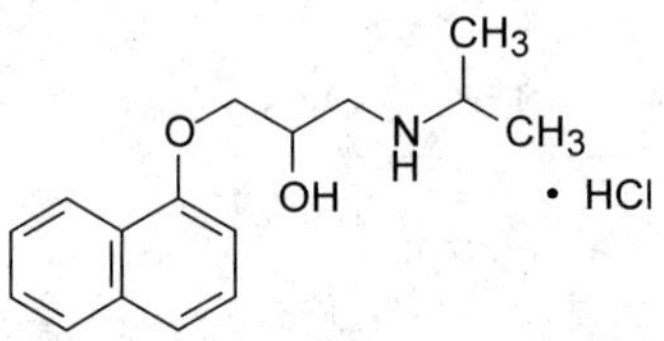

化学名为（±）-1-异丙氨基-3-（1-萘氧基）-2-丙醇盐酸盐；（±）-1-(Isopropylamino)-3-(1-naphthyloxy)-2-propanol hydrochloride，又名心得安。

本品为类白色或白色结晶性粉末，无臭，味微甜后苦。在水或乙醇中溶解，在三氯甲烷中微溶。

盐酸普萘洛尔的合成是以 α 萘酚为原料，经与环氧氯丙烷在碱性条件下醚化后，再与异丙胺缩合、成盐而得。

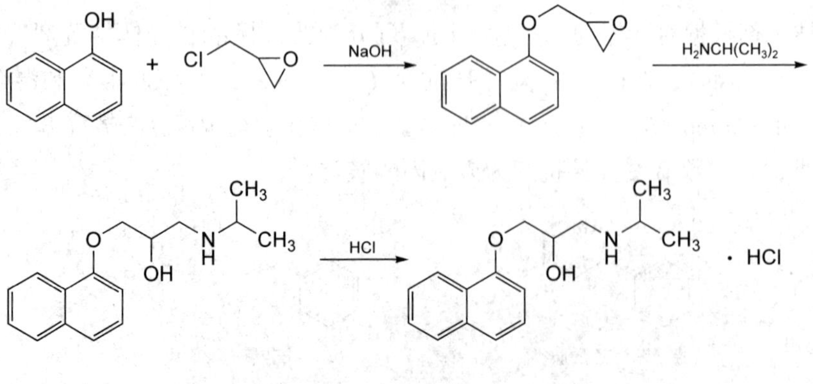

140

本品在稀酸中易分解，碱性时较稳定，遇光易变质。本品溶液遇硅钨酸试液反应生成淡红色沉淀。

本品侧链含有一个手性碳原子，具旋光性，其 S-(-)异构体的活性是 R-(+)异构体的 40 倍，但右旋体有奎尼丁样作用或局麻作用，故临床用其外消旋混合物。

本品口服吸收率大于 90%，主要在肝脏代谢，生成 α 萘酚，进而以葡萄糖醛酸形式排出。侧链经氧化，生成 2-羟基-3-（1-萘氧基）-丙酸而排泄。

盐酸普萘洛尔可使心率减慢，心肌收缩力减弱，心输出量减少，心肌耗氧量下降，能降低心肌自律性，还可使血压下降。临床上常用于治疗多种原因引起的心律失常，也可用于心绞痛、高血压等。主要缺点是它的脂溶性较大，易透过血脑屏障，产生中枢效应；可引起支气管痉挛及哮喘等不良反应。

（二）选择性 β₁ 受体拮抗剂（Adrenergic Agonists）

选择性 β₁ 受体拮抗剂对心脏的 β₁ 受体具高选择性。其主要药物有美托洛尔（Metoprolol）、阿替洛尔（Atenolol）、醋丁洛尔（Acebutolol）、艾司洛尔（Esmolol）、倍他洛尔（Betaxolol）、兰地洛尔（Landiolol）和富马酸比索洛尔（Bisoprolol Fumarate）等。此类药物其化学结构都属于芳氧丙醇胺类，在芳环的对位有不同的取代基。

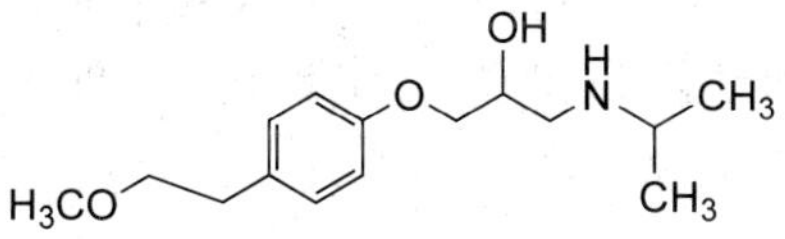

美托洛尔

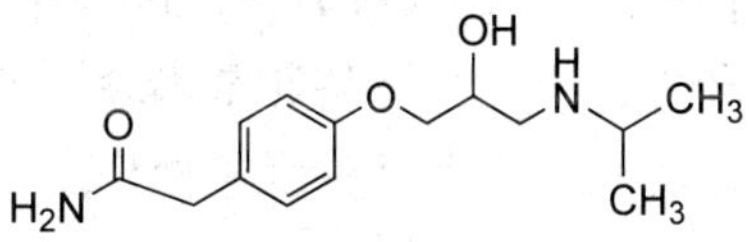

阿替洛尔

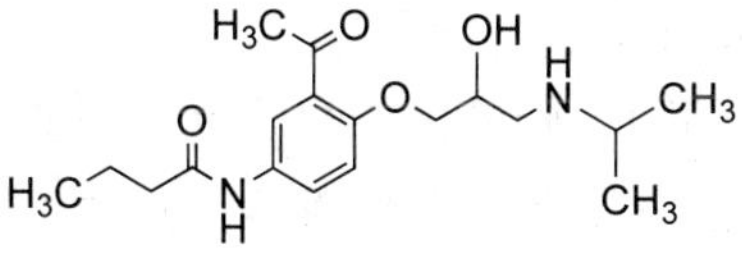

醋丁洛尔

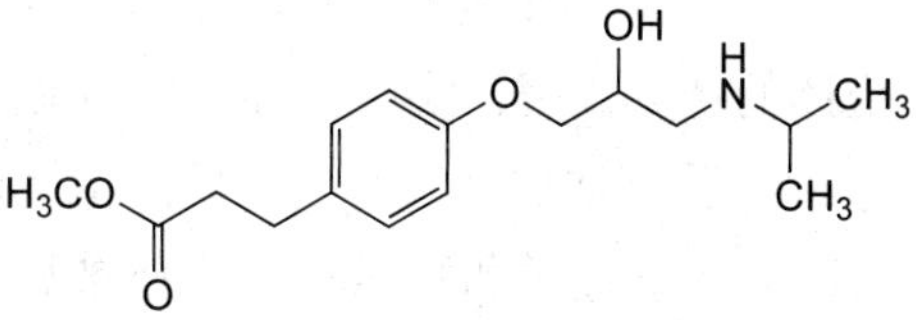

艾司洛尔

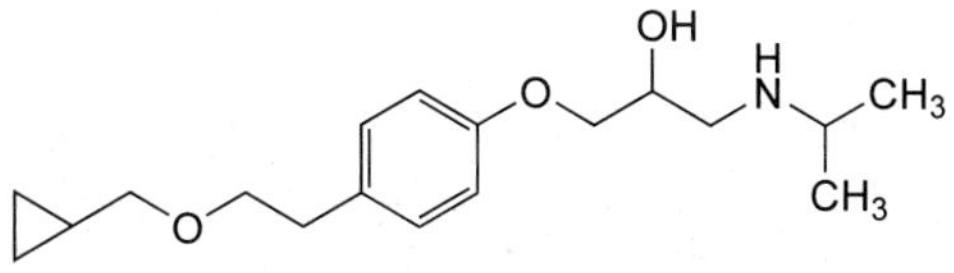

倍他洛尔

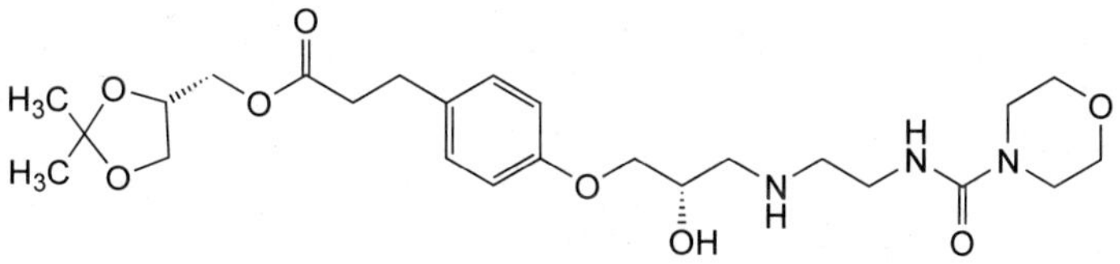

兰地洛尔

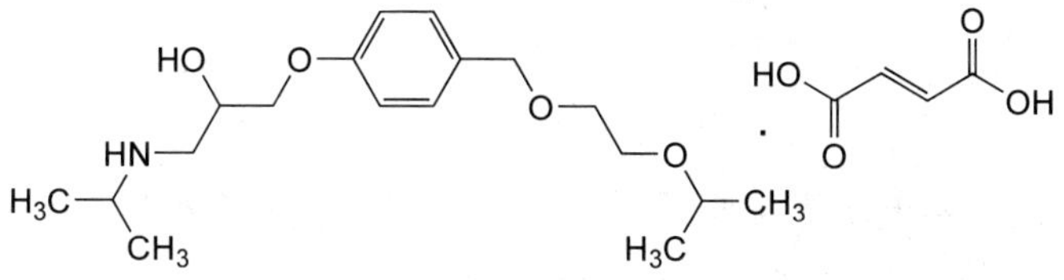

富马酸比索洛尔

141

美托洛尔为选择性 β_1 受体拮抗剂，对心脏的 β_1 受体有专一作用。药用其酒石酸盐，临床用于治疗心绞痛、心律失常和高血压等。

阿替洛尔是选择性高的 β_1 受体拮抗剂，无内源性拟交感作用，对血管和支气管的作用很小，而对心脏的选择性高。可使心脏收缩力减弱，心率减慢。阿替洛尔的酰胺结构使极性增加，脂溶性降低，故中枢副作用小。本品药用其盐酸盐，临床用于治疗心绞痛、高血压和心律失常，且作用快而持久。

醋丁洛尔能选择性拮抗 β_1 受体，对心脏有选择作用，也有内在拟交感活性和膜稳定作用，心脏选择作用与普萘洛尔相似，但强度只有 1/2，临床用于心绞痛和心律失常的治疗。

艾司洛尔和倍他洛尔均为选择性 β_1 受体拮抗剂，艾司洛尔起效快而作用时间短，临床主要用于心房颤动和心房扑动时控制心率，围手术期高血压，窦性心动过速的治疗。倍他洛尔对 β_1 受体选择性强，其作用是普萘洛尔的 4 倍，临床用于治疗心绞痛、心律失常和高血压等。

兰地洛尔是一个新型的超短效肾上腺素受体拮抗药，对 β_1 受体的拮抗作用约为 β_2 受体的 255 倍，选择性是艾司洛尔的 8 倍，临床用于围手术期窦性心动过速、室上性心动过速。

富马酸比索洛尔是一种高选择性的 β_1 肾上腺受体拮抗剂，对支气管和血管平滑肌的 β_1 受体有高亲和力，因此，该品通常不会影响呼吸道阻力和 β_2 受体调节的代谢效应，临床用于高血压、冠心病及中度至重度慢性稳定性心力衰竭等症。

（三）混合型 α/β 受体拮抗剂（α/β-Adrenergic Agonists）

混合型 α/β 受体拮抗剂对 α、β 受体的拮抗作用选择性不强，但对 β 受体的拮抗作用强于对 α 受体的拮抗作用，临床主要用于高血压的治疗。

混合型 α/β 受体拮抗剂主要有拉贝洛尔（Labetalol）、阿罗洛尔（Arotinolol）和卡维地洛（Carvedilol）等。此类药物是将 β 受体拮抗剂分子中氨基上取代烷基改成芳烷基，则可产生 α 受体拮抗作用。

拉贝洛尔　　　　　　　　　　　阿罗洛尔

卡维地洛

阿罗洛尔是利用生物电子等排原理用硫原子取代苯氧基丙醇胺结构中的氧原子而制得的混合型 α/β 受体拮抗剂，它对 α 及 β 受体拮抗作用之比约为 1∶8。可在降低血压的同时抑制 α 受体的兴奋，降低交感神经的张力。临床用于高血压、心绞痛和室上性心动过速的治疗。

卡维地洛为非选择性 β_1 和 α_1 受体拮抗剂，对 β 受体的阻断作用要比 α_1 受体的阻断作用强 10～100 倍，临床使用其外消旋体，用于治疗高血压。因卡维地洛结构中的咔唑环具抗氧化作用，因此本品具有消除自由基和抗氧化功能。

盐酸拉贝洛尔（Labetalol Hydrochloride）

化学名为 2-羟基-5-[1-羟基-2-[（1-甲基-3-苯丙基）氨基]乙基]苯甲酰胺盐酸盐；2-Hydroxy-5-[1-hydroxy-2-[（1-methyl-3-phenylpropyl）amino]ethyl]benzamide hydrochloride，又名柳胺苄心定。

本品为白色或类白色粉末，无臭无味。在水或乙醇中微溶，不溶于二氯甲烷和乙醚。

本品含有酚羟基，药用又是盐酸盐，显酸性，1% 的水溶液 pH 为 4.0～5.0，需避光保存。

拉贝洛尔属于水杨酰胺的衍生物，与三氯化铁试液反应呈紫色；与碘试液反应生成棕色沉淀。

本品结构中含有两个手性碳原子，有 4 个异构体，其中 (S,S) 和 (R,S) 两个异构体无活性，(S,R) 异构体为 α 受体拮抗剂，(R,R) 异构体具有 β 受体拮抗作用，拮抗 β 受体的作用为拮抗 α 受体作用的 4～8 倍，拮抗 β_1 受体的作用为普萘洛尔的 1/4，拮抗 β_2 受体的作用为普萘洛尔的 1/11～1/17。目前，临床应用的是 4 个异构体的外消旋体。拉贝洛尔同时具有 α 受体和 β 受体拮抗作用，不会显著改变心率和心输出量。因此副作用较少。

本品主要在肝脏代谢，代谢率为 95%，原药与代谢物经肾脏和粪便排出。

本品用于各种类型高血压急症，如高血压危象、嗜铬细胞瘤危象、先兆子痫、高血压脑病、大面积烧伤引起高血压，伴有冠状动脉疾病或急性心肌梗死高血压和手术后高血压，亦可用于麻醉中控制血压。并且可安全有效用于妊娠高血压。

三、β 受体拮抗剂的构效关系（SAR of β-Adrenergic Agonists）

根据 β 受体拮抗剂类药物的结构特点，归纳出化学结构和活性的关系如下。

1. 基本结构 β 受体拮抗剂的基本结构要求与 β 受体激动剂异丙肾上腺素相似。因它们都作用于同一受体，苯乙醇胺类拮抗剂苯环与氨基之间的原子数与异丙肾上腺素完全一致。芳氧基丙醇胺类虽然其侧链较苯乙醇胺类多一亚甲氧基，但分子模型研究表明，在芳氧基丙醇胺类的较低能量构象中，芳环、羟基和氨基可与苯乙醇胺类拮抗剂完全重叠，符合与 β 受体结合的空间要求。

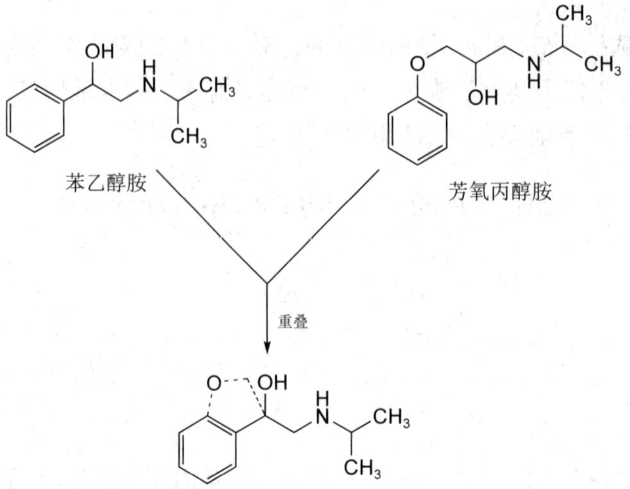

苯乙醇胺

芳氧丙醇胺

重叠

2. 芳环 β受体拮抗剂对芳环部分的要求不甚严格，可以是苯、萘、芳杂环和稠环等。环上的取代基可以是吸电子或推电子基，芳环的种类和取代基的位置与β受体拮抗活性的选择性有关。在芳氧基丙醇胺类中，芳环为萘基或结构上类似于萘的邻位取代苯基化合物，如普萘洛尔和吲哚洛尔等对 β_1 和 β_2 受体的选择性较低，为非选择性β受体拮抗剂。在苯环对位引入取代基则对 β_1 受体具有较好的选择性，如阿替洛尔和倍他洛尔等。此外，芳环及环上取代基的不同，可影响分子的脂溶性，从而代谢方式也受到影响，脂溶性较高的拮抗药主要在肝脏代谢，水溶性较高时，主要经肾代谢排泄。因此，在临床应用时，可根据患者的耐受性，选择适当的药物。

3. 侧链取代基 侧链 α 位一般无取代基，如被烷基或芳基取代后则拮抗作用减弱，其取代基越大，减弱程度越大。但 α 位引入甲基可增加对 β_2 受体的选择性。

4. 立体化学 β受体拮抗剂的侧链部分在受体的结合部位与 β 激动剂的结合部位的立体选择性是一致的。在苯乙醇胺类中，与醇羟基相连的 β 碳原子 *R*-构型具较强的 β 受体拮抗作用，而对映体 *S*-构型的活性则大大降低甚至消失。在芳氧基丙醇胺类中，由于氧原子的插入，使连于手性碳原子上的取代基先后次序的排列发生了改变，其绝对构型是等同的，因此，*S*-构型的芳氧丙醇胺类与 *R*-构型的苯乙醇胺类相当。

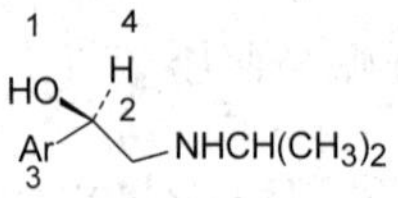

R-绝对构型 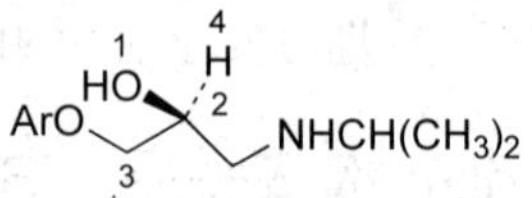   *S*-绝对构型

5. *N*-取代基 侧链氨基上取代基对 β 受体拮抗活性的影响大体上与 β 受体激动剂相似，氮原子上无取代基的伯胺化合物活性最小，异丙基或叔丁基取代活性最高。烷基碳原子小于3，或烷基碳链更长，均使活性下降，*N*,*N*-双取代或季铵化使活性显著降低。

（李　雯）

第三部分

影响心脑血管系统的药物
Drugs Affecting Cardiovascular and Cerebrovascular System

第八章 高血压治疗药
Antihypertensive Drugs

高血压是最常见的一种慢性病，是对人类健康威胁最大的疾病之一。高血压患者由于其动脉血压长期高于正常血压，不仅会引起头痛、头昏、心悸等症状，而且可能导致出血性脑卒中、心肌梗死、心肌肥大、心力衰竭和脑血栓等并发症，使患者死亡或偏瘫。90%以上的高血压病因不明，为原发性高血压；部分病人的高血压是肾脏或内分泌疾病的症状之一，或因药物所致，为症状性高血压。原发性高血压可以通过应用抗高血压药物控制血压，能大幅度减小脑卒中的危险性和高血压引起的心力衰竭、肾衰竭等并发症的发生率，从而改善高血压患者的生活质量，延长高血压患者的寿命。

抗高血压药（antihypertensive drugs）可以通过阻断神经冲动的传导、扩张血管、减少血容量等方式，达到降压的目的。按照药物的作用部位和作用方式常分为：中枢性降压药、作用于交感神末梢的药物、血管扩张药、肾上腺素 α_1 受体拮抗剂和 β 受体拮抗剂、影响肾素-血管紧张素-醛固酮系统的药物、钙通道阻滞剂以及利尿药等，其中中枢性降压药、肾上腺素 α_1 受体拮抗剂和 β 受体拮抗剂已在第七章介绍，本章不再叙述。

扫码"学一学"

第一节 作用于神经末梢的药物
Antihypertensive Drugs Acting on Nerve Endings

1918 年印度首次报道了一种萝芙木植物（*Rauwolfia serpentina*）的根提取物具有降压作用，这种植物的根在印度用于治疗毒蛇咬伤以及作为镇静、镇痛药物已被使用了数百年。经研究发现其有效成分为利血平（Reserpine）、美索舍平（Methoserpidine）和地舍平（Deserpidine）等。其中利血平为第一个从植物中提取得到的有效的抗高血压药物。

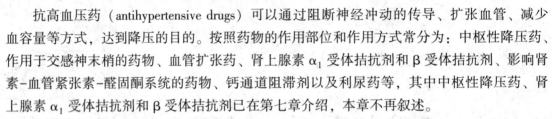

R₁ = H, R₂ = OCH₃，利血平

R₁ = OCH₃, R₂ = H，美索舍平

R₁ = H, R₂ = H，地舍平

利血平能够抑制转运 Mg-ATP 酶的活性，同时影响去甲肾上腺素、肾上腺素、多巴胺、5-羟色胺等神经递质进入神经细胞内囊泡中，使这些神经递质不能被重吸收、贮存和再利用，而被单胺氧化酶破坏失活，导致神经末梢递质耗竭，使肾上腺素能传递受阻，降低交感神经紧张，引起血管舒张，从而导致血压下降。此外，利血平还能进入中枢神经系统，耗竭中枢的神经递质去甲肾上腺素和5-羟色胺。利血平的降压作用具有缓慢、温和而持久的特点，用于早期轻、中度高血压，尤其适用于伴精神紧张的患者。

利血平（Reserpine）

化学名为 11,17α-二甲氧基-18β-[（3,4,5-三甲氧基苯甲酰基）氧基]-3β,20α-育亨烷-16β-甲酸甲酯；Methyl 11,17α-dimethoxy-18β-（3,4,5-trimethoxybenzoyl）oxy）-3β,20α-yohimban-16β-carboxylate。又名利舍平、蛇根碱。

本品为白色至淡黄褐色的结晶或结晶性粉末，在三氯甲烷中易溶，在丙酮中微溶，在水、乙醇中几乎不溶。本品具有旋光性，$[\alpha]_D^{23}$-118°（CHCl$_3$）；$[\alpha]_D^{26}$-164°（c=0.96，吡啶）；$[\alpha]_D^{26}$-168°（c=0.624，DMF），具有弱碱性，pK_b 6.6。mp. 264～265℃。

利血平及其水溶液都比较稳定，pH 为 3.0 时最稳定。但在酸、碱催化下，水溶液可发生水解，生成利血平酸，仍有抗高血压活性。

在光和热的影响下，本品发生 3β-H 差向异构化，生成无效的 3-异利血平（3-Isoreserpine）。

本品在光和氧的作用下可发生氧化，首先氧化生成 3,4-二去氢利血平，为黄色物质，具有黄绿色荧光；进一步氧化生成 3,4,5,6-四去氢利血平，具有蓝色荧光；再进一步氧化则生成无荧光的褐色和黄色聚合物。故本品应在避光、密闭、干燥的条件下贮存。

3,4-二去氢利血平

3,4,5,6-四去氢利血平

本品体内代谢较为复杂。尿中含有多种分解产物，如 11-去甲氧基利血平酸、11-去甲氧基利血平、3,4,5-三甲氧基苯甲酸、3,5-二甲氧基-4-羟基苯甲酸等。

构效关系研究表明：16 位、18 位的酯基和 17 位的甲氧基对于其抗高血压活性是至关重要的，将酯键水解或 17-位脱甲基其活性均减弱或消失，分子中的 C、D 环芳构化活性也消失，将 11 位或 17 位的甲氧基除去仍保持活性。

本品用于早期轻、中度高血压，作用缓慢、温和而持久。因有安定作用，故对老年和有精神病症状的患者尤为适宜。

第二节　血管扩张药物

Vasodilators

血管扩张药物（Vasodilators）通过直接松弛血管平滑肌而产生较强的降压作用。由于不抑制交感神经活性，因此体位性低血压副作用不明显，但长期使用可引起血浆中儿茶酚胺水平和肾素活性的升高，从而引起心率加快、心肌耗氧量增加、体液滞留以及诱发心绞痛，与肾上腺素 β 受体拮抗剂或利尿药合用可加强其降压作用并抵消其副作用。

本类药物按作用机制可分为钾通道开放剂和 NO 供体药物。

一、钾通道开放剂（Potassium Channel Openers）

K^+ 通道广泛分布于各器官组织中，它参与静息膜电位的复极，调节细胞的自主活动，神经元放电和腺体分泌等生理活动。根据激活方式不同，K^+ 通道可分为电压门控性、配体门控性、ATP 敏感性和 Na^+ 激活 K^+ 通道。钾通道开放剂是一类选择性提高细胞膜对 K^+ 通透性的化合物。

钾通道开放剂类抗高血压药物主要有苯并肽嗪类衍生物、米诺地尔（Minoxidil）和吡那地尔（Pinacidil）。

苯并肽嗪类衍生物的代表药物为肼屈嗪（Hydralazine），具有中等强度的降压作用。在其分子中再引入一个肼基，得到双肼屈嗪（Dihydralazine），其作用较缓慢、持久，适用于肾功能不全的高血压患者。将肼屈嗪的肼基以氯甲酸乙酯酰化后得到托屈嗪（Todralazine），为肼屈嗪的前药，副作用减少。将肼屈嗪与 2-甲基-2-戊烯-4-酮成腙得到布屈嗪（Budralazine），作用时间长，对心脏的刺激作用弱。

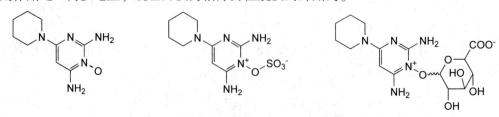

肼屈嗪　　　　双肼屈嗪　　　　托屈嗪　　　　布屈嗪

苯并肽嗪类药物通过激活 ATP 敏感性钾通道，引起血管平滑肌细胞超极化，细胞内的钾离子外流，使血管平滑肌产生直接的松弛作用。

苯并肽嗪类药物在胃肠道吸收较好，其代谢反应为肼基乙酰化、芳环羟基化以及与葡萄糖醛酸结合成苷。

米诺地尔（Minoxidil）又名长压定，本身无活性，在胃肠道被吸收后，在肝脏中经磺基转移酶（sulfotransferase）代谢生成活性代谢物米诺地尔硫酸酯，使血管平滑肌细胞上的 ATP 敏感性钾通道开放而发挥降压作用。本品口服吸收后，降压作用能够持续 2~5 天，此作用与其活性代谢物有关。本品的另一代谢物为 N-O-葡萄糖醛酸苷结合物，无活性。本品的副作用之一为多毛症，现已开发为治疗男性脱发的外用药。

米诺地尔（无活性）　　　米诺地尔 N-O-硫酸酯（活性型）　　　米诺地尔 N-O-葡萄糖醛酸苷（无活性）

吡那地尔（Pinacidil）属于氰胍类钾通道开放剂，为高效血管扩张药。本品口服吸收迅速，1 小时后血药浓度达峰值，与血浆蛋白结合率约 50%，生物利用度约 60%，$t_{1/2}$ 为 3 小时。本品分子中有一个手性碳原子，药用为消旋体，但其活性主要由 (−)-R-异构体贡献。

吡那地尔

二、NO 供体药物（Nitric Oxide Donor Drugs）

用于治疗高血压的 NO 供体药物的代表为硝普钠（Sodium Nitroprusside），化学名为亚硝酸铁氰化钠。其在体内经代谢生成 NO，激活血管平滑肌细胞及血小板的鸟苷酸环化酶，使 cGMP 的生成增加，导致血管扩张。静脉注射硝普钠可产生迅速的降压作用，临床上用于治疗高血压危象和难治性心力衰竭。

硝普钠

硝普钠在体内代谢，除了生成活性代谢物 NO 外，还可形成氰化物，并由在肝脏中的硫氰酸酶代谢为硫氰酸盐排出体外。此代谢为硝普钠在体内作用的限速段，用药不当会引起硫氰化物的蓄积。长期或大剂量使用时，可引起氰化物中毒和甲状腺功能低下。

第三节 影响肾素-血管紧张素-醛固酮系统的药物
Antihypertensive Drugs Acting on Renin-Angiotensin-Aldosterone System

一、肾素-血管紧张素-醛固酮系统（Renin-Angiotensin-Aldosterone System）

肾素-血管紧张素-醛固酮系统（Renin-Angiotensin-Aldosterone System，RAAS）是一种复杂的调节血流量、电解质平衡以及动脉血压所必需的高效系统（图 8-1），已经成为抗高血压药物重要的作用靶点。肾素是一种天冬氨酰蛋白酶，它能使在肝脏产生的血管紧张素原（Angiotensinogen）转化为血管紧张素 I（Angiotensin I，简称 Ang I），Ang I 在血管紧张素转化酶（Angiotensin Converting Enzyme，ACE）的作用下生成血管紧张素 II（Ang II），最后转化为血管紧张素 III（Ang III）并灭活。Ang II 是一种作用极强的肽类血管收缩剂，并可使肾上腺皮质增加醛固酮的合成和分泌；Ang III 也有缩血管和促进醛固酮合成和分泌的作用，但血中的浓度低，作用弱。

血管紧张素原是一种 α_2 球蛋白，分子量为 58 000 至 61 000，包含了 452 个氨基酸，主

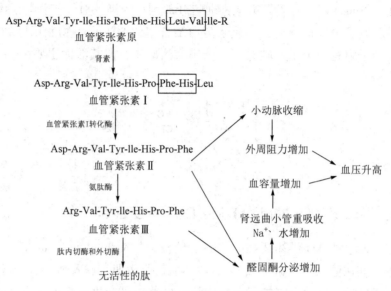

图8-1　肾素-血管紧张素-醛固酮系统

要存在于血浆，由肝脏不断合成和分泌。糖皮质激素、甲状腺素以及血管紧张素Ⅱ等均可刺激血管紧张素原的合成。肾素可以催化 $Leu_{10}-Val_{11}$ 肽键，将这个键断开，生成 Ang Ⅰ（一种非活性十肽），然后，ACE 催化 Ang Ⅰ 的 Phe_8-His_9 肽键断开，生成 Ang Ⅱ（一种活性八肽），氨肽酶能够去掉 N-端的天冬氨酸残基，进一步使 Ang Ⅱ 转化成七肽的 Ang Ⅲ，最后，通过羧肽酶、氨肽酶以及肽链内切酶的作用，生成无活性的肽片段。

肾素对 Ang Ⅱ 的生成速率起决定作用。ACE 是一种锌蛋白酶，在 Ang Ⅱ 生成过程中，ACE 的酶催化作用并不是一个速率限制步骤，ACE 是一种相对非特异性的二肽羧肽酶，它对底物要求仅是一个三肽，该三肽的唯一结构特征是在肽序列中倒数的第二个氨基酸不能为脯氨酸，而 Ang Ⅱ 肽序列中倒数第二个氨基酸为脯氨酸，因此，Ang Ⅱ 不能被 ACE 进一步催化代谢。ACE 对缓激肽也有作用，缓激肽能引起局部血管舒张，产生疼痛、增加血管渗透性以及刺激前列腺素的合成。在 ACE 的作用下，缓激肽被降解，生成非活性肽。因此 ACE 不仅可产生具有血管收缩作用的物质，而且还可以使血管舒张物质失活。

Ang Ⅱ 所产生的大部分作用都归因于 RAAS，因此，此系统是抗高血压药物研究的重要作用靶点，能阻断 Ang Ⅱ 的合成或阻断 Ang Ⅱ 与受体结合的化合物，即可减弱肾素-血管紧张素-醛固酮系统的作用。

肾素抑制剂（Renin Inhibitors）、血管紧张素转换酶抑制剂（Angiotensin Converting Enzyme Inhibitors，ACEI）和血管紧张素Ⅱ受体拮抗剂（Angiotensin Ⅱ Receeotor Antagonists）作用于 RAAS，是目前临床常用的抗高血压药物。

二、肾素抑制剂（Renin Inhibitor）

研究表明，在长期应用 ACEI 和 Ang Ⅱ 受体拮抗剂时会出现一种"Ang Ⅱ 逃逸"现象，这是由于在 Ang Ⅰ 向 Ang Ⅱ 转变的过程中，除了通过 ACE 作用生成 Ang Ⅱ 外，还有旁路途径，ACEI 和 Ang Ⅱ 受体拮抗剂类药物在长期应用时可导致 Ang Ⅰ 的堆积，激活旁路途径，使得循环组织中的 Ang Ⅱ 浓度逐渐回升到治疗前的水平，从而影响高血压的临床治疗。肾素抑制剂可以从源头上使 Ang Ⅱ 的生成减少，不会出现 Ang Ⅰ 堆积现象，而且肾素抑制剂不会升高缓激肽的水平，而缓激肽水平升高被认为是 ACEI 类药物产生不良反应的重要原因。

因此，理论上肾素抑制剂比 ACEI 和 Ang Ⅱ 受体拮抗剂具有更高的疗效、更少的不良反应和更好的耐受性。

第一代肾素抑制剂是拟肽类和肽类，口服不易吸收，几乎没有临床应用价值。第二代肾素抑制剂是非肽类，其活性和药动学特性都得到了很大改善。阿利克仑（Aliskiren）是第一个临床使用的非肽类小分子肾素抑制剂。阿利克仑的水溶性好，生物利用度较高，半衰期长，一天只需服用一次，为一种长效抗高血压药物。

阿利克仑

三、血管紧张素转换酶抑制剂（Angiotensin Converting Enzyme Inhibitors）

血管紧张素转换酶抑制剂（ACEI）通过抑制 ACE 活性，有效地阻断 Ang Ⅰ 向 Ang Ⅱ 转化，减少缓激肽的水解，导致血管舒张，血容量减少，血压下降。目前已有近二十种 ACEI 批准上市，基于化学结构可以将本类药物分为含巯基的 ACEI、含二羧基的 ACEI 和含磷酰基的 ACEI 三大类。

ACEI 可用于治疗高血压、充血性心力衰竭（CHF）、左心室功能障碍或肥大（LVD or LVH）、急性心肌梗死以及糖尿病性肾病。在许多情况下，ACEI 均可有效控制血压。ACEI 可以单独使用，也可以与其他药物联合使用。ACEI 特别适用于患有 CHF、LVD 或糖尿病的高血压病人。ACEI 能引起动脉和静脉的扩张，这不仅降低血压，而且对患有 CHF 的病人的前负荷和后负荷均有较好的降低效果。

ACEI 的副作用有血压过低、血钾过多、咳嗽、皮疹、味觉障碍、头痛、头晕、疲劳、恶心、呕吐、痢疾、急性肾衰竭、嗜中性白细胞减少症、蛋白尿以及血管浮肿等，其中一部分副作用归因于个别药物的特定官能团，而大多数副作用则直接与这类药物的作用机制有关。ACEI 最主要的副作用是引起干咳，其产生原因是在抑制 ACE 的同时也阻断了缓激肽的分解，增加呼吸道平滑肌分泌前列腺素、慢反应物质以及神经激肽 A 等刺激咽喉-气道的 C 受体所致。而皮疹和味觉障碍的高发生率则与卡托普利结构中的巯基有关。

1. 含巯基的 ACE 抑制剂　1965 年，Ferreir 在巴西一种毒蛇的毒液中发现了一种缓激肽增强因子（Bradykinin Potentiating Factor，BPFs），从 BPFs 中分离出一种九肽（*L*-Pyroglutamyl-*L*-tryptophyl-*L*-prolyl-*L*-arginyl-*L*-prolyl-Lglutaminyl-*L*-isoleucyl-*L*-prolyl-*L*-proline），即替普罗肽（Teprotide）。替普罗肽在人体内对 ACE 具有较强的抑制作用，能有效控制血压，虽然由于其为多肽，口服活性差，其临床价值受到限制，但却为 ACEI 的重要先导化合物。

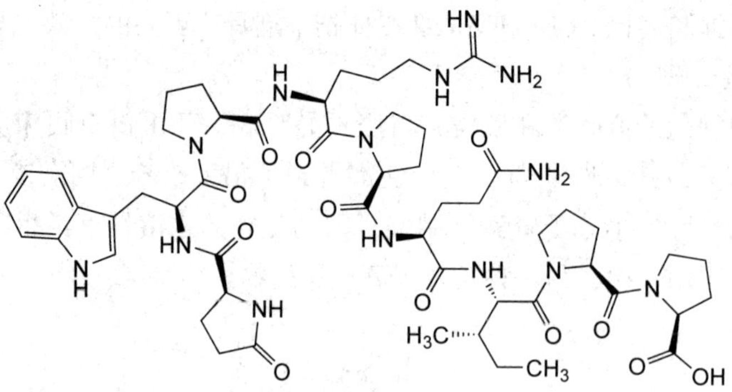

替普罗肽

由于替普罗肽及具有抑制 ACE 作用的蛇毒多肽的 C-端氨基酸均为脯氨酸，为此，早期设计的 ACEI 都含有脯氨酸结构。琥珀酰-L-脯氨酸（Succinate-L-proline）为第一个合成的 ACEI，它对 ACE 有特异性抑制作用，但作用效果仅为替普罗肽的 1/500。以其他氨基酸取代脯氨酸得到的衍生物，抑制 ACE 作用都较弱。在琥珀酰-L-脯氨酸的 2 位上引入甲基得到 D-2-甲基琥珀酰-L-脯氨酸（D-2-Methylsuccinyl-L-proline），其作用仅为替普罗肽的 1/300。由于 ACE 中含有锌离子，用能够与锌离子良好结合的巯基取代羧基得到 3-巯基丙酰基-L-脯氨酸（3-Mercaptopropionyl-L-proline），其作用比琥珀酰-L-脯氨酸强 100 倍，其抑制血管紧张素 II 引起的血管收缩和血管加压的效应是替普罗肽的 10～20 倍；在其 2-位引入甲基得到卡托普利（Captopril），其活性得到进一步的提高，于 1981 年成为第一个临床应用的 ACEI。

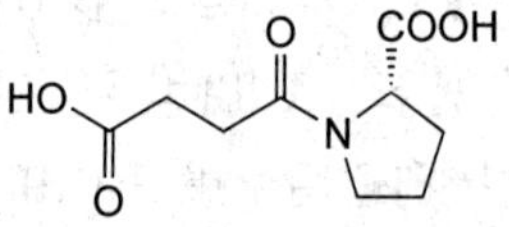

琥珀酰-L-脯氨酸

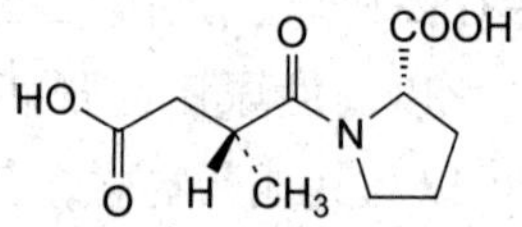

D-2-甲基琥珀酰-L-脯氨酸

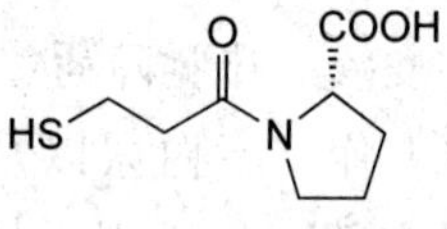

3-巯基丙酰基-L-脯氨酸

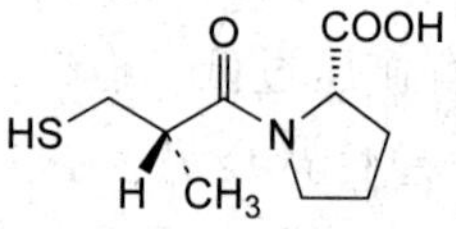

卡托普利

卡托普利（Captopril）

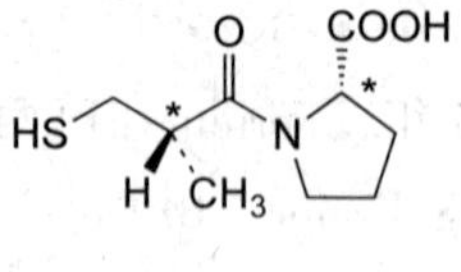

化学名为 1-[(2S)-3-巯基-2-甲基丙酰基]-L-脯氨酸；1-[(2S)-3-Mercapto-2-methylpropionyl]-L-proline。又名巯甲丙脯酸。

本品为白色或类白色结晶性粉末，有类似蒜的恶臭，味咸。在甲醇、乙醇或三氯甲烷中易溶，在水中溶解。卡托普利有两种晶型：一种为不稳定型，mp.87～88℃；另一种为稳定型，mp.105.2～105.9℃。

本品结构中有两个手性中心，为 S,S-构型，用无水乙醇溶解后，测得其比旋度为 $[\alpha]_D^{20}$-127.8°；在生产过程中可出现 R,S 异构体，其比旋度约为 +50°。卡托普利具有酸性，其羧酸的 pK_1 3.7，其巯基也显示一定弱酸性，$pK_2 = 9.8$。

由于巯基的存在，卡托普利易被氧化，能够发生二聚反应而形成二硫键，体内代谢有40%~50%的药物以原药形式排泄，剩下的以二硫聚合体或卡托普利-半胱氨酸二硫化物形式排泄。

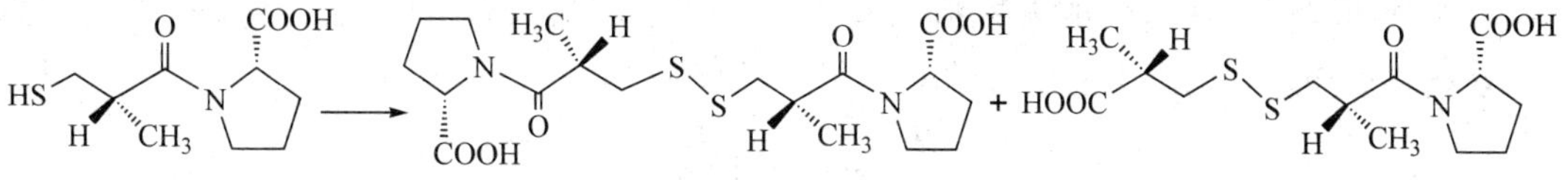

卡托普利　　　　　　　二硫聚合体　　　　　　卡托普利-半胱氨酸二硫化物

本品是 ACEI 的代表药物，具有舒张外周血管，降低醛固酮分泌，影响钠离子的重吸收，降低血容量的作用。使用后无反射性心率加快，不减少脑、肾的血流量，无中枢副作用，无耐受性，停药后也无反跳现象。主要用于治疗高血压，可单独应用或与其他降压药如利尿药合用；也可治疗心力衰竭，可单独应用或与强心药、利尿药合用。其注射剂还可治疗高血压急症。

本品除了 ACEI 的一般副作用外，还有两个特殊副作用：皮疹和味觉障碍，这与其分子中含有巯基直接相关。

本品的合成是以硫代乙酸和 2-甲基丙烯酸为原料，经加成反应，得到外消旋 2-甲基-3-乙酰硫基丙酸，再转化为酰氯后与 L-脯氨酸反应生成 (R,S)- 和 (S,S)-乙酰卡托普利，然后与二环己基胺成盐，利用其在硫酸氢钾溶液中的溶解度不同而分离，得到 (S,S)-体。碱水解脱去乙酰基得到卡托普利。

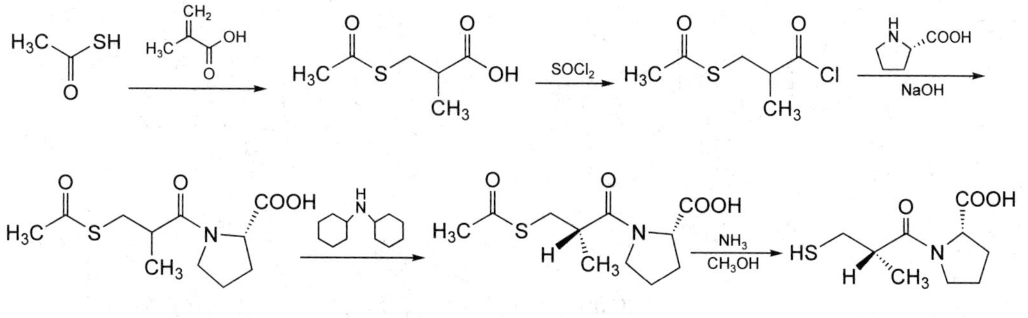

(R,S)- 和 (S,S)-乙酰卡托普利　　　　　　(S,S)-乙酰卡托普利　　　　　卡托普利

2. 含二羧基的 ACEI　二羧基 ACEI 以羧基和锌离子配位，虽然羧基的配位能力不及巯基，但可以避免巯基引起的副作用。二羧基 ACEI 的一般结构如下：

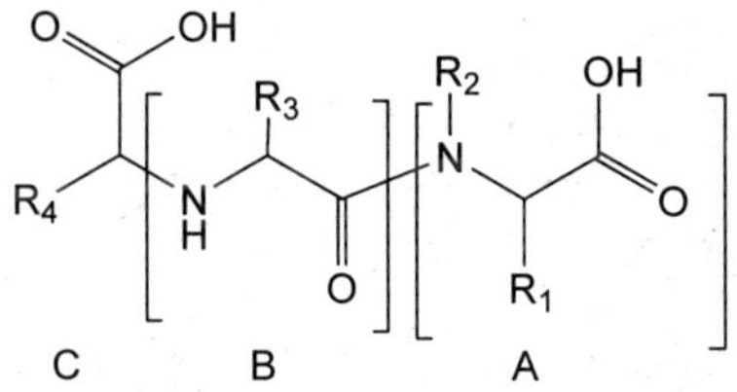

二羧基 ACEI 为三肽底物的类似物，其中 C-端（A）和倒数第二末端（B）氨基酸被保留，但第三个氨基酸 N-端（C）被羧甲基取代。与卡托普利相似，C-端脯氨酸类似物可提供最佳的 ACE 抑制活性。当 C-端（A）为脯氨酸、R_3 为甲基（即 B 为丙氨酸）和 R_4 为苯乙基时，得到了依那普利拉（Enalaprilat），其活性比卡托普利强 10 倍，但由于其口服吸收

差，生物利用度低，将其做成酯类前药，得到的依那普利（Enalapril）是第一个有着良好口服生物利用度的二羧基类 ACEI。

当 C-端（A）为脯氨酸、R_3 为 $CH_2CH_2CH_2CH_2NH_2$（即 B 为赖氨酸）和 R_4 为苯乙基时，得到赖诺普利（Lisinopril）。在化学结构上，赖诺普利有二个较为特殊的地方。一是碱性赖氨酸基团取代了非碱性的丙氨酸残基；二是两个羧基没有被酯化，不需要代谢激活。赖诺普利和卡托普利也是当前仅有的两个非前药的 ACEI。

赖诺普利

临床上常用的其他含二羧基的 ACEI 还有盐酸喹那普利（Quinapril Hydrochloride）、贝那普利（Benazepril）、雷米普利（Ramipril）、培哚普利（Perindopril）、西拉普利（Cilazapril）和螺普利（Spirapril）等。上述 ACEI 在结构上与依那普利的主要区别在于 C-端连接的不是吡咯啉环（脯氨酸），而是较大的二环或螺环，这些较大的环系使药物与 ACE 的结合能力增强，也导致药物吸收、排泄、起效、作用持续时间以及剂量不同。上述 ACEI 均为前药，体外 ACE 抑制活性很弱甚至无活性，在体内经酯酶作用生成二羧酸代谢产物而发挥 ACE 抑制作用。这些药物用于治疗高血压时，可单用或与其他降压药如利尿药合用；治疗心力衰竭时，可单用或与强心药、利尿药合用。

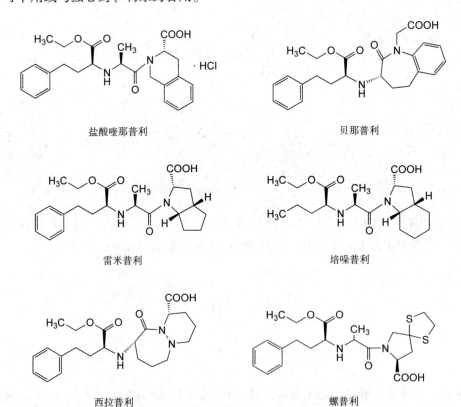

盐酸喹那普利   贝那普利

雷米普利   培哚普利

西拉普利   螺普利

将依那普利分子中 C-端的吡咯啉环替换为四氢异喹啉环得到盐酸喹那普利，口服生物利用度约 60%，体内活性代谢物喹那普利拉（Quinaprilat）的初始消除半衰期为 2 小时，其末端消除半衰期达到 25 小时。贝那普利的 C 端连接的是苯并氮杂䓬环，丙氨酸结构被部分并入大环中，口服生物利用度约 37%，其活性代谢物贝那普利拉（Benazeprilat）的末端消除半衰期为 10～11 小时。雷米普利的 C 端连接的是环戊并吡咯烷环，口服生物利用度约 50%～60%，其活性代谢物雷米普利拉（Ramiprilat）的末端消除半衰期大于 50 小时。将雷米普利分子中的环戊并吡咯烷环替换为八氢异吲哚环，并将"苯乙基"用"丙基"替换得到培哚普利，口服生物利用度得到提高，达 75%，其活性代谢物培哚普利拉（Perindoprilat）的初始消除半衰期为 3～10 小时，但其末端消除半衰期达到 30～120 小时，这是由于培哚普利拉从血浆或组织的 ACE 结合部位缓慢解离所致。西拉普利的 C 端连接的是哒嗪并二氮杂䓬环，口服生物利用度为 57%，其活性代谢物西拉普利拉（Cilazaprilat）的初始消除半衰期为 1.8 小时，而末端消除半衰期可达 45 小时。螺普利的 C 端连接的是螺环，即 1,4-二硫-7-氮杂螺〔4,4〕-壬烷，口服生物利用度 50%，其活性代谢物螺普利拉（Spiraprilat）的末端消除半衰期为 30～35 小时。

马来酸依那普利（Enalapril Maleate）

化学名为 1-〔N-〔(S)-1-乙氧羰基-3-苯丙基〕-L-丙氨酰〕-L-脯氨酸马来酸盐（1∶1）；1-〔N-〔(S)-1-Ethoxycarbonyl-3-phenylpropyl〕-L-alanyl〕-L-proline maleate（1∶1）。又名苯丁酯脯酸。

本品为白色或类白色结晶性粉末，无臭，微有引湿性。在甲醇中易溶，在水中略溶，在乙醇或丙酮中微溶。mp. 143～144℃，其中 pK_1 12.97，pK_2 5.35。本品含有三个手性中心，均为 S 构型。固体状态的马来酸依那普利非常稳定，室温贮存数年不会降解，其水溶液可水解为依那普利拉和吡嗪双酮衍生物。

依那普利拉　　　　　　依那普利　　　　　　吡嗪双酮衍生物

依那普利拉为一种长效的 ACEI，依那普利为其乙酯，是一个前药。经口服给药后，依那普利在酯酶催化下发生水解生成活性型依那普利拉（Enalaprilat），可治疗原发性高血压。

依那普利　　　酯酶　　　依那普利拉

3. 含有膦酰基的 ACEI 非巯基 ACEI 的研究也促进了含磷酰基 ACEI 的发展，次膦酸能够替代巯基或羧基与锌离子结合。与二羧基的 ACEI 类似，对 C 端疏水环系的结构改造导致了亚膦酸的 4-环己基脯氨酸类似物的发展，最终得到了福辛普利拉（Fosinoprilat）。福辛普利拉口服生物利用度差，其前药福辛普利（Fosinopril）包含一个酰氧基烷基，具有较好的脂溶性和生物利用度。福辛普利经肠壁和肝的酯酶催化，形成活性的福辛普利拉而发挥作用。福辛普利在体内能经肝和肾双通道代谢而排泄，适用于肝或肾功能不良的患者使用。

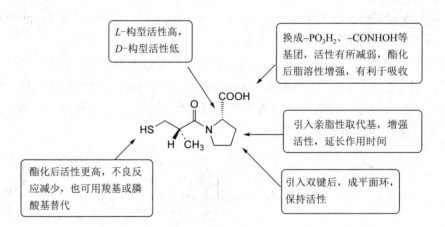

福辛普利

福辛普利拉

4. ACEI 的构效关系　以卡托普利主体结构，对 ACEI 的构效关系总结如下：

L-构型活性高，D-构型活性低

换成 -PO$_3$H$_2$、-CONHOH 等基团，活性有所减弱，酯化后脂溶性增强，有利于吸收

COOH

引入亲脂性取代基，增强活性，延长作用时间

HS

H CH$_3$

引入双键后，成平面环，保持活性

酯化后活性更高，不良反应减少，也可用羧基或膦酸基替代

四、血管紧张素 II 受体拮抗剂（Angiotensin II Receptor Antagonists）

血管紧张素 II（Angiotensin II，Ang II）受体拮抗剂的研究始于 20 世纪 70 年代，早期的研究以天然激动剂类似物为主，以肌丙抗增压素八肽为其原型化合物。肌丙抗增压素以及其他肽类似物具有降低血压的功能，但这些肽类化合物的口服吸收差，并且还显示部分激动活性。随后的研究方向主要转向肽拟似物。

1982 年研究发现以 S-8308 为代表的咪唑-5-乙酸类似物具有抗高血压作用，其作用机制为特异性阻断 Ang II 受体。通过计算机分子叠合法模型找到了 S-8308 与 Ang II 的三个共同的结构特征，S-8308 的离子化羧基与 Ang II 的 C-端羧基相对应；S-8308 的咪唑环与 His$_6$ 残基的咪唑侧链相对应；S-8308 的正丁基与 Ile$_5$ 烃基侧链相对应。

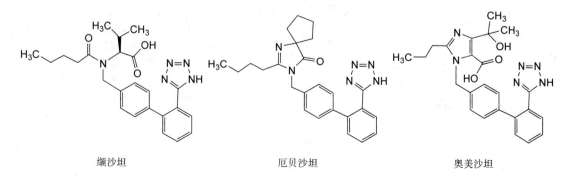

为提高 S-8308 的脂溶性以及与受体的结合力，对其进行了大量的结构改造，发现了对 Ang Ⅱ 受体有高度亲和力并有口服活性的氯沙坦（Losartan）。

S-8308（IC$_{50}$=15mmol/L）   结构改造   氯沙坦（IC$_{50}$=0.019mmol/L）

Ang Ⅱ 受体至少存在两种亚型，即 AT$_1$ 受体和 AT$_2$ 受体。AT$_1$ 受体存在于大脑、神经元、血管、肾、肝、肾上腺、心肌等组织，调节因 Ang Ⅱ 所致的心血管、肾以及 CNS 效应。Ang Ⅱ 的心血管作用主要是通过 AT$_1$ 受体来介导的。

现有的 Ang Ⅱ 受体拮抗剂（Angiotensin Ⅱ Receotor Antagonists）均为选择性 AT$_1$ 受体拮抗剂，因此能阻断经 AT$_1$ 受体介导的 Ang Ⅱ 的病理生理作用。与 ACEI 不同，Ang Ⅱ 受体拮抗剂不升高缓激肽水平，从而减少了咳嗽和血管性水肿的发生率。

氯沙坦为第一个上市的 Ang Ⅱ 受体拮抗剂，通过对氯沙坦的结构改造或修饰得到了一系列 Ang Ⅱ 受体拮抗剂，如联苯四唑类的缬沙坦（Valsartan）、厄贝沙坦（Irbesartan）、奥美沙坦（Olmesartan）和坎地沙坦酯（Candesartan Cilexetil），联苯噁二唑类的阿齐沙坦酯（Azilsartan Medoxomil），联苯羧酸类的替米沙坦（Telmisartan）以及非联苯类的依普沙坦（Eprosartan）。

缬沙坦   厄贝沙坦   奥美沙坦

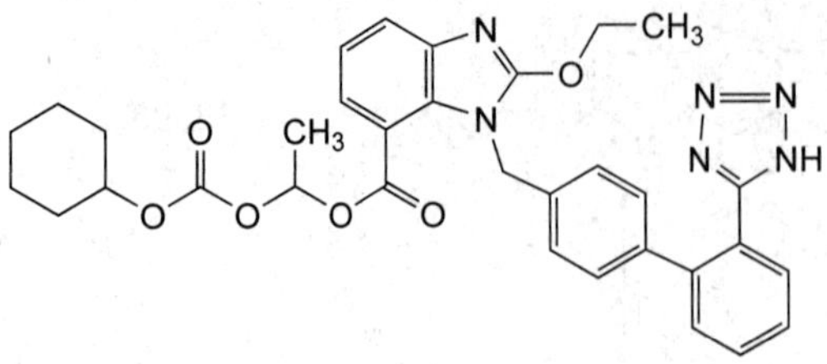

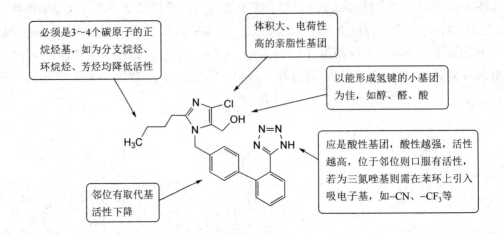

坎地沙坦酯

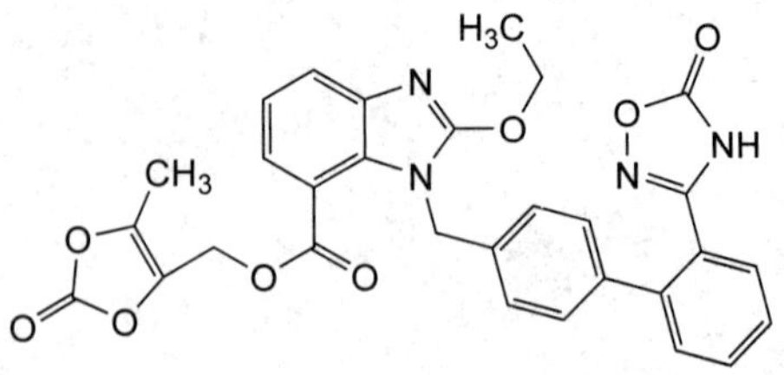

阿齐沙坦酯

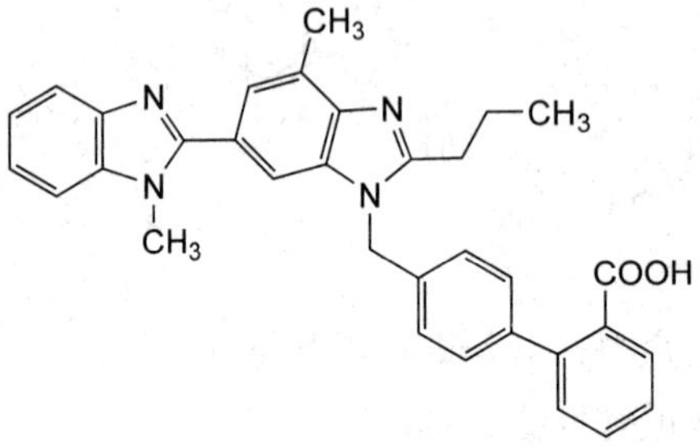

替米沙坦

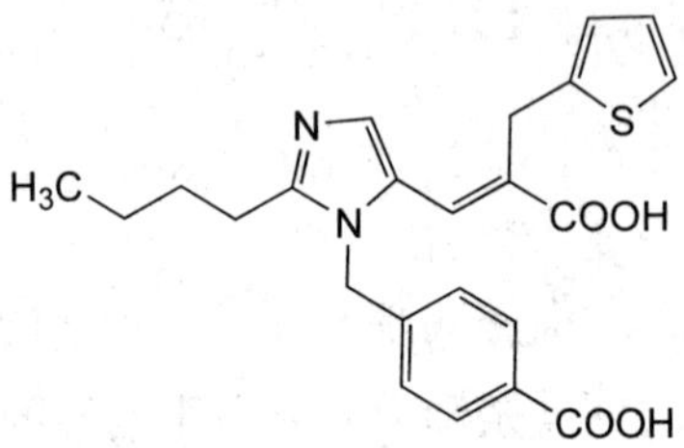

依普沙坦

　　缬沙坦是第一个不含咪唑环的 Ang Ⅱ 受体拮抗剂，其作用比氯沙坦强，缬沙坦的酰胺基与氯沙坦的咪唑环上的氮是电子等排体，能与受体形成氢键。厄贝沙坦为一螺环化合物，虽然缺乏氯沙坦中的羟基，但与受体的亲和力却是氯沙坦的 10 倍，其原因可能是羧基的氢键或离子偶极结合能模拟氯沙坦中的羟基与受体的相互作用，而螺环能提高与受体的疏水结合能力。坎地沙坦酯、阿齐沙坦酯和替米沙坦均含有苯并咪唑环，提高了与受体的疏水结合能力并提高药效。坎地沙坦酯和阿齐沙坦酯均为前药，在体内迅速代谢成活性型的坎地沙坦和阿齐沙坦。

　　Ang Ⅱ 受体拮抗剂具有良好的耐受性，副作用比 ACEI 少，特别是干咳和血管水肿等的副作用明显较轻。由于 Ang Ⅱ 受体拮抗剂与 Ang Ⅱ 受体的特异性作用，此类药物不影响缓激肽和前列腺素的水平。

　　以氯沙坦为模型化合物，对 Ang Ⅱ 受体拮抗剂的构效关系总结如下：

必须是3~4个碳原子的正烷烃基，如为分支烷烃、环烷烃、芳烃均降低活性

体积大、电荷性高的亲脂性基团

以能形成氢键的小基团为佳，如醇、醛、酸

应是酸性基团，酸性越强，活性越高，位于邻位则口服有活性，若为三氮唑基则需在苯环上引入吸电子基，如-CN、-CF₃等

邻位有取代基活性下降

氯沙坦（Losartan）

化学名为2-丁基-4-氯-1-［4-（2-1H-四唑-5-基苯基）苄基］-1H-咪唑-5-甲醇；2-Butyl-4-chloro-1-［p-（o-1H-tetrazol-5-ylphenyl）benzyl］imidazole-5-methanol。

本品为淡黄色结晶，在水或乙醇中溶解，在三氯甲烷中极微溶解，mp. 183.5～184.5℃。本品的四唑结构呈酸性，为中等强度的酸，其中pK_a 5～6，能与钾离子成盐。临床用氯沙坦钾。

本品能特异性拮抗Ang Ⅱ受体的AT_1受体亚型，阻断循环和局部组织中Ang Ⅱ所致的动脉血管收缩、交感神经兴奋和压力感受器敏感性增加等效应，强力和持久性地降低血压，使收缩压和舒张压均下降。用于治疗高血压，可单独应用或与其他降压药如利尿药合用。

本品口服迅速被吸收，生物利用度约35%。口服后约14%的氯沙坦被同工酶CYP2C9和CYP3A4氧化形成EXP-3174。EXP-3174为一种非竞争性AT_1受体拮抗剂，其作用为氯沙坦的10～14倍，氯沙坦和EXP3174的血药浓度分别在服药后1小时及3～4小时达到峰值，半衰期分别为2.2小时和6.7小时。氯沙坦及其代谢物都从尿液和粪便中排出。本品的作用由原药与代谢产物共同产生。

氯沙坦   EXP-3174

第四节　钙通道阻滞剂
Calcium Channel Blockers

正常时，细胞内外的钙离子浓度有很大的差别。细胞外的钙离子浓度约为$1×10^{-3}$ mol/L，而细胞内仅有$1×10^{-7}$mol/L，当细胞内钙离子浓度升高至$1×10^{-6}$～$1×10^{-5}$mol/L时，可使静止状态的细胞产生效应，浓度降至正常后效应终止。在心肌和血管平滑肌中，细胞内游离的钙离子浓度升高，促进心肌和血管平滑肌收缩，这是原发性高血压的病理因素。细胞内的钙离子也可与胞外钠离子通过Na^+/Ca^{2+}交换器互换而排出胞外，细胞外的钙离子也可与胞内钠离子交换而进入胞内。若阻止钙离子进入细胞，就能阻止血管平滑肌细胞收缩，血压就不会升高。

阻止钙离子通过通道进入细胞的药物称为钙通道阻滞剂。钙通道有多种类型，其中电压调控钙通道中 L-亚型钙通道是唯一产生治疗作用的钙通道。该通道阻滞剂是治疗高血压、心绞痛和心律失常的药物。

目前临床上常用的钙通道阻滞剂（Calcium-Channel Blockers），依据其作用类型可分为选择性钙通道阻滞剂和非选择性钙通道阻滞剂。其中选择性钙通道阻滞剂按化学结构可分为二氢吡啶类、芳烷基胺类和苯硫氮䓬类，非选择性钙通道阻滞剂按化学结构可分为二苯基哌嗪类和二氨基丙醇醚类。

一、选择性钙通道阻滞剂（Selective Calcium Channel Blockers）

1. 二氢吡啶类钙通道阻滞剂　早在 1882 年，Hantzsch 就成功合成了二氢吡啶类化合物，当时，其只是合成取代吡啶化合物的中间体。50 年后，当 1,4-二氢吡啶环与辅酶 NADH 的"氢-转移"过程有关的这一性质被发现后，人们对这类化合物的兴趣日益增加；然而直到 20 世纪 70 年代初，人们才完全了解 1,4-二氢吡啶类化合物的药理性质。

Hantzsch 反应得到的是一个对称的二氢吡啶类化合物，在这个化合物中，3、5 位有两个相同的酯基，2、6 位是两个相同的烷基。后来，在二氢吡啶骨架的基础上，通过对 C-4 取代基、C-3 和 C-5 的酯，C-2 和 C-6 的烷基以及 N_1-H 的修饰，确定了这类化合物的基本结构。

二氢吡啶类钙通道阻滞剂为钙通道阻滞剂中特异性最高和作用最强的一类，该类药物能选择性地作用于血管平滑肌，扩张冠状动脉，增加血流量，具有较好的抗心绞痛及抗高血压作用，且在整体条件下不抑制心脏，副作用小。本类药物还可与 β 受体拮抗剂、利尿剂或强心苷合用。

目前临床上可用的 1,4-二氢吡啶类钙通道阻滞剂有 20 余种，代表性的药物有硝苯地平（Nifedipine）、尼群地平（Nitrendipine）、尼莫地平（Nimodipine）、非洛地平（Felodipine）、尼卡地平（Nicardipine）、尼索地平（Nisodipine）、苯磺酸氨氯地平（Amlodipine Besilate）、西尼地平（Cilnidipine）、乐卡地平（Lercanidipine）、贝尼地平（Benidipine）、拉西地平（Lacidipine）、伊拉地平（Isradipine）等。

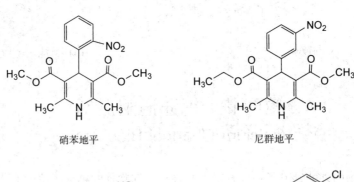

硝苯地平　　　　　　　　　　　尼群地平

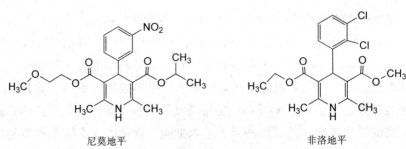

尼莫地平　　　　　　　　　　　非洛地平

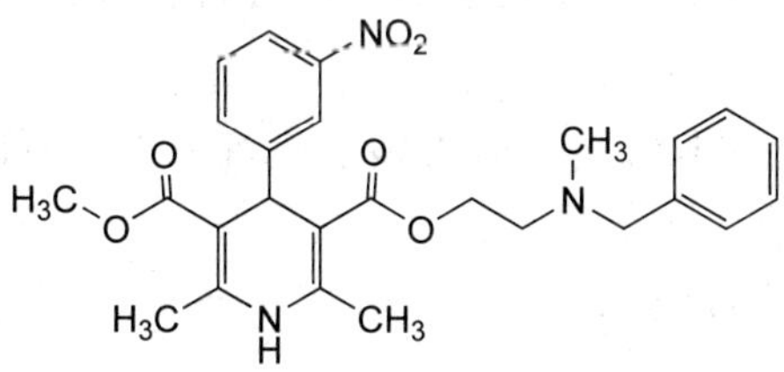

尼卡地平

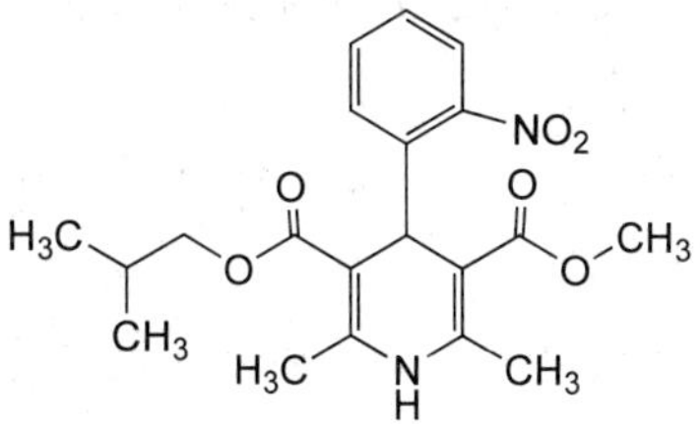

尼索地平

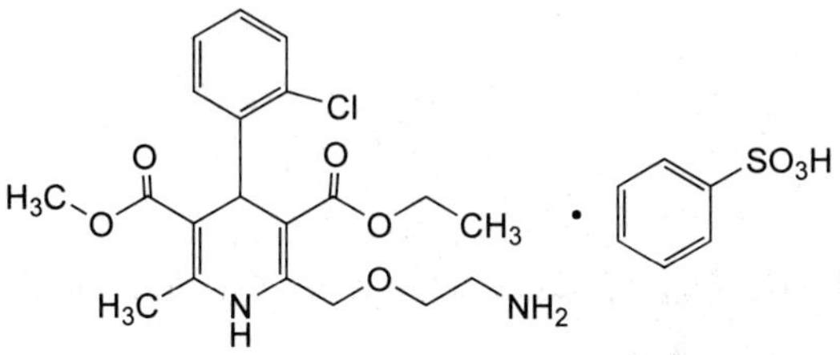

苯磺酸氨氯地平

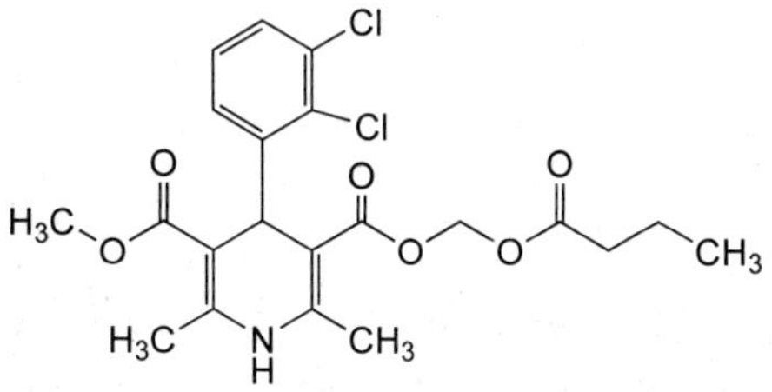

丁酸氯维地平

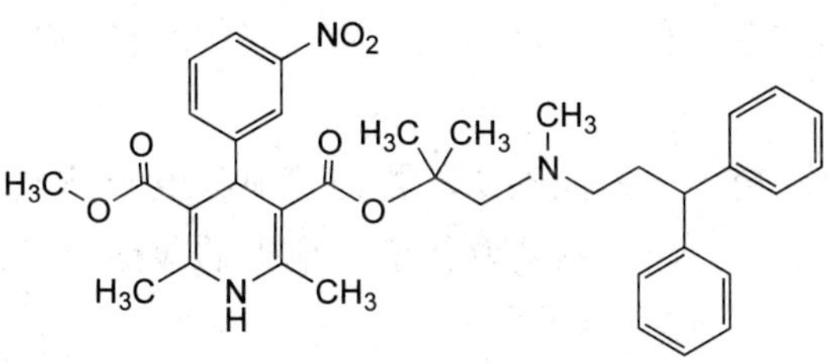

乐卡地平

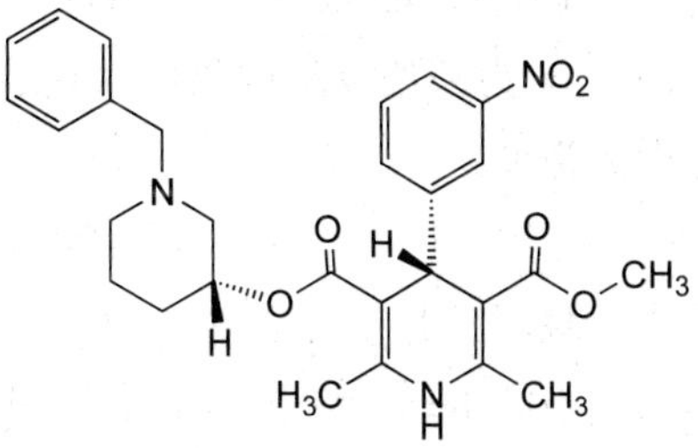

贝尼地平

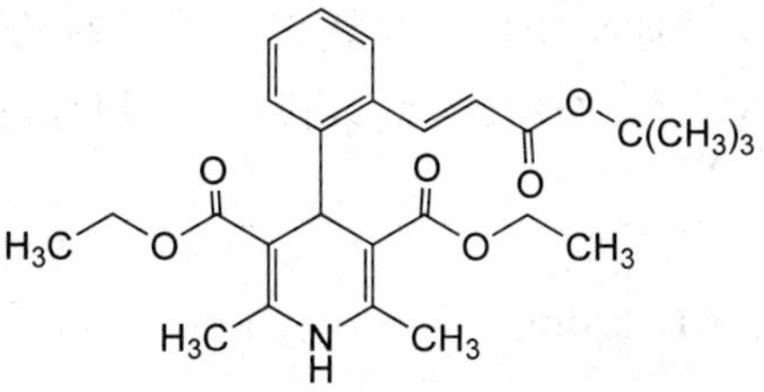

拉西地平

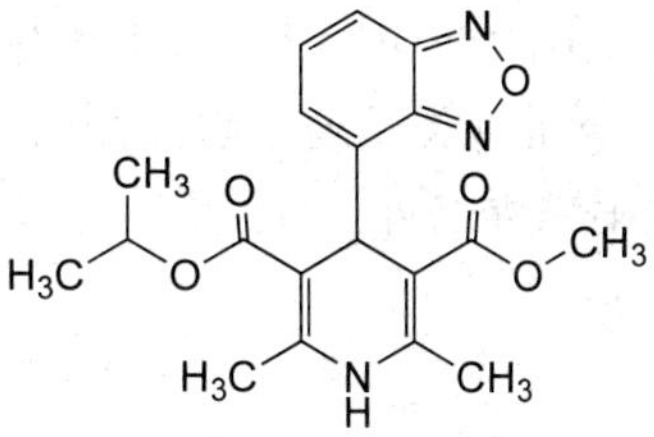

伊拉地平

　　硝苯地平为第一代1,4-二氢吡啶类钙通道阻滞剂，其疗效稳定，不良反应少，在抗高血压及防治心绞痛方面已经得到广泛的应用，但作用时间短。

　　第二代如尼群地平和尼莫地平等具有高度的血管选择性。其中尼莫地平能选择性地扩张脑血管，对抗脑血管痉挛，增强脑血管流量，对局部缺血有保护作用，临床用于预防和治疗蛛网膜下隙出血后脑血管痉挛所致的缺血性神经障碍、高血压和偏头痛等。

　　第三代如氨氯地平和乐卡地平等除了具有高度的血管选择性外，兼有半衰期长、作用持久等特点。其中氨氯地平分子中的1,4-二氢吡啶环的2位甲基被2-氨基乙氧基甲基取代，容易通过拆分获得两个光学异构体，临床用外消旋体和左旋体。氨氯地平的生物利用度近100%，其吸收不受食物影响，血药浓度稳定，半衰期长达27小时，特别有利于预防心肌梗死等心血管事件的发生。

　　丁酸氯维地平为一超短效的1,4-二氢吡啶类钙通道阻滞剂，具有快速分布和代谢之特点，初始半衰期小于 1 分钟，终末半衰期为 15 分钟，临床用于不宜口服治疗或口服治疗无效的高血压患者。

该类药物中 1,4 二氢吡啶环的 4 位苯基上的取代基一般为硝基或氯原子，但拉西地平和伊拉地平例外。

1,4-二氢吡啶类钙通道阻滞剂的构效关系总结如下：

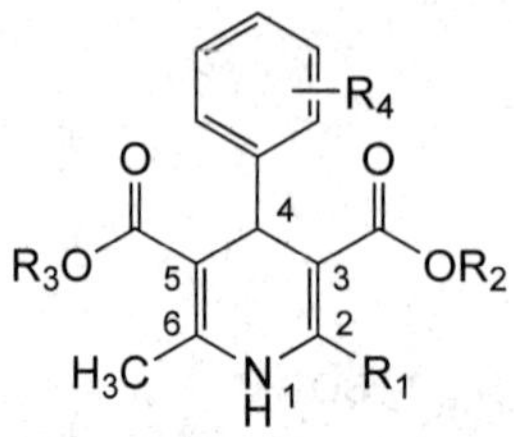

（1）1,4-二氢吡啶环是必要的，N-1 上不宜带有取代基，若将 1,4-二氢吡啶环氧化为吡啶环或还原为六氢吡啶环，则活性大为降低，甚至消失。

（2）C-4 位一般为苯环，若为芳杂环（如吡啶环），仍有效，但毒性大，若 C-4 位为小的非平面烷基或环烷基，则活性大为降低。

（3）R_4 为邻位或间位取代，或邻位和间位双取代时活性最大，而无取代或对位取代时活性大为降低。

（4）C-3、C-5 位上的羧酸酯对活性的影响优于其他基团。若为其他吸电子基团，则阻滞作用减弱，甚至可能表现为开放活性。例如，当用硝基取代依拉地平的羧酸酯时，则从钙通道阻断剂转变为钙通道开放剂。

（5）当 R_2 和 R_3 不同时，C-4 位的 C 原子将成为手性碳，因此将具有立体选择性。

（6）大部分 1,4 二氢吡啶类钙通道阻滞剂的 C-2、C-6 位上的取代基均为甲基，但氨氯地平例外（$R_1 = —CH_2OCH_2CH_2NH_2$），和硝苯地平相比，氨氯地平具有更好的活性，这表明 1,4-二氢吡啶类钙通道阻滞剂所作用的位点能接纳较大的取代基，因此可以通过改变这些取代基来提高活性。

硝苯地平（Nifedipine）

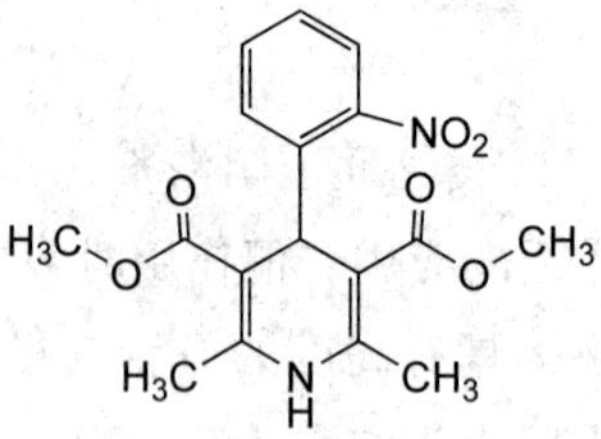

化学名为 1,4-二氢-2,6-二甲基-4-（2-硝基苯基）-吡啶-3,5-二羧酸二甲酯；Dimethyl 1,4-dihydro-2,6-dimethyl-4-(2-nitrophenyl)pyridine-3,5-dicarboxylate。又名硝苯啶、硝苯吡啶、心痛定。

本品为黄色结晶粉末，无臭，无味。mp. 171～175℃，在丙酮或三氯甲烷中易溶，在乙醇中略溶，在水中几乎不溶。

硝苯地平遇光或氧化剂极易发生二氢吡啶芳构化，光催化氧化还能发生分子内歧化反应，产生亚硝基苯吡啶衍生物，该衍生物对人体极为有害，故在生产、贮存过程中均应注意避光。

（硝基苯吡啶衍生物）　　（亚硝基苯吡啶衍生物）

口服硝苯地平吸收良好，1~2 小时内达到血药浓度的最大峰值，有效时间持续 12 小时。经肝代谢，体内代谢物均无活性，80% 通过肾脏排泄。

1,4-二氢吡啶类钙通道阻滞剂在体内被肝脏细胞色素 P450 酶系氧化代谢，产生一系列失活的代谢物。二氢吡啶环首先被氧化成一个失活的吡啶类似物，随后这些代谢物通过水解、聚合以及氧化进一步被代谢。

本品能抑制心肌对钙离子的摄取，降低心肌兴奋-收缩偶联中 ATP 酶的活性，使心肌收缩力减弱，降低心肌耗氧量，增加冠脉血流量。还可通过扩张周边血管，降低血压，改善脑循环。用于治疗冠心病，缓解心绞痛。本品适用于各种类型的高血压，对顽固性、重度高血压和伴有心力衰竭的高血压患者也有较好疗效。

不良反应有短暂头痛、面部潮红、嗜睡。其他还包括眩晕、过敏反应，低血压、心悸及有时促发心绞痛发作。剂量过大可引起心动过缓和低血压。

硝苯地平分子中含有一个对称二氢吡啶环，可用 Hantzsch 法合成，以邻硝基苯甲醛与二分子乙酰乙酸甲酯和过量氨水在甲醇中回流得到。

尼群地平（Nitrendipine）

化学名为（±）-2,6-二甲基-4-（3-硝基苯基）-1,4-二氢-吡啶-3,5-二羧酸甲酯乙酯；（±）-Ethyl methyl 1,4-dihydro-2,6-dimethyl-4-（3-nitrophenyl）pyridine-3,5-dicarboxylate。

本品为黄色结晶或结晶性粉末，无臭，无味，遇光易变质。在丙酮或三氯甲烷中易溶，在甲醇或乙醇中略溶，在水中几乎不溶，mp. 157~161℃。

1,4-二氢吡啶环上所连接的两个羧酸酯的结构不同，使其4位碳原子具手性。目前临床用外消旋体。本品为选择性作用于血管平滑肌的钙通道阻滞剂，它对血管的亲和力比对心肌大，对冠状动脉的选择性作用更强。能降低心肌耗氧量，对缺血性心肌有保护作用。可降低总外周阻力，使血压下降。降压作用温和而持久。临床用于治疗高血压，可单用或与其他降压药合用。本品也可用于充血性心衰。

本品为非对称的1,4-二氢吡啶类钙通道阻滞剂，其合成可以3-硝基苯甲醛为原料，分别用改良的Hantzsch合成法或"分步法"制得，其中分步法得到的产品纯度较高。

其中改良的Hantzsch合成法是将3-硝基苯甲醛、乙酰乙酸乙酯和3-氨基巴豆酸甲酯在无水乙醇中回流反应即得。

分步法则是由3-硝基苯甲醛和乙酰乙酸乙酯缩合制得中间体2-（3-硝基苯亚甲基）-3-氧代-丁酸乙酯，再与3-氨基巴豆酸甲酯环合而得。

2. 苯硫氮䓬类 本类药物的代表为地尔硫䓬（Diltiazem）。对其进行结构改造发现2位苯环上的4位以甲氧基或甲基取代活性最强，但增加苯环上的甲氧基数目或以4-氯、2,4-二氯、4-羟基取代，其活性会减弱或消失，而无取代时活性也会减弱。5位氮上的取代基对其活性也有较大的影响，仅叔胺有效，伯、仲、季胺均无效，无取代时也无活性，其中以二甲胺基乙基活性最强。

盐酸地尔硫䓬（Diltiazem Hydrochloride）

化学名为(+)-顺-3-乙酰氧基-5-[2-(二甲氨基)乙基]-2,3-二氢-2-(4-甲氧基苯基)-1,5-苯并硫氮杂䓬-4(5H)-酮盐酸盐；(+)-cis-3-Acetoxy-5-(2-dimethylaminoethyl)-2,3-dihydro-2-(4-methoxyphenyl)-1,5-benzothiazepin-4(5H)-one hydrochloride。又名硫氮䓬酮。

本品为白色或类白色结晶性粉末，无臭，味苦。在水、甲醇和三氯甲烷中易溶，mp. 210~215℃（分解）。

本品分子结构中有2个手性碳原子，具有4个光学异构体。2S、3S异构体冠脉扩张作用较强，临床仅用2S、3S异构体。

本品口服吸收完全，首过效应较大，生物利用度约为25%~60%，有效作用时间为6~8小时。主要代谢途径为脱乙酰基，N-脱甲基和O-脱甲基。曾报道脱乙酰基地尔硫䓬的活性为地尔硫䓬活性的25%~50%。

本品是一种高选择性的钙通道阻滞剂，具有扩张血管作用，特别是对大的冠状动脉和侧支循环均有较强的扩张作用。临床用于治疗冠心病中各型心绞痛。长期服用，对预防心血管意外病症的发生有效，无耐药性或明显副作用。

3. 芳烷基胺类 芳烷基胺类的代表药物为维拉帕米（Verapamil）和戈洛帕米（Gallopamil）。戈洛帕米与维拉帕米相比仅在2-位苯环上多一个甲氧基，故又称甲氧维拉帕米。本类药物多有手性中心，其光学异构体的活性有所不同，如戈洛帕米在临床上使用其左旋体。

维拉帕米

戈洛帕米

盐酸维拉帕米（Verapamil Hydrochloride）

化学名为5-[（3,4-二甲氧基苯乙基）（甲基）氨基]-2-（3,4-二甲氧基苯基）-2-异丙基-戊腈盐酸盐；5-[（3,4-Dimethoxyphenethyl）（methyl）amino]-2-（3,4-dimethoxyphenyl）-2-isopropyl pentanenitrile hydrochloride。又名异搏定，戊脉安。

本品为白色粉末；无臭。在乙醇、甲醇或三氯甲烷中易溶，在水中溶解，在异丙醇或乙酸乙酯中微溶。mp. 140~144℃。

本品的化学稳定性良好，但其甲醇溶液，经紫外线照射2小时后降解50%。

本品分子中含有一个手性碳，可产生两个对映异构体，左旋体为室上性心动过速病人的首选药物，而右旋体则为抗心绞痛药物。现用外消旋体。

本品口服后吸收达90%以上，首过效应较大，生物利用度约20%~35%。单剂口服后1~2小时内达峰浓度，作用持续6~8小时，平均半衰期为2.8~7.4小时。其代谢物主要为 N-去甲维拉帕米，活性约为原药的20%。口服后5天内大约70%以代谢物由尿中排泄，16%或更多由粪便清除，约3%~4%以原型由尿排出。肝功能不全的病人代谢延迟，清除半衰期延长至14~16小时，表观分布容积增加，血浆清除率降低至肝功能正常人的30%。

本品能抑制心肌及房室传导，并能选择性扩张冠状动脉，增加冠脉流量。用于治疗阵发性室上性心动过速，也可用于急慢性冠状动脉功能不全或心绞痛，对于房室交界的心动过速疗效也较好。

本品副作用较小，偶有胸闷、口干、恶心、呕吐等不良反应。静注时可使血压下降，房室传导阻滞及窦性心动过缓。

二、非选择性钙通道阻滞剂（Non-Selective Calcium Channel Blockers）

非选择性的钙通道阻滞剂主要有二苯基哌嗪类的桂利嗪（Cinnarizine）、氟桂利嗪（Flunarizine）、利多氟嗪（Lidoflazine）和二氨基丙醇醚类的苄普地尔（Bepridil）。

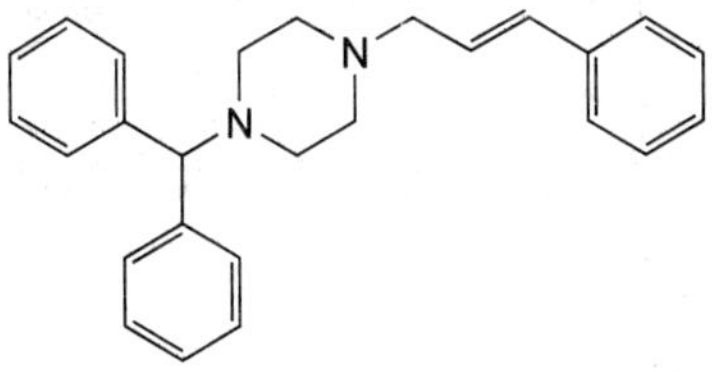

桂利嗪

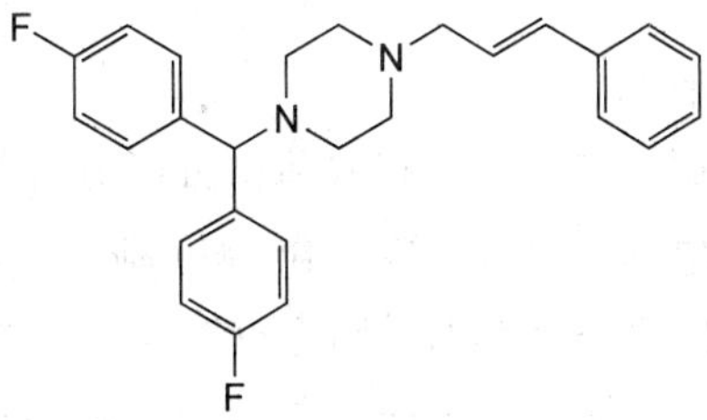

氟桂利嗪

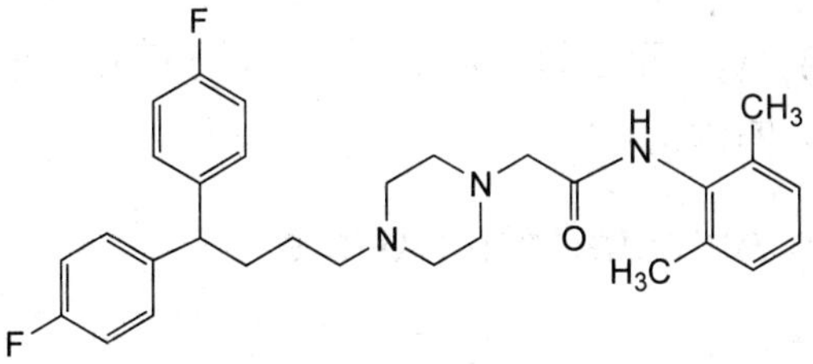

利多氟嗪

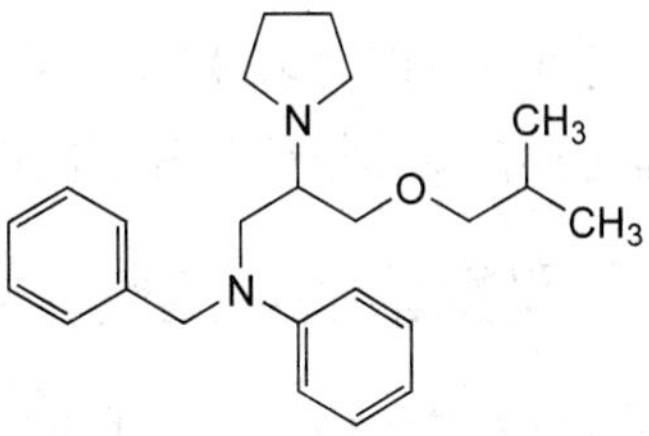

苄普地尔

桂利嗪、氟桂利嗪和利多氟嗪主要用于缺血性脑缺氧引起的脑损伤和代谢异常，能增加脑血流量，防治脑血管痉挛，减轻脑水肿。也可用于耳鸣和脑晕；还可用于偏头痛预防和癫痫的辅助治疗。

盐酸苄普地尔（Bepridil Hydrochloride）

· HCl

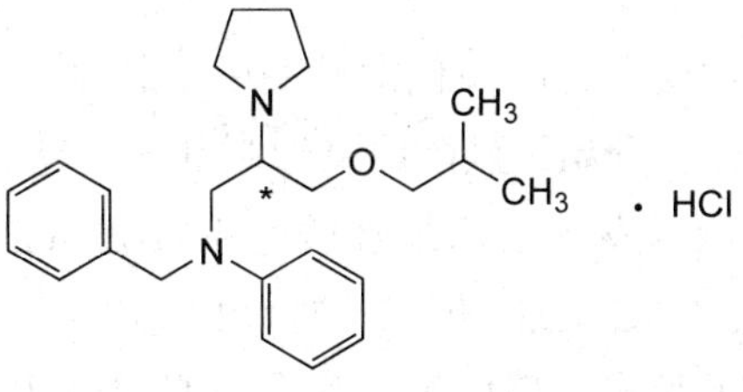

化学名为（±）-1-[2-（N-苄基苯氨基）-1-（异丁氧基甲基）乙基]吡咯烷盐酸盐；（±）-1-[2-（N-Benzylanilino）-1-（isobutoxymethyl）ethyl]pyrrolidine hydrochloride。

本品为白色结晶或结晶性粉末。在水中溶解。mp. 89~93℃。

本品为钙通道阻滞剂，抑制心肌和血管平滑肌细胞的钙离子缓慢内流和钠离子快速内流，具有良好的抗心绞痛作用，本品适用于治疗慢性稳定型心绞痛（典型的劳累型心绞痛），但本品具有潜在的导致致命性心律失常（包括尖端扭转型室性心动过速）作用，故只适用于其他药物治疗无效（或不能耐受）的顽固性稳定型心绞痛的短期治疗。

第五节 利尿药

Diuretics

利尿药物（Diuretics）通过影响肾小球的过滤、肾小管的再吸收和分泌等功能而实现利尿作用。大多数利尿药物影响原尿的重吸收，也影响 K^+、Na^+、Cl^- 等各种电解质的浓度和组成比例；有些利尿药物作用于某些酶和受体，间接影响原尿的重吸收，导致尿量增加和尿排泄加快。利尿药可使患者排出过多的体液，消除水肿，可用于治疗慢性充血性心力衰竭并发的水肿、急性肺水肿、脑水肿等疾病。利尿药也可减少血容量，用于容量型高血压疾病的治疗。

根据作用强度，利尿药物可以分为低效利尿药物、中效利尿药物和高效利尿药物；根据作用机制可以分为碳酸酐酶抑制剂、$Na^+-K^+-2Cl^-$协转运抑制剂、Na^+-Cl^-协转运抑制剂、肾内皮细胞钠通道阻滞剂和盐皮质激素受体拮抗剂等五种主要类型。

由于利尿药的降压机制是通过减少血容量降低血压，因此，从理论上说，利尿药可以和任何抗高血压药物联合应用，但是，联合应用这类降血压药物时，应该注意心功能、肾功能情况以及离子紊乱的发生。利尿药与 ACE 抑制剂、Ang II 受体拮抗剂或钙通道阻滞剂联合应用时，可以实现最佳互补的作用机制，达到更理想的降压效果。利尿药也可与 α_1 受体拮抗剂或 β 受体拮抗剂联合应用或制成复方制剂。

一、碳酸酐酶抑制剂（Carbonic Anhydrase Inhibitors）

碳酸酐酶是体内广泛存在的一种酶，主要分布于肾脏皮质、胃黏膜、胰腺、红细胞、眼和中枢神经系统。该酶的主要作用是催化二氧化碳和水结合生成碳酸。碳酸可解离为 H^+ 及 HCO_3^-，而 H^+ 在肾小管腔中可与 Na^+ 交换，使 Na^+ 被吸收。碳酸酐酶被抑制时，可使 H_2CO_3 形成减少，造成肾小管内可与 Na^+ 交换的 H^+ 减少，管腔中 Na^+、HCO_3^- 重吸收减少，结果使 Na^+ 的排出量增加而产生利尿作用，由于排 Na^+ 的同时也有 HCO_3^- 排出，使尿液的 pH 升高。

$$CO_2 + H_2O \xrightarrow{\text{碳酸酐酶}} H_2CO_3 \longrightarrow H^+ + HCO_3^-$$

在磺胺类药物使用时，发现患者出现代谢性酸中毒的副作用；经研究发现是由于磺胺抑制了碳酸酐酶的活性。由此，开始了碳酸酐酶抑制剂的研究。

通过对磺胺进行结构改造，发现了乙酰唑胺（Acetazolamide），并于 1953 年应用于临床，但本品的利尿作用较弱，加之增加 HCO_3^- 的排出而造成代谢性酸血症，且长期服用会产生耐受性，已很少单独用于利尿。现用于治疗青光眼、脑水肿。可口服使用，作用时间长达 8~12 小时。

乙酰唑胺

二、$Na^+-K^+-2Cl^-$ 协转运抑制剂（$Na^+-K^+-2Cl^-$ Cotransport Inhibitors）

本类药物作用于髓袢上升支的粗段，通过抑制 $Na^+-K^+-2Cl^-$ 协转运，影响尿的稀释和浓缩功能，排 Na^+ 量可达原尿 Na^+ 量的 15%，作用强而快，又被称为髓袢利尿药或高效利尿药。主要用于其他利尿药效果不好而又急需利尿的情况，如急性肾衰竭在早期的无尿期或急性肺水肿。

$Na^+-K^+-2Cl^-$ 协转运抑制剂具有多样化的化学结构，主要的药物有磺胺衍生物如呋塞米（Furosemide）、托拉塞米（Torasemide）、布美他尼（Bumetanide）和苯氧乙酸类衍生物如依他尼酸（Etacrynic Acid）。

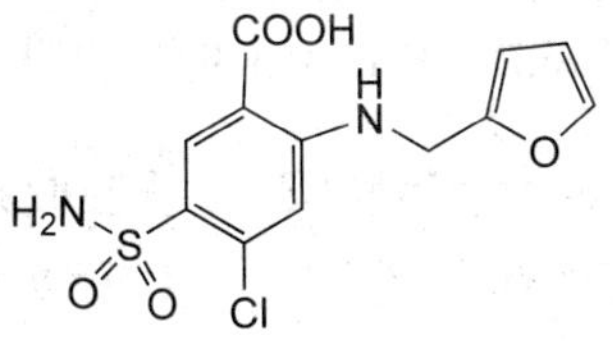

呋塞米

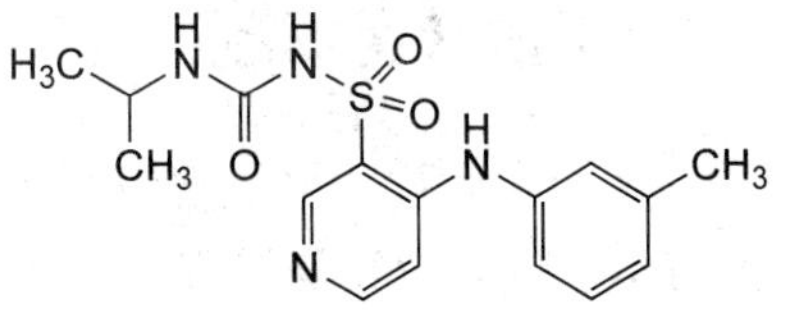

托拉塞米

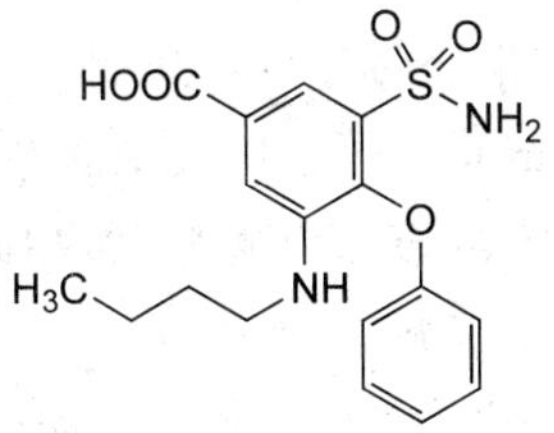

布美他尼

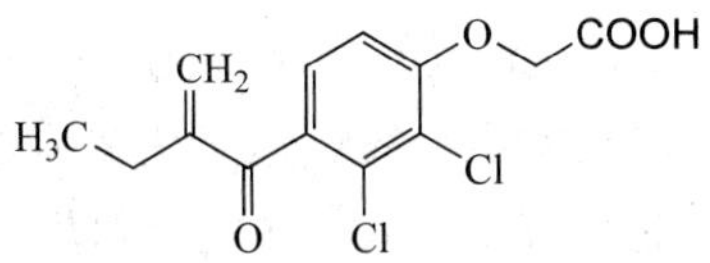

依他尼酸

托拉塞米为新一代高效髓袢利尿剂，是将呋塞米结构中的磺酰胺基用磺酰脲取代而得到的，但与呋塞米不同，本品不作用于近曲小管，因此不增加磷酸盐和碳酸盐的分泌。临床上用于治疗水肿性疾病，原发性及继发性高血压，急、慢性肾衰竭和充血性心衰。

布美他尼为高效利尿药，利尿作用约为呋塞米的 40~60 倍。临床适应证同呋塞米，但对某些呋塞米无效的病例仍可有效。

依他尼酸的分子中具有 α、β 不饱和酮的结构，在水溶液中不稳定。本品的利尿作用强而迅速，需随时调整剂量，以免引起低盐综合征、低氯血症和低钾血症等。临床适应证同呋塞米，但由于本品耳毒性较大，目前已少用。

呋塞米（Furosemide）

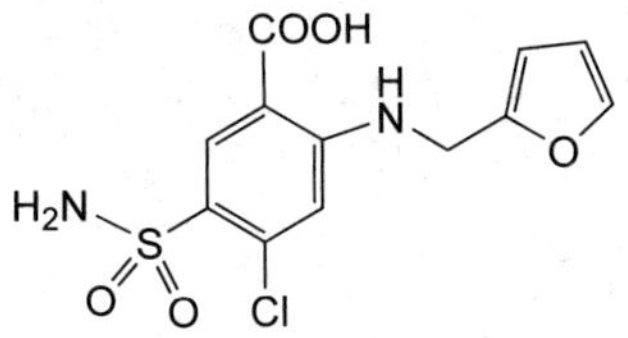

化学名为 4-氯-2-[（呋喃-2-甲基）氨基]-5-氨磺酰基苯甲酸；4-Chloro-2-[（furan-2-ylmethyl）amino]-5-sulfamoylbenzoic acid。又名速尿、利尿磺胺。

本品为白色或类白色结晶性粉末，mp 206~210℃，无臭，无味。在丙酮或甲醇中溶解，在乙醇中略溶，在水中不溶。呋塞米具有酸性，中 pK_a 3.9。呋塞米钠盐水溶液可水解，温度升高分解加速。

本品大多以原形从尿中排泄，尿中的代谢物较少，代谢的部位多发生在呋塞米的呋喃环上。

呋塞米的促 NaCl 排泄作用为 Na^+-Cl^- 协转运抑制剂类利尿药的 8~10 倍，作用时间较短，为 6~8 小时。本品能有效治疗心因性水肿、肝硬化引起的腹水或肾性水肿。本品具有温和的降压作用。本品还可用于预防急性肾功能衰竭，治疗高钾血症、高钙血症或稀释性低钠血症。

本品口服有效，也可注射给药。主要副反应是体液和电解质的失衡，高尿酸症和胃肠道反应和耳毒症。

三、Na⁺-Cl⁻协转运抑制剂（Na⁺-Cl⁻ Cotransport Inhibitors）

本类药物也作用于髓袢升支。通过抑制 Na⁺-Cl⁻协转运，使原尿 Na⁺重吸收减少而发挥利尿作用，又称 Na⁺-Cl⁻协转运抑制剂。其代表药物氯噻嗪等是从磺胺类碳酸酐酶抑制剂的研究中得到的，但其利尿作用主要是促进 NaCl 的排泄，而不是依赖碳酸酐酶的作用。本类药物属于中效利尿药。

临床使用的 Na⁺-Cl⁻协转运抑制剂有二十余个。大部分药物分子中含有苯并噻嗪核，如氯噻嗪（Chlorothiazide）和氢氯噻嗪（Hydrochlorothiazide）等，因此又被称为苯并噻嗪类利尿药物。以氯噻嗪和氢氯噻嗪为先导化合物，开发出许多苯并噻嗪类利尿药物，如氢氟噻嗪（Hydroflumethiazide）、泊利噻嗪（Polythiazide）、苄氟噻嗪（Bendroflumethiazide）、苄噻嗪（Benzthiazide）、三氯噻嗪（Trichlormethiazide）、甲氯噻嗪（Methyclothiazide）等。

氯噻嗪　　　　　　　氢氯噻嗪　　　　　　　氢氟噻嗪

苄氟噻嗪　　　　　　　三氯噻嗪　　　　　　　苄噻嗪

泊利噻嗪　　　　　　　　　　甲氯噻嗪

除了苯并噻嗪类外，还开发了一些非苯并噻嗪类中效利尿药，代表药物有美托拉宗（Metolazone）、吲达帕胺（Indapamide）和氯噻酮（Chlortalidone）。美托拉宗为苯并噻嗪分子中的砜基被羰基置换后得到的产物，其利尿作用持续时间为 12~24 小时。吲达帕胺分子中含有磺酰氨基但不含有噻嗪环，在胃肠道中被迅速吸收，作用时间为 14~18 小时，具有松弛血管平滑肌的作用，临床上用于治疗高血压、充血性心力衰竭时的水钠潴留引起的浮肿。氯噻酮分子中也含有磺酰氨基，能增加 Na⁺、Cl⁻的排泄，在较大剂量时可增加 K⁺ 和 HCO₃⁻的排出量。为长效利尿降压药，作用持续 48~72 小时。

美托拉宗　　　　　　　吲达帕胺　　　　　　　氯噻酮

以氢氯噻嗪为原型，对噻嗪类利尿药的构效关系总结如下：

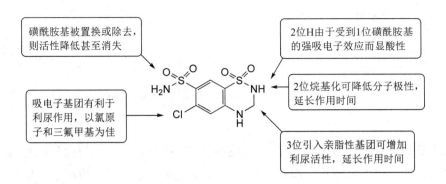

氢氯噻嗪（Hydrochlorothiazide）

化学名为6-氯-3,4-二氢-2H-1,2,4-苯并噻二嗪-7-磺酰胺1,1-二氧化物；6-Chloro-3,4-dihydro-2H-1,2,4-benzothiadiazine-7-sulphonamide 1,1-dioxide。又名双氢氯噻嗪，双氢克尿塞。

本品为白色结晶性粉末；无臭，味微苦。在丙酮中溶解，在乙醇中微溶，在水中不溶。本品含两个磺酰氨基，联结在磺酰氨基氮上的氢原子，具弱酸性，pK_a分别为7.0和9.2。2位氮上氢的酸性较强。本品在氢氧化钠溶液中溶解，成钠盐后可制成注射液。本品晶体在室温下贮存5年，未见明显降解。

本品口服吸收良好，约2小时起效，达峰时间为4小时，作用持续时间为6~12小时，半衰期为15小时。在体内不经代谢降解，主要以原药由尿排泄。

本品能抑制肾小管对 Na^+、Cl^- 的重吸收，从而促进肾脏对氯化钠的排泄。临床上用于治疗水肿性疾病。本品常与其他降压药合用以增强疗效。对轻、中度高血压，单独使用即可有效。大剂量或长期使用时，应与氯化钾同服，以避免血钾过低。

本品的合成是以3-氯苯胺为原料，经氯磺化反应得4-氨基-6-氯-1,3-苯二磺酰氯，随后与氨反应制得4-氨基-6-氯-1,3-苯二磺酰胺，再与等摩尔的甲醛缩合即得。

四、肾小管上皮钠通道阻滞剂（Blockers of Renal Tubule Epithelial Sodium Channels）

肾小管上皮钠通道阻滞剂作用于肾小管的远端及集合管，阻断管腔侧的钠通道而起利尿作用，并促进 K^+ 的重吸收，故本类药物有排钠保钾作用。其代表药物为氨苯蝶啶

（Triamterene）和阿米洛利（Amiloride）。

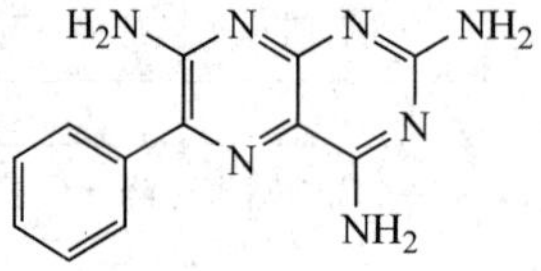

氨苯蝶啶

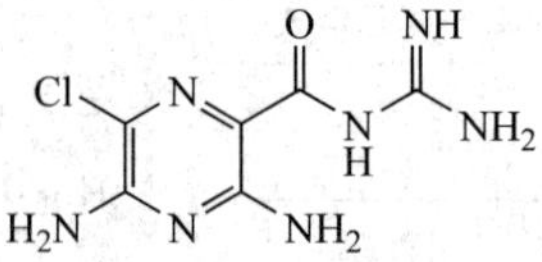

阿米洛利

氨苯蝶啶为含有蝶啶结构的利尿药，口服后约有 50% 吸收，在 30 分钟内显效，代谢产物亦有利尿活性。但本品的利尿作用较弱，一般和氢氯噻嗪合用。临床上主要用于治疗水肿性疾病。

阿米洛利为含有吡嗪结构的利尿药，可看作是喋啶的开环衍生物。是排钠保钾利尿药中作用最强的药物，常和其他利尿药组成复方制剂，以增强其他利尿药的利尿作用，并可减少钾的丢失。临床上主要用于治疗水肿性疾病，亦可用于难治性低钾血症的辅助治疗。

五、盐皮质激素受体拮抗剂（Mineralocorticoid Receptor Antagonists）

醛固酮是一种盐皮质激素，具有钠潴留作用，可增强肾小管对 Na^+ 及 Cl^- 的重吸收。盐皮质激素受体拮抗剂竞争性抑制醛固酮和盐皮质激素受体的结合，而发挥保钾利尿作用。该类药物主要有螺内酯（Spironolactone）和依普利酮（Eplerenone）。

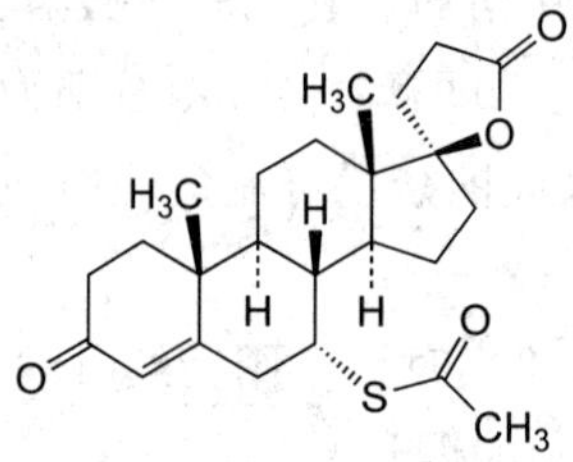

螺内酯

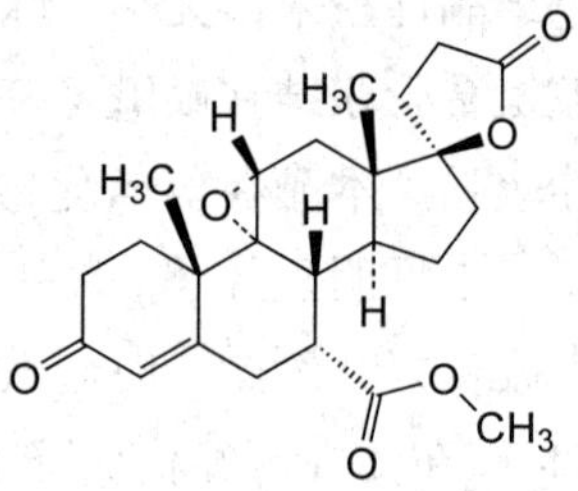

依普利酮

依普利酮是一种特异性的盐皮质激素受体拮抗剂，主要用于原发性高血压和心力衰竭的治疗。依普利酮和雄激素受体的亲和力仅为螺内酯的 0.1%，与孕酮受体的亲和力不到 1%，有助于降低其生殖系统相关不良反应的发生率。例如男性乳房女性化的发生率（0.5%）与螺内酯（10%）相比大为降低。依普利酮主要的不良反应是高血钾，此外还有高甘油三酯血症、低钠血症等。

螺内酯（Spironolactone）

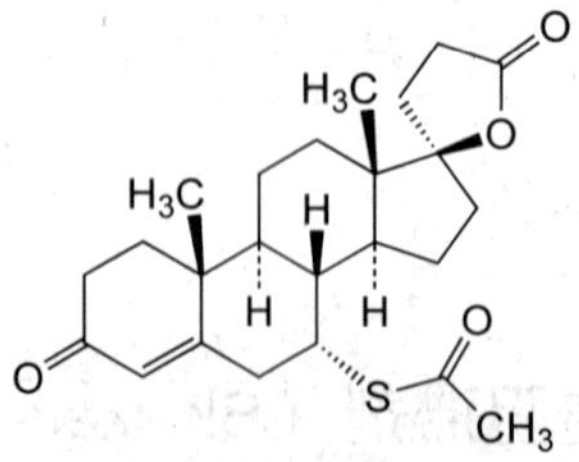

化学名为 17-羟基-7α-乙酰硫基-3-氧代-17α-孕甾-4-烯-21-羧酸-γ-内酯；17-Hydroxy-7α-acetylthio-3-oxo-17α-pregn-4-ene-21-carboxylic acid-γ-lactone。又名安体舒通。

本品为白色或类白色细微结晶性粉末，在乙酸乙酯中易溶，在乙醇中溶解，在水中不溶。

本品口服后，约70%迅速被吸收，但在肝脏大部分被代谢，脱去乙酰硫基，生成坎利酮（Canrenone）和坎利酮酸。

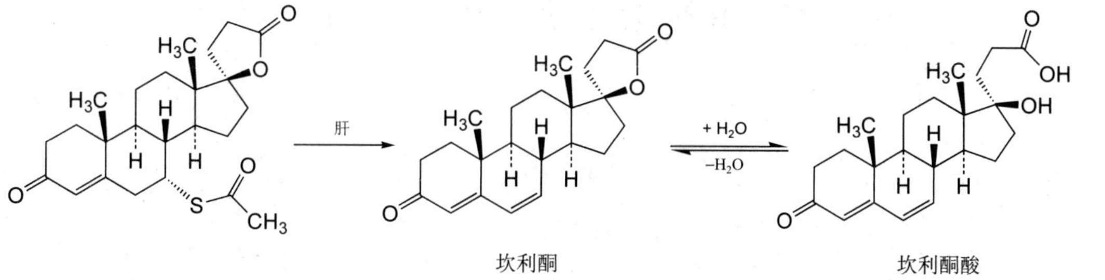

坎利酮

坎利酮酸

坎利酮是活性代谢物，具有拮抗盐皮质激素受体的作用，而坎利酮酸是无活性代谢物，但可内酯化为坎利酮。螺内酯在体内的半衰期约1.6小时，但坎利酮的半衰期约为16.5小时。螺内酯在体内的活性是螺内酯与其活性代谢物的共同结果。

螺内酯的主要副作用是可导致高血钾症，还有雌激素的作用，可引起阳痿和男性雌性化，同时还有微弱孕激素作用导致妇女月经不调。

本品常与氢氯噻嗪合用，两者可互为补充。螺内酯作用慢、弱但持久，而氢氯噻嗪作用较快、较强，螺内酯的保钾作用可对抗氢氯噻嗪缺钾的副作用。两者合用后疗效增加，不良反应减少。

（徐云根）

第九章　心脏疾病药物和血脂调节药
Drugs Affecting the Cardiac Disease and Regulating Plasma Lipids

第一节　强心药物
Cardiotonic Drugs

充血性心力衰竭（Congestive Heart Failure，CHF）简称心力衰竭，是指静脉回流正常的情况下，心脏排血量绝对或相对减少，无法满足机体代谢需求的一种状态。CHF 是一种常见病，诱发因素较多，如心肌局部缺血、高血压、非阻塞性心肌病变及先天性心脏病等。CHF 的治疗药物有多种，它们的功能各不相同。ACE 抑制剂和血管扩张剂能够舒张血管，降低血流阻力；β 受体拮抗剂可以改善泵血功能；利尿药能降低血容量；强心药物能增强心肌收缩力，有利于心脏将血液泵至外周。

强心药物（Cardiotonic Drugs）又称正性肌力药物（Positive Inotropic Drugs），临床上主要用于治疗充血性心力衰竭，可分为强心苷、β 受体激动剂、磷酸二酯酶抑制剂和钙敏化药物等四类。其中，β 受体激动剂类强心药物主要是指 β$_1$ 受体激动剂，按结构类型分为多巴胺衍生物（如多巴酚丁胺）和非多巴胺衍生物（如扎莫特罗），已在第七章介绍，本节主要介绍其他三类。

一、强心苷类（Cardiac Glycosides）

强心苷（Cardiac Glycosides）是一些从植物中提取的含甾体苷元的苷类药物，由糖苷基和配糖基两部分组成。临床应用的强心苷类药物品种较多，如地高辛（Digoxin）、洋地黄毒苷（Digitoxin）、去乙酰毛花苷（Deslanoside）、毛花苷 C（Lanatoside C）等。这类药物主要通过抑制心肌细胞膜上 Na$^+$/K$^+$-ATP 酶的活性，减少 Na$^+$/K$^+$交换，细胞内钠离子增多，从而使肌膜上 Na$^+$/Ca^{2+}交换反向转运激活，钠离子外流，钙离子内流，作用于收缩蛋白，增加心肌收缩力和速度，是目前治疗心力衰竭的重要药物。

这类药物的作用靶点是细胞膜上的 Na$^+$/K$^+$-ATP 酶，该酶能促使 Na$^+$自细胞内向细胞外主动转运，K$^+$自细胞外向细胞内主动转运。本品与 Na$^+$/K$^+$-ATP 酶结合后，引起酶的构象变化，适度地抑制了酶的功能，使 Na$^+$/K$^+$转运偶联减弱。这时，Na$^+$的外流更多地依靠 Na$^+$/ Ca^{2+}转运偶联来进行，使细胞内 Ca^{2+}增多。

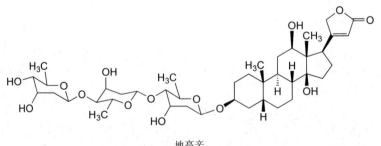

地高辛

174

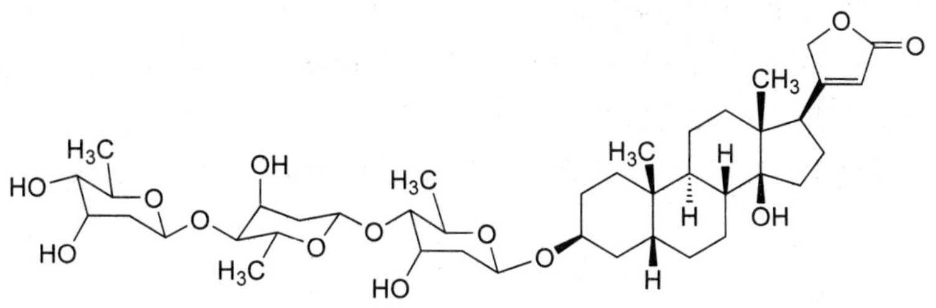

洋地黄毒苷

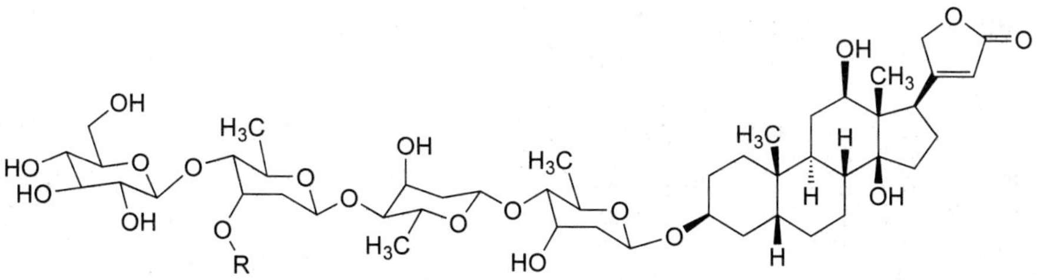

R＝H，去乙酰毛花苷；R＝－COCH₃，毛花苷 C

这类药物的作用性质基本相似，不同点在于起效速度、作用强度和作用持续时间。其主要缺点是有效剂量与中毒剂量接近，安全范围小，强度不够大，排泄慢，易于蓄积中毒。临床上必须在病房监测下使用。这类药物已使用了数百年，虽做了大量的研究，现仍未能被新型药物代替。

强心苷的糖苷基部分与其他甾体类药物有一定的差别，在强心苷类分子中，环 A-B 和 C-D 之间为顺式稠合，而环 B-C 之间为反式稠合，这种稠合方式决定其分子形状呈 U 型，分子中位于 C-10 和 C-13 的两个角甲基与 3 位羟基均为 β-构型。14 位的 β-羟基通常为游离。17 位的内酯环也是此类药物的特征之一，植物来源的强心苷类化合物内酯环通常为五元环，而动物来源的强心苷则为六元环。强心苷的糖多连接在 3 位的羟基上，糖的连接方式多为 β-1,4-苷键，有些糖会以乙酰化的形式出现，由于改变了苷的脂溶性，会导致药代动力学性质的改变。

强心苷中的糖苷基并不具有强心作用，但它却可以影响配糖基的作用强度，3 位羟基上的糖越少，其强心作用越强。而糖苷基与配糖基相连的键为 α 体或 β 体对活性并无影响。

将强心苷水解成苷元后，水溶性减小，而脂溶性增大，易进入中枢神经系统，产生严重的中枢毒副作用，因此，苷元不能作为药物使用。

地高辛（Digoxin）

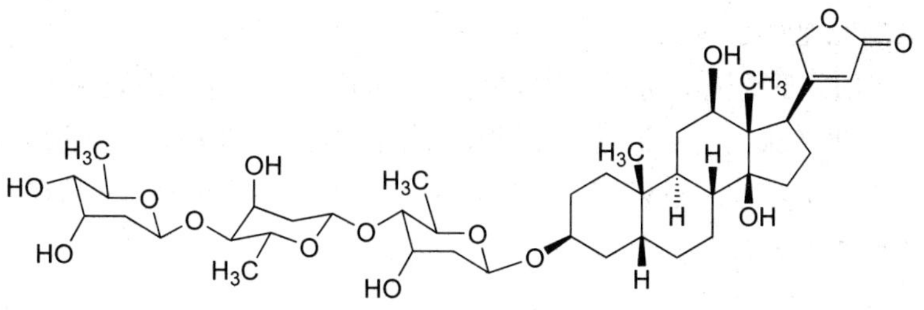

化学名为 3β-［（O-2,6-二脱氧-β-D-核-己吡喃糖基-（1→4）-O-2,6-二脱氧-β-D-核-己吡喃糖基-（1→4）-2,6-二脱氧-β-D-核-己吡喃糖基）氧代］-12β,14β-二羟

基-5β-卡-20(22)烯内酯；3β-[(O-2,6-Dideoxy-β-D-ribo-hexopyranosyl-(1→4)-O-2, 6-dideoxy-β-D-ribo-hexopyranosyl-(1→4)-2,6-dideoxy-β-D-ribo-hexopyranosyl)oxy]- 12β,14β-dihydroxy-5β-card-20(22)-enolide。

本品为白色结晶或结晶性粉末，无臭，味苦。在吡啶中易溶，在稀醇中微溶，在水或乙醚中不溶。

本品是从毛花洋地黄的叶中提取得到，不宜与酸、碱类药物配伍。本品在体内可迅速吸收并分布于组织中，生物利用度约为 60%~80%，治疗血药浓度为 0.5~1.5ng/ml，而中毒血药浓度为 2ng/ml，治疗窗狭窄。因此，应严格控制药品的使用剂量并监测其生物利用度。本品在体内转化代谢很少，主要以原型在尿中排泄，尿中排出量为用药量的 50%~70%。

本品主要用于治疗充血性心力衰竭，也可用于控制快速性心房颤动、心房扑动的心室率。常见的不良反应包括：出现新的心律失常、胃纳不佳或恶心、呕吐、下腹痛、异常的无力软弱。

二、磷酸二酯酶抑制剂（Phosphodiesterase Inhibitors）

磷酸二酯酶（Phosphodiesterase，PDE）能催化 cAMP 分解，降低心肌细胞内 cAMP 水平。在目前已经发现的 7 种同工酶中，位于细胞膜的 PDE-Ⅲ型活性高、选择性强，为心肌细胞降解 cAMP 的主要亚型。抑制 PDE-Ⅲ 的活性，将明显减少 cAMP 的降解，提高心肌细胞内 cAMP 水平，激活多种蛋白酶，使心肌膜上钙通道开放，Ca^{2+} 内流，增强心肌收缩力。

磷酸二酯酶抑制剂（Phosphodiesterase inhibitors，PDEI）是一类新型的正性肌力药物，代表药物有吡啶酮类衍生物氨力农（Amrinone）和米力农（Milrinone），咪唑酮类衍生物依洛昔酮（Enoximone）。

氨力农   米力农   依洛昔酮

1978 年，氨力农作为磷酸二酯酶抑制剂第一次在临床上使用。此类药物对心脏有正性肌力作用，对血管平滑肌和支气管平滑肌有松弛作用，对血小板聚集有抑制作用，并能增加心排出量，减轻前后负荷，缓解 CHF 症状。主要用于对强心苷、利尿药和血管扩张药无效的严重心力衰竭。氨力农的副作用较多，主要有血小板下降、肝酶异常、心律失常及严重低血压等，现已很少使用。米力农是氨力农的同系物，对 PDE-Ⅲ 选择性更高，强心活性为氨力农的 10~20 倍，不良反应较少，且口服有效，但仍有致心律失常作用。米力农适用于洋地黄不显效的充血性心衰患者，短期静注。

依洛昔酮为 PDE-Ⅲ 的强效选择性抑制剂。本品长期口服可增加心衰病人的死亡率，因此，目前主要是短期静脉注射。依洛昔酮的血浆蛋白结合率约85%，消除半衰期变化较大，健康志愿者 $t_{1/2}$ 为 1~4 小时，心衰病人 $t_{1/2}$ 为 3~8 小时，甚至更长。本品在肝脏代谢，并主要以代谢产物的形式经尿排泄。

三、钙敏化剂（Calcium Sensitizer）

钙敏化剂（Calcium Sensitizer）可以增强肌纤维丝对 Ca^{2+} 的敏感性，在不增加细胞内

Ca^{2+}浓度的条件下，增强心肌收缩力。多数钙敏化剂都兼有 PDEI 的作用，其代表药物为匹莫苯（Pimobendan）和左西孟旦（Levosimendan）。

匹莫苯　　　　　　　　　　左西孟旦

　　匹莫苯为苯并咪唑–哒嗪酮衍生物，兼有 PDE–Ⅲ抑制作用和钙敏化作用。1994 年在日本上市，可口服，耐受性良好。在体内苯环上的甲氧基迅速发生脱甲基代谢，代谢物的活性更高。临床用于治疗心力衰竭，短期口服。左西孟旦为具有钙敏化作用的正性肌力药和血管扩张药，主要用于治疗急性心力衰竭，短期静脉注射。

第二节　抗心律失常药物
Antiarrhythmic Drugs

　　心律失常是指心动频率和节律的异常，可分为心动过速型和心动过缓型。心动过缓型心律失常可用阿托品或异丙肾上腺素类药物治疗。本节主要介绍心动过速型心律失常的治疗药物。

　　按照 Vaugha Williams 分类法，可将抗心律失常药分为四类：Ⅰ类为钠通道阻滞剂，Ⅰ类还可进一步分为 I_a、I_b、I_c 三类；Ⅱ类为 β 受体拮抗剂；Ⅲ类为钾通道阻滞剂，又称延长动作电位时程药物；Ⅳ类为钙通道阻滞剂。见表 9–1。

表 9–1　抗心律失常药物的作用及分类

分类		代表药物	作用机制
Ⅰ　钠通道阻滞剂	I_a	奎尼丁（Quinidine） 普鲁卡因胺（Procainamide）	适度阻滞钠通道
	I_b	利多卡因（Lidocaine） 美西律（Mexiletine）	轻度阻滞钠通道
	I_c	普罗帕酮（Propafenone） 氟卡尼（Flecainide）	明显阻滞钠通道
Ⅱ	β 受体拮抗剂	普萘洛尔（Propranolol）	抑制交感神经活性
Ⅲ	钾通道阻滞剂	胺碘酮（Amiodarone） 多非利特（Dofetilide）	抑制钾离子外流，延长动作电位时程
Ⅳ	钙通道阻滞剂	维拉帕米（Verapamil） 地尔硫䓬（Diltiazem）	抑制钙离子缓慢内流

　　β 受体拮抗剂和钙通道阻滞剂都具有抗心绞痛、抗心律失常和抗高血压等多方面的药理活性，其中 β 受体拮抗剂在第七章已介绍，钙通道阻滞剂在第八章已介绍。本节将重点介绍Ⅰ和Ⅲ类抗心律失常药物。

一、钠通道阻滞剂（Sodium Channel Blockers）

钠通道阻滞剂（Sodium Channel Blockers）类抗心律失常药物的特点是阻滞 Na^+ 从细胞外液经钠通道内流，根据对钠通道的阻滞程度可分为 I_a、I_b、I_c 三类。

1. I_a 类钠通道阻滞剂 I_a 类钠通道阻滞剂可减慢去极化最大速率，延长动作电位时间。I_a 类对钠通道的阻滞作用强度介于 I_b 和 I_c 类之间。代表药物有奎尼丁（Quinidine）、氢化奎尼丁（Hydroquinidine）、普鲁卡因胺（Procainamide）、丙吡胺（Disopyramide）、吡美诺（Pirmenol）等。

奎尼丁　　　　　　　氢化奎尼丁　　　　　　　普鲁卡因胺

丙吡胺　　　　　　　　　吡美诺

奎尼丁是最早被发现并应用于临床的 I_a 类抗心律失常药，将其分子中的双键还原得到的氢化奎尼丁也具有 I_a 类抗心律失常作用，但毒性稍大。普鲁卡因胺的发现源于局麻药普鲁卡因，利用生物电子等排原理，用酰胺基代替酯基得到。临床用于治疗阵发性心动过速、心房颤动和心房扑动、快速型室性和房性心律失常等。丙吡胺为广谱抗心律失常药，其作用和用途与奎尼丁相似，但对某些奎尼丁无效的病例亦有效，副作用小，故认为可以代替奎尼丁和普鲁卡因胺。吡美诺能减慢心房、心室肌和特殊传导系统的传导速度，延长心房和心室复极，可口服或注射给药，吸收完全，抗心律失常谱宽，安全范围大，不良反应少。

奎尼丁（Quinidine）

化学名为 (S)-[(2R,4S,5R)-5-乙烯基-1-氮杂双环[2.2.2]辛烷-2-基](6-甲氧基喹啉-4-基)甲醇；(S)-[(2R,4S,5R)-5-ethenyl-1-azabicyclo[2.2.2]octan-2-yl](6-methoxyquinolin-4-yl)methanol

本品游离碱为白色无定形粉末，味苦。在乙醇、乙醚和三氯甲烷中溶解，在水中微溶；

其硫酸盐为白色细针状结晶，无臭，味极苦，遇光渐变色；在沸水中易溶，在三氯甲烷和乙醇中溶解，在水中微溶，在乙醚中几乎不溶。

奎尼丁是从金鸡纳树皮中发现的生物碱之一，与奎宁为非对映体。奎尼丁分子中有两个氮原子，其中奎宁环的叔氮原子碱性较强，可制成各种盐类应用，常用的有硫酸盐、葡萄糖酸盐、聚半乳糖醛酸盐等。口服时这些盐都有较好的吸收（大约 95%），由于硫酸盐水溶性小，只适宜于制作片剂。而葡萄糖酸盐的水溶性大、刺激性小，适于制成注射液。

本品口服吸收快而完全，由于首过代谢，生物利用度个体差异大（44%～98%），口服后 30 分钟起效，$t_{1/2}$ 为 6～8 小时。有效血浓为 3～6μg/ml，中毒血浓 8μg/ml。本品主要在肝脏代谢，主要通过肾小球滤过，酸性尿液中排泄量增加，约 10% 以原型排泄。代谢反应有奎宁环 2 位及喹啉环 2′位的羟基化，6′位的 O-去甲基化和 3 位乙烯基氧化。

本品为广谱抗心律失常药物，口服主要用于心房颤动或心房扑动经电转复后的维持治疗。虽对房性早搏、阵发性室上性心动过速、预激综合征伴室上性心律失常、室性早搏、室性心动过速有效，并有转复心房颤动或心房扑动的作用，但由于不良反应较多，目前已少用。肌内注射及静脉注射已不再使用。

2. I_b 类钠通道阻滞剂　I_b 类钠通道阻滞剂对正常细胞动作电位的去极化速率影响较小，但对缺血心肌或病理组织具有选择性作用。当细胞外的钾离子浓度较高时效果更好。本类药物还能缩短复极相和 QT 间期，升高肌纤维震颤阈值。此类药物既有抗心律失常作用又有局麻作用，代表药物有利多卡因（Lidocaine）、美西律（Mexiletine）、妥卡尼（Tocainide）、阿普林定（Aprindine）等。它们的结构与局麻药相似，由亲脂性的芳环和亲水性的氨基通过酰胺键或醚键连接构成。因而，这些药物与局麻药一样作用于钠通道，但作用部位不同。

利多卡因　　　　美西律　　　　妥卡尼　　　　阿普林定

利多卡因用于治疗室性心律失常，效果良好。它在体内大部分由肝脏转化降解，主要代谢是 N-脱乙基，生成仲胺和伯胺的代谢物。这些代谢物有治疗活性，但对 CNS 的毒性较

179

大。由于口服后很快被肝脏破坏，因此利多卡因一般经静脉给药。美西律以醚键代替了利多卡因的酰胺键，稳定性更好。其抗心律失常作用和局部麻醉作用与利多卡因相同。主要用于急、慢性心律失常，如室性早搏、室性心动过速、心室纤颤及洋地黄中毒引起的心律失常。妥卡尼可以口服用于治疗室性早搏，优点是无明显负性肌力作用，致心律失常作用小，也比较安全，容易被肝脏代谢破坏。阿普林定口服吸收良好，血浆蛋白结合率为85%~90%，生物利用度为80%~90%，$t_{1/2}$为20~27小时，主要经尿和胆汁排泄。本品对各种快速型心律失常有较好疗效，但由于本品不良反应较多，包括致心律失常作用，因此，仅作为二线抗心律失常药物。

3. I_c类钠通道阻滞剂 I_c类钠通道阻滞剂能明显减慢动作电位的去极化速率，但对复极化的影响较小，延长PR和QRS间期。其代表药物为氟卡尼（Flecainide）、莫雷西嗪（Moricizine）、乙沙西嗪（Ethacizine）、普罗帕酮（Propafenone）等。

氟卡尼

普罗帕酮

莫雷西嗪

乙沙西嗪

氟卡尼为广谱抗心律失常药，用于抑制和控制室性和室上性心律失常，而对房性心律过速也有效，口服生物利用度达到85%~90%。但本品有严重的致心律失常作用，可明显增加心肌梗死患者的死亡率，目前已不用。莫雷西嗪兼有I_b和I_c类抗心律失常药的特性，主要用于室性心律失常，包括室性早搏及室性心动过速。乙沙西嗪为莫雷西嗪的类似物，口服有效，用于室性和室上性心律失常。

盐酸普罗帕酮（Propafenone Hydrochloride）

化学名为(±)-1-[2-[2-羟基-3-(丙氨基)丙氧基]苯基]-3-苯基丙-1-酮；(±)-1-(2-(2-hydroxy-3-(propylamino)propoxy)phenyl)-3-phenylpropan-1-one。又名：心律平。

本品为白色结晶性粉末，无臭，味苦。在乙醇、三氯甲烷或冰醋酸中微溶，在水中极微溶。mp.171~174℃。本品有两个对映异构体，它们的药效和药代动力学性质存在明显的差异，两者均具有钠通道阻滞作用。

本品为I_c类抗心律失常药。作用于心房，心室激动形成中心以及激动传导系统，并能延长心房、房室结和心室不应期，并提高心肌细胞阈电位作用，对由异位刺激或折返机制所引起的心律失常有较好的效果。由于结构中含有β受体拮抗剂的结构片段，所以有一定程度的β受体拮抗活性。本品还有一定的钙通道阻滞活性。

本品口服吸收完全，肝内迅速代谢，代谢产物为5-羟基普罗帕酮和*N*-去丙基普罗帕酮，二者均有抗心律失常作用。

临床上用于治疗阵发性室性心动过速、阵发性室上性心动过速及预激综合征伴室上性心动过速、心房扑动或心房颤动。也可用于各种早搏的治疗。本品的有效血药浓度的个体差异大，且血药浓度与剂量不成比例增加，故应个体化给药。

本品的合成是以乙酸苯酯为原料，在三氯化铝的催化下发生重排，得到邻羟基苯乙酮，再与苯甲醛缩合，催化氢化得到中间体1-（2-羟基苯基）-3-苯基丙-1-酮，用环氧氯丙烷醚化后再与丙胺反应得到普罗帕酮。

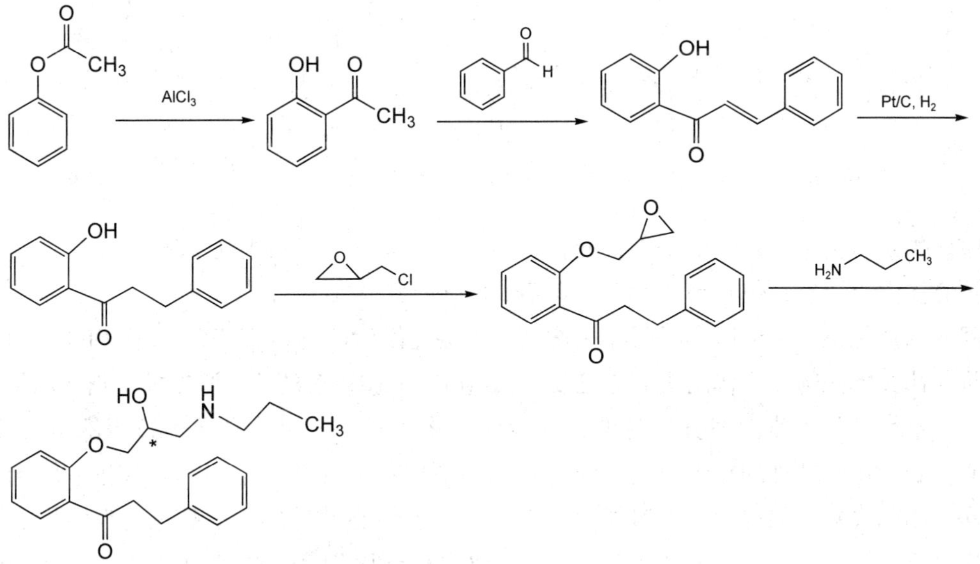

二、钾通道阻滞剂（Potassium Channel Blockers）

钾通道阻滞剂（Potassium Channel Blockers）选择性作用于心肌K^+通道，阻止K^+外流，从而延长心肌细胞的动作电位时程，减慢心率，也称Ⅲ类抗心律失常药物。其代表药物有胺碘酮（Amiodarone）、阿齐利特（Azimilide）、多非利特（Dofetilide）、伊布利特（Ibutilide）、托西酸溴苄铵（Bretylium Tosilate）、索他洛尔（Sotalol）、西苯唑啉（Cibenzoline）等。

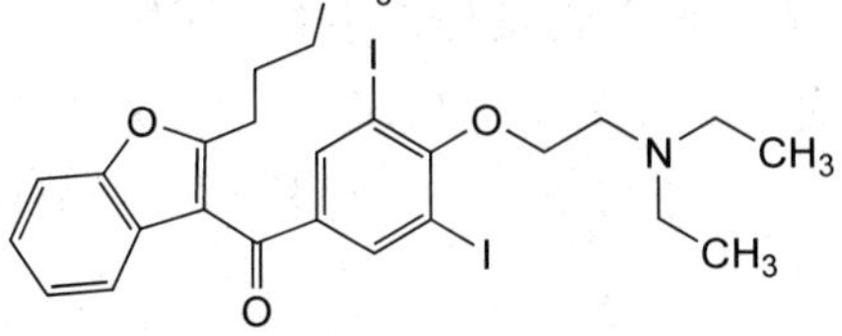

胺碘酮

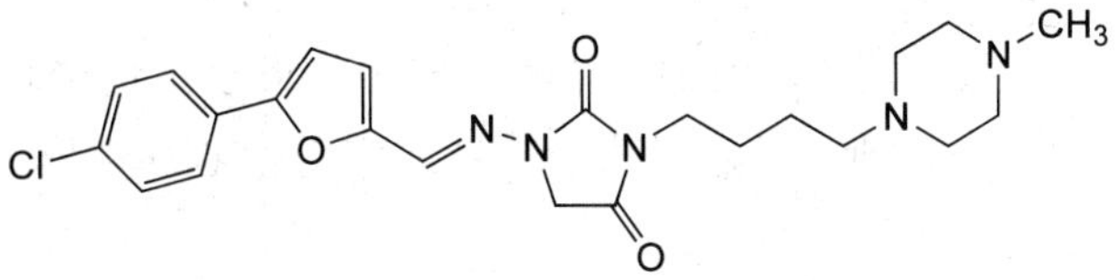

阿齐利特

多非利特

伊布利特

托西酸溴苄铵　　　　　　索他洛尔　　　　　　西苯唑啉

胺碘酮是碘化苯并呋喃衍生物，起初作为血管扩张剂用于治疗心绞痛，后发现其有很强的抗心律失常活性，但直到 20 世纪 80 年代才阐明其 K^+ 通道阻滞作用。

阿齐利特是第一个可以同时阻滞快速激活和缓慢激活的延迟整流钾通道（Ikr）的新型Ⅲ类抗心律失常药物，其作用机制是延长心肌 APD 和 ERP 而延长心肌复极。临床用于治疗室上性和室性心律失常。阿齐利特的致心律失常作用较小。多非利特通过阻滞 Ikr，使心房、心室和浦肯野纤维的复极延迟，延长 APD 和 ERP，但不影响心脏传导速度。可治疗和预防房性心律失常，如房颤、心房扑动和阵发性室上性心动过速。本品也有促室性心律失常作用，可诱发尖端扭转型室性心动过速。伊布利特通过阻滞 Ikr 而延长 APD，从而延长QT 间期，其对心房扑动和心房颤动的疗效高于索他洛尔和普罗帕酮。托西酸溴苄铵适用于增加电转复室性心动过速或室颤的成功机会。也用于常规抗心律失常及电转复治疗无效的复发性室性心动过速。

索他洛尔兼有 β 受体拮抗和 K^+ 通道阻滞双重作用，分子中含有一个手性碳，(S)-(+)-索他洛尔仅有 K^+ 通道阻滞作用，而(R)-(−)-索他洛尔具有 β 受体拮抗和 K^+ 通道阻滞双重作用。

西苯唑啉同时具有 I_a、Ⅲ 和 Ⅳ 类抗心律失常药的特点，即阻滞 Na^+ 通道，减少 Na^+ 内流，降低 0 相上升速率和幅度，减慢传导速度；阻滞 K^+ 通道，减少 K^+ 外流，延长 APD；阻滞 Ca^{2+} 通道，减少 Ca^{2+} 内流，减弱心肌收缩力。本品口服吸收良好，生物利用度大于90%。服药后 1 小时血药浓度达峰值，血浆蛋白结合率约 60%，$t_{1/2}$ 约 7 小时，约 60% 以原型自尿液排泄。常用于防治室性或室上性心律失常，也用于心房颤动、心房扑动恢复节律后的维持治疗。

盐酸胺碘酮（Amiodarone Hydrochloride）

化学名为(2-丁基苯并呋喃-3-基)[4-[2-(二乙胺基)乙氧基]-3,5-二碘苯基]甲酮盐酸盐；(2-butylbenzofuran-3-yl)(4-(2-(diethylamino)ethoxy)-3,5-diiodophenyl)methanone hydrochloride。又名：安律酮、胺碘达隆、乙胺碘呋酮。

本品为白色至微黄色结晶性粉末，无臭，无味。在三氯甲烷中易溶，在乙醇中溶解，在水中几乎不溶，mp.158~162℃。

本品能选择性地扩张冠状血管，增加冠脉血流量，减少心肌耗氧量，减慢心律。本品于20世纪60年代用于治疗心绞痛，70年代用于治疗阵发性心房扑动或心房颤动，室上性心动过速及室性心律失常。为广谱抗心律失常药物。另外本品对α、β受体也有非竞争性拮抗作用。对钠、钙通道均有一定阻滞作用。

本品口服吸收慢，生物利用度约为30%，蛋白结合率高达95%，因此起效极慢，一般在1周左右才出现作用，体内半衰期平均为25天，体内分布广泛，可蓄积在多种器官和组织内。其主要代谢物为N-脱乙基胺碘酮，也具有相似的电生理活性，可延长心肌ADP和ERP。

本品结构与甲状腺素类似，含有碘原子，长期使用可影响甲状腺素代谢。

本品的合成是以苯并呋喃为原料，先用丁酸酐进行酰化，再经黄鸣龙反应将酮羰基还原成亚甲基，接着进行Friedel-Crafts酰化反应，在苯并呋喃的3位上引入对甲氧基苯甲酰基，再经盐酸吡啶高温熔融脱甲基、碘化、氧烃化、成盐得到。

第三节　抗心绞痛药物
Antianginal Drugs

心绞痛是冠状动脉粥样硬化性心脏病（冠心病）的典型症状之一，其病理生理基础为心肌氧的供需平衡失调，心肌耗氧量增加、冠脉供氧不足或血携氧能力降低等均可诱发心绞痛的发作。因此治疗心绞痛的合理途径是增加供氧或降低耗氧。

临床上常用的抗心绞痛药物主要分为四类：硝酸酯类、钙通道阻滞剂、β 受体拮抗剂和部分脂肪酸氧化抑制剂。其中钙通道阻滞剂能扩张血管，解除痉挛；同时减弱心肌收缩力和心率，降低心肌需氧量；适用于各型心绞痛，已在第八章高血压治疗药中介绍。β 受体拮抗剂降低交感神经的兴奋性，使心脏耗氧量降低，从而达到预防和缓解心绞痛的目的，该部分内容参见第七章作用于肾上腺能受体的药物。

本节重点介绍硝酸酯类和部分脂肪酸氧化抑制剂。

一、硝酸酯类（Nitrates）

硝酸酯类是最早应用于临床的抗心绞痛药物，已有约 150 余年的历史。但直到 20 世纪 80 年代才阐明其作用机制为释放一氧化氮（NO，血管舒张因子），从而扩张冠状动脉。药物的作用以扩张静脉为主，降低心肌耗氧量，从而缓解心绞痛症状，适用于各型心绞痛。尽管随着钙通道阻滞剂和 β 受体拮抗剂的发展，使心绞痛的治疗有了更多的选择，但硝酸酯类仍为治疗心绞痛的可靠药物。

目前在临床上使用的硝酸酯类抗心绞痛药物有 10 余种。代表药物主要有硝酸甘油（Glyceryl Trinitrate）、丁四硝酯（Eritrityl Tetranitrate）、戊四硝酯（Pentaerithrityl Tetranitrate）、硝酸异山梨酯（Isosorbide Dinitrate）及其代谢产物单硝酸异山梨酯（Isosorbide Mononitrate）。除了有机硝酸酯类外，还有吗多明（Molstdomine）和硝普钠（Sodium Nitroprusside）等。

硝酸甘油　　　　　　丁四硝酯　　　　　　戊四硝酯

硝酸异山梨酯　　　　单硝酸异山梨酯　　　　吗多明

硝酸酯类属于 NO 供体药物，它们在体内通过生物转化可生成 NO，NO 具有高度的脂溶性，能通过细胞膜，激活鸟苷酸环化酶，使细胞内 cGMP 的含量升高，激活 cGMP 依赖性的蛋白激酶，引起相应底物磷酸化状态的改变，导致肌凝蛋白轻链去磷酸化。去磷酸化的肌凝蛋白不能在平滑肌收缩过程发挥正常作用，导致血管平滑肌松弛、血管扩张（图 9-1）。

硝酸酯类药物易经黏膜或皮肤吸收，口服吸收较好，但经肝脏首过效应后大部分已被代谢，因此血药浓度极低。其药代动力学特点是吸收快、起效快。本类药物在肝脏被谷胱

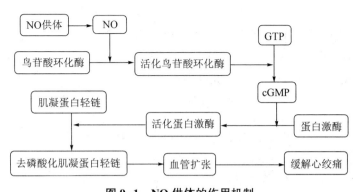

图 9-1　NO 供体的作用机制

甘肽、有机硝酸酯还原酶降解，脱去硝基成为硝酸盐而失效，并与葡萄糖醛酸结合，主要经肾排泄，其次为胆汁排泄。

硝酸酯类药物最常见的不良反应为头痛，偶见口干、恶心、面部潮红、头晕、低血压、皮肤过敏等。

硝酸酯类药物连续使用易产生耐受性，给予硫化物还原剂能反转这一耐受现象，这是由于硝酸酯类药物在体内需被还原成亚硝酸酯类才能释放出 NO。连续使用硝酸酯类药物后，组织内巯基被耗竭，不能将硝酸酯还原为亚硝酸酯；此时使用硝酸酯类药物无效，但应用亚硝酸酯类仍有效。若在使用硝酸酯类药物的同时，给予 1,4-二巯基-2，3-丁二醇，就不易产生耐药性。

吗多明属于亚胺类化合物，其作用与硝酸酯类相似。舌下含服 1mg，2~4 分钟起效，可阻止心绞痛发作。口服一次，作用可持续 6~7 小时。副作用包括头痛、头胀、脸部发热感等。

硝酸甘油（Glyceryl Trinitrate）

$$O_2NO \underset{ONO_2}{\overset{ONO_2}{\diagup\diagdown}} ONO_2$$

化学名为 1,2,3-丙三醇三硝酸酯；1,2,3-Propanetriol trinitrate。又名三硝酸甘油酯。

本品为浅黄色无臭带甜味的油状液体，bp. 145℃。在低温条件下可凝固成为两种固体形式，一种为稳定的双棱形晶体，mp. 13.2℃；另一种为不稳定的三斜晶形，mp. 2.2℃，可转变为稳定的晶型。本品在乙醇中溶解，能与丙酮、乙醚、冰乙酸、乙酸乙酯、苯、三氯甲烷和苯酚混溶，在水中略溶，有挥发性，能吸收空气中的水分子成塑胶状。本品在遇热或撞击下易发生爆炸。为了便于运输，本品常以乙醇溶液的形式保存。

硝酸甘油在中性和弱酸性条件下相对稳定，在碱性条件下迅速水解。如加入 KOH 试液加热生成甘油，加入硫酸氢钾加热，可生成恶臭的丙烯醛气体，用于鉴别。

本品在体内逐渐代谢生成 1,2-甘油二硝酸酯，1,3-甘油二硝酸酯，甘油单硝酸酯和甘油，这些代谢物均可经尿液和胆汁排出体外。

硝酸甘油直接松弛血管平滑肌，特别是小血管平滑肌，使全身血管扩张，外周阻力减少，静脉回心血量减少，心排血量降低，心脏负荷减轻，心肌耗氧减少，从而缓解心绞痛。本品用于治疗或预防心绞痛；也可作为扩血管药用于治疗充血性心力衰竭。本品经口腔黏膜吸收迅速，1~2 分钟起效，作用时间 30 分钟。心绞痛发作时将含片在舌下含化即可。

由于 NO 是介导肛门内括约肌松弛的重要神经介质之一，因此，硝酸甘油软膏已成功用于治疗肛裂。肛管内涂搽硝酸甘油软膏对急、慢性肛裂均显示良好的治疗效果。

常见的不良反应为头痛、头晕，也可出现体位性低血压；长期连续服用，可产生耐受性。

硝酸异山梨酯（Isosorbide Dinitrate）

化学名为 1,4:3,6-二脱水-*D*-山梨醇-2,5-二硝酸酯；1,4:3,6-dianhydro-*D*-sorbitol 2,5-dinitrate。又名消心痛。

本品为白色结晶性粉末，无臭，mp. 68~72℃。在丙酮或三氯甲烷中易溶，在乙醇中略溶，在水中微溶。本品在室温、干燥状态下较稳定，在遇热或撞击下易发生爆炸。在酸、碱性溶液中容易水解。

本品的结晶有稳定型和不稳定型两种，药用为稳定型。不稳定型于 30℃ 放置数天后，可转为稳定型。

本品为血管扩张药，用于缓解和预防心绞痛，也用于充血性心力衰竭。本品有扩张血管平滑肌的作用，效果比硝酸甘油更显著，且持续时间长，能明显地增加冠脉流量，降低血压。本品舌下含服后约 3 分钟见效，作用持续 1~2 小时，$t_{1/2}$ 为 45~60 分钟，主要用于急性心绞痛发作；本品口服后约 30 分钟见效，作用持续约 4~6 小时，清除半衰期约 4 小时，主要作为预防用药。

由于首过效应大，本品口服经胃肠道和肝脏时多数被代谢，口服生物利用度较低。进入体内的硝酸异山梨酯很快被代谢为 2-单硝酸异山梨酯和 5-单硝酸异山梨酯。代谢产物单硝酸异山梨酯也具有抗心绞痛作用，且生物利用度高。单硝酸异山梨酯的水溶性增加，不易透过血脑屏障，因而头痛等副作用降低，已成为常用的抗心绞痛药物。

常见的不良反应为头晕，面部潮红、灼热，恶心等；长期服用可产生药物耐受性，与其他硝酸酯有交叉耐药性。

本品的合成是以山梨醇为原料，在硫酸作用下脱水得到异山梨醇，再用硝酸酯化制得。

二、部分脂肪酸氧化抑制剂（Partial Fatty Acid Oxidation Inhibitors）

心脏代谢是利用氧气氧化脂肪酸或葡萄糖而产生能量。正常生理状态下，心肌细胞主要利用脂肪酸氧化产生能量，而较少利用葡萄糖氧化。部分脂肪酸氧化（Partial Fatty Acid Oxidation，pFOX）抑制剂可减少脂肪酸氧化，增加葡萄糖氧化。由于葡萄糖氧化时消耗每一单位的氧产生的能量比脂肪酸氧化高，从而使得在可利用的氧的条件下，心脏能产生更多的能量，作更多的功，从而降低心绞痛发作的可能性。

pFOX 抑制剂类的代表药物有曲美他嗪（Trimetazidine）和雷诺嗪（Ranolazine）。

曲美他嗪　　　　　　　　　　　　　　雷诺嗪

曲美他嗪可以增加冠脉血流储备，因此在开始治疗的第 15 天起，能延迟运动诱发的缺血的发生，显著降低心绞痛发作的频率。本品口服后吸收迅速，2 小时内即达到血浆峰浓度。重复给药后，24~36 小时达到稳态浓度，并且在整个治疗过程中保持稳定。主要通过尿液以原型清除，清除半衰期约 6 小时。临床用于心绞痛发作的预防性治疗，眩晕和耳鸣的辅助性对症治疗。本品不作为心绞痛发作时的对症治疗用药，也不适用于对不稳定心绞痛或心肌梗死的初始治疗。

雷诺嗪用于预防或治疗慢性稳定型心绞痛，对心率、血压无影响。其常见不良反应是眩晕、头痛、便秘、恶心。

第四节　血脂调节药
Plasma Lipids Regulators

血脂（Blood-lipid）是血液中脂类物质的总称，它包含胆固醇、甘油三酯以及磷脂等类脂，脂类物质的分子极性小，难溶于水，实际上，血液中的脂类与蛋白质结合成可溶性的复合体，这种复合体称血浆脂蛋白（Lipoprotein），是血脂的存在和运输形式。目前，国内一般以成年人空腹血清总胆固醇超过 5.72 mmol/L，甘油三酯超过 1.70 mmol/L，诊断为高脂血症。将总胆固醇在 5.2~5.7 mmol/L 者称为边缘性升高。血液中的脂蛋白主要有乳糜微粒（chylomicron，CM）、极低密度脂蛋白（Very Low-Density Lipotprotein，VLDL）、低密度脂蛋白（Low-Density Lipotprotein，LDL）和高密度脂蛋白（High-Density Lipotprotein，HDL）。CM 中甘油三酯的含量高，但颗粒大，不能进入动脉壁，一般不会导致动脉粥样硬化的发作。VLDL 是甘油三酯的主要载脂蛋白；LDL 是胆固醇的主要载脂蛋白。人体高脂血症主要是 VLDL 与 LDL，而血浆中 HDL 则有利于预防动脉粥样硬化。

血液中胆固醇及甘油三酯含量过高，脂质代谢紊乱与动脉粥样硬化及冠心病的关系密切。控制高血脂是防治动脉粥样硬化和冠心病的重要预防和治疗方法。故血脂调节药又被称作动脉粥样硬化防治药。血脂调节药可以从减少体内胆固醇的吸收、防止和减少脂类的合成、促进脂质的代谢等方面来发挥降血脂的作用。

常用的血脂调节药可分为羟甲戊二酰辅酶 A 还原酶抑制剂类、苯氧乙酸类、烟酸类和其他类等。

一、羟甲戊二酰辅酶 A 还原酶抑制剂（3-Hydroxy-3-Methylglutaryl-Coenzyme A Reductase Inhibitors）

在肝脏，胆固醇的生物合成是以乙酰辅酶 A 为起始原料，经两步反应得到 3-羟基-

3-甲基戊二酰辅酶 A（3-Hydroxy-3-Methylglutaryl-Coenzyme A，简称羟甲戊二酰辅酶 A 或 HMG-CoA），再在 HMG-CoA 还原酶催化下转换成 3,5-二羟基-3-甲基戊酸（Mevalonate，简称甲羟戊酸），再经数步反应可合成胆固醇。

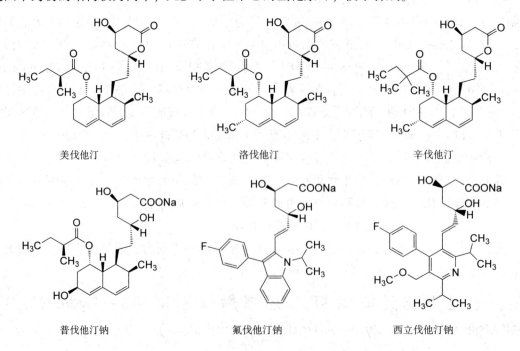

HMG-CoA 还原酶为胆固醇合成过程中的限速酶，因此，可通过抑制该酶达到调节胆固醇合成的目的。HMG-CoA 还原酶抑制剂（简称他汀类药物）对 HMG-CoA 还原酶具有高度亲和力，可竞争性地抑制 HMG-CoA 还原酶的活性，从而阻断 HMG-CoA 向甲羟戊酸的转化，使肝脏合成的胆固醇明显减少。

他汀类药物在 20 世纪 80 年代问世，因对原发性高胆固醇酯血症的疗效确切，明显降低冠心病的发病率和死亡率，无严重不良反应，受到人们的重视。

HMG-CoA 还原酶抑制剂的代表有最初从微生物发酵得到的洛伐他汀（Lovastatin），以及在其基础上半合成的辛伐他汀（Simvastatin）和普伐他汀钠（Pravastatin Sodium）。

氟伐他汀钠（Fluvastatin Sodium）、阿托伐他汀钙（Atorvastatin Calcium）、瑞舒伐他汀钙（Rosuvastatin Calcium）和匹伐他汀钙（Pitavastatin Calcium）是全合成的他汀类药物。这四个药物的结构较为简单，无多个手性中心的氢化萘环，便于合成。

阿托伐他汀钙　　　　　　　瑞舒伐他汀钙　　　　　　　匹伐他汀钙

1976 年，从两个不同的青霉菌属分离得到一种真菌代谢物，并被命名为美伐他汀（Mevastatin），这是第一个被发现的 HMG-CoA 还原酶的竞争性抑制剂。几年后，从红曲霉菌（*Monascus rubber*）和土曲霉菌（*Aspergillus terreus*）中分离得到洛伐他汀，其与美伐他汀在结构上的差异仅在于氢化萘环上的 3 位甲基。美伐他汀和洛伐他汀分子中的羟基内酯经开环后得到的 β 羟基酸结构与 HMG-CoA 的结构十分相似，因而可与 HMG-CoA 还原酶紧密结合。由于副作用，美伐他汀未能在临床使用，而洛伐他汀于 1987 年被 FDA 批准成为第一个上市的 HMG-CoA 还原酶抑制剂。

羟甲戊二酰辅酶A　　　　　　中间状态　　　　　　　　甲羟戊酸

3,5-二羟基戊酸片段

前药　R=H，　美伐他汀
　　　R=CH₃，洛伐他丁　　　　　　　　　活性型

以美伐他汀和洛伐他汀为先导化合物，通过结构修饰，发现了辛伐他汀和普伐他汀钠。辛伐他汀临床上用于治疗高胆固醇血症和混合型高脂血症，也可用于冠心病和缺血性脑卒中的防治。普伐他汀钠比辛伐他汀和洛伐他汀具有更大的亲水性，因而难以进入亲脂性细胞，主要进入肝细胞，副作用较少。临床上用于治疗高脂血症、家族性高胆固醇血症。

天然来源的他汀类药物结构复杂，含有多个手性中心，合成难度大。利用骨架迁跃（Scaffold Hopping）方法，保持二羟基戊酸的药效片段不变，将洛伐他汀分子中的氢化萘环用芳香杂环替代，发现了氟伐他汀钠、阿托伐他汀钙、瑞舒伐他汀钙和匹伐他汀钙等全合成的他汀类药物，极大拓展了他汀类药物的临床使用。分子模拟表明，这些药物都以相同的方式与 HMG-CoA 还原酶结合。该酶具有柔性构象，杂乱性的结合腔，可容纳不同骨架的他汀类药物。

氟伐他汀钠是第一个通过全合成得到的他汀类药物。阿托伐他汀钙分子中的刚性部分改成了多取代的吡咯环，临床上用于各型高胆固醇血症和混合型高脂血症；也可用于冠心病和脑卒中的防治。本品可降低心血管病的总死亡率。亦适用于心肌梗死后不稳定性心绞痛及血管重建术后。瑞舒伐他汀钙分子中的刚性部分改成了多取代的嘧啶环。临床上用于原发性高胆固醇血症或混合型血脂异常症。匹伐他汀钙分子中的刚性部分改成了多取代的喹啉环。本品具有显著降低 LDL 效应，作用与阿托伐他汀钙相似，并且其安全性和耐受性良好。

西立伐他汀（Cerivastatin）于 1997 年上市，虽然其降血脂效果较好，但由于引起横纹肌溶解的副作用而撤出市场。横纹肌溶解是一种罕见的骨骼肌衰弱症状，严重者会导致死亡。实际上，所有他汀类药物可能均有一定程度的横纹肌溶解副作用，但西立伐他汀相关病例报告频率明显比其他他汀类药物更频繁。

根据对天然和合成的 HMG-CoA 还原酶抑制剂的研究，以洛伐他汀为模型，将其构效关系归纳如下：

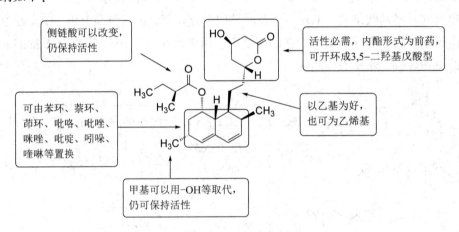

洛伐他汀（Lovastatin）

化学名为(1S,3R,7S,8S,8αR)-8-(2-((2R,4R)-4-羟基-6-氧代四氢-2H-吡喃-2-基)乙基)-3,7-二甲基-1,2,3,7,8,8α-六氢萘-1-基 (S)-2-甲基丁酸酯；(1S,3R,7S,8S,8αR)-8-(2-((2R,4R)-4-Hydroxy-6-oxotetrahydro-2H-pyran-2-yl)ethyl)-3,7-dimethyl-1,2,3,7,8,8α-hexahydronaphthalen-1-yl (S)-2-methylbutanoate。

本品为白色或类白色结晶或结晶性粉末，无臭，无味。在三氯甲烷和 N,N-二甲基甲酰胺中易溶，在丙酮中溶解，在乙醇、乙酸乙酯或乙腈中微溶，在水中不溶。本品结构中有 8 个手性中心，有旋光性，其比旋度 $[\alpha]_D^{25}$ +323°（$c=0.5$，乙腈）。

本品在贮存过程中，其六元内酯环（吡喃环）上的羟基会发生氧化反应，生成二酮吡喃衍生物。本品的水溶液，在酸碱催化下，内酯环可迅速水解，产物为 β 羟基酸，较为稳定，也是体内作用的活性形式。

　　洛伐他汀为无活性的前药。在体内其内酯环水解为 β 羟基酸衍生物后可有效抑制 HMG-CoA 还原酶。洛伐他汀可产生活性和无活性代谢产物。主要活性代谢物是洛伐他汀的 β 羟基酸和 3-羟基、3-亚甲基及 3-羟甲基衍生物，这些活性代谢物的活性比洛伐他汀略低，当 3-羟基洛伐他汀进一步重排为 6-羟基代谢物后，则失去活性。这些代谢物都存在内酯环结构和羟基酸结构两种形式。

　　本品口服吸收良好，但在空腹时吸收减少 30%，本品及 β 羟基酸代谢物的蛋白结合率高达 95%，达峰时间为 2~4 小时，$t_{1/2}$ 1~2 小时。洛伐他汀代谢物主要随胆汁排出。

　　洛伐他汀可竞争性抑制 HMG-GoA 还原酶，选择性高，能显著降低 LDL 水平，并能提高血浆中 HDL 水平。临床上用于治疗高胆固醇血症和混合型高脂血症。也可用于缺血性脑卒中的防治。

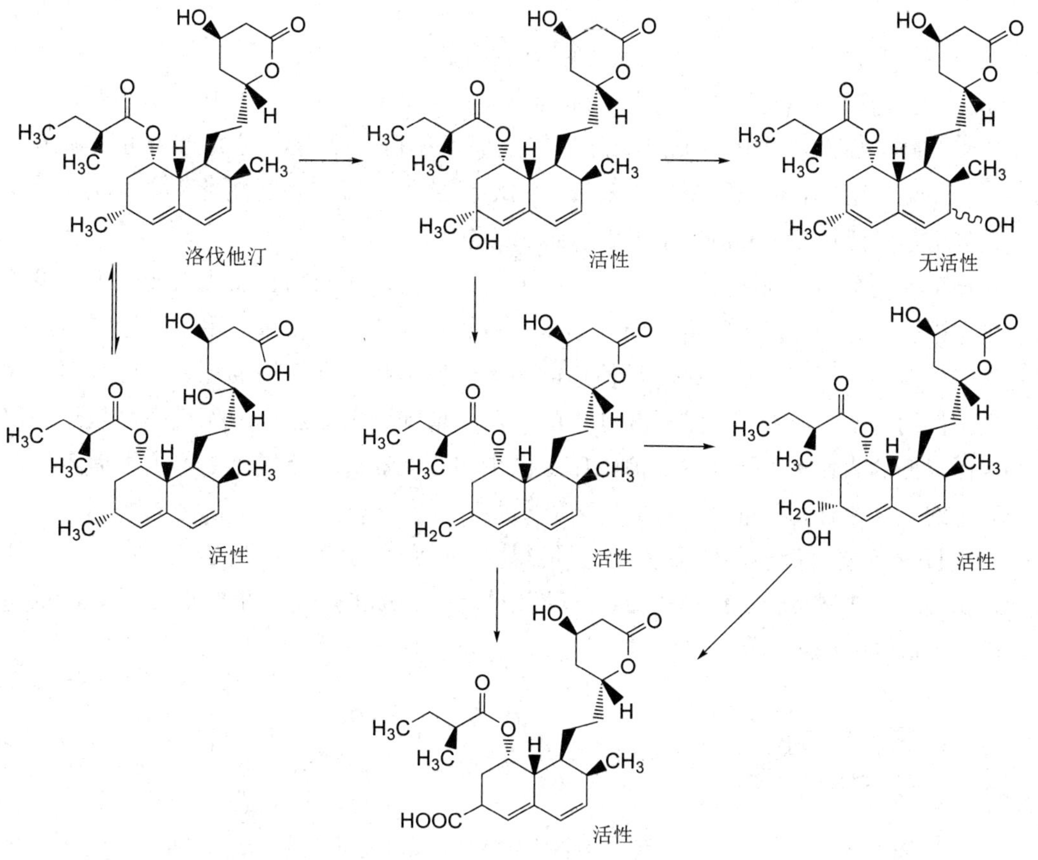

洛伐他汀　活性　无活性

活性　活性　活性

活性

氟伐他汀钠（Fluvastatin Sodium）

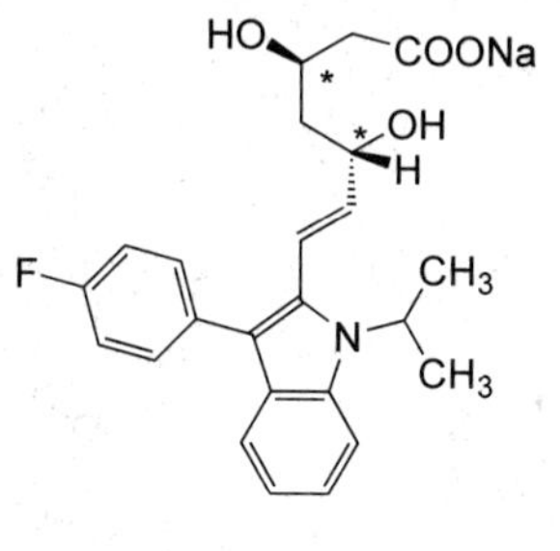

化学名为（$3R^*$，$5S^*$，$6E$）-7-[3-(4-氟苯基)-1-异丙基吲哚-2-基]-3,5-二羟基-

6-庚烯酸钠；Sodium (±)-(3R*,5S*,6E)-7-[3-(4-fluorophenyl)-1-isopropylindol-2-yl)-3,5-dihydroxy-6-heptenoate。

本品为白色至淡黄色粉末；有吸湿性，对光敏感。在水、甲醇或乙醇中易溶，1%水溶液的 pH 8.0~10.0。

本品分子中有两个手性碳，临床上使用 (3R，5S) 异构体。

本品口服吸收迅速而完全，食物对吸收的影响不显著，本品在肝脏主要经细胞色素 P450 的同工酶 CYP2C9 代谢，少量经 CYP3A4 代谢。绝对生物利用度 24%，蛋白结合率 98%，90% 经粪便排泄，6% 经肾消除。

本品用于饮食治疗未能完全控制的原发性高胆固醇血症和原发性混合型血脂异常。与烟酸类联合使用特别适于难治性高胆固醇血症。

二、苯氧乙酸类（Phenoxyacetic Acid Derivatives）

在 20 世纪 60 年代，通过对大量乙酸衍生物的筛选，发现了降低胆固醇的氯贝丁酯（Clofibrate），随后发展成苯氧乙酸类（Phenoxyacetic Acid Derivatives）的调血脂药。

苯氧乙酸类降血脂药物主要降低甘油三酯而不是胆固醇酯，此类药物可明显地降低 VLDL 并可调节性的升高 HDL 的水平及改变 LDL 的浓度。研究表明此类药物可能通过激活过氧化酶增殖的活化受体和改变基因表达而发挥作用。

氯贝丁酯是第一个临床应用的苯氧乙酸类药物，为前体药物，在体内转化为氯贝丁酸而产生作用，据此，开发了氯贝丁酯的铝盐、钙盐和镁盐等。临床上用于高脂蛋白血症和高甘油三酯血症。氯贝丁酯曾是广泛使用的药物，但本品长期使用的不良反应较多，如致心律失常作用，使胆囊炎、胆结石和肿瘤的发病率增加，由此造成的死亡率已超过因改善冠心病而降低的病死率，因此，目前临床上已少用。但氯贝丁酯提供了一个发展苯氯乙酸类降脂药的先导化合物，推动了该类药物的发展。

对氯贝丁酯进行结构修饰和改造获得了一系列衍生物，代表药物有环丙贝特（Cyprofibrate）、非诺贝特（Fenofibrate）、苯扎贝特（Bezafibrate）、吉非贝齐（Gemfibrozil）、益多酯（Etofylline Clofibrate）、普罗布考（Probucol）等。

氯贝丁酯　　　　　　　环丙贝特　　　　　　　　非诺贝特

苯扎贝特　　　　　　　　　　　吉非罗齐

益多酯　　　　　　　　　　　　普罗布考

将氯贝丁酸中苯环对位的氯原子用2,2-二氯环丙基取代得到环丙贝特，活性较氯贝丁酯强，副作用小。将氯贝丁酸中苯环对位的氯原子用对氯苯甲酰基取代，并与异丙醇成酯得到非诺贝特，其在体内可迅速代谢成非诺贝特酸而起降血脂作用，具有明显的降低胆固醇、甘油三酯和升高 HDL 的作用。临床上广泛用于治疗高脂血症，尤其是高甘油三酯血症、混合型高脂血症。将氯贝丁酸中苯环对位的氯原子用2-（对氯苯甲酰胺基）乙基取代得到苯扎贝特，其降低甘油三酯的作用比降低胆固醇为强，也使 HDL 升高。

吉非罗齐是一种非卤代的苯氧戊酸衍生物，具有显著降低甘油三酯和总胆固醇的特点，临床应用非常广泛。

益多酯，又名羟乙茶碱氯贝丁酯，是氯贝丁酸与羟乙基茶碱形成的酯类前药。用于原发性高脂血症，也可用于各种原因引起的继发性高脂血症。

普罗布考分子中的双叔丁基酚作用于胆固醇合成的起始阶段，可使血胆固醇下降 20% 左右，结构中的叔丁基是必需的，它决定了分子的亲脂性。普罗布考本身为脂溶性很强的抗氧化剂，容易进入机体内的各类脂蛋白，可防止脂蛋白的氧化变性，减少血脂的生成。临床上主要用于治疗高胆固醇血症。研究显示普罗布考能延长 QT 间期，有致心律失常作用。

以氯贝丁酸为模型药物，苯氧乙酸类药物的构效关系总结如下：

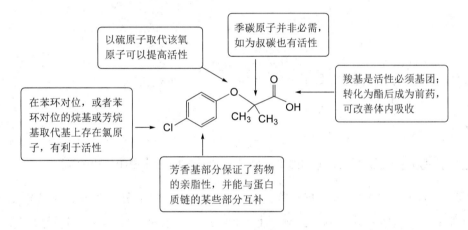

吉非罗齐（Gemfibrozil）

化学名为 5-（2,5-二甲苯氧基）-2,2-二甲基戊酸；5-（2,5-dimethylphenoxy）-2,2-dimethylpentanoic acid。又名吉非贝齐。

本品为白色结晶性粉末，无臭，无味。在三氯甲烷中极易溶，在甲醇、乙醇或丙酮中易溶，在水中不溶，在氢氧化钠溶液中易溶，mp. 58~61℃。

本品为非卤代的苯氧戊酸衍生物，能显著降低甘油三酯和总胆固醇，主要降低 VLDL，而对 LDL 则较少影响，但可提高 HDL。临床上用于治疗高脂血症；也可用于Ⅱb 型高脂蛋白血症，冠心病危险性大而饮食控制、减轻体重、其他血脂调节药治疗无效者。

本品口服吸收快并完全，进食前 30 分钟服用生物利用度接近 100%，1~2 小时达血药峰浓度，$t_{1/2}$ 1.5 小时，血浆蛋白结合率 98%，口服后约 70% 以葡萄糖醛酸结合物或代谢物的形式经肾排泄，在尿中原型的排泄仅占5%，其主要代谢反应发生苯环上，甲基被氧化为羟甲基和羧基及苯环被羟基化。

本品的合成是以1-（2，5-二甲基苯氧基）-3-溴丙烷和2-甲基丙二酸二乙酯为原料，经烃化、水解脱羧、甲基化和酸化制得。

三、烟酸及其衍生物（Nicotinic Acid and its Derivatives）

烟酸（Nicotinic Acid）又名尼克酸，是一种维生素（维生素 B_5 或维生素 PP），化学名为3-吡啶甲酸。烟酸通过抑制脂肪酶，使脂肪组织中的甘油三酯不能分解释放出游离脂肪酸，从而降低人体中的胆固醇和血浆甘油三酯的水平，临床上用于高血脂症的治疗。但具有面部潮红、皮肤瘙痒、对胃刺激性较大等副作用，超过 2g/ 日的高剂量时还会引起肝毒性。

将烟酸制成酯，进入体内分解释放出烟酸后再发挥作用，既能降低其副作用，又能延长作用时间。代表药物有烟酸肌醇酯（Inositol Nicotinate）等。烟酸肌醇酯在体内逐渐水解为烟酸和肌醇，故具有烟酸和肌醇二者的药理作用。面部潮红和胃部不适等副作用较轻。临床上用于高脂血症、动脉粥样硬化、各种末梢血管障碍性疾病（如闭塞性动脉硬化症、肢端动脉痉挛症、冻伤、血管性偏头痛等）的辅助治疗。

烟酸　　　　　　　　　烟酸肌醇酯

将氯贝丁酸与烟酸通过亚乙基进行偶联得到前药依托贝特（Etofibrate），在体内经水解可释放出氯贝丁酸和烟酸。本品作用持久，可降低甘油三酯和胆固醇水平，适用于高脂血症、高血脂肥胖症等。副作用较轻，初服时少数患者微有面部潮红，数天后可消失。

依托贝特　　　　　　　　　　阿西莫司

烟酸的吡啶环改造过程中，得到阿西莫司（Acipimox），为氧化吡嗪羧酸衍生物，能增加 HDL，其降低胆固醇和甘油三酯的作用与烟酸相似，但耐受性较好，副作用较少。临床上用于治疗高甘油三酯血症、高胆固醇血症和混合型高脂血症。

四、其他降血脂药物（Other Lipid-Lowering Drugs）

依折麦布（Ezetimibe）是一种新型的选择性胆固醇吸收抑制剂，通过与小肠刷状缘膜小囊泡上膜蛋白结合，抑制小肠对饮食中和经胆汁输送到肠道中的胆固醇的吸收，降低血清和肝脏中的胆固醇含量。临床用于治疗高胆固醇血症。副作用轻微，较常见的是过敏反应，出现面部和舌咽部水肿，偶尔会出现皮疹。

依折麦布

本品口服吸收迅速，经门静脉进入肝脏，主要与葡萄糖醛酸结合成苷，经胆汁分泌进入肠道中。依折麦布及其葡萄糖醛酸苷结合物的血浆蛋白结合率为 90%。本品约 78% 以原型经粪便排泄，11% 以葡萄糖醛酸苷结合物经尿排泄。$t_{1/2}$ 22 小时。本品可进入乳汁。

（徐云根）

第四部分

影响消化系统的药物

Drugs affecting digestive system

第十章　抗溃疡药
Antiulcer Drugs

溃疡病即消化性溃疡（peptic ulcer），是人类的一种常见病和多发病，其发生在胃幽门和十二指肠处，是由胃液的消化作用引起的黏膜损伤。消化性溃疡的发生与很多因素有关，可以将这些因素分为保护因子与损伤因子。前者包括胃黏液细胞分泌的黏液、HCO_3^- 和前列腺素；后者包括胃酸、胃蛋白酶和幽门螺杆菌。在正常情况下，两种因子处于动态平衡，胃黏膜不会被胃液消化形成溃疡。当胃酸的分泌超出了胃分泌的黏液对胃的保护能力，同时碱性的十二指肠液不足以中和胃酸时，含有胃蛋白酶的低 pH 的胃液会使胃壁消化，发生溃疡。

在 20 世纪 70 年代前，对消化性溃疡的治疗，一般使用具有弱碱性的抗酸剂作对症治疗。但这一疗法未能解决胃酸分泌过多的病因，导致大量的手术切除溃疡病例。直到 H_2 受体拮抗剂的发现，以及随后质子泵抑制剂类药物的问世，使用药物治疗，有效地减少胃酸和胃蛋白酶的分泌，缓解或在一定程度上治愈消化道溃疡，完全改变了溃疡病的治疗局面。特别是运用合理药物设计理论，取得了极大的成功。

现在已经发现胃壁细胞分泌胃酸的机制（图 10-1）。

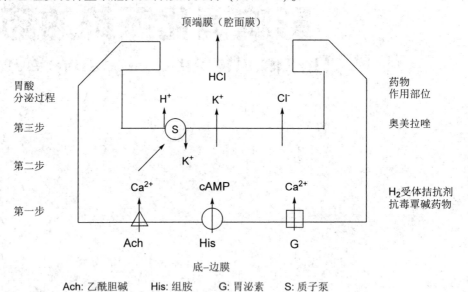

Ach: 乙酰胆碱　　His: 组胺　　G: 胃泌素　　S: 质子泵

图 10-1　胃酸分泌的生理过程和抗溃疡药物的作用靶标

在胃壁细胞底-边膜上具有组胺、乙酰胆碱、胃泌素相应的受体；组胺、乙酰胆碱、胃泌素等信号分子可直接刺激胃壁细胞相应的受体，同时乙酰胆碱、胃泌素亦可刺激含有组胺分子的细胞，分泌释放组胺分子进一步刺激胃壁细胞；这些刺激经第二信使 cAMP 和 Ca^{2+} 的作用，激活蛋白激酶，使细胞内的管状泡与顶端膜内陷形成的分泌性微管融合，原处于管状泡处的胃质子泵（proton pump inhibitor）——H^+/K^+-ATP 酶，移至分泌性微管，启动质子泵将 H^+ 从胞浆泵向胃腔，与从胃腔进入胞浆的 K^+ 交换，Cl^- 则经顶端膜运转至胃腔形成胃酸 HCl。

根据胃酸分泌的机制，治疗溃疡疾病、抑制胃酸过量分泌，主要有两种手段：①使用 H_2 受体拮抗剂、乙酰胆碱受体拮抗剂和胃泌素受体拮抗剂，分别拮抗其相应受体的生理作用；②使用质子泵抑制剂，直接抑制 H^+/K^+-ATP 酶的作用。H_2 受体拮抗剂和质子泵抑制剂成为临床上常用的治疗溃疡疾病的重要药物。

在 20 世纪 80 年代，澳大利亚医学家巴里-马歇尔（Barry J. Marshall）和罗宾-沃伦（J. Robin Warren），发现在胃部寄生有致病细菌，并揭示出幽门螺杆菌（HP）的感染是消化性溃疡的主要病因，形成了消化性溃疡的细菌学说。该学说认为：幽门螺杆菌分泌的毒素、产生的尿素酶以及诱导的黏膜炎症反应均能造成胃、十二指肠黏膜屏障的损害。幽门螺杆菌感染改变了胃黏膜的侵袭因素与防御因素的平衡，导致了消化性溃疡。因此一些杀灭幽门螺杆菌的抗菌药、胃黏膜的保护剂也成为重要的抗溃疡药物。将抗菌药、胃黏膜保护剂和抑酸剂（H_2 受体拮抗剂或质子泵抑制剂）合用的三联疗法成为根治溃疡病的常规药物选择。

本章将介绍 H_2 受体拮抗剂、质子泵抑制剂。

第一节　H_2 受体拮抗剂
H_2 Receptor Antagonists

在 20 世纪 50 年代，人们已经发现组胺可以刺激胃酸的分泌。但当时上市的所有抗组胺药物（H_1 受体拮抗剂）却不能减少胃酸的分泌。在 60 年代，英国药理学家 James Black 认为胃部的组胺受体与引起变态反应的疾病的受体属于不同的亚型，将胃部组胺受体定为 H_2 受体。这个受体亚型的拮抗剂能抑制胃酸分泌，可能用于胃溃疡的治疗。Black 等领导的研究小组，从 1964 年开始了寻找 H_2 受体拮抗剂的研究，经过一个长期曲折的过程，运用合理药物设计原理，成功得到 H_2 受体拮抗剂。

鉴于在已有的天然产物或合成化合物中，没有发现可以作为 H_2 受体拮抗剂的模型结构。Black 小组的研究从组胺分子的结构改造开始。在前期 4 年的实验中，合成了 200 余个组胺的衍生物，进行药理筛选，未曾得到 H_2 受体拮抗剂。以后改进了药理试验方法，增加检验灵敏度，能排除干扰，终于在筛选过的化合物分子中发现了 N^α-胍基组胺（N^α-guanylhistamine）。该化合物具有微弱的抑制组胺刺激胃酸分泌的作用，使得成为先导化合物。

组胺	N^α-胍基组胺	（10-1）	（10-2）

同时还得到 N^α-胍基组胺胍基的电子等排体硫脲的衍生物（10-1），和一个用刚性环连接的衍生物（10-2）。前者的抗组胺活性较 N^α-胍基组胺稍强，而后者较弱。这表明在这些化合物的作用中咪唑侧链的柔性是重要的。但是，随后得到若干个化合物只是 H_2 受体的部分激动剂，而不是拮抗剂。

研究者认为组胺的咪唑环是与组胺受体的结合不可缺少的部分。激动剂的侧链在生理 pH 时，应具有类似组胺的可离子化和正电荷氨基。而对拮抗剂来说，则需保留咪唑环，使之能与受体结合，但侧链应减少正电荷。经过若干次的结构修饰，得到硫脲的衍生物 SKF-91581。其后发现在咪唑环与硫脲基团间增长一个亚甲基，硫脲的氨基上增加一个甲基抗组胺的效果较好。称为布立马胺（burimamide），为组胺受体的竞争性拮抗剂，无激动作用。在鼠、猫、狗等动物实验中及人体中观察到布立马胺对组胺刺激分泌胃酸的抑制作用。布立马胺是第一个进入临床试验的 H_2 受体拮抗剂，同时证实了 H_2 受体的存在。

SKF-91581　　　　　　　　　　布立马胺

在生理 pH 条件下，布立马胺存在阳离子和两个不带电荷的[1,4]和[1,5]互变异构体（分子数为40%），[1,4]互变异构体最少。而组胺的主要质点是[1,4]互变异构体（近80%），阳离子只占少部分（约3%）。两者占优势的质点各不相同。

[1,4]异构体　　　　　　阳离子　　　　　　[1,5]异构体

研究者比较布立马胺和组胺在生理 pH 时，咪唑环的组成形式，即［1,4］、［1,5］异构体和阳离子数量的多少。提出拮抗剂的活性质点应与主要组胺的相同，即［1,4］互变异构体与受体的结合作用最强。

组胺各种互变异构体的比例是受侧链 R 的电性效应影响。当 R 是给电子基时，［1,5］异构体的量增加；而 R 是吸电子基时，则［1,4］异构体较多。

而阳离子的组分含量与分子咪唑环的 pK_a 和溶液的 pH 有关。咪唑的 pK_a 为 6.80，组胺中咪唑的 pK_a 值 5.90，实测在生理 pH 时，组胺的离子态含量仅占 3%，其［1,4］异构体为 80% 左右；布立马胺中咪唑环的 pK_a 为 7.25，离子态约占 40%，主要的存在形式为［1,5］异构体。

研究者认为，由于布立马胺咪唑环的碱性（中 $pK_a = 7.25$）强于组胺的咪唑环（中 $pK_a = 5.80$），因此为了使布立马胺的咪唑环的优势构象与组胺咪唑环的优势构象相同，即［1,4］异构体为主，需要使侧链具有吸电子性质，即在侧链上连接电负性较大的原子或基团以降低其咪唑环的碱性。考虑到合成的方便，将侧链上的第 2 个亚甲基换成电负性较强的电子等排体 -S-，得到硫代布马立胺，实测 pK_a 值为 6.25，咪唑环的主要存在形式为［1,4］异构体。试验结果表明，对 H_2 受体的抑制活性比布立马胺高了 3 倍，证实了研究者的设想。

硫代布立马胺　　　　　4-甲基组胺　　　　　甲硫咪脲

另一方面，早期的研究曾发现 4-甲基组胺是较组胺更强的 H_2 受体激动剂，4-位甲基是一个给电子基，影响邻位的氮原子，于是试着在硫代布立马胺的结构上接上 4-甲基，得到甲硫咪脲（metiamide）。甲硫咪脲的咪唑环的 pK_a 与组胺相同，表明其环上 4 位侧链的吸

电子效应与 3 位甲基的给电子效应相互抵消，离子态的数量也和组胺的 20% 相同。药理实验结果表明其活性比布立马胺强 8~9 倍。

甲硫咪脲成了第一个进入临床试验的 H₂ 受体拮抗剂。虽然经 700 个溃疡病例的临床研究，发现可明显缓解症状和提高治愈率。但是因导致肾损伤和粒细胞缺乏症而没有用于临床。研究者认为甲硫咪脲的毒性可能与分子中存在的硫脲基团有关。采用电子等排体理论，用氰基胍替代硫脲得到西咪替丁（cimetidine），经临床研究，得到了令人满意的疗效，迅速在世界各家上市，随后相继出现了含呋喃环的雷尼替丁，含噻唑环的法莫替丁、尼扎替丁，含哌啶甲苯的罗沙替丁等 H₂ 受体拮抗剂。H₂ 受体拮抗剂成了溃疡病治疗的重要药物。

H₂ 受体拮抗剂都有类似西咪替丁的结构，其主要区别在于所含杂环不同，故按其所含杂环分成咪唑类、呋喃类、噻唑类和哌啶甲苯类。

一、咪唑类（Imidazole Derivatives）

西咪替丁（cimetidine）是第一个上市的 H₂ 受体拮抗剂，由于西咪替丁的疗效显著，很快成为市场上治疗胃溃疡的首选药物，改变了胃溃疡的治疗学。成为第一个年销售额超过 10 亿美元的药物，被称为重磅炸弹（blockbuster drug）。被人们认为是合理药物设计（rational drug design）的第一个成功案例。

西咪替丁（Cimetidine）

化学名为 2-氰基-1-甲基-3-[2-[[（5-甲基咪唑-4-基）甲基]硫基]乙基] 胍；2-cyano-1-methyl-3-[2-[（5-methylimidazol-4-yl）methyl]thio]ethyl]guanidine。又名甲氰咪胍。

西咪替丁的化学结构由咪唑五元环、含硫醚的四原子链和末端取代胍三个部分构成。

本品为白色或类白色结晶性粉末，味微苦涩。在水中微溶，乙醇中溶解，在乙醚中不溶，稀矿酸中溶解，稀氢氧化钠液中极微溶解。本品的饱和水溶液呈弱碱性反应。本品有 A、B、C、Z、H 等多种晶型，这些不同晶型的产品物理常数不同。从有机溶剂中可得 A 晶型，mp. 139~144℃，其生物利用度及疗效最佳。生产中用水结晶可降低成本，但产品为混晶型，mp. 136~144℃，影响产品质量和疗效。

本品在过量稀盐酸中，氰基缓慢水解，生成氨甲酰胍（10-3），加热则进一步水解成胍（10-4）。水解产物没有活性。

（10-3）　　　　　　　　　　（10-4）

本品分子具有较大的极性，脂水分配系数小。pKₐ 值 6.8，在酸性条件下，主要以质子化形式存在。口服吸收良好，药物口服吸收后，在肝脏经过首过效应。生物利用度为静脉注射量的 50%。服用药物的大部分以原形随尿液排出。服药后 2 小时排出剂量的 40% ~ 50%。主要代谢产物为硫氧化物（10-5），也有少量咪唑环上甲基被氧化为羟甲基的产物(10-6)。

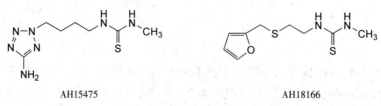

(10-5)   (10-6)

由于西咪替丁抑制肝细胞内细胞色素 P450 的活性并减少肝血流量，降低许多药物在体内的代谢，如华法林、茶碱、苯妥英钠、苯巴比妥、卡马西平、普萘洛尔、维拉帕米、地西泮等。上述药物与西咪替丁同用时作用时间延长，均应减量使用。

西咪替丁对 CYP450 酶的抑制作用与西咪替丁分子中的咪唑环有关，咪唑环可作为 CYP450 卟啉铁的配体，该分子中其他部分并无此功能。

西咪替丁还可抑制肾小管对多种药物的重吸收，如普鲁卡因胺。在西咪替丁与受其影响的药物合用时，或肾功能下降的老年人使用西咪替丁时，应注意到西咪替丁的这一性质。

此外，西咪替丁具有轻度的拮抗雄性激素的作用，使用时可出现男性乳房女性化和女性溢乳的不良反应。

本品用于治疗活动性十二指肠溃疡，预防溃疡复发；对胃溃疡、反流性食管炎、预防与治疗应激性溃疡等均有效。临床应用中发现，中断用药后复发率高，需作维持治疗。

西咪替丁分子具极性和亲水性质，限制了它对生物膜的穿透作用，以提高药物脂溶性，改善药代动力学的性质，对其进行结构修饰。采用前药方法，对咪唑环的 N_1 和 N_3 进行丁酰氧甲基化（n-Pro-COOCH$_2$-）和烷氧羰基化（-COOEt）可达到增加脂溶性的目的。另一种方法是改造氢键键合的极性基团，用脂水分配系数大的取代异胞嘧啶基团代替氰胍基团获得奥美替丁（Oxmetidine）。由于脂溶性提高（分配系数增加 50 倍），奥美替丁的抑制胃酸分泌作用增加 15 倍，且维持时间更长，但有 H_1 拮抗副作用。

奥美替丁

二、呋喃类（Furan Derivatives）

雷尼替丁（ranitidine）是第二个上市的 H_2 受体拮抗剂。1976 年西咪替丁上市时，Glaxo 公司的研究人员得到了化合物 AH15475。

AH15475 的生物活性与布立马胺相当。将氨基四唑环换成了呋喃环，参照布立马胺存在阳离子和两个不带电荷的［1,4］和［1,5］互变异构体的动态结构分析研究，在四原子链上插入硫原子，得到 AH18166，使活性得到增加，但水溶性不够。

AH15475   AH18166

考虑到咪唑环是碱性的，而呋喃环是中性的，于是在呋喃环上通过曼尼希反应，接上二甲氨甲基，增加了水溶性，得到化合物 AH18665。而后，又把硫脲基团更换成氰基胍，终于得到与西咪替丁活性相当的 AH18801。

AH18665　　　　　　　　　　　　　AH18801

AH18801 结晶困难，熔点较低。且 AH18801 的结构与西咪替丁极为相似，仅有五元环的部分不同，从西咪替丁的研究文献中得到胍基部分可用硝基取代的启示，将氰基胍的结构片段换成硝基乙烯，得 AH19065（即雷尼替丁）。虽然 AH19065 的熔点较低，mp. 69～70℃，但做成盐酸盐后熔点升高为 133～134℃，且该化合物的活性比西咪替丁强 10 倍，最终得到雷尼替丁。

盐酸雷尼替丁（Ranitidine Hydrochloride）

化学名为 N-[2[[5-[（二甲氨基）甲基-2-呋喃基]甲基]硫基]乙基]－N′-甲基-2-硝基-1,1-乙烯二胺盐酸盐；N-[2-[[[5-（dimethylamino）methyl]-2-furanyl]methyl]thio]ethyl]－N′-methyl-2-nitro-1,1-ethenediamine hydrochloride。又名甲硝呋胍、呋喃硝胺。

本品为类白色至浅黄色结晶性粉末，有异臭，味微苦带涩。易溶于水，极易潮解，吸潮后颜色变深。本品在注射用含氨基酸的营养液中，置室温 24 小时内可保持稳定，溶液的颜色、pH、药物的含量等均无明显变化，药物的 pK_a 值 2.3，8.2。本品为反式体，mp. 137～143℃，熔融时分解，顺式体无活性，mp. 130～134℃。

本品经灼热，产生硫化氢气体，能使湿润的醋酸铅试纸显黑色。

本品在胃肠道里迅速被吸收，2～3 小时达高峰。约 50% 发生首过代谢。肌注的生物利用度约为 90%～100%。代谢物为 N-氧化、S-氧化和去甲基雷尼替丁。口服量的 30% 和肌注量的 70%，在 24 小时内以原型从尿中排出。

本品抑制胃酸的作用较西咪替丁强 5～8 倍，对胃及十二指肠溃疡的疗效好，且有速效和长效的特点。临床上主要用于治疗十二指肠溃疡、良性胃溃疡、术后溃疡、反流性食管炎等。其副作用较西咪替丁小，无抗雄性激素的副作用，不抑制 CYP450 氧化酶，与一些在体内通过氧化代谢后消除的药物合用，药物间的相互作用较小。

对雷尼替丁进行结构改造研究发现，用脂水分配系数大的 5-取代异胞嘧啶基团代替二氨基硝基乙烯结构作为氢键键合的极性基团，可获得抑制胃酸分泌作用大于雷尼替丁的 H_2 受体拮抗剂，如鲁匹替丁（lupitidine）。

雷尼替丁生物利用度不高，将亲脂性较大的噻唑环代替雷尼替丁分子中的呋喃环所得的尼扎替丁（nizatidine），其活性与雷尼替丁相仿，而生物利用度高达 95%。

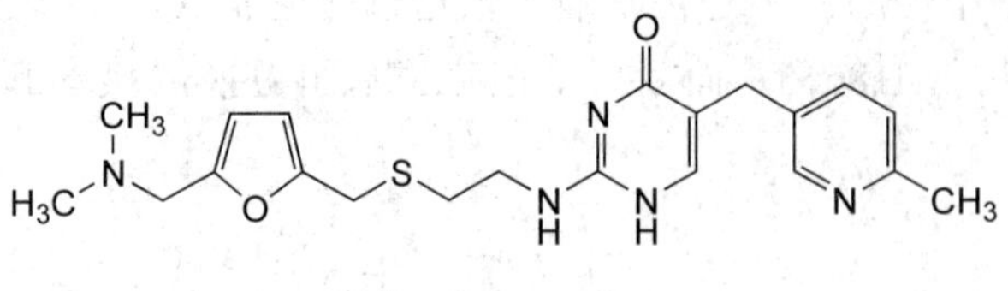

鲁匹替丁

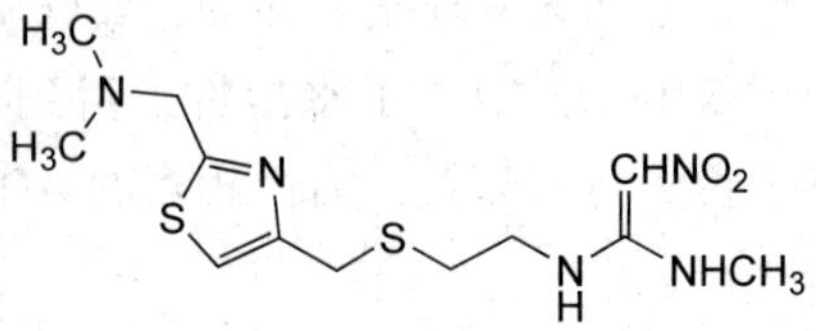

尼扎替丁

三、噻唑类（Thiazole Derivatives）

雷尼替丁的出现打破了"咪唑环是 H_2 受体拮抗剂的必要结构"的观念，各种杂环代替咪唑环，其中用噻唑环得到了几个活性较高的药物，在世界范围上市的有法莫替丁和尼扎替丁，近年还有乙溴替丁上市。

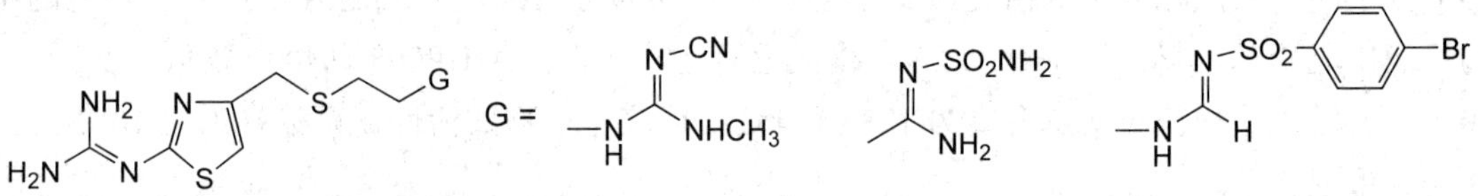

$$G = \qquad \text{硫替丁} \qquad \text{法莫替丁} \qquad \text{乙溴替丁}$$

硫替丁　　　　　　法莫替丁　　　　　　乙溴替丁

法莫替丁（famotidine）用胍基取代的噻唑环取代了西咪替丁的咪唑环，侧链上用 N-氨基磺酰基脒取代了氰基胍的平面结构，中间的含硫4原子链仍未改变。

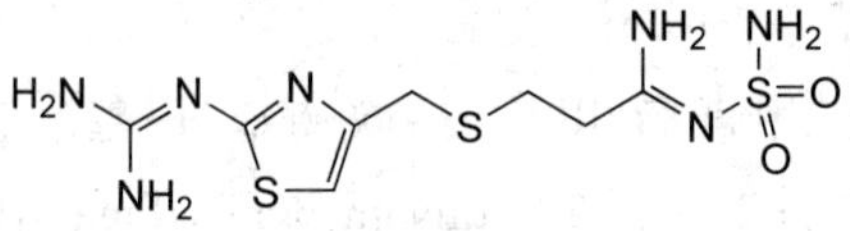

法莫替丁

法莫替丁口服吸收平稳，但不完全，约 2 小时血浆中达到峰值，口服生物利用度约 40%～50%，食物对吸收无明显影响，消除半衰期约 3 小时，肾功能受损者半衰期延长，约 15%～20% 的药物量与血浆蛋白结合。小部分在肝脏代谢成 S-氧化法莫西丁后排出，大部分以原型排出。S-氧化法莫西丁是仅被确定的代谢产物，是否具活性尚不清楚。

在药物代谢上，法莫替丁与西咪替丁不同，不影响 CYP450 酶的作用。因此对合用的其他药物的代谢影响很小。但有报道，法莫替丁对茶碱的血药浓度有较大的影响。

法莫替丁抑制 H_2 受体的强度比西咪替丁强 20 倍，比雷尼替丁强 7.5 倍，还可抑制胃蛋白酶的分泌，这也有利于溃疡的治疗。本品较少或没有抗雄性激素的作用。

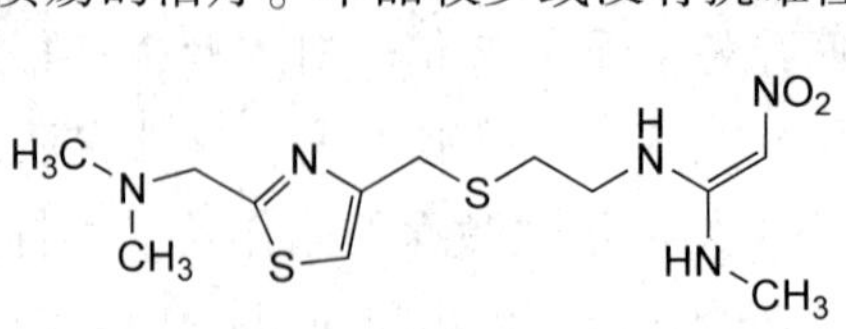

尼扎替丁

尼扎替丁（nizatidine）的结构与雷尼替丁极其相似，差异之处仅是把雷尼替丁的呋喃环换成了噻唑环，其侧链完全相同。本品为强效组胺 H_2 受体拮抗剂，抗溃疡作用比西咪替丁强 3～4 倍，与雷尼替丁相似。

本品口服吸收迅速且完全，生物利用度超过 90%，不到 10% 的口服剂量经肝脏的首过代谢。代谢产物包括噻唑 2 位取代基上的 *N*-2-单去甲基化物，*N*-2-氧化物和 *S*-氧化物。其中 *N*-2-单去甲基化物具有原型药物的 60% 的活性。口服剂量的 90% 以上在 12 小时内随尿液排泄，其中原形排出约 60%；少于 6% 通过粪便排出。本品同其他 H_2 受体拮抗剂一样主要用于溃疡病的治疗。

乙溴替丁（ebrotidine）是在法莫替丁的基础上结构改造的结果。具有与后者相同的含碱性基团取代的噻唑环，含硫的四原子链。不同的结构是，链端含双键结构的平面基团中，磺酰氨亚甲基氨基换作 4-溴苯磺酰氨亚甲基氨基。乙溴替丁的抗胃酸分泌作用与雷尼替丁相当，为西咪替丁的 10 倍，具有保护胃黏膜和杀灭幽门螺杆菌的活性。

四、哌啶甲苯类（Piperidyl Toluene Derivatives）

从雷尼替丁、法莫替丁到尼扎替丁，其结构都与西咪替丁类似。即由五元碱性芳杂环、含硫 4 原子链和一个胍（脒）的平面结构三个部分构成。哌啶甲苯环代替了五元的芳杂环；含硫 4 原子链换成含氧四原子链，但氧的位置更靠近芳环；原脒（或胍）的结构，改为酰胺，仍有含双键的平面结构。于 20 世纪 80 年代中期得到了罗沙替丁，这类药物通常称为哌啶甲苯类。将罗沙替丁的羟基乙酰化，得到其前药乙酰罗沙替丁（roxatidine acetate hydrochloride）。乙酰罗沙替丁的生物利用度大于 90%，不良反应发生率仅为 1.7%。在罗沙替丁侧链引入氨基三氮唑基得到兰替丁（lamtidine），其抑制胃酸分泌的作用比雷尼替丁强 4~10 倍，持续时间达 18 小时。

罗沙替丁

乙酰罗沙替丁

将罗沙替丁分子中的苯环以吡啶环替代，在氧原子和氮原子间连接链中引入双键，同时改变氮原子上的酰基，得到拉呋替丁（lafutidine），它具有长效作用，活性是西咪替丁的 10 倍，同时还具有黏膜保护作用，可用于非甾体抗炎药引起的溃疡。

兰替丁

拉呋替丁

五、H_2 受体拮抗剂的构效关系（SAR of H_2 Receptor Antagonist）

H_2 受体拮抗剂都具有三个药效部位：碱性或碱性基团取代的芳杂结构通过中间连接链与含氮的平面极性"脒脲基团"连接。受体上谷氨酸残基阴离子作为碱性芳环的共同受点，而平面极性基团可能与受体发生氢键键合的相互作用。

（一）氢键键合的极性基团

含氮的平面极性基团通过氢键与受体结合，平面极性基团一般为吸电子取代的胍基或脒基，常见有效的氢键键合的极性基团（polar hydrogen-bonding group）如下。

G =

氰胍	二氨基硝基乙烯	氨磺酰脒	异胞嘧啶	氨硝吡咯

这些药效基团都有相似几何形状的平面 π 电子系统，与药效学密切相关。它们的特点有：

（1）不易旋转，具相似的 C—N 键长和键角，成平面状排列。

（2）相似 pK_a 值的弱两性结构，在生理 pH（7.4）时处于非离子化状态。

（3）具偶极和亲水性质。

（二）药效基团的连接

含连接链的 H_2 受体拮抗剂，其侧链长度以 4 个原子为宜，2 位的硫原子可使链更具柔性。在西咪替丁分子中，氰胍的 NH 可与咪唑环 N^π 原子通过分子内氢键成十元环形式，使两个药效基团相互靠近，类似于组胺以邻位交叉构象作用于 H_2 受体。用烷基取代在 S 原子和咪唑环间的亚甲基以减小链的柔性，化合物活性降低。如把上述的亚甲基和咪唑 5 位甲基用亚乙基连接，使侧链构象固定，则该化合物完全失去抗胃酸分泌的作用。

第二节　质子泵抑制剂
Proton Pump Inhibitor

1972 年，瑞典的 Hässle 公司研究抑制胃酸的药物时，通过大量的随机筛选，发现曾用作抗病毒药物筛选的化合物——吡啶硫代乙酰胺，具有初步的抑制胃酸的作用。因该化合物对肝脏的毒性较大，人们认为毒性可能是化合物中的硫代酰胺结构所致，于是改用硫醚化合物。作了一系列氨基换成咪唑环的衍生物，发现苯并咪唑衍生物（H-7767）的作用较优。以此为基础，将结构分为 X—Y—Z 三部分进行改造研究，发现含亚砜连接链和苯并咪唑环结构的替莫拉唑（timoprazole）抗酸分泌的作用很强，但它阻断甲状腺对碘的摄取，而失去临床价值。为分离阻断碘摄取作用，达到主副作用分离，再进行结构改造，在两个环上引入合适取代基得到吡考拉唑（picoprazole），消除了该副作用。以后发现吡考拉唑抗酸分泌作用是抑制 H^+/K^+-ATP 酶的结果，但不拮抗 H_2 受体，从而开辟了 H^+/K^+-ATP 酶抑制剂研究开发的新领域。

吡啶硫代乙酰胺	H-7767	替莫拉唑	吡考拉唑

在吡考拉唑的结构基础上，又作了进一步改造。通过一系列吡考拉唑衍生物的合成和构效关系研究，发现增加吡啶环上的给电子基，可增加吡啶环的 pK_a，同时增加对质子泵的抑制能力。这一系列的研究最终得到了奥美拉唑（omeprazole）。

奥美拉唑（Omeprazole）

化学名为5-甲氧基-2[[(4-甲氧基-3,5-二甲基-2-吡啶基)甲基]亚硫酰基]-1H-苯并咪唑;5-Methoxy-2[[(4-methoxy-3,5-dimethyl-2-pyridinyl)methyl]sulfinyl]-1H-benzimidazole。又名洛赛克、奥克。

奥美拉唑体内在肝脏代谢，主要由P450的亚型CYP2C19代谢。代谢产物较多：有在苯并咪唑环6位上羟基化后，进一步葡萄糖醛酸结合的产物；两个甲氧基经氧化脱甲基的代谢产物；吡啶环上甲基经羟基化的代谢产物，及进一步氧化生成二羧酸的代谢产物；还有少数经P450的亚型CYP3A4代谢成砜。在肝脏代谢后，很快通过肾脏排出。

奥美拉唑经过细胞色素P450酶系代谢，与经P450酶系代谢且治疗指数低的药物如地西泮、苯妥英、华法林等合用，可以使后者半衰期延长，代谢减慢，在药物合用时必须注意药物间的相互影响。此外，质子泵抑制剂和H_2受体拮抗剂一样，因为可抑制胃酸的分泌，可减少胃的酸度，可能会对同时服用的药物在胃部的吸收有影响。

本品对基础胃酸分泌和由组胺、五肽胃泌素、乙酰胆碱、食物及刺激迷走神经等引起的胃酸分泌皆有强而持久的抑制作用。对H_2受体拮抗剂不能抑制的由二丁基环腺苷酸刺激引起的胃酸分泌也有很强的抑制作用。在治疗胃和十二指肠溃疡的愈合率、症状缓解程度、疗程长短、耐受性和复发率方面均优于H_2受体拮抗剂西咪替丁和雷尼替丁。口服本品生物利用度54%，$t_{1/2}$ 1小时，给药16小时后大部分从体内排出，几乎全部以代谢物形式排出。

奥美拉唑为生物前体，体外无活性。口服后在十二指肠吸收，选择性聚集在胃壁细胞的酸性环境中，其活性产生机制为：奥美拉唑具较弱的碱性，在氢离子对苯并咪唑环上N原子的催化下，发生分子内的亲核反应，即进行Smiles重排，形成两种不易通过膜的活性形式次磺酸和次磺酰胺，然后两者与H^+/K^+-ATP酶上Cys813和Cys892的巯基共价结合，形成二硫共价键结合的酶-抑制剂复合物。次磺酸和次磺酰胺极性大，不易被吸收进入血液循环，利于其在胃壁细胞聚集而发挥作用。酶-抑制剂复合物在pH<6时相当稳定，虽然可被谷胱甘肽和半胱氨酸等内源性巯基化合物相竞争而复活，但在壁细胞酸性空室中谷胱甘肽是极少的，故抑酶作用持久。复活生成的代谢物，经碱催化的Smiles重排（Smiles arrangement）得硫醚化合物，在肝脏可再被氧化成奥美拉唑。这种奥美拉唑体内循环（图10-2），称为前药循环（prodrug cycle）。体外试验表明奥美拉唑对幽门螺旋杆菌的抑制，也是这二种活性形式与该菌脲酶上半胱氨酸的巯基结合的结果。

从奥美拉唑的作用机制可知，其活性的形式"次磺酰胺"并无手性，故一直认为奥美拉唑的立体异构体具有相同的疗效。在分离出立体异构体后，深入的研究发现，奥美拉唑的S异构体的活性更佳。S-型异构体（艾司奥美拉唑，esomeprazole），制剂形式为其镁盐，由英国Astra Zeneca公司首创，2000年上市，其是第一个上市的单一异构体不可逆质子泵（PPI）抑制剂。与奥美拉唑相比，埃索美拉唑代谢中对CYP2C19依赖性下降，经由CYP3A4途径代谢的比例增加至27%。与奥美拉唑相比，艾司奥美拉唑抑酸作用增强1.6

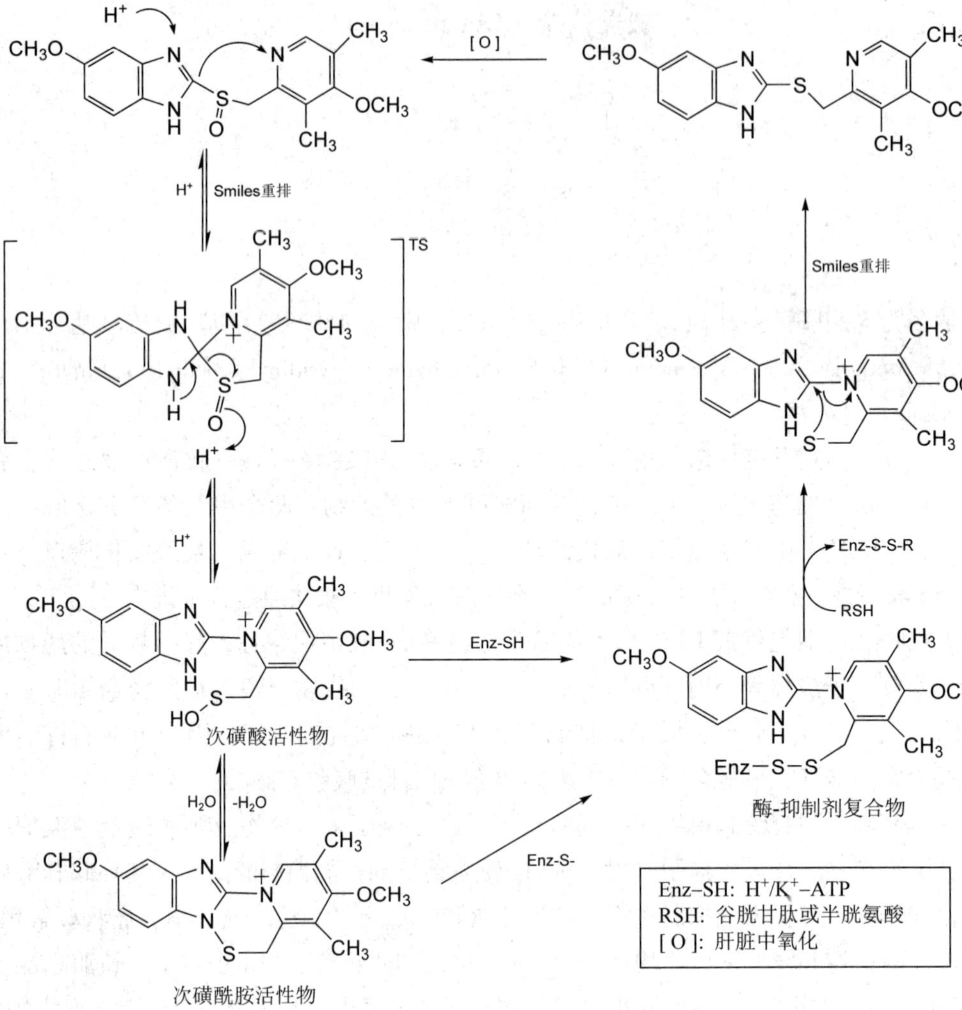

图 10-2　奥美拉唑体内循环

倍，持续控制胃酸时间更长，肝脏首过效应较小，内在清除率较低，代谢速率较慢，血药浓度较高，半衰期更长，生物利用度较高。

本品的合成是通过 2-巯基-5-甲氧基苯并咪唑与 3,5-二甲基-2-氯甲基-4-甲氧基吡啶反应得到关键中间体（Ⅰ），再以间-氯过氧苯甲酸（MCPBA）将硫醚氧化成亚砜即得奥美拉唑。

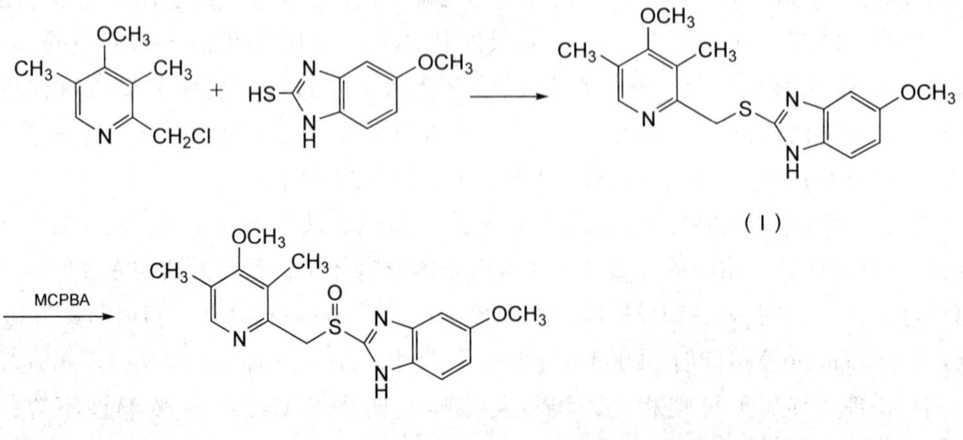

艾司奥美拉唑的合成可从消旋奥美拉唑出发，通过柱层析分离而得。小规模的可直接

用手性柱；工业规模的可接上拆分必需的手性辅助基，用反相柱分离后再除去辅助基，得到艾索美拉唑。工业上目前常采用不对称氧化合成。使用手性配体（D）－酒石酸二乙酯，可实现硫醚的不对称氧化，以 99.99% *ee* 值得到艾索美拉唑，反应式如下：

研究表明 H$^+$/K$^+$-ATP 酶是一种存在于胃壁伸入到分泌细管膜的微绒毛内的跨膜蛋白，由 α 和 β 二个亚单位组成，α 亚单位作为触酶，使 ATP 水解，产生能量输出 H$^+$ 离子，故 H$^+$/K$^+$-ATP 酶又称为质子泵。质子泵抑制剂是抑制胃酸分泌的最后一个环节，能够抑制各种因素引起的胃酸分泌，效果明显优于 H$_2$ 受体拮抗剂。根据质子泵抑制剂与 H$^+$/K$^+$-ATP 酶作用的不同方式，分为可逆型和不可逆型两大类，其中不可逆型的研究开发相对较成熟，已有多个新药上市。

在第一个质子泵抑制剂奥美拉唑成功问世之后，出现了一些类似药物。这些药物的结构都由吡啶甲基、苯并咪唑、亚砜结构三部分构成，其结构都十分相似，仅在吡啶和苯并咪唑上的取代基不同，有的含有氟原子取代。主要有兰索拉唑（lansoprazole）、泮托拉唑（pantoprazole）、雷贝拉唑（rabeprazole）。

| 兰索拉唑 | 雷贝拉唑 | 泮托拉唑 |

兰索拉唑（lansoprazole）的结构与奥美拉唑相似，结构的区别在苯并咪唑环上的苯环上无取代，而吡啶环上引入了氟原子。理化性质也与奥美拉唑相似，本品在酸性情况下不稳定，通常做成肠溶制剂，主要用于胃溃疡、十二指肠溃疡等疾病。

兰索拉唑口服可快速吸收，1.5 小时可达血浓峰值，生物利用度可超过 80%。

泮托拉唑（pantoprazole）的结构与奥美拉唑相比较，在苯并咪唑和吡啶两个环系上的取代基都有不同。本品呈弱碱性，通常以钠盐的形式使用。在弱酸环境中比同类药物更稳定，被激活后仅与质子泵上活化部位的两个位点结合，从分子水平上体现出与质子泵结合的高度选择性。

泮托拉唑除抑制胃酸分泌外，还能减少胃液的分泌量并抑制胃蛋白酶的分泌及活性。此外，尚可抑制幽门螺杆菌的生长，与抗菌药联用能彻底根除幽门螺杆菌。

泮托拉唑生物利用度相对稳定，约 77%，不受食物和其他抗酸剂的影响。药物在肝内经 P450 酶代谢，可能是氧化脱甲氧基，然后经硫酸酯结合后，经肾脏排出。

泮托拉唑也具有两个手性异构体。药动学的研究结果表明，在大鼠灌胃和静注给予泮托拉唑后，在体内可发生右旋体向左旋体的单方向构型转化，转化率分别为 28.1% 和 36.3%，而且两对映体在药代动力学上存在立体选择性差异。但未见单一异构体作为药物的报道。

雷贝拉唑钠（sodium rabeprazole）是在兰索拉唑的基础上发展起来的，不同之处只是在吡啶环上的 4 位延长了侧链。

雷贝拉唑钠具有很强的胃酸分泌抑制作用和较强的抗幽门螺旋杆菌作用，可在几个位点攻击幽门螺杆菌，可非竞争性、不可逆地抑制幽门螺杆菌的脲酶。

与奥美拉唑相比，本品是更有效的 H^+/K^+-ATP 酶及酸分泌抑制剂，对质子泵的抑制速度快于同类的其他产品。

雷贝拉唑钠口服后吸收迅速，半衰期约 1 小时，血浆蛋白结合率为 94.8%～97.5%。雷贝拉唑钠的代谢主要经非酶途径，即形成非活性的硫醚羧酸，及其与葡萄糖醛酸结合的代谢物后，由尿排泄，仅有少量经 CYP2C19 和 3A4 代谢为去甲基雷贝拉唑和砜类代谢物。因此与受 CYP2C19 和 3A4、CYP1A 代谢的药物合用，无临床意义的相互作用，仅影响少数依赖于胃部 pH 吸收的药物。本品与其他药物间的相互作用较少。

由于雷贝拉唑钠与先前上市的质子泵抑制剂相比，高效、速效、安全。在用于防治酸相关性疾病，尤其是缓解症状、治愈黏膜损害的临床疗效方面，有突出的优点，被人誉作"质子泵抑制剂的新突破"。

艾普拉唑   莱米诺拉唑   泰妥拉唑

艾普拉唑（ilaprazole）质子泵抑制活性比奥美拉唑强，半衰期更长。由于艾普拉唑抑制胃酸分泌，可影响依赖于胃内 pH 吸收的药物（如酮康唑、伊曲康唑等）的生物利用度，合用时应注意调整剂量或避免合用。

莱米诺拉唑（leminoprazole）质子泵抑制活性比奥美拉唑强，还具有胃黏膜保护作用，生物利用度高，半衰期长。本品通过刺激碱性纤维生长因子（bFGF）的合成与释放，促进黏膜下纤维细胞增殖，发挥其促溃疡愈合作用，同时还刺激胃黏膜前列腺素的合成；但不影响碳酸氢盐分泌和黏膜转移电位差，且具有较强的抗幽门螺杆菌作用，最低有效抑制浓度（MIC）为 12.5～50μg/ml。可透过胎盘，并分泌到乳汁中。

泰妥拉唑（tenatoprazole）是一种新型胃 H^+/K^+-ATP 酶抑制剂，也是半衰期最长的质子泵抑制剂，其 S 异构体已单独使用。能显著抑制胃酸的分泌，同时对幽门螺旋杆菌也有抑制作用。该药口服后吸收迅速，吸收范围与剂量成正比，耐受性及安全性好。疗效比目前临床广泛使用的同类产品奥美拉唑强 7 倍，而且理化性质稳定，是目前已开发的同类产品中最具潜力的品种。

（傅晓钟）

第十一章 胃动力药和止吐药
Prokinetics and Antiemetics

　　胃肠道的主要功能是消化食物，为人体提供必要的维持生命的营养。多种原因都能破坏胃的消化功能，据统计我国胃病发病率大约为 7%~10%，居世界之首。胃动力药（prokinetics）和止吐药（antiemetics）是胃肠道疾病的重要治疗药物，其临床上应用较为广泛。

　　正常胃肠运动是在中枢神经系统调控下，由交感和副交感神经系统、脑-肠轴以及平滑肌细胞相互协调来维持，故胃动力药和止吐药所涉及的作用靶标很多。对其功能异常药物按作用靶点可分为改善胃肠动力药和作用于脑-肠轴药物两大类。改善胃肠动力药包括多巴胺抑制剂、胃动素激动剂、Ca^{2+} 阻滞剂、胆囊收缩素（CCK）拮抗剂和阿片激动剂等，而作用于脑-肠轴的药物包括调节内脏敏感性的 5-HT 相关制剂、促肾上腺皮质激素释放因子拮抗剂、速激肽受体拮抗剂、三环类镇静药以及选择性 5-HT 再摄取抑制剂等。

第一节　胃动力药
Prokinetics

扫码"学一学"

　　胃动力药（Prokinetics），也称为促动力药，是促使胃肠道内容物向前移动的药物，临床上用于治疗胃肠道动力障碍的疾病，如反流症状、反流性食管炎、消化不良、肠梗阻等临床上的常见病。促动力药是近年来受到关注的一类药物。常用的有多巴胺 D_2 受体拮抗剂甲氧氯普胺（Metoclopramide），外周性多巴胺 D_2 受体拮抗剂多潘立酮（Domperidone），刺激乙酰胆碱释放的西沙必利（Cisapride）、伊托必利（Itopride）和莫沙必利（Mosapride）等。鉴于部分药物作用在多巴胺受体上，为多巴胺受体拮抗剂，故对中枢锥体外系可产生副作用。

一、多巴胺 D_2 受体拮抗剂（Dopamine D_2 Receptor Antagonists）

甲氧氯普胺（Metoclopramide）

　　化学名为 4-氨基-5-氯-N-[2-(二乙氨基)乙基]-2-甲氧基苯甲酰胺；4-amino-5-chloro-N-[2-(diethylamino)ethyl]-o-anisamine，又名胃复安、灭吐灵。

　　本品为白色结晶性粉末，无臭，味苦。在三氯甲烷中溶解，乙醇或丙酮中微溶，水中几乎不溶。mp. 147~151℃。

本品是第一个用于临床的多巴胺 D_2 受体拮抗剂类促动力药,其对中枢与外周多巴胺 D_2 受体均有拮抗活性,容易引起锥体外系反应。本品对胃肠的促动作用可治疗慢性功能性消化不良引起的胃肠运动障碍包括恶心、呕吐等症。还常用于肿瘤化疗、放疗所引起的各种呕吐。本品易通过血脑屏障和胎盘屏障,有中枢神经系统的副作用(锥体外系症状),常见的副作用有嗜睡和倦怠。孕妇、哺乳期妇女、小儿、老年人应慎用。

本品口服,由小肠迅速吸收,生物利用度为 37%~97%,约 1 小时达到血药浓度峰值,半衰期 2.5~5 小时。代谢主要是经肝脏去乙基化,24 小时内经肾脏排出口服量的 80%。

多潘立酮 (Domperidone)

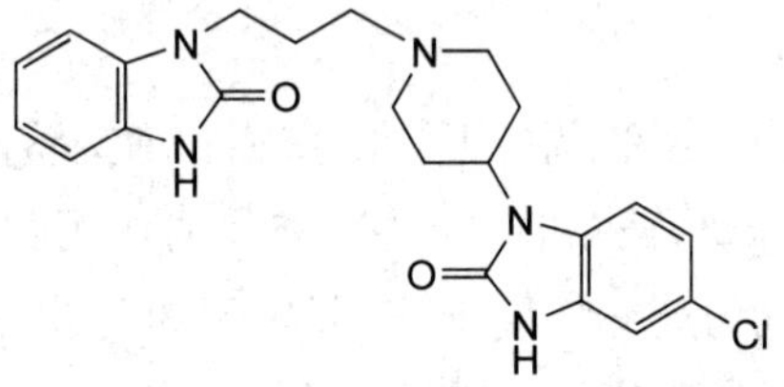

化学名为 5-氯-1-[1-[3-(2-氧代-1-苯并咪唑啉基)丙基]-4-哌啶基]-2-苯并咪唑啉酮;5 - chloro - 1 - [1 - [3 - (2 - oxo - 1 - benzimidazolinyl) propyl] - 4 - piperidinyl] - 2 - benzimidazolinone。

本品为白色或类白色粉末,几乎不溶于水,溶于二甲基甲酰胺(DMF),微溶于乙醇和甲醇。

本品几乎全部在肝内代谢,主要的代谢是 N-脱烷基和芳环氧化。CYP3A4 是细胞色素 P-450 参与多潘立酮 N-去烃化作用的主要催化酶,而参与多潘立酮芳香族羟基化作用的有 CYP3A4、CYP1A2 和 CYP2E1(图 11-1)。

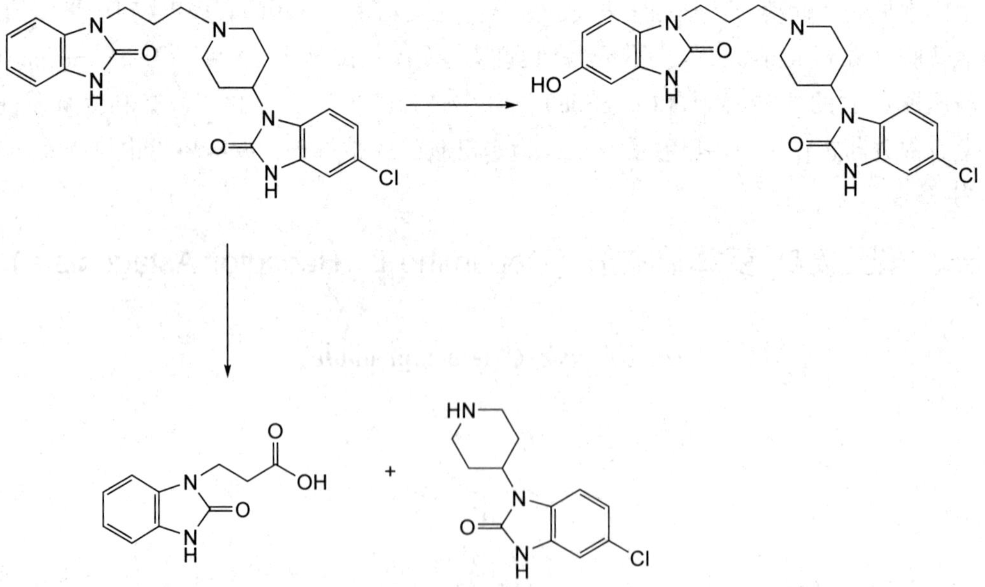

图 11-1 多潘立酮的代谢途径

本品为较强的外周性多巴胺 D_2 受体拮抗剂,可促进上胃肠道的蠕动,使张力恢复正常,促进胃排空,增加胃窦和十二指肠运动,协调幽门的收缩,通常也能增强食道的蠕动和食道下端括约肌的张力。但对小肠和结肠平滑肌无明显作用。

本品的极性较大，不能透过血脑屏障，故较少产生甲氧氯普胺的中枢神经系统副作用（锥体外系症状），其止吐活性也较甲氧氯普胺小。本品口服吸收迅速，生物利用度约15%；代谢主要在肝脏，以无活性的代谢产物随胆汁排出，半衰期约8小时。不良反应较轻，副作用有口干、腹泻、皮疹。孕妇及1岁以下婴儿慎用。本品的治疗适应证与甲氧氯普胺相似，用于促进胃动力及止吐。

与唑类抗真菌药物、大环内酯类抗生素、HIV蛋白酶抑制剂等显著抑制CYP3A4酶的药物合用会导致多潘立酮的血药浓度增加。与抗胆碱药物合用会拮抗本品治疗消化不良的作用。抗酸剂和抑制胃酸分泌药物会降低本品的口服生物利用度，不宜合用。

二、5-HT₄受体激动剂（5-HT₄ Receptor Agonists）

在甲氧氯普胺的结构改造中，通过改变氨基侧链，或同时改变苯环上的取代基，得到了一些新的苯甲酰胺类化合物，如氯波比利（clebopride）、达佐必利（dazopride）、西沙必利（cisapride）、阿立必利（lizapride）、西尼必利（cilitapride）等。其中几个已用于临床，但在控制化疗引起的呕吐的疗效上未能超过甲氧氯普胺。

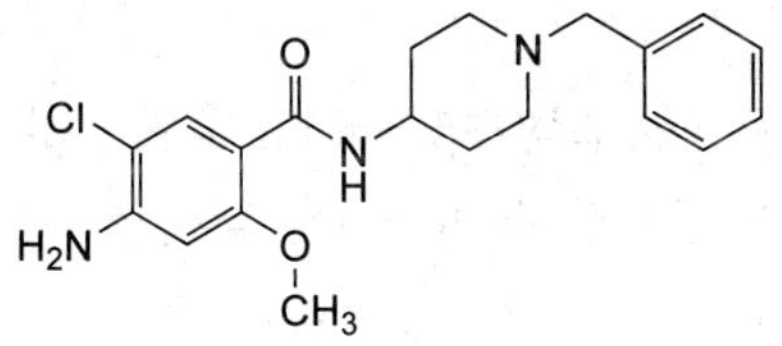

氯波比利

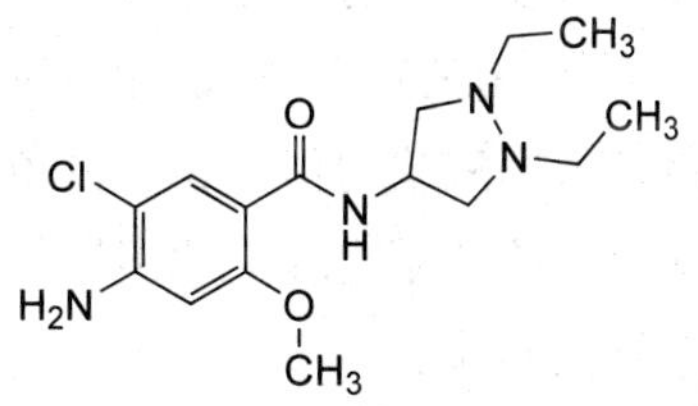

达佐必利

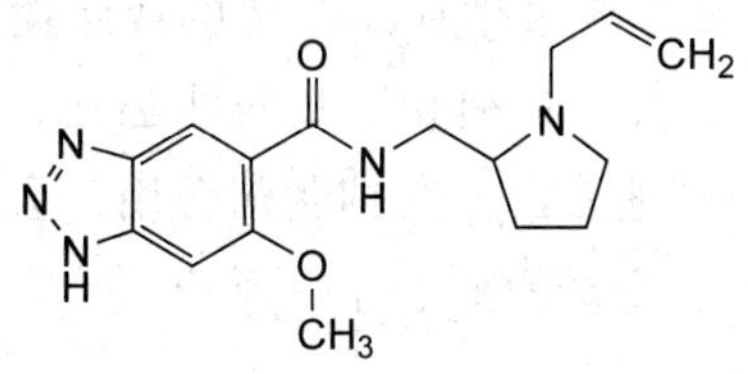

阿立必利

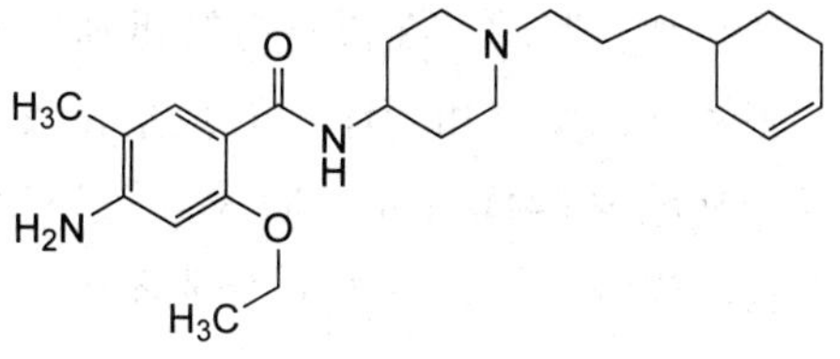

西尼必利

西沙必利（cisapride）是对早期的止吐药甲氧氯普胺（metoclopramide）的结构改造得到的。甲氧氯普胺是多巴胺D₂受体的拮抗剂，故具有中枢锥体外系的副作用。针对其缺点，研究者从甲氧氯普胺出发，考虑到许多天然和合成的活性物质均具有乙醇胺的片断（—NH—CH₂CH₂—O—），选择了3位氧代的哌嗪衍生物对甲氧氯普胺的侧链进行替换。在得到一个新的合成子3-羟基（或3-甲氧基）-4,4-二甲氧基-*N*-苄基哌嗪后，利用该合成子合成了大量的哌嗪1位不同取代的3-羟基（或3-甲氧基）-4-哌嗪酰胺的甲氧氯普胺的衍生物。

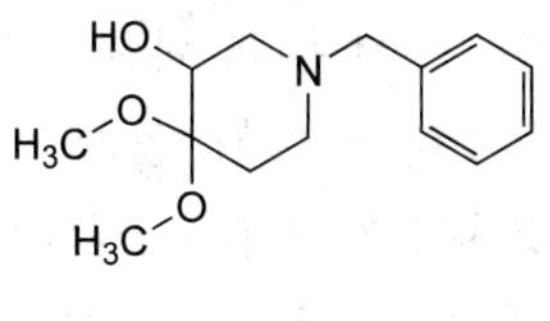

3-羟基-4,4-二甲氧基-*N*-苄基哌嗪

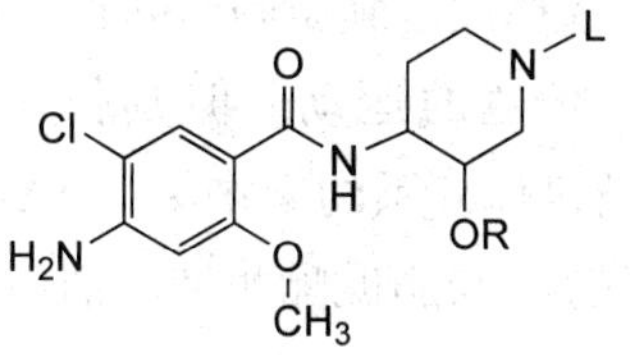

哌嗪酰胺衍生物通式

随后进行了初步的药理实验，经多巴胺 D_2 受体、S_2 受体、α_1 受体的结合试验、Coaxial 刺激试验、胃里的多巴胺拮抗试验以及对阿扑吗啡（致吐药）的拮抗试验后，其中几个化合物均具有较好的抗吐和促胃动力作用，且不拮抗多巴胺受体。这可望得到无锥体外系副作用的该类药物。在初步的构效关系研究后，从中选择了西沙必利［L＝（4-氟苯氧基）丙基，OR＝cis-甲氧基］和另一个化合物（L＝乙酰丙基，OR＝cis-甲氧基）作为促胃动力药物进行开发，最终得到了促动力药西沙必利。

西沙必利（Cisapride）

化学名为顺-4-氨基-5-氯-N-［1-［3-（4-氟苯氧基）丙基］-3-甲氧基-4-哌啶基］-2-甲氧基苯甲酰胺一水合物；cis-4-Amino-5-chloro-N-［1-［3-（4-fluorophenoxy）propyl］-3-methoxy-4-piperidyl］-2-anisamide monohyclrate。

本品是苯甲酰胺的衍生物。分子中甲氧基和苯甲酰氨基均在哌啶环的同侧，故为顺式。这两个基团连接的哌啶环上的碳原子（C_3，C_4）均有手性，有四个光学异构体。药用其顺式的两个外消旋体。

西沙必利是白色或类白色结晶性粉末，无臭。易溶于冰醋酸或二甲基甲酰胺，溶于二氯甲烷，难溶于乙醇和乙酸乙酯，几乎不溶于水。mp. 140℃。本品有同质多晶现象。

西沙必利口服后，在胃肠道被迅速吸收，在肝脏里发生首过效应。主要的代谢途径为氮上的去烃基化反应和芳环上的羟基化反应，得到去烃基西沙必利和羟基西沙必利。西沙必利经细胞色素 P450 中的 CYP3A4 进行氧化代谢，如与其他 CYP3A4 抑制剂合用，会抑制西沙必利的代谢，使其血浆水平显著升高，发生 QT 期延长等严重心脏不良反应。

去烃基西沙必利

羟基西沙必利

西沙必利 90% 以上的剂量以代谢形式从尿液和粪便中近等量排出。消除半衰期在 7~10 小时之间。

西沙必利可选择性地刺激肠肌间神经丛的乙酰胆碱释放，通过胆碱能神经系统起作用，促进食管、胃、肠道的运动。但其作用比多巴胺 D_2 受体拮抗剂强，选择性高，少有 metoclopramide 的锥体外系的副作用。研究表明，西沙必利既不激活乙酰胆碱受体，也不抑制乙酰胆碱的降解（与胆碱酯酶抑制剂不同）。西沙必利不通过作用于目前人们熟知的受体（如多巴胺 D_2 受体，α、β 肾上腺素能受体，$5-HT_2$ 受体，组胺 H_1 和 H_2 受体及阿片 μ 受体等）。在相当长的时间内，都不清楚 cisapride 的作用机制。新的研究显示，西沙必利的作用可能是激活了一种新发现的 5-羟色胺受体（5-HT$_4$受体）而起作用。

西沙必利对绝大多数类型的胃轻瘫有效，对反流病有效。广泛地用于各种以胃肠动力障碍为特征的疾病。西沙必利上市后获得很大的成功，到 1995 年已由英国药典和欧洲药典收载，在世界主要的国家都已上市。

在该品上市后的不良反应监测中，发现西沙必利可延长心脏 Q-T 间隔，可导致罕见的、可危及生命的室性心律失常。在 2000 年，美国和英国的药政部门权衡了利弊之后，决定取消该品的上市许可，待进一步研究后再重新审查。

该品在我国于 1998 年上市，现药政部门已将此品限制在医院里使用，并修改药品说明书，应使用最低有效剂量，警惕西沙必利引起心律失常，正在使用其他有助于发生心律失常的药物的病人应禁用西沙必利。本品从上市到部分国家取消上市许可，表明新药上市后的不良反应监测对药品的安全使用是不可缺少的。

西沙必利在化学上以取代的苯甲酰胺为结构特征，具有类似化学结构的同类药物还有伊托必利（itopride）、莫沙必利（mosapride）等，也作为促动力药使用。伊托必利在 30 倍西沙必利的剂量下不导致 QT 间期延长和室性心律失常，而且其代谢不依赖细胞色素 P450。莫沙必利没有与西沙必利相似的导致尖端扭转性室性心动过速的电生理特性。

莫沙必利为新型胃动力药物，由于从分子结构上进行了优化，克服了西沙必利的心脏副作用，不导致 QT 间期延长和无室性心律失常作用。是强效、选择性 5-HT$_4$受体激动剂，能促进乙酰胆碱的释放，刺激胃肠道而发挥促动力作用，从而改善功能性消化不良患者的胃肠道症状，但不影响胃酸的分泌。虽与西沙必利结构相似，同为苯酰胺衍生物并具有相似的药理作用机制，与西沙必利不同的是本品选择作用于上消化道，对结肠运动无影响，特别是与多巴胺 D$_2$ 受体无亲和力，与肾上腺素受体和毒蕈碱受体均无亲和力，故不良反应较少。无因多巴胺 D$_2$ 受体拮抗导致的锥体外系反应和催乳素分泌增多的副作用，耐受性好。

莫沙必利   伊托必利

莫沙必利在肝脏中由细胞色素 P450 中的 CYP3A4 酶代谢，其主要代谢产物为脱 4-氟苄基莫沙必利，后者具有 5-HT$_3$ 受体阻断作用。

伊托必利（itopride）也是一种新型的胃动力药，具有阻断多巴胺 D$_2$受体活性和抑制乙酰胆碱酯酶活性的功效，其在中枢神经系统分布少，无锥体外系副作用，也无致室性心律失常作用及其他严重药物不良反应和实验室异常，在 30 倍西沙必利的剂量下不导致 QT 间期延长和室性心律失常。

本品口服吸收完全迅速，血浆峰浓度（C_{max}）约为 0.73μg/ml，与剂量呈线性关系，相对生物利用度为 60%，不受进食的影响。本品在肝脏的代谢不依赖于细胞色素 P450，主要经肝脏黄素单氧化物酶途径（flavinemonoxygenase pathway），其二甲氨基基团发生代谢，包括 N$_2$ 去甲基、脱氨基和氧化反应形成羧酸及 N$_2$ 氧化物形式。本品因不依赖于细胞色素

P450 代谢，故与其他药物合用时，不会发生药物代谢方面的相互作用。

临床应用主要用于功能性消化不良和慢性胃炎患者因胃肠动力下降引起的胃饱胀感、上腹痛、厌食、烧心、恶心和呕吐等消化道症状的治疗。

第二节 止吐药
Antiemetics

一、作用机制和分类（Classification and Mechanism of Action）

呕吐神经反射环受多种神经递质影响，延脑的呕吐中枢，可接受来自催吐化学感受区（CTZ）、前庭器官、内脏等的传入冲动而引发呕吐。由于 CTZ 含有丰富的多巴胺、组胺、胆碱受体，同时前庭器官有胆碱能、组胺能神经纤维与呕吐中枢相联，故止吐药的作用机制分为：①抗组胺受体止吐药；②抗乙酰胆碱受体止吐药；③抗多巴胺受体止吐药；④神经激肽 1（neurokinin 1，NK1）受体拮抗剂，如 NK1 受体拮抗剂阿瑞匹坦（aprepitant）；⑤5-HT 受体拮抗剂等。

止吐药是通过不同环节抑制呕吐反应的药物，分为各种类型。第一类是中枢性镇吐药，如氯丙嗪（chlorpromazine）和奋乃静（perphenazine）等，主要抑制催吐化学感受区，可直接抑制呕吐中枢而具有很强的镇吐作用，对胃肠炎、化疗、妊娠及药物引起的呕吐有效，但对晕车所引起的呕吐无效。

第二类是本章第一节中所介绍的胃动力药，如多巴胺受体拮抗剂甲氧氯普胺和多潘立酮，可增强胃蠕动，促进胃排空，对多种原因引起的呕吐都有效。而且甲氧氯普胺还作用于延脑的催吐化学敏感区，使镇吐作用得到加强。

第三类是抗组胺药，如组胺 H_1 受体拮抗剂苯海拉明（diphenhydramine）和布克力嗪（buclizine），主要用来治疗晕动病引起的恶心呕吐。

第四类是抗胆碱药，如 M 胆碱受体拮抗剂东莨菪碱（scopolamine）。另外，其他的一些药物如维生素 B_6，可用于妊娠呕吐，也可以减轻抗癌药化疗引起的呕吐。

第五类是 5-HT$_3$ 受体拮抗剂类。前四类药物已在有关章节介绍，本节主要介绍第五类即 5-HT$_3$ 受体拮抗剂类。

二、5-HT$_3$ 受体拮抗剂（5-HT$_3$ Receptor Antagonists）

5-羟色胺（5-HT）是一种神经递质，也是一种自身活性物质，具有多种生理功能。近年来，根据选择性激动剂和拮抗剂的不同以及受体-配基亲和力、受体的化学结构（受体蛋白的氨基酸序列）和细胞内转导机制的不同，将 5-HT 受体分成 3 个亚型（有学者分为 7 个亚型）。这期间，20 世纪 70 年代初，研究临床上用于治疗癌症化疗引起呕吐的甲氧氯普胺（metoclopramide）只有高剂量时可对抗抗癌药顺铂引起的动物犬、雪貂的呕吐有效。以前认为甲氧氯普胺是多巴胺 D_2 受体的拮抗剂，但镇吐作用与拮抗多巴胺 D_2 受体的作用无关。深入的研究最终揭示了抗癌药物的致吐机制和 5-HT$_3$ 受体拮抗剂的对抗药物导致的呕吐的作用机制。

5-羟色胺

甲氧氯普胺

该发现导致了各制药公司竞相研究开发拮抗 5-HT$_3$ 受体的止吐药，以争夺巨大的抗癌治疗中辅助使用的止吐药市场。从发表的文献来看，早期的 5-HT$_3$ 受体拮抗剂的研究似乎分别以 5-HT 和 metoclopramide 为先导化合物。最先上市的 5-HT$_3$ 拮抗剂类药物是含有吲哚环结构的昂丹司琼。昂丹司琼分子含有的咔唑酮的母核即吲哚并环己酮。其研究者选择咔唑酮曼尼希碱的结构为先导化合物，这与 20 世纪 60 年代末发表的具有抗精神病作用的曼尼希碱，以及由此进行的一系列咔唑酮曼尼希碱抗精神病作用的研究的初步工作有关。当时的工作还提供了这类化合物的成熟的合成方法。

具有抗精神病作用的曼尼希碱

咔唑酮曼尼希碱

在 20 世纪 80 年代发现了抗癌药物的致吐机制和 5-HT$_3$ 受体拮抗剂的对抗药物导致的呕吐的作用后，咔唑酮曼尼希碱成为一个新的先导化合物，随后昂丹司琼（ondansetron）被作为止吐药开发。初步研究有较好的拮抗 5-HT$_3$ 受体作用，随后的研究工作进展非常迅速：1987 年发表了初步的药理研究，1988 年即进入临床研究，1990 年率先在法国、英国上市，成为这类止吐药中第一个上市的药物。

昂丹司琼是在近代生理生化研究基础上得到的一类优秀止吐药的代表。现已取代了传统的止吐药在抗癌治疗方面的应用，取得了很大的成功，被认为是治疗因癌症化学治疗和放射治疗引起的呕吐的重大进展。

近年来发现了影响呕吐反射弧的 5-羟色胺（5-hydroxytryptamine，5-HT）受体的 5-HT$_3$ 亚型，主要分布在肠道，在中枢神经系统相对较少。由此开发出新型的 5-HT$_3$ 受体拮抗剂，适用于癌症病人因化学治疗或放射治疗引起的呕吐，所以在临床上被广泛使用。

从吲哚的衍生物中还得到了若干个 5-HT$_3$ 受体拮抗剂，现已上市的格拉司琼（granisetron）和托烷司琼（tropisetron）等。这类化合物都有吲哚甲酰胺或其电子等排体吲哚甲酸酯的结构；连接的脂杂环大都较为复杂，通常接的是托品烷或类似的含氮双环，估计与早期试验得到的 5-HT$_3$ 受体拮抗剂去甲可卡因的结构有关。可把这些化合物看作是把可卡因的苯甲酰基换成吲哚甲酰基得到的新化合物。

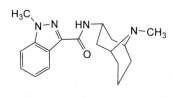

格拉司琼

托烷司琼

格拉司琼（granisetron）是最早发现拮抗 5-HT$_3$ 受体作用的化合物之一，但其开发的进度较昂丹司琼慢，直到 1991 年才上市。上市后，由于其剂量小，半衰期较长，每日仅需注射一次，销售量迅速扩大。本品具高选择性和高效性，作用持续时间长，对中枢和外周的 5-HT$_3$ 受体有较强的拮抗作用，对其他 5-HT$_1$、5-HT$_2$、多巴胺 D$_2$ 或肾上腺素 α 受体等仅具轻微或几无亲和性，与 5-HT$_3$ 受体的亲和力比其他受体高 113 万倍。本品主要经肝脏代谢，其与代谢的同功酶系 CYPlA2、CYP2D6 和 CYP3A4 抑制剂的相互作用不明显。

托烷司琼（tropisetron）对外周神经元和中枢神经内 5-HT$_3$ 受体具高选择性拮抗作用，其双重阻断呕吐反射中的介质的化学传递，既阻断呕吐反射中枢外周神经元的突触前 5-HT$_3$ 受体兴奋，且直接影响中枢神经系统内 5-HT$_3$ 受体转递的迷走神经传入后区的作用。对预防癌症化疗的呕吐有高效。

昂丹司琼（Ondansetron）

化学名为(±)-2,3-二氢-9-甲基-3-[(2-甲基咪唑-1-基)甲基]咔唑-4(1H)-酮；(±)-2,3-Dihydro-9-methyl-3-[(2-methylimidazol-1-yl)methyl]carbazol-4(1H)-one。又名奥丹西隆。

本品常用其二水合盐酸盐，为白色或类白色结晶性粉末，mp. 178.5～179.5℃（分解）。碱基的 pK_a（HB$^+$）7.4。

昂丹司琼的咔唑环上的 3 位碳具有手性，其中（R）体的活性较大，临床上使用外消旋体。

昂丹司琼可静注或口服，口服的生物利用度为 60%。口服后吸收迅速，分布广泛，半衰期为 3.5 小时。90% 以上在肝内代谢，尿中代谢产物主要为葡萄糖醛酸及硫酸酯的结合物，也有少量羟基化和去甲基代谢物。

本品为强效、高选择性的 5-HT$_3$ 受体拮抗剂。对 5-HT$_1$，5-HT$_2$，肾上腺素 α$_1$、α$_2$、β$_1$，胆碱，GABA，组胺 H$_1$、H$_2$，神经激肽等受体都无拮抗作用。癌症病人因化学治疗或放射治疗引起的小肠与延髓的 5-HT 释放，通过 5-HT$_3$ 受体引起迷走神经兴奋而导致呕吐反射。昂丹司琼可有效地对抗该过程。本品可用于治疗癌症病人的恶心呕吐症状，辅助癌症病人的药物治疗，其止吐剂量仅为甲氧氯普胺有效剂量的 1%；无锥体外系的副作用，毒副作用极小。本品还用于预防和治疗手术后的恶心和呕吐。

昂丹司琼的合成可从邻溴代苯胺出发，用经典的咔唑酮的合成方法得到三环的咔唑酮-4，然后进行氨甲基化（曼尼希反应），接上二甲氨基甲基，季胺化后，连上咪唑环，最后成盐酸盐。其合成路线如下：

（傅晓钟）

第五部分

化学治疗药物
Chemotherapeutics

第十二章 合成抗菌药
Synthetic Antibacterial Agents and Antifungal Drugs

合成抗菌药是指除抗生素以外的能有效地抑制和杀灭病原性微生物的抗菌药物，是一类应用非常广泛的药物。本章讨论了喹诺酮类抗菌药、磺胺类抗菌药及抗菌增效剂、抗真菌药及抗结核病药。

第一节 喹诺酮类抗菌药
Quinolone Antimicrobial Agents

一、喹诺酮类药物的发展（Development of Quinolone Antimicrobial Agents）

喹诺酮类抗菌药又称吡酮酸类抗菌药（Pyridonecarboxylic acid antibacterial agents），是一类具有 1,4-二氢-4-氧代喹啉（或氮杂喹啉）-3-羧酸结构的化合物。自 1962 年萘啶酸（Nalidixic Acid）问世以来，该类药物发展迅速，现已成为抗菌药的支柱产品。喹诺酮类药物的发展经历了 4 个阶段。

第一代（1962~1969 年）喹诺酮类抗感染药物主要代表有萘啶酸、吡咯酸（Piromidic Acid）等。这类药物仅对部分革兰阴性菌起作用，对革兰阳性菌和铜绿假单胞菌几乎没有活性。其优点是与其他抗菌药之间没有交叉耐药性，其局限性主要表现在体内容易被代谢失活，抗菌谱窄，易产生耐药性并有中枢神经系统副作用等缺点。由于其在泌尿道、胆道和肠道中的浓度较高，因此，被用于治疗泌尿道、胆道和肠道感染。

第二代（1969~1978 年）喹诺酮类抗感染药物主要代表有西诺沙星（Cinoxacin）和吡哌酸（Pipemidic Acid）等。第二代喹诺酮类药物在分子中的 7 位引入了哌嗪环。分子药理学研究结果表明，7 位哌嗪基团能和 DNA 螺旋酶 B 亚基之间相互作用，从而增加了喹诺酮类药物对 DNA 螺旋酶的亲和力。第二代喹诺酮类药物对革兰阴性菌有作用，较第一代喹诺酮类药物有明显的优点。例如，吡哌酸对铜绿假单胞菌有活性，萘啶酸、吡咯酸对高度耐药菌株也有抑制作用。西诺沙星和吡哌酸在体内代谢稳定，尿中 24 小时的回收率近 50%，其中原药含量大于 50%。7 位哌嗪基的存在，使它具有良好的组织渗透性，因此，在大多数组织中，其浓度大于血药浓度，正由于此，在后来开发的喹诺酮类药物中都保留了 7 位的亲脂性基团，特别是以哌嗪最多。

第三代（1978~1996 年）喹诺酮类抗感染药物主要代表有诺氟沙星（Norfloxacin）、依诺沙星（Enoxacin）、培氟沙星（Pefloxacin）、环丙沙星（Ciprofloxacin）、洛美沙星（Lomefloxacin）、氧氟沙星（Ofloxacin）等。该类药物的结构特征是母核 6 位引入氟，7 位有碱性哌嗪取代基，故又称为氟喹诺酮类。它们的抗菌谱进一步扩大，是目前临床应用最多的主流产品；含氟喹诺酮在体内均具有良好的组织渗透性，除脑组织和脑脊液外，它们在各组织和体液中均有良好的分布，并因此提高了抗菌活性，增宽了抗菌谱，应用范围也扩大到人体的诸多部位。如尿路感染、淋病、呼吸道感染、皮肤感染、胃和关节感染、腹腔感染、胃肠道感染、伤寒、败血症及慢性阻塞性呼吸道疾病急性发作，某些喹诺酮类药物还具有抗结核作用。

第四代（1997~至今）喹诺酮类抗感染药物主要代表有莫西沙星（moxifloxacin）、巴洛沙星（baloflo‐xacin）、加替沙星（gatifloxacin）、吉米沙星（gemifloxacin）、帕珠沙星（pazufloxacin）等。第四代喹诺酮类抗菌药能比较平衡地作用于 2 个靶点，即拓扑异构酶Ⅱ与拓扑异构酶Ⅳ，而前三代仅作用于拓扑异构酶Ⅱ。这类药物除了保持第三代氟喹诺酮类药物抗菌谱广等优点外，其抗菌强度是第三代氟喹诺酮类药物的 3~30 倍。对革兰阳性菌、厌氧菌、衣原体、支原体的抗菌活性优于第三代。药动学特点更趋良好，与前 3 代同类药物相比药代动力学特点是吸收快、体内分布广、血浆半衰期较长。由于其抗菌谱广且抗菌作用强，所以临床应用更广泛，临床上既用于需氧菌感染，也可用于混合感染。部分喹诺酮类药物的化学结构见表 12-1。

表 12-1　部分喹诺酮类药物的化学结构

分类	名称	X	Y	R_1	R_2	R_3	R_4
第一代	萘啶酸 Nalidixic Acid 1962	C	N	C_2H_5	H	CH_3	—
第二代	吡哌酸 Pipemidic Acid 1973	N	N	C_2H_5	—	哌嗪基 —N⌒NH	—
第三代	诺氟沙星 Norfloxacin 1978	C	C	C_2H_5	F	哌嗪基 —N⌒NH	H
第三代	依诺沙星 Enoxacin 1979	C	N	C_2H_5	F	哌嗪基 —N⌒NH	—
第三代	培氟沙星 Pefloxacin 1979	C	C	C_2H_5	F	—N⌒N—CH_3	H
第三代	环丙沙星 Ciprofloxacin 1983	C	C	▷(环丙基)	F	哌嗪基 —N⌒NH	H
第三代	洛美沙星 Lomefloxacin 1985	C	C	C_2H_5	F	—N⌒NH（CH_3）	F

续表

分类	名称	X	Y	R₁	R₂	R₃	R₄
第四代	莫西沙星 moxifloxacin 1999	C	C	△	F		OCH₃
	加替沙星 gatifloxacin 1999	C	C	△	F		OCH₃
	巴洛沙星 balofloxacin 2002	C	C	△	F		OCH₃
	吉米沙星 gemifloxacin 2003	C	N	△	F		—

二、喹诺酮类药物的作用机制（Action Mechanism of Quinolone Antimicrobial Agents）

喹诺酮类药物是 DNA 拓扑异构酶 Ⅱ（topoisomerase Ⅱ）抑制剂。它能选择性地作用于原核生物的拓扑异构酶 Ⅱ，又称螺旋酶（gyrase）。该酶是由 2 个 A 亚单位和 2 个 B 亚单位组成的具有四聚体结构的蛋白。细菌在合成 DNA 过程中，螺旋酶的 A 亚单位切开 DNA 的一条单链，B 亚单位将 DNA 的另一单链后移，A 亚单位再将切口封闭，形成具有活性的负超螺旋。喹诺酮类药并不直接与 DNA 螺旋酶结合，而是与 DNA 双链中非配对的碱基结合，抑制 DNA 螺旋酶的 A 亚单位，使 DNA 超螺旋结构不能封口，DNA 单链暴露，导致 mRNA 与蛋白合成失控，细菌死亡（图 12-1）。

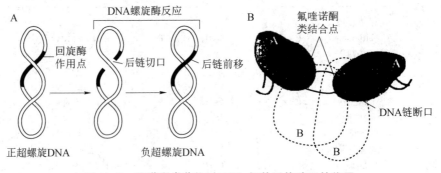

图 12-1　喹诺酮类药物对 DNA 拓扑异构酶 Ⅱ 的作用

三、喹诺酮类药物的化学结构与抗菌活性的关系（SAR of Quinolone Antimicrobial Agents）

喹诺酮类药物构效关系如图 12-2。

（1）N₁ 位上的取代基对抗菌活性贡献较大，其取代基可以为脂肪烃基和芳烃。若为脂肪烃基取代时，在甲基、乙基、乙烯基、正丙基、烯丙基、氟乙基、羟乙基中，以乙基或

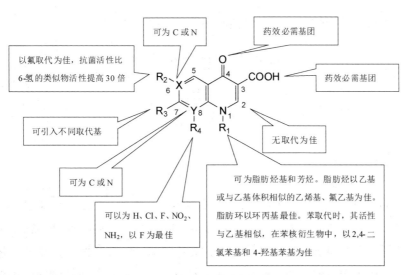

图 12-2 喹诺酮类药物的构效关系

与乙基体积相似的乙烯基、氟乙基取代时抗菌活性最强；若为脂肪环取代时，在环丙基、环丁基、环戊基、环己基、1-甲基环丙基、2-甲基环丙基中，其抗菌作用最好的为环丙基，其抗菌活性大于乙基取代衍生物；若以苯取代时，其抗菌活性与乙基相似，在苯核衍生物中，以 2,4-二氯苯基和 4-羟基苯基为佳，这些基团存在，可以使抗菌谱扩大，特别是对革兰阳性菌的活性增加；当 1 位和 8 位间成环时，可产生光学异构体，其中以 S 构型异构体对 DNA 螺旋酶的抑制作用强。

（2）2 位上引入取代基后，其活性减弱或消失，这可能是因为 2 位取代基的空间位阻，干扰了该类药物与受体的结合。

（3）3 位羧基和 4 位酮基是该类药物与 DNA 螺旋酶结合产生药效必不可少的部分，3 位羧基被磺酸、乙酸、磷酸、磺酰胺、异羟肟酸、甲氧羰基等代替，4 位酮基被硫酮基、亚氨基代替均使抗菌活性减弱。

（4）5 位取代基中，氨基取代时活性最好，其他基团取代时，活性均降低。5 位取代基（包括氨基）的存在，从空间张力角度上，都一定程度地干扰了 4 位羰基与靶位的结合，并且取代基越大，干扰越严重，所以活性降低。但从电效应角度考虑，凡能有效地向母核共轭 π 键提供电子的取代基，均使 4 位羰基氧原子上的电荷密度不同程度地提高，从而增加了这种结合力，4 位羰基氧原子上电荷密度越大，其抗菌活性越强。

（5）6 位引入氟导致其抗菌活性比 6-氢的类似物活性提高 30 倍。这归因于 6 位氟的引入可以使药物对 DNA 螺旋酶的结合力增加 2~17 倍，对细菌胞壁的穿透性增加 1~70 倍。

（6）7 位一直是氟喹诺酮结构修饰的重点，7 位引入各种取代基均可明显增加抗菌活性，对活性贡献大小的顺序为哌嗪基>二甲氨基>甲基>卤素>氢，以哌嗪基为最佳。7 位哌嗪基的引入使喹诺酮类药物的抗菌谱扩大，特别是对于革兰阴性菌，在 7 位侧链如哌嗪上引入甲基有利于增加衍生物的亲脂性，提高抗革兰阴性菌和结核杆菌的活性。7 位以 3-氨基吡咯烷取代也有利于提高抗革兰阴性菌和铜绿假单胞菌活性。吉米沙星的 7 位侧链有独特的甲肟结构，构效关系表明这一特殊结构对其抗菌谱影响突出，可提高抗革兰阴性菌的活性，甲基若以其他更大的基团或氢代替都使其活性降低甚至消失。

（7）8 位上的取代基可以为 H、Cl、F、NO$_2$、NH$_2$，以 F 为最佳。若为甲基、乙基、甲氧基、乙氧基时，其对活性贡献的顺序为甲基>H>甲氧基>乙基>乙氧基。8 位引入取代基后，使其对紫外光稳定性增加，光毒性减小。

吡哌酸（Pipemidic Acid）

化学名为8-乙基-5-氧代-5,8-二氢-2-（1-哌嗪基）吡啶并[2,3-d]嘧啶-6-羧酸三水合物;8-Ethyl-5,8-dihydro-5-oxo-2-(1-piperazinyl)pyrido[2,3-d]pyrimidine-6-carboxylic acid。

吡哌酸为微黄色至淡黄色的结晶性粉末；无臭，味苦。在甲醇或二甲基甲酰胺中微溶，在水或三氯甲烷中极微溶解，在乙醇、乙醚或苯中不溶；在氢氧化钠试液或冰醋酸中易溶。本品的熔点为251~256 ℃，熔融时同时分解。本品对光不稳定，遇光颜色渐变为污黄色。

吡哌酸与萘啶酸和吡咯酸不同之处，在于其分子中引入碱性的哌嗪基团。这个基团的引入，使得整个分子的碱性和水溶性增加，从而使其抗菌活性增强。这主要归因于哌嗪基团能与 DNA 螺旋酶 B 亚基之间相互作用，从而增加此药对该酶的亲和力。

吡哌酸分子是吡啶和嘧啶骈合组成的母核，其羧基和哌嗪基的存在使其具有酸性和碱性，故可以溶于酸性和碱性溶液，而在中性溶液中溶解度较小。

吡哌酸体内代谢稳定，给药后24小时自尿液排出给药量的58%~68%。因此，吡哌酸在临床上，主要用于敏感性革兰阴性菌和葡萄球菌所致的尿道、肠道及耳道感染。

诺氟沙星（Norfloxacin）

化学名为1-乙基-6-氟-1,4-二氢-4-氧代-7-（1-哌嗪基）-3-喹啉羧酸;1-Ethyl-6-fluoro-1,4-dihydro-4-oxo-7-(piperazin-1-yl)quinoline-3-carboxylic acid，别名氟哌酸。

本品为类白色至淡黄色结晶性粉末；无臭，味微苦；在空气中能吸收水分，遇光色泽变深。在二甲基甲酰胺中略溶，在水或乙醇中极微溶解；在醋酸、盐酸或氢氧化钠溶液中易溶。熔点为218~224℃。

诺氟沙星在室温下相对稳定，但在光照条件下可分解，得到7-哌嗪环开环产物，酸性下回流可进行脱羧，得到3-脱羧产物。

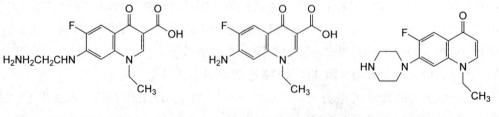

| 7-哌嗪环开环产物之一 | 7-哌嗪环开环产物之二 | 3-脱羧产物 |

诺氟沙星及所有喹诺酮类药物的结构中，3,4 位为羧基和酮羰基，极易和金属离子如钙、镁、铁、锌等形成螯合物，不仅降低了药物的抗菌活性，同时也使体内的金属离子流失，尤其对妇女、老人和儿童引起缺钙、贫血、缺锌等副作用，因此这类药物不宜和牛奶等含钙、铁等食物同时服用，同时老人和儿童也不宜多用。

诺氟沙星口服吸收迅速，1~2 小时达血药峰浓度，半衰期为 4 小时，但食物能延缓其吸收。吸收后能较好地进入泌尿生殖系统，保持尿中浓度高于多数病原微生物的最小抑制浓度（MIC），约 30% 原药由尿中排出。代谢主要发生在哌嗪环上，即哌嗪顶端 N 旁碳原子发生羟化，再进一步氧化成酮，以及生成哌嗪环顶端 N-端氧化物和哌嗪开环衍生物（图 12-3）。

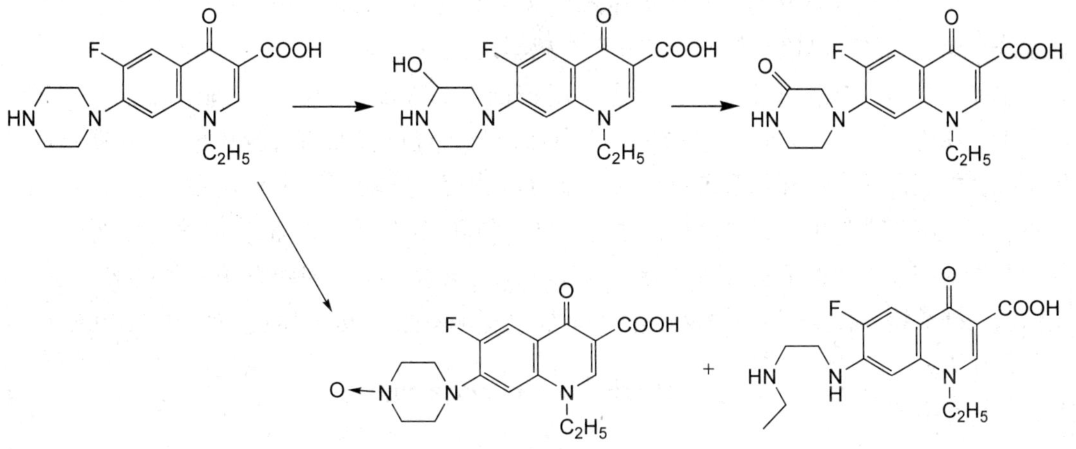

图 12-3 诺氟沙星的代谢

氟喹诺酮类药物不良反应有胃肠道反应、中枢神经系统毒性、皮肤反应及光敏反应、软骨损害。

药物的相互作用：与制酸药如氢氧化铝、三硅酸镁等含金属离子的药物同服时，会影响本品的吸收，应避免一同服用；氯霉素和利福平可拮抗本品的作用；呋喃坦丁可对抗本品在泌尿道中的抗菌作用，属配伍禁忌。

诺氟沙星是第一个上市的氟喹诺酮类抗菌药物，为广谱杀菌药，对革兰阴性菌作用较强，特别是对铜绿假单胞菌的作用强于庆大霉素等氨基糖苷类抗生素，其最低抑菌浓度（MIC）较常用的抗革兰阴性菌药物低。对革兰阳性菌有效，对支原体亦有一定的作用，对大多数厌氧菌不敏感。主要用于呼吸道、耳鼻喉科、肠道、泌尿道、妇科、外科和皮肤科等感染性疾病的治疗，临床上用于治疗咽喉炎、扁桃体炎、毛囊炎、蜂窝织炎、肾盂肾炎、膀胱炎等。曾用于治疗恶性疟疾，疗效与甲氟喹、青蒿素等相当。

盐酸环丙沙星（Ciprofloxacin Hydrochloride）

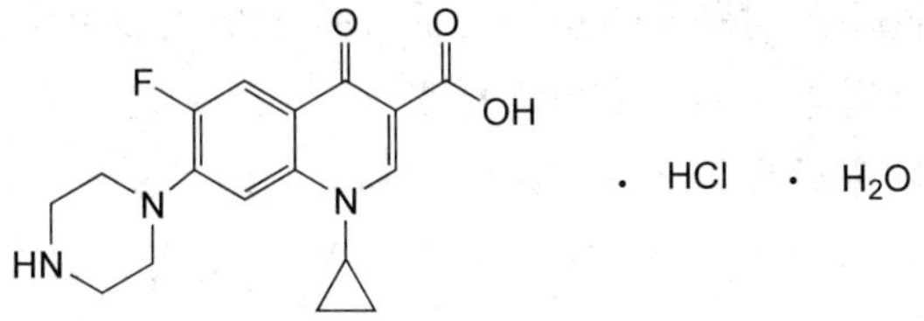

· HCl · H₂O

化学名为 1-环丙基-6-氟-1,4-二氢-4-氧代-7-（1-哌嗪基）-3-喹啉羧酸盐酸盐水合物；1-cyclopropyl-6-fluoro-1,4-dihydro-4-oxo-7-（piperazin-1-yl）quinoline-3-carboxylic acid hydrochloride monohydrate，别名环丙氟哌酸。

本品为白色至微黄色结晶性粉末，几乎无臭，味苦。在水中溶解，在甲醇中微溶，在乙醇中极微溶解；在 0.1 mol/L 盐酸溶液中略溶。熔点 308~310℃。游离的环丙沙星为微黄色或黄色的结晶性粉末，几乎不溶于水或乙醇，溶于冰醋酸或稀酸中，熔点 255~257℃。

环丙沙星为诺氟沙星分子中 1 位乙基被环丙基取代所得的喹诺酮类抗菌药，于 1983 年由德国 Bayer 公司研制成功。虽然抗菌谱与诺氟沙星相似，但对大肠杆菌、铜绿假单胞菌、流感嗜血杆菌、淋球菌、链球菌、军团菌、金黄色葡萄球菌等的最低抑菌浓度（MIC）为 0.008~2 μg/ml，这显然优于其他同类药物及头孢菌素和氨基糖苷类抗生素。另外，对耐 β-内酰胺类或耐庆大霉素的病原菌也显效，这使得该药在临床上被广泛使用。用于泌尿生殖系统、消化系统、呼吸系统、皮肤软组织感染及骨髓炎等。

本品口服后，有首过效应，生物利用度较低（为 38%~60%）。静脉滴注可弥补此缺点。半衰期为 3.3~5.8 小时。吸收后体内分布广泛，经肝代谢后从肾排出。有时会产生消化系统功能紊乱、中枢神经系统反应、失眠等副作用，肾功能不全者慎用。还可透过胎盘屏障，并分泌至乳汁中，其浓度接近血药浓度，哺乳期妇女使用本品时应停止哺乳。

药物的相互作用：不宜与氨茶碱、丙磺舒、阿霉素及呋喃妥因合用；与制酸药如氢氧化铝、三硅酸镁等含金属离子的药物同服时，会影响本品的吸收，应避免一同服用。

莫西沙星（Moxifloxacin）

化学名为 1-环丙基-6-氟-1,4-二氢-8-甲氧基-7-[（4aS,7aS）-八氢-6H-吡咯并（3,4-b）吡啶-6-基]-4-氧代-3-喹啉羧酸；1-Cyclopropyl-6-fluoro-1,4-dihydro-8-methoxy-7-[（4aS,7aS）-octahydro-6H-pyrrolo[3,4-b]pyridin-6-yl]-4-oxo-3-quinolinecarboxylic acid。

莫西沙星是一种 8-甲氧基氟喹诺酮类药物，具有广谱抗革兰阴性菌和阳性菌活性。其 8-甲氧基能降低革兰阳性菌的耐药性，与其他氟喹诺酮类药物相比，对本品耐药的革兰阳性菌很少或耐药性产生很慢。抗菌作用机制为干扰拓扑异构酶 Ⅱ、Ⅳ。对常见的呼吸道病原菌（如肺炎链球菌、流感嗜血菌、黏膜炎莫拉菌）及一些金黄色葡萄球菌具有抗菌活性。对嗜肺军团菌、衣原体及支原体的活性与其他氟喹诺酮类药物相似。对铜绿假单胞菌的活性与左氧氟沙星相似，但弱于环丙沙星，对厌氧菌的活性与司帕沙星相当，强于环丙沙星和氧氟沙星，弱于曲伐沙星。对肺炎链球菌的活性强于格帕沙星、司帕沙星、左氧氟沙星、环丙沙星、氧氟沙星、红霉素、四环素及青霉素。

药物动力学特性：口服后吸收迅速，绝对生物利用度约 91%，1~3 小时达血药峰浓度，可以很快分布到体内各组织，肺泡液、肺泡巨噬细胞、支气管组织、唾液等药物浓度比血药浓度高，蛋白质结合率约为 45%。本品经过第二阶段的生物转化后通过肾脏和胆汁、粪便以原形和硫化物、葡萄糖醛缩合的形式排出。口服给药后尿液和粪便中的原型药及其代谢物超过 96%，注射给药后尿液和粪便中的原型药及其代谢物超过 98%。

常见的不良反应为胃肠道不适，少数有头痛、恶心及局部荨麻疹。与其他一些氟喹诺酮类药物相比，该药引起的光敏毒性及中枢神经系统兴奋性的倾向较小。服药期间病人无需采取特殊措施防护紫外线。

药物相互作用：与抗酸药、矿物质和多种维生素同时服用会因为与这些物质形成多价螯合物而减少药物的吸收。因此，抗酸药及其他含有镁和铝等矿物制剂需要在口服本品 4 小时前或 2 小时后服用。本品可能引起心电图改变（Q-Tc 延长），服用抗心律失常药的病人慎用。另外，非甾体消炎药与喹诺酮类药物同时使用会增加中枢神经系统的刺激和惊厥的危险。

用于治疗慢性支气管炎急性恶化、社区获得性肺炎、急性细菌性鼻窦炎、无并发症的皮肤和软组织感染。

第二节　磺胺类抗菌药及抗菌增效剂
Antimicrobial Sulfonamides and Antibacterial Synergists

一、磺胺类药物的发展（Development of Antimicrobial Sulfonamides）

磺胺类药物（Sulfonamides）是一类具有对-氨基苯磺酰胺结构的合成抗菌药。磺胺药物的发现和应用在药物化学史上是一个重要的里程碑。早在 1908 年德国化学家 Gelmo 首先合成了对-氨基苯磺酰胺（磺胺，Sulfanilamide），但当时只作为合成偶氮染料的中间体，未认识到它在医疗上的价值。1932 年 Domagk 在研究偶氮染料的抗菌作用时，发现名为百浪多息（Prontosil）的红色染料可以使鼠、兔不受链球菌和葡萄球菌感染。1935 年 Foerster 公开了首次使用百浪多息治疗感染葡萄球菌所致败血症的临床报告。随后 Trefonël 等通过一系列化学结构的改造与活性关系的研究指出百浪多息分子中的对-氨基苯磺酰胺基团才是药物有效的活性部分，推测百浪多息在体内偶氮键断裂分解产生对-氨基苯磺酰胺可能是其抗菌作用的原因。1935 年合成了对-氨基苯磺酰胺，并发现其在体内、体外均有抑菌作用，其后，又从服用百浪多息病人的尿中分离出对乙酰-氨基苯磺酰胺，从而确定了对-氨基苯磺酰胺才是这类化合物有效的基本结构。研究工作重点也从偶氮染料转移到以对-氨基苯磺酰胺及其衍生物。

磺胺　　　　　　　　　　　　　百浪多息

当在对-氨基苯磺酰胺的各个位置引入各种不同取代基，并观察其结构的改变对其理化性质及生物活性的影响时，合成了大量磺胺衍生物。如 1938 年以吡啶环取代磺酰胺基上的一个氢原子形成的磺胺吡啶（Sulfapyridine）显示出比磺胺更强的抑菌作用。随后，1940 年又先后发现了疗效更好的磺胺噻唑（Sulfathiazole）、磺胺嘧啶（Sulfadiazine）、磺胺甲嘧啶（Sulfamerazine）、磺胺脒（Sulfaguanidine）等。至 1946 年合成的磺酰胺类化合物已达 5500 种，其中应用于临床的有磺胺醋酰钠、磺胺吡啶、磺胺噻唑、磺胺嘧啶等杂环取代的磺胺类药物。为了改善磺胺类药物的溶解度、减轻对肾脏的损害和降低副反应，1951～1958年又合成了磺胺异噁唑（Sulfafurazole）、磺胺索嘧啶（Sulfisomidine）等溶解度高、毒性较低的药物。

后来又注意到某些化合物口服后吸收快、排泄慢，能长时间地维持较高血药浓度，遂有长效磺胺的发现。如 1956 年发现的第一个长效磺胺——磺胺甲氧嗪（Sulfamethoxypyridazine）。当时正是临床上较多地使用青霉素，并发现青霉素有严重的过敏性、耐药性和不稳定性的缺点，故使磺胺类药物的研究出现一个小高潮。

在寻找高效抑菌磺胺类药物的同时，从磺胺类药物在临床应用时观察到的副作用，启发人们通过结构改造发现一些具有利尿、降压和降血糖作用的磺胺类药物，使磺胺类药物的临床应用超越了治疗细菌性疾病的范畴，得到了进一步的扩展。部分磺胺类药物结构见表 12-2。

表 12-2　部分磺胺类药物结构

药物名称	通式	R
磺胺		H
磺胺吡啶		
磺胺噻唑		
磺胺嘧啶		
磺胺异噁唑		
磺胺索嘧啶		
磺胺甲氧嗪		
磺胺脒		$-\overset{NH}{\underset{}{C}}-NH_2$
磺胺醋酰		$-COCH_3$

二、磺胺类药物的构效关系（SAR of Antimicrobial Sulfonamides）

通过研究磺胺类药物的结构与抑菌作用间的关系得到如下的规律（图 12-4）。

（1）对-氨基苯磺酰胺结构是活性必需结构。氨基和磺酰胺基必须处于对位，处于邻位或间位，体外试验均无抗菌作用。

（2）芳氨基的氮原子上一般没有取代基，若有取代基则必须在体内易被分解或还原为游离的氨基才有效。

（3）磺酰胺基上的氮原子为单取代，以杂环取代作用较优；而 N，N-双取代则活性丧失。

（4）苯环若被其他芳环或芳杂环取代，或在苯环上引入其他基团，抑菌活性降低或丧失。

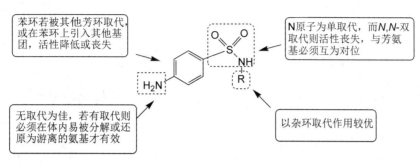

图 12-4　磺胺类药物的构效关系

三、磺胺类药物的作用机制（Action Mechanism of Antimicrobial Sulfonamides）

磺胺类药物的作用机制有许多学说，其中 Wood-Fields 学说获得公认，并且已被实验所证实。Wood-Fields 学说认为磺胺类药物能与细菌生长所必需的对氨基苯甲酸（PABA）产生竞争性拮抗，干扰了细菌的酶系统对 PABA 的利用。PABA 是叶酸（Folic Acid）的组成部分，叶酸为微生物生长所必需的物质，也是构成体内叶酸辅酶的基本原料。PABA 在二氢叶酸合成酶的催化下，与二氢叶酸焦磷酸酯合成二氢叶酸。再在二氢叶酸还原酶的作用下还原成四氢叶酸，为细菌合成核酸提供叶酸辅酶。磺胺类药物之所以能和 PABA 竞争性拮抗，是由于二者的分子大小和电荷分布极为相似的缘故。

对-氨基苯甲酸

磺胺类药物

由于磺胺类药物和 PABA 的这种类似性，使得在二氢叶酸的生物合成中，磺胺类药物可以取代叶酸结构中 PABA 位置，生成无功能的化合物，妨碍了二氢叶酸的合成。磺胺类药物与 PABA 竞争性拮抗的结果使微生物的 DNA、RNA 及蛋白质的合成受到干扰，影响了细菌的生长繁殖。人体可以从食物中摄取二氢叶酸，因此，不受磺胺类药物的影响。凡需自身合成二氢叶酸的微生物都对磺胺类药物敏感（图 12-5）。

抗菌增效剂甲氧苄胺嘧啶（Trimethoprim）能可逆性地抑制二氢叶酸还原酶，使二氢叶酸还原为四氢叶酸的过程受阻，影响了辅酶 F 的形成。当磺胺类药物与甲氧苄胺嘧啶联合应用时产生协同作用，抗菌活性增强。

甲氧苄胺嘧啶对人和动物的二氢叶酸还原酶的亲和力要比对微生物的二氢叶酸还原酶的亲和力弱 10000~60000 倍，所以，对人和动物的影响很少，其毒性也较微弱。

细菌对磺胺类药物可以产生抗药性，这可能是由于其遗传的影响，二氢叶酸合成酶改变了对磺胺的亲和力，从而产生抗药性。

Wood-Fields 学说开辟了从代谢拮抗（即抗代谢）寻找新药的途径。代谢拮抗概念已广泛应用于抗菌及抗疟等药物的设计中。

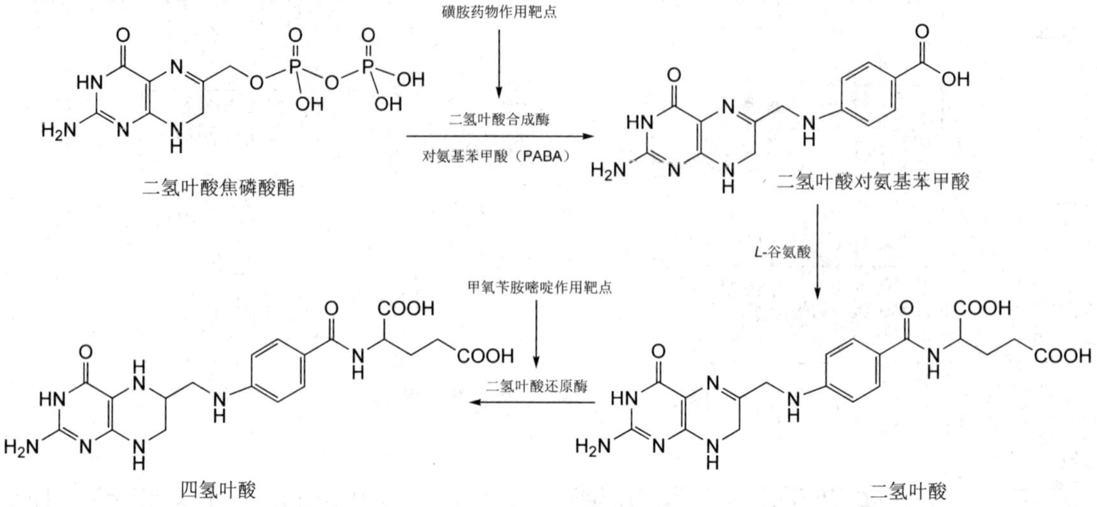

图 12-5　磺胺类药物的作用机制

四、磺胺类药物的吸收和代谢（Absorbtion and Metabolism of Antimicrobial Sulfonamides）

磺胺类药物口服后吸收部位主要在小肠，因磺胺类药物在小肠 pH 5.5~7.5 条件下解离较少。而含较强酸性基团的磺胺类药（如酞磺胺噻唑、柳氮磺胺吡啶等）在肠道解离为离子，不利于吸收，肠道中药物浓度高，用于肠道抗感染。同时，不同结构的磺胺药的吸收，还需适宜的脂水分配系数。

药代动力学表明，磺胺类药的特性差别很大。不同磺胺药的 $t_{1/2}$ 相差可达几十倍，亲脂性愈高，环境的 pK_a 愈小，$t_{1/2}$ 愈长；药物和蛋白的结合率差别也很大，一般亲脂性愈强，解离度愈小，结合率愈高；乙酰化率差别也大，乙酰化率与药物的疏水性有关。

大部分磺胺药的代谢发生在肝脏，代谢产物大部分是 4-氨基乙酰化物，小部分是磺酰胺的葡糖醛酸结合物。某些磺胺药则主要以原药排出。

五、磺胺类药物的理化性质（Physicochemical Properties of Antimicrobial Sulfonamides）

磺胺类药物多为无臭无味、白色或微黄色结晶性粉末，具有一定熔点，难溶于水，可溶于丙酮或乙醇。

1. 磺酰胺基的性质

（1）酸性　由于磺酰基的强吸电子性，使 N_1 上电子密度降低，易释出质子而呈酸性。N_1 上有吸电子基时，更使酸性增强。如对-氨基苯磺酰胺 pK_a 10.43，可溶于 NaOH 溶液，磺胺嘧啶 pK_a 6.48，可溶于 Na_2CO_3 溶液，磺胺醋酰 pK_a 5.38，可溶于 $NaHCO_3$ 溶液。利用其酸性可以将其制成钠盐，易溶于水，可配制水剂。但其酸性多比碳酸（pK_a 6.37）还弱（只有磺胺醋酰较强，磺胺脒因含胍基而呈碱性），钠盐水溶液易吸收空气中的 CO_2 而使 pH 降低，使磺胺类药物游离而析出沉淀。故除磺胺醋酰外，钠盐配制水剂时，须防 CO_2。

（2）金属离子取代反应 磺酰胺基的氢原子可被银、钴、铜等离子所取代，生成不同颜色的难溶性沉淀。如将磺胺类药物用适量氢氧化钠试液中和形成钠盐，所得溶液加硫酸铜试液（注意碱液不得过量，以免生成蓝绿色氢氧化铜沉淀而产生干扰），即生成不同颜色的铜盐沉淀，可用于鉴别。如磺胺醋酰钠呈蓝绿色，磺胺嘧啶呈黄绿色（放置转成紫色），磺胺甲噁唑呈草绿色，磺胺异噁唑呈淡棕色至暗绿色。

（3）磺酰胺基不易发生水解反应，比较稳定。磺酰胺基的结构近似四面体，S处于中心位置，整个基团的电子极化度较小（不如酯或酰胺近似平面结构而极化度较大），不易受到 H^+ 或 OH^- 的进攻，故不易水解。

2. 芳伯氨基的性质

（1）碱性 由于对位磺酰胺基吸电子的影响，使芳氨基的碱性比苯胺还弱，虽能溶于矿酸中，但不能形成稳定的盐。

（2）自动氧化 一般游离磺胺类药物比较不易发生自动氧化，而其钠盐则较易发生氧化，尤其在空气中受日光照射时易发生氧化变色。因此，磺胺类药物的钠盐注射液需加 0.1% 硫代硫酸钠溶液作为抗氧剂，安瓿内充 N_2 以隔绝空气。

（3）重氮化偶合反应 磺胺类药物在酸性溶液中，与亚硝酸钠定量地完成重氮化反应而生成重氮盐，故可用标准亚硝酸钠溶液进行滴定，以永停终点法指示终点。这是目前我国药典测定磺胺类药物含量的常用方法。芳伯氨基上有取代基的磺胺类药，则可先水解后再用重氮化法进行含量测定。

重氮盐在碱性条件下与 β 萘酚进行偶合反应，生成橙红色偶氮化物，可作本类药物的鉴别反应。

六、抗菌增效剂（Antibacterial Synerists）

在寻找抗疟药研究中，发现 5-取代苄基-2,4-二氨基嘧啶类化合物对二氢叶酸还原酶有抑制作用，其中，甲氧苄啶（trimethoprim，TMP）对革兰阳性菌和革兰阴性菌具有广泛的抑制作用，其作用机制为可逆性地抑制二氢叶酸还原酶（图12-5）。当将甲氧苄啶和磺胺类药物或某些抗生素合用时，可增强他们的抗菌作用。目前临床上用得最多的是将甲氧苄啶和磺胺甲噁唑（SMZ）组成复方新诺明，广泛用于治疗呼吸道感染、菌痢及泌尿道感染等。磺胺类药物与甲氧苄啶的合用是通过对叶酸代谢过程中两个不同的酶抑制而产生的结果。

甲氧苄啶

磺胺嘧啶（Sulfadiazine）

化学名为 $N-2-$ 嘧啶基 $-4-$ 氨基苯磺酰胺；$N-2-$ pyrimidinyl $-4-$ amino $-$ benzenesulfonamide。

本品为白色或类白色的结晶或粉末；无臭，无味；遇光色渐变暗。mp. 252~258℃（分解）。在乙醇或丙酮中微溶，在水中几乎不溶；在氢氧化钠试液或氨试液中易溶，在稀盐酸中溶解。

磺胺嘧啶可发生重氮化偶合反应，生成橙红色沉淀。其铜盐呈黄绿色，放置后为紫色。其钠盐水溶液能吸收空气中的二氧化碳，析出磺胺嘧啶沉淀；与硝酸银溶液反应生成磺胺嘧啶银。

磺胺嘧啶的芳伯氨基易被空气氧化，在日光及重金属催化下，氧化反应加速，特别是其钠盐在碱性条件下更易被氧化。因此，应遮光、密封保存。

本品的钠盐针剂为碱性（pH 为 8.5~10.5），与酸性药物如维生素 C 合用可析出结晶，特别是尿路结晶。

磺胺嘧啶具抗菌作用，优点是抗菌力强，口服吸收完全，血药浓度较高，血浆蛋白结合率（20%~55%）较低。口服 4 小时后血药浓度的 50% 以上可渗入脑脊液，为治疗和预防流脑的首选药物。其体内乙酰化作用（15%~40%）、毒副作用较其他磺胺类药物为低。本品可与金属离子（如钠、银、锌等）形成磺胺嘧啶金属盐的衍生物作为药用。如磺胺嘧啶银具有抗菌和收敛作用，用于烧伤、烫伤创面的抗感染。

磺胺甲噁唑（Sulfamethoxazole）

化学名为 $N-(5-$甲基$-3-$异噁唑基$)-4-$氨基苯磺酰胺；$N-(5-$Methylisoxazol$-3-$yl$)$ sulphanilamide，又名新诺明(Sinomine)。

磺胺甲噁唑为白色结晶性粉末；无臭，味微苦。mp. 168~172℃，在水中几乎不溶；在稀盐酸、氢氧化钠试液或氨试液中易溶。

磺胺甲噁唑抗菌谱与磺胺嘧啶相似，口服易吸收，分布于全身组织和体液，血浆蛋白结合率65%，排泄较慢，$t_{1/2}$ 6~12小时，一次给药有效浓度可维持12小时，主要用于尿路感染、外伤及软组织感染、呼吸道感染等。本品体内乙酰化率较高（60%），乙酰化物溶解度小，易在肾小管中析出结晶，造成尿路损伤，故长期服用需与NaHCO$_3$同服以碱化尿液，提高乙酰化物在尿中溶解度。本品与TMP合用作用增强，为目前应用较广的磺胺类药物。

磺胺甲噁唑能通过胎盘进入胎儿循环，并以低浓度分泌至乳汁，因此孕期及哺乳期妇女用药应予注意。

甲氧苄啶（Trimethoprim）

化学名：5-［（3,4,5-三甲氧基苯基）甲基］-2,4-嘧啶二胺；5-［（3,4,5-Trimethoxyphenyl）-methyl］-2,4-pyrimidinediamine，又名甲氧苄胺嘧啶、TMP。

甲氧苄啶为白色或类白色结晶性粉末；无臭，味苦。mp. 199~203℃，在三氯甲烷中略溶，在乙醇或丙酮中微溶，在水中几乎不溶，在冰醋酸中易溶。

甲氧苄啶具弱碱性，加稀硫酸溶解后，加入碘-碘化钾试液即生成棕褐色沉淀。本品分子中具芳伯氨基结构，在空气中易发生自动氧化，在日光及重金属催化下，氧化加速。因此，本品应遮光，密封保存。

由于本品几乎不溶于水，故配制注射剂时一般制成乳酸盐而溶于水，其pH为3.5~5.5，为了保证其稳定性，当与碱性药物合用时，应注意配伍变化。

甲氧苄啶的抗菌谱和磺胺药物相似，抗菌作用强，对多种革兰阳性和阴性细菌有效。最低抑菌浓度常低于10 mg/L，单用时易引起细菌产生耐药性。

甲氧苄啶与磺胺药物合用，可使细菌的叶酸代谢被双重阻断，增强磺胺药物的抗菌作用达数倍至数十倍，甚至有杀菌作用。而且，可减少耐药菌株的产生，对磺胺药物已有耐药的菌株也可被抑制。甲氧苄啶还可增强多种抗生素（如四环素、庆大霉素）的抗菌作用。

本品口服后几乎可完全吸收，广泛分布于全身组织和体液，其在胃、肝、肺、前列腺及阴道分泌液的浓度，多高于血药浓度，在脑脊液的浓度可达血药浓度的1/4~1/2，$t_{1/2}$ 8~11小时。本品10%~20%在肝中代谢，大部分原药由尿液排出。该药可通过胎盘，并分泌于乳汁。

甲氧苄啶常与磺胺甲噁唑或磺胺嘧啶合用，治疗呼吸道感染，尿路感染，肠道感染和脑膜炎，败血症等。对伤寒、副伤寒疗效不低于氨苄西林，也可以与长效磺胺合用，用于耐药恶性疟疾的防治。

本品不宜与抗肿瘤药及其他叶酸拮抗剂（如甲氨蝶呤）等同时服用。

第三节 抗真菌药
Antifungal Drugs

真菌感染是一种常见病，真菌可引起皮肤、黏膜等浅表处的真菌感染，也可引起皮下组织、内脏等深部组织的真菌感染。前者称为浅表真菌感染，传染性强但危害相对较弱，而后者称为深部真菌感染，传染性小但危害性大，常可导致死亡。由于抗生素的广泛使用，破坏了细菌和真菌正常菌丛的共生关系，各种免疫抑制剂、皮质激素、放射治疗等使机体对真菌抵抗力下降，大型手术、器官移植使患者机体免疫系统损伤，增加深部真菌感染的可能性。因此，抗真菌药物的研究开发日益受到重视。

临床上使用的抗真菌药物可分为：①抗生素类抗真菌药；②唑类抗真菌药；③其他抗真菌药。

一、抗生素类抗真菌药（Antifungal Antibiotics）

抗生素类抗真菌药分为多烯和非多烯两类。

在 20 世纪 50 年代中期以前，有效的抗真菌制剂只局限于局部外用制剂，即苯甲酸和水杨酸的混合物。对于一些深层全身真菌感染没有可靠的治疗方法。多烯类药物的发现是一个很大的突破，是第一类能有效对抗深层真菌感染的药物。这些多烯类药物结构特点是含碳数目为 12~14 及 35~37 的大环内酯类，有独特的亲水和亲脂区域。亲水区包含几个醇，一个羧酸，通常还有一个糖。亲脂区包括由 4~7 个共轭双键构成的部分药效团。共轭双键的数目与其在体外的抗真菌活力直接相关，而与它对哺乳动物细胞的毒性呈反相关。因结构中含有共轭多烯基团，此类药物性质不稳定，可被光、热、氧等迅速破坏。

多烯类药物对含有固醇的膜有亲和力，可以插入膜中，破坏膜功能。细胞用多烯类药物处理后，细胞膜会渗漏。细胞最后会死亡，原因在于细胞的重要成分如离子和小的有机分子的丢失。与含胆固醇的膜相比，多烯类药物对含麦角固醇的膜亲和力更高。这就是它们对真菌细胞具有更强毒性的基础。有证据表明在不同类型的细胞中，插入机制不同，多烯分子可以单独的插入含麦角固醇的膜，但要插入含胆固醇的膜则需要先形成多烯胶束。代表药物有制霉菌素（nystatin）、两性霉素 B（amphotericin B）、曲古霉素（trichomycin）等。

制霉菌素于 1951 年从诺尔斯链霉菌的培养物中分出。它是一种共轭的四烯化合物，也是第一个应用于临床的多烯类抗真菌药物。制霉菌素可局部外用，可有效对抗很多种真菌，并且有各种药膏形式。制霉菌素的毒性太强，所以不能用于全身治疗。不过口服后，基本不会吸收，所以可以通过口服给药治疗口腔和胃肠道感染。制霉菌素本身并不是全身性抗真菌治疗的突破，但是为寻找其他的可以用于全身治疗的多烯类药物的发现提供了条件。一些抗生素类抗真菌药结构见表 12-3。

两性霉素 B 于 1956 年发现，它是一种七烯化合物，对哺乳动物细胞的毒性小，因此可以静脉注射，但它仍然是一种具有一定毒性的药物。它的副作用包括发热、寒战、血压过低和严重的肾脏毒性。尽管它有毒性，两性霉素 B 仍然是治疗全身性、有致命危险的真菌感染的首选药物。该药物不能通过血脑屏障，若要治疗中枢神经系统的真菌感染，必须要鞘内注射给药。最近出现了两性霉素 B 的脂质体制剂，这种脂质复合体可以大大降低该药物对人类的毒性，改变了药物的分布，提高了药物的血浆浓度。

非多烯类抗生素主要有灰黄霉素（griseofulvin）和西卡宁（siccanin）等。虽然它们对深部真菌感染也有抑制作用，但其毒性较大，并且生物利用度低，故主要用于浅表真菌感染。

表 12-3 部分抗生素类抗真菌药结构

药物名称	药物结构
两性霉素 B amphotericin B	
制霉菌素 A_1 nystatin A_1	
曲古霉素 hachimycin	
灰黄霉素 griseofulvin	

两性霉素 B（Amphotericin B）

两性霉素 B 为黄色至橙黄色粉末，无臭或几乎无臭，无味；有引湿性。在二甲基亚砜中溶解，在二甲基甲酰胺中微溶，在甲醇中极微溶解，在水、无水乙醇、三氯甲烷或乙醚中不溶。mp. >170℃（分解）。

由于结构中有氨基和羧基，故兼有酸碱两性。遇光、热、强酸、强碱均不稳定，在日光下易被破坏失效，在 pH 4~10 时稳定。

多烯类抗生素主要用于深部真菌感染，此类抗生素与真菌细胞膜上的甾醇结合，损伤膜的通透性，导致细菌细胞内钾离子、核苷酸、氨基酸等外漏，破坏正常代谢而起抑菌作用。除支原菌外，细胞上缺少甾醇的细菌不能被多烯类抗生素所作用。游离甾醇和细胞膜上的甾醇竞争多烯类抗生素，而使多烯类抗生素作用减小。两性霉素 B 主要用于深部真菌感染，也用于治疗皮肤和黏膜真菌感染。口服后在胃肠道的吸收少而不稳定，不良反应较多。

与其他药物的相互作用：与多种药物有配伍禁忌，如氯化钠、氯化钾、氯化钙、葡萄糖酸钙、依地酸钙钠、青霉素、羧苄西林、硫酸阿米卡星、硫酸庆大霉素、硫酸卡那霉素、硫酸链霉素、盐酸金霉素、盐酸土霉素、盐酸四环素、硫酸多黏菌素 B、盐酸氯丙嗪、盐酸苯海拉明、盐酸多巴胺、盐酸利多卡因、盐酸普鲁卡因、重酒石酸间羟胺、盐酸甲基多巴、呋喃妥因和维生素类等。

二、唑类抗真菌药（Azole Antifungal Agents）

1. 唑类药物的发展　唑类抗真菌药物是目前抗真菌药物中最大的一类药物，发展于 20 世纪 60 年代的后期，不仅有外用的药物，而且还有口服和静脉注射用的药物。

唑类药物的化学结构特征是，带有一个五元芳香环，该环含有两个或三个氮原子，含有两个氮原子为咪唑类，三个氮原子为三唑类。唑环通过 N-1 连接到一个侧链上，该侧链至少含一个芳香环。

克霉唑（Clotrimazole）、益康唑（Econazole）和咪康唑（Micomazole）是唑类抗真菌药物中最早用于临床的药物。在体外均有较高的活性，有广谱的抗真菌病原体作用。对白色念珠菌、曲菌、新生隐球菌、芽生菌、拟酵母菌等深部真菌和一些表皮真菌以及酵母菌等都有良好的抗菌作用。这些药物局部使用非常有效，而在口服或静脉注射给药时，由于在体内很快代谢失活，导致较低的口服生物利用度及较差的持续性血浆浓度。

为进一步增加代谢稳定性，以改善口服生物利用度和维持血浆药物浓度。人们对该类药物进行了进一步结构改造，得到了第一个可口服的咪唑类抗真菌药物酮康唑（Ketoconazole）。

和早期的咪唑类抗真菌药物相比较，酮康唑对代谢比较稳定，口服生物利用度较好。酮康唑较其他咪唑类抗真菌药物的优点在于，既可以用于浅表真菌感染又可用于深部真菌感染，既可口服又可外用，长期服用未见有耐药菌株，对免疫功能低下的患者，还可预防真菌性疾病。但酮康唑的副作用比较大，主要是肝脏毒性和对激素合成的抑制作用，使其临床应用受到了限制。

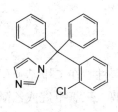

克霉唑

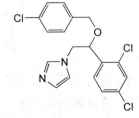

益康唑

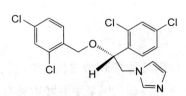

咪康唑

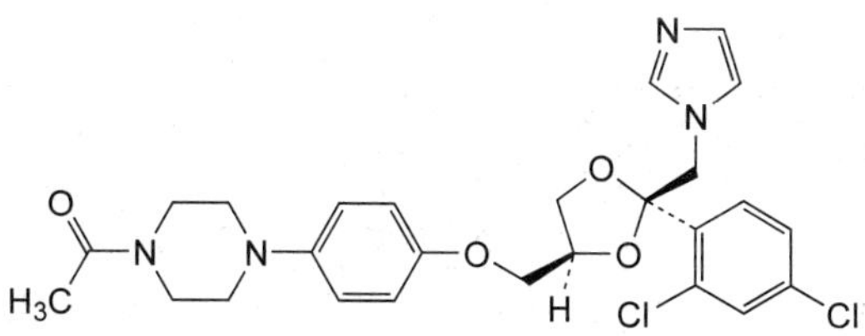

酮康唑

在对咪唑类药物研究时发现，咪唑基可能是引起这些化合物易于被代谢的主要原因。经过结构改造，发现1,2,4-三氮唑类结构具有很好的应用价值，于是相继开发了一些三氮唑类抗真菌药物。

1980年，美国辉瑞公司合成了双三唑的化合物氟康唑（Fluconazole），具有广泛的抗真菌谱，口服和静脉注射对各种动物真菌感染有效。体外无活性，但体内抗真菌活性是酮康唑的5~20倍。

由于氟康唑的研究成功，人们开始转向对三氮唑抗真菌药物的研究。伊曲康唑（Itraconazole）是继氟康唑后上市的另一个三唑类抗真菌药物，其化学结构与酮康唑基本相似，体内、外抗真菌作用比酮康唑强。除了能治疗芽生菌病、球孢子菌病、组织胞浆病外，对烟曲霉菌也有抑制作用。伊曲康唑口服吸收好，脂溶性比较强，在体内某些脏器，如肺、肾及上皮组织中浓度较高。但是与蛋白结合率较高。伊曲康唑在体内半衰期约为20小时。用药2~4周后半衰期约为30小时，在体内代谢产生羟基伊曲康唑，活性比伊曲康唑更强，但半衰期比伊曲康唑短。同为三唑类抗菌药物的还有特康唑（Terconazole）和伏立康唑（Voriconazole）。

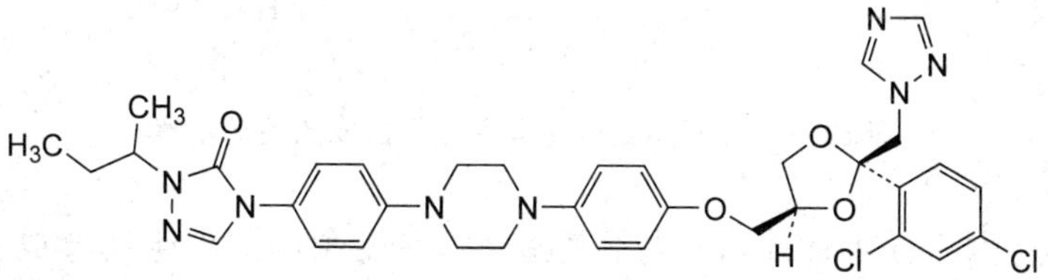

伊曲康唑

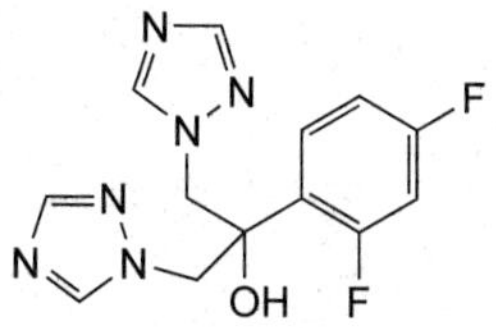

氟康唑 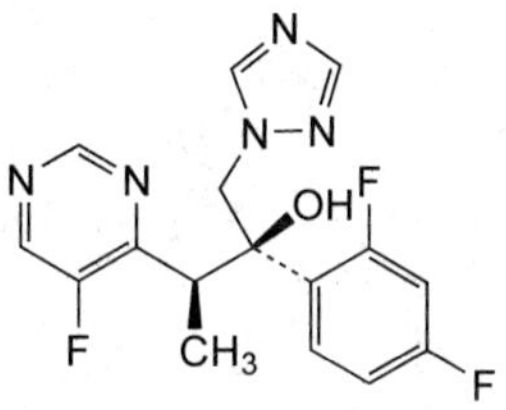　　　　　伏立康唑 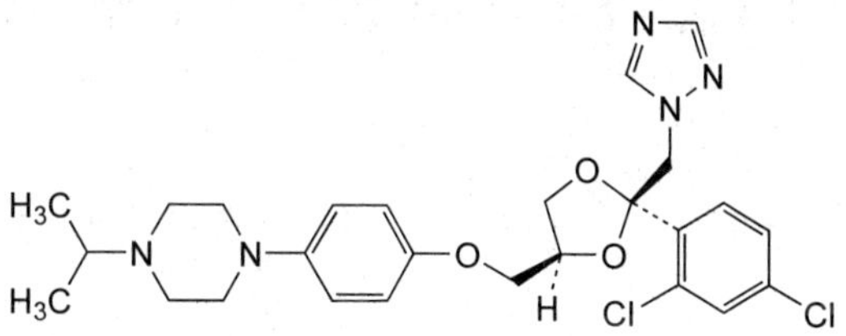　　　　　特康唑

2. 作用机制　固醇是真菌和哺乳动物细胞膜很重要的结构成分，同时对于细胞膜上酶和离子转运蛋白行使正确的功能起着重要的作用。与治疗关系最密切的真菌与哺乳动物之间的区别是二者的细胞膜包含的固醇不同。哺乳动物细胞膜的固醇是胆固醇，而真菌中则是麦角固醇。虽然这两种固醇很相似，但它们的侧链有轻微的不同，麦角固醇在B环多了一个双键，因此它的环系统要稍微平一些（图12-6）。

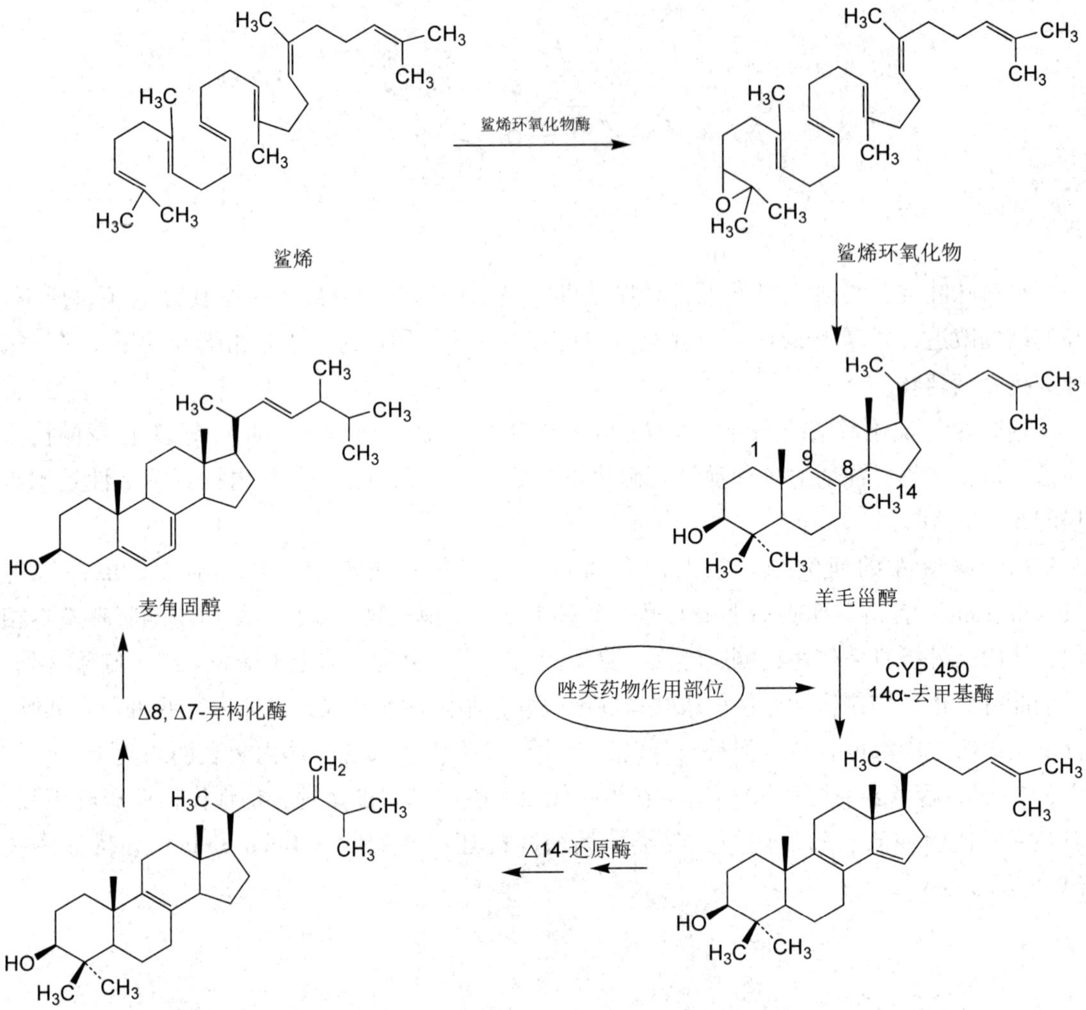

图 12-6 由鲨烯到麦角固醇生物合成的关键步骤

所有的唑类药物都通过抑制 14α 去甲基酶来抑制麦角固醇的生物合成。唑的 N 原子可以与 CYP450 酶的辅基亚铁血红素形成一个键，形成键的位置通常由活性氧原子占据。唑类抗真菌药的其余部分与脱辅基蛋白结合并相互作用，在某种意义上，这种作用决定了该药物对真菌去甲基酶和其他 CYP450 酶的相对选择性（图 12-7）。

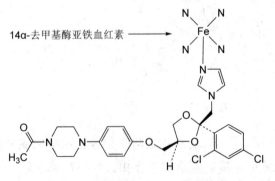

图 12-7 酮康唑/CYP450 结合机制

　　抑制 14α 去甲基酶的结果是聚集到真菌细胞膜的固醇依然带有甲基基团。这些固醇没有正常的膜麦角固醇所具有的准确的形状和物理特性。这会导致膜的渗透性改变，发生泄漏，并使膜中蛋白的功能失常，从而导致真菌细胞死亡。哺乳动物细胞膜中的生物合成也需要 CYP450 14α 去甲基酶的参与，为什么含 14α 甲基的固醇不会积聚到人的细胞膜上呢？原因在于对于不同来源的相同的酶抑制强度不同。对于来自白色念珠菌的酶，酮康唑的 IC_{50} 值为 10^{-9} M，而对于人类来源的酶，IC_{50} 值为 10^{-6} M。对该酶抑制强度的三个数量级的差距，为治疗应用提供了基础。

　　3. 代谢及药物相互作用　唑类全身性抗真菌药物的主要代谢途是在 CYP450 酶系统的参与下进行的，一般都能很快被代谢，代谢物无活性。酮康唑的代谢途径见图 12-8。

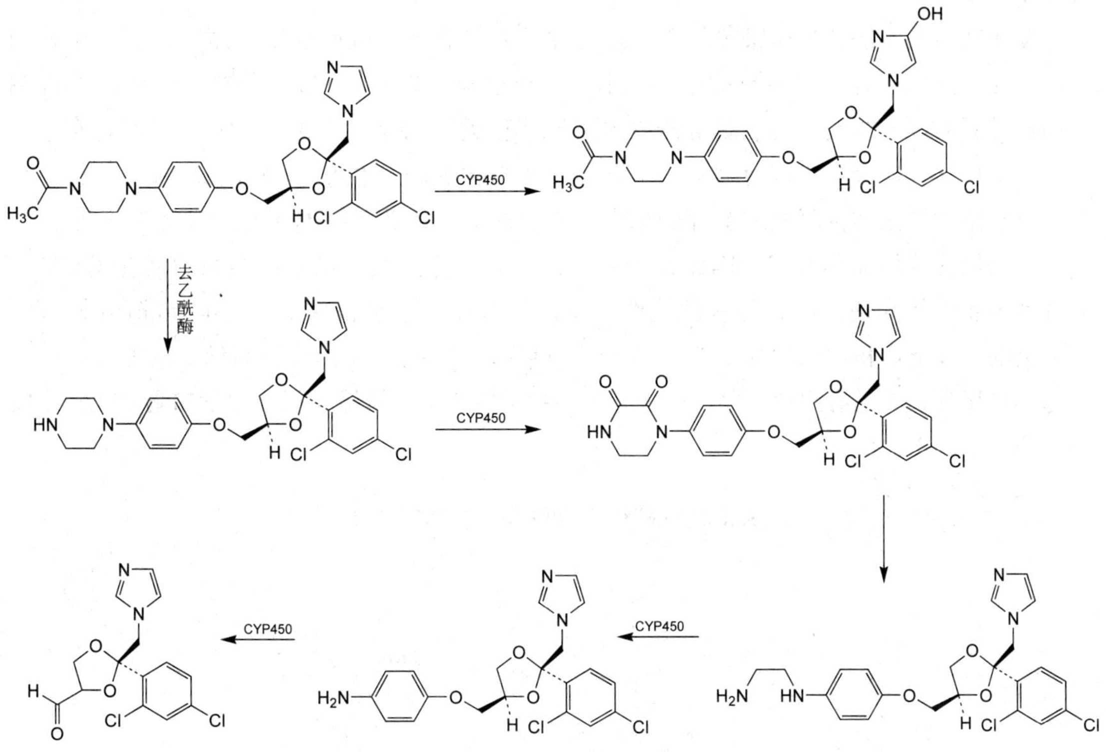

图 12-8　酮康唑的代谢途径

　　尽管在体外，该类药物与人 CYP450 酶的亲和力比与真菌 14α 去甲基酶的亲和力要低，但是在临床上，它们确实会被该酶代谢。大约有 95% 的酮康唑会被该酶代谢，主要在 CYP3A4 的作用下进行。同样，伊曲康唑也可能是被 CYP3A4 代谢（80%～90%）。氟康唑是个特例，其剂量的 10% 被代谢掉，其余的药物不经改变就被排出。唑类药物与其他药物之间的相互作用，有可能是通过酶的竞争抑制发生的。因此，与一些治疗范围窄，或有潜在毒性的药物一起使用时，一定要慎重。

　　酮康唑可以抑制非镇静型抗组胺药物特非那定的代谢，因此有可能引起心动过速性心律不齐；可以与消化道动力药西沙必利发生药物间交互作用；与催眠药三唑仑同时服用，会引起三唑仑曲线下面积（AUC）增高 22 倍，半衰期延长 7 倍。与 CYP3A4 的诱导剂同时服用，如苯妥英、卡巴咪嗪和利福平，可以导致酮康唑的水平下降约 50%，因为 CYP3A4 的活性被增强的结果。

　　酮康唑与环孢素同时服用，最高可以使环孢素的使用剂量降低 80%。环孢素是一种免疫抑制剂，但治疗费用昂贵，如与酮康唑配伍利于降低治疗成本。

伊曲康唑与酮康唑类似，口服后，可以被 CYP3A4 代谢，如果与 CYP3A4 的诱导剂如苯妥英、卡巴咪嗪和利福平同时服用，则其血药浓度会下降。与 HMG-CoA（3-羧基-3-甲基戊二酰辅酶 A）还原酶抑制剂洛伐他汀和辛伐他汀配伍，伊曲康唑的曲线下面积可增加 20 倍。这种交互作用在临床上有重要意义，因为同时服用伊曲康唑、洛伐他汀和辛伐他汀治疗所引起的横纹肌溶解的风险会增加。伊曲康唑还可以干扰一些苯二氮䓬类镇静剂（三唑仑和咪达唑仑）的代谢，后者可被 CYP3A4 代谢。例如，伊曲康唑可使三唑仑的曲线下面积增加 27 倍，对咪达唑仑消除有类似的效果。不过，伊曲康唑对于安定的消除好像没有什么效果。同酮康唑类似，伊曲康唑对于 CYP2C9 介导的华法林和苯妥英的代谢没有作用或作用很小。

氟康唑与酮康唑和伊曲康唑的不同之处在于，口服或者静脉注射氟康唑，它的生物利用度是相同的。还有一点不同就是，氟康唑对于细胞色素 CYP450 介导的药物代谢的抑制是通过抑制 CYP2C9 发生的，而与其他的全身性唑类药物相比，对 CYP3A4 的抑制作用要弱一些。比如，氟康唑可以使（S）-华法林（对映异构体）的曲线下面积增加一倍，而且大大延长接受华法林抗凝血剂治疗的患者的凝血时间。因为华法林的治疗指数很狭窄，并且过度的抗凝作用极其有害，因此这种交互作用有临床意义。氟康唑也可以减少 CYP2C9 的底物苯妥英的代谢，后者是一种抗癫痫制剂，治疗指数也很狭窄。与氟康唑同时使用，苯妥英的曲线下面积可以增加 75%～150%，具体数值取决于氟康唑的剂量，这种疗法可以引起不良反应，并已有报道。氟康唑也可以抑制 CYP3A4，虽然在程度上不如酮康唑和伊曲康唑。

硝酸益康唑（Econazole Nitrate）

化学名为 1-[2-[（4-氯苯基）甲氧基]-2-（2,4-二氯苯基）乙基]-1H-咪唑硝酸盐；1-[2-[（4-Chlorophenyl）methoxy]-2-（2,4-dichlorophenyl）ethyl]-1H-imidazole Nitrate。

本品为白色至微黄色的结晶或结晶性粉末；无臭。在甲醇中易溶，在三氯甲烷中微溶，在水中极微溶解。mp. 163～167℃，熔融时同时分解。

益康唑的结构中，C-1 是手性碳，具有旋光性，临床使用消旋体。加硫酸及二苯胺，显深蓝色。用氧瓶燃烧法进行有机破坏后，具氯化物的鉴别反应。本品性质较稳定，宜密封保存。

本品为广谱抗真菌药，对皮肤癣菌、酵母菌、双相型真菌、曲菌均有抑制或杀灭作用，毒副作用小，疗效较好。其主要用于念珠菌引起的阴道炎和皮肤癣等的治疗。

氟康唑（Fluconazole）

化学名为 α-(2,4-二氟苯基)-α-(1H-1,2,4-三唑-1-基甲基)-1H-1,2,4-三唑-1-基乙醇；α-(2,4-Difluorophenyl)-α-(1H-1,2,4-triazol-1-ylmethyl)-1H-1,2,4-triazole-1-ethanol。

氟康唑为白色或类白色结晶性粉末；无臭或微带特异臭，味苦。在甲醇中易溶，在乙醇中溶解，在二氯甲烷、水或醋酸中微溶，在乙醚中不溶。mp. 137~141℃。

氟康唑为氟代三唑类广谱抗真菌药，抗菌谱与酮康唑相似，对曲霉菌、皮炎芽生菌、白色念珠菌、新型隐球菌、粗球孢子菌、荚膜组织胞浆菌等多种真菌病有治疗作用。对深部感染真菌有效，抗真菌作用强，动物试验表明，氟康唑对全身性白色念珠菌病的疗效比酮康唑强 20 倍（大鼠）及 100 倍（小鼠）。此外，氟康唑可透过血脑屏障，而酮康唑则不能，因而氟康唑更适用于治疗脑内感染疾病。

临床上氟康唑可以口服，口服生物利用度高，也可以静脉注射给药，静注后血浆内药物可达 90% 以上，在人体内半衰期约为 17~34 小时。氟康唑在体内很少被代谢，几乎全部以原形经肾脏排泄，因而也可以用于肾及尿路的真菌感染治疗。主要用于念珠球菌病和隐球菌病的治疗，对癌症患者的口咽念珠菌感染也有效。

三、其他抗真菌药（Other Antifungal Agents）

1981 年发现的萘替芬（Naftifine）是第一个被发现并进入市场的丙烯胺类药物，具有较高的广谱抗真菌活性，局部使用治疗皮肤癣菌病的效果优于克霉唑和益康唑，治疗白色念珠菌的效果与克霉唑相同。它很容易被首过代谢，口服没有活性，因此只有局部外用制剂。萘替芬主要用于皮肤的癣菌感染。在此基础上结构修饰得到特比萘芬（Terbinafine）。特比萘芬结构中用乙炔基团代替苯环，但抗真菌谱比萘替芬更广，作用更强并可以口服。虽然对很多种皮肤真菌感染有效，但特比萘芬对甲癣（指甲感染）的治疗尤其有效。

布替萘芬是苯胺结构化合物，因在体内潴留时间比较长，24 小时仍可保持较高浓度，局部应用后，经皮肤角质层渗透迅速，是安全有效的每日一次的优良药物。抗菌谱比较广，主要用于浅表真菌感染的治疗。

其他类抗真菌药见表 12-4。

表 12-4　其他类抗真菌药的结构

药名	通式	R
萘替芬		
特比萘芬		
布替萘芬		

特比萘芬（Terbinafine）

化学名为(E)-N-(6,6-二甲基-2-庚烯-4-炔-1-基)-N-甲基-1-萘甲胺;N-[(E)-6,6-Dimethyl-2-hepten-4-yn-1-yl]-N-methyl-1-naphthalenemethanamine，又名坦平那芬。

特比萘芬属于烯丙胺类抗真菌药。其作用机制是抑制真菌的鲨烯环氧酶，干扰真菌细胞麦角甾醇的生物合成，具有广谱的抗真菌活性。体外对比实验表明，其对皮癣菌、曲霉菌等有杀菌作用，活性强。但对酵母菌的活性比氮唑类抗真菌药差。

特比萘芬与CYP-450的结合很弱，故在宿主中不干扰甾醇激素的产生，很少发生药物的相互作用，哺乳动物鲨烯环氧酶比真菌鲨烯环氧酶对本品的敏感性差。

特比萘芬的不良反应有胃肠道和皮肤症状以及非特异性症状如疲惫或发热等。

临床用于各种皮肤真菌感染和指甲真菌感染。

第四节　抗结核病药
Tuberculostatics

结核病是由结核杆菌引起的一种常见的慢性传染性疾病，可累及全身各个器官和组织，其中以肺结核最常见。结核杆菌在革兰阳性菌中属特殊的抗酸性菌，因其细胞上存在高度亲水性类脂，所以对醇、酸、碱和某些消毒剂具有高度的稳定性。由于结核杆菌较一般的细菌生长周期长，所以用药周期长，因而抗结核药物易产生耐药性。

目前常用的抗结核药物按其来源可分为抗生素类抗结核病药和合成抗结核病药。抗生素类抗结核病药主要有硫酸链霉素（streptomycin sulfate）、利福霉素（rifamycin）、卡那霉素（Kanamycin）等。合成抗结核药主要有异烟肼（Isomiazid）、对氨基水杨酸（Para-aminosalicylic Acid）、乙胺丁醇（Ethambutol Hydrochloride）等。

利福平（Rifampin）

化学名为3-[[（4-甲基-1-哌嗪基）亚氨基]甲基]-利福霉素;3-[[（4-Methyl-piperazinyl）imino]methyl] rifamycin，别名甲哌利福霉素。

利福平为鲜红色或暗红色的结晶性粉末，无臭，无味。在三氯甲烷中易溶，在甲醇中溶解，在水中几乎不溶。

利福霉素为由链丝菌发酵产生的化学结构为 27 个碳原子的大环内酰胺，环内含一个萘核构成平面芳香核部分与立体脂肪链相连形成的桥环。天然的利福霉素有 A、B、C、D、E 等物质，均为碱性，性质不稳定，仅利福霉素 B 分离得到纯品。但利福霉素 B 的抗菌活性很弱，经过对 9 位取代基的改造得到利福霉素 SV（rifamycins SV）及利福米特（rifamide），这两个衍生物虽然对结核杆菌的作用有所增强，但口服吸收较差。为寻找口服吸收好、抗菌谱广、长效和高效的抗结核药物，用利福霉素 SV 与 1-甲基-4-氨基哌嗪形成腙，得到利福平（rifampicin），其抗结核活性比利福霉素高 32 倍，但其耐药性出现较快。以利福平为基础，将利福平哌嗪环上的甲基用异丁基及环戊基取代分别得利福定（rifandin）及利福喷丁（rifapentine）。其抗菌谱与利福平相似，但抗结核菌作用比利福平强，口服吸收较好。

	R	R₁
利福霉素B	-OCH₂COOH	H
利福霉素SV	-OH	H
利福平	-OH	—CH=N—N（哌嗪）N—CH₃
利福米特	-OCH₂CON(C₂H₅)₂	H
利福定	-OH	—CH=N—N（哌嗪）N—CH₂CH(CH₃)₂
利福喷丁	-OH	—CH=N—N（哌嗪）N—环戊基

利福霉素类抗生素能与分枝杆菌敏感的 DNA 依赖性 RNA 聚合酶（DNA-dependent RNA polymerase，DDRP）形成稳定的复合物，抑制该酶的活性。DDRP 是一个含有两个锌原子的酶。该类药物 C-5 和 C-6 上氧原子能与锌原子螯合，C-17 和 C-19 上的氧能与 DDRP 形成较强的氢键，这样增加了对 DDRP 的键合作用。对 DDRP 的抑制可导致在 RNA 起始链的阻断，抑制初始 RNA 的合成，但不抑制 RNA 链的延伸。

利福平分子结构中含有 1,4-萘二酚，遇光易变质，水溶液易氧化损失效价。在碱性条件下易被氧化成醌型化合物。强酸性条件下易分解，即其醛缩氨基哌嗪易在 C=N 处分解，成为缩合前的醛和氨基哌嗪两个化合物。在弱酸性下较稳定，故本品酸度应控制在 pH 4.0~6.5 范围内。

利福平体内主要代谢是 C-21 的酯键水解，生成去乙酰基利福平，它虽然仍有抗菌活性，但仅为利福平的 1/8~1/10。可在尿中发现去乙酰化合物与葡萄糖醛酸的结合物。利福平的另一个代谢物为其水解物 3-醛基利福霉素 SV。其抗菌活性较利福平低。利福平是酶的诱导剂，会增加代谢活性。其代谢物具色素基团，因而尿液、粪便、唾液、泪液、痰液及汗液常呈橘红色（图 12-9）。

临床上主要用于肺结核及其他结核病，也可用于麻风病或厌氧菌感染。与异烟肼、乙胺丁醇合用有协同作用，可延缓耐药性的产生。

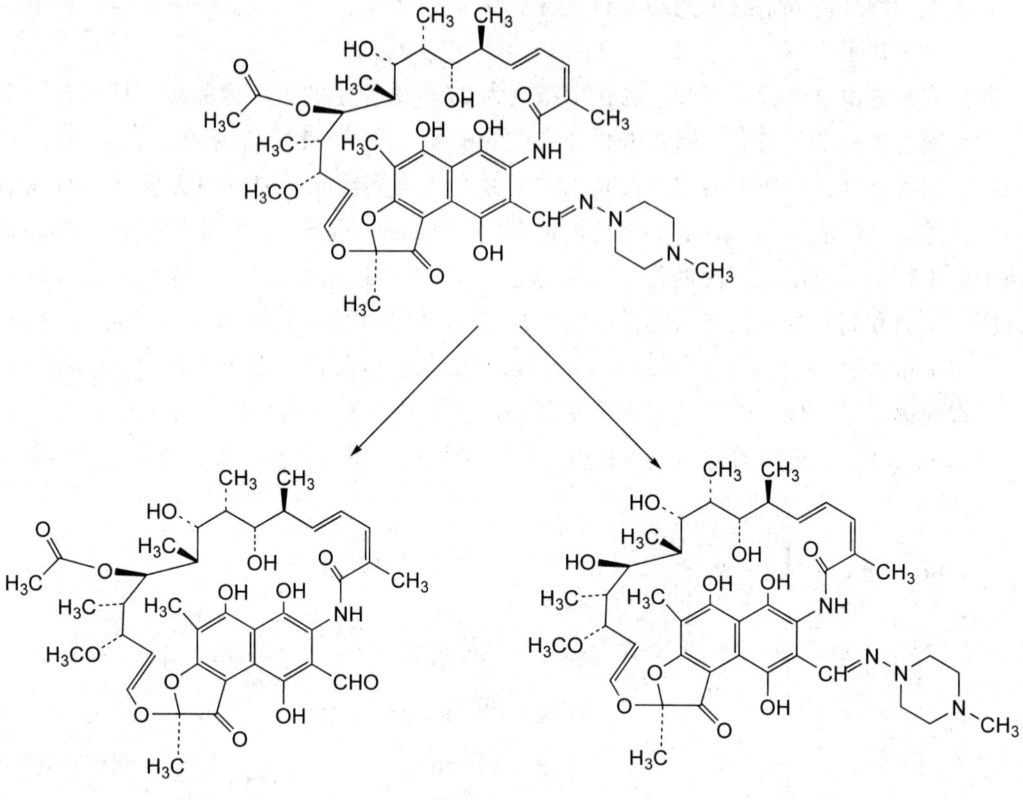

图 12-9 利福平的代谢产物

3-醛基利福霉素SV　　　　　去乙酰基利福平

异烟肼（Isoniazid）

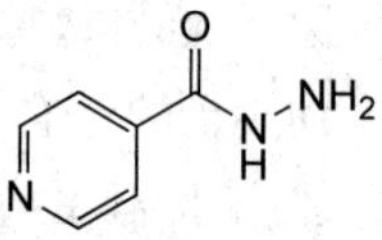

化学名为 4-吡啶甲酰肼；4-pyridine carboxylic acid hydrazide，别名雷米封（Rimifon）。

异烟肼为无色结晶或白色结晶性粉末，无臭，味微甜后苦。易溶于水，微溶于乙醇，几乎不溶于乙醚。熔点为 170～173℃。

异烟肼的酰肼结构不稳定，在酸或碱存在下均可水解成酰胺和肼，光、金属离子、湿度、pH 等都影响水解速率。游离肼的存在使毒性增加，不可再供药用。注射用的异烟肼应制成粉针，在 100℃ 灭菌 30 分钟，使用前再配成水溶液、并用盐酸调 pH 5～6。

异烟肼含有肼的结构，具有很强的还原性，可与多种弱的氧化剂如溴、碘、硝酸银和溴酸钾等在酸性条件下反应，生成异烟酸，并放出氮气。如与氨制硝酸银试液作用，即被氧化生成异烟酸铵，并有银镜生成。此反应可作为异烟肼的鉴别反应。

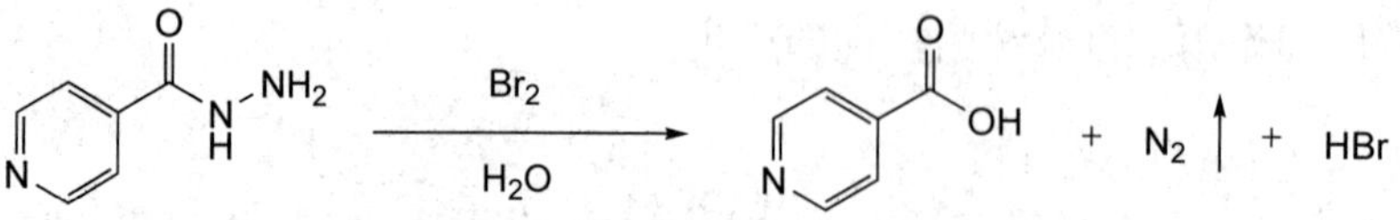

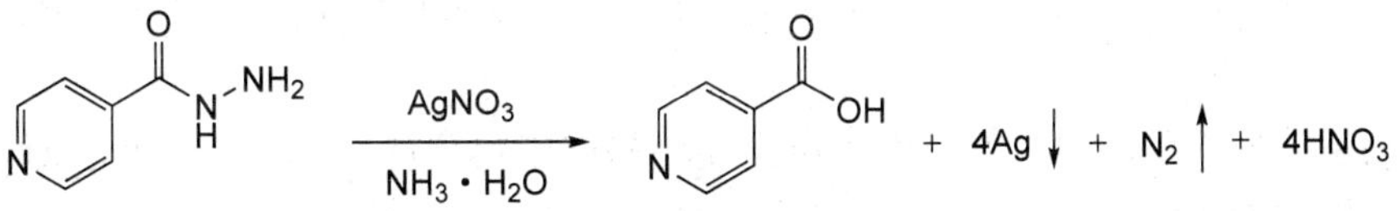

$$\text{（吡啶-4-甲酰肼）} \xrightarrow[\text{NH}_3 \cdot \text{H}_2\text{O}]{\text{AgNO}_3} \text{（异烟酸）} + 4\text{Ag}\downarrow + \text{N}_2\uparrow + 4\text{HNO}_3$$

异烟肼与铜离子、铁离子、锌离子等多种金属离子发生配位反应，形成有色配合物，使本品溶液变色。如与铜离子在酸性条件下生成单分子配合物呈红色；在 pH 7.5 时，生成双分子配合物。因此微量金属离子的存在，可使异烟肼水溶液变色，故配制本品注射剂时，应避免与金属器具接触。

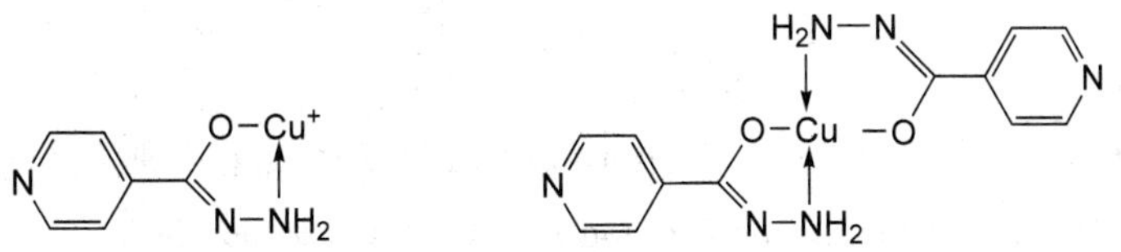

异烟肼口服后迅速被吸收，食物和各种耐酸药物可能会干扰其吸收，因此异烟肼应空腹服用。主要代谢物为 N-乙酰异烟肼，约占服用量的 50%~90%，由尿排出，N-乙酰异烟肼的活性仅为异烟肼的 1%。其代谢速率决定于 N-乙酰化酶的数量及活性，具有高浓度此酶的个体迅速乙酰化，而具有低浓度此酶的个体的乙酰化速率则较慢。N-乙酰化酶主要存在于肝脏和小肠中。异烟肼的另一种代谢物为异烟酸和肼，异烟酸与甘氨酸结合被排出，在尿中可以检出 20%~40% 的异烟酸和甘氨酸结合体。异烟酸也可能为 N-乙酰异烟肼水解的产物，但在这种情况下，水解的第二种产物应为乙酰肼，乙酰肼被 N-乙酰转移酶酰化成二乙酰肼（Ⅲ），乙酰肼被认为是微粒体 P-450 的底物，其结果可导致一种能引起肝坏死的具有乙酰化作用的肝蛋白的形成。这归因于羟胺中间体的产生，后者又转化为活性乙酰化游离基。这可能是在使用异烟肼治疗过程中总伴有肝毒性的原因（图 12-10）。

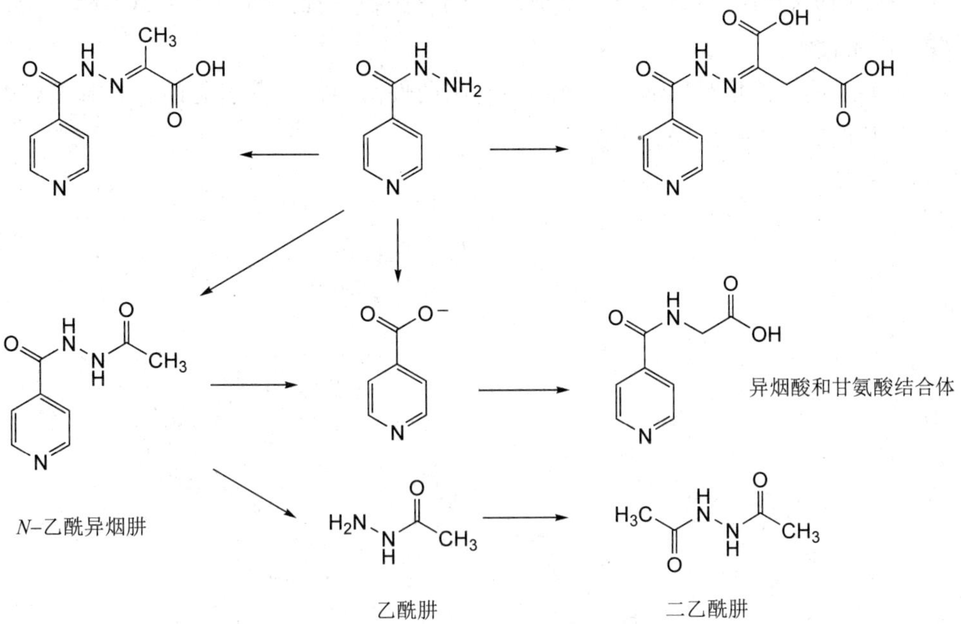

图 12-10 异烟肼的代谢

异烟肼的构效关系研究表明酰肼基与吡啶环的氮原子必须处于对位，活性最强，处于间位或邻位活性减弱或消失。酰肼基上的氢原子可以被烷基或芳基取代，但仅 N_2 取代的衍生物有抗菌活性，而 N_1 取代的衍生物无抗菌活性。目前在所有异烟肼衍生物中，异烟肼的活性最强。

本品可用于治疗各种结核病。由于单独使用易产生耐药性，常与链霉素、对-氨基水杨酸钠合用，既可有协同作用，又减少结核病菌的抗药性。

盐酸乙胺丁醇（Ethambutol Hydrochloride）

化学名为 $[2R,2[S-(R^*,R^*)]-R]-(+)2,2'-(1,2-$乙二基二亚氨基$)-$双$-1-$丁醇二盐酸盐，$(S,S)-N,N'-$Ethylenebis$(2-$aminobutan$-1-ol)$ dihydrochloride。

本品为白色结晶性粉末，无臭或几乎无臭，略有引湿性。在水中极易溶解，在乙醇中略溶，在三氯甲烷中极微溶解，在乙醚中几乎不溶。mp. 199~204℃，溶解时同时分解。

本品分子中含两个手性碳，有三个旋光异构体，药用品为右旋体，右旋体的活性是内消旋体的 12 倍，左旋体的 200~500 倍。

本品的水溶液加入氢氧化钠溶液与硫酸铜试液反应，生成深蓝色络合物，此反应可用以鉴别。

本品的作用机制可能与金属离子形成络合物有关，干扰菌体中含金属的酶系统，从而抑制细菌 RNA 合成。

本品主要适用于治疗对异烟肼、链霉素有耐药性的结核杆菌引起的各型肺结核及肺外结核，常与其他抗结核病药联合应用。

（王润玲）

第十三章　抗病毒药
Antiviral Agents

病毒是危害人类健康的一种重要病原体，具有高度的传染性，且是许多其他疾病（如肿瘤等）的病因。据统计，在人类传染病中，病毒性疾病高达 60% ~ 65%。随着科学技术的发展及医疗卫生条件的改善，曾一度肆虐全球的病毒性传染病如天花、脊髓灰质炎、麻疹、腮腺炎、乙型脑炎等疾病的发病率日趋降低。但新的病毒，尤其是致病性强的新病毒不断被发现，有的甚至爆发流行，老的病毒性疾病又时有反复，严重危害人类健康。

已发现对人有致病性的病毒达 1200 多种，其中发病率最高，危害最大的是 20 世纪 80 年代发现的人类免疫缺陷病毒（HIV）所导致的获得性免疫缺陷综合征（AIDS）和乙型肝炎病毒（HBV）引起的乙型病毒性肝炎。而且一种病毒可引起多种疾病，一种病症也可由多种病毒引起，病毒可随感染机体条件不同而引起不同的疾病，如麻疹病毒一般情况下引起麻疹，在免疫受损者身上可引起巨细胞肺炎；在神经系统持续感染后可引起亚急性硬化全脑炎。另如流感病毒在一般人身上会引起感冒，而在免疫受损者身上同时会引起心肌炎从而威胁生命。

2002~2003 年由冠状病毒引起的严重急性呼吸道综合征（SARS），主要通过近距离空气飞沫传播，临床主要表现为肺炎，具有较强的传染性。其后的禽流感、猪流感病毒（Swine influenza virus, SIV）所导致的甲型 H1N1 流感疫情，这种新型流感病毒具有病毒杂交特性，它包含人流感病毒、北美禽流感病毒和北美、欧洲、亚洲三类猪流感病毒的基因片段。2014 年，出现了史上最严重的埃博拉病毒（Ebola virus）引起的疫情大爆发，等等。病毒感染性疾病已成为 21 世纪人类健康的主要杀手之一。

扫码"学一学"

目前对种类繁多的病毒传染病缺乏有效的治疗药物，现有的抗病毒药物只是病毒抑制剂，不能直接杀死病毒。故作为抗病毒药物所必须具备的最重要的条件是对细胞内的病毒有抑制作用，而对细胞的正常代谢无影响。但是由于病毒结构和生命过程简单，不易与宿主细胞加以区别，因而大多数抗病毒药在发挥治疗作用时，对人体产生毒性较大或抗病毒作用较低，这也是抗病毒药研究的步伐缓慢而沉重的原因之一。某些病毒的毒株经常发生变异，病毒性感染的临床症状又往往在病毒增殖高峰期后才出现，更增加了研究抗病毒药的难度。

随着分子生物技术和理论在医学领域中的运用，人们发现许多疾病与病毒感染密切相关，而且这类疾病的范围也越来越广，从肿瘤到心血管、内分泌、自身免疫性疾病和神经系统疾病等。但是从临床来看，同一种病毒的感染，有的人群会引起严重的疾病，但对另一些人则无临床表现，甚至不被感染，所以在我们认识病毒性疾病的观念中还应该加入人体疾病相关基因的关系。高通量筛选、组合化学、基因工程等先进技术的发明和应用，加速了药物开发的进程。根据靶分子结构的生物特点，将药物分子进行高通量筛选，寻找作用于靶分子的先导化合物，再通过结构修饰，毒理学和药代动力学的研究使得抗病毒药物的数量有了一定的增长。但就目前来看，抗病毒药物的研制仍处于早期开发阶段，与抗菌药相比，临床能使用的品种尚不多。对于某些严重的病毒性疾病仍缺乏有效的治疗药物。

第一节 病毒及抗病毒药物的作用机制
Virus and Action Mechanisms of Antiviral Agents

病毒是一种具有细胞感染性的亚显微粒子，可以利用宿主的细胞系统进行自我复制，但无法独立生存。病毒可以感染所有具有细胞的生命体。其遗传物质为 RNA 或 DNA；所有的病毒都有蛋白质衣壳，用来包裹和保护它们的遗传物质。病毒形态各异，从简单的螺旋形和正二十面体形到复合型结构。其颗粒大约是细菌大小的百分之一。不同病毒的核酸大小差别很大。最小的病毒基因组分子量只有 10^6 道尔顿，编码 4 个蛋白质；最大的病毒基因组则有 10^8 道尔顿，编码 100 多个蛋白质。

一、病毒的特点（Characteristics of the Virus）

在从病毒基因组到编码蛋白质这一过程，必须要生成 mRNA 来指导蛋白质合成，但每一种病毒家族都采用不同的机制来完成这一过程。同时，病毒基因组可以是单链或双链的 RNA 或 DNA，可以有也可以没有逆转录酶。并且单链 RNA 病毒可以是正义（+）或反义（-）的。

由于病毒结构的特殊性，无法通过分裂的方式来完成数量增长；而是必须利用宿主细胞内的代谢工具来合成自身的核酸，并完成病毒组装。不同的病毒之间生命周期的差异很大，但大致可以分为六个阶段。

（1）吸附：病毒衣壳蛋白与宿主细胞表面特定受体发生特异性结合。这种特异性也决定了一种病毒的宿主范围。例如，艾滋病毒感染人类的 T 细胞，是因为其表面蛋白 gp120 能够与 T 细胞表面的 CD4 分子结合。这种不断进化的吸附机制使得病毒能够更特定地结合那些适合其完成复制过程的细胞。对于带包膜的病毒，吸附到受体上会诱导包膜蛋白发生构象变化从而使得包膜与细胞膜发生融合。

（2）穿入：在病毒体吸附到宿主细胞表面之后，通过受体介导的胞吞或膜融合作用进入细胞，这一过程一般被称为"病毒穿入"（viral penetration）。病毒感染植物细胞与感染动物细胞的方式不同，由于植物细胞有一层由纤维素形成的细胞壁，病毒只有在细胞壁出现破损时才能进入。也有某些病毒，可以直接在植物内通过胞间连丝的孔洞从一个细胞运动到另一个细胞。与植物一样，细菌也有一层细胞壁，病毒必须通过这层细胞壁才能够感染细菌。噬菌体针对此进化出了一种感染细菌的机制，将自己的基因组注入细菌内而衣壳留在菌体外，从而减少进入细菌的障碍。

（3）脱壳：病毒的衣壳被病毒自身或宿主细胞中的酶降解，从而释放出病毒的核酸。

（4）合成：病毒基因组进行复制、转录（除了正义 RNA 病毒外），并且合成病毒蛋白质。

（5）组装：将合成的核酸和蛋白质衣壳等各部分组装成完整的病毒颗粒。在病毒颗粒完成组装之后，病毒蛋白常常会进行翻译后修饰。

（6）释放：无包膜病毒需要在细胞膜裂解之后才能得以释放。对于包膜病毒则可以通过出泡的方式得以释放。在出泡的过程中，病毒需要与插有病毒表面蛋白的细胞膜区域相结合，获取包膜。

二、抗病毒药物作用机制（Action Mechanisms of Antiviral Agents）

（一）抑制病毒脱壳的药物

此类作用方式的代表是三环胺类的金刚烷胺、金刚乙胺及其衍生物。盐酸金刚烷胺是常用的处理病毒感染的药物，在治疗 A 型流感病毒方面发挥了比较好的作用。金刚烷胺类药物的作用靶点为流感病毒的 M_2 蛋白。该蛋白为流感病毒膜上的跨膜蛋白，具有离子通道活性。它一方面参与病毒脱去衣壳，使病毒核酸通过核孔复合体进入细胞核，从而开始一系列复制、转录和翻译过程；另一方面参与诱导病毒构型的成熟，在病毒的复制周期中起重要作用。金刚烷胺是 M_2 蛋白抑制剂，它通过干扰病毒 M_2 离子通道的活性来阻止病毒穿入细胞、脱去衣壳及成熟等过程。

（二）抑制病毒酶和基因组转录的药物

某些 RNA 病毒颗粒本身具有酶活性，使病毒不需依赖宿主细胞酶体系即可进行病毒基因的复制，抗病毒物质抑制病毒酶的活性，从而抑制病毒基因组复制。这类药物为逆转录酶（RT）抑制剂，目前临床应用的主要有齐多夫定、地丹诺辛、扎西他滨、拉米夫定和司坦夫定（它们均属于双脱氧核苷类，主要用于治疗获得性免疫缺陷综合征）等核苷类似物，还有非核苷逆转录酶抑制剂地拉韦定、奈韦拉平等。核苷类药物抗病毒作用机制归纳为：①抑制病毒基因合成酶，从而抑制核苷三磷酸的形成与利用，或中断 RNA 及 DNA 链的延长，从而抑制病毒复制；②抑制病毒基因的转录；③抑制病毒编码酶的活性，从而干扰病毒蛋白质的合成。多数非核苷类逆转录酶抑制剂是通过与酶相互作用改变其构象来发挥药效的。

（三）抑制病毒 RNA 及其翻译的药物

1. 抑制病毒 RNA 此类代表性药物是干扰素（IFN）。以干扰素 α 为例，IFN 与受体结合后将信号转导至细胞内，激活酪氨酸蛋白激酶，使细胞质内 3 个游离的 IFNα 激活基因因子磷酸化并相互结合形成三联复合体进入细胞核内，ISGF-3β 与效应基因的 IFNα 刺激反应元（ISRE）结合，而 ISGF-3α 亚基则激活 ISRE，使效应细胞抗病毒蛋白（AVP）基因转录出 AVPmRNA，并翻译产生 AVP。效应细胞抗病毒蛋白是一种酶，无种属特异性，它能激活细胞内潜在的核酸酶 F，降解病毒的 mRNA，并且是选择性降解病毒 mRNA，同时效应细胞抗病毒蛋白将启动因子（eIF-2）磷酸化，使病毒蛋白肽链合成起始受阻。

2. 抑制病毒蛋白质的形成 该类的代表药物为蛋白酶抑制剂，如沙奎那韦、利托那韦、茚地那韦、奈非那韦等。RNA 病毒通过与靶细胞受体结合后侵入细胞并脱壳。通过逆转录酶的作用，病毒 RNA 转录为 DNA 继而整合到宿主细胞的基因组内，形成前病毒。前病毒通过宿主细胞的转录和翻译系统形成新的病毒 RNA 与蛋白质，二者装配以后以出泡的方式离开被感染细胞。蛋白酶抑制剂则作用于病毒蛋白酶，使病毒不能正常装配。

（四）干扰病毒 RNA 基因组合成的药物

病毒 mRNA 逆转录后，病毒基因组的复制开始。干扰病毒 RNA 聚合酶功能的抗病毒药物可抑制病毒的复制周期。其代表药物为利巴韦林，它是人工合成的核苷类似物广谱抗病毒药。药物进入被病毒感染的细胞后迅速磷酸化，其活性形式（5'-单磷酸盐形式）能抑制单磷酸次黄嘌呤核苷酸脱氢酶（IMP dehydrogenase）的活性，该酶在鸟苷三磷酸（GTP）和脱氧鸟苷三磷酸（dGTP）的合成中起重要作用，其活性被抑制会引起细胞内 GTP 的减少，从而干扰病毒 RNA 合成，使病毒的复制受到抑制。

（五）抑制病毒 DNA 复制的药物

这类药物主要有阿昔洛韦（ACV）、伐昔洛韦（VCV）、喷昔洛韦（PCV）、法昔洛韦（FCV）、和碘苷、阿糖腺苷、阿糖胞苷、曲氟尿苷和西多福韦等核苷类似物和磷甲酸（PFA）。磷甲酸能抗多种病毒，在抗单纯疱疹病毒中作用显著，该药与病毒聚合酶的焦磷酸结合部位结合，中断病毒 DNA 的合成。

根据药物作用机制的不同，可将药物分为：干扰病毒复制初期的药物，抑制病毒核酸复制的药物，阻断病毒 mRNA 翻译的药物。由于艾滋病肆虐全球，已成为人类第四大死亡原因，本章也将抗艾滋病药物划分为单独一节进行讨论。

第二节　干扰病毒复制初期的药物
Agents Inhibiting on Early Steps of Viral Replication

一、干扰病毒脱壳的药物（Agents Acting on Viral Uncoating）

病毒感染正常细胞时，首先被吸附到细胞表面，然后病毒粒子可以通过细胞膜胞吞的方式穿入细胞内部，也可以直接穿入细胞内部。一旦病毒粒子穿入细胞内部，就会转移到适当的地方并开始复制。抑制病毒复制初始时期的药物主要是作用在这一过程。

（一）M_2 蛋白抑制剂

M_2 蛋白为流感病毒囊膜上的一种跨膜蛋白，以二硫键连接成同型四聚体，大量存在于感染的宿主细胞表面。M_2 蛋白具有离子通道的活性，在流感病毒进入宿主细胞、脱壳、复制、转录、翻译、成熟、释放等过程中起着重要作用。M_2 蛋白抑制剂主要通过干扰 M_2 蛋白离子通道活性，改变宿主细胞表面电荷，来抑制病毒穿入宿主细胞，也具有抑制病毒蛋白加工和 RNA 的合成，干扰病毒的脱壳和成熟病毒颗粒的释放等效果，既抑制了病毒的增殖，同时还能阻断病毒的装配，使其不能形成完整的病毒。

M_2 蛋白抑制剂抗病毒药物主要有盐酸金刚烷胺（Amantadine Hydrochloride）和盐酸金刚乙胺（Rimantadine hydrochloride）。这类药物的基本结构特征是含有饱和三环癸烷金刚烷（Adamantane）环，形成刚性笼状结构。

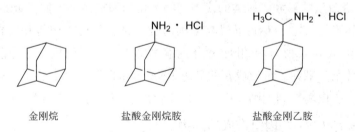

金刚烷　　　　　盐酸金刚烷胺　　　　　盐酸金刚乙胺

盐酸金刚烷胺主要作用是抑制病毒颗粒进入宿主细胞内部，同时也抑制病毒复制的早期阶段，阻断病毒脱壳及核酸转运进入宿主细胞核。在临床上用于预防和治疗各种 A 型流感病毒，尤其对亚洲 A_2 型流感病毒有特效。盐酸金刚烷胺在低浓度时（0.03~1.0mg/mL）即对 A 型流感病毒具有特定的抑制作用，可作为在流感流行期人群的预防用药，保护率可达 50%~79%，对已发病者，如在 8 小时内给药，能有效地治疗由于 A 型流感病毒引起的呼吸道症状，24 小时内用药，体温可明显下降，36 小时内用药其余症状也显著减轻。

盐酸金刚烷胺抗病毒谱较窄，除用于亚洲 A 型流感的预防外，对 B 型流感病毒、风疹病毒、麻疹病毒、流行性腮腺炎病毒及单纯疱疹病毒感染均无效。盐酸金刚烷胺口服吸收后，能穿透血脑屏障，引起中枢神经系统的毒副反应，如头痛、失眠、兴奋、震颤。但在治疗剂量下毒性较低。本品与乙醇合用，使中枢抑制作用加强。本品与其他抗帕金森病药、抗胆碱药、抗组胺药、吩噻嗪类或三环类抗抑郁药合用，可使抗胆碱反应加强。本品与中枢神经兴奋药合用，可加强中枢神经的兴奋，严重者可引起惊厥或心律失常。

盐酸金刚乙胺（Rimantadine hydrochloride）是盐酸金刚烷胺的衍生物，抗病毒作用与金刚烷胺类似，但抗病毒谱较广。抗 A 型流感病毒的活性比盐酸金刚烷胺强 4～10 倍而中枢神经的副作用也比盐酸金刚烷胺低。

（二）神经氨酸酶抑制剂

流感病毒的神经氨酸酶（Neuraminidase，NA）又名唾液酸酶，是存在于流感病毒 A 和 B 表面的糖蛋白，是病毒复制过程的关键酶。NA 可诱导新生的流感病毒从宿主细胞的唾液酸残基上释放，并加快流感病毒传染其他宿主细胞的速率。流感病毒神经氨酸酶抑制剂通过抑制 NA，能有效地阻断流感病毒的复制过程，在流感的预防和治疗中发挥重要的作用。

NA 在水解神经氨酸-糖蛋白复合物时，形成稳定的趋于平坦的含正电荷的氧离子六元环过渡态（图 13-1），从而切断神经氨酸与糖蛋白的连接键，释放出唾液酸（Sialic acid）。

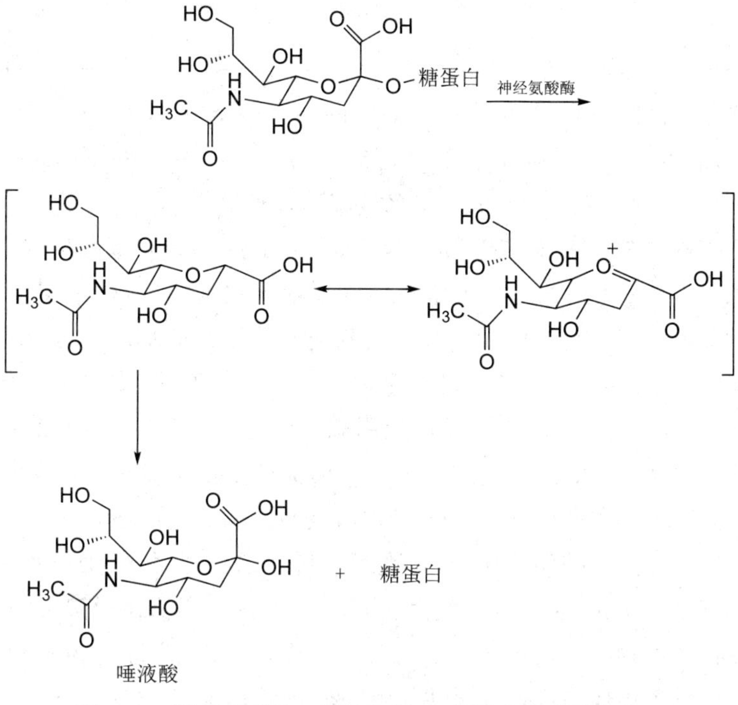

图 13-1　神经氨酸酶水解神经氨酸-糖蛋白复合物示意图

自从 1983 年确定了流感病毒 NA 的晶体结构及其与天然底物唾液酸的共晶结构以来，流感病毒 NA 抑制剂的研究，尤其是其唾液酸类似物的研究取得了突破性进展。根据流感病毒 NA 与唾液酸结合的 X-衍射晶体结构，并利用分子模型计算和计算机辅助设计，合成了一系列化合物，得到了第一个上市的药物扎那米韦（Zanamivir）。扎那米韦结构中的胍基与流感病毒 NA 活性部位的氨基酸通过氢键、静电力及范德华力的作用，与酶紧密结合，作用强度及选择性均较高，可以特异性地抑制 A、B 型流感病毒 NA，阻止子代病毒从感染细胞表面释放，防止病毒随呼吸扩散，从而抑制流感病毒的传播。但是扎那米韦分子本身的极性很大，口服给药的生物利用度低，只能以静脉注射、滴鼻或吸入给药。在扎那米韦的基础上设计并合成了全碳六元环结构的衍生物奥司他韦（Oseltamivir）。

唾液酸	扎那米韦	奥司他韦

磷酸奥司他韦（Oseltamivir Phosphate）

$\cdot H_3PO_4$

化学名为(3R,4R,5S)-4-(乙酰氨基)-5-氨基-3-(1-乙基丙氧基)-1-环己烯-1-羧酸乙酯磷酸盐；ethyl Ethyl(3R,4R,5S)-4-acetamido-5-amino-3-(1-ethylpropoxy)-1-cyclohexene-1-carboxylate phosphate(3R,4R,5S)-5-amino-4-acetamido-3-(pentan-3-yloxy)-cyclohex-1-ene-1-carboxyl-ate，又名磷酸奥塞米韦。

奥司他韦亲脂性的3-戊氧基侧链与流感病毒NA活性部位的疏水性口袋有较强的亲和力，阻断了流感病毒NA对病毒感染细胞表面的唾液酸残基的裂解，从而抑制了病毒颗粒从感染细胞中的释放，因而是一种高选择性的流感病毒NA抑制剂。奥司他韦在体内转化为GS4071。GS4071对实验室H1N1流感病毒菌株的抗病毒活性比扎那米韦强48倍。

在服用磷酸奥司他韦后48小时内不应使用减毒活流感疫苗，因为磷酸奥司他韦作为抗病毒药物可能会抑制活疫苗病毒的复制。三价灭活流感疫苗可以在服用磷酸奥司他韦前后的任何时间使用。药理学和药代动力学研究数据表明，磷酸奥司他韦和其他药物之间基本上没有显著的具有临床意义的相互作用。磷酸奥司他韦被主要分布在肝脏的酯酶迅速转化为活性代谢产物（奥司他韦羧酸盐）。文献中很少报道有与竞争酯酶有关的药物相互作用。奥司他韦和其活性代谢物的低蛋白结合率提示不可能发生与蛋白结合相关的药物相互作用。体外研究表明，磷酸奥司他韦或者其活性代谢物都不是P450混合功能氧化酶或葡萄糖醛酸转移酶的良好底物。在流感治疗和流感预防的Ⅲ期临床研究中，磷酸奥司他韦曾和一些常用药合用，如ACE抑制剂（依那普利、卡托普利），噻嗪类利尿剂（苄氟噻嗪），抗生素（青霉素、头孢菌素、阿奇霉素、红霉素、强力霉素），H_2受体拮抗剂（雷尼替丁、西咪替丁），β受体拮抗剂（心得安），黄嘌呤类（茶碱），拟交感神经药（伪麻黄碱），阿片类（可待因），类固醇激素，吸入性支气管扩张剂和止痛剂（阿司匹林、布洛芬和扑热息痛）。磷酸奥司他韦与这些药物合用时没有观察到不良事件或使其发生率改变。

奥司他韦的结构中含有三个手性碳原子，其合成方法比较复杂，采用手性源的天然产物（-）奎尼酸或（-）莽草酸为原料进行合成。由于（-）莽草酸天然含量较为丰富，来源广泛，目前基本采用这条路线。在该合成途径中，关键的反应是环氧化合物（Ⅰ）的开环，形成氨基醇（Ⅱ），氨基醇的环合形成氮杂环丙烷（Ⅲ），氮杂环丙烷（Ⅲ）的再次开环形成双氨基化合物（Ⅳ），后者经脱氨基保护基得到奥司他韦。由于环氧化合物（Ⅰ）在碱性条件下不稳定容易芳构化，为减少副反应的发生，采用将叔丁胺加到无水氯化镁中，形成叔丁胺-氯化镁的络合物，催化环氧的开环生成邻叔丁氨基醇（Ⅱ）。由于该路线中采用叔丁胺开环，形成邻叔丁氨基醇，采用甲磺酰氯进行羟基的选择性酰化，随即邻位叔丁氨基与甲磺酸酯反应生成氮杂环丙烷（Ⅲ），氮杂环丙烷的开环是在苯磺酸的催化下，用二烯丙胺在120℃加热5.5小时可以93%的高收率得到双氨基化合物（Ⅳ）。将化合物（Ⅳ）的叔丁胺基进一步乙酰化后，在盐酸-乙醇体系中于25℃以下反应，非常温和和简便的脱去叔丁基，最后，用N,N-二甲基巴比妥酸（NDMBA）/Pd（Ac）$_2$/PPh$_3$脱去烯丙基得到磷酸奥司他韦。

磷酸奥司他韦为口服制剂，主要通过干扰病毒从被感染宿主细胞表面的释放来减少病毒传播。临床上用于预防和治疗A、B型流感病毒导致的流行性感冒，是预防和治疗H5N1型禽流感的首选药物。

二、干扰素（Interferon）

干扰素（Interferon）是动物细胞在受到某些病毒感染后分泌的具有抗病毒功能的宿主

特异性蛋白质，为分子量20000-160000的混合物，具有抑制病毒生长、细胞增殖和免疫调节的作用。细胞感染病毒后分泌的干扰素能够与周围未感染的细胞上的相关受体作用，促使这些细胞合成抗病毒蛋白防止进一步的感染。

人体天然干扰素分为三种：IFN-α、IFN-β及IFN-γ。IFN-α和IFN-β分别由白细胞和成纤维细胞产生，在酸性环境中稳定，并且结合相同的受体。而IFN-γ主要由T淋巴细胞分泌，对酸不稳定，结合的受体与前两者不同，IFN-γ的免疫刺激活性在三者中最强。IFN-β和IFN-γ只由单个基因编码，而IFN-α至少由23个不同基因编码而成，这些基因集中在第9对染色体上，编码产生15多种的功能蛋白。

干扰素具有高度种属特异性，人类干扰素仅作用于人，其他动物干扰素对人类无效。通过重组DNA技术克隆出干扰素编码基因，生产出干扰素α-2a（Referon A）和干扰素α-2b（Intron A），可用于治疗肿瘤，慢性丙型肝炎等。

某些小分子化合物进入体内，可诱导体内释放出干扰素，这样可避免使用外源型干扰素引起的副作用，同时也具有机体免疫调节功能。替洛隆（Tilorone）是二乙氨基芴酮的衍生物，为橘黄色结晶，易溶于水，是一种广谱抗病毒药物，也是一个低分子干扰素诱导剂。对多种动物肿瘤有明显抑制作用。用药后，残留于肺者较多，可能由于肺内吞噬细胞吞噬后，胞浆所形成的泡沫可阻止粉尘对细胞的毒性作用，从而抑制肺纤维化，可用于矽肺。本品毒性较低，不抑制造血功能，对肝、肾功能亦无影响，但可引起恶心、呕吐、腹泻、乏力、眩晕、头痛、嗜睡或失眠等，剂量过大时对心脏可有一定毒性。

替洛隆

尽管干扰素目前仍被认为是治疗慢性乙型、丙型肝炎的有效抗病毒药，但长期缓解率仅为20%~40%，因此组合干扰素与联合用药是干扰素治疗的发展方向。近年来抗病毒联合用药已显示出比单药治疗效果好的优点，如药物协同作用，减少耐药性产生，对病毒复制多环节的靶向作用等。目前干扰素除与利巴韦林联用外，与免疫调节剂胸腺肽，抗病毒药泛昔洛韦、拉米夫定等联合应用，均取得了比单独用药更好的效果。

第三节　抑制病毒核酸复制的药物
Agents Inhibiting on Viral Nucleic Acid Replication

近二十年间，抗病毒药物的发展非常迅速。艾滋病的不断蔓延推动了对抗病毒药物的需求。抗病毒药物常是核苷类似物，病毒复制时如果将这些类似物当作核苷用于合成其基因组就会产生没有活性的病毒基因组，又或是作为核酸聚合酶的竞争性抑制剂，从而抑制病毒的复制。

干扰病毒核酸复制的药物，在合成过程中竞争性地和DNA聚合酶或RNA聚合酶相结合，从而抑制酶的活性，干扰病毒核酸的合成，产生抗病毒作用。构成DNA的脱氧核糖核苷与构成RNA的核糖核苷各有四种。核苷类抗病毒药物的作用是基于代谢拮抗的原理，主要有嘧啶核苷类化合物和嘌呤核苷类化合物。

腺嘌呤脱氧核苷　　　鸟嘌呤脱氧核苷　　　胞嘧啶脱氧核苷　　　胸腺嘧啶脱氧核苷

腺嘌呤核苷　　　鸟嘌呤核苷　　　胞嘧啶核苷　　　尿嘧啶核苷

一、嘧啶核苷类（Pyrimidine Nucleosides）

碘苷（Idoxuridine）

化学名为 2′-脱氧-5-碘尿苷；2′-Deoxy-5-iodouridine。

1959 年合成的碘苷是第一个应用于临床的抗病毒核苷类化合物。碘苷的化学结构和胸腺嘧啶脱氧核苷相似，在尿嘧啶的 5 位上以碘代替胸腺嘧啶 5 位的甲基，碘原子的范德华半径为 2.15Å，和甲基的半径 2.00Å 相近，因此碘苷可和胸腺嘧啶脱氧核苷竞争 DNA 聚合酶，阻碍病毒 DNA 的合成。

碘苷本身无活性，它在体内被细胞和病毒胸腺嘧啶核苷激酶磷酸化生成三磷酸碘苷，后者是活性形式。

在 3 次磷酸化过程中，由于单纯疱疹病毒编码的病毒胸腺嘧啶核苷激酶催化活性高于细胞内的酶，从而造成碘苷在被病毒感染细胞中的浓度高于正常细胞，使其抗疱疹病毒作用具有选择性。碘苷也是胸苷磷酸化酶和胸苷酸合成酶的底物。这两个酶使得碘苷和单磷酸碘苷在体内分别代谢为 5-碘代尿嘧啶和单磷酸尿苷。这就是碘苷口服或非血管注射给药时无效的原因。

碘苷对单纯疱疹病毒和牛痘病毒等 DNA 病毒有效，对流感病毒等 RNA 病毒无效。主要用于治疗局部单纯疱疹病毒所致的角膜炎，静脉滴注时仅用于治疗单纯疱疹病毒所致病毒性脑炎。由于毒副作用如骨髓抑制、胃肠道反应较大，且应用范围较窄，水溶性较小，在临床上应用较少。继碘苷后，曲氟尿苷（Trifuridine）、替比夫定（Telbiuvdine）、索磷布韦（Sofosbuvir）、依培夫定（Epervudine）、溴夫定（Brivudine）等药先后上市。

5-碘代尿嘧啶　　　　　单磷酸尿苷　　　　　　　曲氟尿苷　　　　　　　替比夫定

索磷布韦　　　　　　　依培夫定　　　　　　　溴夫定

曲氟尿苷，又名三氟胸苷（Trifluorothymidine），其作用机制和碘苷相类似，首先被磷酸化，形成三磷酸酯的形式然后掺入到病毒 DNA 中，抑制随后的转录过程，曲氟尿苷的水溶性较大，对 Ⅰ 型和 Ⅱ 型单纯疱疹病毒均有效。可用于治疗眼睛疱疹感染和抗碘苷的病毒疾病。随着 5 位取代基的变化，当取代基的吸电子能力越强时，就会形成稳定的 C-X 键，所形成的化合物对胸苷酸合成酶的抑制作用也增强。

替比夫定为合成的胸腺嘧啶核苷类似物，其三磷酸盐活性形式通过与胸腺嘧啶-5′-三磷酸盐竞争，抑制 HBV DNA 聚合酶（逆转录酶）活性，在细胞内的半衰期为 14 小时。可用于有肾功能受损的慢性乙型肝炎患者。

索磷布韦为一种丙型肝炎病毒（HCV）核苷酸类似物 NS5B 聚合酶抑制剂，用于治疗慢性丙肝。临床试验证实针对 1 和 4 型丙肝，该药物联合聚乙二醇干扰素和利巴韦林的总体持续病毒学应答率（SVR）高达 90%；针对 2 型丙肝，该药物联合利巴韦林的 SVR 为 89%~95%；针对 3 型丙肝，该药物联合利巴韦林用药 24 周的 SVR 为 84%。

阿糖胞苷（Cytarabine）是胞嘧啶衍生物，于 1959 年合成，最初是用作抗肿瘤药物。研究中发现阿糖胞苷能阻止脱氧胞嘧啶核苷的形成，抑制病毒 DNA 的合成，和碘苷的作用机制基本相同。阿糖胞苷对单纯疱疹病毒，水痘-带状疱疹病毒等均有强抑制作用，但选择性较差，其类似物安西他滨（Ancitabine）和依巴他滨（Ibacitabine）均在20世纪70年代上市。西多福韦（Cidofovir）是阿糖胞苷的小分子开环类似物，对巨细胞病毒及疱疹病毒都有强抑制作用。

阿糖胞苷	安西他滨	依巴他滨	西多福韦

二、嘌呤核苷类（Purine Nucleosides）

阿糖腺苷（Vidarabine）是天然存在的化合物，由链霉菌（*Streptomyces antibioticus*）的培养液中提取得到，也可以通过全合成制备，具有广谱抗病毒活性。国外产品为本品的混悬液，国内产品为本品的单磷酸酯溶液。阿糖腺苷在体内对单纯疱疹病毒及带状疱疹病毒作用最强，对水痘带状疱疹病毒、牛痘病毒、乙肝病毒次之，对腺病毒、伪狂犬病毒和一些RNA肿瘤病毒有效，对大多数RNA病毒无效。经细胞酶磷酸化生成三磷酸阿糖腺苷，可与三磷酸脱氧腺苷竞争性抑制病毒的DNA多聚酶，并结合进病毒的DNA链，三磷酸阿糖腺苷也抑制核糖核苷酸还原酶，从而抑制病毒DNA的合成。

阿糖腺苷具有抗单纯疱疹病毒（HSV$_1$和HSV$_2$）作用，临床上用以治疗单纯疱疹病毒性脑炎和免疫缺损病人的带状疱疹和水痘感染，但对巨细胞病毒则无效。本品的单磷酸酯有抑制乙肝病毒复制的作用，我国用其来治疗病毒性乙型肝炎。

阿糖腺苷通常经静脉滴注给药，进入体内后迅速被血液中的腺苷脱氨酶脱氨生成阿拉伯糖次黄嘌呤。脱氨产物的抗病毒作用比阿糖腺苷作用弱。为了克服这一缺点，设计和合成一些新的具有拮抗腺苷脱氨酶作用的化合物，如碳环类似物环他拉丁（Cyclaradine），它可以拮抗腺苷脱氨酶，并能在水中稳定存在，具有较好的抗DNA病毒活性。

阿糖腺苷	阿拉伯糖次黄嘌呤

（腺苷脱氨酶）

由于腺苷类药物在体内易被脱氨酶转化为脱氨化合物而失活，在寻找腺苷脱氨酶抑制剂的过程中，通过对糖基进行修饰发现了一些开环的核苷有较好的抗病毒活性，人们为此而设计了一系列开环核苷衍生物，并从中开发了对疱疹病毒有高度特异性的阿昔洛韦（Aciclovir）。阿昔洛韦是开环鸟苷类似物，对疱疹病毒的毒性比对宿主细胞的毒性强300~3000倍，其抗病毒活性比阿糖腺苷强160倍。阿昔洛韦于1981年上市以来，至今已在60

多个国家销售，有六种不同剂型，是目前世界销量最大的抗病毒药物。但阿昔洛韦水溶性差、口服较难吸收，并且其抗病毒谱仅局限在单纯疱疹病毒及带状疱疹病毒而对巨细胞病毒无效。后来又陆续研发了更昔洛韦（Ganciclovir），以及喷昔洛韦（Penciclovir）。

环他拉丁　　　　阿昔洛韦　　　　更昔洛韦　　　　喷昔洛韦

阿昔洛韦（Aciclovir）

化学名为 2-氨基-1,9-二氢-9-[（2-羟乙氧基）甲基)]-6H-嘌呤-6-酮;2-Amino-1,9-dihydro-9-[（2-hydroxyethoxy）methyl]-6H-purin-6-one。又名无环鸟苷。

本品为白色结晶性粉末，微溶于水，其钠盐易溶于水。

阿昔洛韦是开环鸟苷类似物，其作用机制独特。主要抑制病毒编码的胸苷激酶和 DNA 聚合酶，从而能显著地抑制病毒感染细胞中 DNA 的合成，而不影响非感染细胞的 DNA 复制。阿昔洛韦是广谱抗病毒药，主要用于疱疹性角膜炎、生殖器疱疹、全身性带状疱疹和疱疹性脑炎的治疗，也可用于治疗乙型肝炎。

阿昔洛韦有多种合成方法，其中以鸟嘌呤为原料的路线较为适合工业化生产。以鸟嘌呤为原料与硅烷化试剂在高温和无水条件下反应得其硅烷化保护的鸟嘌呤，再以乙酰氧乙氧卤代甲烷烷基化，经乙醇脱保护基得乙酰氧乙氧甲基鸟嘌呤，再经水解，重结晶制得阿昔洛韦。

阿昔洛韦与以前的核苷类似物抗病毒药不同，它只含有部分的核苷结构，其糖环被一条开放链取代。阿昔洛韦可被病毒胸腺嘧啶激酶催化磷酸化变成一磷酸无环鸟苷，此过程比细胞胸腺嘧啶激酶快 3000 多倍。一磷酸无环鸟苷在细胞酶的催化下转变成二磷酸无环鸟苷及三磷酸无环鸟苷。一磷酸无环鸟苷是一种十分有效的 DNA 聚合酶抑制剂，它与病毒酶的亲和力是细胞聚合酶的 100 倍。作为酶作用物，三磷酸无环鸟苷与病毒的 DNA 结合，导致病毒 DNA 链延长终止。同时，病毒酶不能将三磷酸无环鸟苷从其 DNA 链上除去，从而导致 DNA 聚合酶的作用被进一步的抑制。

阿昔洛韦在使用过程中也有一定缺点：水溶性差，口服吸收少，会产生抗药性。阿昔洛韦与齐多夫定合用可引起肾毒性，表现为深度昏睡和疲劳。与丙磺舒竞争性抑制有机酸分泌，合用丙磺舒可使本品的排泄减慢，半衰期延长，体内药物量蓄积。

在此基础上又研制了阿昔洛韦的前药地昔洛韦（Desciclovir）和伐昔洛韦（Valaciclovir）。地昔洛韦在水中溶解度比阿昔洛韦大 18 倍，口服吸收好，毒副作用小，进入体内后经黄嘌呤氧化酶作用转化为阿昔洛韦而产生活性。伐昔洛韦是阿昔洛韦的缬氨酸酯前药，胃肠道吸收好，在体内经肠壁或肝脏代谢生成阿昔洛韦继而转化为其三磷酸酯而产生作用，克服了阿昔洛韦口服吸收生物利用度低的缺点。临床用于治疗急性的局部带状疱疹。

更昔洛韦（Ganciclovir），可以看成是具有 C-3′ 和 C-5′ 羟基的开环脱氧鸟苷衍生物。其作用机制和阿昔洛韦相似。更昔洛韦对巨细胞病毒（CMV）的作用比阿昔洛韦强，在抗脑脊髓炎和肠道炎方面疗效显著。本品对病毒胸苷激酶的亲和力比阿昔洛韦高，因此对耐阿昔洛韦的单纯疱疹病毒仍然有效。但是更昔洛韦的毒性比较大，临床上主要用于治疗巨细胞病毒引起的严重感染。

喷昔洛韦（Penciclovir）是更昔洛韦的电子等排体，和阿昔洛韦有相同的抗病毒谱。喷昔洛韦同样也是在体内转化为三磷酸酯而发挥作用，该化合物的三磷酸酯稳定性比阿昔洛韦三磷酸酯的稳定性高，且在病毒感染的细胞中浓度也较高。和阿昔洛韦相比，喷昔洛韦在停药后仍可保持较长时间的抗病毒活性，而阿昔洛韦停药后其抗病毒活性会迅速消失。

泛昔洛韦（Famciclovir）是喷昔洛韦的前药。尽管喷昔洛韦对单纯疱疹病毒 HSV-1 和 HSV-2 以及水痘带状疱疹病毒有较高的活性，但其生物利用度较低。在寻找其高生物利用度药物时，得到 6-去氧喷昔洛韦的双乙酰化物泛昔洛韦。泛昔洛韦口服后在胃肠道和肝脏中迅速被代谢产生喷昔洛韦，生物利用度可达 77%。

阿德福韦（Adefovir，阿地福韦）是腺嘌呤的非环状核苷衍生物，对嗜肝病毒、逆转录病毒及痤疮病毒都具有明显的抑制作用，对拉米夫定（3TC）耐药的病毒变异株有较好的抑制作用，可补充或替代对 3TC 耐药株的治疗，且二者之间不产生交叉耐药性。临床上用于治疗慢性乙型肝炎，对晚期 AIDS 患者能延长其存活时间，且无致畸、诱变、致癌及胚胎毒性。

| 地昔洛韦 | 伐昔洛韦 | 泛昔洛韦 | 阿德福韦 |

阿德福韦酯（Adefovir dipivoxil）是阿德福韦单磷酸酯类前药，体内磷酸化为三磷酸酯

活性形式，适合应用于肝功能代偿的成年慢性乙型肝炎患者，尤其适用于需长期用药或已发生拉米夫定耐药者。

恩替卡韦（Entecavir）为羟基取代碳环的鸟嘌呤核苷类似物，其三磷酸盐形式在细胞内的半衰期为 15 小时，通过与三磷酸脱氧鸟嘌呤核苷竞争性结合乙肝病毒（HBV）多聚酶起效。适用于病毒复制活跃，血清转氨酶 ALT 持续升高或肝脏组织学显示有活动性病变的慢性成人乙型肝炎的治疗。

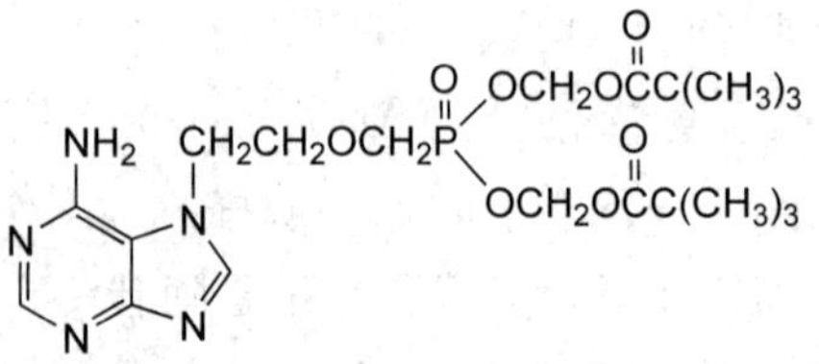

阿德福韦酯

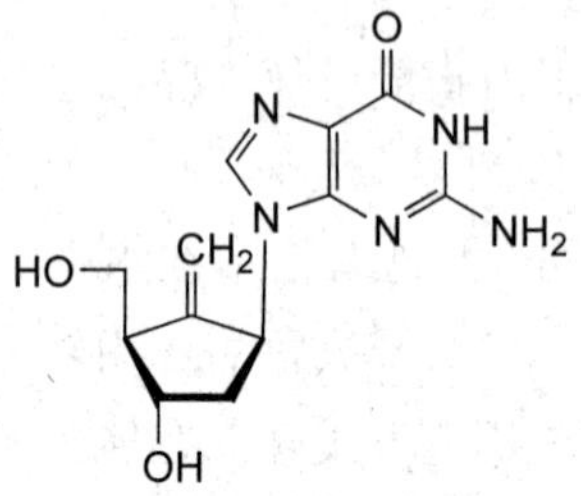

阿德福韦酯

恩替卡韦

恩替卡韦

三、非核苷类（Non-Nucleosides）

利巴韦林（Ribavirin）

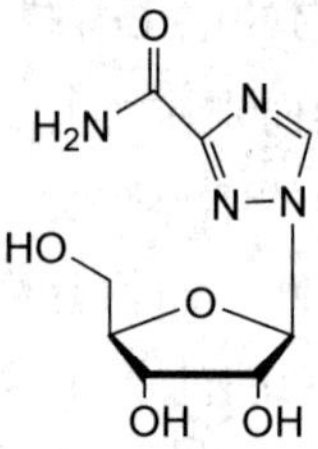

化学名为 1-β-D-呋喃核糖基-1H-1,2,4-三唑-3-甲酰胺；1-β-D-Ribofuranosyl-1H-1,2,4-triazole-3-carboxamide，又名三氮唑核苷、病毒唑（Virazole）。

白色结晶性粉末，无臭，无味，易溶于水。

本品可抑制呼吸道合胞病毒、流感病毒、甲肝病毒、腺病毒等多种病毒的复制。利巴韦林并不改变病毒吸附、穿入和脱壳，也不诱导干扰素的产生。其进入被病毒感染的细胞后迅速磷酸化，产物作为病毒核酸聚合酶的竞争性抑制剂，抑制肌苷单磷酸脱氢酶、流感病毒 RNA 聚合酶和 mRNA 鸟苷转移酶，从而引起细胞内鸟苷三磷酸的减少，阻断病毒 RNA 和蛋白质合成，使病毒的复制与传播受抑。

从化学结构看，本品可视为磷酸腺苷（AMP）和磷酸鸟苷（GMP）生物合成前体氨基咪唑酰氨核苷（AICAR）的类似物。X-衍射晶体学研究表明，本品与鸟苷的空间结构有很大的相似性，若将本品的酰胺基团旋转后和腺苷的空间结构也有很大的相似性。因此本品易被细胞内的嘌呤核苷激酶一磷酸化，继之三磷酸化。所得利巴韦林一磷酸酯可以抑制单磷酸次黄嘌呤核苷（IMP）脱氢酶，从而抑制了 GMP 的生物合成。Ribavirin 三磷酸酯抑制 mRNA 的 5′末端鸟嘌呤化和末端鸟嘌呤残基的 N[7]甲基化，并且与 GTP 和 ATP 竞争抑制 RNA 聚合酶。

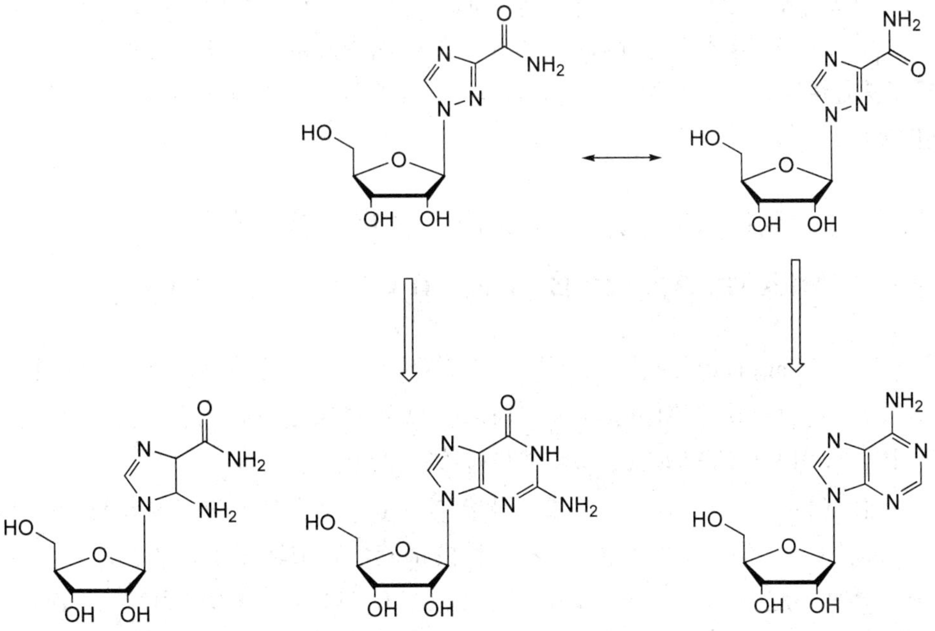

AICAR   鸟苷   腺苷

利巴韦林进入体内，迅速分布到身体各部分，且达到了有效浓度，并可通过血-脑脊液屏障。静脉给药后，在0~48小时间隔内，从尿液中可检出16.7%±10.3%的药物以原形排出，有6.2%±1.7%以代谢物排泄。利巴韦林在呼吸道分泌物中的浓度大多高于血药浓度，药物进入细胞后蓄积量大，高浓度时还能抑制癌细胞生成和HIV增殖。由于利巴韦林可透过胎盘，也能进入乳汁，具有致畸和胚胎毒性，故妊娠期妇女禁用。该药与1986年经FDA批准用于治疗新生儿鲁斯肉瘤病毒感染。对病毒性上呼吸道感染、乙型脑炎、腮腺炎、带状疱疹，病毒性肺炎和流行性出血热等有特效。最近在英国、瑞士、意大利等国已批准作为艾滋病的预防用药。本品与齐多夫定同用时有拮抗作用，因本品可抑制齐多夫定转变成活性型的磷酸齐多夫定。大剂量应用可致心脏损害，对有呼吸道疾病患者（慢性阻塞性肺病或哮喘者）可致呼吸困难、胸痛等。

利巴韦林的合成是以三氮唑甲酸酯为原料在酸催化下和核糖缩合而成。

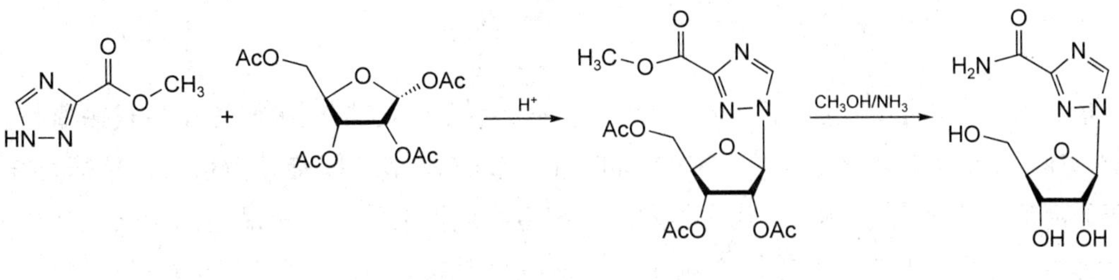

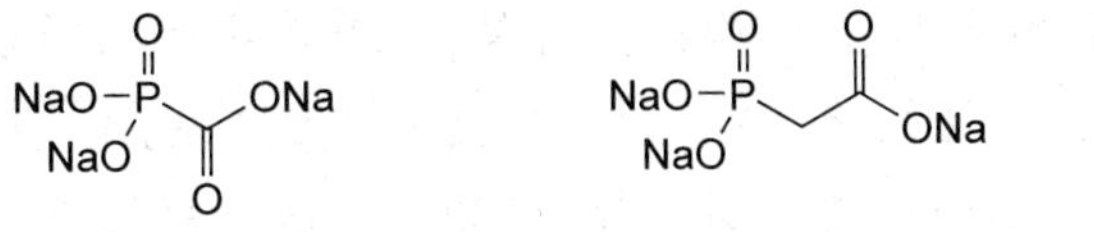

膦甲酸钠   膦乙酸钠

膦甲酸钠（Foscarnet Sodium）和膦乙酸钠（Fosfonet Sodium）是无机焦磷酸盐的有机类似物，在体外试验中可抑制包括巨细胞病毒、单纯疱疹病毒1型和2型等疱疹病毒的复制。在不影响细胞DNA聚合酶的浓度下，膦甲酸钠在病毒特异性DNA聚合酶的焦磷酸盐结合位点产生选择性抑制作用，从而表现出抗病毒活性。膦甲酸钠不需要被胸腺嘧啶激酶或其他激酶激活（即磷酸化），因此在体外对单纯疱疹病毒 TK 缺失突变株和巨细胞病毒 UL97 突变株有活性。所以，耐阿昔洛韦的单纯疱疹病毒或耐更昔洛韦的巨细胞病毒会对膦甲酸钠敏感。

第四节　基于其他机制的抗病毒药物
Antiviral Agents Basing on Other Mechanisms

酞丁安（Taidingan），是我国自行研制的缩氨硫脲类抗病毒药物。具有抗沙眼衣原体和抗疱疹病毒活性。其作用机制主要是抑制病毒 DNA 和早期蛋白质合成。临床用作滴眼剂治疗各型沙眼，外用油膏治疗单纯疱疹、带状疱疹和尖锐湿疣。

咪喹莫特（Imiquimol）属咪唑喹啉类化合物。是一个小分子免疫调节剂。本品不具有直接抗病毒活性，也不引起直接的、非特异性的细胞溶解破坏作用。其进入体内后通过诱生干扰素和多种细胞因子如白介素（IL-1，IL-6，IL-8）和肿瘤坏死因子（TNFα）而起作用。

缩氨硫脲类化合物，美替沙腙（Metisazone）影响核糖体的翻译，阻断了在细胞核糖体上将 mRNA 的遗传信息翻译到蛋白质合成中去的过程，从而减少了病毒蛋白质的合成。在这样的情况下，病毒 DNA 照样产生，宿主细胞也会被破坏，但不产生感染性病毒。美替沙腙可以抗前病毒，包括天花和牛痘，对某些 RNA 病毒如鼻病毒、流感病毒、副流感病毒、脊髓灰质炎病毒也有抑制作用。该药物是临床上最早使用的抗病毒药物之一，主要用于治疗牛痘综合征以及天花的预防治疗。但是这些治疗和预防作用目前已很少使用。

酞丁安　　　　咪喹莫特　　　　美替沙腙

福米韦生（Fomivirsen）是 FDA 批准上市的第一个反义药物，由 21 个硫代脱氧核苷酸组成。通过对人类巨细胞病毒（CMV）mRNA 的反义抑制发挥特异而强大的抗病毒作用，用于局部治疗艾滋病（AIDS）病人并发的巨细胞病毒视网膜炎。本品适用于艾滋病病人的巨细胞病毒性视网膜炎对其他同类抗病毒药物治疗无效的情况。但是，本品与以前上市的同类药物一样，不能治愈 CMV 视网膜炎，因为本品只提供眼睛局部治疗作用，故对全身的 CMV 无效。给药方式为在局部麻醉和抗微生物药物之后，患眼玻璃体内注射。推荐治疗方案为第 1 个月每 15 天玻璃体内注射福米韦生 330μg，以后每月给药 1 次。福米韦生禁用于 2~4 周内使用西多福韦治疗的病人，以免增加发生眼内炎的危险性。

d(对-硫代)(G-C-G-T-T-T-G-C-T-C-T-T-C-T-T-C-T-T-G-C-G)脱氧核糖核酸钠盐

G：鸟嘌呤　　C：胞嘧啶　　T：胸腺嘧啶

福米韦生

特考韦瑞（Tecovirimat）是一种三环壬烯咪唑羧酰胺类化合物，对正痘病毒属的病毒包括天花病毒、牛痘病毒和猴痘病毒等大部分病毒均有较强活性。其作用机制为阻止胞内病毒在内质网被膜，使病毒无法从细胞内释放，降低感染其他正常细胞的概率，从而降低天花的致死率。此外，特考韦瑞与天花疫苗联用时，可预防和治疗后者引起的不良反应，有效降低损伤水平，加快伤口愈合。本品口服后，达峰时间为 2~3 小时，临床药代动力学在 500mg 和 1000mg 的剂量时为线性动力学，而大于 2000mg 的剂量时则出现饱和现象。

特考韦瑞

第五节 抗人免疫缺陷病毒药物
Anti-Human Immunodeficiency Virus Agents

人类免疫缺陷病毒（Human Immunodeficiency Virus，HIV）是一种感染人类免疫系统细胞的病毒，属逆转录病毒的一种。普遍认为，人类免疫缺陷病毒的感染会导致艾滋病（AIDS，Acquired Immune Deficiency Syndrome），艾滋病是后天性细胞免疫功能出现缺陷而导致严重机会感染及（或）继发肿瘤并致命的一种疾病。

HIV 复制过程大致分为吸附、穿入、脱壳、早期蛋白合成、病毒核酸复制、晚期蛋白质合成、装配、病毒体成熟以及释放等九个环节。从 HIV 的生活史来看，其胞内步骤大致分为逆转录、整合、装配等三个环节，分别由逆转录酶、整合酶和蛋白酶催化完成，而这些酶正是宿主细胞所不具有的，最适合作为药物的靶点。自从第一个药物齐多夫定上市后，抗艾滋病药物的研究开发突飞猛进，它们作用于 HIV-I 病毒感染细胞并进行复制的各个阶段，阻止病毒与宿主细胞的结合，阻止病毒 RNA 向 DNA 的逆转录，阻止病毒的包装和释放等，从而达到治疗和缓解疾病的目的。

一、融合抑制剂（Fusion Inhibitors）

融合抑制剂是继逆转录酶抑制剂和蛋白酶抑制剂后的第 3 类抗艾滋病药物。与前两类药物不同，融合抑制剂能抑制 HIV 进入靶细胞从而在感染的最初环节抑制病毒的传播。2003 年 3 月，美国批准了多肽类抗艾滋病药物恩夫韦地（Enfurvirtide）上市，标志着首个融合抑制剂药物在临床上的应用。由于融合抑制剂能够产生较好的疗效，且具有更轻微的不良反应，同时还能与经典的抗 HIV 药物联合使用，因此已经成为抗艾滋病药物研究的一种趋势。

病毒表面的包膜糖蛋白（Env）是 HIV-I 的特异性蛋白，它介导了病毒膜和宿主细胞膜间的融合，使病毒的内容物释放到宿主细胞内。与其他逆转录病毒一样，Env 首先被合成为无融合能力的多蛋白前体 gp160，然后被宿主细胞蛋白酶水解成 2 个亚基，它们以非共价键形式连接。表面亚基（gp120）负责识别和结合宿主细胞的特殊受体，跨膜亚基（gp41）通过疏水跨膜螺旋序列固定在病毒的膜上。gp41 的 N 端含有融合肽区域，可以插入到宿主细胞膜中，促进膜融合过程的发生。

恩夫韦地是由 gp41 蛋白衍生而合成的含 36 个氨基酸的多肽。为一具选择性且有效的 HIV-Ⅰ融合和感染抑制剂，IC_{50}分别为 1ng/ml 和 80ng/ml，可阻止 HIV-Ⅰ进入宿主细胞，抑制 HIV-Ⅰ复制。体外研究表明恩夫韦地可减少病毒 p24 的产生和 HIV-Ⅰ RNA 水平；体内试验也表明可降低血浆中 HIV-Ⅰ RNA 数和平均病毒负荷，增强 HIV-Ⅰ感染病人的免疫力。恩夫韦地可与蛋白酶抑制剂和逆转录酶抑制剂联用，从而更有效地抑制病毒复制，并减少耐药病毒的出现。

Ac-HN-Tyr-Thr-Ser-Leu-ILe-His-Ser-Leu-ILe-Glu-Glu-Ser-Gln-Asn-Gln-Gln-Glu-Lys-Asn-Glu-Gln-Glu-Leu-Leu-Glu-Leu-Asn-Lys-Trp-Ala-Ser-Leu-Trp-Asn-Trp-Phe-NH

恩夫韦地

二、逆转录酶抑制剂（Reverse Transcriptase Inhibitors）

逆转录酶（Reverse transcriptase，RT）是艾滋病毒复制过程中的一个重要酶，在人类细胞中无此酶存在，针对此酶设计合成的逆转录酶抑制剂（Reverse Transcriptase Inhibitors，RTI）是抗艾滋病药物研究的主要方向之一。逆转录酶抑制剂药物主要有核苷类和非核苷类。

（一）核苷类逆转录酶抑制剂（Nucleoside Reverse Transcriptase Inhibitors，NNRTIs）

在发现对逆转录酶有抑制作用的药物以后，人们就着手对已有的核苷类化合物进行研究，希望找到对逆转录酶有抑制作用的化合物。其中发现 3′-叠氮基-2′，3′-双脱氧胸腺嘧啶核苷（齐多夫定，AZT）体外对 HIV-Ⅰ有抑制作用。随后用于艾滋病患者的治疗，成为美国 FDA 批准的第一个用于艾滋病及其相关症状治疗的药物。

齐多夫定（Zidovudine，AZT）

化学名为 3′-叠氮基-3′-脱氧胸苷；3′-Azido-3′-deoxythymidine。又名叠氮胸苷。

齐多夫定在 HIV 感染的细胞内通过胞苷激酶及胞苷酸激酶的作用下转化为三磷酸体（AZTTP），以假底物形式竞争 HIV 逆转录酶，并掺入到正在合成的 DNA 链中，抑制 DNA 链的延长，阻碍病毒的复制。齐多夫定在活化细胞内的抗 HIV 活性显著强于静止细胞，对人体细胞 DNA 聚合酶作用很小，因而不抑制人体细胞的增殖。

齐多夫定为针状结晶，无臭，易溶于乙醇，难溶于水，遇光分解。齐多夫定副作用有骨髓抑制作用，主要表现为巨细胞性贫血和粒细胞减少。有一定的骨骼肌和心肌毒性。能引起头痛、恶心、呕吐、肌痛等。齐多夫定并不能杀灭病毒，即使在很高的剂量时也只能延缓疾病进展和病毒复制。齐多夫定长期治疗使 HIV 逆转录酶发生变异而产生耐药。一般推荐齐多夫定与其他作用机制的抗病毒药物联合应用的鸡尾酒疗法，如与蛋白酶抑制剂或者非核苷类逆转录酶抑制剂联用。

　　齐多夫定主要通过生成无活性的葡萄糖苷酸代谢物而被清除。那些主要通过肝脏代谢，特别是通过葡糖醛酸化作用而被清除的药物有可能对齐多夫定的代谢产生影响。齐多夫定对拉米夫定的药代动力学无影响。阿司匹林、可待因、吗啡、吲哚美辛、酮替芬、萘普生、奥沙西泮、劳拉西泮、西咪替丁、安妥明、氨苯砜及 Isoprinosine 可以通过竞争性抑制葡糖醛酸化过程或直接抑制肝脏微粒体代谢而影响齐多夫定的代谢。当上述药物与齐多夫定联合应用，特别是长期应用时，应充分考虑引起药物相互作用的可能。在体外，核苷结构类似物-利巴韦林可拮抗齐多夫定的抗病毒活性，应避免同时应用。与具有潜在肾毒性或骨髓抑制作用的药物，如全身用喷他脒、氨苯砜、乙胺嘧啶、复方磺胺甲噁唑、两性霉素、氟胞嘧啶、更昔洛韦、干扰素、长春新碱、长春花碱及阿霉素同时应用，特别在急性期治疗时亦可以使齐多夫定产生不良反应的概率增加。如果上述药物有必要与齐多夫定同时应用，则应特别小心，密切监测肾功能及血液学参数，必要时，其中一种或若干种药物应减量。

　　齐多夫定的合成是由脱氧胸腺嘧啶核苷为起始原料，和 2-氯-1,1,2-三氟三乙胺反应，得到环状化合物，再和叠氮化锂反应制得 AZT。

　　核苷类逆转录酶抑制剂至今已有齐多夫定，去羟肌苷（Didanosine）、扎西他滨（Zalcitabine）、司坦夫定（Stavudine）、拉米夫定（Lamivudine）、阿巴卡韦（Abacavir）、恩曲他滨（Emtricitabine）、替诺福韦二吡呋酯（Tenofovir disoproxil）等药物上市。

去羟肌苷　　　　　扎西他滨　　　　　司坦夫定　　　　　拉米夫定

阿巴卡韦　　　　　恩曲他滨　　　　　替诺福韦二吡呋酯

　　扎西他滨（Zalcitabine，ddC），其作用机制与齐多夫定相同，在细胞内转化为有活性的三磷酸代谢物，从而竞争性抑制逆转录酶活性，并可能中止病毒 DNA 的延长。本品和齐多夫定联用时，有加合和协同的抗病毒作用。通常本品与齐多夫定替换使用或联合使用，可有效抑制病毒的复制和疾病的发展。其主要副作用是周围神经病变。

司坦夫定（Stavudine，d_4T）为脱氧胸苷的脱水产物，引入 2′，3′-双键。本品对酸稳定，经口服吸收良好。其作用机制和 AZT、ddC 相似，进入细胞后，在 5′ 位逐步磷酸化，生成三磷酸酯，从而达到抑制逆转录酶活性，使 DNA 键断裂的作用。本品对 HIV-Ⅰ 和 HIV-Ⅱ 有同等抑制作用，对齐多夫定产生耐药性的 HIV-病毒株有抑制作用，但骨髓毒性比 AZT 低 10 倍以上。本品适用于对齐多夫定、扎西他滨等不能耐受或治疗无效的艾滋病及其相关综合征。

拉米夫定（Lamivudine，3TC）是双脱氧硫代胞苷化合物。有 $\beta-D-(+)$ 及 $\beta-L-(-)$ 二种异构体，两种异构都具有较强的抗 HIV-Ⅰ 的作用。但其 $\beta-L-(-)$ 的异构体对胞苷-脱氧胞苷脱氨酶的脱氨基作用有拮抗作用。其作用机制和齐多夫定相似，在细胞内生成三磷酸酯而发挥活性。3TC 对逆转录酶的亲和力大于人 DNA 聚合酶的亲和力，因而具有选择性作用。本品抗病毒作用强而持久，且能提高机体免疫功能。本品还具有抗乙型肝炎病毒的作用，口服吸收良好，生物利用度可达 72%~95%。临床上可单用或与 AZT 合用治疗病情恶化的晚期 HIV 感染病人。3TC 的骨髓抑制及周围神经毒性比其他几个核苷衍生物都要小，这可能与其对线粒体 DNA 聚合酶抑制作用很小有关。但 3TC 的 $\beta-D-(+)$ 异构体的骨髓毒性高出 $\beta-L-(-)$ 异构体 10 倍。

去羟肌苷（Didanosine，ddI）是嘌呤核苷类衍生物，进入体内后首先被转变成 5′-单磷酸酯的形式，然后在腺嘌呤琥珀酸酯合成酶和裂解酶的作用下生成二脱氧腺苷（Dideoxyadenosine，DDA）的 5′-单磷酸酯，再在体内磷酸化酶的作用下生成 DDA 的三磷酸酯，DDA 的三磷酸酯在逆转录酶的作用下掺入到初生 HIV 病毒的 DNA 中，终止前病毒 DNA 的延长而发挥作用。在临床上主要用于治疗那些不能耐受 AZT 或对 AZT 治疗无效的晚期 HIV 感染的病人。

阿巴卡韦（Abacavir）常用其硫酸盐，临床上和其他药物，如：AZT、3TC、d_4T 等，一起合用有很好的协同作用，用于治疗 HIV 感染的病人。阿巴卡韦口服吸收好（>75%），能穿过血脑屏障（BBB）进入脑部和脊髓液，而这些部位正是病毒常在的隐蔽所和病毒重要的复制储存器，这意味着本品可以到达通常抗 HIV 药物所不能到达的地方从而更有效的抑制 HIV 病毒。未发现有药物-药物的相互作用。本品的主要副作用有头痛、恶心、呕吐、不适和皮疹。

替诺福韦二吡呋酯（Tenofovir disoproxil）是单磷酸酯类前药，体内磷酸化为三磷酸酯，通过抑制 HIV-RT 的活性发挥药效。

（二）非核苷类逆转录酶抑制剂（Nonnucleoside Reverse Transcriptase Inhibitors，NNRTIs）

非核苷类逆转录酶抑制剂是一类在结构上差异很大，但作用机制相似的化合物。它们能与逆转录酶特异性结合，结合位点与底物结合位点不在同一位置，为非竞争性抑制。核苷类逆转录酶抑制剂药物的副作用导致其临床应用的限制，而非核苷类逆转录酶抑制剂对细胞的毒性很小，并且在极低的浓度时也能抑制病毒的复制。但非核苷类逆转录酶抑制剂容易使逆转录酶产生突变，形成抗药性，因此寻找新的非核苷类逆转录酶抑制剂，改善现有药物耐药性已成为抗艾滋病药物的重要研究方向之一。目前已上市的有奈韦拉平（Nevirapine）、地拉韦定（Delavirdine）、依发韦仑（Efavirenz）三个药物。

奈韦拉平　　　　　　　　　地拉韦定　　　　　　　　　依发韦仑

奈韦拉平（Nevirapine）

化学名为 11-环丙基-5,11-二氢-4-甲基-6H-二吡啶并[3,2-b;2′,3′-e][1,4]-二氮 䓬-6-酮；11-Cyclopropyl-5,11-dihydro-4-methyl-6H-dipyrido[3,2-b;2′,3′-e][1,4] diazepine-6-one。

构效关系研究结果表明：①三个环中，外侧二个环中的一个必须是吡啶环，当这二个环均为吡啶环时，效果最好。因为吡啶环中的氮原子在药物和酶作用时，起到非常重要的作用。②吡啶基的4位须有一个体积小的亲脂性取代基，如奈韦拉平中的甲基；③内酰胺必须有一个游离的氢质子。

奈韦拉平是人免疫缺陷病毒（HIV-Ⅰ）的非核苷类逆转录酶抑制剂（NNRTI）。与核苷类抑制剂不同，本品进入细胞后，不需通过磷酸化来激活。奈韦拉平与 HIV-Ⅰ 的逆转录酶（RT）直接结合并导致此酶的催化端破裂来阻断 RNA 依赖和 DNA 依赖的 DNA 聚合酶的活性。奈韦拉平不与底物或三磷酸核苷产生竞争。

奈韦拉平和核苷类抑制剂合用时有相加作用，对 AZT 耐药的 HIV 病毒株也有效。但是奈韦拉平在使用中最大的问题是快速诱导耐药性。体外试验表明，奈韦拉平一旦和病毒接触，很快就诱导产生耐药性，抗药病毒株对奈韦拉平的敏感性降低了 400 倍。临床试验也证实奈韦拉平在用药 1~2 周内即失去抗病毒作用。本品用于治疗 HIV-Ⅰ 感染，应与其他抗HIV-Ⅰ 药物联合用药。也可单独用于预防母婴传播。

成人口服奈韦拉平后快速吸收（>90%）。奈韦拉平的吸收不受饮食、抗酸药或其他碱性药物的影响（如去羟肌苷）。奈韦拉平在人体内分布广泛，易通过胎盘且可进入乳汁。在血浆浓度为 1~10μg/ml 时，约 60% 的奈韦拉平与血浆蛋白结合。奈韦拉平在人体脑脊液中的浓度为其血浆浓度的 45%（±5%）。奈韦拉平通过细胞色素 P450 代谢、产生葡糖苷酸结合物，之后由尿中排出。肾排泄对奈韦拉平原形产物的消除所起作用很小。

奈韦拉平是肝细胞色素 P450 代谢酶的诱导剂，可以降低主要由 CYP3A、CYP2B 代谢的药物的血浆浓度。因此如果患者正在接受由 CYP3A 或 CYP2B 代谢的药物的一个稳定剂量的治疗，若开始合用本品，前者剂量需要调整。本品与核苷类逆转录酶抑制剂齐多夫定、去羟肌苷、扎西他宾合用时无需调整这些药物的剂量。奈韦拉平会增加肝代谢而降低美沙酮的血浆浓度。因此，美沙酮维持给药的患者合用奈韦拉平时，建议仔细观察戒断综合征征象并对美沙酮的剂量进行相应的调整。利用人的肝细胞微粒体的体外研究表明奈韦拉平水解代谢不受氨苯砜、利福布汀、利福平，及甲氧苄胺嘧啶/磺胺甲噁唑的影响。酮康唑和红霉素可明显抑制奈韦拉平的羟化代谢。

依发韦仑（Efavirenz）是野生型和耐药变异型 HIV-Ⅰ 的有效抑制剂，和茚地那韦（Indinavir）合用可显著增加 CD4+ 细胞的数量和减少 HIV-RNA 的量。在临床上依非韦仑每天只需服用一次可作为茚地那韦的替代药物，与 AZT 和 3TC 合用进行 AIDS 病鸡尾酒疗法，可降低鸡尾酒疗法的副作用，减少病人服药的数量。且价格便宜，对成年和儿童病人都可以使用。

三、HIV 蛋白酶抑制剂（HIV Protease Inhibitors，PI）

HIV 蛋白酶是 HIV 复制的关键酶，属天冬氨酸蛋白酶类。其作用是将 gag 基因和 gag-pol 基因表达产生的多聚蛋白裂解，变成各种有活性的病毒结构和酶。此过程在 HIV 病毒的成熟和复制过程中起到非常关键的作用。研究结果表明抑制该酶的活性会产生无感染能力的未成熟的子代病毒，从而阻止病毒进一步感染的进行。

HIV 蛋白酶为含有 99 个氨基酸残基的同源二聚体，其中 Asp25 和 Asp25′ 的羧基参与底物蛋白肽键的裂解过程。在催化过程中，作为底物的多聚蛋白与蛋白酶的 Gly27 和 Gly27′ 的羰基形成一对氢键，Ile50 和 Ile50′ 与水分子的氧原子形成氢键，水分子的两个氢原子与底物的羰基形成另一对氢键，酶的疏水腔与底物疏水基团构成疏水相互作用。当酶的底物肽键被水解时，被剪切的酰胺的羰基由 sp^2 杂化的平面结构转变成偕二醇的 sp^3 四面体构型的过渡态，而形成的偕二醇的羟基与 Asp25 和 Asp25′ 形成一对氢键（图 13-2）。

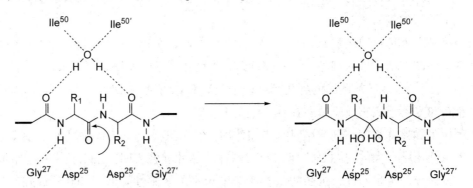

图 13-2 HIV 蛋白酶水解病毒蛋白的示意图

HIV 蛋白酶抑制剂能阻断蛋白酶的正常功能，使新产生的病毒不成熟从而失去感染性。目前已有沙奎那韦（Saquinavir）、利托那韦（Ritonavir）、茚地那韦（Indinavir）、奈非那韦（Nelfinavir）、安普那韦（Amprenavir）、罗匹那韦（Lopinavir）、阿他那韦（Atazanavir）、福沙帕那韦（Fosamprenavir）等上市。

沙奎那韦是第一个上市的 HIV-Ⅰ 蛋白酶抑制剂。与核苷类逆转录酶抑制剂联合使用治疗晚期 HIV 感染。沙奎那韦的口服吸收效果良好，生物利用度明显提高，与利托那韦联用效果良好，基本取代了老的剂型。沙奎那韦对 HIV 蛋白酶的抑制常数为 0.9nM，体外抗病毒的 IC_{50} 值为 0.020μM。由于 HIV 蛋白酶与人蛋白酶的差异很大，沙奎那韦直接抑制 HIV 蛋白酶活性而抑制病毒的复制，所以沙奎那韦毒性较小。沙奎那韦单独使用时其作用与

AZT 类似，与 AZT 合用时效果更好。对曾长期使用 AZT 治疗及未经 AZT 治疗的晚期 HIV 感染的病人，临床效果显著。

安普那韦结构中含有对氨基苯磺酰胺基，通过抑制 HIV 病毒编码的蛋白酶发挥作用，对病毒编码的天冬氨酸蛋白酶具有特异性，能抑制病毒编码的天冬氨酸蛋白酶，从而阻断 gag 和 gag 包膜多聚蛋白的加工，导致病毒无法处理 gag 和 gag-pol，从而产生无功能病毒，达到控制艾滋病的目的。

罗匹那韦为人体免疫缺陷病毒 HIV 的蛋白酶抑制剂，可抑制免疫缺陷病毒（HIV）蛋白酶，该酶影响病毒的终末形成，以减少 HIV 的病毒量，提升 CD4 细胞数量。利托那韦（Ritonavir）能和 HIV 蛋白酶的活性部位可逆地结合，阻止多肽的形成及后期的病毒的成熟。经利托那韦治疗后的病毒颗粒仍能产生，但不具有感染性。罗匹那韦-利托那韦合用时，利托那韦可以抑制细胞色素 P450（CYP3A）对罗匹那韦的代谢，增加罗匹那韦的血药浓度。

奈非那韦抑制病毒的蛋白酶可以阻止 Gag-pol 聚合蛋白的裂解，从而产生未成熟、非感染性的病毒。本品对 HIV-I 有良好的抑制作用，治疗后可使 HIV 感染者体内 HIV-RNA 水平下降和 CD4 细胞计数升高。本品和逆转录酶抑制剂合用时产生相加至增效的作用。奈非那韦对 HIV 蛋白酶的抑制常数为 1.9nM，抗病毒活性的 IC_{90} 为 60nM。

沙奎那韦

利托那韦

茚地那韦

奈非那韦

271

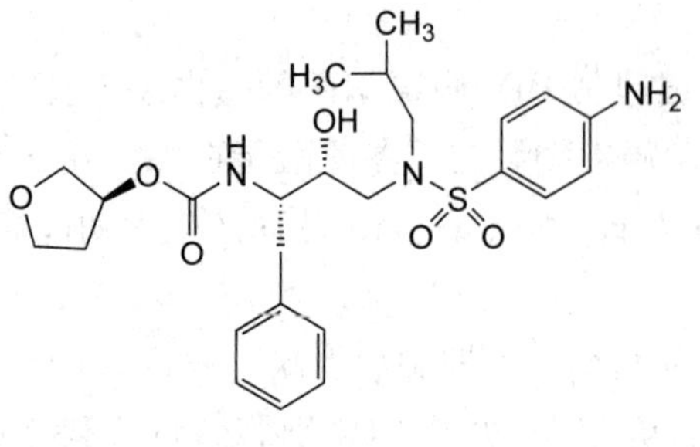

安普那韦

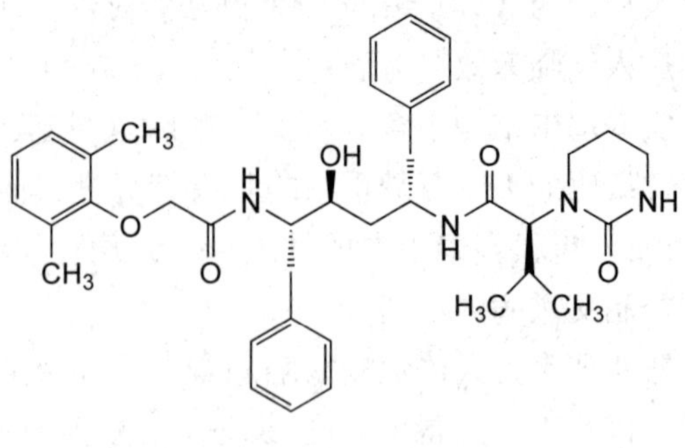

罗匹那韦

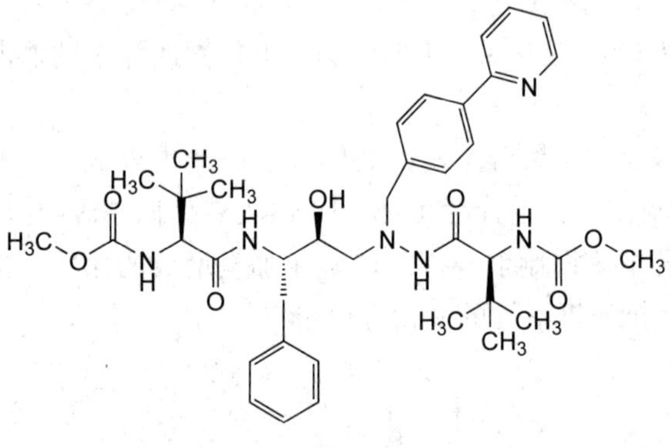

阿他那韦

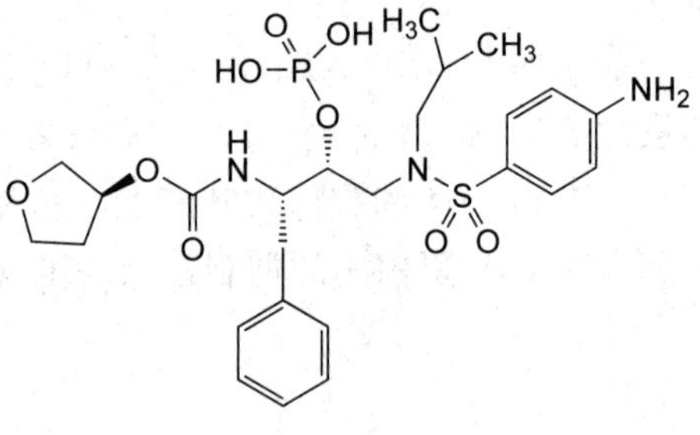

福沙帕那韦

茚地那韦（Indinavir）

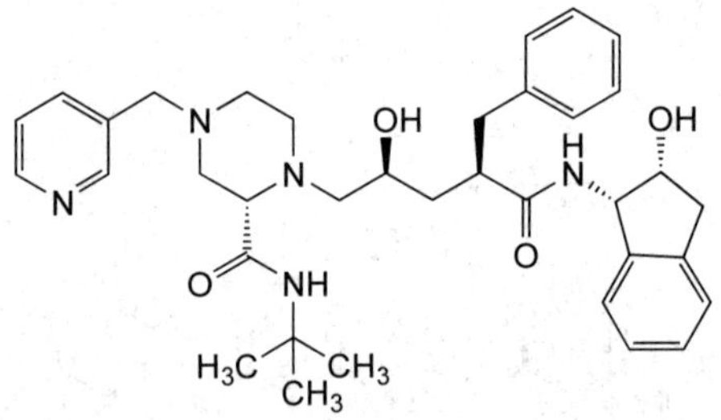

化学名为 2,3,5-三脱氧-N-[(1S,2R)-2,3-二氢-2-羟基-1H-茚-1-基]-5-[(2S)-2-[[(1,1-二甲基乙基)氨基]羰基]-4-(3-吡啶甲基)-1-哌嗪基]-2-(苯甲基)-D-赤式-戊酰胺；2,3,5-Trideoxy-N-[(1S,2R)-2,3-dihydro-2-hydroxy-1H-inden-1-yl]-5-[(2S)-2-[[(1,1-dimethylethyl)amino]carbonyl]-4-(3-pyridinylmethyl)-1-piperazinyl)-2-(phenylmethyl)-D-erythro-pentonamide。

硫酸茚地那韦是人免疫缺陷病毒（HIV）的蛋白酶抑制剂。HIV 蛋白酶是在传染性 HIV 中发现的使病毒聚合蛋白前体裂解成单个功能蛋白的一种酶。茚地那韦可与该蛋白酶的活性部位结合并抑制其活性。这种抑制作用阻断了病毒蛋白前体裂解，形成不成熟的非传染性病毒颗粒。在与核苷类似物齐多夫定、去羟肌苷及一种非核苷类抑制剂合并用药的体外研究中，茚地那韦显示出协同作用。

在一些使用茚地那韦的患者身上已经发现了对该药敏感性下降的 HIV 分离株。病毒的耐药性与突变增加有关，这些突变导致病毒蛋白酶上氨基酸的替换表达。已证实 11 个氨基酸残基位点的替换与耐药性有关。耐药性由这些位点多种氨基酸替换的共同表达所介导，更高程度的耐药通常与更大量的替换有关。茚地那韦与蛋白酶抑制剂利托那韦之间有完全的交叉耐药性。茚地那韦与其他 HIV 蛋白酶抑制剂之间也观察到不同程度的交叉耐药性。

茚地那韦在空腹状态时被快速吸收，在 0.8 小时血药浓度达峰值。超过用药剂量 200～1000mg 范围应用茚地那韦，健康人和 HIV-I 感染者体内的血浆浓度增长均高于相应比例剂量的增加量。在稳定状态，用药间歇期的茚地那韦平均血浆浓度超过 HIV-I 的 IC_{95}。由于半衰期短（1.8 小时），在多次每 8 小时用药 800mg 后，血浆浓度只有轻度升高（12%）。每 6 小时给药 600mg，连续给药 70 周后，血浆的药代动力学没有变化。单次给药 800mg 的生物利用度大约是 65%。

健康人和 HIV-I 感染者，在口服用药 200～1000mg 范围内，尿中茚地那韦浓度增长略快于相应比例剂量的增加量。在临床用药剂量范围内，茚地那韦肾脏清除率（116ml/min）是浓度依赖性的，低于 20%，药物经肾脏原型排泄。空腹单次给药 700mg 和 1000mg，平均经肾原型排泄的药物为 10.4% 和 12%。茚地那韦半衰期为 1.8 小时，很快从体内清除。人肝微粒体体外研究表明细胞色素 CYP3A4 是在茚地那韦氧化代谢过程中起主要作用的 P450 同功酶。分析服药后人的血浆和尿液样本，结果表明茚地那韦代谢产物几乎无蛋白酶抑制作用。

茚地那韦不得与利福平、特非那定、阿司咪唑、西沙必利、三唑仑、咪达唑仑合用。如与去羟肌苷合用，应在空腹时至少间隔 1 小时分开服用。利福平是强效的 P4503A4 诱导剂，能明显地降低本药的血浆浓度。对 CYP3A4 诱导作用弱于利福平的其他药物，如苯巴比妥、苯妥英、卡马西平和地塞米松，与本药合用时应谨慎，因为它们也可能降低茚地那韦的血浆浓度。

合成方法：以顺-（1S，2R）-二氢茚二醇为起始原料，与乙腈-浓硫酸反应，在三乙胺存在下，再与 3-苯基丙酰氯和异丙烯基甲醚缩合、环合，后与（S）-（+）-甲苯磺酸缩水甘油酯在六甲基二硅亚胺锂（LHS）作用下缩合，得到手性环氧化物，然后与 4-（叔丁氧羰基）-哌嗪-2（S）-甲酰叔丁胺缩合、水解，最后与 3-（氯甲基）吡啶缩合，得茚地那韦。

四、整合酶抑制剂（Integrase Inhibitors）

HIV 复制周期中的整合过程是将 HIV-Ⅰ 的 DNA 整合入宿主 DNA 的过程，也是 HIV-Ⅰ 复制周期的不可缺少的过程。HIV-Ⅰ 整合酶（Integrase，IN）催化整个整合反应，是 HIV-Ⅰ 复制过程必不可少的酶，也是病毒稳定感染不可或缺的酶，而且在人类细胞中没有类似物，因此成为治疗艾滋病的理想靶标。整合酶抑制剂可以通过引起整合酶结合部位的变异在体外显示出抗 HIV 活性，并可与核苷类逆转录酶抑制剂（NRTIs）、非核苷逆转录酶抑制剂（NNRTIs）和蛋白酶抑制剂（PIs）产生协同作用。

雷特格韦（Raltegravir）

化学名 N-[（4-氟苯基）甲基]-1,6-二氢-5-羟基-1-甲基-2-[1-甲基-1-[[（5-甲基-1,3,4-二唑-2-基）甲酰基]氨基]乙基]-6-羰基-4-嘧啶甲酰胺；N-[（4-fluorophenyl）methyl]-1,6-dihydro-5-hydroxy-1-Methyl-2-[1-methyl-1-[[（5-methyl-1,3,4-oxadiazol-2-yl）carbonyl]amino]ethyl]-6-oxo-4-pyrimidinecarboxamide。

雷特格韦（Raltegravir）是第一个被批准的抑制 HIV 病毒整合酶的新药，与其他抗逆转录病毒药物有协同作用，安全性、耐受性好，特别是对其他抗病毒药耐药的患者更适宜。

雷特格韦能够抑制 HIV DNA 插入人类 DNA，从而抑制病毒复制。口服后迅速被吸收，半衰期 7~12 小时，多次给药后，2 天达稳态血药浓度，健康志愿者每天 1600 mg，连服 10 天能被很好耐受。健康志愿者，单剂量口服 200mg 后，[14]C 示踪显示 51% 由粪便排泄，32% 从尿中排泄。排泄较快，24 小时内基本无遗留，尿中主要有原形（9%）和其葡萄糖苷酸形式（23%），粪便中原形少量，可能大部分被胆汁水解。血浆中约70%以原形存在，30%以葡萄糖苷酸形式存在，代谢主要通过葡萄糖苷酸转移酶介导的葡萄糖苷酸化进行。

在药物相互作用试验及临床试验中均未发现与其他抗HIV感染的药物存在相互作用，临床前试验表明，雷特格韦不被细胞色素P450代谢，与强力二磷酸尿苷葡萄糖转移酶诱导剂（如利福平）合用应谨慎，因为可降低Raltegravir的血药浓度。

雷特格韦的合成是以2-羟基-2-甲基丙腈为起始原料，经氨基取代得到2-氨基-2-甲基丙腈，然后，经氯甲酸苄酯保护氨基，氰基成肟，环合形成取代嘧啶环，嘧啶环上N-甲基化，酯的对氟苄基氨胺解，催化氢化脱保护基，再经酰化缩合成酰胺制备得到雷特格韦。

（李 雯）

第十四章 抗生素
Antibiotics

自从青霉素（Penicillin）于 1941 年应用于临床，揭开了人类使用抗生素的序幕。抗生素的应用领域不断扩展，从当初青霉素、链霉素及四环素等仅用作抗菌药物，扩展到抗肿瘤、抗病毒、抗原虫和寄生虫、免疫抑制等领域。直到现在，抗生素仍是临床上使用最广泛的一类抗菌药。

抗生素是某些微生物（包括细菌、放线菌和真菌等）的次级代谢产物或合成类似物，在小剂量的情况下就能对各种病原菌微生物有抑制或杀灭作用，而对宿主不会产生严重的毒副作用。抗生素的主要来源是生物合成（微生物发酵），也可以通过全合成或半合成方法制得。半合成抗生素是在生物合成抗生素的基础上发展起来的，通过对其进行结构改造获得的结构类似物，旨在克服生物合成抗生素存在的化学稳定性差、抗菌活性低、抗菌谱窄、毒副作用大、交叉耐药以及药代动力学性质缺陷等问题。近年来，由于抗生素被滥用而催生的超级（耐药）细菌已成为人类生存的潜在威胁。针对耐药菌的半合成抗生素的研究取得了显著成就，如第四、五代头孢菌素等的发现，使半合成抗生素在临床上发挥着越来越重要的作用。

抗生素种类繁多，结构复杂。按化学结构可分为：①β-内酰胺类；②四环类；③氨基糖苷类；④大环内酯类；⑤其他类。

每类抗生素都有其作用特点，其作用机制大致可归纳为以下四种。

（1）抑制细菌细胞壁的合成：通过抑制细胞壁的合成，破坏细胞壁的完整性，使细菌膨胀、变形、破裂、自溶而死亡。如青霉素类和头孢菌素类抗生素。由于哺乳动物的细胞没有细胞壁，故此类抗生素的毒性较小。

（2）损伤细菌细胞膜：通过与细菌的细胞膜相互作用而影响膜的渗透性，使菌体内蛋白质、核苷酸和氨基酸等重要物质外漏，导致细胞死亡。如多黏菌素 B、制酶菌素和两性霉素 B。

（3）抑制细菌蛋白质的合成：抑制细菌蛋白质合成可影响或中止细菌的生长繁殖。如大环内酯类、氨基糖苷类、四环素类和氯霉素。

（4）抑制核酸的转录和复制：利福平通过抑制细菌 RNA 聚合酶，影响 mRNA 的转录，使 DNA 和蛋白质的合成停止，导致细菌死亡。

第一节 β-内酰胺类抗生素
β-Lactam Antibiotics

1929 年，英国医生 Fleming 首先发现青霉素，他在查看实验室工作台上已接种葡萄球菌的表面皿过程中，发现了青霉素有明显的抑制革兰阳性菌的作用。从 1941 年开始青霉素 G 广泛用于临床。1945 年 Brotzu 发现头孢菌素，1962 年头孢菌素 I 成功应用于临床，出现了第一代头孢菌素。由于青霉素在使用中陆续被发现有过敏反应、耐药性、抗菌谱窄以及

扫码"学一学"

性质不稳定等缺点，于是对青霉素的结构进行改造。从 20 世纪 60 年代起，一系列广谱、耐酸、耐酶的半合成青霉素类不断被推上临床。与此同时，半合成头孢菌素类也得到飞速发展，相继开发并上市了第二代、第三代和第四代头孢菌素。

β-内酰胺抗生素是指分子中含有由四个原子组成的 β-内酰胺环的抗生素。β-内酰胺环是该类抗生素发挥生物活性的必需基团，在和细菌作用时，β-内酰胺环开环与细菌发生酰化作用，抑制细菌的生长。而同时由于 β-内酰胺环是由四个原子组成，其分子张力较大，使其化学性质不稳定而易发生开环导致失活。

根据化学结构的不同，β-内酰胺类抗生素可分为青霉素类（Penicillins）、头孢菌素类（Cephalosporins）以及非典型的 β-内酰胺类。β-内酰胺类抗生素的母核结构主要有青霉素类的青霉烷（Penam）、头孢菌素类的头孢烯（Cephem），以及非典型 β-内酰胺类抗生素的青霉烯（Penem）、碳青霉烯（Carbapenem）、氧青霉烷（Oxapenam）和单环 β-内酰胺（Monobactam）。

青霉烷　　　头孢烯　　　青霉烯　　　碳青霉烯　　　氧青霉烷　　单环β-内酰胺

临床使用的 β-内酰胺类抗生素的基本结构如下：

青霉素类　　　　　头孢菌素类

碳青霉烯类　　　单环β-内酰胺类

β-内酰胺类抗生素具有以下结构特点：①分子内均含有一个四元的 β-内酰胺环，除了单环 β-内酰胺外，该环通过 N 原子和邻近的第三碳原子与另一个五元环或六元环稠合，如青霉素类的稠合环是氢化噻唑环，头孢菌素类的是氢化噻嗪环，碳青霉烯类的是二氢吡咯环；②除单环 β-内酰胺外，与 β-内酰胺稠合环的 C-2 位上均有一个羧基；③β-内酰胺环羰基 α 位碳上均有一个酰胺基侧链；④两个稠合环不共平面，青霉素沿 N-1 和 C-5 轴折叠，头孢菌素沿 N-1 和 C-6 轴折叠；⑤青霉素类和头孢菌素类抗生素的母核上分别有 3 个和 2 个手性碳原子，分别可产生 8 个和 4 个光学异构体，但抗菌活性最好的绝对构型分别为（2S，5R，6R）和（6R，7R）。β-内酰胺类抗生素的抗菌活性不仅取决于其母核的构型，而且还取决于酰胺侧链上取代基手性中心的类型。

β-内酰胺类抗生素的作用机制，一般认为是抑制细菌细胞壁的合成。细胞壁是包裹在微生物细胞外面的一层刚性结构，它决定着微生物细胞的形状，保护微生物不因内部高渗透压而破裂。细菌细胞壁的主要成分是黏肽（Peptidoglycan），它在黏肽转肽酶

（Peptidoglycan transpeptidase）的催化下，形成具有网状结构的含糖多肽。β-内酰胺类抗生素作用于黏肽转肽酶，使其催化的转肽反应不能进行，从而阻碍细胞壁的形成，导致细菌死亡。细胞壁是细菌细胞所特有的，而哺乳动物细胞无细胞壁，因而β-内酰胺类抗生素对细菌具有较高的选择性，而对哺乳动物的毒性较小。此外，由于革兰阳性菌的细胞壁黏肽含量比革兰阴性菌高，因此青霉素一般对革兰阳性菌的活性比较高，也造成其抗菌谱比较窄的问题。近年来研究发现β-内酰胺类抗生素的主要作用靶点是青霉素结合蛋白（Penicillin-Binding Proteins，PBPs）。PBPs存在于细菌细胞壁上，对细菌生长和繁殖发挥着重要作用。不同细菌细胞壁上PBPs的数量和组成不同，不同的β-内酰胺类抗生素与PBPs结合的部位不同，这就导致各种抗生素的抗菌活性存在差异。β-内酰胺类抗生素的作用机制见图14-1。

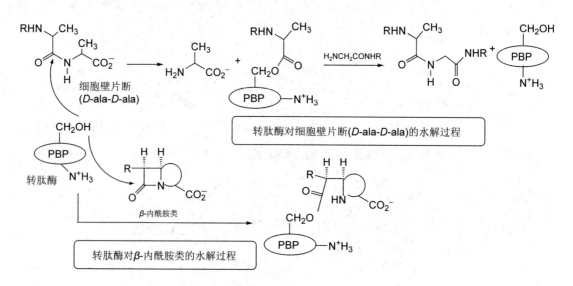

图 14-1 β-内酰胺类抗生素的作用机制

一、青霉素类（Penicillins）

1. 天然青霉素 青霉素通常通过发酵的方法制备，从青霉菌培养液和头孢菌素发酵液中至少可分离、纯化得到7种天然青霉素，即青霉素 G（Benzylpenicillin，或 Penicillin G）、青霉素 X（p-Hydroxybenzylpenicillin）、青霉素 V（Phenoxymethylpenicillin）、青霉素 F（2-Pentenylpenicillin）、双氢青霉素 F（Pentylpenicillin）、青霉素 N（$D-4-$Amino$-4-$carboxybutylpenicillin）和青霉素 K（Heptylpenicillin）。其中以青霉素 G 的作用最强，产量最高，药效最好，临床常用其钠盐或钾盐。

青霉素G   青霉素X

青霉素V

青霉素F

双氢青霉素F

青霉素N

青霉素K

青霉素钠（Benzylpenicillin Sodium）

化学名为（2S,5R,6R）-3,3-二甲基-7-氧代-6-(2-苯乙酰氨基)-4-硫杂-1-氮杂双环[3.2.0]庚烷-2-甲酸钠盐；monosodium（2S,5R,6R）-3,3-dimethyl-7-oxo-6-(2-phenylacetamido)-4-thia-1-azabicyclo[3.2.0]heptane-2-carboxylic acid。又名：青霉素 G 钠、苄基青霉素钠。

本品为无色或白色结晶性粉末，无臭或几乎无臭，有引湿性。本品在水中极易溶解，在乙醇中溶解，在脂肪油或液状石蜡中不溶。本品溶液遇酸、碱、氧化剂或青霉素酶迅速失效，6% 水溶液的 pH 在 5~7.5 之间。本品水溶液在室温放置易失效，故临床上使用其粉针剂，密闭保存。

青霉素钠是青霉素 G 的钠盐，青霉素 G 是第一个临床应用的抗生素，它是从青霉菌（Penicillium notatum）培养液中分离得到的，若在发酵时加入少量的苯乙酸或苯乙酰胺作为前体，可提高其产量。

青霉素类化合物的母核是由四元 β-内酰胺环和五元氢化噻唑环组成的稠合环，二个环的张力都比较大，加之青霉素结构中 β-内酰胺环中羰基与氮原子上的孤对电子不能形成共轭，其稳定性极差，导致 β-内酰胺具有高度的化学反应性。在酸性条件下，β-内酰胺环发生水解破裂，再在强酸催化下重排生成青霉二酸（Penillic acid），青霉二酸遇氯化高汞分解为青霉醛酸（Penaldic acid）和 D-青霉胺（D-Pencillamine）。在中性条件下，β-内酰胺环破裂，先生成假青霉素（Pseudopenicillin），再发生异构化生成青霉烯酸（Penicillenic acid），进而脱去巯基生成青霉醛酸和 D-青霉胺。在碱性条件或 β-内酰胺酶作用下，β-内酰胺环破裂，生成青霉噻唑酸（Penicilloic acid），假青霉素水解也可生成青霉噻唑酸。青霉噻唑酸受热脱羧生成去羧青霉噻唑酸，再在酸性条件下分解为青霉醛酸和 D-青霉胺。另一方面，青霉噻唑酸可异构化为派那马地酸（Penamaldic acid），遇强酸作用下分解为青霉醛酸和 D-青霉胺，其中的青霉醛酸不稳定，释放出二氧化碳，生成青霉醛（图14-2）。

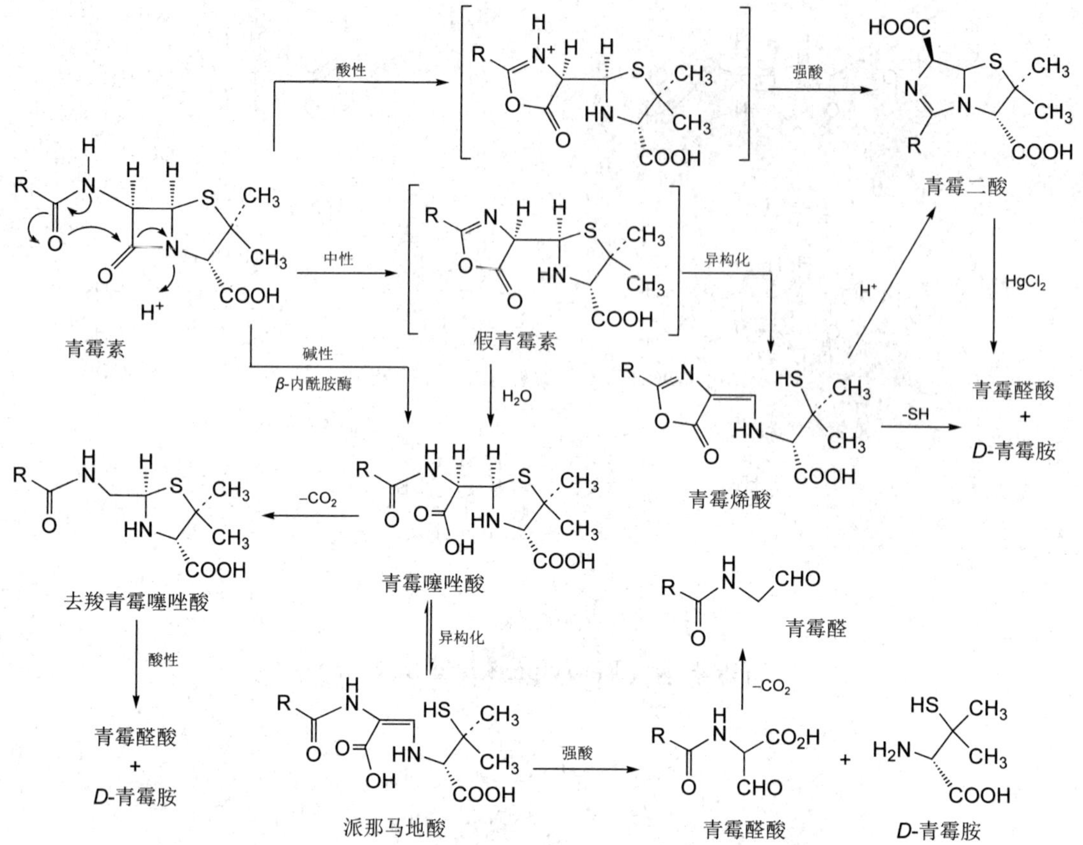

图中化学结构式（青霉素在酸、碱或 β-内酰胺酶条件下的降解途径示意图）

图 14-2　青霉素在酸、碱或 β-内酰胺酶条件下的降解途径

从图 14-2 可知，β-内酰胺环的水解需要酰胺侧链的参与，侧链不同，水解速率差异较大。具有吸电子作用的侧链基团，可以降低羰基侧链的电子云密度，从而起到保护 β-内酰胺环的作用。

胃酸的酸性很强，可引起侧链酰胺键的水解和 β-内酰胺环开环，使青霉素失活，故青霉素 G 不能口服，需注射给药。

本品肌注，体内代谢较快，30 分钟即可达到血药峰浓度。为延长其作用时间，可将青霉素和丙磺舒（Probenecid）合用，以降低其排泄速率。为减小青霉素对皮肤的刺激性，可将其与分子量较大的胺制成难溶性盐，如普鲁卡因青霉素（Procaine Benzylpenicillin）和苄星青霉素（Benzathine Benzylpenicillin）。将青霉素的羧基酯化做成前药，可提高其生物利用度。

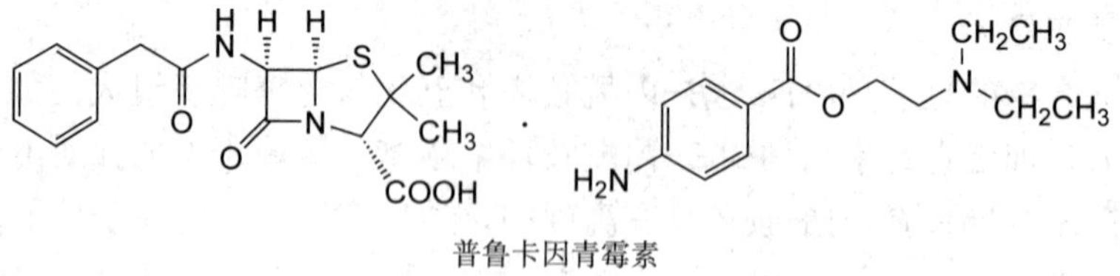

普鲁卡因青霉素

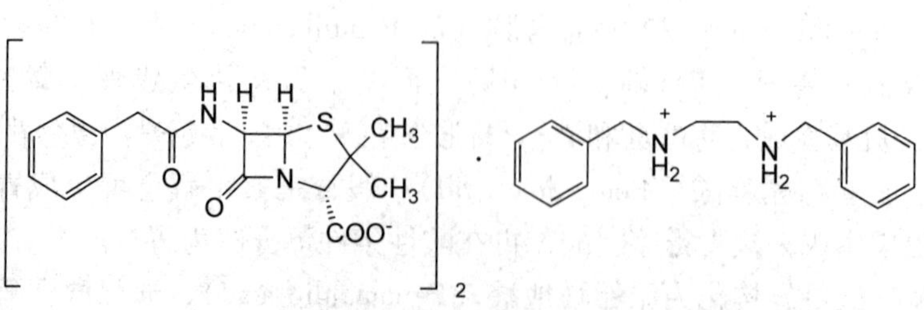

苄星青霉素

青霉素 G 的抗菌作用较强，特别是对各种球菌和革兰阳性菌的作用。但青霉素 G 对大多数革兰阴性菌无效。这与青霉素抗菌机制有关，因为革兰阳性菌细胞壁黏肽含量比革兰阴性菌高，所以青霉素对阳性菌比较敏感。青霉素的抗菌谱窄为其主要缺点之一。

2. 半合成青霉素 青霉素存在不耐酸、不耐酶、抗菌谱窄和过敏反应等缺点。为解决这些问题，人们利用从青霉素发酵液中得到的 6-氨基青霉烷酸（6-Aminopenicillanic Acid，6-APA），进行结构修饰，合成了许多青霉素衍生物，并从中获得许多广谱、高效、耐酶、可口服的半合成青霉素。目前，在临床上应用的半合成青霉素类药物有 40 余种，按性能大致可分为：耐酸青霉素、耐酶青霉素、广谱青霉素，及其与 β-内酰胺酶抑制剂的复合物。

（1）耐酸青霉素 青霉素 V 是在青霉素发酵过程中，加入人工合成的前体苯氧乙酸而得到的天然青霉素。青霉素 V 侧链中含有电负性的氧原子，由于氧原子的诱导效应，降低了羰基氧上的电子云密度，从而阻碍了侧链羰基氧进攻 β-内酰胺环，增加了其对酸的稳定性。青霉素 V 的发现，使人们对耐酸青霉素的结构特征有了较充分的认识。虽然青霉素 V 的抗菌活性低于青霉素 G，但人们以其为先导化合物，在 6 位酰胺侧链的 α 位引入 O、N、X 等电负性强的原子或基团，得到可口服的半合成青霉素，如阿度西林（Azidocillin）、非奈西林（Pheneticillin）和丙匹西林（Propicillin）。阿度西林是在青霉素的侧链上引入吸电子的叠氮基团所得，与青霉素 V 相比，具有口服吸收好、对流感嗜血杆菌的活性高等优点。非奈西林和丙匹西林口服吸收良好，血药浓度均比青霉素 V 高，持续时间比青霉素 V 长。

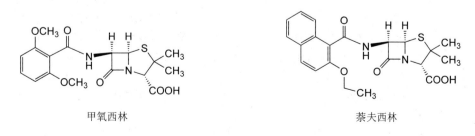

（2）耐酶青霉素 伴随着青霉素 G 的广泛使用，出现了对其不敏感的葡萄球菌，这一结果的产生是由于葡萄球菌产生了 β-内酰胺酶，使青霉素分解失效所致。在半合成青霉素的过程中，发现了抗菌活性极低的三苯甲基青霉素对 β-内酰胺酶相对稳定。人们设想可能是由于三苯甲基有较大的空间位阻，阻止了其与酶活性中心的结合。根据这一思路设计合成了侧链体积较大的半合成青霉素，得到具有耐酶性质半合成青霉素，如甲氧西林（Meticillin）和萘夫西林（Nafcillin）。

甲氧西林侧链的邻位有两个较大的甲氧基，可阻止其与 β-内酰胺酶的结合，是第一个用于临床的耐酶青霉素。但甲氧西林对酸不稳定，不能口服，必须大剂量注射给药才能保持活性，$t_{1/2}$ 0.5~1 小时，血浆蛋白结合率 40%。随着甲氧西林的广泛使用，在临床上很快就出现了耐甲氧西林的金黄色葡萄球菌。这种耐药菌株通过对甲氧西林的蛋白质结合部位（Protein Binding Position，PBP）进行修饰，使细菌对药物不敏感。

苯唑西林（Oxacillin）是利用生物电子等排原理发现的。以异噁唑环取代甲氧西林的苯环，同时在其 3 位和 5 位分别引入苯基和甲基，其中苯基兼有吸电子和空间位阻的作用。苯唑西林是第一个发现的耐酶、耐酸的青霉素，既可口服，也可注射。在苯唑西林结构中苯环的邻位引入氟、氯等卤原子，可进一步提高其耐酶、耐酸性质，并显著改善其药代动力学性质，如氯唑西林（Cloxacillin）、氟氯西林（Flucloxacillin）和双氯西林（Dicloxacillin）。

苯唑西林	$R_1 = H, R_2 = H$
氯唑西林	$R_1 = H, R_2 = Cl$
氟氯西林	$R_1 = F, R_2 = Cl$
双氯西林	$R_1 = Cl, R_2 = Cl$

在 β-内酰胺环的 C-6 位引入含氮七环希夫碱侧链，可增加其对 β-内酰胺酶的稳定性，如美西林（Mecillinam）和匹美西林（Pivmecillinam）。匹美西林是一个前药，口服吸收好，在体内快速水解为美西林而发挥抗菌作用。

美西林

匹美西林

（3）广谱青霉素　青霉素 G 对革兰阳性菌的作用较强，对革兰阴性菌的活性较差，因而抗菌谱较窄。从头孢菌发酵液中分离得到的青霉素 N，其 C-6 位侧链上含有 D-α 氨基己二酸单酰胺，对革兰阴性菌有较强的抑制作用，但对革兰阳性菌的活性低于青霉素 G。进一步的研究显示青霉素 N 的侧链氨基是产生对革兰阴性菌活性的重要基团。在此基础上，设计和合成了一系列侧链带有氨基的半合成青霉素，从中发现了第一个广谱青霉素氨苄西林（Ampicillin）。氨苄西林对革兰阳性菌和阴性菌均有较强的抑制作用，既可口服，又可注射给药。在氨苄西林侧链苯基的对位引入羟基得到了阿莫西林（Amoxicillin），具有广谱、耐酸、口服吸收好的优点。

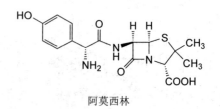

氨苄西林　　　　　　　　　阿莫西林

通过结构改造得到的其他广谱青霉素还有羧苄西林（Carbenicillin）、磺苄西林（Sulbenicillin）、哌拉西林（Piperacillin）、阿洛西林（Azlocillin）、美洛西林（Mezlocillin）、匹氨西林（Pivampicillin）和替莫西林（Temocillin）等。

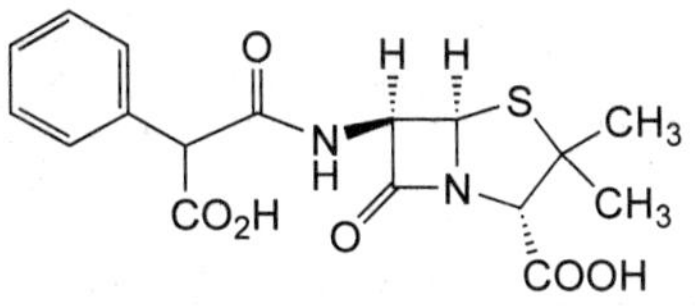

羧苄西林

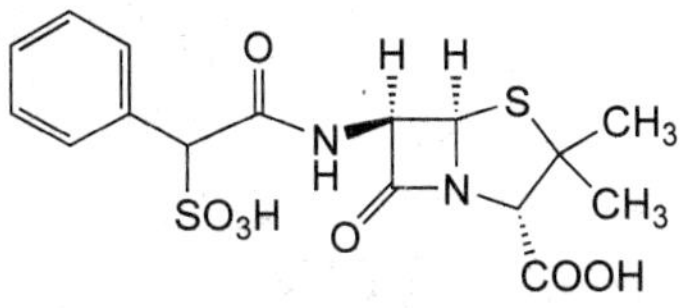

磺苄西林

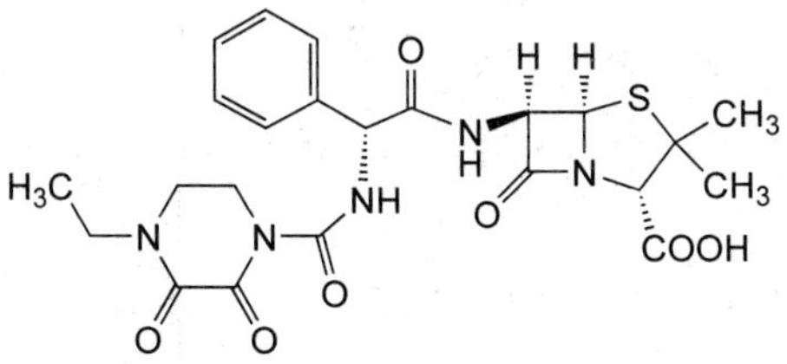

哌拉西林

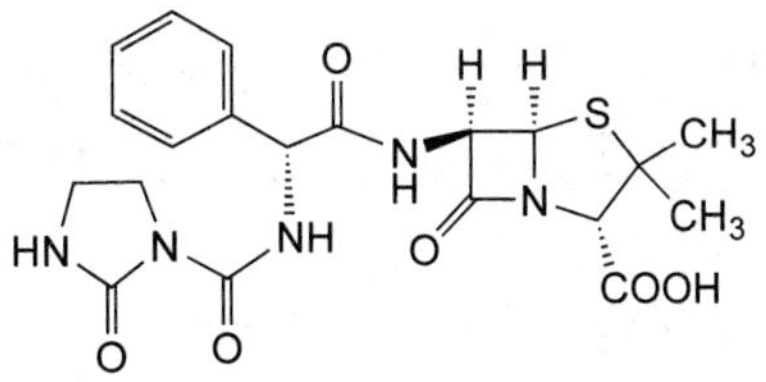

阿洛西林

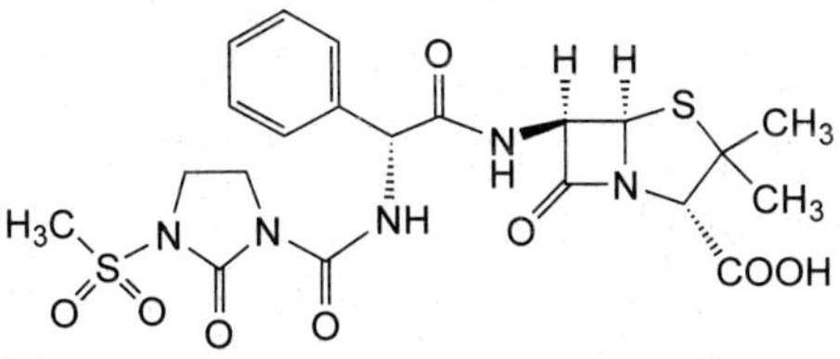

美洛西林

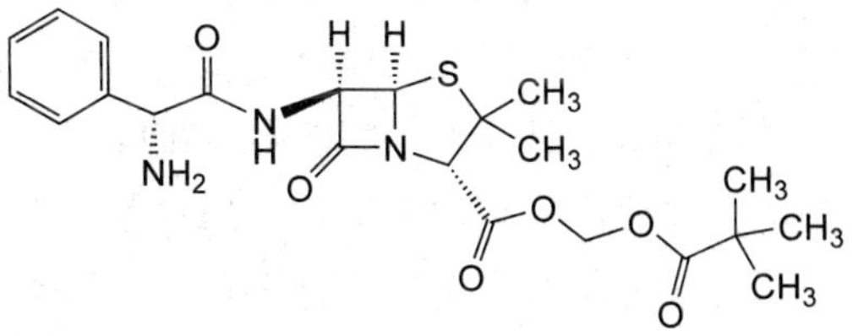

匹氨西林

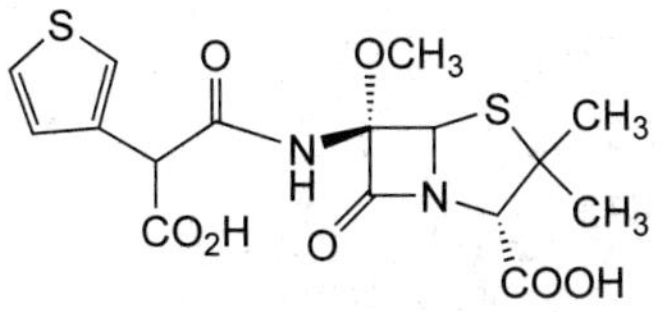

替莫西林

羧苄西林和磺苄西林是将氨苄西林的侧链氨基分别用羧基和磺酸基替代而得，对革兰阳性菌、阴性菌均有抑制作用，并且对铜绿假单胞菌和大肠杆菌也有较强的抑制作用。由于口服不吸收，需注射给药。

哌拉西林、阿洛西林和美洛西林则是在氨苄西林的侧链氨基上引入杂环取代的酰胺基而得到的，抗菌谱广，尤其对铜绿假单胞菌和变异杆菌的作用强。其中哌拉西林还有耐酶的特点。

匹氨西林是运用前药设计方法，将羧基酯化而得到的，具有口服吸收好，生物利用度高等优点。为了提高口服生物利用度，常将 β-内酰胺类抗生素的羧基进行酯化修饰。

替莫西林是将青霉素的 6-α 位引入甲氧基，由于其空间位阻加大，阻碍了 β-内酰胺酶对 β-内酰胺环的降解作用，具有耐酶、长效的特点。本品对革兰阳性菌不敏感，但对革兰阴性菌有高度抗菌活性，尤其对大肠埃希菌、溶血性链球菌和萘瑟淋球菌等活性较高。本品口服不吸收，需注射给药。

阿莫西林（Amoxicillin）

化学名为(2S,5R,6R)-6-[(R)-(-)-2-氨基-2-(4-羟基苯基)乙酰氨基]-3,3-二甲基-7-氧代-4-硫杂-1-氮杂双环[3.2.0]庚烷-2-羧酸三水合物；(2S,5R,6R)-6-[(R)-(-)-2-Amino-2-(4-hydroxyphenyl)acetamido]-3,3-dimethyl-7-oxo-4-thia-1-azabicyclo[3.2.0]heptane-2-carboxylic acid trihydrate。又名羟氨苄青霉素。

阿莫西林为白色或类白色结晶性粉末，味微苦，在水和甲醇中微溶，在乙醇中几乎不溶。$[\alpha]_D^{20}=+290°\sim+315°$（2mg/ml，水）。

本品侧链为对羟基苯甘氨酸，有一个手性碳原子，其构型为 R，临床用其右旋体。阿莫西林化学结构中含有酸性的羧基、弱酸性的酚羟基和碱性的氨基，pK_a 分别为2.4、7.4和9.6。其0.5%水溶液的 pH 为3.5~5.5。本品在 pH6 的水溶液中比较稳定。

侧链含有游离氨基的 β-内酰胺类抗生素，该氨基可作为亲核基团直接进攻 β-内酰胺环的羰基，引起聚合反应。聚合速度随结构不同而不同，影响因素主要有 β-内酰胺环的稳定性，游离氨基的碱性和空间位阻的影响等。其中阿莫西林的聚合速度是氨苄西林的4.2倍。这是因为阿莫西林结构中存在的酚羟基，对聚合反应有催化作用。

阿莫西林水溶液中含有葡萄糖、山梨醇、磷酸盐、硫酸锌、二乙醇胺等时，会发生分子内成环反应，生成2,5-吡嗪二酮衍生物。配伍时需注意。

本品为广谱半合成青霉素，对革兰阳性菌的抗菌作用与青霉素相同或稍低，对革兰阴性菌如淋球菌、流感杆菌、百日咳杆菌、大肠杆菌、布氏杆菌等的作用较强，但使用后易产生耐药性。本品对酸稳定性增加，口服后可迅速吸收，血浆蛋白结合率约20%，$t_{1/2}$1~1.5 小时，新生儿、老年和肾功能损害患者的半衰期延长。本品约60%的口服剂量于6小时内以原型随尿排泄，少量经粪便排泄。只有少量被代谢为青霉噻唑酸后经尿排泄。临床上主要用于敏感菌所致的呼吸道感染（如支气管炎、肺炎），伤寒，泌尿道感染，皮肤软组织感染及胆道感染等。对引起小儿呼吸道、泌尿道感染的病原菌有高度抗菌活性。

3. 青霉素的过敏反应　临床应用青霉素类抗生素时，较多出现过敏反应，包括皮疹、药物热、血管神经性水肿、血清病型反应、过敏性休克等，统称为青霉素类过敏反应，其中以过敏性休克最为严重。各种给药途径或应用各种制剂都可能引起过敏性休克，但以注射用药的发生率最高。据 1984 年日本报道，约 0.7%～10% 的患者对青霉素过敏，占过敏病人的 74%。现在认为青霉素类的过敏原有外源性和内源性，外源性过敏原主要来源于发酵生产过程中带入的蛋白质多肽杂质；内源性过敏原可能来源于青霉素类抗生素生产、贮存和使用过程中，分子自身聚合而形成的高聚合物；但青霉素本身并无抗原性。因此控制杂质含量就可以控制过敏反应发生率。目前普遍认为青霉素中过敏原的主要抗原决定簇是青霉噻唑基，由于不同侧链的半合成青霉素都能形成相同结构的抗原决定簇（青霉噻唑基），因此青霉素类抗生素之间能发生强烈的交叉过敏反应。

4. 青霉素类抗生素的构效关系

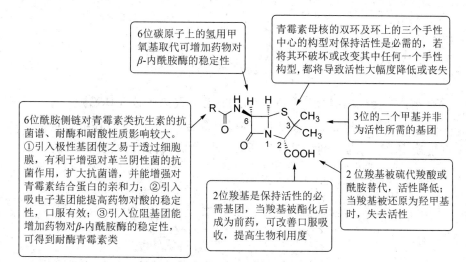

6位碳原子上的氢用甲氧基取代可增加药物对 β-内酰胺酶的稳定性

青霉素母核的双环及环上的三个手性中心的构型对保持活性是必需的，若将其破坏或改变其中任何一个手性构型，都将导致活性大幅度降低或丧失

6位酰胺侧链对青霉素类抗生素的抗菌谱、耐酶和耐酸性质影响较大。①引入极性基团使之易于透过细胞膜，有利于增强对革兰阴性菌的抗菌作用，扩大抗菌谱，并能增强对青霉素结合蛋白的亲和力；②引入吸电子基团能提高药物对酸的稳定性，口服有效；③引入位阻基团能增加药物对 β-内酰胺酶的稳定性，可得到耐酶青霉素类

3位的二个甲基并非为活性所需的基团

2位羧基是保持活性的必需基团，当羧基被酯化后成为前药，可改善口服吸收，提高生物利用度

2位羧基被硫代羧酸或酰胺替代，活性降低；当羧基被还原为羟甲基时，失去活性

5. 半合成青霉素的化学合成方法 6-氨基青霉烷酸（6-APA）可通过青霉素酰化酶（Penicillin Acylase），在偏碱性条件下酶解青霉素 G 制得。工业化生产 6-APA 常用固定化酶法，即用化学方法将青霉素酰化酶固定在载体上，来裂解青霉素 G。6-APA 是半合成青霉素的主要中间体。

青霉素酰化酶

青霉素G

6-APA

得到 6-APA 后，再与相应的侧链酸进行缩合，即可制得各种半合成青霉素。其缩合方法通常有四种。

（1）酰氯法：是较常用的方法，将侧链酸制备成酰氯，在低温、中性或近中性（pH6.5～7.0）条件下与 6-APA 进行酰化反应。如氨苄西林的制备。

6-APA

（2）酸酐法：将侧链酸制备成酸酐或混合酸酐后，再与 6-APA 进行酰化反应。如哌拉西林的制备。

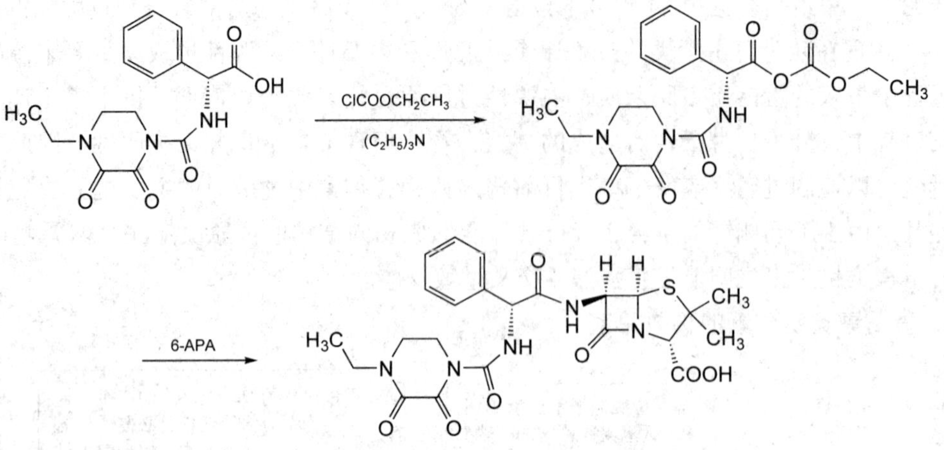

哌拉西林

（3）缩合剂法：常用的缩合剂有 N,N'-二环己基碳二亚胺（DCC）、N-乙基-N'-（3-二甲氨基丙基）碳二亚胺盐酸盐（EDCI）等。将侧链酸和 6-APA 在缩合剂的作用下于有机溶剂中进行酰化反应。缩合剂法具有收率高、步骤短等优点，但成本较高。

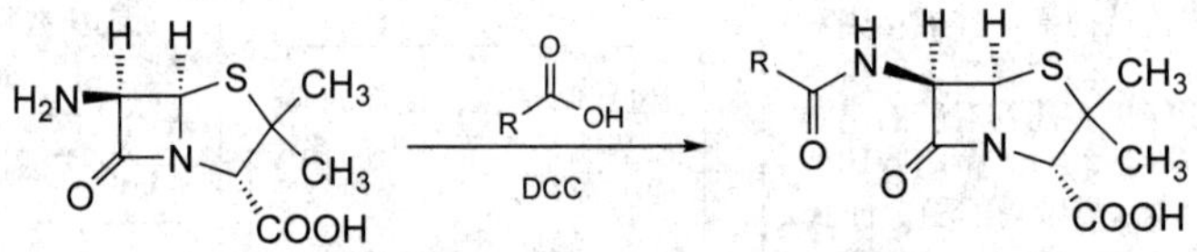

（4）固相化酶法：将具有催化活性的酶固定在一定的载体上，催化侧链与 6-APA 进行直接缩合。此法具有工艺简单、收率高等优点，但酶的催化活性是关键。

临床上使用的半合成青霉素均是其钠盐或钾盐。由于 β-内酰胺环对碱不太稳定，采用氢氧化钠或氢氧化钾进行成盐反应时需小心，以免 β-内酰胺环开环。对碱不稳定的半合成青霉素，可通过与有机酸盐（如异辛酸钠、醋酸钠等）反应成盐。如阿莫西林钠。

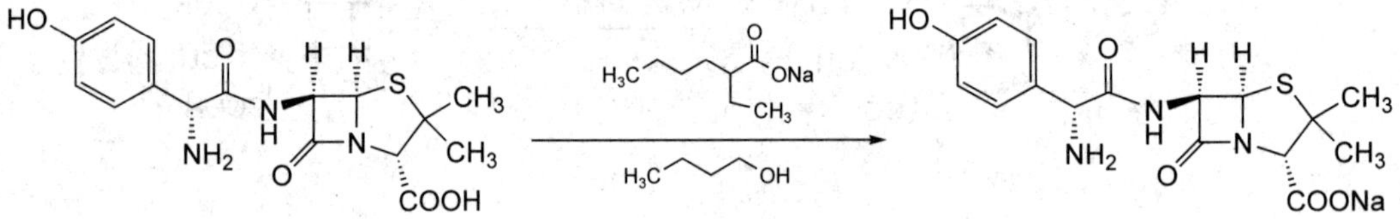

阿莫西林　　　　　　　　　　　　　　　阿莫西林钠

二、头孢菌素类（Cefalosporins）

1. 天然头孢菌素　头孢菌素 C（Cefalosporin C）是由与青霉素近缘的头孢菌属（*Cephalosporium*）真菌所产生的天然头孢菌素之一，对酸稳定，对耐青霉素酶的金黄色葡萄球菌有抑制活性，对革兰阴性菌亦有活性。另外，从该真菌中还分离得到头孢菌素 N 和 P。前者抗菌活性低，后者抗菌活性中等，但易产生耐药性。由于天然头孢菌素的抗菌活性远低于半合成头孢菌素，因此没有在临床上得到应用。

头孢菌素 C 可由 D-α 氨基己二酸与 7-氨基头孢烷酸（7-Aminocephalosporanicacid，7-ACA）缩合而得。7-ACA 与 6-APA 类似，为其抗菌活性的基本母核，由四元的 β-内酰胺

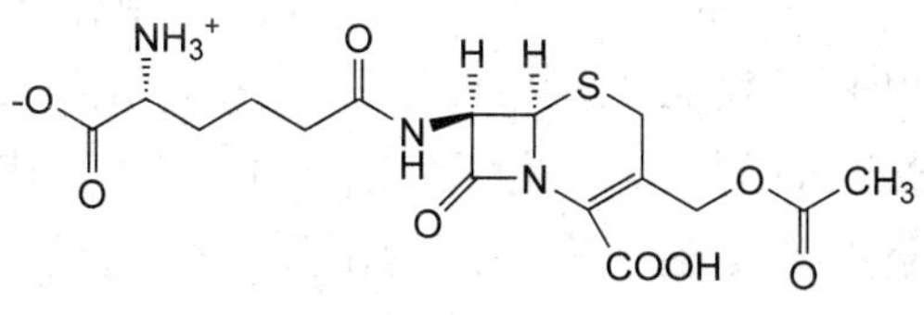

头孢菌素C

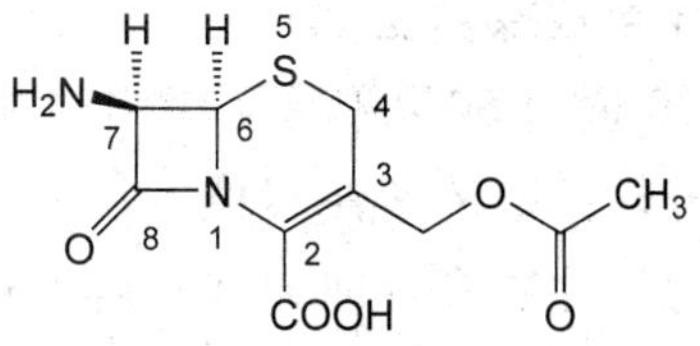

7-ACA

环与六元的氢化噻嗪环拼合而成。由于头孢菌素母核中"四元环并六元环"的稠环体系受到的环张力比青霉素母核的"四元环并五元环"体系的环张力小，另外，头孢菌素分子中 C-2、C-3 的双键可与 N-1 的未共用电子对共轭，因此头孢菌素比青霉素稳定，而且多数头孢菌素类抗生素均具有耐酸的性质。

与青霉素类似，7 位氨基上的侧链对头孢菌素的抗菌活性影响较大，而 3 位侧链则对抗菌活性，特别是药代动力学性质产生影响。3 位的乙酰氧基是一个较好的离去基团，能与 C-2、C-3 的双键以及 β-内酰胺环上的氮原子形成一个较大的共轭体系。当亲核试剂进攻 β-内酰胺环时，3 位乙酰氧基会带着负电荷离去，同时导致 β-内酰胺环开环（图 14-3），这是引起头孢菌素类抗生素活性降低的最主要原因。

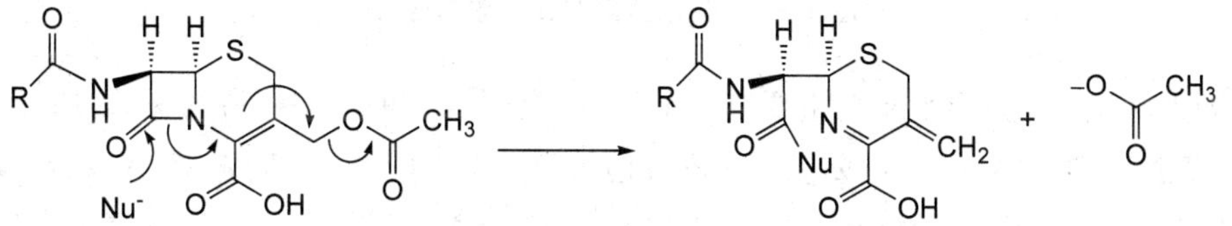

图 14-3 亲核试剂导致头孢菌素失活的过程

头孢菌素进入体内后，其 3 位乙酰氧基易被体内酯酶水解，生成活性较小的 3-羟甲基衍生物。该化合物 3 位羟甲基和 2 位羧基处于双键的同侧，易形成较稳定的头孢内酯（Cephalosporin Lactone）。由于结构中没有游离羧基存在，头孢内酯失去抗菌活性。

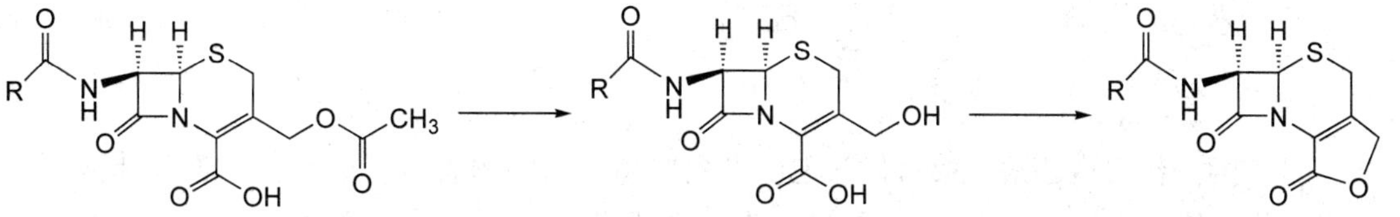

3-羟甲基衍生物

头孢内酯

另一个天然头孢菌素类抗生素是由棒状链霉菌（*Streptomyces clavuligerus*）产生的甲氧基头孢菌素，有 A、B、C 三种，其中头霉素 C（Cephamycin C）对革兰阴性菌的作用较强，但对革兰阳性菌的活性较差。头霉素 C 对 β-内酰胺酶稳定，其原因主要是 7 位的 α 甲氧基形成空间位阻，阻止酶与头孢菌素接近，7 位含甲氧基的头孢菌素衍生物成为一类耐酶的 β 内酰胺抗生素。

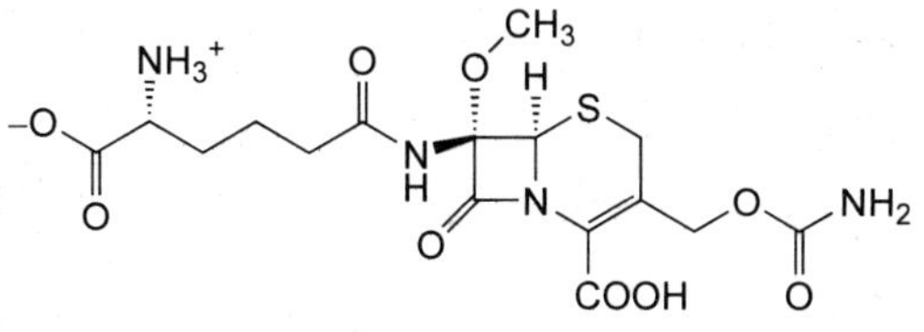

头霉素 C

2. 半合成头孢菌素 半合成头孢菌素具有抗菌谱广、活性强、毒副作用低等特点。从 20 世纪 60 年代初首次用于临床以来，发展快速，已有五代头孢菌素在临床使用。这五代头孢菌素在结构上没有独立性且有所交叉，但它们在抗菌活性、抗菌谱及药代动力学性质等方面却具有鲜明的特点。从头孢菌素的结构出发，可进行结构改造的位置有五处（图 14-4）。

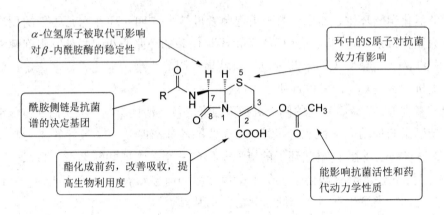

图 14-4 头孢菌素的结构改造位置

半合成头孢菌素的起始原料主要有 7-ACA 以及通过各种方法获得的 7-氨基-3-去乙酰氧基头孢烷酸（7-ADCA）、7-氨基-3-氯头孢烷酸（7-ACCA）、7-氨基-3-乙烯基头孢烷酸（7-AVCA）等。由于母核较多，可改造的位点较多，又有半合成青霉素的经验，因此关于半合成头孢菌素的研究进展较快，已有 60 余种头孢菌素类抗生素被投入临床使用，是化学治疗药物中上市数量最多的一类。

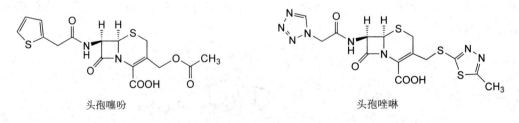

7-ACA   7-ADCA   7-ACCA   7-AVCA

（1）**第一代头孢菌素** 第一代头孢菌素主要用于治疗耐青霉素的金黄色葡萄球菌等革兰阳性菌和某些革兰阴性菌感染。由于对革兰阴性菌的 β-内酰胺酶抵抗力较弱，故革兰阴性菌对第一代头孢菌素易产生耐药性。代表药物有：头孢噻吩（Cefalotin）、头孢唑啉（Cefazolin）、头孢拉定（Cefradine）、头孢噻啶（Cefaloridine）、头孢氨苄（Cefalexin）、头孢羟氨苄（Cefadroxil）、头孢曲嗪（Cefatrizine）、头孢克洛（Cefaclor）、头孢丙烯（Cefprozil）等。

头孢噻吩   头孢唑啉

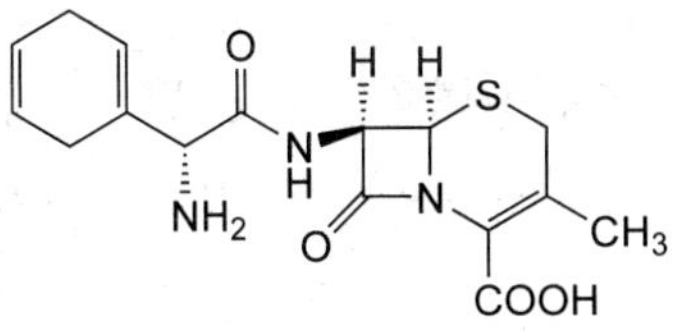

头孢拉定

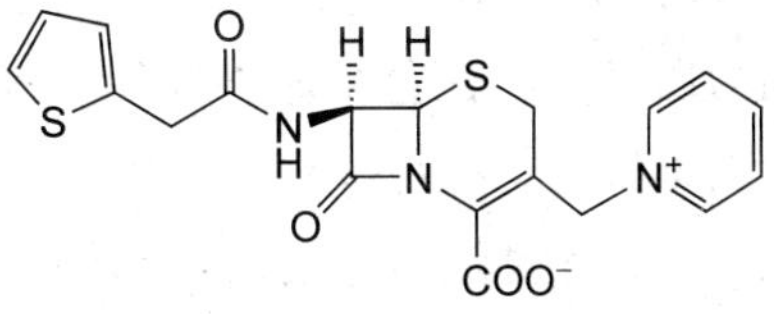

头孢噻啶

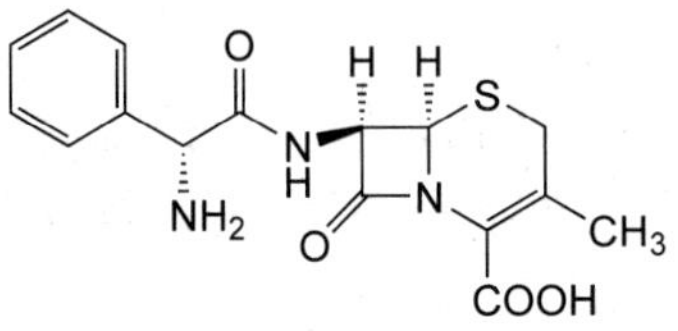

头孢氨苄

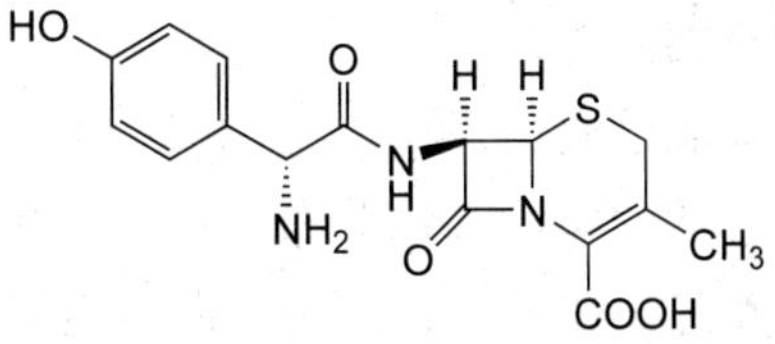

头孢羟氨苄

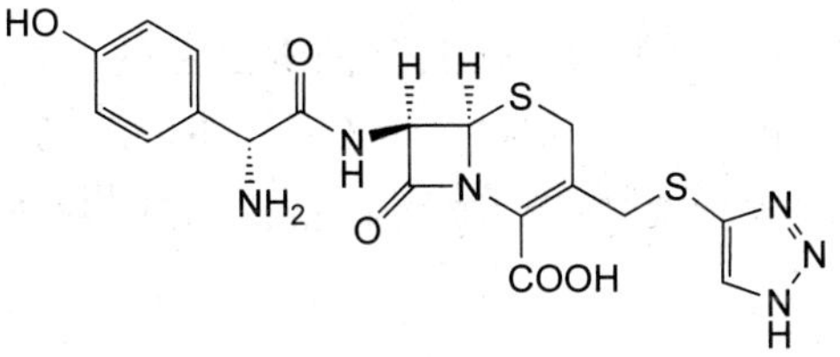

头孢曲嗪

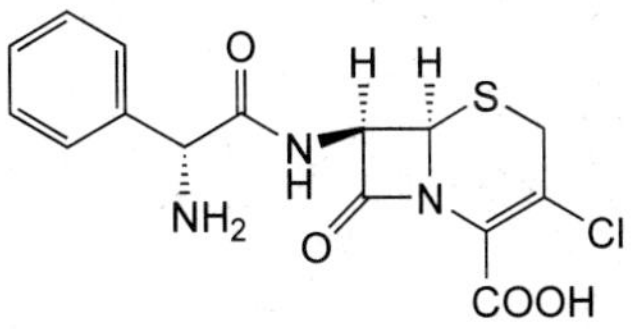

头孢克洛

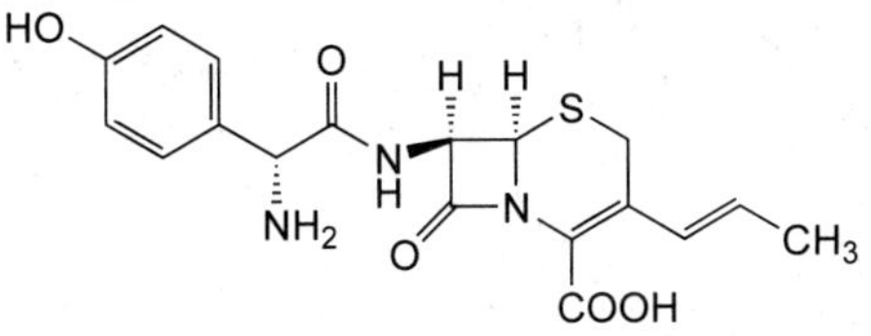

头孢丙烯

　　头孢噻吩是第一代头孢菌素的代表，对革兰阳性菌的作用较强，对耐青霉素的革兰阳性菌也有效，但对耐甲氧西林金黄色葡萄球菌（MRSA）的活性较差，对革兰阴性菌具有中等强度的活性。头孢噻吩口服不吸收，需要注射给药。临床上常用头孢唑啉或头孢拉定替代头孢噻吩。头孢噻啶由于肾毒性已很少使用。头孢拉定既可口服也可注射，头孢氨苄、头孢羟氨苄和头孢曲嗪均可口服，它们的抗菌谱与头孢噻吩相似。头孢克洛对革兰阳性菌的活性与头孢噻吩相似，但对革兰阴性菌，特别是流感嗜血杆菌活性高，有时被归入第二代头孢菌素。头孢丙烯口服有效，且半衰期比头孢克洛长。

头孢羟氨苄（Cefadroxil）

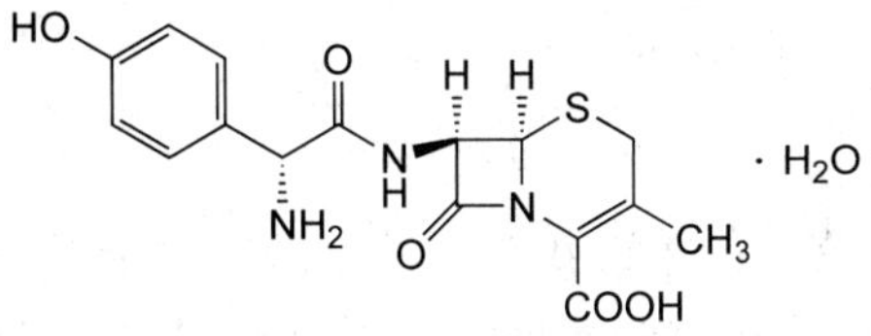

　　化学名为(6R,7R)-7-[(R)-2-氨基-2-(4-羟基苯基)乙酰氨基]-3-甲基-8-氧代-5-硫杂-1-氮杂双环[4.2.0]-辛-2-烯-2-羧酸一水合物；(6R,7R)-7-[(R)-2-Amino-2-(p-hydroxyphenyl)acetamidol]-3-methyl-8-oxo-5-thia-1-azabicyclo[4.2.0]oct-2-ene-2-

carboxylic acid monohydrate。又名羟氨苄头孢菌素。

本品为白色或类白色结晶性粉末，有特异性臭味。在水中微溶，在乙醇、三氯甲烷及乙醚中几乎不溶。$[\alpha]_D^{25}$ +165°~178°。5% 水溶液的 pH 为 4~6。本品在固态比较稳定，其水溶液在 pH<8.5 时较为稳定，在 pH>9 时则迅速分解。

本品为第一代口服头孢菌素，对革兰阳性菌效果好，对革兰阴性杆菌有中等强度的活性。适用于敏感细菌所致的尿路感染、皮肤软组织感染以及急性扁桃体炎、急性咽炎、中耳炎和肺部感染等。

本品口服吸收良好，$t_{1/2}$ 为 1.5 小时，食物对血药峰浓度和 $t_{1/2}$ 均无明显影响。本品的蛋白结合率约 20%，体内分布广泛。本品可进入胎盘，也可进入乳汁。90% 的药物在 24 小时内以原型经尿排泄。本品能被血液透析清除。

（2）第二代头孢菌素　第二代头孢菌素对革兰阳性菌的活性与第一代相近或稍低，但对革兰阴性杆菌的活性较强。对奈瑟菌、部分吲哚阳性变形杆菌和肠杆菌有效，抗菌谱有所扩大。对多数 β-内酰胺酶稳定，可用于治疗第一代头孢菌素耐药的一些革兰阴性菌感染。代表药物有：头孢孟多（Cefamandole）、头孢呋辛（Cefuroxime）、头孢呋辛酯（Cefuroxime axetil）、头孢尼西（Cefonicid）、头孢雷特（Ceforanide）和头孢替安（Cefotiam）。

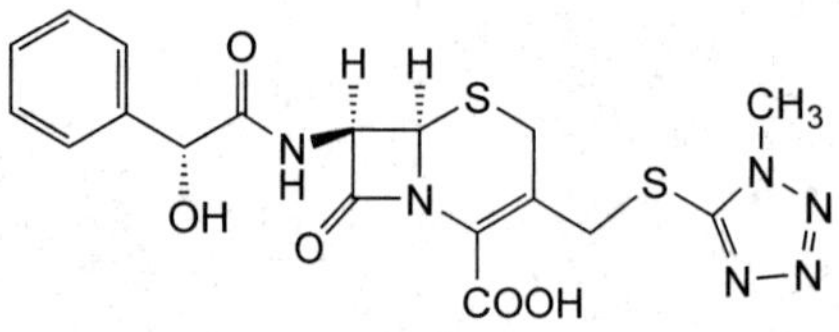

头孢孟多

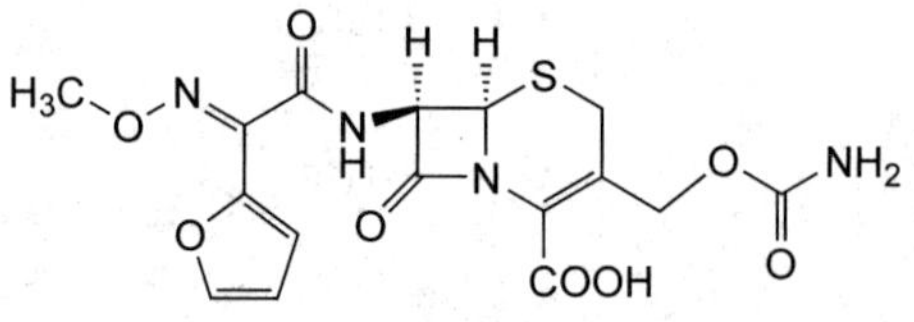

头孢呋辛

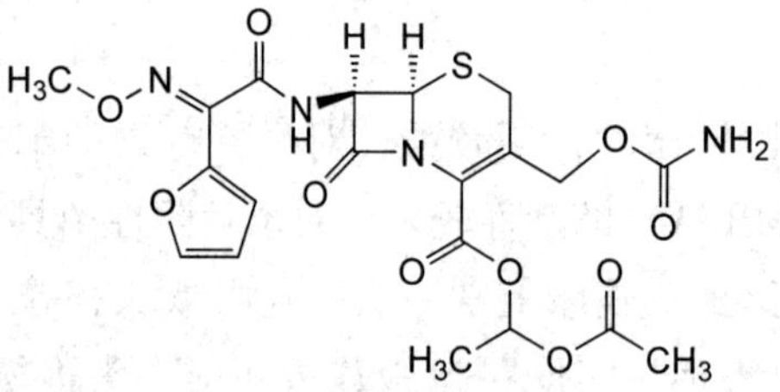

头孢呋辛酯

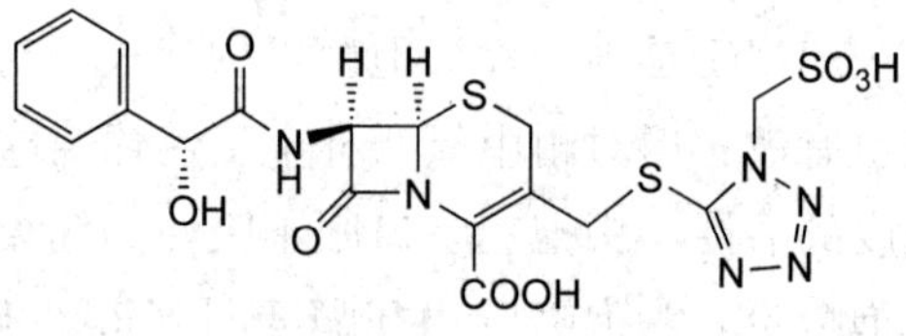

头孢尼西

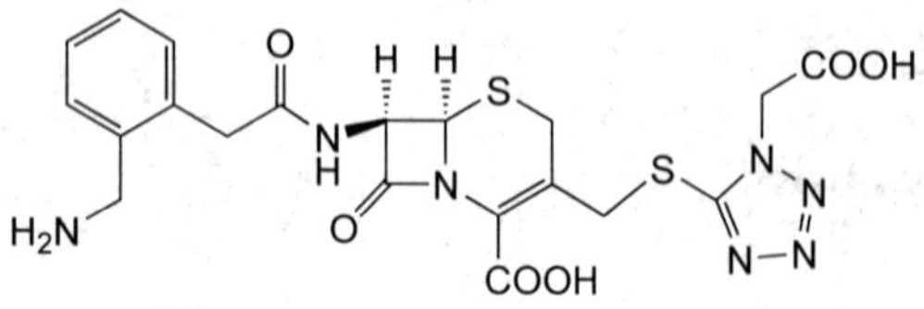

头孢雷特

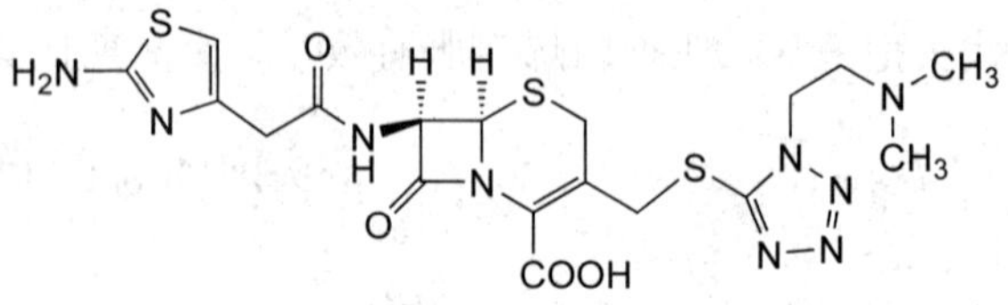

头孢替安

　　头孢孟多是第一个用于临床的第二代头孢菌素，它对革兰阳性菌的活性稍弱于头孢噻吩，但对革兰阴性菌产生的 β-内酰胺酶比较稳定，因此对许多肠杆菌和流感嗜血杆菌的活性较好。头孢呋辛、头孢尼西、头孢雷特和头孢替胺的抗菌谱与头孢孟多相似，但头孢呋辛的耐酶性优于头孢孟多。上述药物均需注射给药。头孢呋辛酯是头孢呋辛的酯类前药，可以口服。头霉素类也常被归入第二代头孢菌素。

（3）第三代头孢菌素　第三代头孢菌素对革兰阳性菌的抗菌活性普遍低于第一代，但对革兰阴性菌的作用较第二代更为优越，抗菌谱更广，部分药物抗铜绿假单胞菌活性较强。第三代头孢菌素具有明显的化学结构特征：7位酰胺侧链以2-氨基噻唑-α甲氧亚氨基乙酰胺基居多，由于亚氨基双键的引入，使其产生顺反异构，顺式异构体的侧链部分与β-内酰胺环接近，对β-内酰胺环具有保护作用，因此，对多数β-内酰胺酶具有高度稳定性。而反式异构体的侧链部分与β-内酰胺环距离较远，对β-内酰胺酶多不稳定。代表药物有：头孢噻肟（Cefotaxime）、头孢甲肟（Cefmenoxime）、头孢地嗪（Cefodizime）、头孢唑肟（Ceftizoxime）、头孢曲松（Ceftriaxone）、头孢克肟（Cefixime）、头孢地尼（Cefdinir）、头孢他美新戊酯（Cefetamet Pivoxil）、头孢泊肟酯（Cefpodoxime Proxetil）、头孢布烯（Ceftibuten）、头孢他啶（Ceftazidime）、头孢哌酮（Cefoperazone）、头孢磺啶（Cefsulodin）、拉氧头孢（Latamoxef）等。

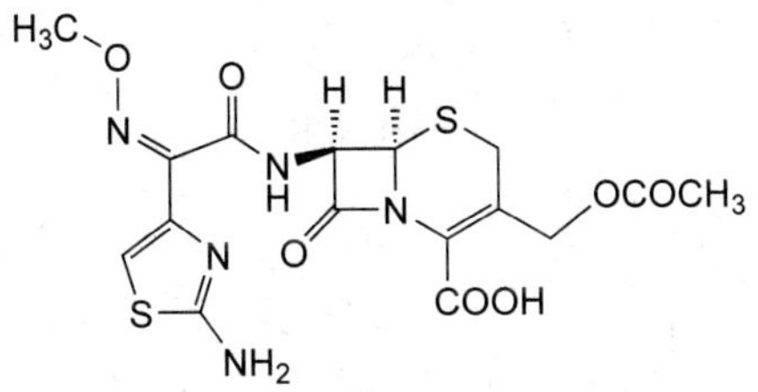

头孢噻肟

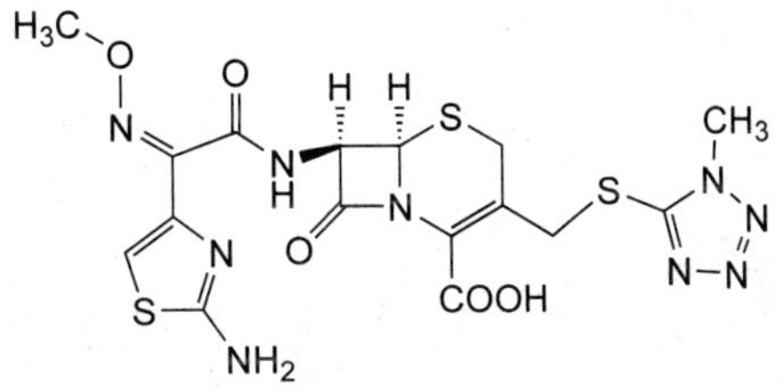

头孢甲肟

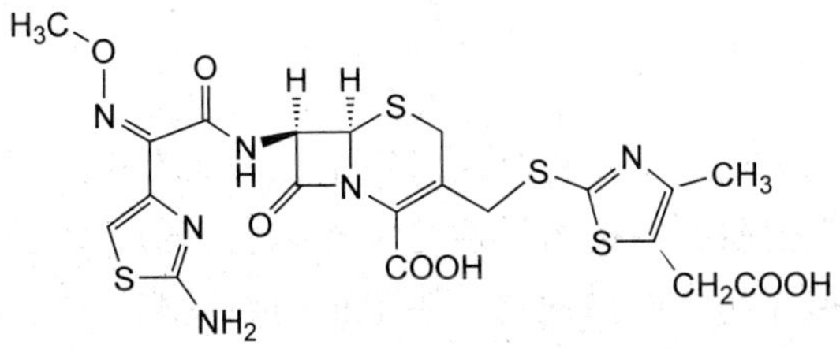

头孢地嗪

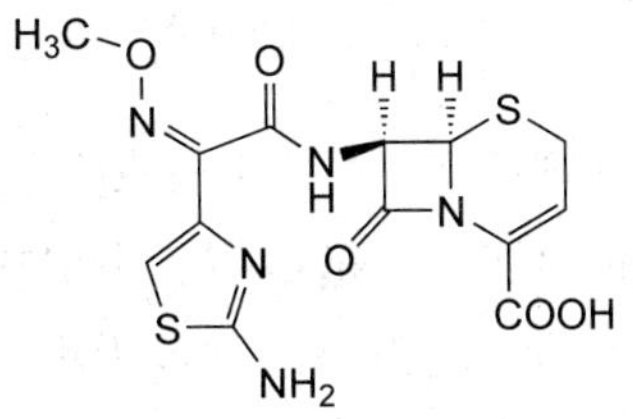

头孢唑肟

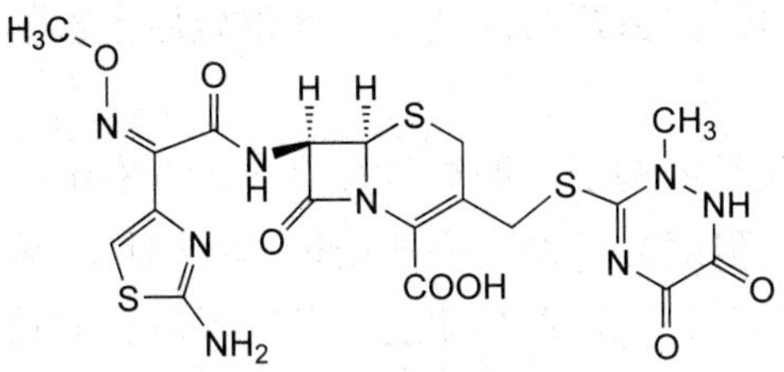

头孢曲松

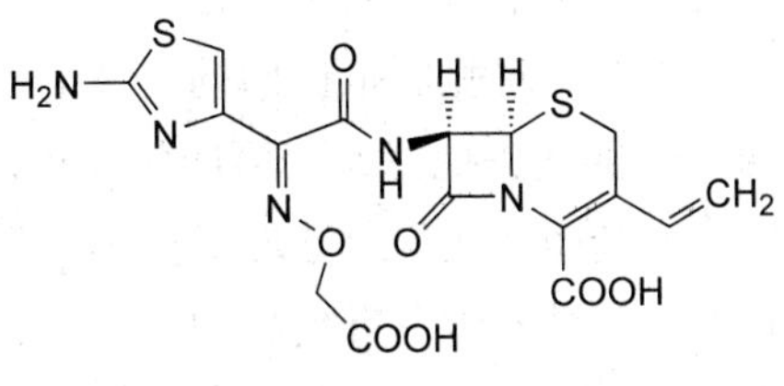

头孢克肟

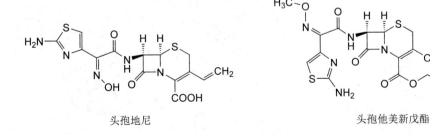

头孢地尼

头孢他美新戊酯

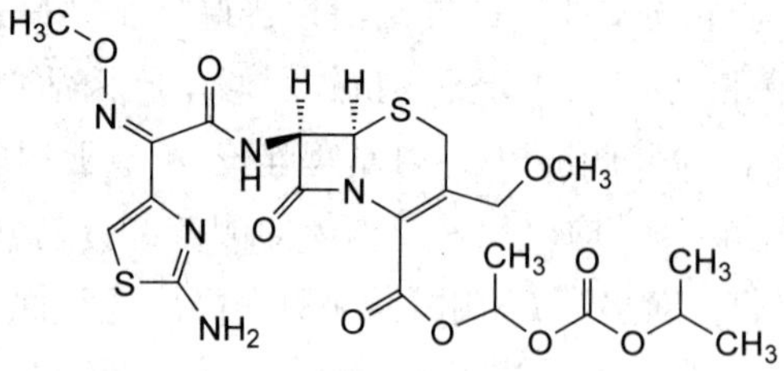

头孢泊肟酯

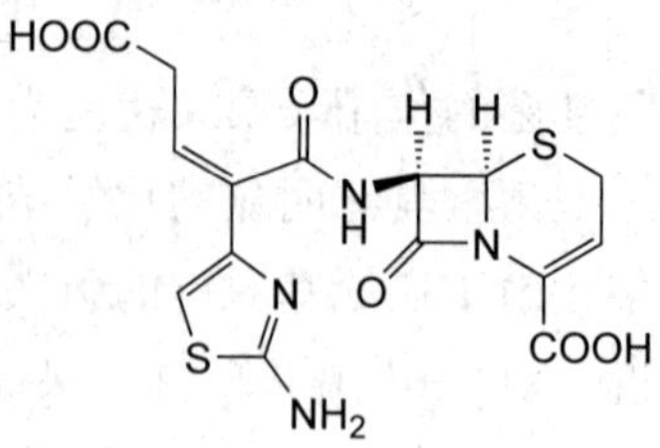

头孢布烯

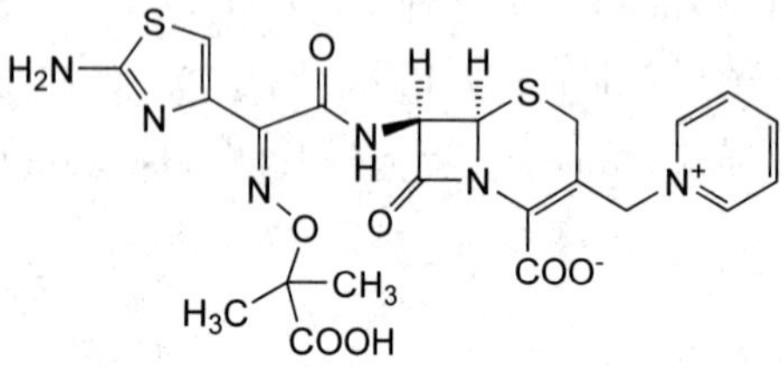

头孢他啶

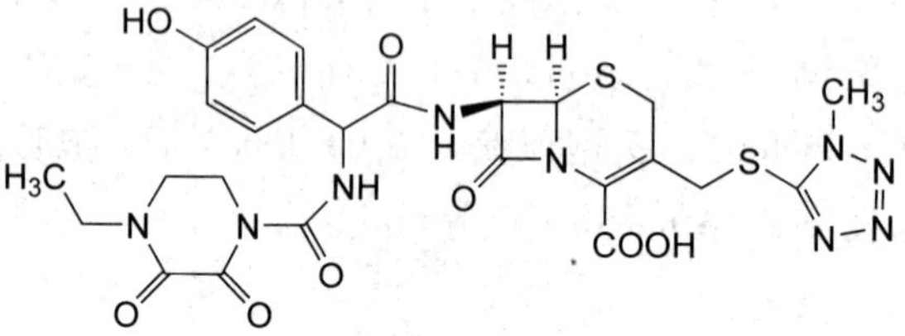

头孢哌酮

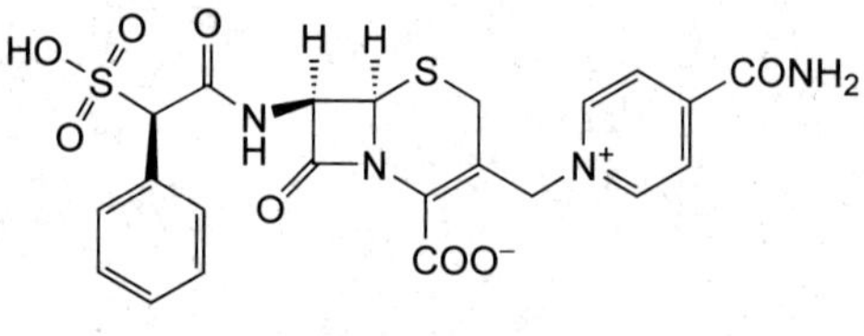

头孢磺啶

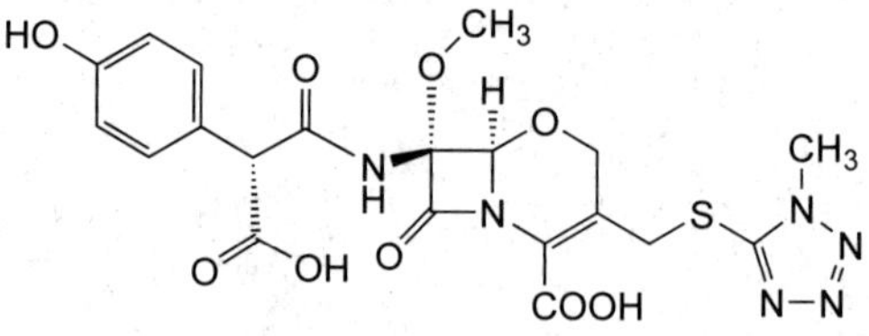

拉氧头孢

头孢噻肟是第一个临床使用的第三代头孢菌素，它对铜绿假单胞菌具有中等强度的活性。头孢甲肟、头孢地嗪、头孢唑肟和头孢曲松的抗菌活性与头孢噻肟相似，均需注射给药，只是药代动力学性质有所不同。头孢克肟、头孢地尼、头孢他美新戊酯、头孢泊肟酯和头孢布烯可以口服。头孢他啶和头孢哌酮对绿脓假单胞菌的抗菌活性好，但需注射给药。头孢磺啶被归入第三代头孢菌素，但其对革兰阴性菌的抗菌活性仅限于绿脓假单胞菌。拉氧头孢是第一个上市的氧杂头孢菌素，其与普通头孢菌素的区别在于 5 位硫原子被氧原子替代，拉氧头孢对脆弱拟杆菌的抗菌活性强。

（4）第四代头孢菌素　第四代头孢菌素在化学结构上的明显特征是 3 位存在的季铵基团，该季铵基团与 2 位羧基形成内盐。第四代头孢菌素可以更快地透过革兰阴性杆菌的外膜，对青霉素结合蛋白有更高的亲和力，对细菌的 β-内酰胺酶更稳定；它对革兰阳性球菌有更强的抗菌活性，抗菌谱更广。代表药物有：头孢匹罗（Cefpirome）、头孢吡肟（Cefepime）、头孢唑兰（Cefozopran）、头孢噻利（Cefoselis）、头孢喹肟（Cefquinome）、头孢托罗（Ceftobiprole）等。

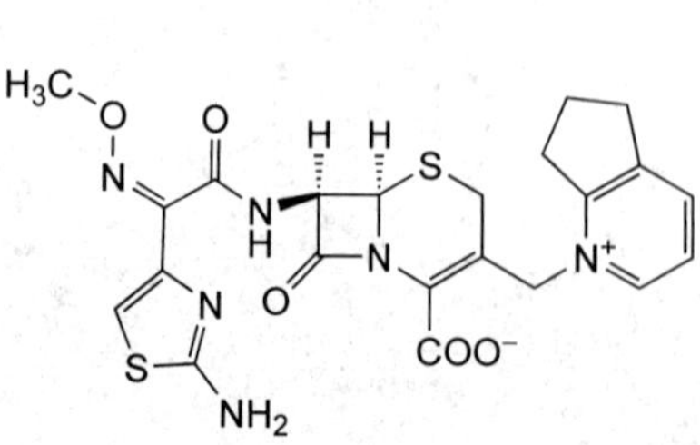

头孢匹罗

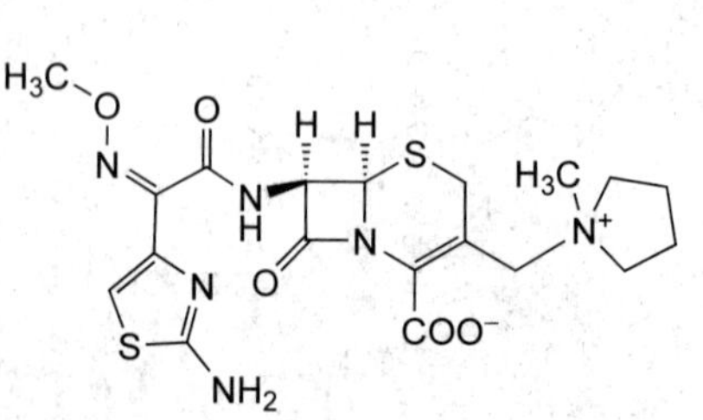

头孢吡肟

292

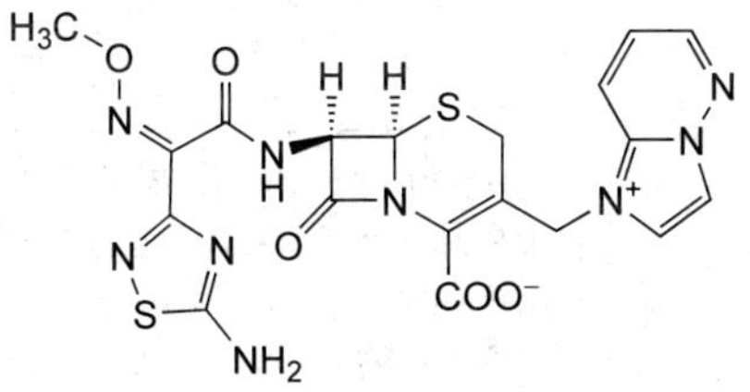

头孢唑兰

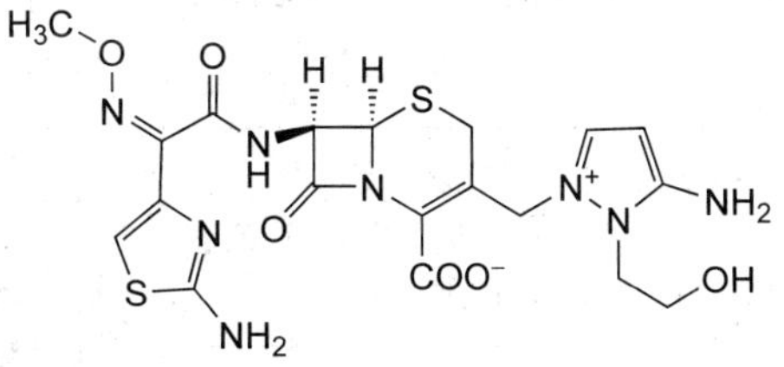

头孢噻利

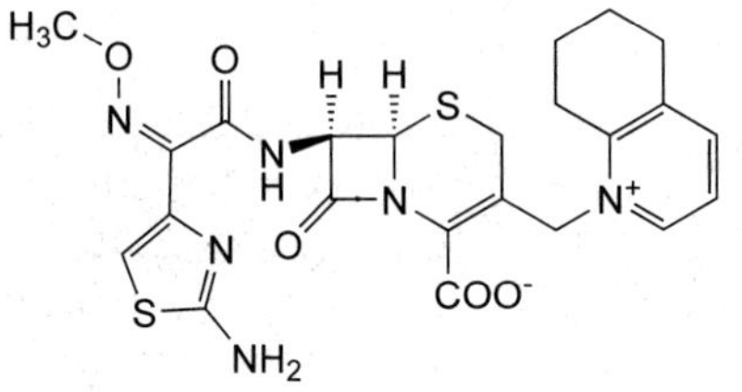

头孢喹肟

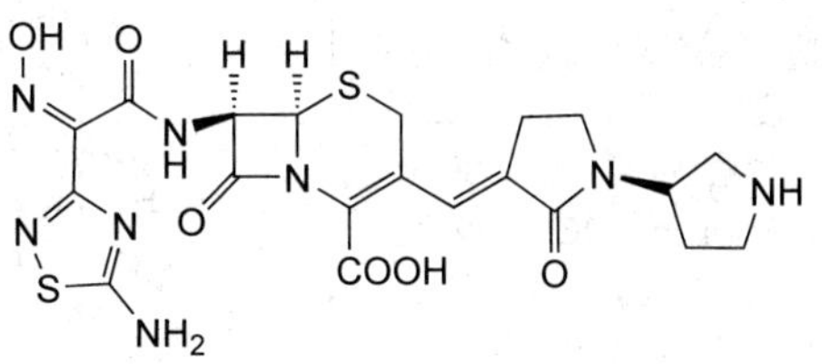

头孢托罗

上述药物中，头孢喹肟为兽用抗生素。头孢托罗尽管其分子结构中 3 位没有季铵基团，但由于其对革兰阴性菌和阳性菌都有显著活性，对耐 β-内酰胺酶的革兰阳性菌感染尤其有效，包括 MRSA、耐青霉素的肺炎链球菌和耐头孢曲松的肺炎链球菌，因此也被归入第四代头孢菌素。

（5）第五代头孢菌素 第五代头孢菌素的代表药物是头孢洛林酯（Ceftaroline fosamil），其注射剂用于治疗成人社区获得性细菌性肺炎和急性细菌性皮肤和软组织感染，包括耐甲氧西林金黄色葡萄球菌所致感染。

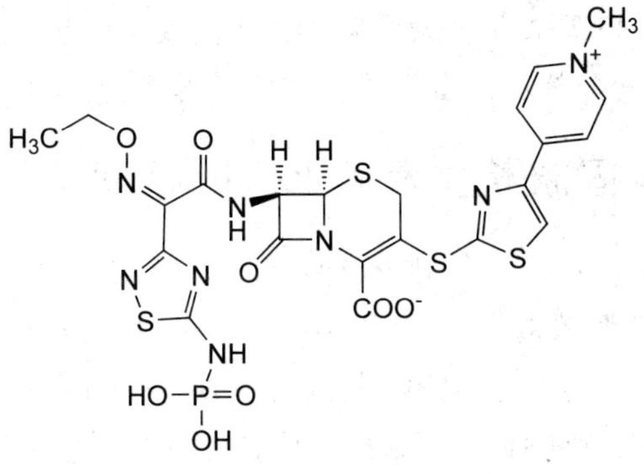

头孢洛林酯

3. 头孢菌素的过敏反应 头孢菌素与青霉素比较，过敏反应发生率较低，且彼此不引起交叉过敏反应。这是由于头孢菌素的 β-内酰胺环开裂后不能形成稳定的头孢噻嗪基，而是生成以侧链为主的各异的抗原决定簇，所以头孢菌素的过敏反应发生率低，且极少发生交叉过敏。

临床药理学研究表明，头孢菌素过敏者几乎都对青霉素过敏，而对青霉素过敏者，约有 10% 对头孢菌素过敏，即头孢菌素类抗生素过敏发生率为青霉素的 10%。我国发布的《抗菌药物临床应用指导原则》中明确指出应用头孢菌素类抗生素无需皮试，但要求在用药前详细询问患者先前有否对头孢菌素类、青霉素类或其他药物过敏史。

4. 半合成头孢菌素的构效关系

7位酰胺基是抗菌谱的决定基团，对其进行结构修饰可扩大抗菌谱，并可提高抗菌活性，增加对β-内酰胺酶的稳定性

7位氢原子以甲氧基替代得到头霉素类，增加了β-内酰胺环的稳定性，增强了对厌氧菌的抗菌活性

5位-S-用生物电子等排体-O-、-CH₂-取代时，分别得到氧头孢菌素（拉氧头孢）和碳头孢菌素（氯碳头孢）。拉氧头孢的母环张力增大，抗菌活性增强。氯碳头孢的稳定性增加，具有广谱、耐酶和长效等特性

7位侧链的改造：
(1)引入亲酯性基团，如苯环、噻吩、环烯基或含氮杂环能增强抗菌活性或扩大抗菌谱；
(2)7位侧链α-碳上引入-SO₃H、-NH₂、OH或-COOH等极性基团，同时改变3位取代基，可得到广谱头孢菌素，如头孢磺啶；
(3)引入甲氧亚氨基，产生顺反异构，顺式异构体的侧链部分对β-内酰胺环具有保护作用扩大抗菌谱并提高抗菌活性；
(4)在7位侧链中亚氨基上的甲氧基上引入羧基，可避免交叉过敏，延长作用时间，如头孢克肟

3位乙酰氧甲基被-CH₃、-Cl、-CH=CH₂或含氮杂环取代，可增强其抗菌活性，并改变其药代动力学性质

3位乙酰氧甲基以季铵基团取代，可增加药物对细胞膜的穿透力，对β-内酰胺酶亲和性低；用带有酸性功能基的杂环替代，可使蛋白结合力增强，半衰期延长，成为长效抗生素

2位羧基为活性所必须。如将其酯化，成为前药，可改善吸收，提高生物利用度

5. 半合成头孢菌素的化学合成方法　头孢菌素类的半合成方法与青霉素类似，以7-ACA、7-ADCA、7-ACCA和7-AVCA为母核，在7位或3位接上不同的取代基。合成方法包括：酰氯法、酸酐法和缩合剂法，参见"半合成青霉素的化学合成方法"。

三、非经典的β-内酰胺抗生素（Nonclassical β-Lactam Antibiotics）

1. β-内酰胺酶抑制剂　青霉素使用一段时间后，发现抗菌作用下降。主要原因是金黄色葡萄球菌或其他一些细菌对青霉素产生耐药。产生耐药的机制有几种，最重要的机制为某些耐药的细菌能产生一种β-内酰胺酶（β-Lactamase），如青霉素酶、头孢菌素酶等。这些酶能使β-内酰胺环开环降解，使β-内酰胺抗生素水解失活。其他的耐药机制还有：① 细菌细胞壁通透性改变，使抗生素无法进入细胞内，或使抗生素主动泵出细胞壁而使药物不能产生活性；② 青霉素结合蛋白的改变，使药物亲和力降低。

细菌释放的β-内酰胺酶可以反复作用，非常小量的竞争性酶可以破坏大量的药物。细菌对β-内酰胺抗生素的耐药性日益严重。β-内酰胺酶抑制剂是针对细菌对β-内酰胺抗生素产生耐药机制而研究发现的一类药物。它们对β-内酰胺酶有很强的抑制作用，本身又具有抗菌活性。β-内酰胺酶抑制剂也属于非经典β-内酰胺抗生素。

（1）氧青霉烷类　克拉维酸（Clavulanic Acid）是从链霉菌（*Streptomyces Clavuligerus*）得到的非经典的β-内酰胺抗生素，也是第一个用于临床的β-内酰胺酶抑制剂。临床用其钾盐。

克拉维酸钾（Clavulanate Potassium）

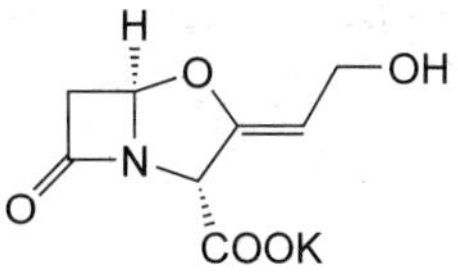

化学名为(Z)-$(2R,5R)$-3-(2-羟基亚乙基)-7-氧代-4-氧杂-1-氮杂双环[3.2.0]庚烷-2-羧酸钾；Potassium (Z)-$(2R,5R)$-3-(2-hydroxyethylidene)-7-oxo-4-oxa-1-azabicyclo[3.2.0]heptane-2-carboxylate。又名棒酸钾。

本品为白色或类白色结晶性粉末，极易吸湿；在水中易溶，在甲醇中溶解，在乙醇中微溶，在乙醚中不溶。水溶液不稳定，易分解变色。

克拉维酸是由β-内酰胺环和氢化异噁唑拼合而成，且在氢化异噁唑氧原子的旁边有一个sp^2杂化的碳原子，形成乙烯基醚结构，克拉维酸的环张力比青霉素要大得多，因此易受到β-内酰胺酶中亲核基团的进攻，发生不可逆的烷基化反应使β-内酰胺酶失活（图14-5）。克拉维酸是β-内酰胺酶不可逆抑制剂。

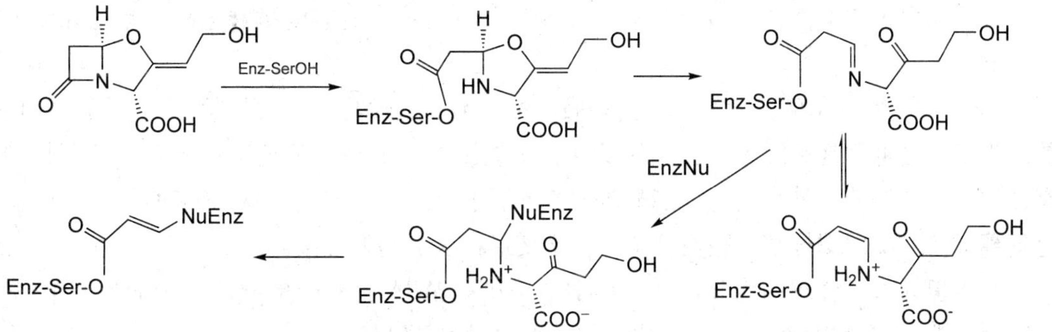

图14-5 克拉维酸抑制β-内酰胺酶的机制

在克拉维酸的结构中羟甲基与噁唑环中的氧处于同侧称为克拉维酸，处于异侧的称为异克拉维酸，也有抑制β-内酰胺酶的作用。

本品仅有微弱的抗菌活性，但可与多数β-内酰胺酶牢固结合，生成不可逆的结合物，无论是对革兰阳性菌或革兰阴性菌产生的β-内酰胺酶均有效。本品单独使用无效，常与β-内酰胺抗生素联合应用以提高疗效。克拉维酸可使阿莫西林增效130倍，使头孢菌素类抗生素增效30倍以上。临床上使用克拉维酸和阿莫西林组成复方制剂称为奥格门汀（Augmentin）的片剂，用于治疗耐阿莫西林细菌所引起的感染，还可以与替卡西林配伍。

（2）青霉烷砜类 青霉烷砜类具有青霉烷酸的基本结构，将其分子中S氧化成砜的结构得到舒巴坦（Sulbactam），为不可逆竞争性β-内酰胺酶抑制剂。舒巴坦口服吸收差，一般以钠盐静注给药。它的抑酶活性比克拉维酸稍差，但化学结构比较稳定。为改善口服吸收可将其制成特戊酸双酯。也可将氨苄西林与舒巴坦以次甲基相连形成双酯结构的前体药物，称为舒他西林（Sultamicillin），舒他西林口服后可迅速吸收，在体内非特定酯酶的作用下使其水解，分解出舒巴坦与氨苄西林，具有抗菌和抑制β-内酰胺酶的双重作用。

在舒巴坦的化学结构基础上，进一步研究发现了他唑巴坦（Tazobactam），它是新的不可逆的竞争性β-内酰胺酶抑制剂，抑酶活性和抑酶谱优于克拉维酸和舒巴坦。

舒巴坦　　　　　　　　　　　舒他西林　　　　　　　　　　　他唑巴坦

舒巴坦钠（Sulbactam Sodium）

化学名为 (2S, 5R)-3,3-二甲基-7-氧代-4-硫杂-1-氮杂双环[3.2.0]庚烷-2-羧酸钠 4,4-二氧化物；Sodium (2S, 5R)-3,3-Dimethyl-7-oxo-4-thia-1-azabicyclo[3.2.0]heptane-2-carboxylate 4,4-dioxide。

本品为白色或类白色结晶性粉末，易溶于水，几乎不溶于丙酮和乙酸乙酯。在溶液中有一定的稳定性。

本品为广谱、不可逆竞争性 β-内酰胺酶抑制剂。通过与 β-内酰胺酶发生不可逆反应而使酶失活，当抑制剂被除去后，酶的活性也不能恢复。本品对革兰阳性菌和革兰阴性菌都有作用，当与氨苄西林合用时，能显著提高抗菌作用。可用于治疗对氨苄西林耐药的金黄色葡萄球菌、脆弱拟杆菌、肺炎杆菌、普通变形杆菌引起的感染。

舒巴坦为人工合成的化合物，其化学结构比 6-APA 少 6 位的氨基。工业生产上以 6-APA 为原料，经重氮化-溴代、氧化、催化氢化得到舒巴坦。

2. 碳青霉烯类抗生素　沙纳霉素（Thienamycin）又称为硫霉素，为 20 世纪 70 年代中期 Merck 公司研究人员在筛选能作用于细胞壁生物合成抑制剂的过程中，从链霉菌（*Streptomyces cattleya*）发酵液中分离得到的第一个碳青霉烯化合物。其抗菌谱广，对葡萄球菌等革兰阳性菌及铜绿假单胞菌、类杆菌等革兰阴性菌有显著的抗菌活性，而且对 β-内酰胺酶也有较强的抑制作用。沙纳霉素与青霉素类抗生素在结构上的差别，在于噻唑环上的硫原子被亚甲基取代，由于亚甲基的夹角比硫原子小，加之 C-2、C-3 间存在双键，使二氢吡咯环成一个平面结构，从而使得沙纳霉素不稳定。另外，3 位侧链末端为氨基，会向 β-内酰胺环的羰基进行亲核进攻，导致其开环失活。6 位的氢原子处于 β 构型，而青霉素的 6 位氢为 α 构型。

由于沙纳霉素水溶液的稳定性比较差，3 位取代基末端的氨基易向 β-内酰胺环进行亲核性进攻，使其开环失活，因此，沙纳霉素未能在临床使用。

通过对沙纳霉素进行结构改造，得到的亚胺培南（Imipenem）对革兰阳性菌、阴性菌和厌氧菌有广泛的抗菌活性，尤其对铜绿假单胞菌、MRSA 及粪球菌有显著的抗菌活性。亚胺培南单独使用时，在肾脏受肾肽酶代谢而分解失活。临床上亚胺培南通常和肾肽酶抑制剂西司他丁（Cilastatin）合并使用，以增加疗效，减少肾毒性。

沙纳霉素　　　　　　　　　　　亚胺培南

美罗培南（Meropenem）是临床上第一个能单独使用的碳青霉烯类抗生素。对肾脱氢肽酶稳定，不需与肾脱氢肽酶抑制剂合用，对革兰阳性菌、革兰阴性菌均敏感，尤其对革兰阴性菌有很强的抗菌活性。美罗培南注射给药的 $t_{1/2}$ 为 1 小时，体内分布广泛，能进入脑脊液和胆汁。血浆蛋白结合率约 2%，主要以原型经肾排泄。本品能为血液透析清除。

美罗培南　　　　　　　　　　　西拉司丁

比阿培南（Biapenem）是继美洛培南以后第二个带有 4 位甲基的碳青霉烯类抗生素，其肾毒性几乎为零，可以单独给药。本品抗菌谱广，抗菌活性强，抑制耐药铜绿假单胞菌的活性比美罗培南强 4~8 倍，能用于细菌性脑膜炎的治疗。

帕尼培南（Panipenem）的抗菌谱与亚胺培南相似，对 MRSA 的作用优于亚胺培南，但对铜绿假单胞菌的作用略逊于亚胺培南。临床用于葡萄球菌、链球菌、肠球菌等敏感菌引起的菌血症、心内膜炎、皮肤软组织感染、下呼吸道感染、妇科感染等的治疗。

法罗培南（Faropenem）为具青霉烯基本骨架的青霉烯类口服抗生素，虽然不属于碳青霉烯类抗生素，但归入培南类；可以口服，广谱，对需氧革兰阳性菌、需氧革兰阴性菌及厌氧菌均有效，对各种细菌产生的 β-内酰胺酶稳定，对 β-内酰胺酶产生菌具有较强的抗菌活性。

比阿培南　　　　　　　帕尼培南　　　　　　　法罗培南

3. 单环 β-内酰胺类　　单环 β-内酰胺类又被称为单环菌素，由于结构较其他 β-内酰胺类抗生素简单，利于全合成，并与青霉素类和头孢菌素类都不发生交叉过敏反应，加之对 β-内酰胺酶稳定，因而引人注目。

诺卡菌素 A（Nocardicin A）是由 Nocardia uniformis 菌所产生的单环 β-内酰胺抗生素的主要成分，它对酸和碱比较稳定，对 β-内酰胺酶也稳定。尽管诺卡霉素 A 的抗菌谱窄，抗菌活性差，没有临床应用价值，但它的发现改变了人们认为 β-内酰胺环必须与其他杂环如四氢噻唑环、噻嗪环稠合，才能发挥抗菌作用的观点。

通过对诺卡霉素 A 母核 3-氨基诺卡霉素（3-ANA）进行结构修饰得到许多衍生物，并从中发现了一些代表性的药物，如氨曲南（Aztreonam）、卡芦莫南（Carumonam）和替吉莫南（Tigemonam）等。

诺卡霉素A

氨曲南

7-ANA

卡芦莫南

替吉莫南

其中氨曲南是第一个应用于临床的单环 β-内酰胺类抗生素，2 位 α 甲基可以增加氨曲南对 β-内酰胺酶的稳定性。1 位的强吸电子磺酸基团，有利于 β-内酰胺环开环。对各种需氧革兰阴性菌包括铜绿假单胞菌有很强的抗菌活性，对需氧的革兰阳性菌和厌氧菌的抗菌活性较小，对各种 β-内酰胺酶稳定，能透过血脑屏障，副反应少。临床用于呼吸道感染、尿路感染、软组织感染、败血症等，疗效良好。

氨曲南耐受性好，副反应少，无过敏性反应。此外，氨曲南与青霉素类和头孢菌素类抗生素不发生交叉性过敏反应。为寻找无过敏反应、高效、广谱 β-内酰胺类抗生素提供了一个新的研究方向。

卡芦莫南和替吉莫南也具有广谱抗菌活性，组织穿透性好，对 β-内酰胺酶稳定。卡芦莫南主要用于革兰阴性需氧杆菌引起的严重感染。

第二节 大环内酯类抗生素
Macrolide Antibiotics

天然大环内酯类抗生素（Macrolide Antibiotics）是由链霉菌产生的一类弱碱性抗生素。其分子中含有一个内酯结构的十四元或十六元大环，通过内酯环上的羟基与去氧氨基糖或 6-去氧糖缩合成碱性苷。这类药物主要有红霉素类、麦迪霉素类和螺旋霉素类等。

大环内酯类抗生素通过与细菌细胞中核糖体 50S 亚基结合，阻碍细菌转肽过程，抑制依赖于 RNA 的蛋白质的合成而达到抗菌效果。因此，这类抗生素抗菌谱和抗菌活性相似，对革兰阳性菌和某些革兰阴性菌、支原体等有较强的活性，毒性较低，无严重不良反应，在临床的应用仅次于 β-内酰胺类抗生素。与临床常用的其他抗生素之间无交叉耐药性，但同类药物间仍存在交叉耐药性，这主要是由于大环内酯类抗生素的化学结构具有相似性的缘故。

一、红霉素类大环内酯抗生素（Erythromycin Macrolide Antibiotics）

红霉素（Erythromycin）是 1952 年从红色链丝菌（*Streptomyces erythreus*）代谢产物中发现的一种口服抗生素，包括红霉素 A、B 和 C。红霉素 A 为抗菌主要成分，红霉素 B 和 C 不仅活性低而且毒性大，通常所说的红霉素是指红霉素 A，而其他两个组分被视为杂质。

红霉素是由红霉内酯（Erythronolide）与脱氧氨基糖（Desosamine）和克拉定糖（Cladinose）缩合而成的碱性苷。内酯环为 14 原子的大环，无双键，偶数碳原子上共有 6 个甲基，9 位上有 1 个羰基，内酯环的 C-3 通过氧原子与克拉定糖相连，C-5 通过氧原子与脱氧氨基糖连结。

脱氧氨基糖

红霉内酯

红霉素 A	$R_1 = OH$	$R_2 = CH_3$
红霉素 B	$R_1 = H$	$R_2 = CH_3$
红霉素 C	$R_1 = OH$	$R_2 = H$

克拉定糖

红霉素（Erythromycin）

化学名为$(3R,4S,5S,6R,7R,9R,11R,12R,13S,14R)-6-[((2S,3S,4S,6R)-4-（$二甲基氨基$)-3-$羟基$-6-$甲基四氢$-2H-$吡喃$-2-$基$)$氧基$]-14-$乙基$-7,12,13-$三羟基$-4-[((2R,4R,5S,6S)-5-$羟基$-4-$甲氧基$-4,6-$二甲基四氢$-2H-$吡喃$-2-$基$)$氧基$]-3,5,7,9,11,13-$六甲基氧杂环十四烷$-2,10-$二酮；$(3R,4S,5S,6R,7R,9R,11R,12R,13S,14R)-6-(((2S,3S,4S,6R)-4-(Dimethylamino)-3-hydroxy-6-methyltetrahydro-2H-pyran-2-yl)oxy)-14-ethyl-7,12,13-trihydroxy-4-(((2R,4R,5S,6S)-5-hydroxy-4-methoxy-4,6-dimethyltetrahydro-2H-pyran-2-yl)oxy)-3,5,7,9,11,13-hexamethyloxacyclotetradecane-2,10-dione。$

本品为白色或类白色的结晶或粉末，无臭，味苦，微有引湿性。本品的水合物熔点为 135～140℃，熔融后又固化的无水物，熔点为 190～193℃。在乙醇中易溶，在甲醇中溶解，在水中微溶。$[\alpha]_D^{25}-71°\sim-78°$（20mg/ml，无水乙醇）。

由于红霉素的结构中存在多个羟基，在其 9 位上有一个羰基，因此红霉素在酸性条件下不稳定，易发生分子内的脱水环合。在酸性液中，红霉素 C-6 上的羟基与 C-9 的羰基形成半缩酮的羟基，再与 C-8 上氢消去一分子水，生成 8,9-脱水-6,9-半缩酮衍生物。然后 C-12 上的羟基与 C-8、C-9 双键加成，生成 6,9,12-螺环酮；其 C-11 羟基与 C-10 上的氢消去一分子水，同时水解成红霉胺和克拉定糖。这种降解反应使红霉素失去抗菌活性。

本品对各种革兰阳性菌有很强的抗菌活性，对革兰阴性菌如百日咳杆菌、流感嗜血杆菌、淋球菌、脑膜炎球菌等亦有效，但对大多数肠道革兰阴性杆菌则无活性。本品为耐药金黄色葡萄球菌和溶血性链环菌引起感染的首选药物。

红霉素在许多情况下可替代青霉素类用于治疗感染性疾病，尤其对青霉素过敏的病人。它对肺炎支原体、沙眼衣原体和普通粉刺的疗效与四环素相似。常用于治疗嗜肺性军团病杆菌引起的感染。

红霉素水溶性较小，只能口服，但在酸中不稳定，易被胃酸破坏，$t_{1/2}$ 仅为 1~2 小时。为了增加其在水中的溶解性，用红霉素与乳糖醛酸或葡庚糖酸成盐，分别得到红霉素乳糖醛酸盐（Erythromycin Lactobionate）和红霉素葡庚糖酸盐（Erythromycin Gluceptate），可供注射给药。

红霉素乳糖醛酸盐

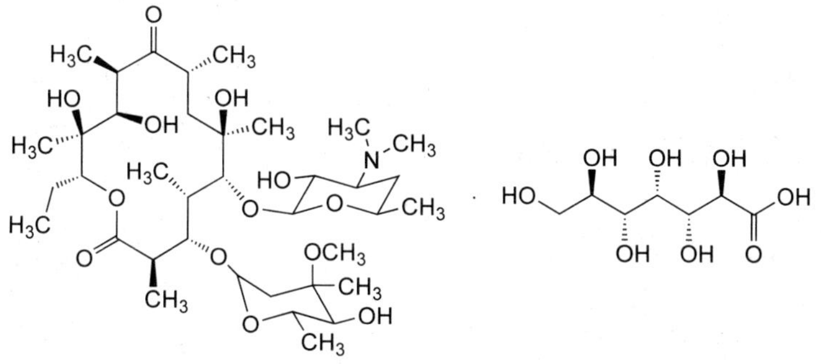

红霉素葡庚糖酸盐

为了增加红霉素的稳定性，可将红霉素 5 位氨基糖上的 2″羟基与各种酸成酯，如依托红霉素（Erythromycin Estolate），在酸中较稳定并适于口服；琥乙红霉素（Erythromycin Ethyl Succinate），可使红霉素苦味消失，适于儿童服用；它们虽在水中几乎不溶，但到体内水解后可释放出红霉素。

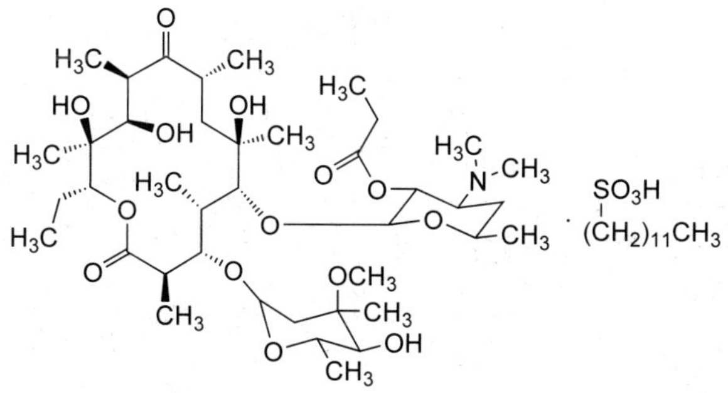

依托红霉素 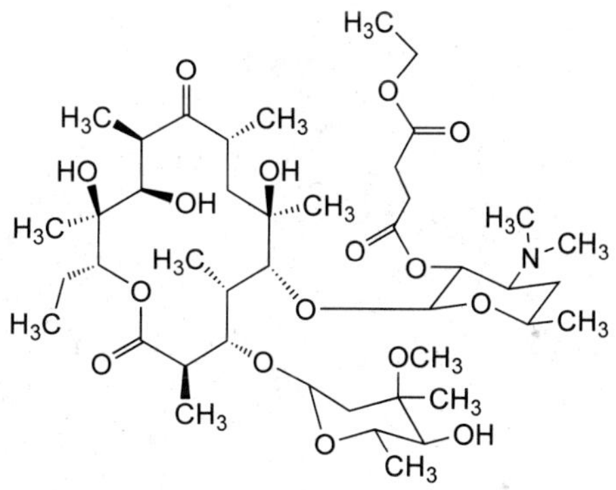　　　　　　　　　　　　　　琥乙红霉素

依托红霉素为红霉素的丙酸酯的十二烷基硫酸盐，在酸中较红霉素稳定，并适于口服。琥乙红霉素在水中几乎不溶，因其无红霉素的苦味，且在胃中稳定，可制成不同的口服剂型，特别适于儿童服用。两者均通过在体内经代谢后释放出红霉素而起作用。

红霉素易在酸性溶液中降解为 6,9,12-螺环酮，从而使红霉素失去抗菌活性。在酸催化降解反应中，红霉素结构中的 C-9 位羰基、C-6 位羟基和 C-8 位氢均参与了降解反应。为此，对这些部位进行结构修饰，可阻止降解反应的发生，提高稳定性，并增强抗菌活性和改善药代动力学性质。

将红霉素 C-6 位羟基进行甲基化得到克拉霉素（Clarithromycin），阻止了 C-6 位羟基与 C-9 位酮羰基生成半缩酮，因而增加了其在酸中的稳定性。对需氧菌、厌氧菌、支原体、衣原体等病原微生物有效。对某些机会分枝杆菌如人兽共患性鸟-胞内分枝杆菌复合体的抗菌活性比红霉素强。能够治疗麻风病和根除引起消化性溃疡的幽门螺旋杆菌。对致病原虫包括弓形虫也有效。血药浓度高而持久，其体内活性比红霉素强 2~4 倍，毒性仅为其 1/2~1/12 倍，用量较红霉素小。

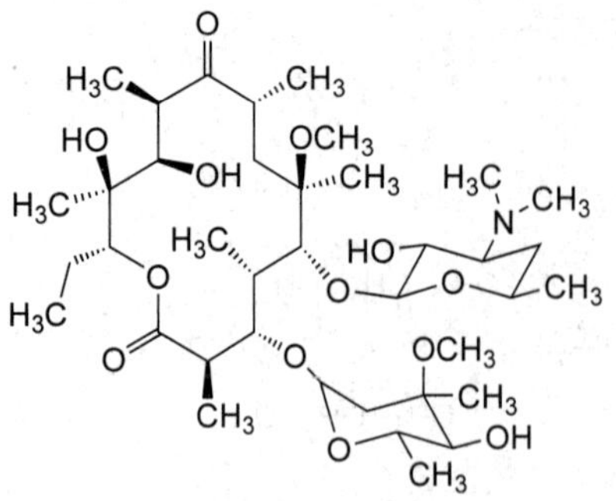

克拉霉素

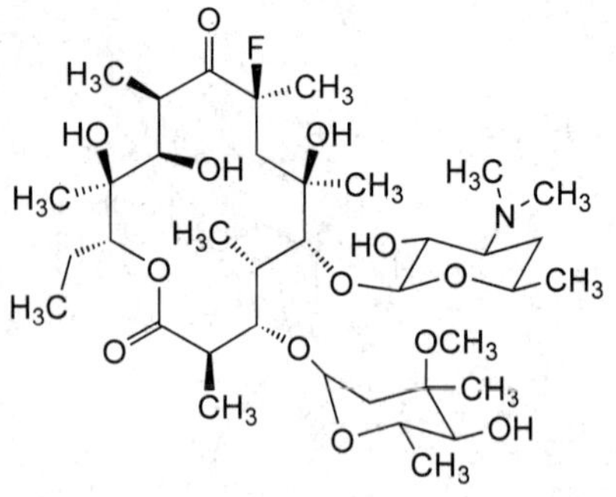

氟红霉素

根据电子等排原理，在红霉素的 C-8 位引入氟原子得到氟红霉素（Flurithromycin），其特点是可抑制分子内的分解反应，阻断形成脱水红霉素半缩酮的脱水过程，因而对酸稳定，$t_{1/2}$ 为 8 小时，对肝脏没有毒性。

将 2-（2-甲氧基乙氧基）乙醛与红霉胺（Erythromycylamine）缩合得到地红霉素（Dirithromycin），其体外活性低于红霉素，但体内抗菌作用比红霉素强 2~4 倍，可能与其抗菌后效应有关。本品口服吸收好，在体内经非酶快速水解为活性代谢物红霉胺，生物利用度 10%，血浆 $t_{1/2}$ 为 8 小时，尿清除 $t_{1/2}$ 达 44 小时，长效，每天只需给药 1 次。

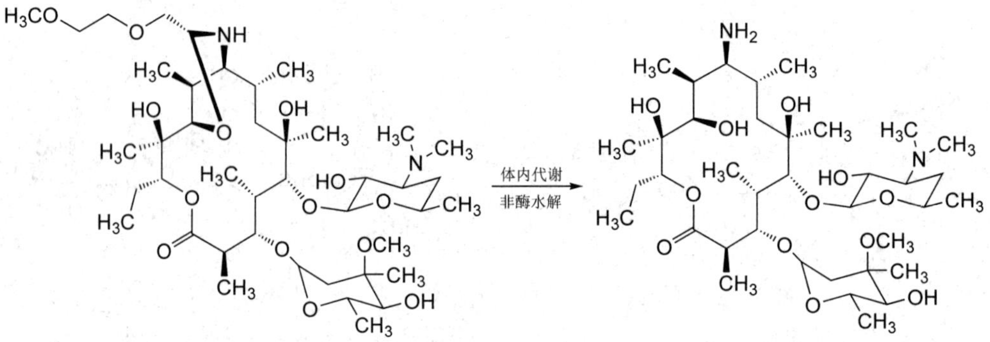

体内代谢
非酶水解

地红霉素

红霉胺

将 C-9 位羰基转化成肟，可以削弱分子内环合作用，但抗菌活性也有所降低。为了增强抗菌活性，用羟胺与 C-9 位羰基生成红霉肟（Erythromycin Oxime），再与 1-氯甲氧基-2-甲氧基乙烷缩合得到罗红霉素（Roxithromycin），其具有较好的化学稳定性，抗菌作用比红霉素强 6 倍。红霉肟经贝克曼重排（Beckmann Rearrangement）得到扩环产物，再经还原、N-甲基化反应，得到第一个十五元氮杂环内酯衍生物阿奇霉素（Azithromycin），其可用于治疗多种病原微生物所致的感染，特别是性传染疾病。

罗红霉素（Roxithromycin）

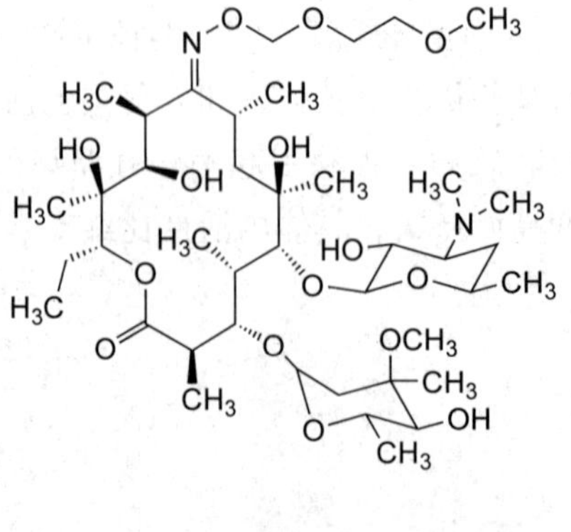

化学名为红霉素 9-［O-［（2-甲氧基乙氧基）-甲基］肟］；Erythromycin 9-［O-［（2-methoxyethoxy）-methyl］oxime］。

本品为白色或类白色的结晶性粉末，无臭，味苦，略有吸湿性；在乙醇或丙酮中易溶，在水中几乎不溶，在稀酸中微溶。［α］-82°~-87°（无水乙醇），$[\alpha]_D^{25}$-77.5°（三氯甲烷）。

罗红霉素具有较好的化学稳定性，口服吸收迅速，生物利用度 50%，2 小时达血浆峰浓度，在组织和体液中分布广，特别在肺组织中的浓度比较高，血浆蛋白结合率 96%，血浆 $t_{1/2}$ 为 8~13 小时。少量药物在肝脏代谢，主要以原型或代谢产物经粪便排泄。本品难以通过腹膜透析除去。

本品可用于治疗敏感菌株引起的感染，如上呼吸道感染、下呼吸道感染、耳鼻喉感染、生殖器感染（淋球菌感染除外）、皮肤软组织感染。也可用于支原体肺炎、沙眼衣原体感染及军团病等。对非淋菌性尿道炎的疗效好，治愈率高。本品毒副作用小。

阿奇霉素（Azithromycin）

化学名为（2R，3S，4R，5R，8R，10R，11R，12S，13S，14R）-13-［（2，6-二脱氧-3-C-甲基-3-O-甲基-α-L-吡喃核糖基）氧］-2-乙基-3，4，10-三羟基-3，5，6，8，10，12，14-七甲基-11-［［3，4，6-三脱氧-3-（二甲氨基）-β-D-吡喃木糖基］氧］-1-氧杂-6-氮杂环十五烷-15-酮二水合物；（2R，3S，4R，5R，8R，10R，11R，12S，13S，14R）-13-［（2，6-Dideoxy-3-C-methyl-3-O-methyl-α-L-ribo-hexo-pyranosyl）oxy］-2-ethyl-3，4，10-trihydroxy-3，5，6，8，10，12，14-heptamethyl-11-［［3，4，6-trideoxy-3-（dimethylamino）-β-D-xylo-hexopyranosyl］oxy］-1-oxa-6-azacyclopentadecan-15-one dihydrate.

本品为白色或类白色结晶性粉末，带有 2 个结晶水；无臭，味苦；微有引湿性；在甲醇、乙醇、丙酮、三氯甲烷或稀盐酸中易溶，在水中几乎不溶；对酸稳定。$[\alpha]_D^{20}=-45\sim-49°$（无水乙醇）；熔点为 155℃。

本品由于大环内酯的 8 位无羧基，阻碍了分子内部形成半缩酮醇的反应，耐酸性和稳定性都得到提高。而 9 位杂入一个甲胺基，碱性增大。阿奇霉素的抗菌谱比红霉素更广，特别是对革兰阴性菌如流感嗜血杆菌、卡他莫拉菌的抗菌活性强。对沙眼衣原体、解脲支原体以及某些机会分枝杆菌如人兽共患性鸟-胞内分枝杆菌复合体等也有较好的抗菌活性。对大肠杆菌、沙门氏菌、志贺氏杆菌以及某些致病原虫如弓形虫和恶性疟原虫等有效。阿奇霉素的另一特点是抗菌后效应较长，可达 2.3~4.7 小时，优于 β-内酰胺类抗生素。

本品口服吸收快速，生物利用度 40%，体内分布广泛，在各组织中的浓度比同期血浆浓度高。少量药物在肝脏中进行脱甲基化代谢。末端消除 $t_{1/2}$ 达 68 小时。

本品适用于敏感细菌所引起的感染，如中耳炎、鼻窦炎、咽炎、扁桃体炎等上呼吸道感染及支气管炎、肺炎等下呼吸道感染。皮肤和软组织感染；沙眼衣原体所致单纯性生殖器感染；非多重耐药淋球菌所致的单纯性生殖器感染等。

阿奇霉素的合成是以红霉素肟为起始原料，经贝克曼重排后得到扩环产物，再经还原、N-甲基化等反应制得。

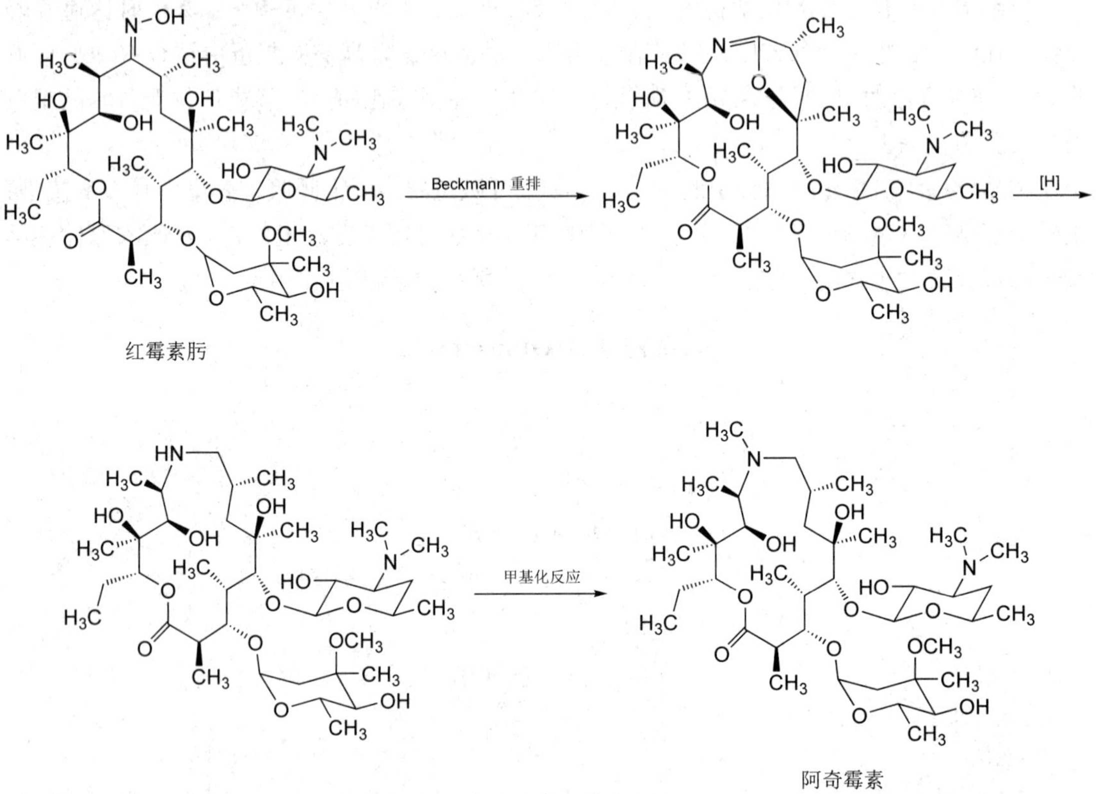

红霉素肟 → Beckmann 重排 → [H] →

阿奇霉素

泰利霉素（Telithromycin）是一类 C-3 位为酮羰基的 14 元大环内酯类半合成抗生素，又称为酮内酯（Ketolides），在 C-11、C-12 间形成环状的氨基甲酸酯，氨基甲酸酯环上的氮原子连接一条芳基侧链。抗革兰阳性菌的活性优于红霉素和第二代大环内酯类抗生素，对多药耐药性肺炎链球菌、化脓性链球菌、金黄色葡萄球菌等的抗菌活性强。对流感嗜血杆菌、卡他莫拉菌等革兰阴性菌也有较好活性。对肺炎支原体和肺炎嗜衣原体的抗菌活性与其他大环内酯类抗生素相当。对军团菌的抗菌活性高于红霉素和罗红霉素。但本品对肠杆菌、假单胞菌属和不动杆菌不敏感。临床用于治疗肺炎链球菌（包括多药耐药菌株）、流感嗜血杆菌、卡他莫拉菌、肺炎衣原体、嗜肺军团菌、肺炎支原体、金黄色葡萄球菌引起的轻至中度社区获得性肺炎。

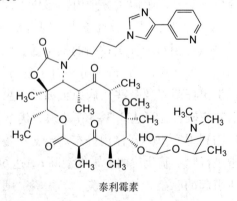

泰利霉素

二、螺旋霉素及其衍生物（Spiramycins and its Derivatives）

螺旋霉素（Spiramycin）是由螺旋霉素链霉菌新种（*Streptomyces spiramyceticus*）产生的含有双烯结构的 16 元环大环内酯类抗生素。含有螺旋霉素Ⅰ、Ⅱ、Ⅲ三种成分。螺旋霉素是碱性的大环内酯抗生素，味苦，口服吸收不好，进入体内后，部分水解脱碳霉糖变成活性很低的新螺旋霉素（Neospiramycin），再进一步水解失活。

部分水解 →

螺旋霉素（Ⅰ：R=H，Ⅱ：R=COCH₃，Ⅲ：R=COCH₂CH₃）　　　　　新螺旋霉素

为了增加螺旋霉素的稳定性和口服吸收程度，对螺旋霉素进行乙酰化得到乙酰螺旋霉素（Acetyl Spiramycin），为螺旋霉素三种成分乙酰化的混合物。乙酰螺旋霉素体外抗菌活性比螺旋霉素弱，但对酸稳定，口服吸收比螺旋霉素好，在胃肠道吸收后脱去乙酰基变为螺旋霉素后发挥作用。螺旋霉素和乙酰螺旋霉素抗菌谱相同，对革兰阳性菌和奈瑟菌有良好抗菌作用，主要用于治疗敏感葡萄球菌、链球菌属和肺炎链球菌所致的轻、中度感染，亦可用于隐孢子虫病，或作为治疗妊娠期妇女弓形体病的选用药物。

	R_1	R_2	R_3
单乙酰螺旋霉素Ⅰ	H	H	COCH₃
单乙酰螺旋霉素Ⅱ	COCH₃	H	COCH₃
单乙酰螺旋霉素Ⅲ	COC₂H₅	H	COCH₃
双乙酰螺旋霉素Ⅰ	H	COCH₃	COCH₃
双乙酰螺旋霉素Ⅱ	COCH₃	COCH₃	COCH₃
双乙酰螺旋霉素Ⅲ	COC₂H₅	COCH₃	COCH₃

三、麦迪霉素及其衍生物（Medemycins and its Derivatives）

麦迪霉素（Midecamycin）是由米加链霉菌（*Streptomyces mycasofaciens*）产生的抗生素，含有麦迪霉素 A₁、A₂、A₃ 和 A₄ 四种成分，以 A₁ 成分为主。麦迪霉素具有 16 元环内酯的母核结构，与碳霉胺糖和碳霉糖结合成碱性苷，性状比较稳定，可溶于乙醇、甲醇、丙酮和三氯甲烷。与酒石酸成盐后可溶于水，可配制成静脉滴注制剂供临床使用。

麦迪霉素对革兰阳性菌、奈瑟菌和支原体有较好的抗菌作用。主要用于治疗敏感菌所致的呼吸道感染和皮肤软组织感染。

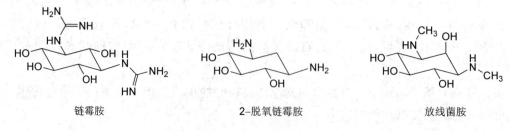

	R_1	R_2
麦迪霉素 A_1	—OH	—$COCH_2CH_3$
麦迪霉素 A_2	—OH	—$COCH_2CH_2CH_3$
麦迪霉素 A_3	=O	—$COCH_2CH_3$
麦迪霉素 A_4	=O	—$COCH_2CH_2CH_3$

将麦迪霉素和醋酐反应后得到乙酰麦迪霉素（Midecamycin Acetate），可以改善大环内酯抗生素所特有的苦味，而且吸收好，可长时间维持高的组织浓度，因而具有很好的抗菌力，且减轻了肝毒性，使用范围较广。

	乙酰麦迪霉素	交沙霉素
R^1	$COCH_2CH_3$	$COCH_3$
R^2	$COCH_3$	=O
R^3	$COCH_3$	H
R^4	$COCH_2CH_3$	$COCH_2CH(CH_3)_2$

交沙霉素（Josamycin）是从那波链霉菌（*Streptomyces narbonensis*）产生的一种大环内酯类抗生素，结构与麦迪霉素类似，抗菌谱与红霉素相仿，但对诱导型耐药菌株仍具有抗菌活性；对某些厌氧菌如脆弱拟杆菌具有良好的抗菌作用。

麦白霉素（Meleumycin）是国内菌种得到的一种多组分大环内酯抗生素，其主要成分含麦迪霉素 A_1（约40%），柱晶白霉素 A_6 及其他组分。用途同麦迪霉素。

吉他霉素（Kitasamycin），又称柱晶白霉素（Leucomycin）也属于16元大环内酯，由吉他霉素 A_1、$A_3 \sim A_9$、A_{13} 混合物组成，该类抗生素对钩端螺旋体、立克次体有较强的作用，特别是对青霉素G、红霉素和四环素产生耐药性的金葡萄球菌有较好的抗菌活性，没有一般大环内酯类对肝脏的毒性作用。其酒石酸盐可以注射给药。

第三节　氨基糖苷类抗生素
Aminoglycoside Antibiotics

氨基糖苷类抗生素（Aminoglycoside Antibiotics）是由链霉菌、小单孢菌和细菌所产生的具有氨基糖苷结构的抗生素，这类抗生素的化学结构通常由1,3-二氨基肌醇，如链霉胺（Streptamine）、2-脱氧链霉胺（2-Deoxystreptamine）或放线菌胺（Spectinamine）为苷元与某些特定的氨基糖通过糖苷键相连而成。

链霉胺　　　　　　　　　2-脱氧链霉胺　　　　　　　　放线菌胺

氨基糖苷类抗生素都呈碱性，通常都形成结晶性的硫酸盐或盐酸盐而用于临床。氨基糖苷类抗生素含多个羟基，为极性化合物，水溶性较高，脂溶性较低，口服给药时，在胃肠道很难被吸收。注射给药时，与血清蛋白结合率低，体内分布广，主要以原型经肾小球滤过排出，因此对肾脏产生毒性。氨基糖苷类抗生素广为人知的耳毒性限制了它们的使用。其中链霉素和庆大霉素对第八对颅脑神经的前庭支毒性大，而卡那霉素和新霉素对听觉神经毒性较大。可引起不可逆耳聋，尤其对儿童毒性更大。其他的毒副作用还有神经肌肉障碍和过敏症等。由于细菌易产生对这类抗生素的钝化酶（磷酸转移酶、核苷转移酶、乙酰转移酶），故易导致耐药性。

氨基糖苷类抗生素可能与细菌核糖体的 30S 亚基进行不可逆的结合，并与 50S 亚基产生一定程度的结合，从而抑制细菌蛋白质的合成而呈现抗菌作用。氨基糖苷类抗生素的抗菌谱广，对需氧革兰阴性菌（包括铜绿假单胞菌）有强烈的抗菌作用，对革兰阳性菌也有抗菌作用，部分氨基糖苷类抗生素对耐酸性结核分枝杆菌也有抑制作用。临床上常用的氨基糖苷类抗生素按化学结构可分为 4 类：链霉素、卡那霉素类、庆大霉素类和新霉素类。

一、链霉素（Streptomycin）

链霉素（Streptomycin）是第一个用于临床的氨基糖苷类抗生素，1944 年从灰链霉菌（*Streptomyces griseus*）的发酵液中分离得到。链霉素由链霉胍、链霉糖和 *N*-甲基葡萄糖组成。在其分子结构中有三个碱性中心，可以和各种酸成盐，临床用其硫酸盐。

链霉素对结核杆菌的抗菌作用很强，临床上用于治疗各种结核病，特别是对结核性脑膜炎和急性浸润性肺结核有很好的疗效；对尿道感染、肠道感染、败血症等也有效，与青霉素联合应用有协同作用。缺点是易产生耐药性，有耳毒性和肾脏毒性。现主要与其他抗结核药物联合用于治疗肺结核。

	R₁	R₂	R₃
链霉素	NHCH₃	CH₂OH	CHO
双氢链霉素	NHCH₃	CH₂OH	CH₂OH

双氢链霉素（Dihydrostreptomycin）是链霉素的还原产物，由于毒性大已很少使用。

二、卡那霉素及其衍生物（Kanamycin and its Derivatives）

卡那霉素（Kanamycin）是 1957 年从卡那霉素链霉菌（*Streptomyces Kanamyceticus*）中发现的，是由卡那霉素 A、B、C 组成的混合物，卡那霉素 A 是主要成分，临床上用其硫酸盐。卡那霉素为广谱抗生素，对革兰阴性杆菌、阳性菌和结核杆菌均有效。其作用机制是与细菌核糖体 30S 亚单位结合，抑制细菌蛋白质的合成。由于具有耳毒性和肾毒性，临床上仅用于治疗对第一线药物有耐药性的多药耐药菌感染。

	R_1	R_2	R_3
卡那霉素 A	OH	OH	NH_2
卡那霉素 B	NH_2	OH	NH_2
卡那霉素 C	NH_2	OH	OH
妥布霉素	NH_2	H	NH_2

卡那霉素化学稳定较好，在加热或酸碱条件下也不失去抗菌活性。本药易产生耐药性，这是因为带有 R-因子的革兰阴性菌能产生各种酶，如氨基糖苷乙酰转移酶（ACC）、氨基糖苷磷酸转移酶（APH）、氨基糖苷核苷转移酶（ANT），可对氨基糖分子中的羟基和氨基乙酰化、磷酰化和核苷化，导致其失去原有的抗菌活性。

妥布霉素（Tobramycin）由黑暗链霉菌（*Streptomycestenebrarius*）发酵得到，也可以由卡那霉素 B 合成，抗菌谱比卡那霉素宽，对革兰阴性菌和阳性菌都有效，为广谱抗生素，对铜绿假单胞菌有更强的活性，其活性为庆大霉素的 2~4 倍，而毒性比庆大霉素低。

为了克服卡那霉素的耐药性，对其分子内特定的羟基或氨基进行化学修饰，制备了对耐药菌有效的半合成氨基糖苷类抗生素，如阿米卡星（Amikacin）和阿贝卡星（Arbekacin）。

阿米卡星　　　　　　　　　　　　阿贝卡星

阿米卡星为卡那霉素 A 分子中脱氧链霉素胺的 1 位氨基的酰化衍生物，在其位置引入（S）-4-氨基-2-羟基丁酰基，其特点是利用此基团的立体障碍，降低了对钝化酶的结构适应性，不易被酶代谢失活。所引入的氨基羟丁酰基侧链的构型对其抗菌活性有影响，若改为（R）-4-氨基-2-羟基丁酰基时，抗菌活性大为降低。

将阿米卡星分子中 6-氨基-6-脱氧-α-D-葡萄糖苷基中的 2-OH 转化 2-NH_2，3-OH 和 4-OH 消除得到阿贝卡星。对金黄色葡萄球菌（包括 MSAR）有良好的抗菌作用。

阿米卡星（Amikacin）

化学名为 O-3-氨基-3-脱氧-α-D-吡喃葡萄糖基)-(1→4)-O-[6-氨基-6-脱氧-α-D-吡喃葡萄糖基-(1→6)-N^3-(4-氨基-L-2-羟基丁酰基)-2-脱氧-L-链霉胺；O-(3-Amino-3-deoxy-α-D-glucopyranosyl)-(1→4)-O-[6-amino-6-deoxy-α-D-glucopyranosyl)-

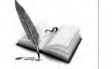

（1→6）–N^3–（4–amino–L–2–hydroxybutyryl）–2–deoxy–L–streptamine。

本品为白色结晶性粉末，无臭，无味。对热、光及湿度较稳定。在水中少量溶解，在甲醇中微溶，在乙醇和丙酮中几乎不溶。1%水溶液的 pH 为 9.5~11.5。临床用其硫酸盐。

本品肌注后约 1 小时达到血浆峰浓度，静注后约 30 分钟达到血浆峰浓度。本品能进入胎盘。虽然本品能通过儿童脑膜炎患者的血-脑屏障，但难以渗入普通患者的脑脊液。血浆 $t_{1/2}$ 为 2~3 小时，大部分剂量在 24 小时内经肾小球滤过随尿排泄。

本品不易被酶代谢失活，不仅对卡那霉素敏感菌有效，而且对耐卡那霉素的铜绿假单胞菌、大肠埃希菌和金葡球菌敏感。血中浓度较卡那霉素高，毒性较小。临床上用于治疗敏感菌所至的呼吸道、尿道、皮肤软组织感染及骨与关节感染，可用于败血症。

三、庆大霉素 C 及其衍生物（Gentamicin and its Derivatives）

庆大霉素（Gentamicin）是 1963 年从绛红色小单孢菌（Micromonospora purpurea）发酵液中得到的混合物，包括庆大霉素 C_1，C_{1a} 和 C_2。三者的抗菌活性和毒性相似，临床用其硫酸盐。

	R_1	R_2	R_3
庆大霉素 C_1	CH_3	CH_3	H
庆大霉素 C_{1a}	H	H	H
庆大霉素 C_2	CH_3	H	H
依替米星	H	H	CH_2CH_3
小诺米星	H	CH_3	H

庆大霉素为广谱的抗生素，尤对革兰阴性菌、大肠埃希菌、铜绿假单胞菌、肺炎杆菌、痢疾杆菌有良好效用。临床上主要用于铜绿假单胞菌或某些耐药阴性菌引起的感染和败血症、尿路感染、脑膜炎和烧伤感染等。

小诺米星（Micronomicin），又称小诺霉素或沙加霉素，为庆大霉素 C_{1a} 的 6'–N-甲基化的产物，是由小单孢菌（Micromonospora sagamiensis var nonoreducans）产生的氨基糖苷类抗生素。其抗菌谱和用途与庆大霉素相似，但抗菌作用强，排泄较快。对听觉和肾的毒性比庆大霉素小。

依替米星（Etimicin）和奈替米星（Netilmicin）也为庆大霉素 C_{1a} 的衍生物，系半合成的氨基糖苷类抗生素。依替米星抗菌谱广，对多种病原菌有较好抗菌作用。对部分庆大霉素、小诺米星和头孢唑啉耐药的金黄色葡萄球菌、大肠埃希菌和克雷伯肺炎杆菌有抗菌活性。肌内注射的耳毒性比其他氨基糖苷类抗生素低。奈替米星适用于敏感细菌所引起的包括婴儿、儿童等各年龄患者在内的严重或危及生命的细菌感染性疾病的短期治疗。耳毒性与依替米星相似。

奈替米星

四、新霉素类（Neomacins）

新霉素（Neomycin）是从链霉素菌（*Streptomyces fradiae*）发酵液中得到的混合物，已经分离出 A、B、C 三种成分，其中以新霉素 B 为主要成分。新霉素 B 和新霉素 C 水解后都生成新霉胺（Neoamine）和新霉二糖胺（Neobiosamine），而新霉素 A 即为新霉胺。新霉素 C 和 B 的区别仅在新霉二糖胺 5 位上 $-CH_2NH_2$ 与 $-H$ 的取向不同，两者是立体异构体。但新霉素 C 的抗菌活性仅为新霉素 B 的 1/2，而毒性比新霉素 B 大 2 倍。新霉素的作用机制和抗菌谱类似于庆大霉素，对结核分枝杆菌有抗菌活性，但对铜绿假单胞菌无抗菌作用。由于毒性大，只能局部用药。硫酸新霉素软膏用于脓疱疮等化脓性皮肤病及烧伤、溃疡面感染。由于大量的局部应用，对葡萄球菌、沙门菌、大肠埃希菌已出现广泛的耐药性。

新霉素 B

第四节　四环素类抗生素
Tetracycline Antibiotics

四环素类抗生素（Tetracycline Antibiotics）是由龟裂链霉菌（*Streptomyces Rimosus*）产生的一类口服广谱抗生素。具有并四苯（naphthacene）四环骨架。四环素类抗生素的作用机制主要通过与细菌核糖体 30S 亚基的 A 位置结合，抑制肽链的增长进而影响细菌蛋白质的合成。具有广谱抗菌活性，对革兰阳性菌和阴性菌、衣原体、立克次体、支原体、螺旋体、某些分枝杆菌及原虫等具有抗菌作用。但随着耐药菌株的出现和增多以及其他抗生素的发展，四环素类药物的应用逐渐减少。这类药物的副作用也是限制其使用的原因之一，这些副作用包括胃肠功能紊乱、牙齿釉质变黄（俗称四环素牙）、肾毒性、肝毒性以及偶尔出现的过敏反应等。

第一个四环素类抗生素是 1948 年由金色链霉菌（*Streptomyce4s auraofaciens*）的培养中分离出的金霉素（Chlortetracycline）。金霉素不仅抗菌谱广，而且口服有效，是当时除了氯霉素外，第二个口服有效的抗生素。紧随其后，相继发现了土霉素（Oxytetracycline）和四环素（Tetracycline）。这三个抗生素具有相似的性质，其中金霉素的口服吸收较差，土霉素对牙的着色副作用较小。地美环素（Demeclocycline）是金霉素的脱甲基衍生物，可以通过半合成制备，也可直接从金色链霉菌发酵而得。地美环素的半衰期比四环素长，但光毒性发生率高。本品对抗利尿激素分泌异常综合征的患者具有一定的疗效。

	R$_1$	R$_2$	R$_3$	R$_4$	R$_5$
金霉素	H	CH$_3$	OH	Cl	H
土霉素	OH	CH$_3$	OH	H	H
四环素	H	CH$_3$	OH	H	H
地美环素	H	H	OH	Cl	H
多西环素	OH	CH$_3$	H	H	H
米诺环素	H	H	H	N(CH$_3$)$_2$	H
替加环素	H	H	H	N(CH$_3$)$_2$	NHCOCH$_2$NHC(CH$_3$)$_3$

金霉素、土霉素、四环素和地美环素为天然来源的四环素类抗生素。在临床应用中发现它们易产生耐药性，化学结构在酸、碱条件下不稳定，6-OH 极性大，是其化学不稳定因素之一，并影响药代动力学性质。通过结构修饰将土霉素分子中的 6-OH 除去，得到多西环素（Doxycycline），其稳定性和口服吸收好，进食对吸收无影响。对多种细菌的体内抗菌活性强于四环素，一天只需服用 1 次。多西环素的脂溶性高于天然四环素类抗生素，因而更易进入组织器官，但由于前庭副作用而限制了其使用。

将四环素分子中的 6-CH$_3$ 和 6-OH 除去，并在 7 位引入二甲氨基，得到米诺环素（Minocycline），其口服吸收好，对四环素耐药的葡萄球菌等也有较强的抗菌作用，还可与其他药物联用治疗麻风病，但米诺环素的肝毒性较大。在米诺环素 C-9 位引入 2-（叔丁基胺基）乙酰胺基后得到替加环素（Tigecycline），抗菌谱扩大，临床用于 18 岁以上复杂阑尾炎、烧伤感染、腹内脓肿、深部软组织感染及溃疡感染等患者的治疗。

将土霉素分子中的 6-OH 与 6-CH$_3$ 之间消除一分子水，形成环外双键，得到美他环素（Metacycline），又名甲烯土霉素，因除去了其不稳定的羟基，稳定性较好。抗菌活性高于天然四环素类，口服吸收良好，排泄缓慢，有效血浓维持时间长，血浆 $t_{1/2}$ 达 14 小时，一天服用 2 次即可。临床上用于立克次体病、布氏杆菌病、淋巴肉芽肿、支原体肺炎、螺旋体病、衣原体病等。

赖甲环素（Lymecycline）是由甲醛、赖氨酸和四环素反应而得。由于引入亲水性的氨基酸，增加了药物的水溶性，临床上可替代米诺环素治疗痤疮。

美他环素

赖甲环素

四环素（Tetracycline）

化学名为（4S,4αS,5αS,6S,12αS）-4-（二甲氨基）-3,6,10,12,12α 五羟基-6-甲基-1,11-二氧代-1,4,4a,5,5a,6,11,12α 八氢并四苯-2-甲酰胺；（4S,4αS,5αS,6S,12αS）-4-

Dimethylamino-3,6,10,12,12α-pentahydroxy-6-methyl-1,11-dioxo-1,4,4α,5,5α,6,11,12α-octahydrotetracene-2-carboxamide。

本品为黄色结晶性粉末，无臭。强光下颜色会变深。在甲醇中溶解，在水和乙醇中微溶。应避光密闭保存。本品有口服制剂和软膏剂，盐酸盐可制成注射用粉针剂。

本品在干燥条件下比较稳定，在酸性及碱性条件下不稳定，易发生分解变质。

（1）在酸性条件下，本品的 6-OH 与 5a-H 正好处于反式构型，易发生脱水消除反应，生成无活性的橙黄色脱水四环素（Anhydrotetracycline）。在 pH2~6 条件下，本品的 4-N(CH₃)₂ 易发生可逆性差向异构化，生成差向异构体，该差向异构体在酸性条件下会进一步脱水生成脱水差向异构体，该脱水差向异构体活性减弱，毒性增强，为四环素的 2~3 倍，其主要毒性为可引起范可尼综合征，可导致肾近曲小管的吸收功能发生障碍，出现骨骼变化、骨龄减低和生长缓慢。

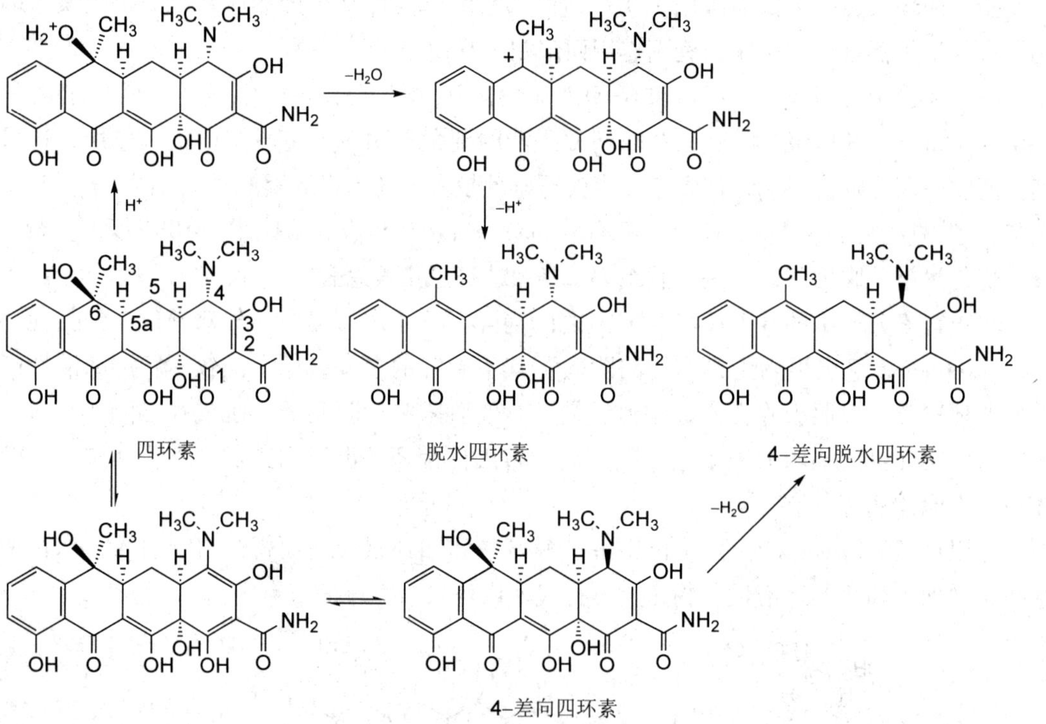

四环素　　　　　脱水四环素　　　　　4-差向脱水四环素

4-差向四环素

（2）在碱性条件下，6-OH 形成氧负离子，向 C-11 羰基发生分子内亲核进攻，经电子转移，C 环破裂，生成无活性的具有内酯结构的异构体。

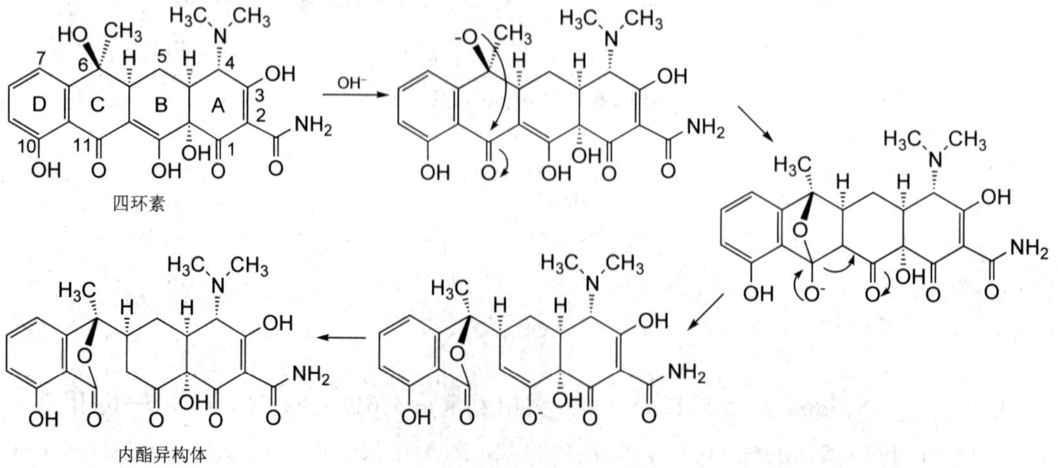

四环素

内酯异构体

（3）在金属离子存在下，四环素类抗生素分子中含有的羟基、烯醇羟基及羧基能与金属离子形成螯合物。在近中性条件下，与钙或镁离子形成不溶性的钙盐或镁盐，与铁离子形成红色络合物；与铝离子形成黄色络合物。四环素类与金属离子形成络合物这一特性，可能干扰它们口服时的血药浓度，特别是四环素在体内能与钙离子形成黄色络合物，沉积在骨骼和牙齿上，这是导致小儿服用四环素后牙齿变黄的主要原因，故小儿和孕妇应慎用或禁用。

四环素口服可吸收但不完全，口服吸收受食物和金属离子的影响，后者与药物形成络合物使吸收减少。吸收后广泛分布于体内组织和体液，易渗入胸水、腹水、胎盘，但不易透过血-脑屏障，能沉积于骨、骨髓、牙齿及牙釉质中。本品蛋白结合率为55%~70%，主要自肾小球滤过排出体外，血浆消除 $t_{1/2}$ 为6~11小时。

四环素为广谱抑菌剂，高浓度时具杀菌作用。除了常见的革兰阳性菌、革兰阴性菌以及厌氧菌外，多数立克次体、支原体、衣原体、非典型分枝杆菌、螺旋体也对本品敏感。本品对革兰阳性菌的作用优于革兰阴性菌，但肠球菌对其耐药。本品对淋病奈瑟菌有一定抗菌活性，但耐青霉素的淋球菌对四环素也耐药。多年来由于四环素类的广泛应用，耐药菌株不断增多，加上不良反应较多，特别是胃肠功能紊乱、肾毒性、肝毒性以及四环素牙等，四环素已不作为抗革兰阳性菌和阴性菌的常规药物。

盐酸多西环素（Doxycycline Hydrochloride）

$$\cdot \text{HCl} \cdot \tfrac{1}{2}\,C_2H_5OH \cdot \tfrac{1}{2}\,H_2O$$

化学名为（4S,4α,5S,5α,6S,12α）-4-二甲氨基-3,5,10,12,12α五羟基-6-甲基-1,11-二氧代-1,4,4a,5,5a,6,11,12a-八氢并四苯-2-甲酰胺盐酸盐半乙醇半水合物；（4S,4α,5S,5α,6S,12α）-4-（Dimethylamino）-3,5,10,12,12α-pentahydroxy-6-methyl-1,11-dioxo-1,4,4α,5,5α,6,11,12α-octahydrotetracene-2-carboxamide hydrochloride hemiethanolate hemihydrate。又名盐酸强力霉素、盐酸脱氧土霉素。

本品为黄色结晶性粉末，无臭、味苦。微有引湿性，在水中溶解，在乙醇中微溶，在三氯甲烷和乙醚中几乎不溶，溶于碱金属的氢氧化物或碳酸盐溶液。室温下稳定，遇光变质。

本品口服吸收完全，进食对本品吸收的影响小。血浆蛋白结合率为80%~95%，血浆消除 $t_{1/2}$ 为12~24小时，肾功能衰退者 $t_{1/2}$ 延长不明显。本品的脂溶性高于四环素，能广泛分布于组织和体液中。肾功能正常的患者服用本品后，约40%的剂量经尿缓慢排泄，大部分剂量在肠部螯合后经粪便排泄。血液或腹膜透析不能清除本品。

本品的抗菌活性强于四环素，对许多细菌，包括化脓性链球菌、肠球菌、诺卡氏菌及各种厌氧菌引起的感染有效。对原虫，特别是疟原虫也有效。本品还可治疗致命性的炭疽病。本品虽然对耐四环素的金葡球菌敏感，但交叉耐药性的发生率较高。

四环素类抗生素的构效关系总结如下：

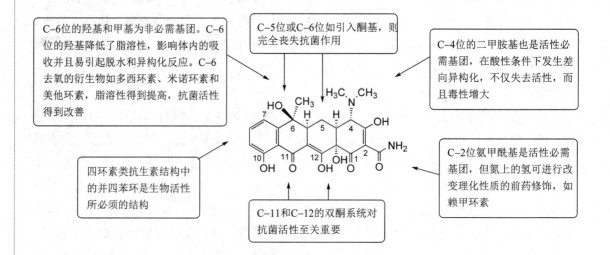

C-6位的羟基和甲基为非必需基团。C-6位的羟基降低了脂溶性，影响体内的吸收并且易引起脱水和异构化反应。C-6去氧的衍生物如多西环素、米诺环素和美他环素，脂溶性得到提高，抗菌活性得到改善

C-5位或C-6位如引入酮基，则完全丧失抗菌作用

C-4位的二甲胺基也是活性必需基团，在酸性条件下发生差向异构化，不仅失去活性，而且毒性增大

四环素类抗生素结构中的并四苯环是生物活性所必须的结构

C-2位氨甲酰基是活性必需基团，但氮上的氢可进行改变理化性质的前药修饰，如赖甲环素

C-11和C-12的双酮系统对抗菌活性至关重要

第五节 其他抗生素
Miscellaneous Antibiotics

一、氯霉素及其衍生物（Chloramphenicol and its Derivatives）

氯霉素（Chloramphenicol）是1947年由委内瑞拉链霉菌（*Streptomyces venezuelae*）培养滤液中得到的抗生素，随后采用化学合成法生产，并应用于临床。

氯霉素是人类发现的第一个广谱抗生素。主要通过抑制细菌蛋白质的合成而抑制细菌生长。其抗菌活性和抗菌谱类似于四环素，对革兰阳性菌和阴性菌、立克次体、衣原体均有较强的抗菌作用。对伤寒沙门菌、流感嗜血杆菌以及脆弱拟杆菌敏感。临床上主要用于治疗伤寒、副伤寒、斑疹伤寒等。其他如对百日咳、沙眼、细菌性痢疾及尿道感染等也有疗效。但若长期和多次应用可产生可逆性骨髓抑制、再生障碍性贫血及新生儿"灰婴综合征"（Grey Syndrome，急性循环衰竭皮呈灰白色），因而限制其临床使用。

氯霉素　　　　　　　琥珀氯霉素　　　　　　棕榈氯霉素

琥珀氯霉素（Chloramphenicol Succinate）为氯霉素的丁二酸单酯，可制成钠盐供注射用。棕榈氯霉素（Chloramphenicol Palmitate）为氯霉素的棕榈酸酯，其特点是消除了氯霉素的苦味，常称为无味氯霉素，便于儿童口服。琥珀氯霉素和棕榈氯霉素均为氯霉素的前药，进入体内后经水解释放出氯霉素而发挥抗菌作用。

将氯霉素分子中苯环上的硝基用强吸电子基甲磺酰基替代而得到的半合成衍生物即是

甲砜霉素（Thiamphenicol），抗菌谱与氯霉素相似，副作用相对较小，但活性低于氯霉素。甲砜霉素不在肝脏代谢，大部分以原型随尿排泄。叠氮氯霉素（Azidamfenicol）是氯霉素的另一个类似物，其1%的滴眼液或眼膏用于治疗眼部感染。

甲砜霉素　　　　　　　　　　　叠氮氯霉素

氯霉素（Chloramphenicol）

化学名为 D-苏型-(-)-2,2-二氯-N-[α-(羟甲基)-β 羟基-4-硝基苯乙基]乙酰胺；D-threo-(-)-2,2-Dichloro-N-[α-(hydroxymethyl)-β-hydroxy-p-nitrophenethyl] acetamine。

本品为白色至灰白色或黄白色的细针状、长片状结晶，味苦。在水中微溶，在乙醇、丙酮、乙酸乙酯和丙二醇中易溶，在中性至中等强度酸性溶液中稳定。$[\alpha]_D^{20} +18.5° \sim +21.5°$（50mg/ml，无水乙醇）；熔点为 149~153℃。

本品含有两个手性碳，有四个旋光异构体。其中仅 1R，2R(-) 或 D(-) 苏阿糖型（threo）有抗菌活性，为临床使用的氯霉素。合霉素（Syntomycin）是氯霉素的 D-苏型消旋体，疗效为氯霉素的一半。

本品口服吸收好，体内分布广，能进入脑脊液，但其半衰期较短，$t_{1/2}$ 1.5~4 小时，肝功能损害患者及新生儿的半衰期延长。5%~10%的剂量以原型随尿排泄，其余部分在肝脏代谢，主要以葡萄糖醛酸苷形式经尿排泄。所有代谢物均无活性。

氯霉素尽管出现耐药性，但在一些国家仍被广泛用于治疗伤寒热。氯霉素可替代第三代头孢菌素治疗流感嗜血杆菌性脑膜炎。氯霉素对许多厌氧菌感染有效，可以替代甲硝唑治疗脆弱拟杆菌引起的大脑脓肿。

本品的合成是以对硝基苯乙酮为起始原料，经溴化生成对硝基-α 溴代苯乙酮，与环六次甲基四胺成盐、盐酸水解得对硝基-α 氨基苯乙酮盐酸盐，用醋酐乙酰化保护氨基后再与甲醛缩合，再经羟甲基化得到对硝基-α 乙酰氨基-β 羟基苯丙酮，用异丙醇铝还原得（±)-苏阿糖型-1-对硝基苯基-2-乙酰胺基丙二醇，盐酸水解脱去乙酰基，用碱中和得（±）苏阿糖型-1-对硝基苯基-2-氨基丙二醇，再用诱导结晶法进行拆分，得 D(-)-苏阿糖型-1-对硝基苯基-2-氨基丙二醇，最后进行二氯乙酰化制得。

Br_2
C_6H_5Cl
$(CH_2)_6N_4$
C_6H_5Cl
C_2H_5OH
HCl, H_2O
Ac_2O
AcONa
HCHO
$Al[OCH(CH_3)_2]_3$
$(CH_3)_2CHOH$
HCl
H_2O
NaOH
拆分
$Cl_2CHCOOCH_3$
CH_3OH

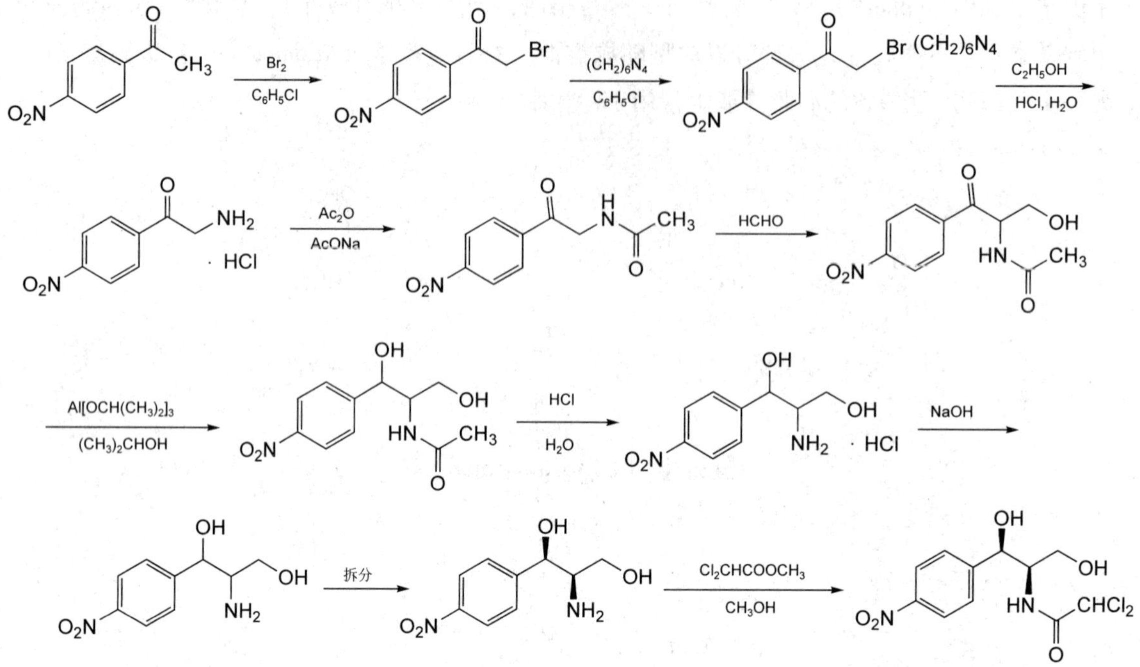

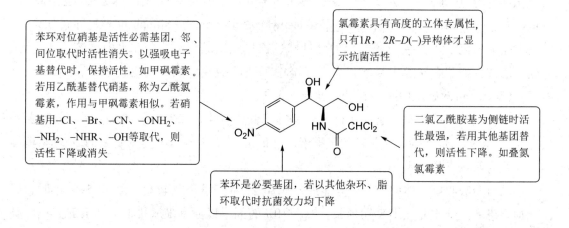

氯霉素的构效关系总结如下：

苯环对位硝基是活性必需基团，邻、间位取代时活性消失。以强吸电子基替代时，保持活性，如甲砜霉素。若用乙酰基替代硝基，称为乙酰氯霉素，作用与甲砜霉素相似。若硝基用–Cl、–Br、–CN、–ONH₂、–NH₂、–NHR、–OH等取代，则活性下降或消失
氯霉素具有高度的立体专属性，只有1R，2R-D(–)异构体才显示抗菌活性
二氯乙酰胺基为侧链时活性最强，若用其他基团替代，则活性下降。如叠氮氯霉素
苯环是必要基团，若以其他杂环、脂环取代时抗菌效力均下降

二、林可霉素及其衍生物（Lincomycins and its Derivatives）

林可霉素（Lincomycin），又称洁霉素，是由林可链霉菌（*Streptomyces lincolnensis*）产生的林可酰胺类抗生素。克林霉素（Clindamycin），又称氯洁霉素，是林可霉素的7-OH（*R*）被7-氯（*S*）取代得到的衍生物。两者的抗菌活性和作用机制均与红霉素等大环内酯类抗生素相似。其作用机制也是作用于细菌的核糖体而抑制细菌蛋白质的合成。

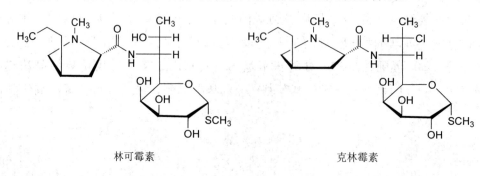

林可霉素

克林霉素

　　林可霉素和克林霉素均可口服或注射给药。但克林霉素的口服吸收更好，食物对其吸收几无影响。两者的组织渗透性好，体内分布广，均可渗入骨骼，因而可用于治疗骨髓炎。局部应用可治疗普通痤疮。

　　两者对革兰阳性菌和拟杆菌属的抗菌活性好。对某些原虫也有活性。主要适应证为严重的厌氧菌感染。克林霉素还可预防青霉素过敏患者的心内膜炎，并可与其他抗原虫药合用治疗巴贝西虫病、耐氯喹的疟疾、弓形体病、肺孢子虫性肺炎等。

（徐云根）

第十五章　抗肿瘤药
Antineoplastic Agents

　　肿瘤是指人体器官组织的正常细胞在各种因素影响下突变为异常细胞，且过度增殖失控生长，而形成的新生物。这种新生物常形成局部肿块，并由原发部位向其他部位转移，侵犯要害器官和引起衰竭。恶性肿瘤是一种严重威胁人类健康的常见病和多发病，其死亡率占所有疾病死亡率的第二位，仅次于心脑血管疾病。因此，世界卫生组织和各国政府卫生部门都把攻克癌症列为一项首要任务。

　　抗肿瘤药物是指抗恶性肿瘤的药物，又称抗癌药。自二十世纪四十年代发现氮芥（Nitrogen mustard）可用于治疗恶性淋巴瘤后，几十年来抗肿瘤药物已经有了很大的进展，已由单一的以细胞毒药物为主的化学治疗进入了联合化疗和综合化疗的阶段。特别是近二十多年来，由于分子生物学、细胞生物学等学科的发展，对肿瘤生物学机制进一步加深了了解，为抗肿瘤药物的研究提供了新的靶点，相继产生了一批基于激酶的靶向抗肿瘤药物，为临床肿瘤的治疗提供高效、低毒的药物。由于生物技术的快速发展，促进了肿瘤疫苗、单克隆抗体等生物技术药物的发展，为肿瘤的治疗提供了新的手段。

　　基于目前临床上使用的抗肿瘤药物。本书按其作用原理可以大致将抗肿瘤药物分为四类：直接作用于 DNA，破坏其结构和功能的药物；干扰 DNA 合成的药物；抗有丝分裂药物；新型分子靶向抗肿瘤药物。

扫码"学一学"

第一节　直接作用于 DNA 的药物
Agents Directly Acting on DNA

　　该类药物主要通过直接和 DNA 相作用，从而影响或破坏 DNA 的结构和功能，使 DNA 在细胞增殖过程中不能发挥作用。直接作用于 DNA 的抗肿瘤药物主要有烷化剂类、金属铂络合物等。

一、烷化剂（Alkylating Agents）

　　烷化剂（alkylating agents）也称生物烷化剂，其作用机制是在体内能形成缺电子的高度活泼中间体或其他具有活泼的亲电性基团的化合物，进而与生物大分子（主要是 DNA，也可以是 RNA 或某些重要的酶类）中含有丰富电子的基团（如氨基、巯基、羟基、羧基、磷酸基等）发生共价不可逆结合，使 DNA 分子丧失活性或发生断裂。生物烷化剂属于细胞毒类药物，在抑制和毒害增生活跃的肿瘤细胞的同时，对其他增生较快的正常细胞，如骨髓细胞、肠上皮细胞、毛发细胞和生殖细胞也同样产生抑制作用，因此，会产生许多严重的副反应，如恶心、呕吐、骨髓抑制、脱发等。

　　按化学结构，生物烷化剂可分为氮芥类、氮丙啶类、磺酸酯、亚硝基脲类等。

（一）氮芥类

氮芥类（nitrogen mustards）是 β 氯乙胺类化合物的总称。氮芥类抗肿瘤药物的发现源于在第二次世界大战使用的毒气硫芥。硫芥的硫原子亲核性较强因而毒性较大，将硫原子换成亲核性较弱的氮原子后得到氮芥，其毒性大大降低。氮芥类的化合物对淋巴组织有损伤作用，可以用于淋巴肉瘤和霍奇金病的治疗。最早用于临床的是盐酸氮芥（Mechlorethamine Hydrochloride）和盐酸氧氮芥（Mechlorethamineoxide Hydrochloride）。

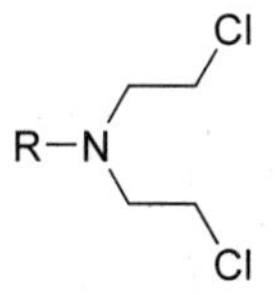

氮芥类药物的基本结构 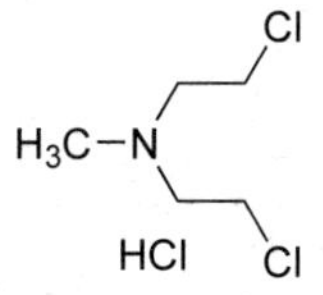　　盐酸氮芥 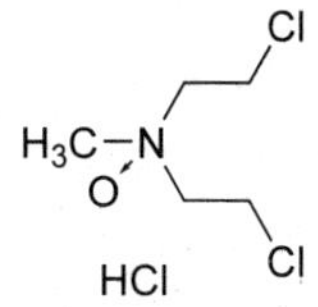　　盐酸氧氮芥

氮芥类药物的基本结构可以分为两部分：烷基化部分和载体部分。烷基化部分，主要是氯乙基，是抗肿瘤活性的功能基；载体部分，指 R 的结构，可用以改善该类药物在体内的吸收、分布等药代动力学性质，提高选择性和抗肿瘤活性，也会影响药物的毒性。因此选用不同的载体对氮芥类药物的设计具有重要意义。

1. 氮芥类药物的作用机制　根据载体 R 结构的不同，氮芥类药物又可分为脂肪氮芥、芳香氮芥、氨基酸及多肽氮芥和杂环氮芥等。脂肪氮芥的 R 为脂肪基团，其氮原子的碱性比较强，在游离状态和生理 pH（7.4）时，易和 β 位的氯原子作用生成高度活泼的氮丙啶鎓（aziridinium，又称乙撑亚铵正离子）（图 15-1），成为亲电性的强烷化剂，极易与细胞成分的亲核中心起烷化反应。

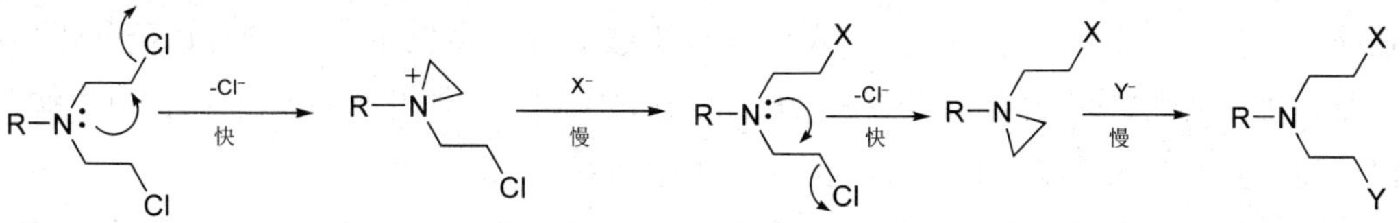

图 15-1　脂肪氮芥类药物的作用机制

（X⁻，Y⁻代表细胞成分的亲核中心）

脂肪氮芥的烷化历程属于双分子亲核取代反应（SN₂），反应速率取决于烷化剂和亲核中心的浓度。脂肪氮芥属强烷化剂，对肿瘤细胞的杀伤能力也较大，抗瘤谱较广。但选择性比较差，毒性也较大。

若通过其他方式降低氮原子上的电子云密度，使氮原子碱性减弱，从而可以降低药物的烷基化能力，使抗肿瘤活性降低，同时也会降低其毒性。例如芳香氮芥的 R 为芳香环，其氮原子的孤对电子和苯环产生共轭作用（图 15-2），减弱了氮原子的碱性，其作用机制也发生了改变，不像脂肪氮芥那样很快形成氮丙啶鎓，而是失去氯原子形成碳正离子中间

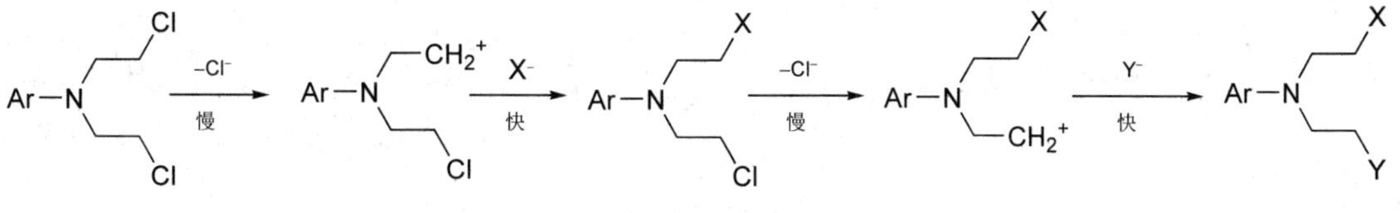

图 15-2　芳香氮芥类药物的作用机制

体，再与亲核中心作用。其烷化历程一般属于单分子的亲核取代反应（SN_1），反应速率仅取决于烷化剂的浓度。

氮芥类药物及大多数烷化剂主要是通过与 DNA 上鸟嘌呤和胞嘧啶碱基的 N^7 原子发生烷基化，产生 DNA 链内、链间交联或 DNA—蛋白质交联而抑制 DNA 的合成，阻止细胞分裂（图 15-3）。

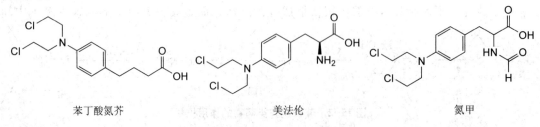

图 15-3　氮芥类药物与 DNA 发生烷基化产生交联的示意图

2. 氮芥类药物及其发展　盐酸氮芥（Mechlorethamine hydrochloride）是最早使用于临床的抗肿瘤药物，对正常与肿瘤细胞无选择性，故毒副作用较大。考虑到氮原子的富电性，在氮原子上引入吸电子的氧，使之成为氮氧化物，降低了氮原子的电子云密度，得到盐酸氧氮芥（mechlorethaminoxide hydrochloride），使其活性和毒性都得到降低。盐酸氧氮芥在体内被还原成氮芥而起作用。

苯丁酸氮芥（chlorambucil）是芳香氮芥的代表药物，这类药物结构主要是芳基烷酸氮芥，当羧基和苯环之间碳原子数为 3 时效果最好。苯丁酸氮芥的水溶性得到改善，易被胃肠道吸收，抗肿瘤活性也得到提高。在体内苯丁酸氮芥还会发生苯丁酸的 β 羟基化代谢，进一步转化为活性更好的苯乙酸氮芥。苯丁酸氮芥主要用于治疗慢性淋巴细胞白血病，对淋巴肉瘤、霍奇金病、卵巢癌也有较好的疗效。

为提高氮芥类药物的选择性和降低其毒性，将载体换成天然存在的化合物如氨基酸、嘧啶等，这样可以增加药物在肿瘤部位的浓度和亲和性，从而增加药物的疗效。考虑到肿瘤细胞在生长过程中需要大量的氨基酸，故选择天然的苯丙氨酸为载体，得到美法伦（melphalan，又称：溶肉瘤素），美法伦对卵巢癌、乳腺癌、淋巴肉瘤和多发性骨髓瘤等恶性肿瘤有较好的疗效。其对映体的活性小于美法伦，进一步证明原始设计思想的正确性。我国在改造美法伦中，对美法伦的氨基进行甲酰化得到氮甲（formylmerphalan）。氮甲的毒性比美法伦小，二者适应证基本相同。氮甲分子中有一个手性碳原子，存在二个旋光异构体，左旋体效用强，右旋体比较弱，临床使用的为消旋体，作用介于二者之间。

苯丁酸氮芥　　　　　　　　美法伦　　　　　　　　氮甲

鉴于某些肿瘤细胞中存在甾体激素的受体，用甾体激素作为载体，使药物具有烷化剂和激素的双重作用。例如将雌二醇和氮芥相连接，得到磷酸雌莫司汀（estramustine phosphate），主要用于前列腺癌和胰腺癌的治疗；将氢化泼尼松 C-21 羟基和苯丁酸氮芥羧基形成酯后，得到泼尼莫司汀（prednimustine），临床用于恶性淋巴瘤和慢性淋巴细胞型白血病，选择性好，毒性比苯丁酸氮芥小。

磷酸雌莫司汀　　　　　　　　　　　　　　　泼尼莫司汀

环磷酰胺（Cyclophosphamide）

化学名为 N,N-双（2-氯乙基）四氢-$2H$-1,3,2-氧氮磷杂环己烷-2-胺-2-氧化物一水合物（N,N-Bis（2-chloroethyl）tetrahydro-$2H$-1,3,2-oxazaphosphorin-2-amine-2-oxide monohydrate）。

本品为白色结晶或结晶性粉末，失去结晶水即液化。在乙醇中易溶，在水或丙酮中溶解，水溶液不稳定，遇热更易分解。pK_a 为 4.5-6.5。

环磷酰胺是在氮芥的氮原子上连有一个吸电子的环状磷酰基。吸电子基团的存在使氮原子上的电子云密度得到分散，降低了氮原子的亲核性，也降低了氯原子的离去能力。但环磷酰胺属于前体药物，在体外几乎无抗肿瘤活性，进入体内经代谢和非代谢的作用，使其活化后发挥作用（图 15-4）。环磷酰胺首先在肝脏被 CYP2B6 酶（很少部分被 CYP3A4 酶代谢成非活性代谢产物）氧化生成 4-羟基环磷酰胺，经水解产生醛型磷酰胺，二者在正常组织可经酶促反应转化为无毒的代谢物 4-酮基环磷酰胺及羧基磷酰胺，对正常组织一般无影响。而肿瘤组织中因缺乏正常组织所具有的酶，不能进行上述转化。代谢物醛型磷酰胺性质不稳定，经 β 消除（逆 Michael 加成反应）产生丙烯醛、磷酰氮芥及水解产物氮芥。丙烯醛、磷酰氮芥和氮芥都是较强的烷化剂。磷酰氮芥上的游离羟基在生理 pH 条件下解离成氧负离子，该负离子的电荷分散在磷酰胺的两个氧原子上，降低了磷酰基对氮原子的吸电子作用，从而使磷酰氮芥仍具有较强的烷基化能力。

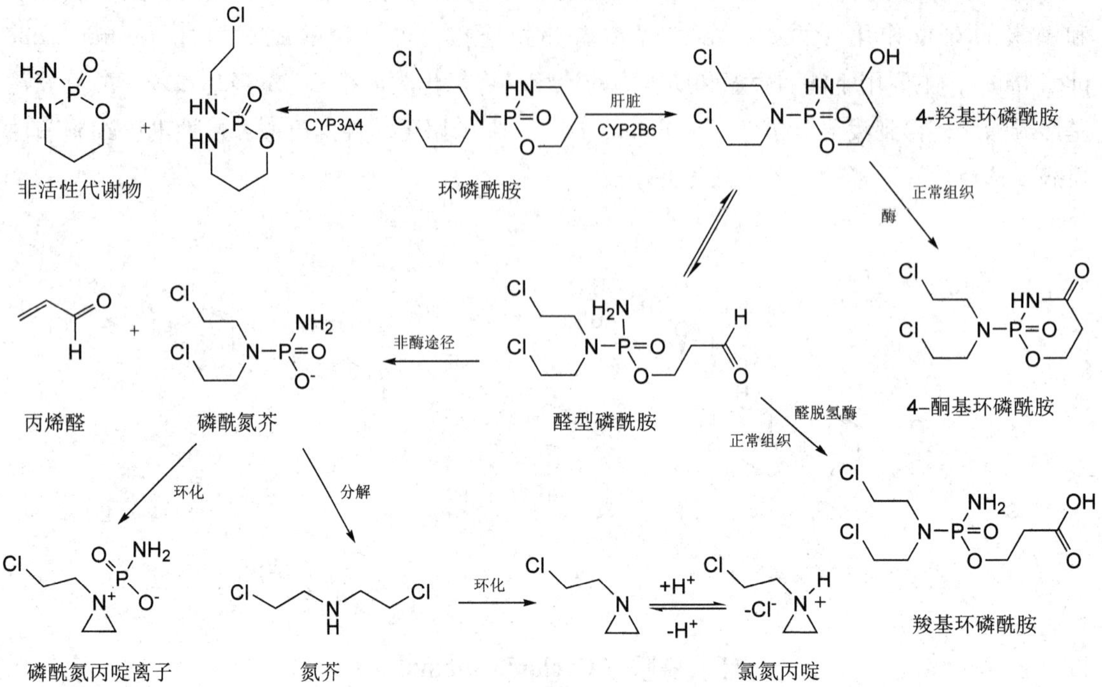

图 15-4 环磷酰胺的活化过程

环磷酰胺的合成是用过量的三氯氧磷与二丙醇胺反应，同时进行氯代和磷酰化，生成氮芥磷酰二氯，再和3-氨基丙醇缩合即得。本品的无水物为油状物，在丙酮中和水反应生成水合物而结晶析出。

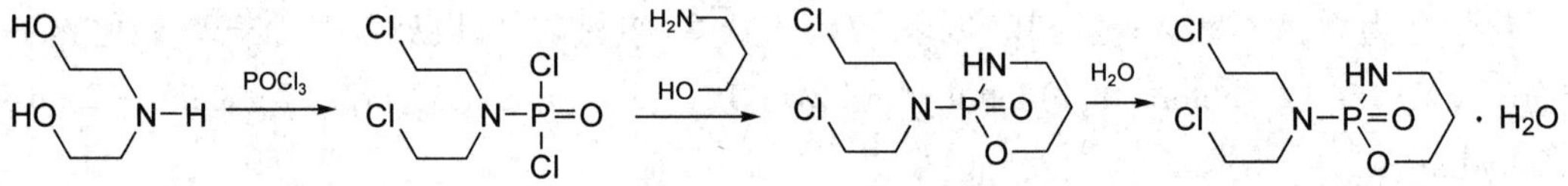

环磷酰胺的磷酰胺键不稳定易水解，其水溶液（2%）在 pH4.0～6.0 时，磷酰胺基发生水解，加热时更易分解，而失去生物烷化作用。

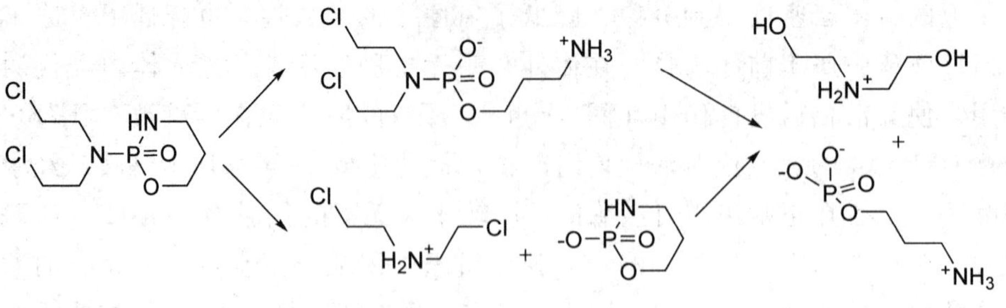

本品的抗瘤谱较广，主要用于恶性淋巴瘤、急性淋巴细胞白血病、多发性骨髓瘤、肺癌、神经母细胞瘤等，对乳腺癌、卵巢癌、鼻咽癌也有效。毒性比其他氮芥小，一些病人观察到有膀胱毒性，可能与代谢产物丙烯醛有关。

在环磷酰胺结构的基础上，将环外氮原子上的一个氯乙基移至环上的氮原子上得到异环磷酰胺（ifosfamide）。异环磷酰胺和环磷酰胺一样，体外对肿瘤细胞无效，需在体内经酶代谢活化后发挥作用。异环磷酰胺的代谢途径和环磷酰胺基本相同，所不同的是异环磷酰

胺环上 *N*-氯乙基易经过代谢脱去，生成单氯乙基环磷酰胺，而环磷酰胺则很少有此代谢产物。它是异环磷酰胺产生神经毒性的主要原因。异环磷酰胺的抗瘤谱与环磷酰胺不完全相同，临床用于骨及软组织肉瘤，非小细胞肺癌，乳腺癌，头颈部癌、子宫颈癌、食管癌的治疗。主要毒性为骨髓抑制、出血性膀胱炎等肾毒性、尿道出血等，须和尿路保护剂美司纳（mesna，巯乙磺酸钠）一起使用，以降低毒性。

曲磷胺（trofosfamide，曲洛磷胺）是结合了环磷酰胺和异环磷酰胺特点得到的类似物，作用机制与环磷酰胺相似，均需在体内经酶在 4 位羟基化发挥作用。在使用时，曲磷胺需与异环磷酰胺合用，对霍奇金病和慢性白血病疗效较好。

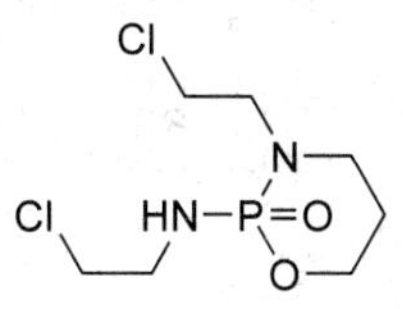

异环磷酰胺 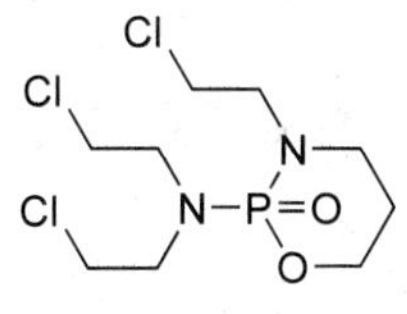　　　　　曲磷胺 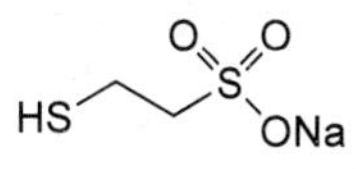　　　　　美司纳

（二）氮丙啶类（乙撑亚胺类）

基于氮芥类药物是通过转变为氮丙啶鎓活性中间体发挥烷化作用的。因此设计合成了一系列氮丙啶（aziridine）的衍生物。这类药物中最早用于临床的是曲他胺（tretamine，TEM），其治疗作用和毒性与盐酸氮芥相似。

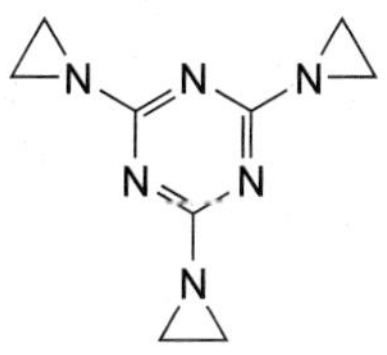

曲他胺 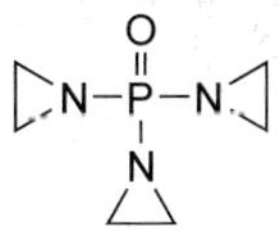　　　　　替哌 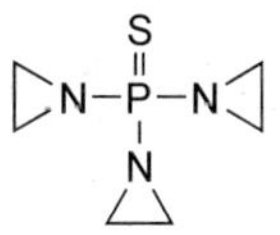　　　　　塞替派

氮丙啶的氮原子上连有吸电子取代基，如磷酰基，可以提高氮丙啶类化合物的稳定性，减少其毒副作用，使其具有临床应用价值，能发挥抗肿瘤作用。用于临床的主要有替哌（triethylenephosphoramide，TEPA）和塞替派（thiotepa）。替哌主要用于治疗白血病；塞替派主要用于乳腺癌、卵巢癌、肝癌、膀胱癌的治疗，直接进行膀胱内灌注，效果最好。塞替派是前药，在肝脏中被细胞色素 P450 迅速转化为替哌而产生烷基化作用。

苯醌类化合物可干扰酶系统的氧化-还原过程，能抑制肿瘤细胞的有丝分裂。当苯醌连接到氮丙啶的氮原子上时，既降低了氮原子的电子云密度，也降低了其毒性。在此基础上合成了一系列苯醌与氮丙啶结合的化合物。用于临床的主要有亚胺醌（solaziquone）、三亚胺醌（triaziquone）和卡波醌（carboquone）。

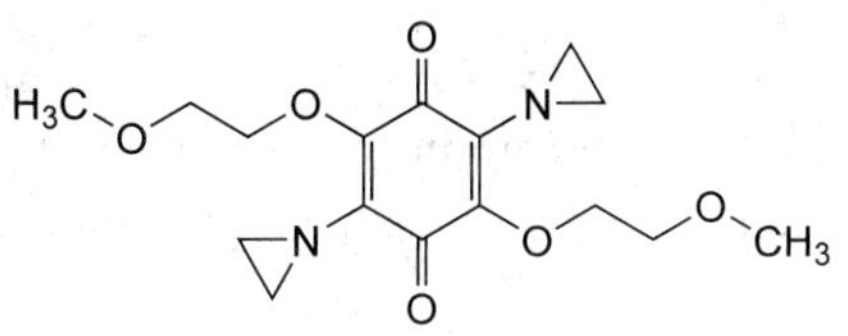

亚胺醌 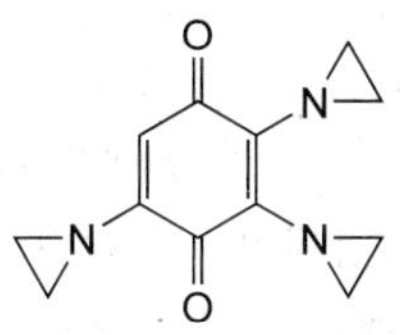　　　　　三亚胺醌 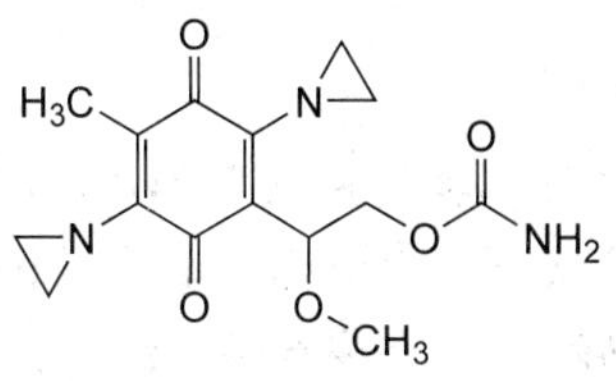　　　　　卡波醌

亚胺醌对网状细胞肉瘤、慢性粒细胞白血病、霍奇金病疗效较好，对淋巴肉瘤、乳腺癌、肺癌、胃癌、结肠癌也有一定的疗效。三亚胺醌抗癌作用高于亚胺醌、毒性低。对恶性淋巴瘤、卵巢癌、宫颈癌和霍奇金病都有效。卡波醌可用于肺癌、恶性淋巴病、慢性骨髓性白血病等的治疗。

苯醌类药物在细胞内首先经过生物还原过程（图 15-5），通过电子转移生成单氢醌和氢醌，这些氢醌或单氢醌的药物不仅本身发生氧化还原反应，而且还活化了结构中的氮丙啶基，产生较强的抗肿瘤活性。

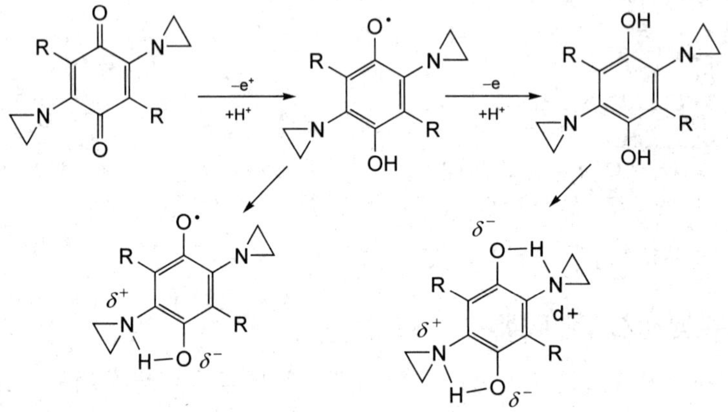

图 15-5　苯醌类药物的作用机制

这类结构相关的化合物还有抗肿瘤抗生素丝裂霉素 C（mitomycin C）。

丝裂霉素 C（Mitomycin C）

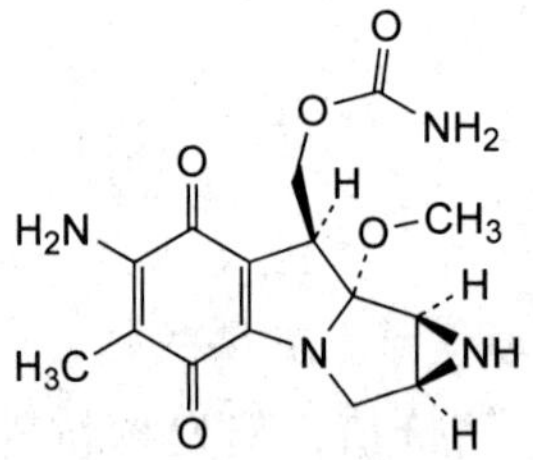

化学名为 [11-氨基-7-甲氧基-12-甲基-10,13-二氧-2,5-二氮杂四环 [7.4.0.0^{2,7}.0^{4,6}] 十三-1(9),11-二烯-8-基] 甲基氨基甲酸酯；[11-Amino-7-methoxy-12-methyl-10,13-dioxo-2,5-diazatetracyclo [7.4.0.0^{2,7}.0^{4,6}] trideca-1(9),11-dien-8-yl] methyl carbamate。

本品为深紫色结晶性粉末，遇酸，碱及日光照射均不稳定。在水、甲醇和乙醇中微溶，在乙醚中几乎不溶。pK_a 为 5.5~7.5。

丝裂霉素是放线菌（*Streptomyces achromogenes*）培养液中分离出的一种抗生素。我国从放线菌 H2760 菌株培养液中分离出的自力霉素，证明与文献报道的丝裂霉素 C 相同。

丝裂霉素 C 首先在体内酶的作用下还原成丝裂霉素氢醌（Mitomycin hydroquinone），再脱去一分子甲醇生成双功能的烷化剂吲哚氢醌（Indolehydroquinone）。吲哚氢醌与 DNA 的鸟嘌呤和胞嘧啶碱基结合，导致 DNA 交联（图 15-6）。

324

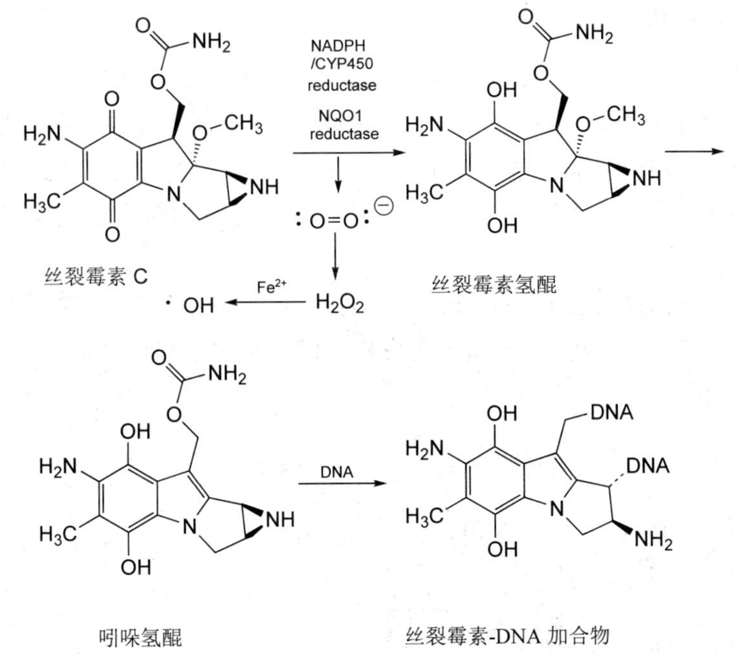

图 15-6 丝裂霉素 C 的作用机制

丝裂霉素 C 及其衍生物的水溶液贮存时，分子中氮丙啶结构和氢醌核上的氨基都不稳定。酸、碱或高温都能加速其分解。pH<7 时，丝裂霉素 C 转变成 1-羟基-2,6-二氨基丝裂霉素；pH>7 时，水解成 7-羟基丝裂霉素。

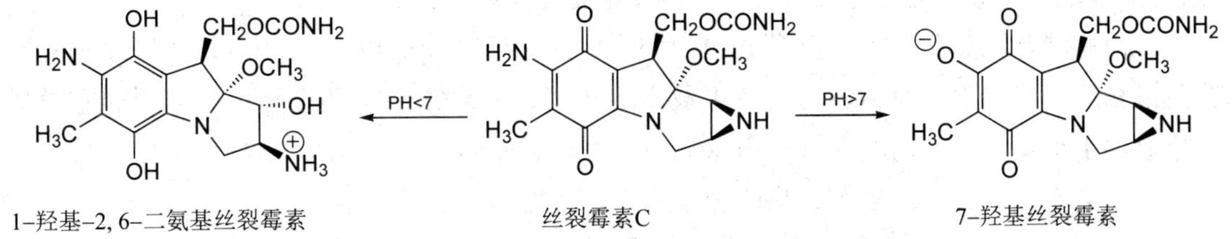

1-羟基-2,6-二氨基丝裂霉素　　　　丝裂霉素C　　　　7-羟基丝裂霉素

丝裂霉素 C 对胃、胰腺、直肠、乳房等各种腺癌有效。某些头颈癌和骨髓性白血病，由于引起骨髓抑制的毒性反应，较少单独应用。通常与其他抗癌药合用，治疗胃的腺癌。

（三）甲磺酸酯类

甲磺酸酯类是一类非氮芥类烷化剂，由于甲磺酸酯基是较好的离去基团，生成的正碳离子可与 DNA 中鸟嘌呤发生烷基化，产生单分子或双分子交联物，毒害肿瘤细胞（图 15-7）。1~8 个次甲基的双甲磺酸酯具有抗肿瘤活性，是双功能的烷化剂。其中活性最强的为 4 个亚甲基的化合物白消安（busulfan）。临床上对慢性粒细胞白血病的疗效显著，也可用于原发性血小板增多症及真性红细胞增多症。

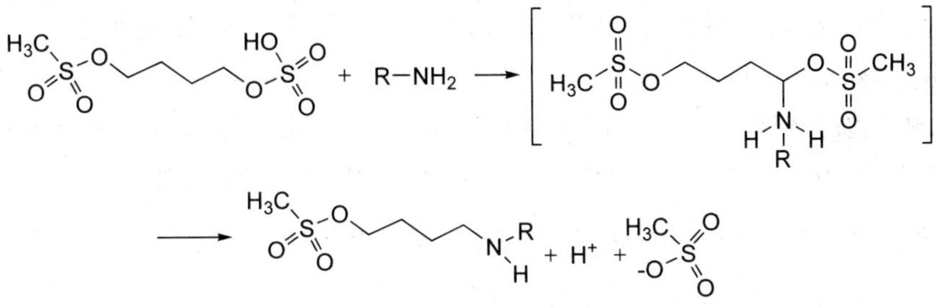

图 15-7 白消安的作用机制

（四）亚硝基脲类

亚硝基脲类（nitrosoureas）具有 β 氯乙基亚硝基脲结构，具有广谱的抗肿瘤活性。由于结构中的 2-氯乙基具有较强的亲脂性，因而这类药物易通过血脑屏障，适用于脑瘤、转移性脑瘤及其他中枢神经系统肿瘤，恶性淋巴瘤等治疗。与其他抗肿瘤药物合用时可增强疗效。其主要副作用为迟发性和累积性骨髓抑制。亚硝基脲类药物的代表药物为卡莫司汀（Carmustine）。

在亚硝基脲的结构中，由于 N-亚硝基的存在，使得连有亚硝基的氮原子与相邻的羰基之间的键变得不稳定，在生理 pH 环境下易发生分解，生成亲核性试剂与 DNA 的组分产生烷基化，达到治疗的作用（图 15-8）。

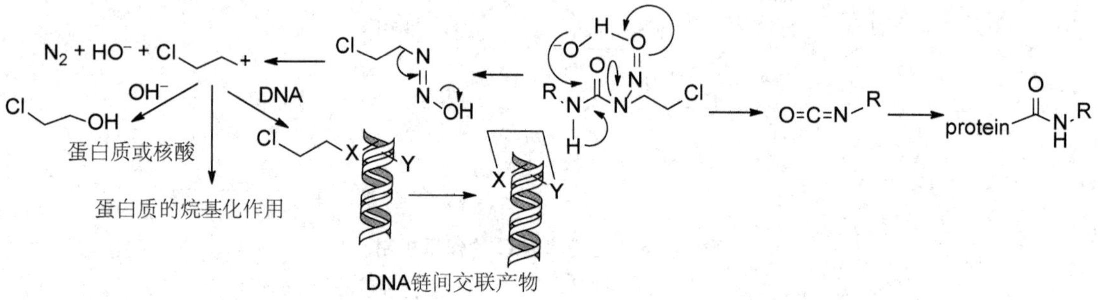

图 15-8 亚硝基脲类药物的作用机制

形成 DNA 链间的交联产物（linking product between DNA），发生在一条 DNA 链的鸟嘌呤和另一条 DNA 链上的胞嘧啶之间，然后发生脱氨反应得到。

其他亚硝基脲类药物还有洛莫司汀（lomustine，环己亚硝脲，CCNU），作用原理和卡莫司汀相近，能口服，对脑瘤的疗效不及卡莫司汀，但对霍奇金病、肺癌及若干转移性肿瘤疗效优于卡莫司汀。司莫司汀（semustine，甲环亚硝脲，Me-CCNU）抗肿瘤疗效优于卡莫司汀和洛莫司汀，毒性较低，临床用于脑瘤、肺癌和胃肠道肿瘤。

尼莫司汀（nimustine，ACNU）临床上用盐酸盐，是水溶性的亚硝基脲类抗肿瘤药。能缓解脑瘤、消化道肿瘤、肺癌、恶性淋巴瘤和慢性白血病。骨髓抑制和胃肠道反应较轻。

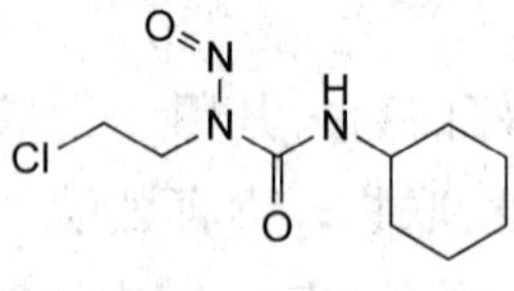

洛莫司汀 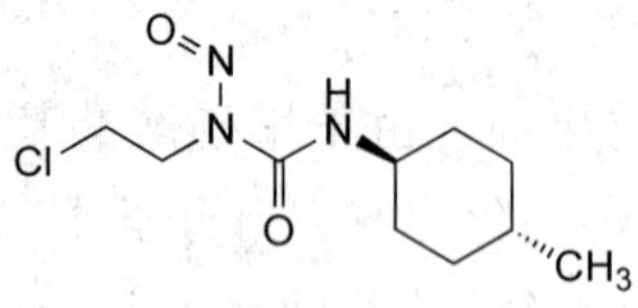　　　　　司莫司汀 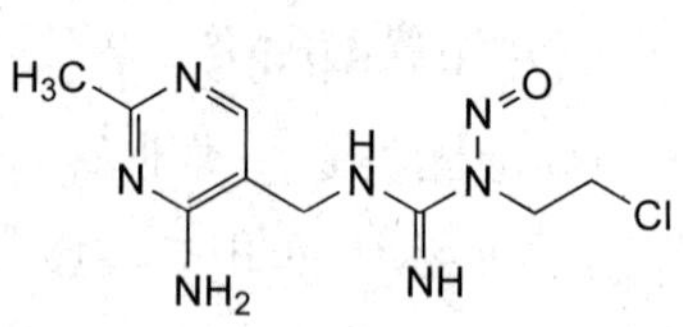　　　　　尼莫司汀

雷莫司汀（ranimustine）是以糖为载体的水溶性亚硝基脲类药物。主要用于治疗成胶质细胞瘤、骨髓瘤、恶性淋巴瘤、慢性骨髓性白血病。主要毒性为胃肠道反应。

链佐星（streptozotocin，链脲霉素）是从 *streptomyces achromogenes* 发酵液中分离得到的亚硝基脲化合物，但没有像 CCNU 和 BCNU 那样的骨髓抑制毒性。对胰脏的胰小岛细胞癌有独特的作用。将链佐星结构中氮上的甲基以 β 氯乙基取代得到氯脲霉素（chlorozotocin，DCNU）抗肿瘤活性与上述的药物基本相同。特点是易溶于水，对骨髓毒性较轻。

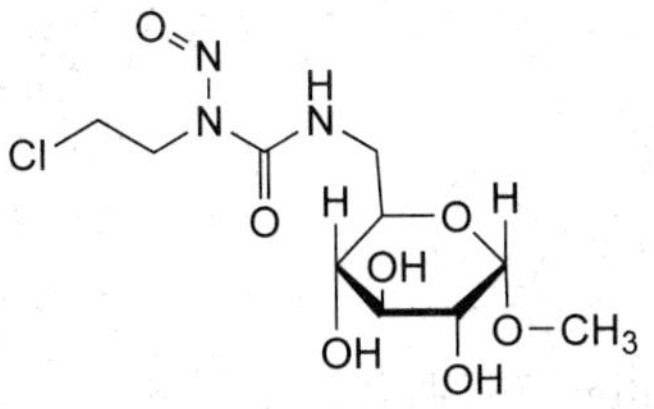

雷莫司汀 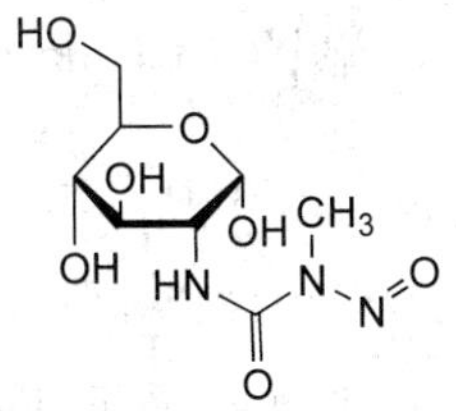　　　　　　　链佐星 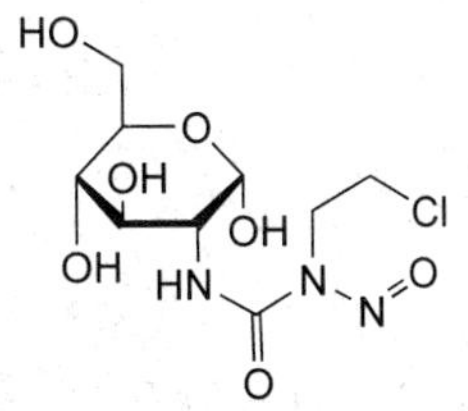　　　　　　　氯脲霉素

卡莫司汀（Carmustine）

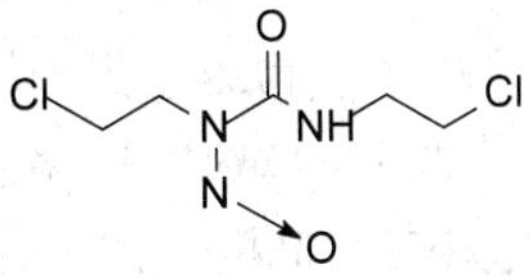

化学名为 N,N'-双（2-氯乙基）- N-亚硝基脲；N,N'-Bis（2-chloroethyl）-N-nitrosourea。别名卡氮芥、BCNU。

卡莫司汀为无色或微黄或黄绿色的结晶或结晶性粉末，不溶于水，可溶于乙醇或甲醇。

卡莫司汀在酸性较稳定，碱性不稳定，分解时可放出氮和二氧化碳。卡莫司汀适用于脑瘤及转移性脑瘤、恶性淋巴瘤、多发性骨髓瘤、急性白血病和霍奇金病，与其他抗肿瘤药合用可增强疗效。

亚硝基脲类药物在体内首先经脱质子化转变为（x-1），然后，（x-1）的带负电荷的氧原子进攻与氯原子相连的碳原子生成（x-2），（x-2）在体内分解成具有烷化剂作用的乙烯阳离子（x-3）和 β 氯乙胺（x-4）（图 15-9）。

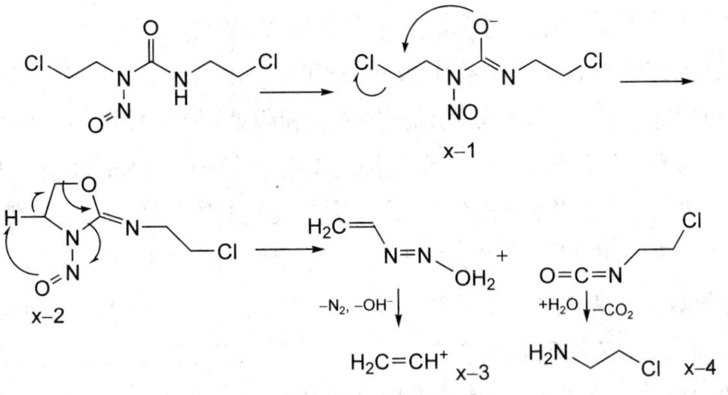

图 15-9　亚硝基脲类药物的作用原理

二、金属铂配合物（Platinum Complexes）

自 1969 年首次报道，顺铂对动物肿瘤有强烈的抑制活性后引起人们对金属配合物抗肿瘤研究的重视。合成了大量的金属化合物，其中有金、铂、锡、铑、钌等元素的配合物。近年来已证实铂、铑、钌、锗、锡等贵金属的配合物具有抗肿瘤活性，其中尤以铂配合物（platinum complexes）引起人们的极大重视。对金属配合物的研究成为抗肿瘤药研究中较为活跃的领域之一。

顺铂（Cisplatin）

$$\begin{array}{c} H_3N \quad Cl \\ \diagdown Pt \diagup \\ \diagup \quad \diagdown \\ H_3N \quad Cl \end{array}$$

化学名为顺-二氨二氯合铂；*cis*-Diamminedichloroplatinum。别名顺氯氨铂。

本品为亮黄或橙黄色的结晶性粉末，无臭。微溶于水，不溶于乙醇，易溶于二甲基亚砜。pK_a为5.0-7.0。

顺铂是第一个用于临床的抗肿瘤铂配合物，反式异构体无效。

铂配合物的作用机制（图15-10）是使肿瘤细胞DNA复制停止，阻碍细胞分裂。铂配合物进入肿瘤细胞后水解成水合物，该水合物进一步去质子化生成羟基化的络合离子。这些离子均活泼，在体内与DNA的两个鸟嘌呤碱基N7络合成一个封闭的五元螯合环，从而破坏了两条多核苷酸链上嘌呤基和胞嘧啶之间的氢键，扰乱了DNA的正常双螺旋结构，使其局部变性失活而丧失复制能力。反式铂配合物则无此作用。

图 15-10　顺铂的作用机制

顺铂在室温条件下，对光和空气是稳定的，在270℃分解成金属铂。供药用的是含甘露醇和氯化钠的冷冻干燥粉。完整的安瓿剂室温和冰箱贮存半衰期分别为2年和4年。用注射用水配制的溶液，每毫升含顺铂1mg，氯化钠9mg和甘露醇10mg，pH在3.5~5.5之间。

顺铂具有广谱的抗肿瘤活性，临床用于治疗膀胱癌、前列腺癌、肺癌、头颈部癌、乳腺癌、恶性淋巴瘤和白血病等。目前已被公认为治疗睾丸癌和卵巢癌的一线药物。与甲氨蝶呤、环磷酰胺等有协同作用，而无交叉耐药性，并有免疫抑制作用。但该药物水溶性差，缓解期短，并伴有严重的肾脏毒性。当前铂配合物的研究方向是寻找高效低毒的药物，研究构效关系和探索铂配合物分子水平抗肿瘤作用机制。为了克服上述缺点，用不同的胺类（乙二胺、环戊二胺、环己二胺等）和各种酸根（无机酸、有机酸）与铂（Ⅱ）络合，合成了一系列新的铂配合物。

卡铂（carboplatin，又称碳铂）为顺二氨（1,1-环丁烷二羧酸）合铂，其理化性质、抗肿瘤活性和抗瘤谱与顺铂类似，但肾毒性、消化道反应较低，治疗小细胞肺癌的效果比顺铂好，但对膀胱癌和颈部癌则不如顺铂。

顺铂和卡铂在临床上应用的成功极大地鼓舞了各国学者去研发更好、更有效的新铂类抗肿瘤药物。在过去的30余年里，已合成了数千个新的铂类配合物，并进行了抗肿瘤活性筛选，先后有30个左右配合物进入了人体临床试验。

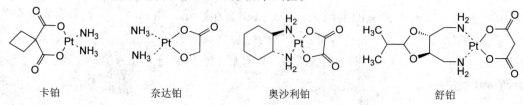

卡铂　　　　　　奈达铂　　　　　　奥沙利铂　　　　　　舒铂

奈达铂（nedaplatin）为顺-乙醇酸根-二氨合铂，临床上主要用于治疗头颈部肿瘤、小细胞和非小细胞肺癌、食道癌、膀胱癌、睾丸癌和子宫颈癌等。其毒性谱与顺铂不同，对顺铂耐药者使用奈达铂仍有效。

奥沙利铂（oxaliplatin）为草酸根（1R，2R-环己二胺）合铂，是第一个上市的抗肿瘤手性铂配合物，水中溶解度介于顺铂和奈达铂之间。对结肠癌有较好的疗效，对大肠癌、非小细胞肺癌、卵巢癌及乳腺癌等也有效，和多种抗肿瘤药物合用有较好的相加和协同作用。

舒铂（sunpla，SKI-2053R）为以手性胺为配体的手性铂配合物，主要用于胃癌的治疗，对头颈部肿瘤、肺癌、子宫颈癌也有较好的疗效。

在对大量铂类化合物抗肿瘤活性研究中，总结出这类化合物基本构效关系：

（1）中性配合物一般比离子配合物具有更高的抗肿瘤活性；

（2）烷基伯胺或环烷基伯胺取代顺铂中的氨，可明显增加其治疗指数；

（3）双齿配位体代替两个单齿配位体一般可以增加其抗肿瘤活性。因为双齿配位体的化合物不像单齿配位体的化合物那样容易转变为反式配合物而失活；

（4）取代的配位体要有足够快的水解速率，但也不能太快，以让配合物有足够的稳定性达到作用部位。它们的水解速率和药物活性有如下的关系：

$$NO_3^->H_2O>Cl^->Br^->I^->N_3^->SCN^->NH_3>CN^-$$

高毒性　　活性　　非活性　　低毒性

（5）平面正方形和八面体构型的铂配合物抗肿瘤活性高于其他构型的铂配合物。

三、直接作用于 DNA 的天然产物（Natural Products Directly Acting on DNA）

直接作用于 DNA 的天然产物主要有博来霉素（bleomycin）、放线菌素 D（actinomycin D）和高三尖杉酯碱（homoharringtonine）。

1. 博来霉素　博来霉素类抗肿瘤药物是一类天然存在的糖肽类抗肿瘤抗生素，这类药物直接作用于肿瘤细胞的 DNA，使 DNA 链断裂和裂解，最终导致肿瘤细胞死亡。

博来霉素（Bleomycin）

博来霉素A2　X= NH—S+(CH₃)₂　1/2 SO₄²⁻

博来霉素B2　X=

博来霉素A5　X=

329

博来霉素简称 BLM。为白色或微黄色粉末，易溶于水和甲醇，微溶于乙醇，几乎不溶于丙酮、三氯甲烷等。pK_a 为 4.0~6.0。

博来霉素为放线菌（*Streptomyces verticillus*）和 72 号放线菌培养液中分离出的一类水溶性碱性糖肽抗生素，用于临床的是混合物，以 A_2（占 50% 以上）和 B_2 为主要成分。主要用于头颈部的鳞状上皮癌、皮肤癌的治疗，对肺癌、食道癌、恶性淋巴瘤、睾丸癌也有效。博来霉素的化学结构的左边部分含有多个少见的氨基酸、糖及嘧啶环、咪唑，右边部分含有平面的二噻唑环。在和 DNA 作用时左边的部分和金属铁（Fe^{2+}）离子形成螯合物，从而激活博来霉素，其右边部分的平面二噻唑环与 DNA 的小沟中特定的部分结合导致 DNA 的裂解，达到治疗肿瘤的目的。

博来霉素可以和铜、锌、铁、钴等多种金属形成 1:1 的配合物，其中和铜形成的配合物 BLMCu（Ⅱ）是最稳定的配合物。博来霉素在注射给药以后和血液中的铜离子形成稳定的 BLM-Cu（Ⅱ）配合物。进入细胞后，该配合物中的铜离子被体内的还原系统还原离去并和蛋白质结合，而释放出游离的 BLM，后者可以和铁离子形成活性的配合物，也可以被酶代谢失活。由此可以看出 BLM-Cu（Ⅱ）配合物具有保护 BLM 不被代谢失活和使药物在体内转运和分布的生物功能。

博来霉素与 Fe（Ⅱ）和氧形成的配合物首先作用于 DNA 中胸腺嘧啶核苷酸的 C4，引起 C3′-C4′ 键的氧化开环，形成 DNA 缺损断裂。

平阳霉素（pingyangmycin，PYM）从我国浙江平阳县土壤中的放线菌培养液中分离得到的抗肿瘤抗生素，主要成分为单一的博来霉素 A_5。对鳞癌有较好疗效，而肺毒性相对较低。临床用于治疗头颈部鳞癌、淋巴瘤、乳腺癌、食管癌、鼻咽癌等。

2. 放线菌素 D　放线菌素 D（actinomycin D，dactinomycin，更生霉素），是从放线菌 *S. parvullus* 和 1179 号菌株培养液中提出的，是属于放线菌素族的一种抗生素。由 *L*-苏氨酸、*D*-缬氨酸、*L*-脯氨酸、*N*-甲基甘氨酸、*L*-*N*-甲基缬氨酸组成的两个多肽酯环，与母核 3-氨基-1,8-二甲基-2-吩噁嗪酮-4,5-二甲酸，通过羧基与多肽侧链相连。各种放线菌素的差异主要是多肽侧链中的氨基酸及其排列顺序的不同。

放线菌素D　　　　　　　　　　　　　高三尖杉酯碱

放线菌素与 DNA 结合的能力较强，但结合的方式是可逆的，主要是通过抑制以 DNA 为模板的 RNA 多聚酶，从而抑制 RNA 的合成。此外放线菌素也有抑制 topo Ⅱ 的作用。放线菌素在与 DNA 结合时是通过其平面结构的吩噁嗪酮母核嵌入 DNA 的二个脱氧鸟苷酸的

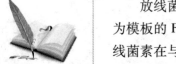

鸟嘌呤之间，放线菌素的结构中苏氨酸的羰基氧原子与鸟嘌呤 2-氨基形成氢键，而其肽链则位于 DNA 双螺旋的小沟内（图 15-11）。

　　放线菌素 D 主要用于肾母细胞瘤、恶性淋巴瘤、绒毛膜上皮癌、霍奇金病、恶性葡萄胎等，与其他抗肿瘤药合用可提高疗效，与放疗结合可提高肿瘤对放疗的敏感性。

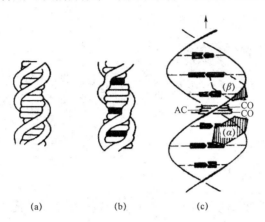

（a）　　　　（b）　　　　（c）

图 15-11　放线菌素 D 嵌入 DNA 中的作用机制

（a）正常的 DNA 结构；（b）药物（黑色部分）嵌入 DNA 后的情况，引起 DNA 的形状和长度改变；

（c）放线菌素 D 嵌入 DNA 中的情况，AC 为母核嵌入 DNA 的碱基对之间，

α、β 分别为 2 个环肽结构，伸入 DNA 双螺旋的小沟内

　　3. 高三尖杉酯碱　高三尖杉酯碱（homoharringtonine）是从三尖杉科植物三尖杉或其同属性植物中华粗榧中提取的生物碱。其作用机制是抑制真核细胞蛋白质合成的起始阶段，抑制 DNA 聚合酶的活性，导致 DNA 合成下降，对蛋白质的合成严重抑制；可诱导细胞分化，提高 cAMP 含量，抑制糖蛋白合成。高三尖杉酯碱对细胞内 DNA 的合成亦有抑制作用，对 G_1、G_2 期细胞杀伤作用最强，而对 S 期细胞作用较小。与阿糖胞苷、巯嘌呤等无交叉耐药性。

四、DNA 拓扑异构酶抑制剂（DNA Topoisomerase Inhibitors）

　　DNA 拓扑异构酶（topoisomerase，Topo）是细胞的一种基本核酶，在许多与 DNA 有关的遗传功能中显示重要作用，例如细胞的复制、转录及有丝分裂。在天然状态时，DNA 分子是以超螺旋的形式存在。在复制和转录时，DNA 拓扑异构酶催化 DNA 的超螺旋状态与解旋状态拓扑异构体之间相互转换。更重要的是 DNA 拓扑异构酶在催化超螺旋 DNA 链解旋时，使 DNA 分子中的结合位点暴露，从而使参与复制或转录的各种调控蛋白发挥作用。根据作用机制不同，拓扑异构酶分为拓扑异构酶Ⅰ（topoⅠ）和拓扑异构酶Ⅱ（topoⅡ）。topoⅠ催化 DNA 单链的断裂—再连接反应：先切开双链 DNA 中的一条链，使链末端沿螺旋轴按拧松超螺旋的方向转动，尔后将切口接合；topoⅡ则同时切断 DNA 双链，使一段 DNA 通过切口，然后断端按原位连接而改变 DNA 的超螺旋状态。DNA 拓扑异构酶的发现以及抗肿瘤药物对其作用的研究已成为抗肿瘤药物研究的重要靶点。

（一）Topo Ⅰ 抑制剂（Topo Ⅰ Inhibitors）

　　1. 喜树碱及其衍生物　喜树碱（camptothecin，CPT）、羟基喜树碱（hydroxycamptothecin）是从我国特有的珙桐科植物喜树（*camptotheca acuminata*）中分离得到的生物碱。喜树碱由 A、B、C、D、E 五环并合而成，AB 为喹啉环，C 环为吡咯环，D 环为吡啶酮，E 环为六元 α

羟基内酯环，该羟基所在 20 位碳原子为 S 构型。

喜树碱   H   H   H

	R_1	R_2	R_3
喜树碱	H	H	H
羟基喜树碱	HO-	H	H
拓扑替康	HO-	H₃C(CH₃)N-	H

喜树碱具有较强的细胞毒性，对消化道肿瘤（如胃癌、结肠癌、直肠癌）、肝癌、膀胱癌和白血病等恶性肿瘤有较好的疗效，但毒性较大，水溶性较差。为了解决水溶性问题，曾将其内酯环打开制成水溶性的羟基酸钠盐，用于临床，但钠盐活性只有喜树碱的 1/10，而毒性大大增加。由于喜树碱的毒性较大，水溶性较差阻碍了它的临床应用。但到 20 世纪 80 年代后期发现了喜树碱作用机制，即作用于 DNA 拓扑异构酶 I，而使 DNA 复制、转录等受阻，最终导致 DNA 的断裂，又重新引起人们的重视，设计、合成了一些水溶性较大的衍生物。

喜树碱的作用靶标为 topo I。但是喜树碱并非通过抑制 topo I 的催化活性杀死肿瘤细胞，而是通过与 DNA 和 topo I 形成的 DNA-topo I 可裂解复合物（cleavable complex）可逆结合，形成了 DNA-Topo I-CPT 三元复合物（ternary complex），稳定了可裂解复合物，延长了可裂解复合物的存在时间，形成"路障"（road blocker）。这样，被 topo I "包裹"着的 DNA 的单链，与不断延伸的复制叉（replication fork）产生了冲突，其结果就是 DNA 链的断裂，最后导致细胞的凋亡（图 15-12）。

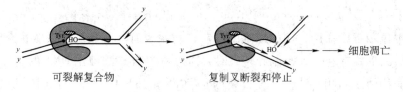

图 15-12 喜树碱作用示意图
说明：图中 Tyr 旁的小圆点，是 CPT

喜树碱类化合物与 DNA-Topo I 共价复合物的相互作用主要为氢键和疏水性堆积作用，如喜树碱的 E 内酯环上的两个氧原子与 Topo I 的 Arg364 的氨基有氢键相互作用，D 环吡啶酮的酮羰基氧与 DNA 未切断单链的胞嘧啶形成氢键。20（S）-羟基则与 Asp533 的羧基氧以氢键连接，若为 20（R）-构型的喜树碱，由于乙基的空间位阻影响了这种相互作用，因而活性低（图 15-13）。

伊立替康（irinotecan，CPT-11）临床用其盐酸盐。本品在体内（主要是肝脏）经代谢生成 SN-38 而起作用，属前体药物。主要用于小细胞和非小细胞肺癌、结肠癌、卵巢癌、子宫癌、恶性淋巴瘤等的治疗。

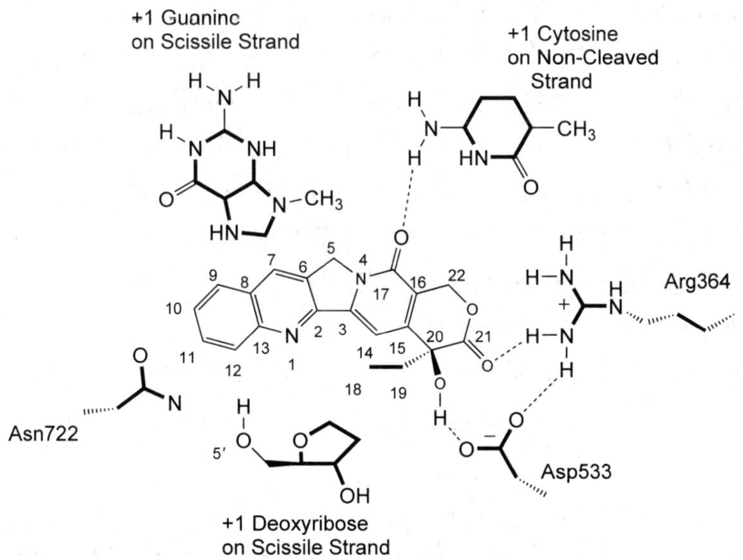

+1 Guanine
on Scissile Strand

+1 Cytosine
on Non-Cleaved
Strand

Arg364

Asn722

Asp533

+1 Deoxyribose
on Scissile Strand

图 15-13 人 DNA-Topo I 共价复合物与 CPT 之间的关键氢键和疏水性堆积相互作用示意图

拓扑替康（topotecan）是另一个半合成的水溶性喜树碱衍生物。主要用于转移性卵巢癌的治疗。对小细胞肺癌、乳腺癌、结肠癌、直肠癌的疗效也比较好。

（二）Topo Ⅱ 抑制剂（Topo Ⅱ Inhibitors）

根据作用的方式不同，TopoⅡ抑制剂又分为嵌入型和非嵌入型二种。

嵌入型 TopoⅡ抑制剂通过插入到 DNA 相邻的碱基对之间，以嵌入的形式与 DNA 双螺旋形成可逆的结合。使 DNA 与 TopoⅡ形成的复合物僵化，最终使 DNA 断裂而达到治疗肿瘤的目的。

非嵌入型 TopoⅡ抑制剂通过抑制 TopoⅡ酶的活性或作用于 TopoⅡ-DNA 的复合物，阻断 TopoⅡ与 DNA 的相互作用。

1. 嵌入型 TopoⅡ抑制剂 蒽醌类（anthracyclines）抗肿瘤抗生素，是 20 世纪 70 年代发展起来的。多柔比星（doxorubicin，阿霉素，adriamycin）和柔红霉素（daunorubicin，daunomycin）是该类抗生素的代表，分别从 *streptomyces peucctiue varcaesius* 和 *streptomyces peucetius* 的培养液中分离得到。其结构特征为平面的四环结构（A－D）柔毛霉醌（daunomycinone）通过糖苷键和柔毛糖（daunosamine）相连接。多柔比星化学结构为阿霉醌（adriamycinone）通过糖苷键与柔毛糖相连接。

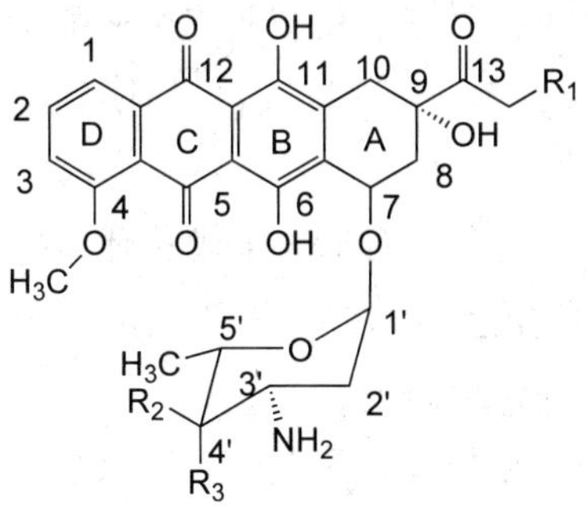

	R_1	R_2	R_3
多柔比星	—OH	H	—OH
柔红霉素	H	H	—OH
表柔比星	—OH	—OH	H

多柔比星盐酸盐抗瘤谱较广，不仅可用于治疗急、慢性白血病和恶性淋巴瘤，而且还可以用于治疗乳腺癌、甲状腺癌、肺癌、卵巢癌、肉瘤等实体瘤。

柔红霉素盐酸盐主要用于治疗急性白血病，与其他抗肿瘤药联合应用，可提高疗效。

这类抗生素主要通过作用于 DNA 而达到抗肿瘤目的。结构中的蒽醌嵌合到 DNA 的 C-G 碱基对层之间，每 6 个碱基对嵌入 2 个蒽醌环。蒽醌环的长轴几乎垂直于碱基对的氢键方向，9 位的氨基糖位于 DNA 的小沟处，D 环插到大沟部位。由于这种嵌入作用使碱基对之间的距离由原来的 0.34nm 增至 0.68nm，因而引起 DNA 的裂解。

两者的毒性主要为骨髓抑制和心脏毒性。可能是醌环被还原成半醌自由基，诱发了脂质过氧化反应，引起心肌损伤。对这类抗生素的研究致力于寻找心脏毒性较低的化合物，主要是对柔红霉糖的氨基和羟基的改造。

表柔比星（epirubicin，表阿霉素）是多柔比星在柔红霉糖 4′位的 OH 差向异构化的化合物。对白血病和其他实体瘤的疗效与多柔比星相似，但骨髓抑制和心脏毒性比多柔比星低 25%。

蒽醌类抗肿瘤药物的构效关系表明：

（1）A 环的几何结构和取代基对保持其活性至关重要，C-13 的羰基和 C-9 的羟基与 DNA 双螺旋的碱基对产生氢键作用。

（2）C-9 和 C-7 位的手性不能改变，否则将失去活性。若 9,10 位引入双键，则使 A 环结构改变而活性丧失。

（3）若将 C-9 位上的取代基由羟基换成甲基，则蒽醌与 DNA 亲合力下降，使活性丧失。

由于蒽醌类抗生素具有心脏毒性，全合成步骤长，收率低。人们设想减少蒽醌抗生素结构中的非平面环部分和氨基糖侧链，设计合成了一些蒽醌类的化合物。

新设计的化合物以蒽醌为母核，用其他有氨基（或烃氨基）的侧链代替氨基糖，有可能保持活性而减小心脏毒性。氨基或烃氨基侧链对母核起稳定作用，使化合物保持易于嵌入 DNA 的平面结构。

米托蒽醌　　　　　　　　　　　　比生群

米托蒽醌（mitoxantrone，novantrone）是细胞周期非特异性药物，能抑制 DNA 和 RNA 合成。抗肿瘤作用是多柔比星的 5 倍，心脏毒性较小。用于治疗晚期乳腺癌、非霍奇金病淋巴瘤和成人急性非淋巴细胞白血病复发。

比生群（bisantrene）是继米托蒽醌后第二个用于临床的合成蒽环类抗肿瘤药，其作用机制是抑制 RNA 及 DNA 的合成。抗瘤谱与米托蒽醌相似，无明显的心脏毒性，对恶性淋巴瘤、卵巢癌、肺癌、肾癌、黑色素瘤和急性白血病有效。

2. 非嵌入型 Topo Ⅱ 抑制剂　作用于 DNA 拓扑异构酶Ⅱ的非嵌入型抗肿瘤药物主要是鬼臼毒的糖苷衍生物。

鬼臼毒素（podophyllotoxin）是从喜马拉雅鬼臼（*podophyllum emodi*）和美鬼臼（*podophyllum peltatum*）的根茎中分离得到的生物碱。有较强的细胞毒作用，由于毒性反应比较严重不能用于临床，经对鬼臼毒素的结构进行改造，得到数百个衍生物，其中依托泊苷（etoposide，足叶乙苷，VP-16）和替尼泊苷（teniposide，VM-26）因有较好的抗肿瘤活性而用于临床。

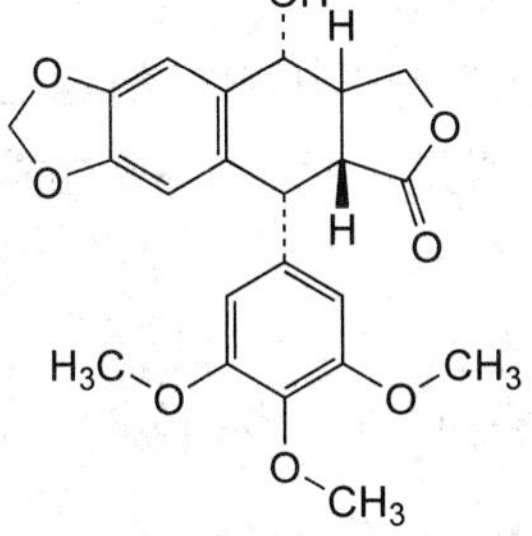

鬼臼毒素

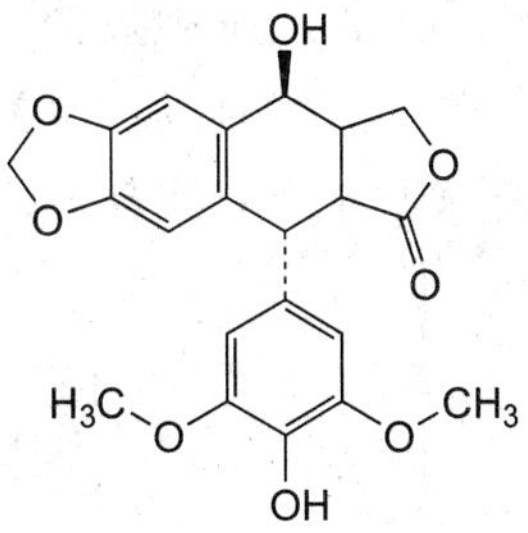

4′-脱甲基表鬼臼毒

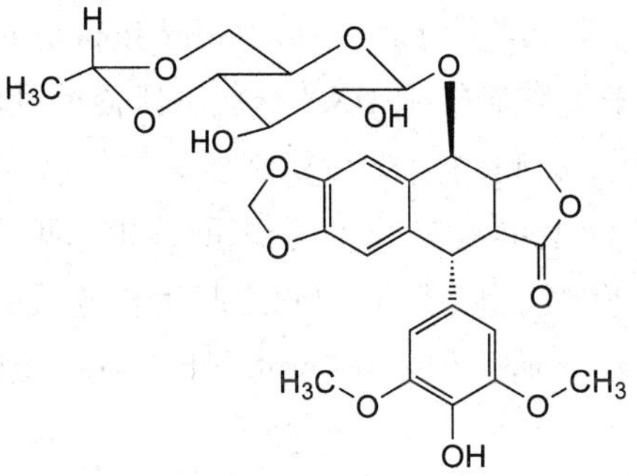

依托泊苷

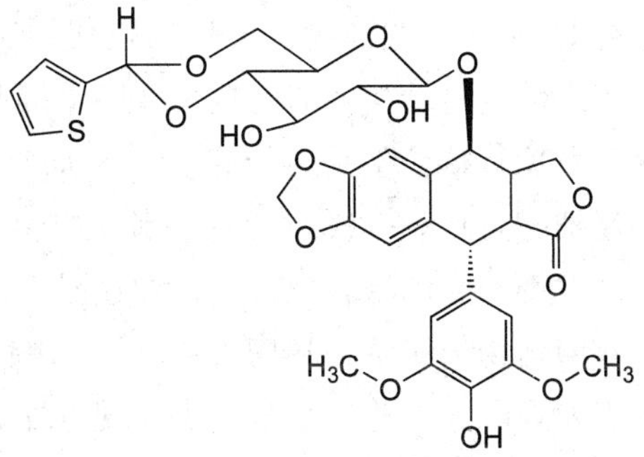

替尼泊苷

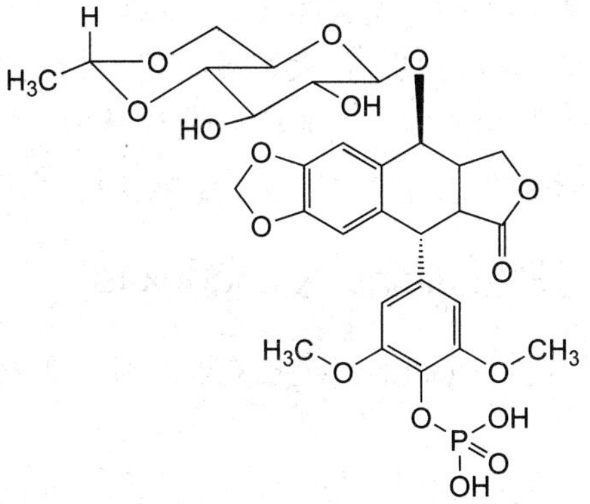

依托泊苷磷酸酯

依托泊苷为鬼臼毒的半合成衍生物，是在鬼臼毒的结构基础上将4′-脱甲基鬼臼毒差向异构化得到4′-脱甲基表鬼臼毒，再将4′-脱甲基表鬼臼毒经数步反应制得依托泊苷。表鬼臼毒可以明显增强对细胞增殖的抑制作用，而毒性比鬼臼毒低。因此目前临床使用及研究之中的鬼臼毒衍生物均为表鬼臼毒的结构。本品在同类药物中毒性较低，对小细胞肺癌、淋巴瘤、睾丸肿瘤等疗效较为突出，对卵巢癌、乳腺癌、神经母细胞瘤亦有效，是临床上常用的抗肿瘤药物之一。

替尼泊苷为中性亲脂性药物，几乎不溶于水。临床主要用于治疗小细胞肺癌、急性淋巴细胞白血病、淋巴病。其脂溶性高，可通过血脑屏障，为脑瘤首选药物。依托泊苷和替尼泊苷在相等剂量时，替尼泊苷的活性大于依托泊苷，但依托泊苷的化疗指数较高。

依托泊苷和替尼泊苷在使用时都存在水溶性差的问题。为了解决这一问题，实际使用中，都要加入增加水溶性的辅助物质。但是这些增溶后的产品在使用中往往会引起低血压和高过敏性。为了增加这类药物的水溶性，研究人员在依托泊苷的4′位酚羟基上引入磷酸酯结构，得到依托泊苷磷酸酯（etoposide phosphate）。该药物实际为前药，无论以何种形式给药，在给药后几分钟后迅速水解生成依托泊苷发挥作用，未见明显的低血压及过敏反应，其剂量限制性毒性为中性粒细胞减少。

鬼臼毒是较强的微管抑制剂，主要抑制细胞的分裂。依托泊苷和替尼泊苷是表鬼臼毒与糖形成的苷类。这些苷类对微管无抑制作用，而是通过作用于DNA拓扑异构酶Ⅱ而发挥活性作用。

第二节　干扰DNA合成的药物
Agents Interfering with DNA Synthesis

干扰DNA合成的药物，又称为抗代谢物抗肿瘤药物（antimetabolite antitumor agents），利用与体内代谢物结构相似的抗代谢物，抑制和干扰肿瘤细胞DNA合成中所需的叶酸、嘌呤、嘧啶及嘧啶核苷生物合成途径，从而抑制肿瘤细胞的生存和复制所必需的代谢途径，导致肿瘤细胞死亡。抗代谢药物在肿瘤的化学治疗上仍占有较大的比重，约为40%左右。目前尚未发现肿瘤细胞有独特的代谢途径，由于正常细胞与肿瘤细胞之间生长分数的差别，所以抗代谢药物仍能杀死肿瘤细胞而不影响正常的细胞。但其选择性较小，对增殖较快的正常组织如骨髓、消化道黏膜等也呈现毒性。

抗代谢药物的抗瘤谱比较窄，临床上多数用于治疗白血病，但对某些实体瘤也有效。由于抗代谢药物的作用点各异，一般无交叉耐药性。

抗代谢物的结构与代谢物很相似，且大多数抗代谢物是将代谢物的结构作细微的改变而得到。通常利用生物电子等排原理，以F或CH_3代替H、以S或CH_2代替O、NH_2或SH代替OH等。常用的抗代谢药物有嘧啶拮抗物、嘌呤拮抗物、叶酸拮抗物等。

一、嘧啶拮抗物（Pyrimidine Antagonists）

嘧啶拮抗物（pyrimidine antagonists）主要有尿嘧啶和胞嘧啶衍生物。

（一）尿嘧啶衍生物

尿嘧啶掺入肿瘤组织的速度较其他嘧啶快。根据生物电子等排概念，以卤原子代替氢原子合成的卤代尿嘧啶衍生物中，以氟尿嘧啶（fluorouracil）的抗肿瘤作用最好。

氟尿嘧啶（Fluorouracil）

化学名为5-氟-2,4(1*H*,3*H*)-嘧啶二酮；5-Fluoro-2,4(1*H*,3*H*)-pyrimidinedione。别名5-氟尿嘧啶、5-Fu。

本品为白色或类白色结晶或结晶性粉末。略溶于水，微溶于乙醇，几乎不溶于三氯甲烷。在稀盐酸或氢氧化钠溶液中溶解。

用氟原子取代尿嘧啶中的氢原子后，由于氟的原子半径和氢的原子半径相近，氟化物的体积与原化合物几乎相等，加之 C-F 键特别稳定，在代谢过程中不易分解，分子水平代替正常代谢物，抑制胸苷酸合成酶（thymidylate synthetase，TS）。5-Fu 及其衍生物在体内首先转变成氟尿嘧啶脱氧核苷酸（FUDRP），与 TS 结合，再与辅酶 5,10-次甲基四氢叶酸作用。由于 C-F 键稳定，导致不能有效地合成胸腺嘧啶脱氧核苷酸（TDRP），使酶（TS）失活，从而抑制 DNA 的合成，最后肿瘤细胞死亡（图 15-14）。

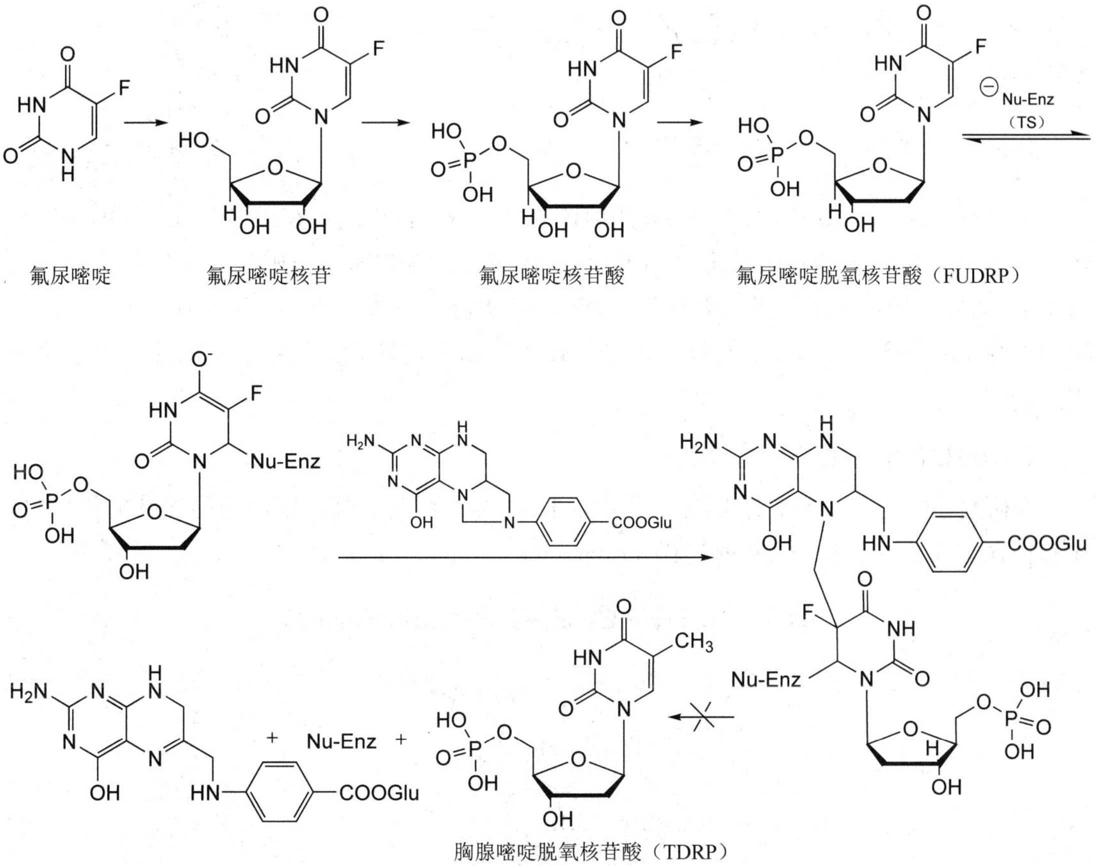

氟尿嘧啶　　　氟尿嘧啶核苷　　　　氟尿嘧啶核苷酸　　　　氟尿嘧啶脱氧核苷酸（FUDRP）

胸腺嘧啶脱氧核苷酸（TDRP）

图 15-14　氟尿嘧啶的作用机制

氟尿嘧啶抗瘤谱比较广，对绒毛膜上皮癌及恶性葡萄胎有显著疗效，对结肠癌、直肠癌、胃癌和乳腺癌、头颈部癌等有效，是治疗实体肿瘤的首选药物。

5-Fu 的疗效虽好，但毒性也较大，可引起严重的消化道反应和骨髓抑制等副作用。为了降低毒性，提高疗效，依据氟尿嘧啶的作用机制，设计和研制了大量的 5-Fu 衍生物。以下是临床上的常用的药物。

替加氟（tegafur，呋氟尿嘧啶，ftorafur）进入体内转变为 5-Fu 后出现抗癌作用，适应证与 5-Fu 相同，但毒性较低，为 5-Fu 的 1/5~1/6，化疗指数为其 2 倍。

双呋氟啶（tegadifur，difuradin）为 5-Fu 的双呋喃取代物，作用类似替加氟，特点是作用持续时间较长，不良反应比 tegafur 轻。

去氧氟尿苷（doxifluridine，5′-DFUR）在体内被尿嘧啶核苷磷酰化酶转化成 5-Fu 而发挥作用。肿瘤细胞内含有较多该酶，故瘤组织内 5-Fu 浓度较高，而骨髓则相反。用于胃癌、结肠癌、直肠癌、乳腺癌的治疗。

卡莫氟（carmofur）在体内缓缓释放出 5-Fu 而发挥抗肿瘤作用，抗瘤谱较广，化疗指数大。临床上可用于胃癌、结肠、直肠癌、乳腺癌的治疗，特别是对结肠、直肠癌的疗效较高。

| 替加氟 | 双呋氟啶 | 去氧氟尿苷 | 卡莫氟 | 卡培他滨 |

卡培他滨（capecitabine）为 5-Fu 的前体药物，进入体内后，在人体肝脏酯酶的作用下转化为 5′-脱氧-5-氟胞嘧啶（5′-DFCR），该代谢物再在肿瘤组织中特有酶的作用下转化为 5-Fu 而发挥治疗作用，因而比 5-Fu 的疗效/毒性比高。本品临床用于治疗对紫杉醇和蒽醌类抗肿瘤药物产生耐药性的恶性乳腺癌，还可以用于转移性结肠癌、直肠癌、食道癌病人的治疗。

（二）胞嘧啶衍生物

在研究尿嘧啶构效关系时发现：尿嘧啶 4-位的氧被氨基取代后得到胞嘧啶的衍生物，亦有较好的抗肿瘤作用。如阿糖胞苷（cytarabine）。

盐酸阿糖胞苷（Cytarabine Hydrochloride）

化学名为 4-氨基-1-β-D-阿拉伯呋喃糖基-2（1H）-嘧啶酮（4-Amino-1-β-D-arabino furanosyl-2（1H）-pyrimidinone）。又称 ARA-C。

本品为白色细小针状结晶或结晶性粉末。极易溶于水，略溶于乙醇，几乎不溶于乙醚。$[\alpha]_D^{25} = +127° \sim +135°$。

本品（ARA-C）在体内首先转化为单磷酸阿糖胞苷（ARA-CMP），二磷酸阿糖胞苷（ARA-CDP），继而转化为活性的三磷酸阿糖胞苷（ARA-CTP）发挥抗癌作用。ARA-CTP 通过抑制 DNA 多聚酶及少量掺入 DNA，阻止 DNA 的合成，抑制细胞的生长。主要用于治疗急性粒细胞白血病。与其他抗肿瘤药合用可提高疗效（图 15-15）。

盐酸阿糖胞苷在体内迅速代谢为无活性的阿拉伯呋喃糖基尿嘧啶（arabinofuranosyluracil）。

本品口服吸收较差，通常是通过静脉连续滴注给药，才能得到较好的效果，因为该药物会迅速被肝脏的胞嘧啶脱氨酶作用脱氨，生成无活性的尿嘧啶阿糖胞苷，为了减轻盐酸阿糖胞苷在体内脱氨基失活，将其氨基用长碳链脂肪酸酰化，如依诺他宾（enocitabine）和棕榈酰阿糖胞苷（N-palmitoyl-Arac）在体内代谢为盐酸阿糖胞苷而起作用，抗肿瘤作用比

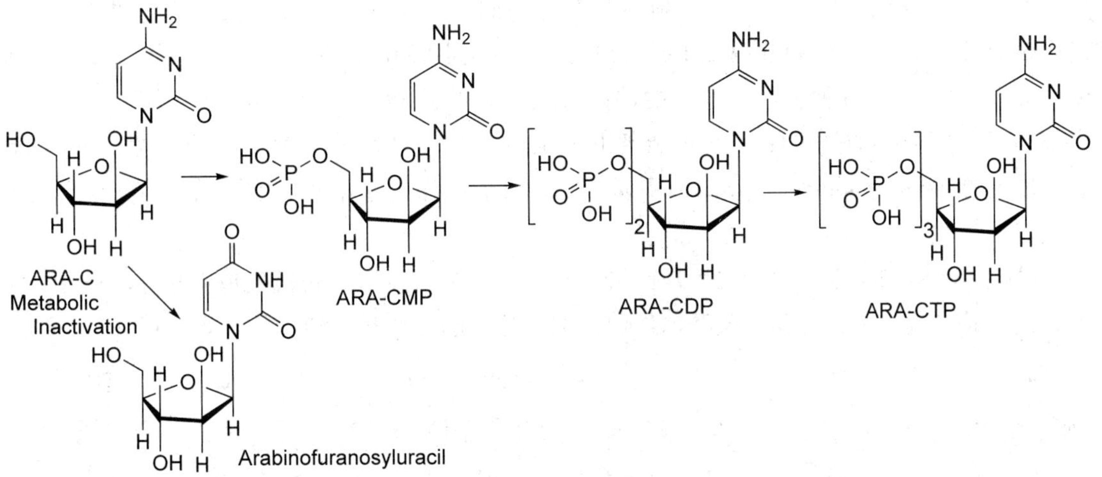

图中结构式（从左到右）：ARA-C Metabolic Inactivation、ARA-CMP、ARA-CDP、ARA-CTP，以及 Arabinofuranosyluracil

图 15-15　阿糖胞苷的作用机制

阿糖胞苷强而持久。

阿扎胞苷（azacitidine）在体内转化为氮杂胞嘧啶核苷酸掺入 RNA 和 DNA，形成非功能性的氮杂 RNA 和 DNA，影响核酸转录过程，抑制 DNA 和蛋白质的合成。主要用于急性粒细胞白血病，对结肠癌、乳腺癌也有一定的疗效。

吉西他滨（gemcitabine）为双氟取代的胞嘧啶核苷衍生物，在体内经转变成吉西他滨三磷酸酯（dFdcTP）而发挥作用，临床上主要用于治疗胰腺癌和非小细胞肺癌，也可用于治疗膀胱癌、乳腺癌及其他实体肿瘤。

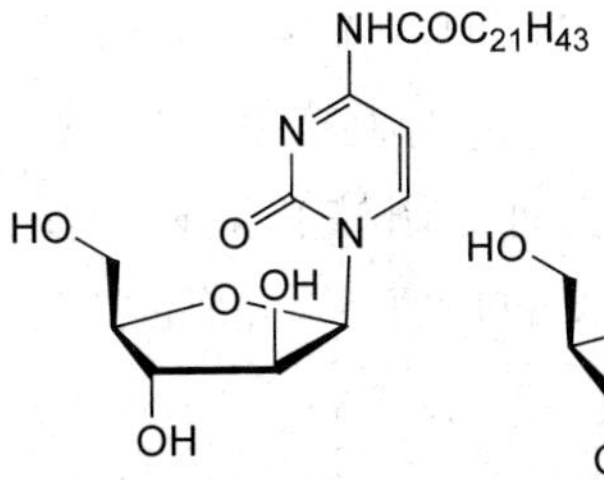

化学结构式（从左到右）：依诺他宾、棕榈酰阿糖胞苷、阿扎胞苷、吉西他滨

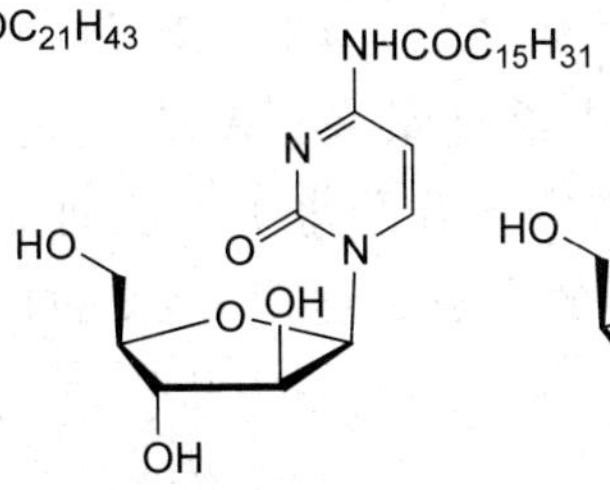

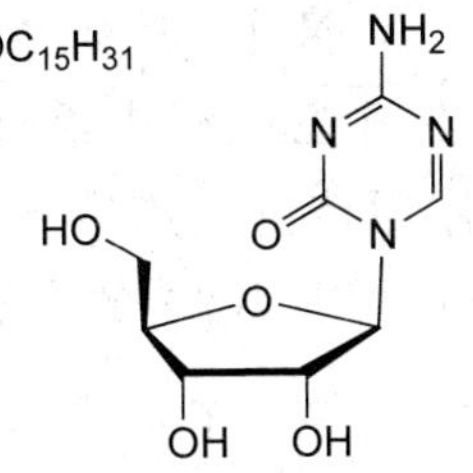

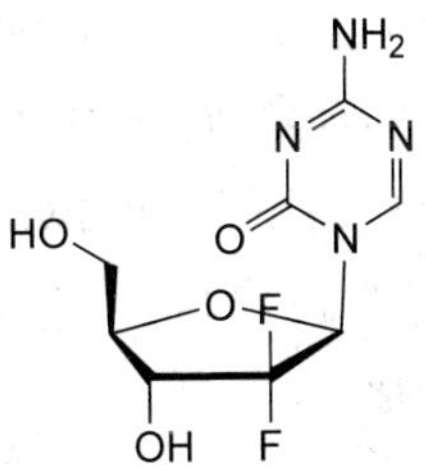

二、嘌呤拮抗物（Purine Antagonists）

腺嘌呤和鸟嘌呤是 DNA 和 RNA 的重要组分，次黄嘌呤是腺嘌呤和鸟嘌呤生物合成的重要中间体。因此，嘌呤类抗代谢物（purine antagonists）主要是次黄嘌呤和鸟嘌呤的衍生物。将次黄嘌呤的 6 位的羟基以巯基置换得到巯嘌呤。

巯嘌呤（Mercaptopurine）

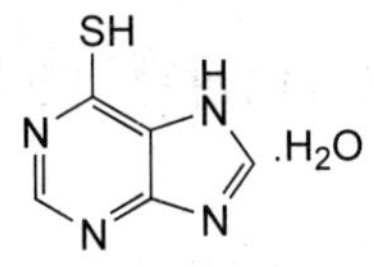

巯嘌呤结构式 · H_2O

化学名为 6-嘌呤硫醇一水合物；6-Purinethiol monohydrate。别名 6-巯基嘌呤、6-MP。本品为黄色结晶性粉末，无臭。在水中或乙醇中极微溶解，在乙醚中几乎不溶。

本品为嘌呤类抗肿瘤药物，结构与黄嘌呤相似，在体内经酶促转变为有活性的6-硫代次黄嘌呤核苷酸，抑制腺酰琥珀酸合成酶，阻止肌苷酸转变为腺苷酸，抑制 DNA 和 RNA 的合成。用于各种急性白血病的治疗。但6-MP 水溶性较差。我国学者基于人工合成胰岛素中用亚硫酸钠可使 S-S 键断裂形成水溶性 R-S-SO$_3^-$衍生物，受到启发，设计合成了磺巯嘌呤钠（sulfomercaprine sodium），增加了药物的水溶性，也克服了6-MP 的其他缺点。

磺巯嘌呤钠和6-MP 的合成都是首先合成次黄嘌呤，然后再硫代生成6-MP。6-MP 用碘氧化生成二硫化物，再和亚硫酸钠作用得到一分子磺巯嘌呤钠和一分子6-MP。

巯嘌呤　　　　　　　　　　　　　　　　　　磺巯嘌呤钠　　巯嘌呤

硫鸟嘌呤（thioguanine，6-TG）在体内转化为硫代鸟嘌呤核苷酸（TGRP），阻止嘌呤核苷酸的相互转换，影响 DNA 和 RNA 的合成。更重要的是 TGRP 能掺入 DNA 和 RNA，使 DNA 不能复制。本品主要作用于 S 期，是细胞周期特异性药物。临床用于各类型白血病，与盐酸阿糖胞苷合用，可提高疗效。

硫唑嘌呤（azathioprine，6-AP），在体内转化为巯嘌呤而显效，口服吸收良好。曾用于白血病，现主要用作免疫抑制剂，治疗血小板减少性紫癜、红斑狼疮、类风湿关节炎和器官移植抗排异等。

喷司他丁（pentostatin）对腺苷酸脱氨酶（ADA）具有强抑制作用。ADA 广泛存在于哺乳类动物组织中，但在淋巴组织中活性最高。ADA 通过对腺苷酸和去氧腺苷酸（dAdO）的不可逆去氨基作用控制细胞内腺苷酸水平，从而抑制核苷酸还原酶，进而阻断 DNA 的合成。本品也可抑制 RNA 的合成，加剧 DNA 的损害。本品主要用于白血病的治疗。

硫鸟嘌呤　　　　　硫唑嘌呤　　　　　喷司他丁

三、叶酸拮抗物（Antifolates）

叶酸（folic acid）是核酸生物合成的代谢物，也是红细胞发育生长的重要因子，临床用作抗贫血药。

叶酸缺乏时，白细胞减少，因此叶酸的拮抗剂（antifolates）可用于缓解急性白血病。基于抗代谢理论，设计合成多种叶酸拮抗剂。如氨基蝶呤（aminopterin）和甲氨蝶呤（methotrexate，MTX，amethopterine），效用较好，已用于临床。氨基蝶呤主要用于银屑病的治疗。

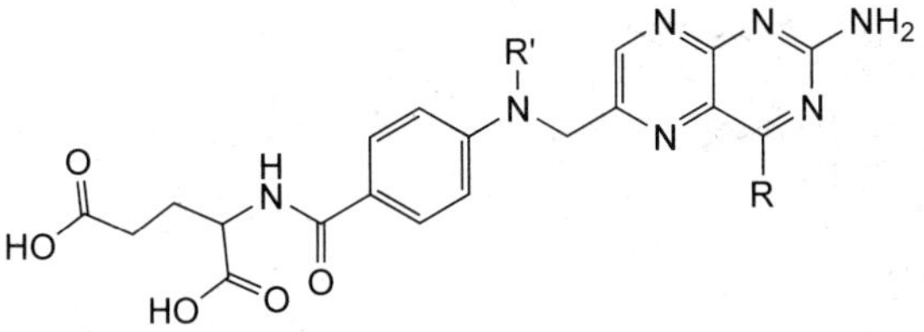

	R	R'
叶酸	OH	H
氨基蝶呤	NH$_2$	H
甲氨蝶呤	NH$_2$	CH$_3$

甲氨蝶呤（Methotrexate）

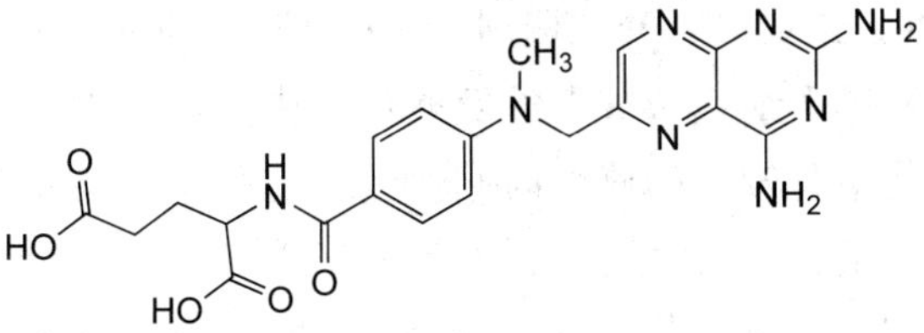

化学名为 N-[4-[[（2,4-二氨基-6-蝶啶基)-甲基]甲氨基]苯甲酰基]-L-谷氨酸;N-[4-[[(2,4-Diamino-6-pteridinyl) methyl] methylamino] benzoyl] – L – glutamic acid。简称 MTX。

本品为橙黄色结晶性粉末；几乎不溶于水和乙醇，可溶于稀盐酸，易溶于稀碱溶液。

本品与二氢叶酸还原酶的亲和力比二氢叶酸强 1000 倍，使二氢叶酸不能转化为四氢叶酸，从而影响辅酶 F 的生成，干扰胸腺嘧啶脱氧核苷酸和嘌呤核苷酸的合成，因而对 DNA 和 RNA 的合成均可抑制，阻碍肿瘤细胞的生长。主要用于治疗急性白血病、绒毛膜上皮癌和恶性葡萄胎；对头颈部肿瘤、乳腺癌、宫颈癌、消化道癌和恶性淋巴癌也有一定效用。

甲氨蝶呤在强酸性溶液中不稳定，酰胺基会水解，生成谷氨酸及蝶呤酸而失去活性。

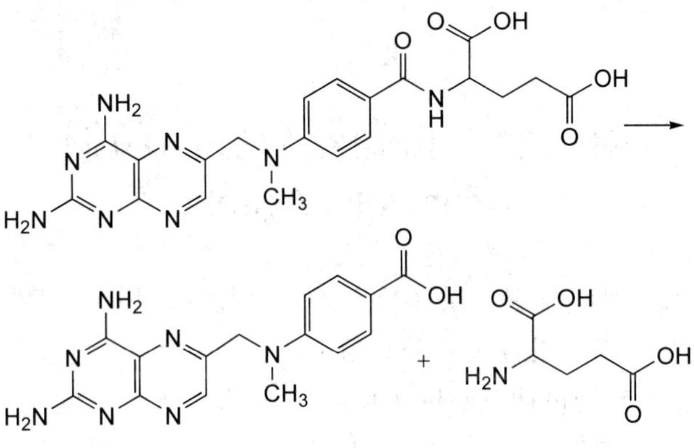

蝶呤酸　　　　　谷氨酸

甲氨蝶呤大剂量滴注引起中毒时，可用亚叶酸钙（leucovorin, calcium folinate）解救。亚叶酸钙无抗肿瘤作用，但是可提供四氢叶酸，所以与甲氨蝶呤合用可降低毒性，不降低抗肿瘤活性。

亚叶酸钙

近年来针对叶酸代谢途径新近推出的拮抗剂有雷替曲塞（raltitrexed）和培美曲塞（pemetrexed）。雷替曲塞是经典的叶酸拮抗剂，通过作用于胸腺嘧啶合成酶上的叶酸结合部位而发挥作用。雷替曲塞进入细胞后被聚谷氨酸化形成的代谢物具有较强的抑制胸腺嘧啶合成酶作用，而且在细胞中有较长的停留时间。具有与氟尿嘧啶相似的抗肿瘤作用，而不良反应较轻，是治疗晚期结肠直肠癌较好的药物。

培美曲塞是具有多靶点抑制作用的抗肿瘤药物，进入细胞后被聚谷氨酸化形成活化形式，作用于胸腺嘧啶合成酶、二氢叶酸还原酶、甘氨酰胺核苷酸甲酰基转移酶（glycinamide ribonucleotide formyl transferase，GARFT）、氨基咪唑甲酰胺核苷酸甲酰基转移酶（aminoimidazole carboxamide ribonucleotide formyltransferase）等，影响了叶酸代谢途径，使嘧啶和嘌呤合成受阻。培美曲塞临床上主要用于非小细胞肺癌和耐药性间皮瘤的治疗。

雷替曲塞

培美曲塞

第三节　抗有丝分裂的药物
Antimitotic Agents

药物干扰细胞周期的有丝分裂阶段（M 期），可抑制细胞分裂和增殖。在有丝分裂的中期（metaphase）细胞质中形成纺锤体，分裂后的染色体排列在中间的赤道板上。到有丝分裂后期（anaphase）这两套染色体靠纺锤体中微管及其马达蛋白的相互作用向两极的中心体移动。在有丝分裂的末期（telophase）到达两极的染色体分别形成两个子细胞的核。目前在临床上使用的抗有丝分裂药物（antimitotic agents）主要是作用于细胞中微管的药物，通过破坏微管聚合和解聚的平衡，阻止了染色体向两极中心体的移动，抑制细胞分裂和增殖。

微管（microtube）是存在于所有真核细胞中由微管蛋白（tubulin）装配成的长管状细胞器结构。微管蛋白有 α 和 β 两个亚基，每个亚基的相对分子质量约为 5.0×10^4，微管的直径为 300nm，除在有丝分裂中起作用外，还有多种功能，对维持细胞形态，固定细胞器位置，参与细胞的位移活动和细胞内物质的运输等起重要作用。

一、与微管蛋白结合的药物（Agents Binding on Tubulin）

（一）在微管蛋白上有一个结合位点的药物（Antitumor Agents Having One Binding-point on tubulin）

这类药物主要有秋水仙碱、秋水仙胺及鬼臼毒素，作用于微管蛋白上的同一个结合位点。

秋水仙碱（Colchicine）系从百合科植物秋水仙中提取得到的生物碱，是典型的抗有丝分裂药物。但由于其毒副作用较大，临床上已基本不用其治疗肿瘤。秋水仙碱可通过减低白细胞活动和吞噬作用及减少乳酸形成从而减少尿酸结晶的沉积，减轻炎性反应，而起止痛作用。主要用于急性痛风，对一般疼痛、炎症和慢性痛风无效。

秋水仙碱结构中的 C 环是与微管蛋白结合的部位。在微管蛋白二聚体上有一个与秋水仙碱相结合的高亲和位点。这个结合位点在 β 亚基和 α 亚基之间。当秋水仙碱与该结合位点结合后，阻止微管蛋白的聚合反应，阻止纺锤丝形成，染色体不能向两极移动，最后因细胞核结构异常而导致细胞死亡。当细胞内 3%~5% 的微管蛋白与秋水仙碱结合成复合物时，细胞分裂就被阻断。

秋水仙碱对乳腺癌疗效较好，对宫颈癌、皮肤癌等也有治疗作用。不良反应为：骨髓抑制、胃肠道反应，多发性神经炎，脱发等。

秋水仙碱

秋水仙碱结构中 7 位为一手性碳原子，7S（-）构型的对映异构体具有抗肿瘤活性。1,2,10 的甲氧基和 9 位的羰基是秋水仙碱和微管蛋白的必不可少结合部位。如果将 9 位的羰基和 10 位的甲氧基互换以后得到的衍生物将不能和微管蛋白相结合，其抗肿瘤活性将消失。

（二）在微管蛋白上有两个结合点的药物（Antitumor Agents Having Two Binding-points on tubulin）

这类药物主要有长春碱类、美登木素等生物碱，在微管蛋白上有二个结合位点，而且均与秋水仙碱的结合位置不同，但也是抑制微管聚合。

长春碱类抗肿瘤药系由夹竹桃科植物长春花（*catharanthus roseus* 或 *Vinca rosea* L.）分离得到的具有抗癌活性的生物碱。主要有长春碱（vinblastine，VLB）和长春新碱（vincristine，VCR）。长春碱用于治疗各种实体瘤，而长春新碱主要用于治疗儿童急性白血病。

在对长春碱结构改造的过程中，合成了长春地辛（vindesine、长春酰胺、VDS），对实验动物肿瘤的活性远优于长春碱和长春新碱，对急性淋巴细胞性白血病及慢性粒细胞性白血病有显著疗效。对小细胞及非小细胞肺癌、乳腺癌也有较好疗效。

	R_1	R_2
长春碱	—CH₃	—OCH₃
长春新碱	—CHO	—OCH₃
长春地辛	—CH₃	—NH₂

长春瑞滨

长春瑞滨（vinorelbine，NRB）是 20 世纪 90 年代开发上市的另一个半合成的长春碱衍生物，对肺癌，尤其对非小细胞肺癌的疗效好，还用于乳腺癌、卵巢癌、食道癌等的治疗。长春瑞滨的神经毒性比长春碱和长春新碱低。

长春碱类抗肿瘤药物在与微管蛋白结合时，与未受损的微管蛋白在"生长末端"（the growing ends）有较高的亲和力，从而阻止微管蛋白双聚体聚合成微管。另外，长春碱类药物在微管壁上有一个低亲和力的结合位点，可诱使微管在细胞内聚集形成聚集体。通过上述作用，长春碱类药物可使肿瘤细胞停止于分裂中期，从而阻止癌细胞分裂繁殖。

二、微管稳定剂及微管组装促进剂（Microtubule Stabilizers and Promotors of Microtubule Assembly）

这类药物主要是紫杉烷类药物，有紫杉醇及其衍生物。是近年来发展起来的新抗肿瘤药物。

紫杉烷类药物的抗肿瘤作用机制是通过诱导和促使微管蛋白聚合成微管，同时抑制所形成微管的解聚，产生稳定的微管束。使微管束的正常动态再生受阻，细胞在有丝分裂时不能形成正常的有丝分裂纺锤体，从而抑制了细胞分裂和增殖。这和秋水仙碱、长春碱类诱导微管解聚的作用正好相反。

紫杉烷类药物和微管蛋白的结合位点总是发生在已成为聚合状态的微管上，不是在游离的微管蛋白二聚体上，这一点也和秋水仙碱及长春碱类药物不同。

紫杉醇（paclitaxel，商品名为 taxol）最先是从美国西海岸的短叶红豆杉（*taxus breviolia*）的树皮中提取得到的一个具有紫杉烯环的二萜类化合物，主要用于治疗卵巢癌、乳腺癌及非小细胞肺癌。

但是紫杉醇在使用过程中出现了两个主要问题：①在数种红豆杉属植物中含量很低（最高约 0.02%）；加之紫杉生长缓慢，树皮剥去后不能再生，树木将死亡，使来源受到限制。②水溶性很差（0.03mg/ml），难以制成合适制剂。后来，在浆果紫杉（*taxus baccata*）的新鲜叶子中提取得到紫杉醇前体 10-去乙酰浆果赤霉素Ⅲ（含量约 0.1%），并以此制备半合成紫杉醇及其衍生物。

多西紫杉醇（docetaxel，商品名为 taxotere）是由 10-去乙酰基浆果赤霉素Ⅲ进行半合成得到的又一个紫杉烷类抗肿瘤药物。其水溶性比紫杉醇好，抗肿瘤谱更广，对除肾癌、结直肠癌以外的其他的实体瘤都有效。在相当的毒性剂量下，其抗肿瘤作用比紫杉醇高 1 倍，且同样情况下，活性优于紫杉醇。

紫杉醇

多西紫杉醇

第四节 基于肿瘤信号转导机制的药物
Tumor Signal Transduction Pathway Mechanism-based Agents

在上述的抗肿瘤药物中，直接作用于 DNA 的药物、干扰 DNA 合成的药物及抗有丝分裂药物都是通过影响 DNA 合成和细胞的有丝分裂而发挥作用的，通常称为细胞毒药物（cytotoxic agents）。细胞毒类抗肿瘤药物的作用比较强，但缺乏选择性，毒副作用也比较大。人们一直希望能通过干扰或直接作用于肿瘤细胞的特定生物过程来寻找和发现选择性比较强、高效低毒的抗肿瘤药物。

随着生命科学学科的发展，有关肿瘤发生和发展的生物学机制逐渐被人们所认识，使得抗肿瘤药物的研究开始走向靶向合理药物设计的研究途径，产生了一些新的高选择性药物。基于肿瘤信号转导机制的药物可分为蛋白激酶抑制剂和蛋白酶体抑制剂。

一、蛋白激酶抑制剂（Protein Kinase Inhibitors）

蛋白质氨基酸侧链的可逆性磷酸化是酶和信号蛋白活性调节的非常重要的机制。蛋白激酶和蛋白磷酸酶参与可逆性磷酸化过程，在调节代谢、基因表达、细胞生长、细胞分裂和细胞分化等方面起关键性作用。蛋白激酶是一种磷酸转移酶，通过催化磷酸基团从 ATP 转移到底物蛋白的受体氨基酸上。特异性蛋白激酶对酶的磷酸化是一种广泛存在的酶活性调节机制，通过灵活可逆的调节方式在真核生物的信号转导链中发挥重要作用。

蛋白质的磷酸化主要发生在丝氨酸/苏氨酸（Ser/Thr）残基和酪氨酸（Tyr）残基上，也会发生在天冬氨酸（Asp）残基或组氨酸（His）残基上。Ser/Thr 残基的磷酸化对酶的活性调节非常重要，而 Tyr 残基的磷酸化不仅可以调节酶的活性，还可以使蛋白质产生特异性吸附位点。因此近年来蛋白激酶，特别是蛋白质酪氨酸激酶（protein tyrosine kinase，PTK）正成为药物作用的靶点，通过设计蛋白激酶抑制剂（protein kinase inhibitors）而干扰细胞信号转导通路，寻找疾病治疗药物。

蛋白质酪氨酸激酶是一类具有酪氨酸激酶活性的蛋白质，可分为受体型和非受体型两种。受体型蛋白质酪氨酸激酶直接装配在受体的胞内区，兼有受体和酶两种作用。这类激酶又有许多家族，如：表皮生长因子受体（epidermal growth factor receptor，EGFR）家族、血管内皮细胞生长因子受体（vascular endothelial growth factor receptor，VEGFR）家族、血小板衍生生长因子受体（platelet-derived growth factor receptor，PDGFR）家族、成纤维细胞生长因子受体（fibroblast growth factor receptor，FGFR）、胰岛素受体（insulin receptor，InsR）家族等；非受体酪氨酸激酶与受体在胞内区结合，帮助受体转导信号，这类激酶家族主要有：Src 激酶（Src kinase，Src）、abelson 酪氨酸蛋白激酶（abelson kinase，Abl）、janus 酪氨酸蛋白激酶（janus kinase，JAK）、C-端 Src 激酶（C-terminal Src kinase，Csk）、人黏着斑激酶（focal adhesion kinase，FAK）等。蛋白质酪氨酸激酶功能的失调则会引发生物体内的一系列疾病。已有的资料表明，超过 50% 的原癌基因和癌基因产物都具有蛋白酪氨酸激酶活性，它们的异常表达将导致细胞增殖调节发生紊乱，进而导致肿瘤发生。此外，酪氨酸激酶的异常表达还与肿瘤的侵袭和转移、肿瘤新生血管的生成、肿瘤的化疗抗性密切相关。

（一）Bcr-Abl 蛋白激酶抑制剂

慢性髓细胞样白血病（CML）是一种以过量的髓细胞增生为特征的血液干细胞紊乱疾病。CML 患者的染色体会发生异常：第 9 号染色体的末端（称为 Abl）和第 22 号染色体的首端（称为 Bcr）发生易位（translocation），即互相交换了位置，这样产生的染色体被称为"费城染色体"。当体内出现费城染色体后，该异变的基因就会表达 Bcr-Abl 融合蛋白。该融合蛋白具有异常激活的蛋白质酪氨酸激酶活性，导致自身酪氨酸残基及许多重要的底物蛋白磷酸化，从而激活多条信号转导途径，使细胞在不依赖细胞因子的情况下发生恶性转化、过度增殖和分化，并使细胞的凋亡受到抑制。其结果就是干扰了骨髓中控制白细胞正常制造的功能，造成白细胞恶性增生。

Bcr-Abl 阳性白血病是由于 Bcr-Abl 中的酪氨酸激酶被过度激活，引起磷酸化而产生广泛的信号转导，产生白细胞恶性增生的病理特征，因此 Bcr-Abl 蛋白激酶被认为是治疗 CML 的药物作用靶标。甲磺酸伊马替尼（imatinib mesylate）就是以 Bcr-Abl 蛋白激酶为靶标的 CML 治疗药物。

甲磺酸伊马替尼（Imatinib Mesylate）

化学名为 4-[（4-甲基-1-哌嗪基）甲基]-*N*-[4-甲基-3-[[4-（3-吡啶基）-2-嘧啶基]氨基]苯基]苯甲酰胺甲磺酸盐；4-[（4-Methyl-1-piperazinyl）methyl]-*N*-[4-methyl-3-[[4-(3 - pyridinyl) - 2 - pyrimidinyl] amino] phenyl] benzamide methanesulfonate。又名格列卫（gleevec，glivec）。

本品有二种晶型：α 晶型和 β 晶型。

伊马替尼的发现来源于对蛋白激酶 C（protein kinase C，PKC）抑制剂的研究，人们在筛选过程中发现苯氨基嘧啶类化合物（PAP）对 PKC 有一定的抑制活性。由于苯氨基嘧啶类化合物结构比较简单，可以通过结构修饰来扩展其结构的多样性，增加化合物的选择性，开始对其进行结构修饰。在 PAP 中嘧啶环的 4 位引入一个 3'-吡啶基，得到的化合物 A [2-苯氨基 4-（3'-吡啶基）嘧啶] 对 PKC 的抑制活性得到加强。在对化合物 A 进行结构优化时发现在该化合物的苯氨基的苯环上引入酰氨基后，得到的化合物 B［2-（3-酰氨基苯氨基)-4-（3′-吡啶基）嘧啶］可以产生对 Bcr-Abl 蛋白激酶的抑制活性。进一步的构效关系研究和分析后发现在苯氨基嘧啶的苯环的 6-位引入甲基后（化合物 C），由于甲基的空间位阻，使得化合物 C 中的嘧啶环和与之相连的苯环的夹角增大到接近垂直，改变了化合物的构象，这样的构象改变使得化合物 C 与 Bcr-Abl 激酶蛋白的结合更加紧密，对 Bcr-Abl 激酶的抑制活性大大提高，而原来对 PKC 的抑制活性彻底消失。所得到的化合物虽然活性和选择性都很不错，但是溶解性很差，口服生物利用度低，需要进一步提高水溶性。将化合物 C 的酰氨部分改成 N-甲基哌嗪基团后，得到化合物伊马替尼，对 Bcr-Abl 激酶的抑制活性进一步提高，也获得了令人满意的水溶性（生理条件下约 50mg/L）。经过这一系列的结构改造，就得到了选择性的 Bcr-Abl 激酶抑制剂——甲磺酸伊马替尼（imatinib mesylate）。

PAP

(A)

(B)

(C)

本品用于治疗费城染色体阳性慢性粒细胞白血病和恶性胃肠道间质肿瘤。

但是在用伊马替尼治疗的过程中，一些病人逐渐出现了对伊马替尼的耐药性。其主要原因是由于这些病人体内的表达 Abl 激酶的基因发生了点突变，导致了 Abl 激酶的氨基酸改变，从而使伊马替尼与 Abl 激酶相互作用时的构型发生变化，产生耐药性。针对这样的耐药情况，开发了第二代的 Bcr-Abl 激酶抑制剂，如：达沙替尼（dasatinib），临床上用于治疗对伊马替尼耐药或不能耐受的成人慢性髓细胞白血病和费城染色体阳性的急性淋巴母细胞白血病。

达沙替尼

（二）表皮生长因子受体酪氨酸激酶抑制剂

表皮生长因子受体（EGFR）家族是一类研究得比较多的酪氨酸蛋白激酶。当 EGFR 与配体结合后，受体发生磷酸化，引起细胞内一些适配器分子与之结合，或与其他受体分子形成各种同源或异源的二聚体，从而引起下游一系列信号通路的活化，这些通路的激活会引起细胞的增殖、躲避凋亡及细胞侵入和转移。已知多种实体肿瘤，如：非小细胞肺癌、头颈癌、直肠癌、乳腺癌等的发生都与肿瘤组织中 EGFR 异常活化有关。

EGFR 有三个区域：胞外配体结合区、跨膜结构域和胞内酪氨酸激酶活性区。目前对 EGFR 抑制剂的设计主要包括两个方向：一是选择性抑制细胞外配体结合区，通过和内源性配体竞争性结合受体膜外区，阻断信号转导。但是，由于内源性配体和受体之间为复杂的蛋白—蛋白相互作用，用小分子阻止这种作用往往难以实现，体内对激酶的抑制活性不高。另一个方向是选择性抑制细胞内酪氨酸激酶活性区，设计小分子的 ATP 或底物类似物，与 ATP 或底物竞争性与酶结合，抑制酶的催化活性和酪氨酸的自磷酸化，阻止下游的信号转导。

在随机筛选中，人们发现喹唑啉类化合物具有很强的 EGFR 抑制能力，且具有较高的选择性。进一步研究证明该类化合物是 ATP 的竞争性抑制剂，并成为寻找具有强抑制能力和高选择性抑制剂的研究重点。吉非替尼（gefitinib）和厄洛替尼（erlotinib）为可逆的 ATP 竞争性抑制剂。

吉非替尼（gefitinib）作用于并阻断肿瘤细胞生长和存活中所需的信号转导途径，为第一个选择性表皮生长因子受体酪氨酸激酶（EGFR-TK）抑制剂，对 EGFR 中 ErbB1 的选择性比对 ErbB2 强 200 倍，在多种肿瘤细胞系中均能有效阻止 EGFR 受体的自身磷酸化作用，临床主要用于非小细胞肺癌的治疗。

厄洛替尼（erlotinib）也是选择性的 EGFR（ErbB1）酪氨酸蛋白激酶抑制剂。在头颈部鳞癌（HNSCC）与非小细胞肺癌的肿瘤体外移植瘤模型中，厄洛替尼通过抑制肿瘤细胞生长或促进肿瘤细胞凋亡达到抗肿瘤作用，是目前唯一被证实的对晚期非小细胞肺癌具有抑制作用的药物，对各类非小细胞肺癌患者均有效，且耐受性好，无骨髓抑制和神经毒性，能显著延长生存期，改善患者生活质量。

吉非替尼　　　　　　　　　　　　　　　厄洛替尼

（三）多激酶靶点的抑制剂

由于传统的抗肿瘤药物是非特异性的和细胞、DNA 或微管等直接作用，使其破坏而发挥作用，这样也会对正常的组织和细胞产生损伤。相比较而言以蛋白激酶为靶标的抗肿瘤药物毒副作用相对要小一些。但是由于细胞信号转导系统网络庞大且极其复杂，涉及的激酶也比较多，因此单一的激酶抑制剂所产生的作用非常有限。加之恶性肿瘤是癌细胞和周围细胞相互作用形成的复杂体，所以影响周围支撑细胞和癌细胞的多靶点治疗策略是有益于临床治疗的。近年来针对这种情况，人们设计了一些可同时作用于多个激酶靶点的抑制剂。这些多靶点抑制剂可同时作用于肿瘤及其周围支撑细胞，从而对癌症这种复杂的病症产生有效的治疗作用。另一方面可以减少突变、信号通路关键元件的过度表达、药物外排系统和（或）信号旁路引起的耐药性发生概率。

索拉非尼（sorafenib）是一种口服的新型的作用于多个激酶靶点的抗肿瘤药物。一方面通过抑制 Raf-1 激酶活性，阻断了 Ras/Raf/MEK/ERK 信号通路，即直接抑制肿瘤细胞增殖。另一方面抑制 VEGFR（血管内皮生长因子受体）和 PDGFR（血小板衍生生长因子受体）等受体酪氨酸激酶活性，抑制肿瘤血管生成，即间接地抑制肿瘤细胞的生长。索拉非尼用于晚期肾细胞癌的治疗，能够获得明显而持续的治疗作用；对晚期的非小细胞肺癌、肝细胞癌、黑色素瘤也有较好的疗效。

苹果酸舒尼替尼（sunitinib malate）也是一个多靶点酪氨酸激酶抑制剂，可选择性抑制血管内皮细胞生长因子受体（VEGFR1，VEGFR2，VEGFR3）、血小板衍生生长因子受体（PDGFRα，PDGFRβ）、干细胞因子受体（KIT）、FMS 样酪氨酸激酶 3（FLT3）、集落刺激因子受体 1（CSF-1R）和胶质细胞源性神经营养因子受体（RET），具有抗肿瘤和抗血管生成的双重作用。肿瘤的生长主要依赖于肿瘤中丰富的血管为其生长提供必需的物质，抗血管生成的药物通过抑制肿瘤新生血管的形成，阻断为肿瘤生长提供必需的物质，达到"饿死"肿瘤的目的。舒尼替尼临床上用于治疗癌细胞已发生转移或对甲磺酸伊马替尼耐受的胃肠道间质瘤（GIST）和采用细胞因子疗法无效的转移性肾细胞癌（MRCC）。

索拉非尼　　　　　　　苹果酸舒尼替尼

二、蛋白酶体抑制剂（Proteasome Inhibitors）

蛋白酶体是一个多亚基的大分子复合物，广泛分布在真核细胞的细胞质和细胞核中，是具有多种催化功能的蛋白酶复合物，参与细胞内大多数蛋白的降解，包括细胞周期调节和细胞程序化死亡的蛋白。蛋白酶体是细胞代谢的一个必需组成部分。

蛋白酶体对蛋白质的降解通过泛素（ubiquitin）介导，所以又称为泛素降解途径。泛素是由 76 个氨基酸残基组成的小肽，它的作用主要是识别要被降解的蛋白质，然后将这种蛋白质送入蛋白酶体的圆桶中进行降解。蛋白酶体对蛋白质的降解作用分为两个过程：一是对被降解的蛋白质进行标记，由泛素完成，又称为泛素化；二是催化蛋白酶解作用。

泛素-蛋白酶体是细胞中重要的非溶酶体蛋白降解途径，通过调控细胞周期和细胞凋亡相关蛋白的活性，激活或抑制原癌基因及抑癌基因的表达，从而直接或间接影响各种恶性肿瘤的发生。目前，泛素-蛋白酶体途径（ubiquitin-proteasome pathway，UPP）已经成为肿瘤预防和研究抗肿瘤药物的新靶点。

硼替佐米（bortezomib）是第一个用于临床的蛋白酶体抑制剂（proteasome inhibitors），用于多发性骨髓瘤（MM）的治疗。硼替佐米通过可逆性地抑制蛋白酶体的活性，阻断 NF-κB 等多条通路，从而抑制多种重要调节蛋白的降解，诱导细胞凋亡；同时影响肿瘤细胞生长微环境，抑制肿瘤细胞在微环境中的生长和生存，对多种肿瘤的治疗均具有活性。

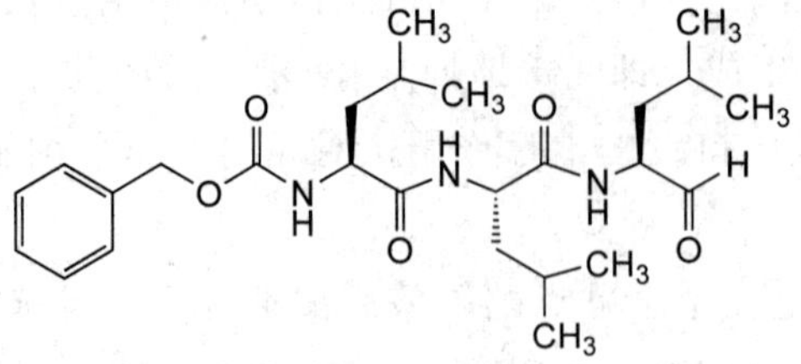

Cbz-Leu-Leu-Leu-H

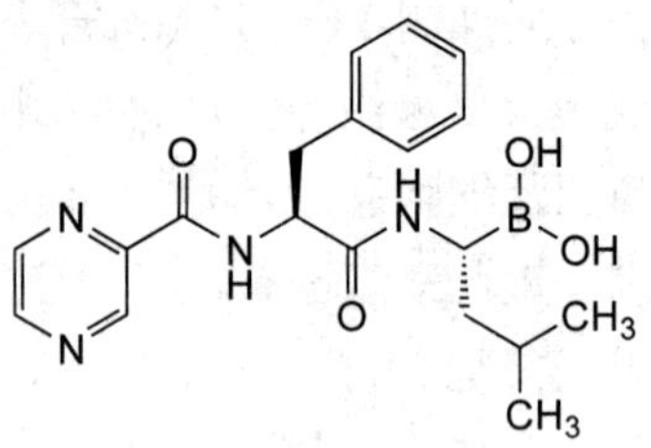

硼替佐米

硼替佐米的发现是源于肽醛类的蛋白酶体抑制剂，美国国立肿瘤研究所在进行化合物普筛时，发现三肽醛类化合物 Cbz-Leu-Leu-Leu-H 有较好的蛋白酶体抑制活性。该醛类化合物可与蛋白酶体 β 亚基上苏氨酸的亲核性基团形成半缩醛，发挥抑制作用。在对三肽醛类化合物结构优化时发现碳端亮氨酸的残基对活性的作用比较大，而 2 位和 3 位的亮氨酸残基可以用萘环或苯环修饰。这些三肽醛的化合物在抑制蛋白酶体活性的同时，对含有巯基的组织蛋白酶 B（cathepsin B）和钙蛋白酶（calpains）均有较强的抑制作用，而且醛类化合物在体内不稳定很容易代谢生成酸。考虑到这些问题，设计了很多醛类化合物的替代物，如氯甲基酮、三氟甲基酮等，最后发现将醛基改换成硼酸基团效果最好。硼酸基团可以和苏氨酸上的羟基形成复合物。再对这类化合物进行结构优化，最终得到硼替佐米，其对蛋白酶体和组织蛋白酶（cathepsin）、人白血病弹性蛋白酶（human leukocyte elastase）等的抑制作用选择性也很高。

（尤启冬）

第六部分

影响激素调控系统的药物
Drugs affecting Hormone Regulation system

第十六章 甾体激素药物
Steroid Hormone Drugs

第一节 概 述
Introduction

激素是内分泌腺上皮细胞分泌的一种化学信使物质，直接进入血液或淋巴液达到靶器官，在正常生理过程中发挥着重要作用。激素类药物包括前列腺素、降钙素、胰岛素及甾体激素。本章重点介绍甾体激素，甾体激素可分为性激素和肾上腺皮质激素。

一、激素药物的发展（The Development of Hormone Drugs）

20 世纪 30 年代，从动物腺体中分离出天然甾体激素——雌酮（Estrone，1932 年）、雌二醇（Estradiol，1932 年）、睾酮（Testosterone，1935 年）、皮质酮（Corticosterone，1939 年）等并得到它们的结晶，阐明了化学结构，继而在实验室全合成成功。

20 世纪 40 年代以薯芋皂苷元（Diosgenin）为原料，发明了半合成各种甾体激素药物的工业技术，使得天然来源稀少的甾体激素药物的深入研究和普遍应用成为现实。从薯芋皂苷元得到的醋酸妊娠双烯醇酮（Dehydropregnenolone acetate）（双烯合成）及醋酸去氢表雄酮（Dehydroepiandrosterone acetate），并成为各类半合成甾体激素药物的中间体，促进了甾体合成化学及甾体药物化学的迅速发展。

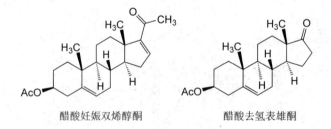

醋酸妊娠双烯醇酮　　　　　　醋酸去氢表雄酮

在 1949 年发现促肾上腺皮质激素（ACTH）及可的松，并能有效地治疗类风湿性关节炎，甾体激素的使用范围逐步从替补治疗扩大到更广泛的领域，如皮肤病、过敏性哮喘等变态反应疾病的治疗以及在器官移植等方面的应用，并促使人们对于甾体的化学合成及其构效关系进行深入的研究，为肾上腺皮质激素新药研发奠定了基础。之后，在甾体化合物工业化制备的过程中找到了微生物的转化方法，如：A 环芳香化，引入双键及引入 11 位含氧基团等，使以植物皂苷元为原料的半合成法趋于完善。用微生物氧化胆甾醇或豆甾醇 C-17 位侧链的成功，开辟出一条异于薯芋皂素制备甾体化合物的新路线。微生物转化法的区域选择性和立体选择性均较好，专一性强，收率高，一步发酵常可代替几步化学反应。

20 世纪 60 年代发明的甾体避孕药，是甾体激素的一个新的临床用途，它促使了甾体化学、特别是孕激素化学研究的不断深入。由于甾体药物的市场需求量大幅上升，推动了甾体激素工业化生产水平的发展。

20世纪70年代，甾体激素的全合成已实现工业化生产。由全合成法制得的 *D*-18-甲基炔诺酮、*D*-18-甲基二烯炔诺酮已成为市场上重要的口服避孕药。

20世纪80年代以后，一个重要甾体激素问世-米非司酮（Mifepristone）。它不仅成为一种抗早孕药物，而且还促进了一类抗孕激素药物的发展，用于计划生育及肿瘤疾病的治疗。

目前，已经有几十种疗效确实、副作用小、使用安全的甾体激素药物被收录入各国药典，在临床上得到了广泛的应用。

二、甾体化合物结构与命名（Structure and Nomenclature of Steroids）

甾体激素的基本结构为环戊烷并多氢菲（甾环），如图16-1，汉字"甾"就形象地表达了这样的结构，其中"田"为四个环，甾字上部表示两个角甲基和一个侧链。

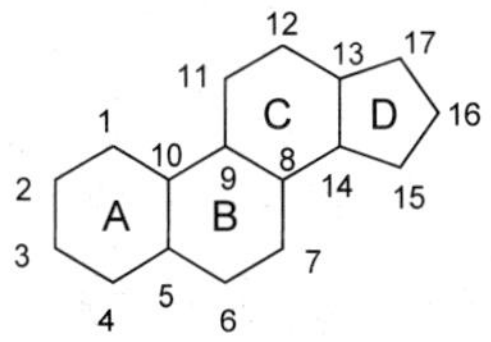

按化学结构分为雌甾烷（Estrane）、雄甾烷（Androstane）及孕甾烷（Pregnane）三大类：

雌甾烷在 C-13 上连有甲基，称为角甲基，此甲基编号为 C-18。

图16-1　甾烷的基本结构

雄甾烷在 C-13 及 C-10 上连有甲基，分别为 C-18 和 C-19。

孕甾烷在 C-13 及 C-10 上连有甲基，分别为 C-18 和 C-19，在 C-17 上连有两个碳原子取代基，分别为 C-20 和 C-21。

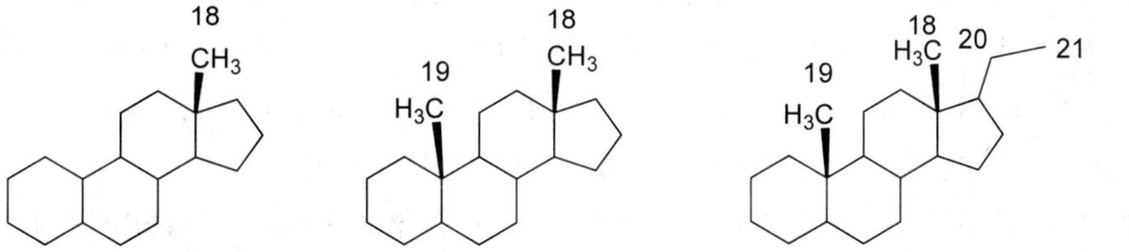

雌甾烷(estrane)　　雄甾烷(androstane)　　孕甾烷(pregnane)

在甾烷结构中有六个手性碳原子（C-5、C-8、C-9、C-10、C-13 和 C-14），应有许多旋光异构体，但是在天然甾体激素中，B 环与 C 环之间总是反式稠合，以"B/C 反"表示；C 环与 D 环之间也几乎都是反式稠合（强心苷元按顺式稠合）；只有 A 环与 B 环之间可以顺式稠合，也可以反式稠合。根据 C-5-H 构型的不同，可分为 5β 系和 5α 系两大类。5β 系即 C-5 上的氢原子与角甲基在环平面同侧，用实线表示，即 A 环与 B 环为顺式稠合；5α 系即 C-5 上的氢原子与角甲基在环平面异侧，用虚线表示，即 A 环与 B 环为反式稠合。

甾体药物的化学命名时，需先选择一适宜的基本结构，再加环上的取代基。取代基除表明所在的位置外，常常需要添加上立体状况。如 α 表示取代基在甾环平面下，而 β 表示在平面之上，相应的键画成虚线或实线。在文献中还常用 Δ 表示环上的双键，如 Δ³ 代表甾环 3，4 位的双键。

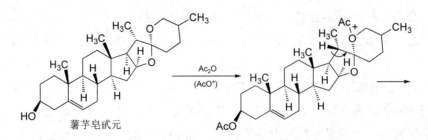

5α-系　　　　　　　　　　　5α-系的构象

5β-系　　　　　　　　　　　5β-系的构象

甾体的立体化学显著影响相关药物的活性。几乎所有的 5-H 天然甾体类化合物都属于 5α 系。当然本章讨论的其他甾体类药物，它们的 4/5 位或者是 5/6 位有双键，这样 A/B 环就不存在顺式反式的问题了。

三、甾体激素半合成原料及中间体（Raw Materials and Intermediate for Semi-Synthesis of steroids）

目前，临床使用的甾体激素药物多数是半合成产品。由于薯芋皂苷元的立体构型与甾体激素构型一致，因此薯芋皂苷元成为合成甾体激素的一个重要原料。薯芋皂苷元甾核的 A 环带有羟基，B 环带有双键，易于转变为多数甾体激素具有的 Δ^4-3-酮活性结构，合成工艺成熟。其他植物类甾醇，如剑麻皂苷元（Tigoginin）、豆甾醇（Stigmasterol）、香麻皂苷元（Hecogenin），在某些同化激素及皮质激素的合成中也有采用。

薯芋皂苷元与醋酸酐在 200℃ 下加压裂解，经氧化、水解后可得醋酸妊娠双烯醇酮，它是合成各类甾体的重要中间体，其中 α，β 不饱和酮羰基再经肟化、Beckmann 重排、水解，就可以得到醋酸去氢表雄酮，它是合成各种雌甾及雄甾化合物的中间体。合成路线如图 16-2。

薯芋皂甙元

图 16-2　甾体激素半合成原料及中间体

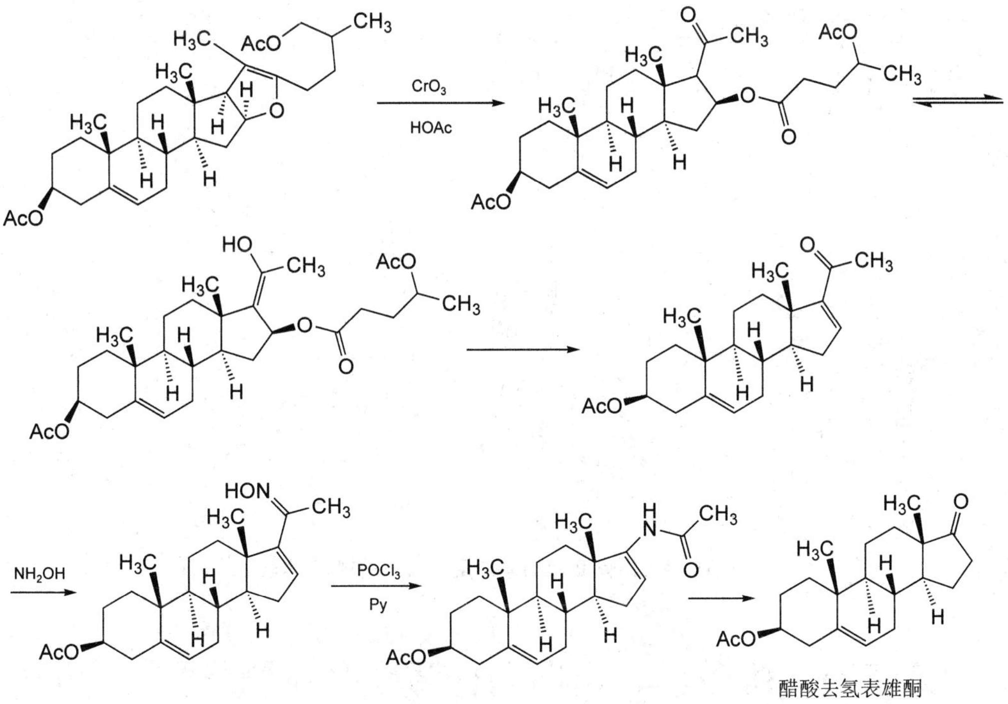

图 16-2　甾体激素半合成原料及中间体（续）

　　本节中涉及的甾体药物的半合成大都以醋酸妊娠双烯醇酮或醋酸去氢表雄酮为起始原料，具体的合成步骤将在每一节的典型药物中再做介绍。

四、甾体激素的体内生物合成途径（Biosynthetic Pathway of Steroidal Hormones）

　　胆固醇（Cholesterol）是甾体激素生物合成的主要前体。甾体激素的生物合成如图 16-3。

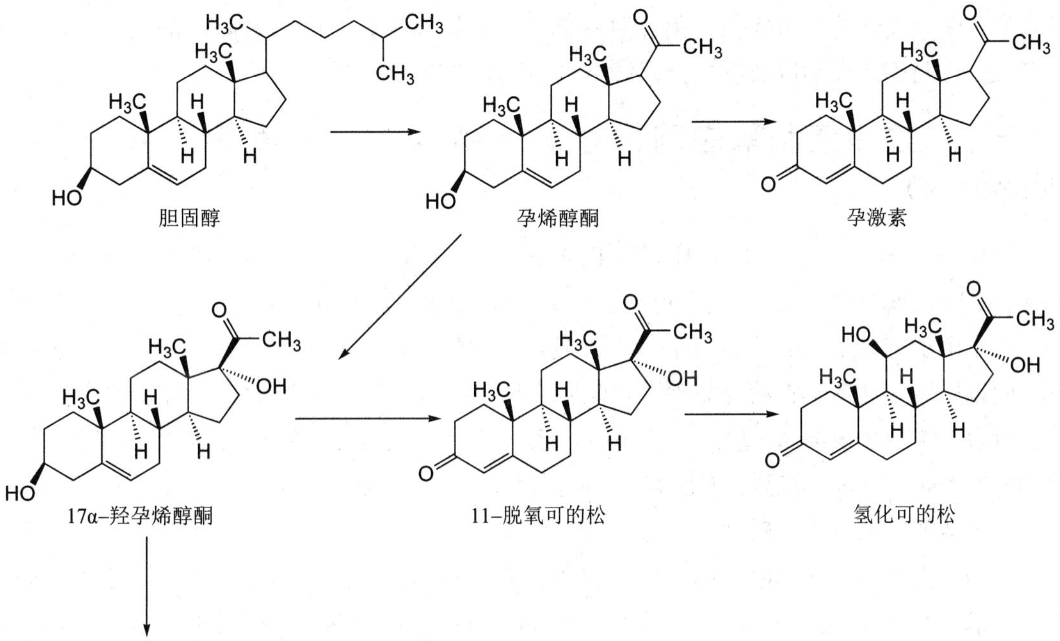

胆固醇

孕烯醇酮

孕激素

17α-羟孕烯醇酮

11-脱氧可的松

氢化可的松

图 16-3　甾体激素的体内生物合成途径

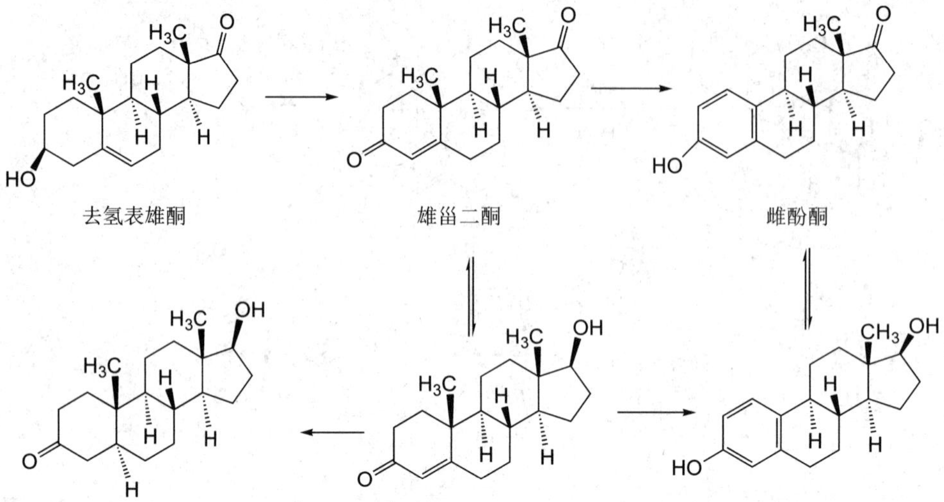

去氢表雄酮 → 雄甾二酮 → 雌酚酮

5α-去氢睾丸酮 ← 睾丸酮 → 雌二醇

图 16-3　甾体激素的体内生物合成途径（续）

第二节　雄激素、蛋白同化激素及雄激素拮抗剂
Androgenic, Protein Anabolic Hormones and Androgen Antagonists

雄激素（Androgens）是促进雄性及副性征发育的激素，主要由睾丸间质细胞合成和分泌，只有少量是由肾上腺皮质、卵巢和胎盘分泌。它控制雄性生殖器官的发育和维持（包括输精管、前列腺、精囊和阴茎），同时还具有蛋白同化作用，即促使体内蛋白质的合成，骨质的形成，刺激骨髓的造血功能，抑制蛋白质的代谢，因此可以导致氮的保留，这种正氮的平衡可以使得雄性肌肉发达，体重增加。同时雄性副性征的发育也需要雄性激素，如男性的声带较女性的声带要长，因此声音低沉。毛发的生长，前额发际线的衰退也跟雄激素有关。皮脂腺的大小以及它的分泌能力也跟雄激素有关。

一、雄性激素和蛋白同化激素（Androgenic and Protein Anabolic Hormones）

早在 1931 年，Butenandt 从 15 吨男性尿中提取到 15mg 雄甾酮（Androsterone）。1945 年 David 从 1 吨的雄仔牛睾丸中提取得到了约 270mg 睾酮（Testosterone）。

睾酮由于有雄激素活性而用于临床，但是 1 吨的公牛睾丸才能分离得到大约 270mg 睾酮，所以人们又开发了它的合成来源。但睾酮存在不能口服，作用时间短的缺点。

对睾酮结构修饰通过三个方面进行。其一：在 17α 位引入甲基得到甲睾酮（Methyltestosterone），位阻效应使得代谢的速度减慢，可以延长雄激素的口服作用时间。其二：为了增加睾酮的作用时间，可以将 17-β 羟基酯化，制成前药，得到了长效肌肉注射剂，以油剂为载体，到体内以后缓慢水解成睾酮而起作用，延长了作用时间。依照不同的酸与羟基成酯，合成得到了丙酸睾酮（Testosterone propionate）、庚酸睾酮（Testosterone enanthate）和苯乙酸睾酮（Testosterone phenylacetate）、环戊丙酸睾酮（Testosterone cypionate）等等。其三：是在保留 C-3 位的羰基和 C-17 位的 β 羟基的基础上，对 A 环进行取代，得到了美雄酮（Methan drostenolone）、氯司替勃（Clostebol）、羟甲烯龙（Oxymetholone）、司坦唑醇（Stanozolol），或者是只保留 C-3 位的羰基，得到了丙酸屈他雄酮（Drostanolone propionate）。另一类重要的蛋白同化激素是将 C-19 位甲基去除，得到了乙雌烯醇（Ethylestrenol）、苯丙酸诺龙（Nandrolone phenylpropionate），睾酮类似物也能增强蛋白同化激素的活性。睾酮结构修饰见图 16-4。

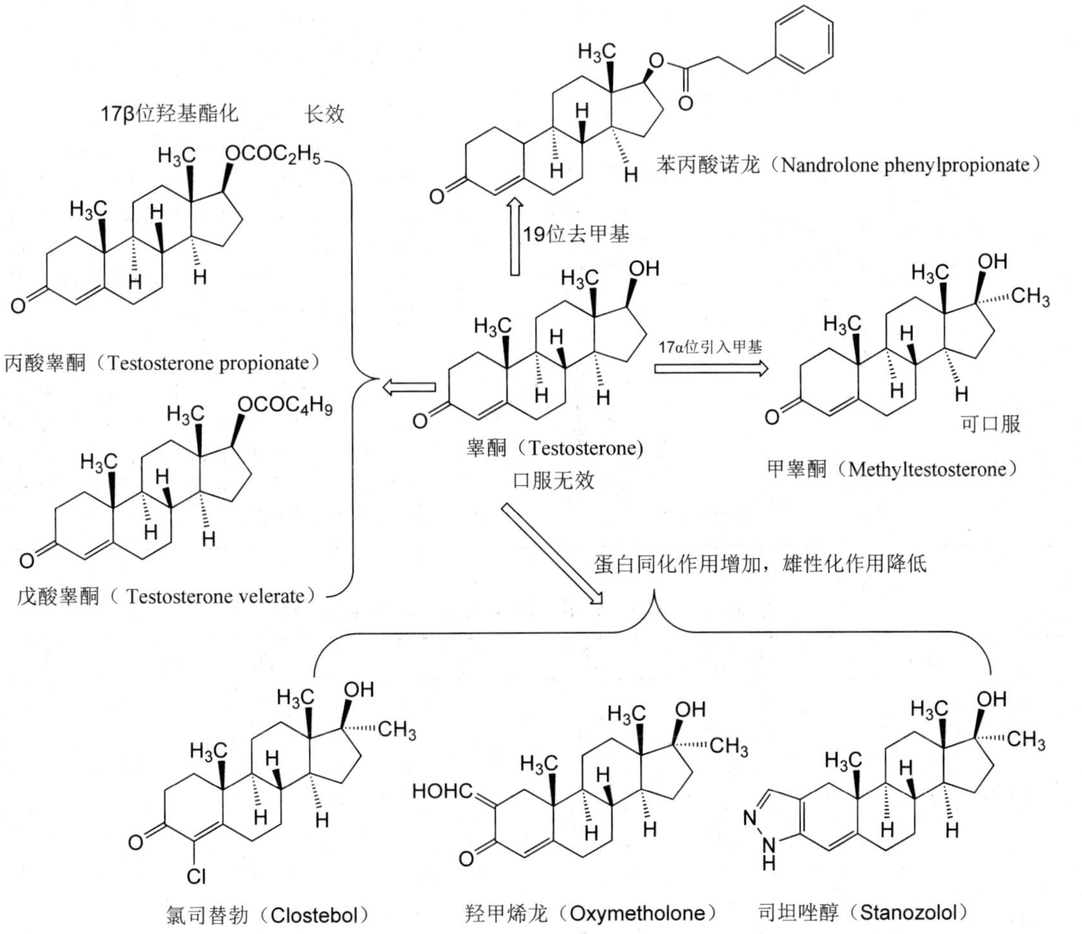

17β位羟基酯化 长效

丙酸睾酮（Testosterone propionate）

戊酸睾酮（Testosterone velerate）

苯丙酸诺龙（Nandrolone phenylpropionate）

19位去甲基

睾酮（Testosterone）
口服无效

17α位引入甲基

甲睾酮（Methyltestosterone）
可口服

蛋白同化作用增加，雄性化作用降低

氯司替勃（Clostebol）

羟甲烯龙（Oxymetholone）

司坦唑醇（Stanozolol）

图 16-4 睾酮结构修饰

一些合成雄激素衍生物及特点和用途见表 16-1；一些合成蛋白同化激素及其特点和用途见表 16-2。

表 16-1 一些合成雄激素衍生物及特点和用途

药物名称	药物结构	特点与临床用途
睾酮 Testosterone	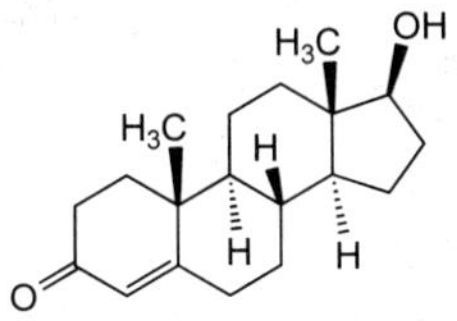	口服低剂量时很快被肠道吸收，在肝脏首过效应被代谢失活，雄激素活性很弱，口服只有在大剂量时（>200mg），才显示临床疗效。临床主要用于治疗男性性功能低下
丙酸睾酮 Testosterone propionate	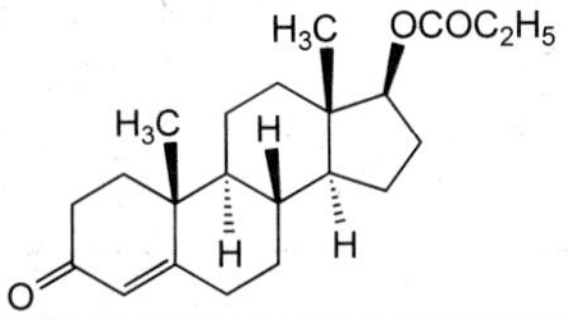	一般为油剂注射剂，作用时间可长达 2~4 周。临床主要用于治疗男性性功能低下和一些妇科疾病

续表

药物名称	药物结构	特点与临床用途
环戊丙酸睾酮 Testosterone cypionate	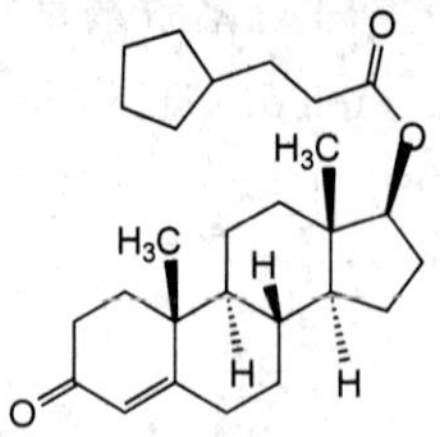	一般为油剂注射剂,作用时间可长达2~4周。临床主要用于治疗阳痿、无睾症或类无睾症、隐睾症、功能性子宫出血、月经过多、子宫内膜异位症、子宫肌瘤、更年期综合征、转移性乳腺癌和卵巢癌、垂体性侏儒症、老年性骨质疏松、再生障碍性贫血
庚酸睾酮 Testosterone enanthate	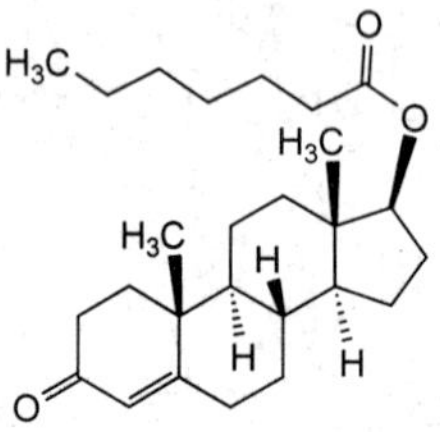	一般为油剂注射剂,作用时间可长达2~4周。临床主要用于治疗男性性功能不全、性器官发育不良、不育症、隐睾症和无睾症等。也可用于治疗女性子宫出血、更年期综合征、乳腺癌及性器官癌、肝硬化、再生障碍性贫血、骨质疏松症等消耗性疾病
甲睾酮 Methyltestosterone	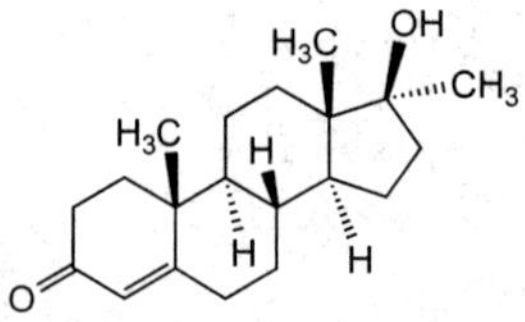	17α位引入了甲基,可防止酶的降解作用,提高了口服生物利用度。另一方面甲基的位阻效应,增加了在肝脏的代谢时间,半衰期可达150min,但是同时也增强了对肝脏的毒性,近年来临床已经少用

表 16-2　一些合成蛋白同化激素及其特点和用途

药物名称	化学结构	特点与临床用途
美雄酮 Methan drostenolone	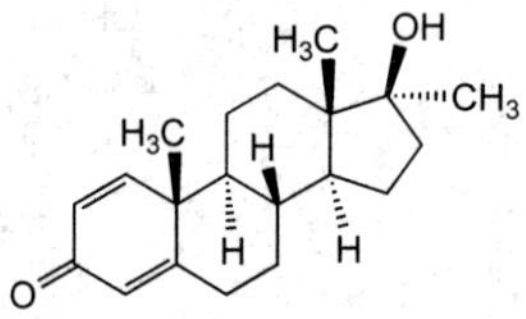	口服片剂,临床主要用于治疗贫血和严重的体重丢失
氯司替勃 Clostebol	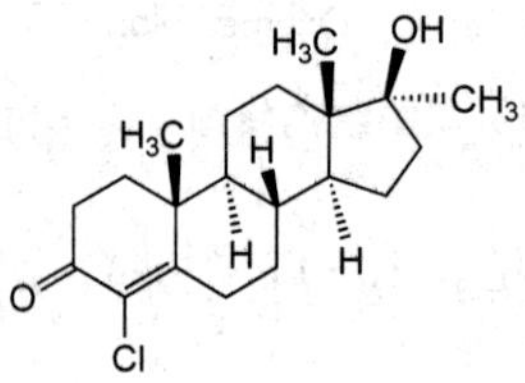	肌肉注射剂,雄激素活性的副作用较小。药效维持时间较长,可长达3周,临床主要用于治疗慢性消耗性疾病、营养不良、骨质疏松
羟甲烯龙 Oxymetholone	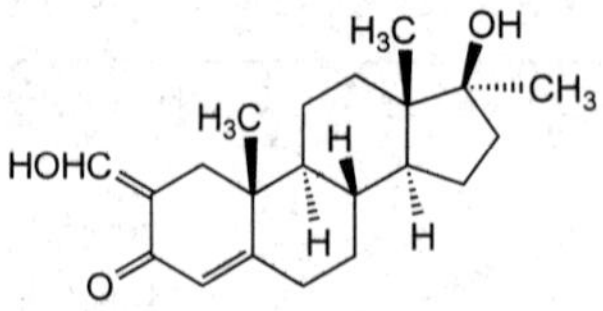	口服片剂,临床主要用于治疗骨髓衰竭性贫血,红细胞缺陷,可防止先天性血管水肿
司坦唑醇 Stanozolol	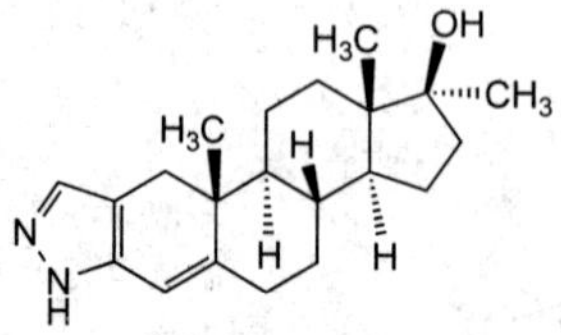	口服片剂,临床主要用于预防和治疗遗传性血管水肿

续表

药物名称	化学结构	特点与临床用途
丙酸屈他雄酮 Drostanolone propionate	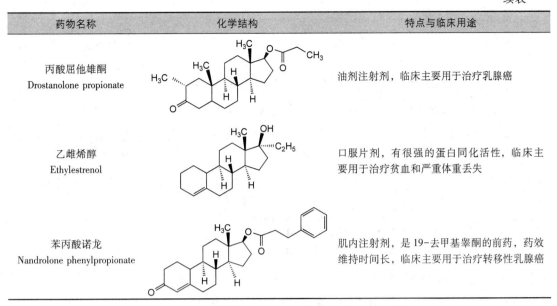	油剂注射剂，临床主要用于治疗乳腺癌
乙雌烯醇 Ethylestrenol		口服片剂，有很强的蛋白同化活性，临床主要用于治疗贫血和严重体重丢失
苯丙酸诺龙 Nandrolone phenylpropionate		肌内注射剂，是19-去甲基睾酮的前药，药效维持时间长，临床主要用于治疗转移性乳腺癌

其构效关系总结为：5α 雄甾烷的甾体母核是具有雄激素活性的基本结构，5β 雄甾烷则没有活性，证明 A/B 环的反式稠合是必须的，括环或者缩环都会减弱甚至破坏雄激素活性。在 A 环的 3 位引入酮羰基，或者 3α 羟基可以增加雄激素活性。17 位的 β 羟基对雄激素活性非常重要，而 17 位的 α 羟基对雄激素活性和蛋白同化活性均没有影响。把 17 位 β 羟基酯化，制成酯前药，进入体内以后可以缓慢水解成 17 位 β 羟基的活性物质。17 位 β 羟基的氧原子是与受体结合的重要部分。在 17 位 α 引入烷基基团，可以延缓药物的代谢，并赋予此类化合物口服活性。

丙酸睾酮（Testosterone propionate）

化学名为 17β 羟基雄甾-4-烯-3-酮丙酸酯；（17β）-17-hydroxyandrost-4-en-3-one propionate，又名丙酸睾丸素、丙酸睾丸酮。

本品为白色结晶或类白色结晶性粉末，在乙醇或乙醚中易溶，在乙酸乙酯中溶解，在植物油中略溶，在水中不溶，熔点为 118-123℃。

由于天然雄激素睾酮口服以后几乎不被胃肠道吸收，所以没有口服活性。将睾酮 17 位 β 羟基丙酸酯化，得到前药，可以制成油剂注射剂，经肌内注射以后在体内水解成睾酮起作用。肌内注射一次药效可以维持 2~4 天，作用与睾酮、甲睾酮相同，临床用于无睾症、隐睾症、男性性腺功能减退症，妇科疾病如月经过多、子宫肌瘤、功能性子宫出血，老年性骨质疏松症以及再生障碍性贫血、原发性睾丸功能减退症的雄激素替代治疗、性器官发育不良等。大剂量时可引起女性男性化、浮肿、肝损害、黄疸、头晕等。肝肾功能不全、前列腺癌患者及孕妇忌用。

睾酮在体内的生物转化过程如图 16-5：

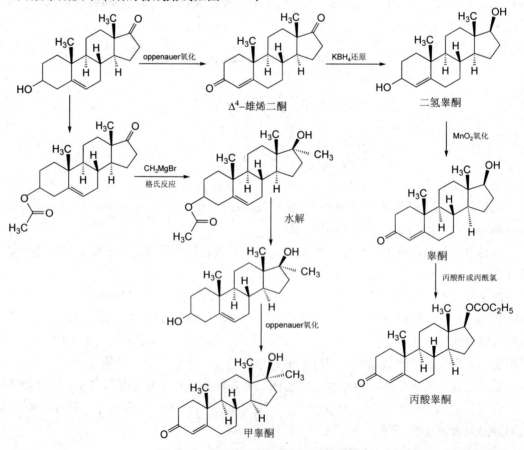

图 16-5　睾酮在体内的生物转化过程

二氢睾酮（Dihydrotestosterone）是睾酮在体内的活性形式，Δ⁴-雄烯二酮的雄激素活性很小，由于它不会形成硫酸酯或葡萄糖醛酸酯而被排出体外，是睾酮在体内的贮存形式。他们的活性比是二氢睾酮：睾酮：Δ⁴-雄烯二酮＝150：100：10。雄甾酮和苯胆烷醇酮（Etiocholanolone）及其葡萄糖醛酸和硫酸酯的结合物是代谢失活和经肾脏排出体外的主要形式。

丙酸睾酮及甲睾酮的合成路线如图 16-6：

图 16-6　丙酸睾酮及甲睾酮的合成路线

丙酸睾酮的合成以去氢表雄酮为原料，经过 Oppenauer 氧化得到 Δ^4-雄烯二酮，在用 KBH$_4$ 还原得到睾酮及二氢睾酮的混合物，睾酮用丙酸酐或丙酰氯酯化就得到了丙酸睾酮。

甲睾酮的合成也是以去氢表雄酮为原料，先用乙酸酐或乙酰氯将 3-位羟基酯化，然后用 CH$_3$MgBr 格氏反应在 C-17 位上甲基，硫酸水解后经过 Oppenauer 氧化得到甲睾酮。

苯丙酸诺龙（Nandrolone phenylpropionate）

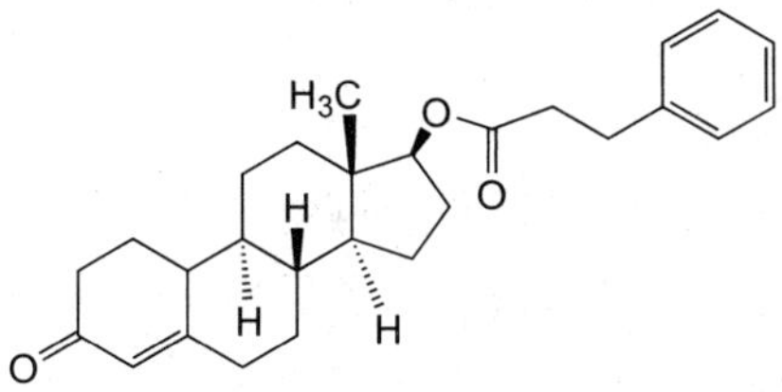

（图：苯丙酸诺龙结构式）

化学名为 17β 羟基雌甾-4-烯-3-酮苯丙酸酯；（17β）-17-Hydroxyestr-4-en-3-one Phenylproplonate。

本品为白色或类白色结晶性粉末，有特殊臭味。本品在乙醇中溶解，在植物油中略溶，在水中几乎不溶。熔点为 93~99℃。

苯丙酸诺龙的基本母核是 19 位去甲基睾酮，它的雄激素活性比睾酮明显要小，但是保留了睾酮的蛋白同化活性。苯丙酸诺龙的主要副作用是男性化及对肝脏的毒性。

苯丙酸诺龙的合成路线如图 16-7：

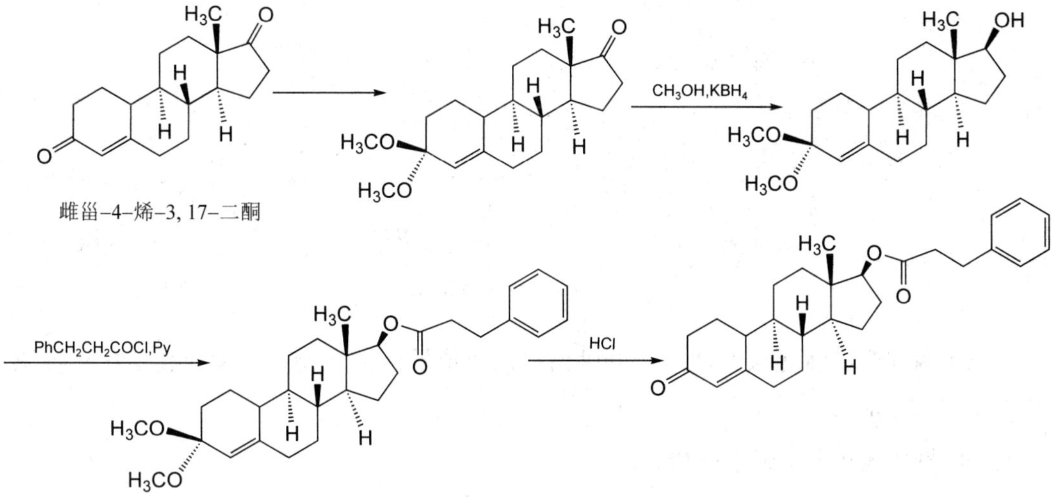

（图：合成路线第一步，雌甾-4-烯-3,17-二酮，经甲醇形成缩醛保护；CH$_3$OH,KBH$_4$ 还原 17 位羰基）

雌甾-4-烯-3,17-二酮

（图：合成路线第二步，PhCH$_2$CH$_2$COCl,Py 酯化；HCl 脱保护得到苯丙酸诺龙）

图16-7 苯丙酸诺龙的合成路线

以雌甾-4-烯-3,17-二酮为原料，先是将三位羰基用甲醇形成缩醛保护起来，17 位的羰基不会发生反应，然后用硼氢化钾还原 17 位的羰基，然后在吡啶作缚酸剂的条件下用丙酰氯将 17 位的羟基酯化，最后用盐酸去除 3 位的保护基即得到苯丙酸诺龙。

蛋白同化激素可用于增强体质，逆转由于创伤、手术、长期不活动而引起的蛋白质吸收和合成不足，治疗慢性消耗性疾病和身体很虚弱的病人。

由于蛋白同化激素能使体重增加，肌肉发达，存在着被运动员当作兴奋剂而滥用的可能，所以被国际体育组织所禁用。

雄激素不良反应及禁忌证

女性病人长期服用可引起多毛、痤疮、声音变粗、闭经、乳腺退化、性欲改变等男性化现象。大多数雄激素均能干扰肝内毛细胆管的排泄功能，引起胆汁淤积性黄疸，出现上述现象应立即停药。雄激素药物有水钠潴留作用，因此肾炎、肾病综合征、心力衰竭及高血压患者慎用。孕妇及前列腺癌患者禁用。

二、雄激素拮抗剂（Androgen Antagonists）

雄激素拮抗剂有两种，一种是雄激素受体拮抗剂（抗雄激素，Antiandrogens），另一种是雄激素生物合成抑制剂。

（一）雄激素受体拮抗剂

此类药物主要是能竞争性的拮抗二氢睾酮对受体的作用，阻断或减弱雄激素在其敏感组织的效应，在临床上主要用于治疗痤疮、女子男性化、前列腺增生和前列腺癌。人们在探索雄激素受体拮抗剂时，发现了醋酸环丙孕酮（Cyproterone acetate）、氟他胺（Flutamide）、和比卡鲁胺（Bicalutamide）和尼鲁米特（Nilutamide）。醋酸环丙孕酮能抑制促性腺激素的释放，并能以很强的亲和力与雄激素受体结合；氟他胺、比卡鲁胺和尼鲁米特是一类母核为苯胺的衍生物，他们本身并没有激素样活性，但是却有良好的雄激素受体拮抗作用，临床上常常与其他药物联用治疗前列腺增生和前列腺癌。

醋酸环丙孕酮

比卡鲁胺

氟他按

2-羟基氟他胺

尼鲁米特

2-羟基氟他胺是氟他胺在体内经肝脏酶代谢生成的活性产物，与氟他胺相比对雄激素受体有更强的亲和力。

（二）雄激素生物合成抑制剂

此类药物的作用靶点是 5α 还原酶。5α 还原酶能使睾酮转变为活性最强的内源性雄激素二氢睾酮，所以抑制了 5α 还原酶的活性，就可以达到拮抗雄激素的效果。第一个具有 5α 还原酶抑制作用的药物是美屈孕酮（Medrogestone），第一个被批准用于治疗良性前列腺增生的药物是非那雄胺（Finasteride），它能竞争性的抑制 5α 还原酶，可以使血浆中的二氢睾酮的浓度降低 60%～70%，使前列腺中的二氢睾酮的浓度降低 85%～90%，从而导致前列腺上皮细胞凋亡、腺体缩小，并能显著降低急性尿潴留的发生率。

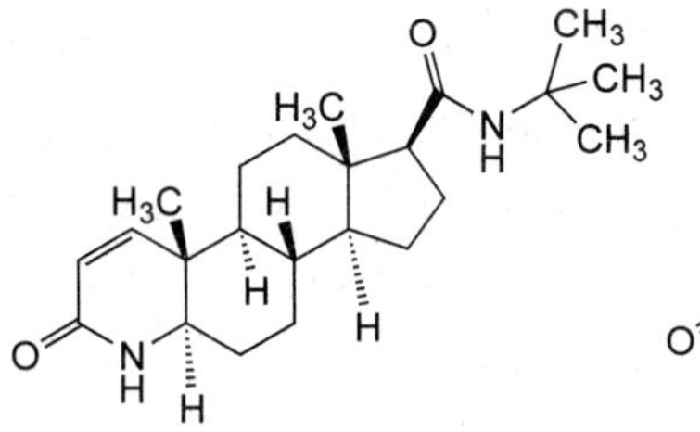

非那雄胺

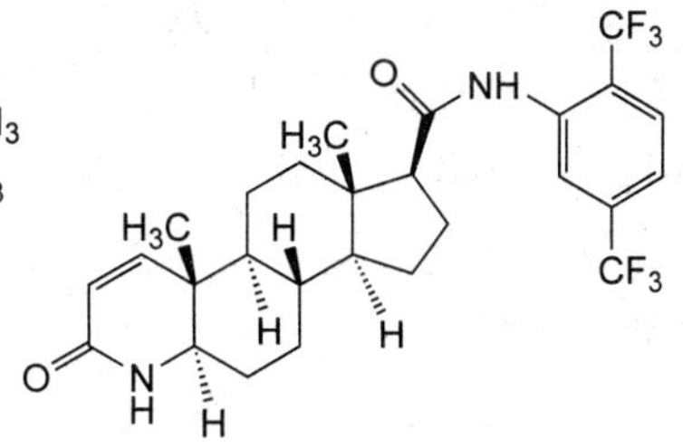

度他雄胺

度他雄胺（Dutasteride）是一种新的 5α 还原酶抑制剂，临床使用证明，病人服用度他雄胺 2 周以后，血浆中的二氢睾酮浓度可降低 90%，服用 1 个月以后，尿流率增加，服用 3 个月以后前列腺腺体可显著缩小，同时还可以显著降低前列腺癌的发病率。

第三节 雌激素和雌激素拮抗剂
Estrogens and Estrogens Antagonists

雌激素是最早被人类发现的甾体类激素，是雌性动物卵巢分泌的激素之一，有广泛的生物活性，它能促进雌性动物的第二性征发育、生殖器官的发育及成熟，还可以与孕激素一同完成性周期、妊娠、哺乳，对于改善脂质代谢、抗辐射、防衰老也有一定的作用。在临床上用于治疗闭经、痛经、月经量过少和对抗治疗绝经症状，还用于治疗女性更年期综合征、骨质疏松症，还可以与孕激素制成合剂作为口服避孕药。

一、甾体雌激素（Steroid Estrogens）

早在 1927 年就从孕妇的尿中提取分离到了雌酮（Estrone），随后又分离得到了雌二醇（Estradiol）和雌三醇（Estriol），它们都是天然雌激素，在体内的生物合成也都起源于胆固醇。雌二醇、雌酮和雌三醇的生物活性强度比为 100∶30∶3，进一步研究发现三者在体内可以相互转化，其中雌二醇和雌酮从卵巢直接分泌，雌三醇则是他们的代谢产物。

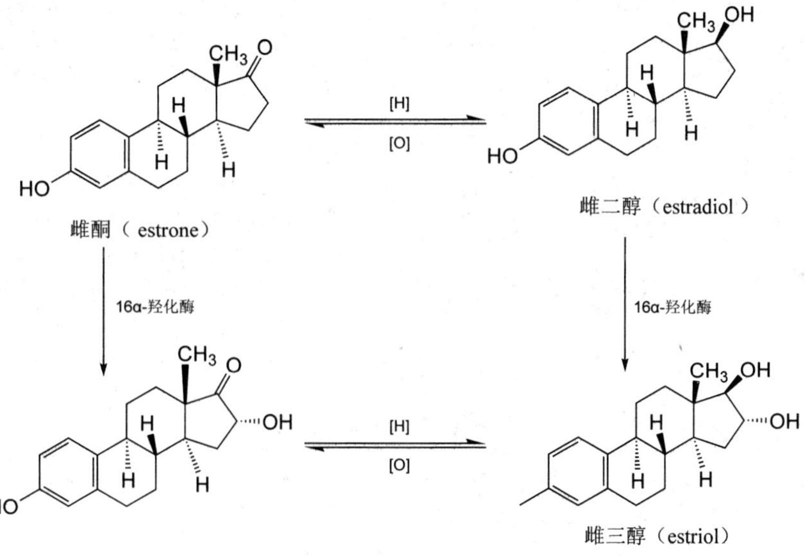

雌酮（estrone）

雌二醇（estradiol）

16α-羟化酶

16α-羟化酶

雌三醇（estriol）

雌激素分为甾体雌激素和非甾体类雌激素。

雌二醇是活性最强的内源性雌激素，但是口服给药活性很差。其原因在于口服给药后，一部分被肠道里的微生物降解，另一部分虽然在肠道里被迅速吸收，但是在肝脏里又被迅速代谢失活。因此临床使用的雌激素剂型有霜剂、透皮贴剂和阴道栓剂。透皮贴剂通过皮肤吸收，阴道栓剂经黏膜吸收。

为了克服雌二醇口服活性差的问题，人们对它进行了结构改造以期得到有较好口服活性的药物。就像通过对睾酮的 C-17 位引入了甲基得到了甲睾酮，甲基的位阻效应稳定了 C-17 位 β 羟基，减慢了代谢的速度，增加了口服作用时间，人们也在雌二醇的 C-17α 位引入了乙炔基得到了炔雌醇（Ethinylestradiol），成为第一个口服甾体雌激素，而且由于乙炔基的位阻效应使得 C-17 位 β 羟基的氧化代谢作用和硫酸酯代谢作用受阻，使得雌激素样活性大大增加。本品活性是雌二醇的 7~8 倍，生物利用度为 40%~50%。另一方面，以炔雌醇为先导化合物，对其进行结构改造，将炔雌醇的 C-3 位或 C-17 位的 β 羟基酯做成前药，在体内经水解释放出雌激素发挥作用，从而延长药效作用时间，得到长效注射剂。一些具有代表性的合成雌激素衍生物及其特点和用途见表 16-3。

表 16-3　一些具有代表性的合成雌激素衍生物及其特点和用途

药物名称	化学结构	特点与临床用途
戊酸雌二醇 Estradiol valerate		口服制剂，临床主要用于缓解绝经后的更年期症状，治疗因雌激素不足造成的女性性腺的功能不良、萎缩性阴道炎，也是复方长效避孕药的组成成分
环戊丙酸雌二醇 Estradiol cypionate		肌肉注射剂，药效维持时间长，可长达 3~4 周，且作用比戊酸雌二醇更强。临床主要用于治疗卵巢功能不全、更年期综合征、老年性阴道炎和前列腺癌。是长效避孕药的组成成分，与甲地孕酮组成复方制剂，制成每月注射一次的长效避孕针
苯甲酸雌二醇 Estradiol benzoate		肌内注射剂，药效维持时间较长，可长达 2~5 天。临床主要用于治疗卵巢功能不全、闭经、绝经期综合征、退乳和前列腺癌
炔雌醚 Quinestrol		口服制剂，是作用较强的长效口服雌激素，活性是炔雌醇的 4 倍，口服以后贮存在脂肪中，缓慢释放并代谢成炔雌醇起效，药效可维持 1 个月以上。临床主要是与孕激素组成复方制剂，制成口服长效避孕药
尼尔雌醇 Nilestriol		别名戊炔雌醇。口服制剂，药效维持时间长，可长达 2 周，且作用是炔雌醚的 3 倍。临床主要用于治疗雌激素缺乏而引起的更年期和绝经期综合征

炔雌醇（Ethinylestradiol）

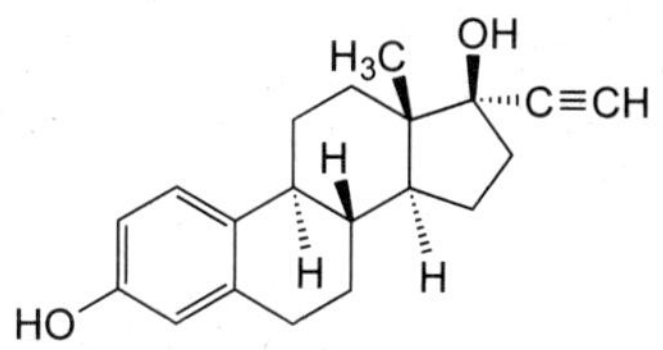

化学名为（17α）-19-去甲孕甾-1,3,5(10)-三烯-20-炔-3,17-二醇；(17α)-19-norpregna-1,3,5-(10)-trien-20-yne-3,17-diol。

本品为白色或类白色结晶性粉末，在三氯甲烷中溶解，在水中不溶。熔点为180～186℃。

炔雌醇在体内的代谢过程如图16-8。

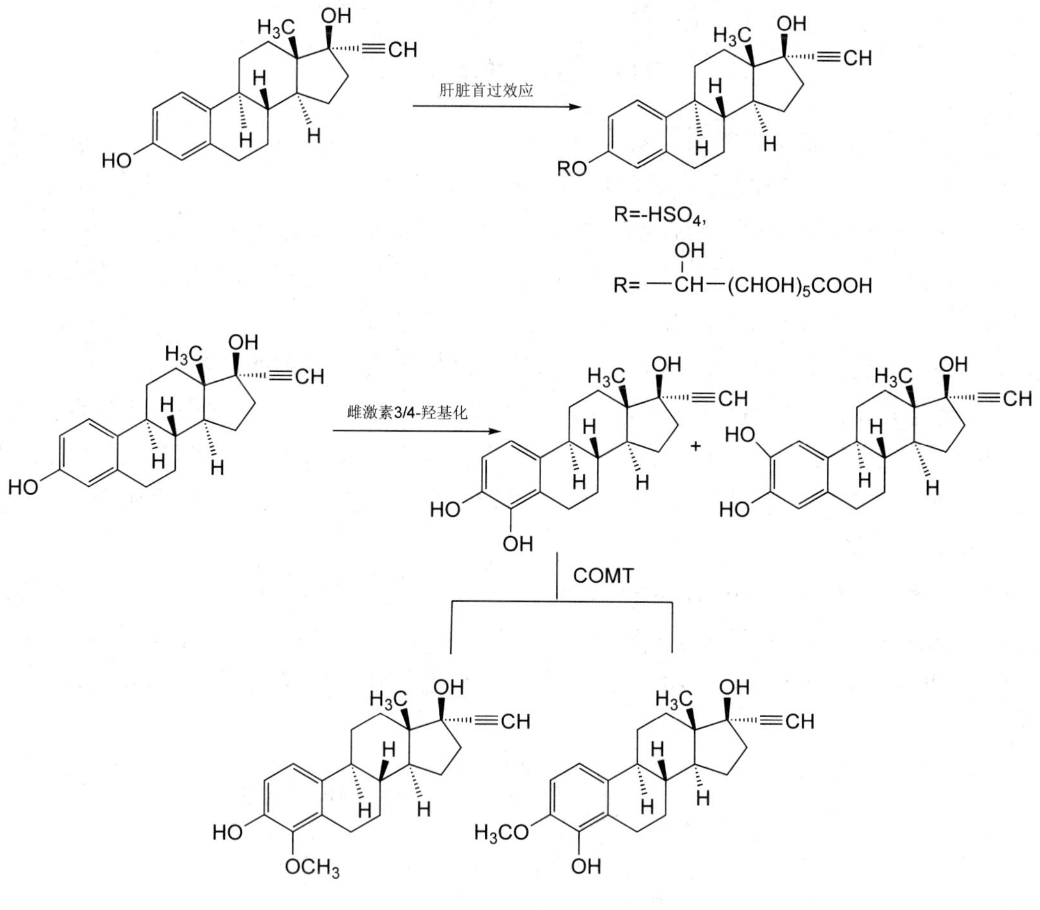

肝脏首过效应
RO
$R=-HSO_4$,
$R=—CH(OH)—(CHOH)_5COOH$
雌激素3/4-羟基化
COMT

图16-8　炔雌醇在体内的代谢过程

炔雌醇经口服吸收以后，经过肝脏首过效应，C-3位的羟基被代谢成硫酸酯和葡萄糖醛酸酯。另外炔雌醇甾体母核的A环上还可以发生羟基化反应得到C-2位和C-4位羟基炔雌醇，进一步被COMT（儿茶酚-*O*-甲基转移酶）代谢成相应的*O*-甲基产物。代谢产物大部分以原型排出，大约60%由尿排出体外。

炔雌醇的合成路线如图16-9。

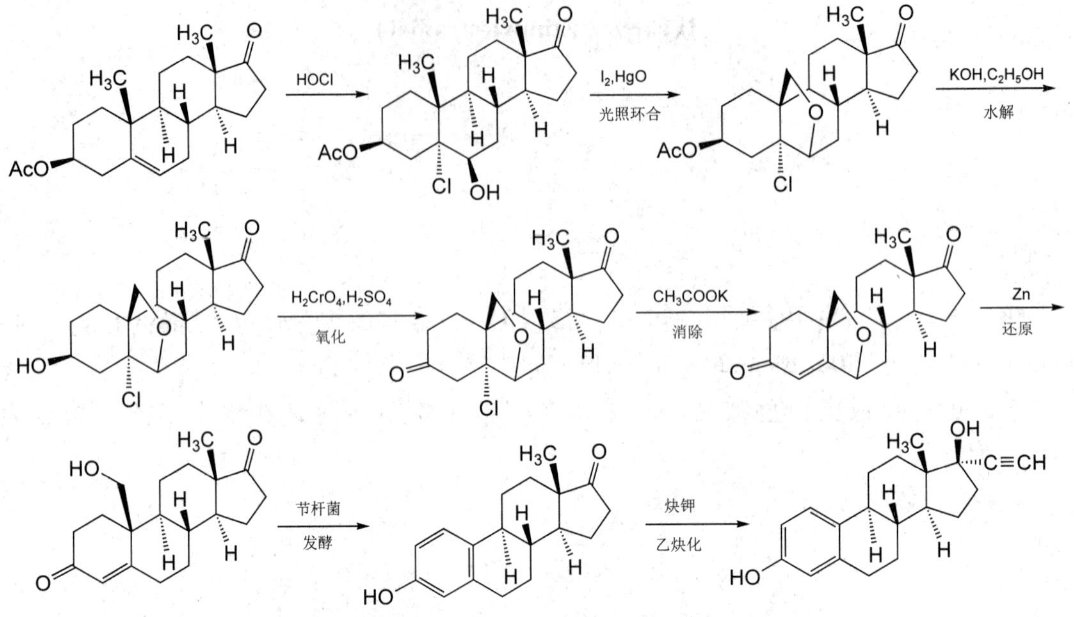

图 16-9　炔雌醇的合成路线

炔雌醇的合成以醋酸去氢表雄酮为原料，经过次氯酸加成，氧化汞和分子碘催化的环合反应，3 位的水解去乙酰基，3 位羟基的 jones 试剂氧化，5 位氯的消除，锌粉催化的环氧开环，A 环节杆菌发酵芳化，最后经炔钾加成经 8 步反应得到炔雌醇。

炔雌醇是雌二醇的衍生物，且活性是雌二醇的 7~8 倍，口服吸收很好，生物利用度可达到 40% ~50%。在临床上主要用于治疗月经紊乱、功能性子宫出血和绝经期综合征等。它还可以与孕激素配伍，制成口服避孕药，是口服避孕药中最常用的雌激素。

炔雌醇经口服给药以后，可以迅速而且几乎完全被吸收，炔雌醇的消除半衰期大约为 26 个小时。由于存在于胃肠道里的细菌可以水解掉炔雌醇的葡萄糖醛酸及硫酸代谢复合物，因此导致炔雌醇的重吸收。所以在临床上，一些抗菌药物的使用会对一些口服避孕药的效果产生不利的影响。

结合雌激素（Conjugated estrodens），是目前临床上使用较多的一类雌激素，它的主要成分是雌酮硫酸单钠盐（52.5% ~61.5%）、马烯雌酮（Equilin）硫酸单钠盐（22.5% ~30.5%），此外还有少量的 17α 和 17β-二氢马萘雌酮（Dihydroequilenin）、17α 和 17β-雌二醇。

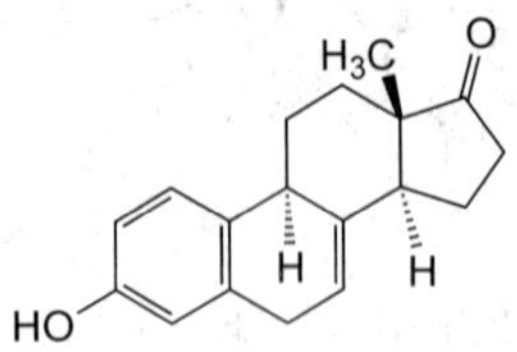

马烯雌酮 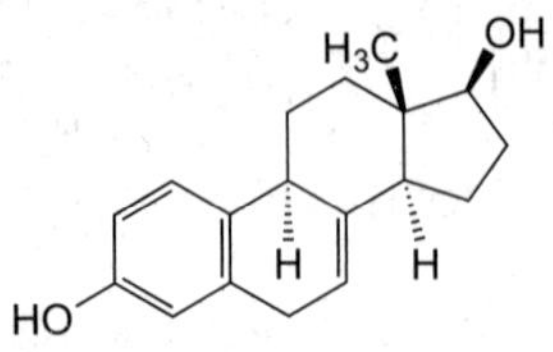　　　　　　　　　二氢马烯雌酮

结合雌激素在胃肠道内被吸收后在体内代谢并释放出雌酮和马烯雌酮起效。

二、非甾体雌激素（Non-steroidal Estrogens）

非甾体雌激素主要是以己烯雌酚（Diethylstilbestrol）为代表的全合成反式二苯乙烯类化合物，选择性雌激素受体调节剂主要是三苯乙烯类化合物。

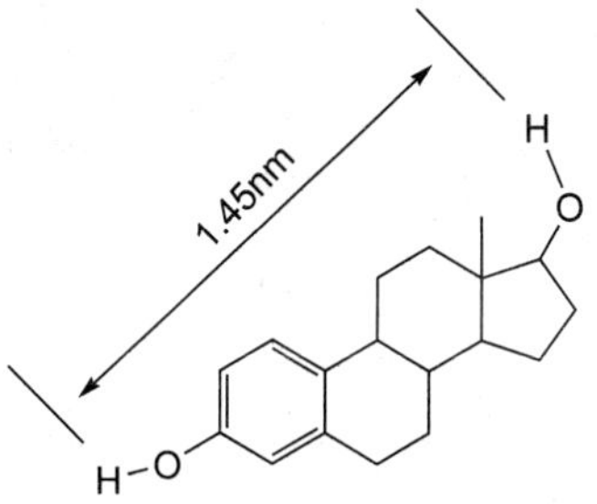

雌二醇 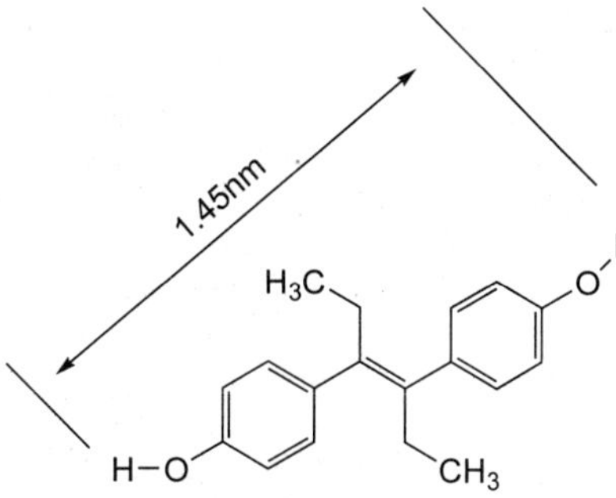　　　　　　反式乙烯雌酚 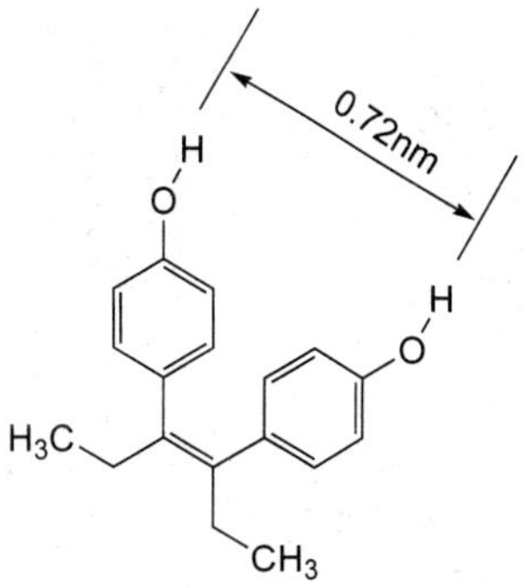　　　　　顺式乙烯雌酚

在非甾体类雌激素代替物的筛选过程中，人们发现了至少30类以上的非甾体化合物能够产生雌激素活性，而他们的母结构都符合 Schueler 在1967年所提出的一个假设，即在一个大体积的刚性母核上，两端的两个能形成氢键的基团（酮羰基、酚羟基和醇羟基）之间的距离应该是1.45nm 左右，只有符合这样的结构特点才会产生雌激素活性，反之则没有雌激素活性或者雌激素活性非常低。在己烯雌酚的顺式异构体的分子中，两端的两个酚羟基的距离是0.72nm，而它的雌激素活性则是己烯雌酚反式异构体的1/10，验证了 Schueler 所提出的假设。

己烯雌酚（Diethylstilbestrol）

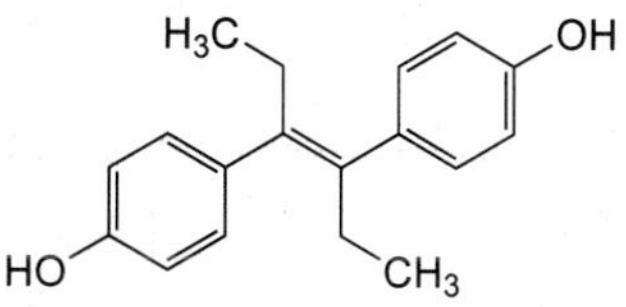

化学名为（E）-4,4′-（1,2-二乙基-1,2-亚乙烯基）双苯酚；4,4′（E）-1,2-Diethyl-1,2-ethenediyl) bisphenol。

己烯雌酚药理作用与雌二醇相同，但是活性比雌二醇更强，主要用作于雌激素替代疗法。临床应用一般制成口服片剂，经胃肠道吸收以后，在肝脏代谢的很慢。己烯雌酚的 C-3位和 C-17位的两个酚羟基可以被酯化，能溶解在植物油中制成长效注射剂，药效可持续半个月到一个月，此外还可成钠盐制成静脉注射剂。目前，临床上最常用的己烯雌酚衍生物是己烯雌酚丙酸酯（Diethylstilbestrol dipropionate）、己烯雌酚磷酸酯（Diethylstilbestrol diphosphate）和它的钠盐。

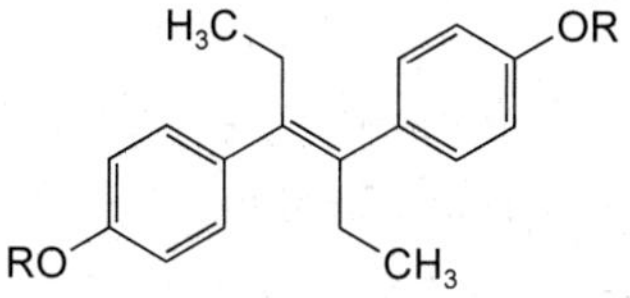

R=H	己烯雌酚
R=COCH$_2$CH$_3$	己烯雌酚丙酸酯
R=PO$_3$H$_2$	己烯雌酚磷酸酯
R=PO$_3$Na$_2$	己烯雌酚磷酸钠

己烯雌酚临床可用于治疗乳腺癌和晚期前列腺癌不能进行手术的患者。己烯雌酚磷酸酯及其钠盐在临床上主要用于治疗前列腺癌，因为癌细胞有较高的磷酸酯酶活性，药物进入体内以后在癌细胞中很容易被水解并释放出己烯雌酚，提高了药物的选择性。

己烯雌酚的合成路线如图16-10：

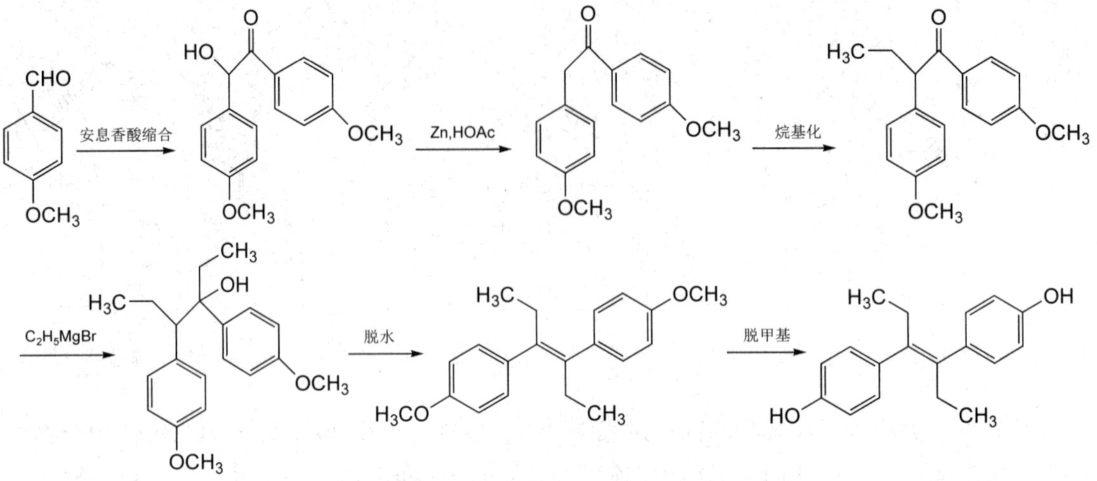

图 16-10 己烯雌酚的合成路线

以对甲氧基苯甲醛为原料，经过安息香缩合得到 2-羟基-1,2-二(4-甲氧基)乙酮，再用锌粉-醋酸还原得到 1,2-二-(4-甲氧基苯基)乙酮，再经过烷基化，格氏反应引入乙基，脱水，脱甲基六步反应得到己烯雌酚。

甾体雌激素构效关系：

甾体类雌激素的基本结构为 A 环的芳香化，C-3 位的羟基，C-17 位的 β 羟基的甾体母核，且 C-3 位的羟基与 C-17 位的 β 羟基的距离应该在 1.02~1.45nm 之间，化合物应该是一个平面的疏水分子。

甾体母核上的取代基可以显著的影响化合物的雌激素活性。对甾体母核的 C-1 位进行取代，雌激素活性大大降低。C-2 位和 C-4 位上有小体积的取代基，雌激素活性还可保留。C-6 位，C-7 位和 C-11 位如果被羟基取代，则雌激素活性降低。由于 C-17 位 β 羟基的存在，产生的 α 构型差向异构体雌激素活性较低。

雌激素不良反应及禁忌证：

（1）病人常见厌食、恶心等。遇到此类不良反应时，减少使用剂量可减轻症状；

（2）长期大剂量的使用可导致子宫内膜过度增生和子宫出血，因此子宫内膜炎患者慎用；

（3）雌激素主要在肝脏内代谢失活，因此肝功能不良者慎用；

（4）肿瘤患者（绝经期后乳腺癌和前列腺癌除外）禁用。

三、雌激素拮抗剂（Estrogens Antagonists）

雌激素拮抗剂可分为三类：阻抗型雌激素（Impeded estrogens）、三苯乙烯类抗雌激素（Triphenylethylene antiestrogens）和芳构酶抑制剂（Aromatase inhibitors）。阻抗型雌激素与存在于靶组织中的雌激素受体相互作用，形成配体-受体复合物，但是由于从雌激素受体解离下来的速度太快，所以不能产生很强的雌激素作用，但是局部高浓度的抗雌激素能与雌二醇竞争性的争夺染色体上的雌激素受体的作用。代表药物是雌三醇。

（一）三苯乙烯类抗雌激素

人们对已经得到了的二苯乙烯类雌激素化合物进行结构改造，以期得到更好的雌激素代替品，但是偶然发现，一系列的三苯乙烯类化合物的雌激素活性不但不高，而且还有拮抗雌激素的活性，并由此开发出了一类具有三苯乙烯类基本结构的抗雌激素药物。临床上应用较多的代表药物是氯米芬（Clomifene）和他莫昔芬（Tamoxifen）。一些三苯乙烯类抗雌激素药物见表 16-4。

表 16-4　一些三苯乙烯类抗雌激素及特点和用途

药物名称	化学结构	特点与临床用途
氯米芬 Clomifene		口服制剂，与乳腺雌激素受体亲和力很小，能选择性的与卵巢中的雌激素受体有很高的亲和力，通过与雌激素受体竞争性的结合，拮抗雌激素，引起促性腺激素的分泌，进而促进排卵。临床上主要用于治疗不孕症
他莫昔芬 Tamoxifen		口服制剂，与卵巢雌激素受体亲和力很小，与乳腺雌激素受体有较强的亲和力。临床上是治疗雌激素依赖性的乳腺癌的首选药物
雷洛昔芬 Raloxifene		口服片剂，对卵巢和乳腺雌激素受体均有拮抗作用，对骨骼的雌激素受体有激动作用，临床上主要用于治疗骨质疏松症
托瑞米芬 Toremifene		口服片剂，临床上用于治疗绝经妇女的晚期乳腺癌，它的雌激素样作用能降低血液循环中的胆固醇，并维持骨密度

枸橼酸他莫昔芬（Tamoxifen citrate）

化学名为（Z）-N,N-二甲基-2-[4-（1,2-二苯基-1-丁烯基）苯氧基]-乙胺枸橼酸盐；(Z)-2-[4-(1,2-dipheny-1-butenyl)phenoxy]-N,N-dimethylethanamine citrate。

本品为白色或类白色结晶性粉末，无臭。本品在甲醇中溶解，在乙醇或丙酮中微溶，在三氯乙烷中极微溶解，在水中几乎不溶，在冰醋酸中易溶。熔点为 142~148℃，在熔融时同时分解。

他莫昔芬是雌激素部分激动剂，临床上应用的是他莫昔芬的 Z 型非对映体口服制剂，在胃肠道内吸收很好。由于他莫昔芬的肝肠循环和与白蛋白的高结合力，使得消除半衰期长达 7 天左右。他莫昔芬对于绝经以后的妇女呈现雌激素样活性。抗凝血酶被抑制，雌激素调节血浆蛋白上升，引起阴道上皮部分角质化。重要的是，他莫昔芬还可以引起雌激素样的骨密度增加，降低妇女骨折的风险。此外，他莫昔芬还可以造成低密度脂蛋白胆固醇的下降，这使得冠心病的发病率大大降低。

他莫昔芬在体内的代谢过程如图 16-11：

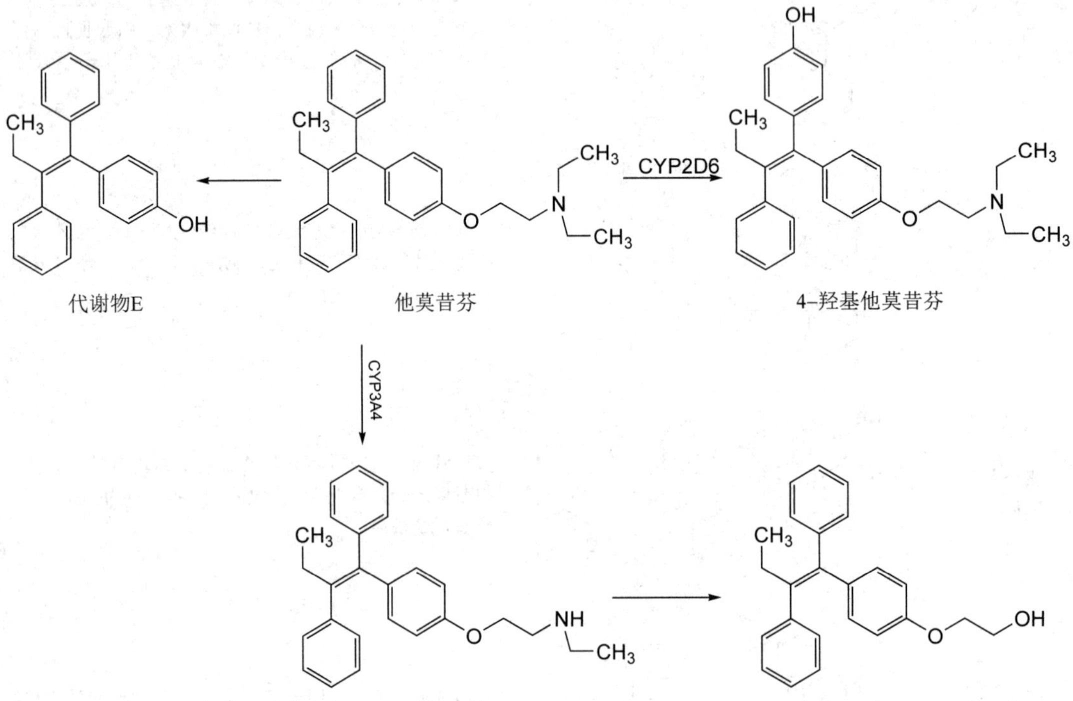

图 16-11　他莫昔芬在体内的代谢过程

给药后由 CYP3A4 进行脱甲基化得到其主要的代谢物 N-脱甲基他莫昔芬，再进一步代谢生成代谢物 Y，N-脱甲基他莫昔芬和代谢物 Y 也有抗雌激素活性。还可被 CYP2D6 代谢得到次要的代谢物 4-羟基他莫昔芬，与雌激素受体的亲和力比他莫昔芬更高，对人体乳腺癌细胞的生长抑制作用是他莫昔芬的 100 倍，由于分子中含有羟基，容易与葡萄糖醛酸和硫酸结合生成水溶性的代谢物排出体外，因此消除半衰期也比他莫昔芬短。另一个代谢物为醚键断裂成羟基的代谢物 E，具有雌激素活性。

乳腺癌可分为雌激素依赖型与非雌激素依赖型两种。雌激素依赖型乳腺癌，在癌细胞中存在大量的雌激素受体，而雌激素是雌激素依赖型乳腺癌癌细胞的生长因子，使用抗雌激素类药物治疗能降低血液和肿瘤中的雌激素浓度，因而有显著的疗效。

他莫昔芬对乳腺雌激素受体产生拮抗作用，临床上用于治疗雌激素依赖型的乳腺癌。

（二）选择性雌激素受体调节剂

妇女在进入绝经期以后，雌激素水平的下降成为骨质疏松的首要原因。雌激素替代疗法虽然可以缓解骨质疏松的状况，但是却会引起子宫内膜的增生以及增加子宫内膜癌和乳腺癌的发病率。因此人们就希望开发出一种既能在乳腺和子宫阻断雌激素的作用，又能产生雌激素样活性，保持骨密度，降低循环中胆固醇水平的理想药物。这种概念称为选择性雌激素受体的调节作用，这种类型的药物称为选择性的雌激素受体调节剂（Selective estrodren receptor modulators，SERMs）。

20世纪70年代，抗雌激素作用与抗肿瘤活性建立起了联系，但是研究发现这些化合物对小鼠表现出雌激素的活性，如阴道角质化、子宫增重。当时人们把这个现象归结于种属特异性的差异，种属特异性代谢的差异导致抗雌激素转变为雌激素。后来随着雌激素和雌激素受体分子药理学的发展，人们逐渐形成了选择性雌激素受体调节作用的概念。

SERMs的作用机制是，SERMs作为配体与受体相互作用，因配体的不同，受体呈现出不同的构象，所形成的配体-受体复合物作用于不同的部位，产生激活或是抑制作用。

第一个上市的SERMs是雷洛昔芬（Raloxifene），于1998年在美国首先上市。雷洛昔芬是三苯乙烯类的刚性类似物，所以不存在几何异构的问题。在临床上雷洛昔芬用于维持绝经后妇女的骨密度，治疗骨质疏松症。此外，雷洛昔芬在乳腺组织中还有抗雌激素作用，不呈现子宫的雌激素样作用。对于那些使用雷洛昔芬来预防骨质疏松的妇女，既对子宫内膜无刺激，又可减少患乳腺癌的风险。

阿佐昔芬

阿佐昔芬（Arzoxifene）是第三代的选择性雌激素受体调节剂，有望被批准用于治疗已经转移的雌激素依赖型乳腺癌，目前正处在Ⅲ期临床实验。它对乳腺和子宫的雌激素受体呈拮抗作用，对骨骼和心血管的雌激素受体呈激动作用。前期的临床试验证明，阿佐昔芬对骨质疏松症及乳腺癌治疗均有良好的效果。

此类药物连续大剂量服用时可引起卵巢肥大，因此卵巢囊肿患者禁用。

（三）芳构酶抑制剂

三唑类的非甾体芳构酶抑制剂代表药物有阿那曲唑（Anastrozole）、来曲唑（Letrozole）和依西美坦（Exemestane）等。它们都是芳构酶竞争性的抑制剂，在组织中选择性抑制睾酮转化成雌激素的过程，降低循环中的雌酮、雌二醇和雌酮硫酸酯的浓度，但是不影响肾上腺皮质激素、醛甾酮和甲状腺激素的合成。

阿那曲唑　　　　　　来曲唑　　　　　　依西美坦

第四节　孕激素和孕激素拮抗剂
Progestins and Progestins Antagonists

早在 1903 年，Fraenkel 第一次发现了将受孕后的黄体（Corpus luteum）移去，会导致妊娠的终止。不久人们发现导致妊娠终止的原因是一种后来被命名为黄体酮（Progesterone）的孕激素（Progestins）。1934 年有几个研究组先后从孕妇的尿液中分离得到了黄体酮，一年以后确定了它的化学结构是 Δ^4-3-酮的 C-21 甾体，并发现纯净的黄体酮能单独维持动物的妊娠。

黄体酮是天然存在的孕激素。排卵后，破裂的卵泡中的组织形成黄体，它具有准备和维持妊娠的功能，其中起作用的物质是黄体酮。

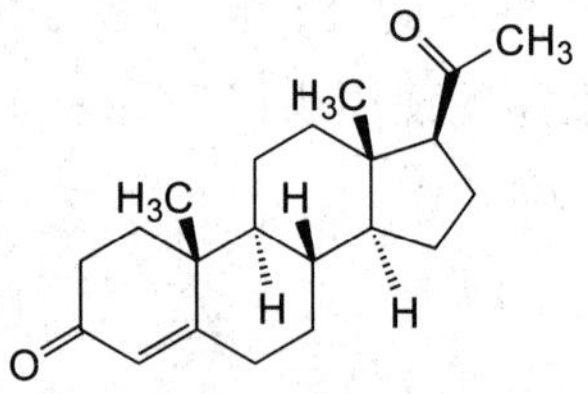

黄体酮

孕激素对于子宫内膜的分泌转化、脱膜化过程、维持生殖周期和维持妊娠有着重要的作用。在临床上主要用于维持妊娠，但是目前更重要的用途是与雌激素配伍组成复方口服避孕药，也可以用于抵消雌激素替补疗法中所产生的副作用，尤其可以减少由雌激素导致的乳腺癌和子宫内膜癌的危险。所以对此类甾体药物的研究也比较深入，上市的药物也很多。现在临床上常用的孕激素大部分都是合成孕激素。

一、孕激素（Progestins）

孕激素按化学结构的特点不同，可分为两类：一类是天然的孕激素——黄体酮的合成衍生物，具有孕甾烷的基本结构；另一类是 19-去甲睾酮的衍生物，与黄体酮 17 位的乙酰基不同的是，它的 17 位是羟基。

黄体酮虽然在体内有很高的活性，但是由于很容易在肝脏中发生代谢，口服的活性非常低，临床使用时必须制成油剂注射剂。

黄体酮在体内的生物转化过程如图 16-12。

黄体酮在体内代谢失活的主要途径是 C-6 位的羟基化，C-16 和 C-17 位的氧化，3,20-二酮被还原成二醇，所以以黄体酮为先导化合物所做的结构修饰主要就是在 C-6 位和 C-16 位的碳原子上进行的。

（一）19-去甲睾酮类孕激素

人们发现的第一个有口服活性的孕激素不是黄体酮的衍生物，而是睾酮的衍生物——炔孕酮（Ethisterone），也被称作妊娠素，它是一种在睾酮的 C-17α 位引入了乙炔基的化合物。而炔孕酮 C-19 位去甲基之后得到了炔诺酮（Norethisterone），雄激素活性仅为睾酮的 1/20，在治疗剂量下很少显示出男性化的副作用。炔诺酮的发现，开辟了一条不以传统的孕酮 17 位碳原子的侧链为母核合成孕激素的途径（表 16-5）。

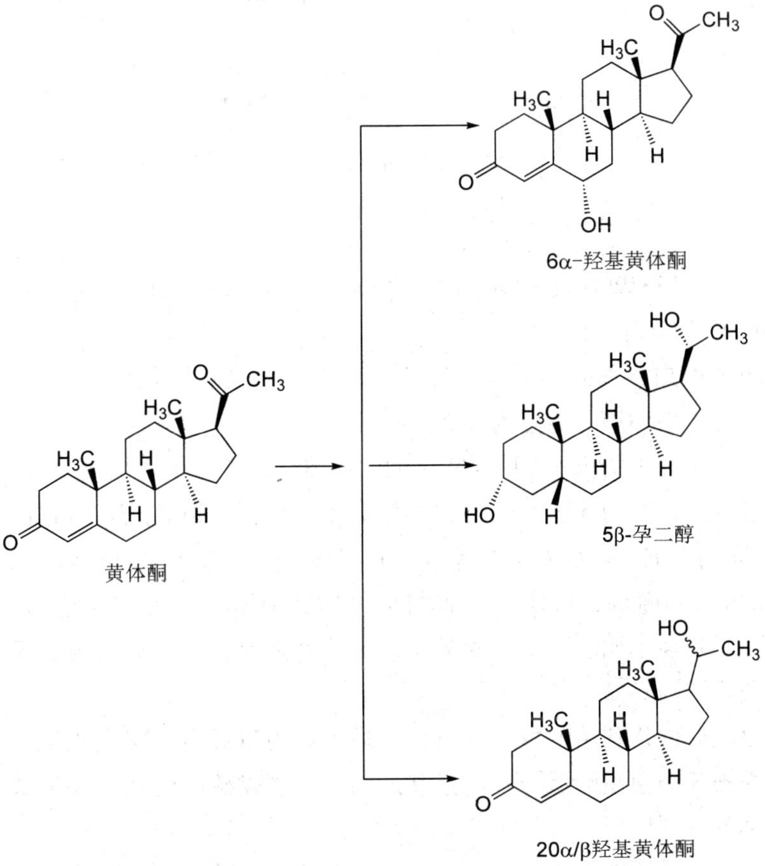

图 16-12 黄体酮在体内的生物转化过程

6α-羟基黄体酮

5β-孕二醇

黄体酮

20α/β羟基黄体酮

表 16-5 一些 19-去甲睾酮类孕激素及特点和用途

药物名称	化学结构	特点与临床用途
炔孕酮 Ethisterone	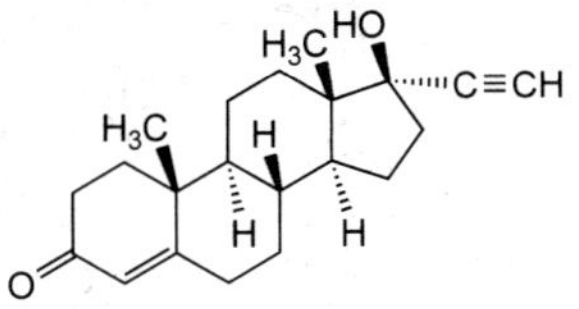	口服制剂，临床上用于治疗月经不调
炔诺酮 Norethisterone	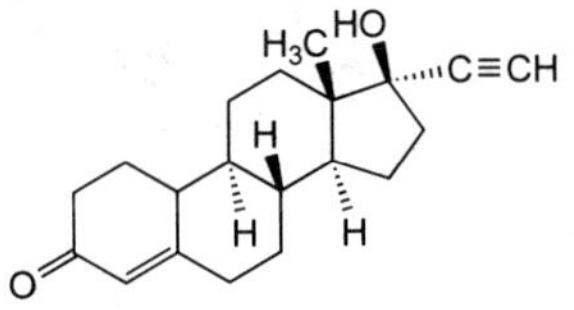	口服片剂，活性为炔孕酮的 5 倍，有较轻的雌激素和雄激素副作用。临床上主要是与炔雌醇组成复方制成短效口服避孕药，还可以用于治疗功能性子宫出血、不育症等
左炔诺孕酮 Levonorgestrel	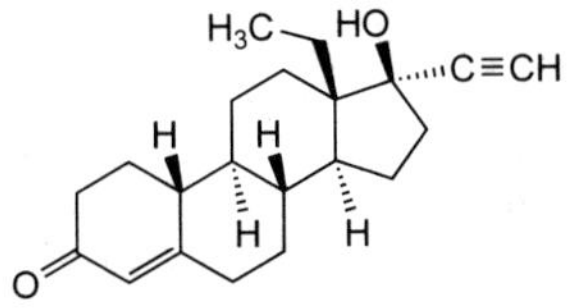	口服片剂，是炔诺孕酮的左旋体，作用与炔诺酮相似，有较轻的抗雌激素活性及蛋白同化活性。临床主要是与炔雌醇组成复方制成口服避孕药，还可用于治疗月经不调、痛经

炔诺酮（Norethisterone）

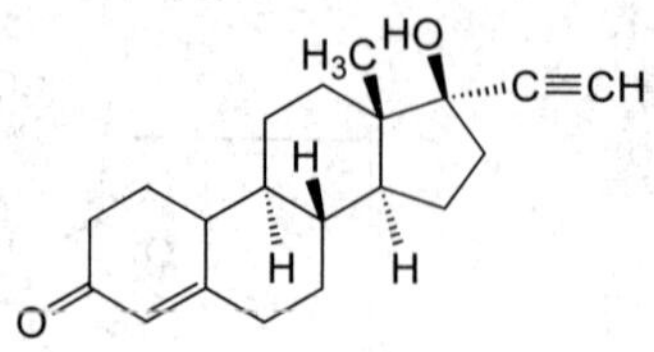

化学名为 17β 羟基-19-去甲-17α 孕甾-4-烯-20-炔-3-酮；17β-Hydroxy-19-nor-17α-pregn-4-en-20-yn-3-one。

本品为白色或类白色粉末，无臭，味微苦。本品在三氯甲烷中溶解，在乙醇中微溶，在丙酮中略溶，在水中不溶。熔点为 202~208℃。

炔诺酮是第一个上市的 19-去甲睾酮类型的甾体孕激素，是炔孕酮 C-19 位去甲基衍生物，孕激素活性为炔孕酮的 5 倍，有一定的雌激素及雄激素副作用。炔诺酮是一个口服短效孕激素，能抑制垂体释放黄体化激素（luteinizing jormone，LH）和促卵泡成熟激素（follicle-stimulating hormone，FSH），抑制排卵作用比黄体酮要强。临床上用于治疗功能性子宫出血、痛经、月经不调、子宫内膜异位症及不育症等，还可以与雌激素类药组成复方制剂，作为口服避孕药。

炔诺酮口服以后生物利用度可达到 70%，进入体内以后有 80% 与血浆蛋白结合并分布到全身。在体内被 3α 还原酶代谢成 3-羟基产物，还可以硫酸酯或葡萄糖醛酸酯的形式经尿及粪便排出体外。

炔诺酮的合成路线如图 16-13：

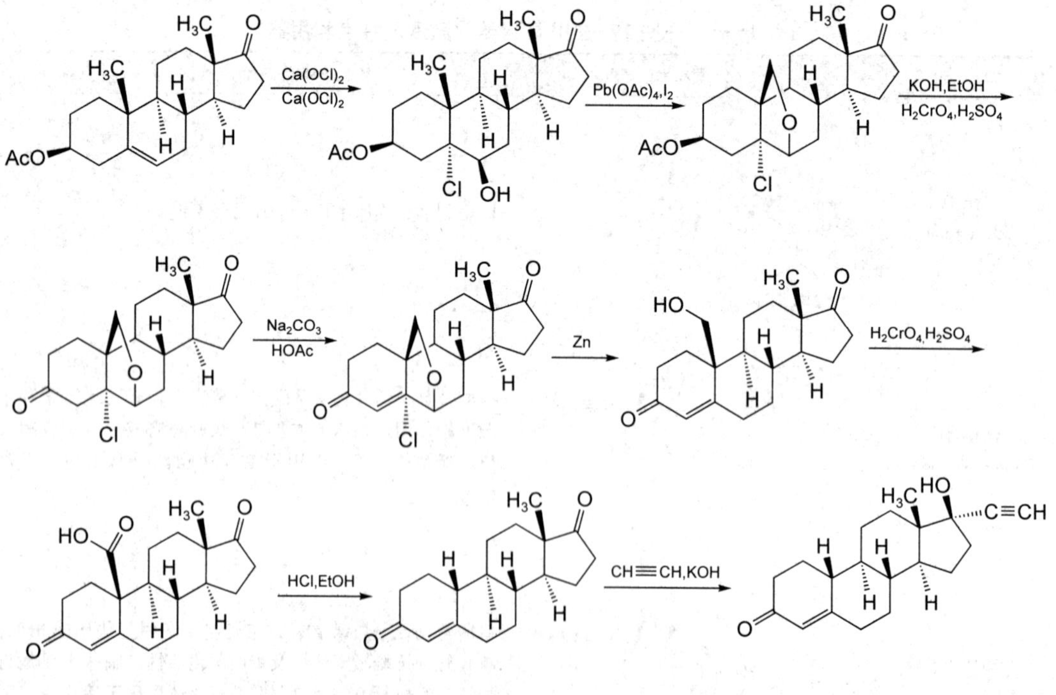

图 16-13　炔诺酮的合成路线

炔诺酮的合成以醋酸去氢表雄酮为原料，先用漂白粉将 5,6 位的双键加成，再用四醋酸铅在碘催化下氧化，使 C-9 位的角甲基与 C-6 位的羟基成环醚，再在碱性条件下脱去三位的乙酰基，用 jones 试剂将三位羟基氧化成羰基。再用碳酸钠，醋酸的条件下脱氯化氢，用 Zn 粉开环，得到 C-19 位羟甲基产物，再用铬酸将其氧化为羧基。由于 C-19 位的羧基很容易脱去，在酸性条件下脱去羧基得到 C-19 位去甲基甾体，最后炔化经 8 步反应得到炔诺酮。

炔诺酮口服以后，0.5~4 小时内达到血药浓度峰值，但是必须每日口服一次。为了使药效维持较长的时间，可以将 C-17 位的羟基酯化，得到一系列的酯化衍生物，可溶于植物油中制成长效油剂注射剂，注射一次药效可以维持一个月。另外 C-3 位的酮基还可以成肟，还可以先将 C-3 位的酮基还原成羟基后再酯化或者成醚得到前药，得到一类长效药物（表 16-6）。

表 16-6　一些具有代表性的 19-去甲睾酮类长效孕激素及特点和用途

药物名称	化学结构	特点与临床用途
醋酸炔诺酮 Norethisterone acetate		口服片剂，是炔诺酮的前药，临床上主要是与雌激素组成复方制剂制成口服避孕药
庚酸炔诺酮 Norethisterone enanthate		油剂注射剂，经肌内注射以后贮存在肌肉组织中，缓慢释放，达到长效目的。临床上主要是与戊酸雌二醇组成复方制成长效避孕针剂
炔酮肟 Norethisterone oxime		口服片剂，具有显著的抗着床作用，比炔诺酮大 12.5 倍，且毒性较小，有雌激素、抗雌激素和抗孕激素活性。临床上主要是用作探亲避孕药或事后避孕药
醋酸奎孕醇 Quingestanol acetate		口服片剂，其孕激素活性是炔诺酮的 3 倍，但雌激素活性弱。具有抗排卵和抗着床作用。临床上用作事后避孕药，还可以与炔雌醚组成复方制成口服避孕药
双醋炔诺醇 Ethynodiol diacetate		口服片剂，作用与炔诺酮相同，临床上主要是与雌激素组成复方制成口服避孕药。由于分子中没有 C-3 位酮基的雄激素特征结构单元，所以雄激素活性很低

左炔诺孕酮（Levonorgestrel）

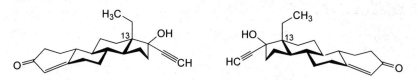

化学名为 D-(-)-17α 乙炔基-17β 羟基-18-甲基雌甾-4-烯-3 酮；(17α)-(13β-Ethyl-17-hydroxy-18,19-dinorpregn-4-en-20-yn-3-one。

本品为白色或类白色结晶性粉末，无臭，无味，在三氯甲烷中溶解，在甲醇中微溶，在水中不溶。熔点为 233~239℃，熔距在 5℃ 以内。

18-甲基炔诺酮只有 D-型有活性，L-型无效。左炔诺孕酮是 18-甲基炔诺酮的左旋体。临床上使用的炔诺酮是消旋体，活性只有左炔诺孕酮的一半。

左炔诺孕酮的作用与炔诺酮相同，通过抑制垂体释放黄体化激素（LH）和促卵泡成熟激素（FSH），达到抑制排卵的作用，口服以后可被完全吸收，生物利用度可达到 87%~99%，高于炔诺酮的 70%，蛋白结合率达到 93%~95%。虽然孕激素活性比炔诺酮要强，但是雌激素活性也相应增加，还有一定的雄激素副作用。不过总体来看，左炔诺孕酮的药效，药代动力学评价比炔诺酮有更多的优点和更小的副作用，作为口服避孕药的孕激素配伍成分在临床上有着非常广泛的应用。

本品是炔诺酮的类似物，它们之间的差异仅在 C-13 的甲基以乙基替代。这种结构的变化不是有意识的药物设计，而是在全合成过程中，合成 18-甲基炔诺酮比合成炔诺酮更容易。后来发现其作用强度与炔诺酮一样，并且在体内有更长的作用时间，更适合作为避孕药。

左炔诺孕酮的合成路线如图 16-14。

左炔诺孕酮的合成以 6-甲氧基-1-萘满酮为原料，经格氏反应上乙烯基，与 2-乙基-1,3-环戊二酮缩合，然后用啤酒酵母菌发酵将酮基选择性的还原为 α 羟基，在酸性条件下关环，还原，Oppennauer 氧化，16 位上乙炔基七步反应得到左炔诺孕酮。本品用全合成法制备，是最先实现工业化生产的全合成甾体激素。因为不是选用甾体的母环立体构型相同的半合成原料来合成，所以在 C 环关环时，会出现立体异构体。上述的全合成路线中，选用啤酒酵母菌发酵成功解决了这个问题。

（二）孕酮类孕激素

在人们研究皮质激素生物合成的过程中，发现黄体酮的衍生物 17α 羟基黄体酮（17α-hydroxyprogesterone）没有口服活性，但是将 17α 羟基乙酰化后的口服活性增加，与炔诺酮相比，只有炔诺酮的 1/100。但是这个发现开辟了一类新的孕激素——孕酮类口服孕激素。

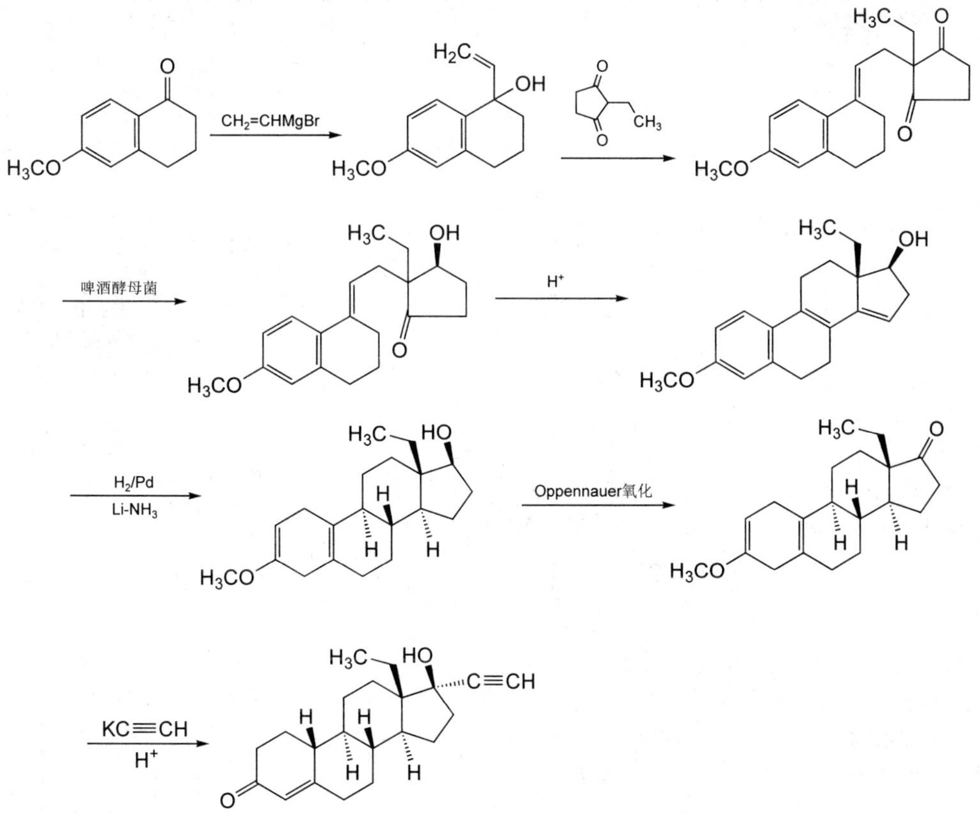

图 16-14　左炔诺孕酮的合成路线

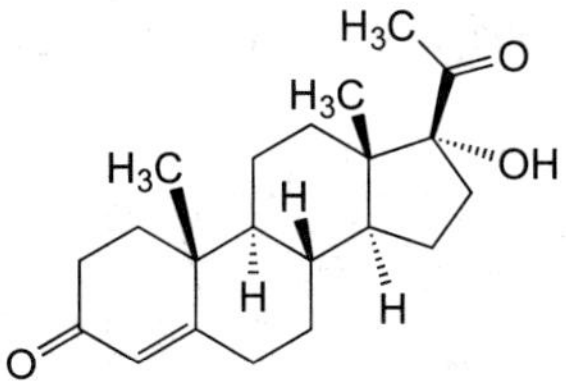

17α-羟基黄体酮

　　为了增强 17α 羟基黄体酮的口服活性和延长药效作用时间，将 17α 羟基酯化，得到了一系列的酯化前药，可溶于植物油中制成长效油剂注射剂，注射一次药效可维持一个月。一些孕酮类合成孕激素及特点和用途（表 16-7）。

表 16-7　一些孕酮类合成孕激素及特点和用途

药物名称	化学结构	特点与临床用途
醋酸甲地孕酮 Megestrol acetate	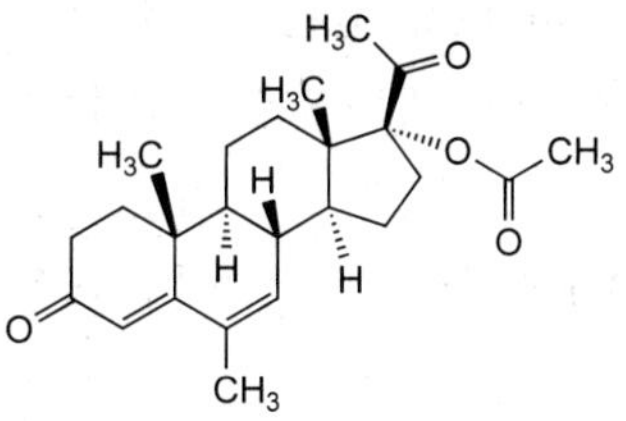	口服片剂，注射针剂。口服时孕激素活性是黄体酮的 75 倍，注射时孕激素活性是黄体酮的 50 倍，且没有雌激素和雄激素活性。临床上主要作为短效口服避孕药，还可以用于治疗妇科疾病

续表

药物名称	化学结构	特点与临床用途
醋酸甲羟孕酮 Medroxy progesterone acetate	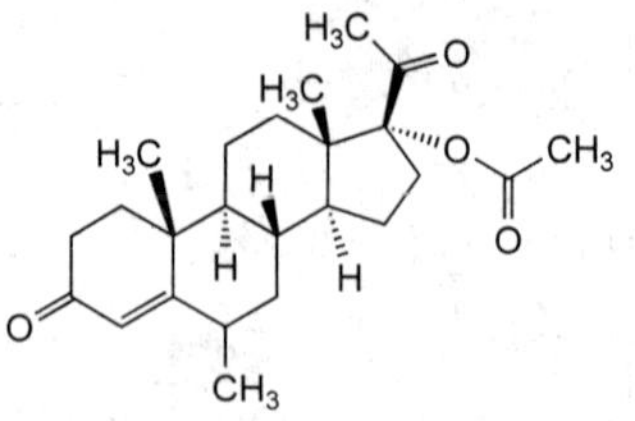	口服片剂。口服时孕激素活性是黄体酮的 20~30 倍，是醋酸甲地孕酮的 1/2，药效可维持 2~4 周以上。临床上主要是单用作长效口服避孕药，还可以与环戊丙酸雌二醇组成复方作为长效避孕药。还可用于治疗先兆流产、习惯性流产、痛经，也可用于晚期乳腺癌，子宫内膜癌和前列腺癌
醋酸氯地孕酮 Chlormadinone acetate	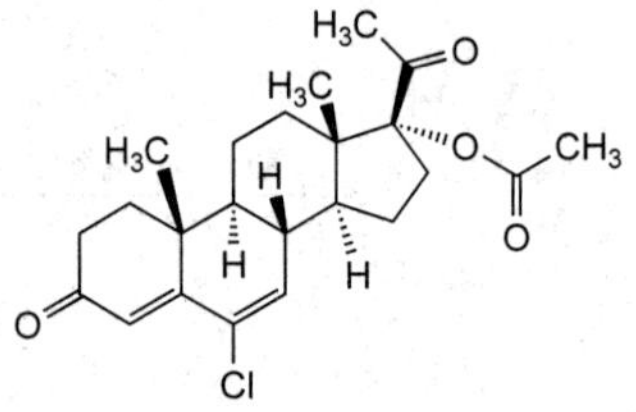	口服片剂。口服孕激素活性是醋酸甲地孕酮的 7 倍，且无雌激素和雄激素活性。临床上主要是与长效雌激素炔雌醚组成复方制成长效口服避孕药
己酸羟孕酮 17α-hydroxyprogesterone caproate	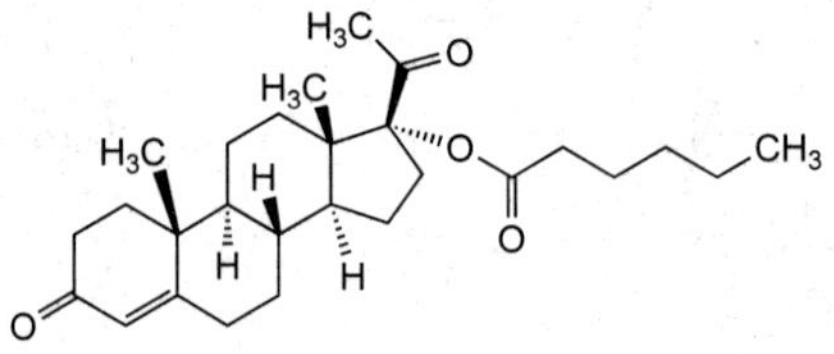	注射针剂。孕激素活性是黄体酮的 7 倍，且无雌激素活性。肌肉注射以后在体内缓慢释放，发挥长效作用。临床上主要是与戊酸雌二醇组成复方制成长效避孕药

醋酸甲地孕酮（Megestrol acetate）

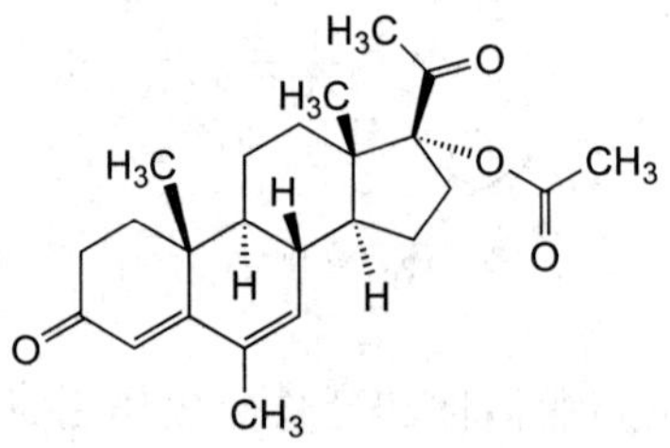

化学名为 6-甲基-17α 羟基孕甾-4,6-二烯-3,20-二酮-17-醋酸酯；17-Hydroxy-6-methylpregna-4,6-diene-3,20-dione acetate。

本品为白色或类白色结晶性粉末，无臭。本品在三氯甲烷中极易溶解，在丙酮中溶解，在乙酸乙酯中略溶，在无水乙醇中微溶，在水中不溶。熔点为 202~208℃。

醋酸甲地孕酮是 17α 乙酰基黄体酮的衍生物。是强效口服孕激素，而且没有雌激素和雄激素活性。口服给药以后，在肝脏首过效应中被迅速代谢成甲地孕酮，与血清蛋白结合率可达到 85%。其代谢物与孕酮类似，体内主要代谢途径是 C-6-羟基化或者 3,20-二酮被还原成二醇。在尿液中的主要代谢物是 C-3-羟基物和 C-6-羟基甲地孕酮，以葡萄糖醛酸酯形式排出。

醋酸甲地孕酮在体内的生物转化过程如图 16-15：

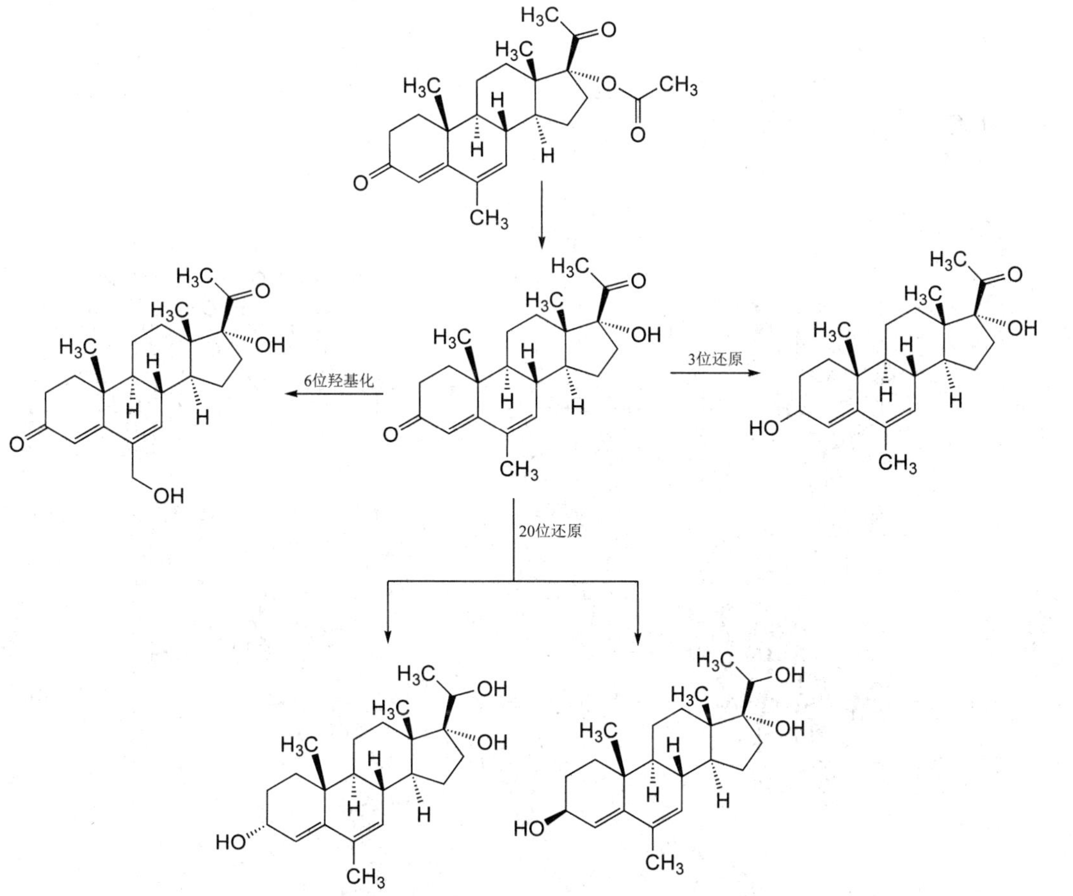

图 16-15 醋酸甲地孕酮在体内的生物转化过程

醋酸甲地孕酮的合成以 17α 羟基黄体酮为原料，先成烯醚，再在三氯氧磷及 DMF 中进行甲基化，一步反应得到 6-亚甲基甾体，再用 Pd-C 催化还原得到醋酸甲地孕酮（图 16-16）。

现在临床上使用的孕激素因受体选择性不够专一，除了能与孕激素受体作用以外，还能与其他甾体激素受体作用，具有雄激素和糖皮质激素等活性，从而导致了不良反应的发生。有雄激素副作用的孕激素可以部分逆转雌激素降低低密度脂蛋白、升高高密度脂蛋白的作用，削弱雌激素对血管的保护作用，导致脂代谢的改变和体重增加。而脂代谢的异常则会带来心血管疾病发病率的升高。因此寻找到专一性更好、安全性更高、副作用更小的孕激素药物就是以后研究工作的重点。理想的孕激素应该在预防内膜增生的同时不会抵消雌激素对血管的保护作用。此类新一代的雌激素代表药物有：屈螺酮（Drospirenone）、地诺孕酮（Dienogest）和 19-去甲基黄体酮衍生物类的诺美孕酮（Nomegestrol）和曲美孕酮（Trimegestone）。这些孕激素与孕激素受体的结合有很好的选择性，几乎不与其他的甾体激素受体结合，没有雌激素、雄激素和糖皮质激素样活性，也不影响脂类的代谢，更接近天然黄体酮的作用。

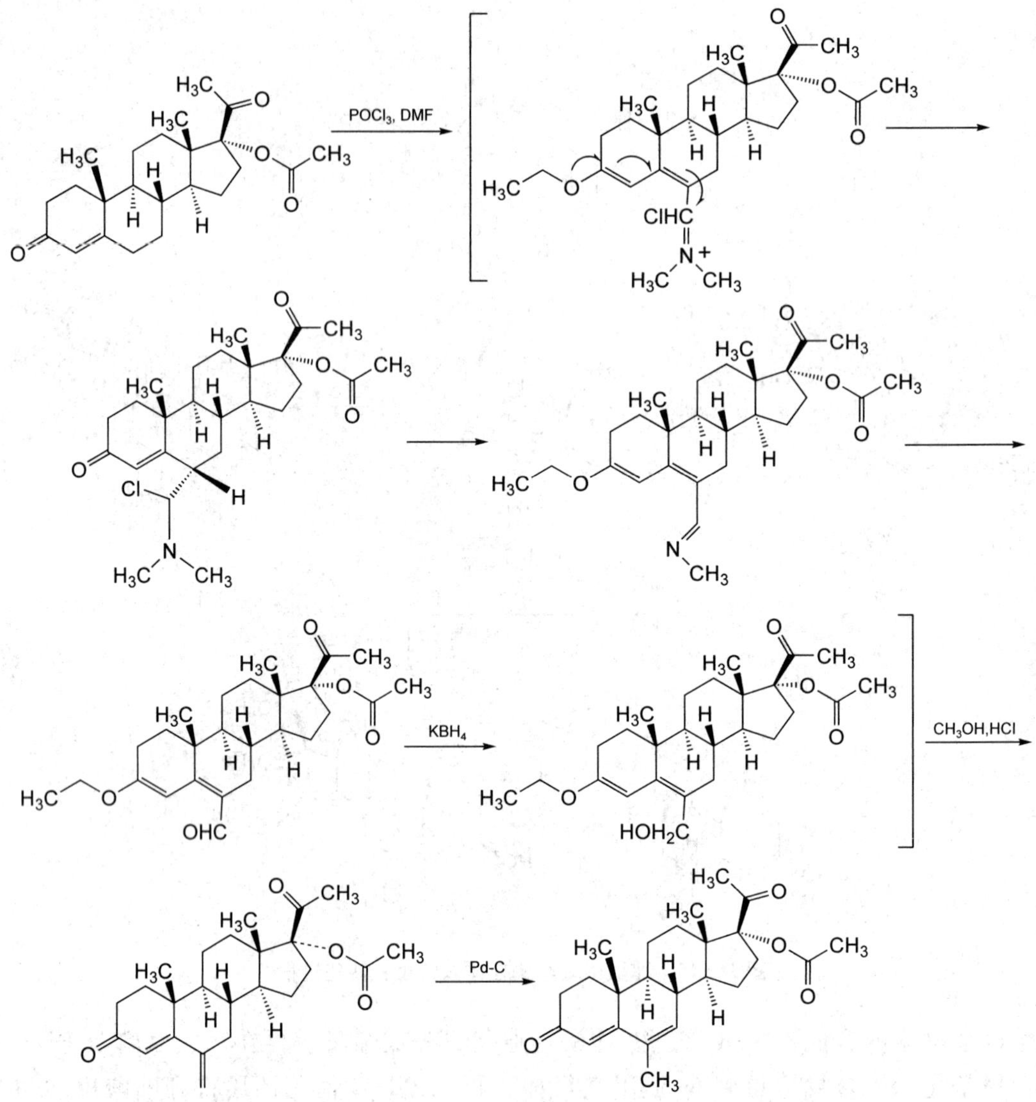

图 16-16　醋酸甲地孕酮的合成路线

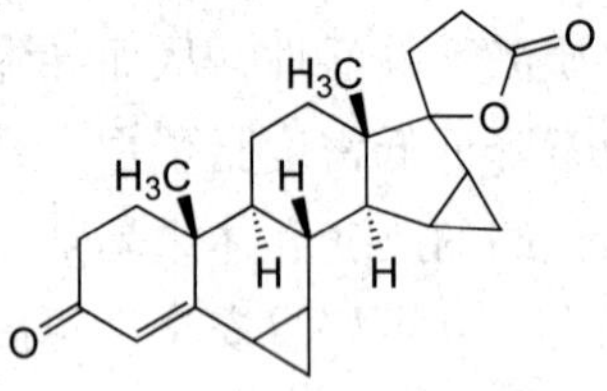

屈螺酮

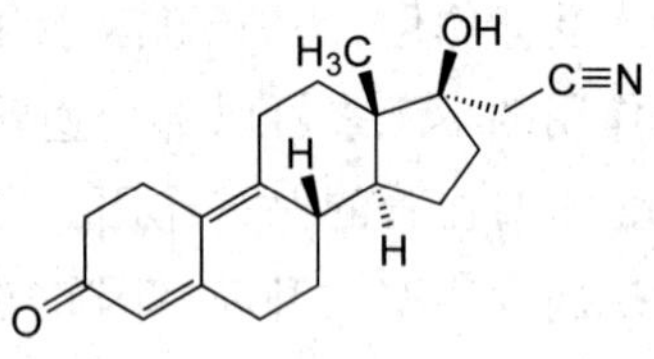

地诺孕素

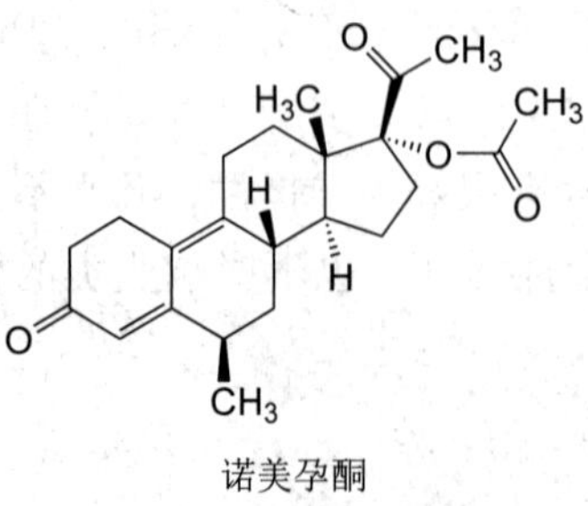

诺美孕酮

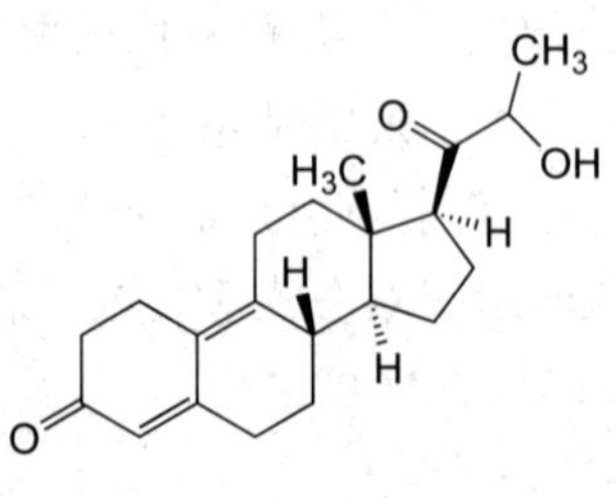

曲美孕酮

380

（三）构效关系

19-去甲睾酮类孕激素以炔诺酮为代表药物，还有炔孕酮、17α 黄体酮。17α 孕甾是它们的重要结构特征。C-18 位增加一个甲基或者是 19 位去甲基都可提高孕激素活性。口服孕激素都具有 C-20-乙炔基。在 C-11 位引入亚甲基可使活性进一步提高，而且也没有雌激素和雄激素活性。在 B 环和 D 环引入双键可增强孕激素活性。

孕酮类孕激素的基本结构特征是 Δ^4-孕甾-3,20-二酮。Δ^6、6-CH$_3$、6-Cl 和 19-去甲基都能增强孕激素活性。将 C-17 位羟基酯化制成前药可以使药物具有口服活性，并延长作用时间。这些取代基可能因为阻止了两个羰基的还原和 6 位的氧化，使得药物有了口服活性。

二、孕激素拮抗剂（Progestins Antagonists）

孕激素拮抗剂（Progestins antagonists）指的是与孕激素竞争受体并拮抗其活性的化合物也被称作抗孕激素（Antiprogestins）。它可以干扰受精卵的着床和妊娠反应过程，达到抗早孕的目的，还可以用于治疗激素依赖型乳腺癌。1982 年法国 Roussel-Uclaf 公司推出了第一个抗孕激素米非司酮（Mifepristone）。

米非司酮（Mifepristone）

化学名为 11β-（4-二甲氨基苯基）-17β-羟基-17-（α-丙炔基）-雌甾-4,9-二烯-3-酮；(11β,17β)-11-[4-(Dimethylamino)phenyl]-17-hydroxy-17-(1-propynyl)estra-4,9-dien-3-one。

本品为淡黄色结晶性粉末，无臭无味。本品在甲醇或二氯甲烷中易溶，在乙醇或乙酸乙酯中溶解，在水中几乎不溶。熔点 192~196℃。

米非司酮的开发成功是以相应的激素受体系统的研究为基础的，是现代新药开发的一个范例。它的基本母核是 19-失碳炔诺酮。以前在甾体 C-11 位只有羟基和氧的取代，现在在甾体的 C-11 位引入了一个体积较大的二甲苯氨基。C-17α 位引入了丙炔基而不是乙炔基，可能是这两个不同点增加了与孕激素受体的亲和力，也增强了化合物的化学稳定性。

米非司酮是孕激素受体拮抗剂，本身无孕激素活性，它与子宫内膜的孕激素受体的亲和力比黄体酮高 5 倍，在体内的作用部位为子宫，并不影响垂体-下丘脑内分泌轴的分泌调节。米非司酮在临床上主要是抗早孕，在妊娠早期使用可诱发流产。它与前列腺素（PG）类的米索前列醇（Misoprostol）或卡前列甲酯（Carboprost methylate）合用，对于停经不超过 49 天的早孕妇女，可以得到 90%~95% 的完全流产率，孕期越短，效果越好，并且副作用小，是最佳的终止早孕的方案。但是服用本品一周内，应避免服阿司匹林和其他非甾体类抗炎药。

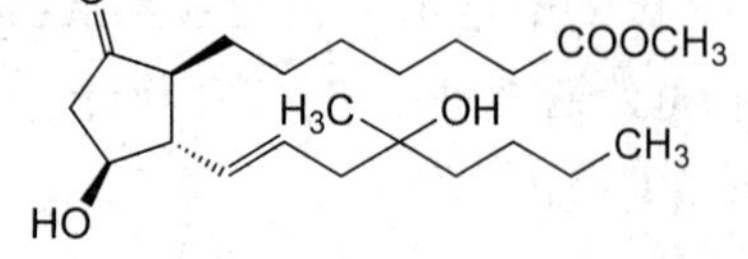

米索前列醇 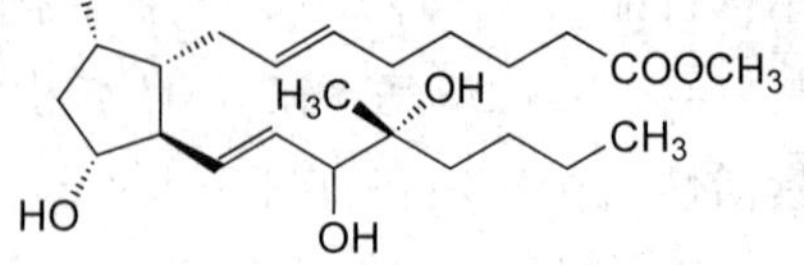　　　　　　　　卡前列甲酯

米非司酮的成功上市，使药物代替手术的方式来终止妊娠成为现实，而且随着研究的深入，发现米非司酮还可以导致中期妊娠的终止和死胎引产，对子宫肌瘤与子宫内膜异位症也有较弱的效果。

米非司酮口服以后在体内被迅速吸收，在 90 分钟时达到血药浓度峰值，口服生物利用度可达到 70%，由于明显的肝脏首过效应，消除半衰期约为 18 小时。

米非司酮在体内的生物转化过程如图 16-17：

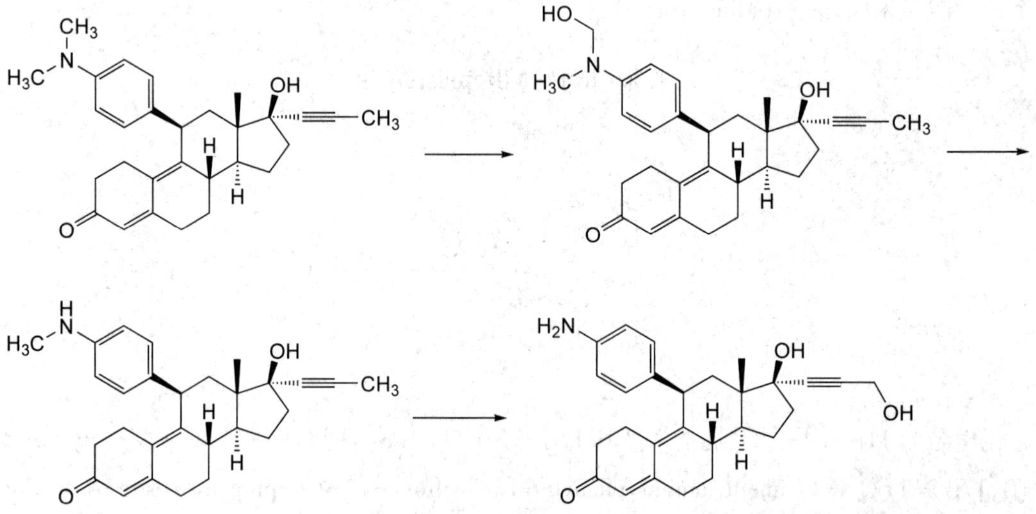

图 16-17　米非司酮在体内的生物转化过程

代谢过程中首先 N-甲基被氧化为羟甲基，随后有脱去羟甲基得到 N-单甲基化合物，它仍具有活性，进一步代谢生成 N-双去甲基及羟基丙炔基化合物。

米非司酮采用全合成法制备，用炔诺酮的合成中间体 C-19 甲酸为起始原料，一共经过 8 步反应，是国内已经申请了专利的路线（图 16-18）。

孕激素类药物不良反应及禁忌证

使用孕激素类药物时病人偶见头晕、恶心、呕吐及乳房胀痛等。长期使用会带来子宫内膜萎缩，月经量减少，并容易发生阴道真菌感染。大剂量使用 19-去甲睾酮类孕激素时可导致肝脏功能障碍。

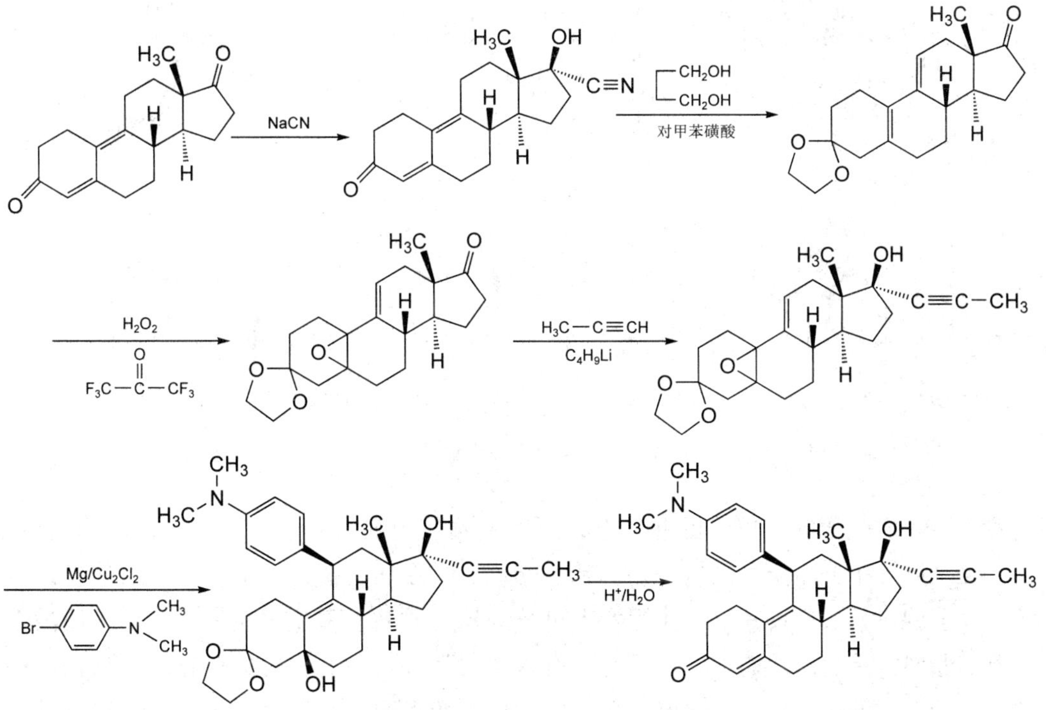

图 16-18　米非司酮的合成路线

第五节　肾上腺皮质激素和肾上腺皮质激素拮抗剂
Adrenocorticoid Hormones and
Adrenocorticoid Hormones Antagonists

肾上腺位于肾脏的内部上侧，由内向外分为网状带、束状带和球状带三层：网状带主要合成和分泌性激素，束状带主要合成和分泌糖皮质激素（Glucocorticoids），球状带合成和分泌盐皮质激素（Mineralocorticoids）。肾上腺皮质素（Adrenocorticoid Hormones）是肾上腺皮质所分泌激素的总称。

一、肾上腺皮质激素（Adrenocorticoid Hormones）

早在 1855 年，Addison 就发现了肾上腺皮质的生理学重要性。Addison's 病、Cushing's 病、和 Conn's 病的症状都与肾上腺皮质的功能及其激素有关。1927 年，Rogoff 和 Stewart 用肾上腺的提取物静脉注射到已经被切除了肾脏的狗体内，使得濒临死亡的狗得以继续存活，这个实验证实了肾上腺及其分泌的激素的重要作用。后来人们从肾上腺的提取物中分离得到了多个化合物，其中以可的松（Cortisone）、氢化可的松（Cortisol）、皮质酮（Corticosterone）、17-α 羟基-11-脱氧皮质酮（17-α-hydroxy-11-deoxycorticosterone）和 11-去氢皮质酮（11-dehydroxycorticosterone）的活性较高。1953 年又分离出了醛固酮（Aldosterone）。

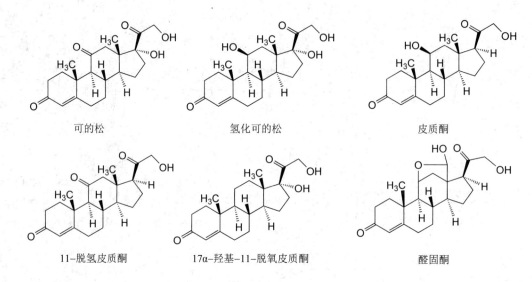

可的松　　　　　　　　　氢化可的松　　　　　　　　　皮质酮

11-脱氢皮质酮　　　　17α-羟基-11-脱氧皮质酮　　　　　　醛固酮

　　肾上腺皮质激素的作用广泛并复杂，而且随着使用剂量的不同产生不同的作用效果，它们的靶细胞几乎遍布全身的组织，与糖、脂质、蛋白质、核酸、水和电解质的代谢密切相关。肾上腺皮质激素按其生理作用特点可分为糖皮质激素和盐皮质激素。糖皮质激素主要与糖、脂肪、蛋白质代谢和生长发育等有密切关系，是一类重要的药物。但它仍有一些影响水、盐代谢的作用，可使钠离子从体内的排出变得困难而发生水肿，这被视为糖皮质激素的副作用。盐皮质激素如醛固酮及去氧皮质酮，主要作用为调节机体的水、盐代谢和维持电解质平衡。因只限于治疗慢性肾上腺皮质功能不全，临床用途少，未开发成药物。其代谢拮抗物如螺内酯，作为利尿药物使用。

　　糖皮质激素在临床上主要用于治疗肾上腺皮质功能紊乱、自身免疫性疾病（如肾病性慢性肾炎、系统性红斑狼疮和类风湿关节炎等）和变态反应型疾病（如支气管哮喘、感染性疾病、休克、器官移植的排异反应、白血病、其他造血器官的肿瘤、眼科疾病和其他皮肤病等）。

　　糖皮质激素和盐皮质激素结构上共同点：均为天然的甾体皮质激素，具有孕甾烷的母核，含有 Δ^4-3,20-二酮、C-21-羟基、C-11 位有羟基或者氧，C-17 位含有羟基时为可的松类化合物，C-17 位没有羟基时为皮质酮类化合物。

　　糖皮质激素和盐皮质激素结构上有明显的区别：糖皮质激素通常同时具有 C-17-α 羟基和 C-11-氧（羟基或氧代）；盐皮质激素则不同时具有 C-17-α 羟基和 C-11-氧（羟基或氧代）。

　　为了表示皮质激素的两种活性的大小，实验药理学以钠潴留（Sodium retention）活力作为盐皮质激素活性大小的指标；以肝糖原沉积作用（Liver-glycogen Depositation）及抗炎作用（Antiinflammatory）大小作为糖皮质激素得活性指标（表 16-11）。

表 16-11　一些天然皮质激素类化合物相对生物活性

化合物	相对活性			
	生命维持	肝糖原沉积	抗炎	钠潴留
可的松	1.00	1.00	1.00	1.00
皮质酮	0.75	0.54	0.03	2.55
11-去氢皮质酮	0.58	0.45	—	0

384

续表

化合物	相对活性			
	生命维持	肝糖原沉积	抗炎	钠潴留
皮质醇	1.00	1.55	1.25	1.50
11-去氧皮质醇	4.00	0	0	30
醛固酮	80.0	0.3	0	600

由于糖皮质激素具有非常重要的生物活性和治疗作用，本部分着重讲述糖皮质激素。

（一）醋酸氢化可的松

1948年，首次人工合成出了可的松，但是发现可的松本身并没有生物活性，它只是一种非活性的代谢物。氢化可的松是由肾上腺皮质分泌的最有效的内源性糖皮质激素，在临床使用中发现它具有很好的治疗作用，但是也伴随有钠潴留的严重副作用（如水牛背、肥胖等等），为了提高疗效并减轻副作用，人们对可的松和氢化可的松进行了结构改造并做了构效关系的研究。进行结构改造的目的就是为了将糖皮质激素活性与盐皮质激素活性分开。经过几十年的努力探索，通过在甾体母核上引入各种不同的基团，从中发现了一些活性强且副作用小的药物。

糖皮质激素作为一类重要的药物，氢化可的松是这类药物的代表，其他的药物也含有氢化可的松的结构，是在它的基础上发展而来的。

氢化可的松（Hydrocortisone）

化学名为（11β）-11,17,21-三羟基孕甾-4-烯-3,20-二酮；（11β）-11,17-21,-trihydroxypregn-4-ene-3,20-dione。又被称为皮质醇。

本品为白色或类白色结晶性粉末，无臭，初无味，随后有持续的苦味，遇光渐变质。本品在乙醇或丙酮中略溶，在三氯甲烷中微溶，在乙醚中几乎不溶，在水中不溶。

氢化可的松进入体内以后在肝脏、肌肉和红细胞中代谢。首先通过5α或者5β还原酶的催化使Δ4被还原，进一步在3α或者3β酮基还原酶的作用下被还原成5β孕甾烷甾体，然后C-20侧链断裂形成19个甾体化合物。与葡萄糖醛酸或者是单硫酸酯化后成水溶性结合物后从尿液和胆汁中排出。

氢化可的松的合成以薯芋皂苷元为原料，经过10步反应得到产物，氢化可的松的合成路线如图16-19。

（二）糖皮质激素的发展

在20世纪60~70年代，糖皮质激素的结构修饰成为当时最热门的研究课题之一，甾体母核上可以进行修饰的地方几乎都做了改动，引入了不同的取代基，也发现了一些专一性较好、副作用较小的药物，得到了比较好的临床治疗效果。

图 16-19　氢化可的松的合成路线

以醋酸氢化可的松为先导化合物，对其结构改造及修饰主要可以分为以下几点。

1. C-1 位的修饰　以醋酸氢化可的松为先导化合物，经过 C1-2 位的脱氢在 A 环引入双键后得到醋酸泼尼松龙（Hydroprednisone acetate），其抗炎活性是氢化可的松的 4 倍，同时不增加钠潴留副作用。对这种活性改变的解释是 A 环构型从半椅式变为船式，可以提高与受体的亲和力和改变药代动力学性质。

半椅式构象　　　　　　　　　　　　船式构象

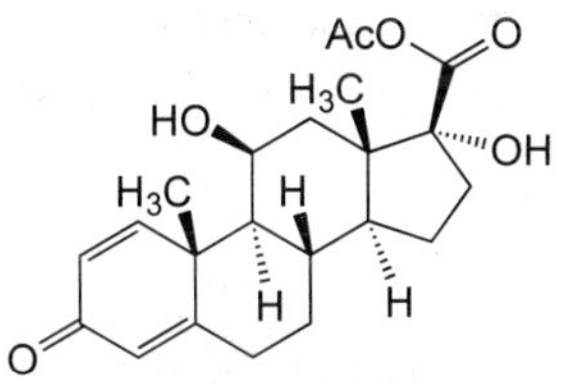

醋酸氢化泼尼松龙

C-1位的修饰是对皮质激素甾体母核结构改变的起点，之后的一些强效皮质激素都采用了这一结构修饰方案。

2. C-6位的修饰　在C-6α位引入氟原子后可以阻滞C-6α位的氧化代谢失活，得到醋酸6α氟代氢化可的松（6α-fluorocortisol acetate）和醋酸6α氟代泼尼松（6α-fluoroprednlisolone acetate）。

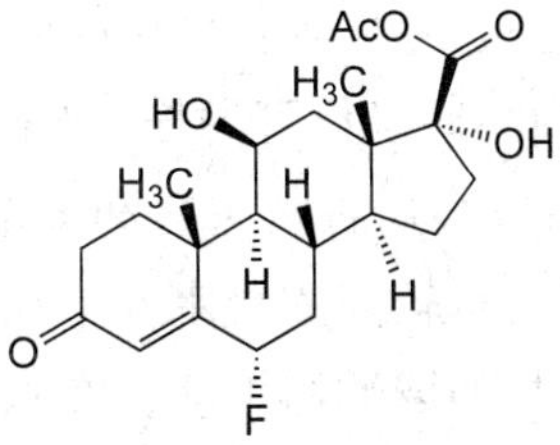

醋酸6α-氟化氢化可的松 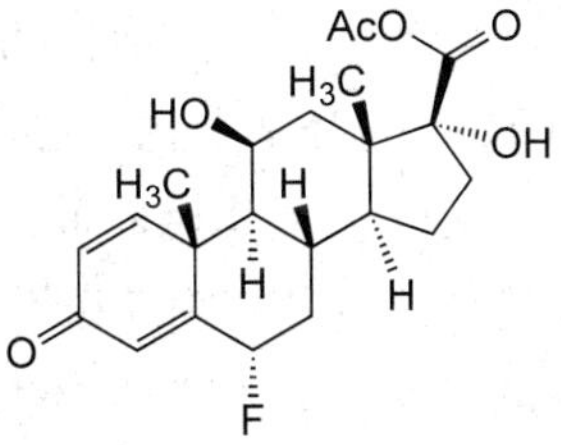　　　　　　醋酸6α-氟代泼尼松

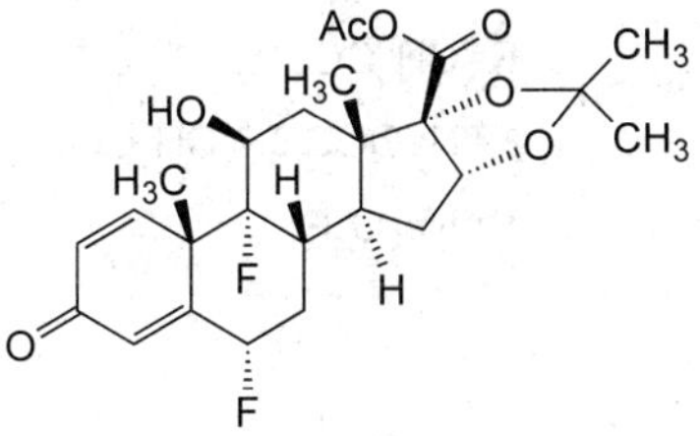

醋酸氟轻松

3. C-9位的修饰　对皮质激素类的药物C-9α位进行结构修饰是提高作用强度的重要方法，现在常用的强效皮质激素几乎都有C-9α位的氟原子取代，如醋酸氟轻松（Fluocinolone Acetonide）。但是单纯的C-9α位氟原子取代的皮质激素虽然抗炎活性大大增加但是同时钠潴留的作用也相应增加，副作用较大。

4. C-16位的修饰　后来人们发现在C-9位引入氟原子的同时再在C-16位上引入其他基团可以减少或者消除钠潴留的副作用。如在C-16位引入羟基并且与C-17位的α羟基一起与丙酮制成缩酮；或者C-6位再引入卤素原子，可以抵消C-9α氟原子取代所增加的钠潴留作用。代表药物有曲安西龙（Triacinolone）、曲安奈德（Triamcinolone）等。

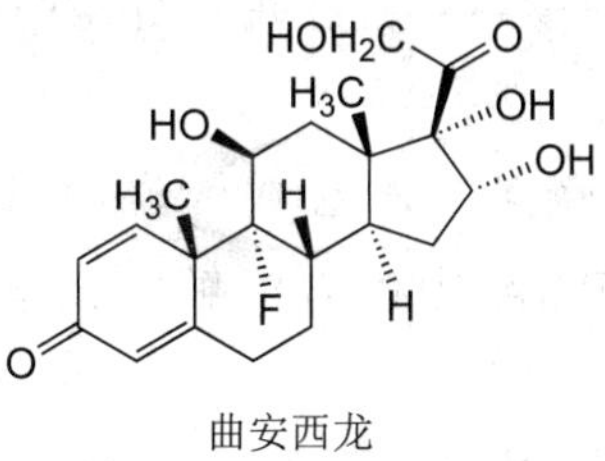

曲安西龙 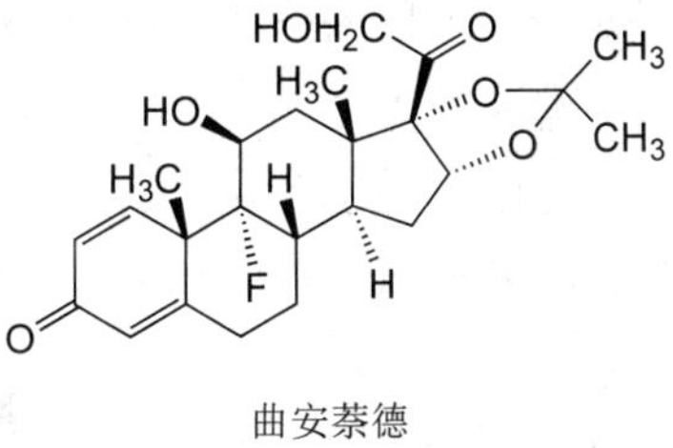　　　　　　　　　曲安奈德

在皮质激素中的C-16位上引入甲基也是结构修饰的重要手段，它可以使抗炎活性增加且钠潴留作用减小。再在其他结构改变的基础上，如C-9α氟取代，C1-2引入双键，再在C-16

位引入甲基得到醋酸地塞米松（Dexamethasone acetate）和倍他米松（Betamethasone）。它们是目前临床上应用最广泛的强效皮质激素。C-16 位引入甲基以后所导致的抗炎活性增强可能归结于空间位阻妨碍了 17 位的氧化代谢。

醋酸地塞米松　　　　　　　　倍他米松

5. C-21 位羟基的酯化衍生物　　氢化可的松与相应的酸酐反应可以得到相应的 C-21 羟基的酯化产物，在不改变糖皮质激素活性的前提下，可以延长作用时间和增加稳定性。

将氢化可的松的 21 位的羟基酯化，可以得到醋酸氢化可的松（Hydrocortisone acetate），既增强了药物的稳定性又延长了作用时间。可以口服、肌内注射和关节注射，还可以制成洗剂和软膏剂，作为局部消炎药。由于酯化之后具有较高的疏水性，在水中的溶解度降低，为了解决这个问题，可以将它们制成琥珀酸酯钠盐和磷酸酯钠盐，在水中有较高的溶解度。临床上制成注射剂，作为急诊抢救用药。

R=CH$_3$CO　　　　　　　　　醋酸氢化可的松
R=NaOOCCH$_2$CH$_2$CO　　　琥珀酸氢化可的松钠盐
R=Na$_2$O$_3$P　　　　　　　　磷酸氢化可的松钠盐

醋酸地塞米松（Demamethasone acetate）

化学名为 16α 甲基-11β,17α,21-三羟基-9α 氟-孕甾-1,4 二烯-3,20-二酮-21-醋酸酯；(11β,16α,17α)-9α-Fluoro-11,17,21-trihydroxy-16-methylpregna-1,4-diene-3,20-dione Acetate。又名醋酸氟美松。

本品为白色或类白色结晶性粉末，无臭，味微苦。本品在丙酮中易溶，在甲醇或无水乙醇中溶解，在乙醇或三氯甲烷中略溶，在乙醚中极微溶解，在水中不溶。熔点 223~233℃。

从结构上看，C-9α 氟及 C-16α 甲基的引入均使其抗炎活性显著增强，而 C-16α 甲基则显著地降低了地塞米松的水钠潴留副作用。醋酸地塞米松是目前临床上已经使用的活性最强的糖皮质激素之一，它可以口服也可以外用。口服主要用于治疗风湿热、类风湿关节炎、红斑狼疮和白血病等疾病，口服消除半衰期大约为 4 个小时。外用主要用于治疗湿疹、皮炎等皮肤病。

地塞米松本身外用时的抗炎活性不强，但是将 C-21 位的羟基酯化以后，由于亲脂性的增加，在软膏基质中的药物固体微粒或药物的分子接触到皮肤以后，就很容易溶解在角质层中，快速渗透过表皮到达皮下血管而发挥作用。例如地塞米松的三甲醋酸酯的外用抗炎活性是氢化可的松的 80 倍。为了解决它在水溶液中溶解度的问题，将其制成地塞米松磷酸钠（Dexamethasone sodium phosphate），为水溶性的衍生物，静脉注射或者肌内注射以后迅速起效，是抢救危急病人的不可缺少的药品，另外还可作为滴眼药液。

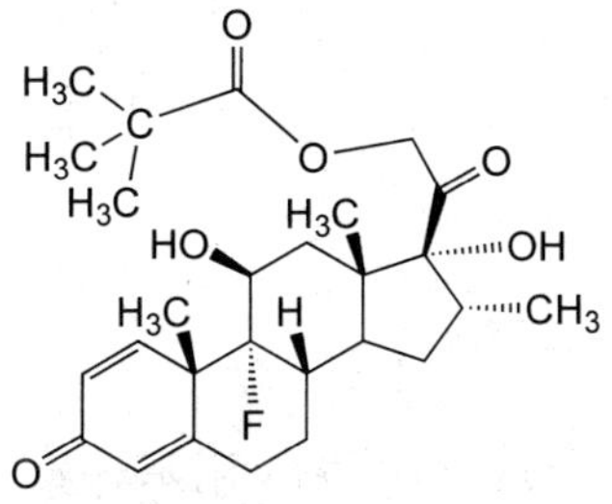

醋酸地塞米松三甲醋酸酯 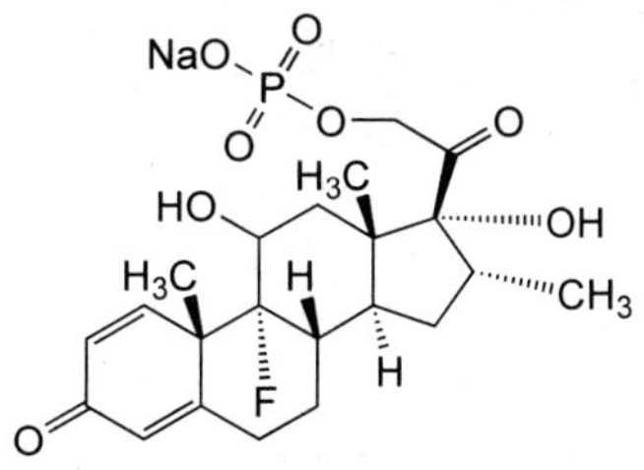　　　　　　　　醋酸地塞米松磷酸钠

醋酸地塞米松的合成路线如图 16-20：

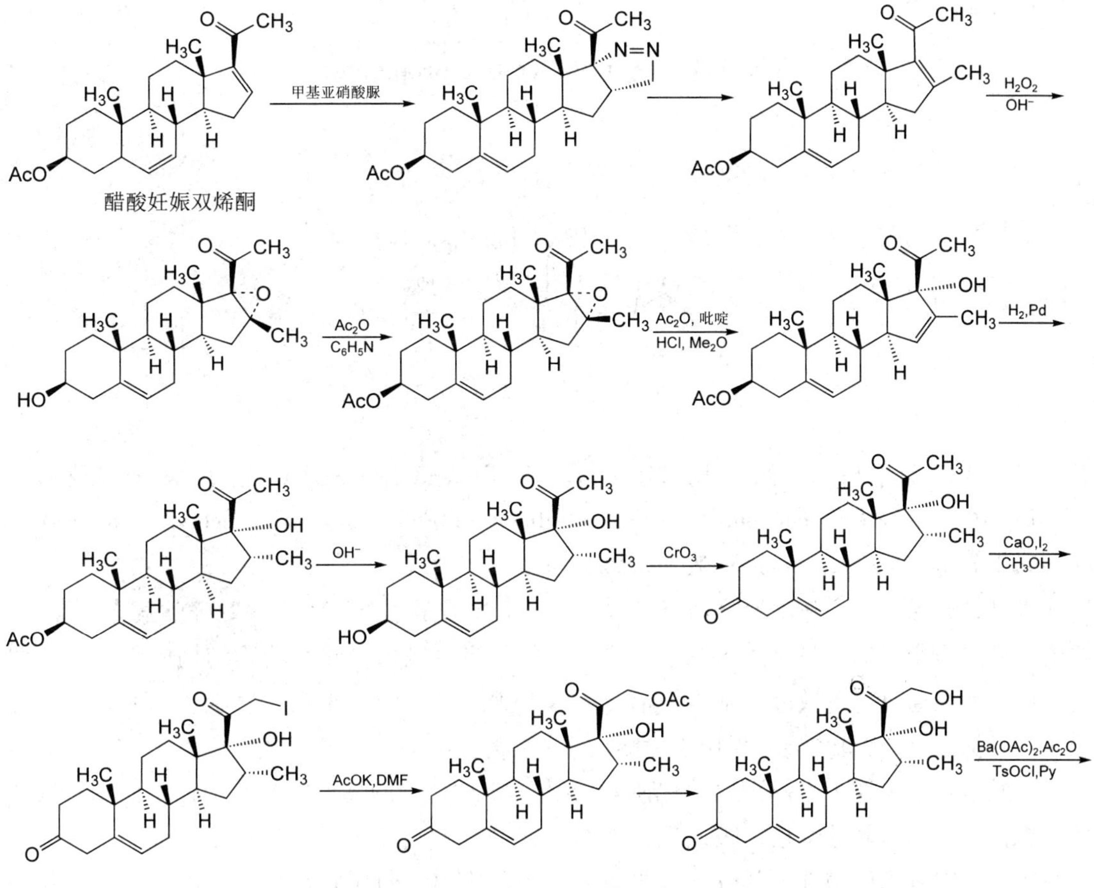

图 16-20　醋酸地塞米松的合成路线

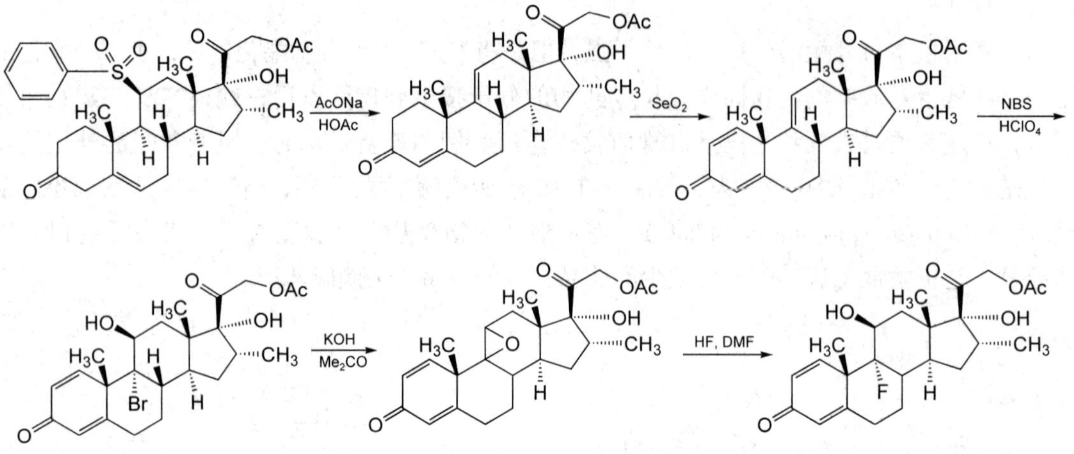

图 16-20　醋酸地塞米松的合成路线（续）

地塞米松醋酸酯的合成以醋酸妊娠双烯醇酮为原料，与甲基亚硝基脲反应，生成 16α，17α 二氢吡唑环，经脱氮后引入 16-甲基，用双氧水使产物环氧化，再经开环、氢化、水解后得 16α 甲基-17α 羟基化合物。它在酸性下用三氧化铬氧化生成 $\triangle^4$-3-酮。按氢化泼尼松的相同制备方法引入 C-21 醋酸酯及 C-11 羟基，按合成醋酸氟轻松的方法引入 9α 氟及 $\triangle^1$ 得产物地塞米松。

丙酸氟替卡松（Fluticasone propionate）

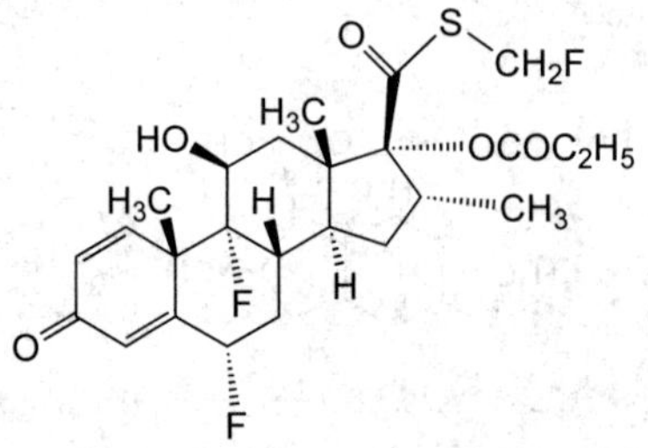

化学名 S-氟甲基-6α,9α 二氟-11β 羟基-16α 甲基-3-氧代-17α 丙酰氧基-雄甾烷-1,4-二烯-17β 甲硫羟酸;S-fluoromethyl-6α,9α-difluoro-11β-hydroxy-16α-methyl-3-oxo-17α-propionyloxyandrosta-1,4-diene-17β-carbothioate。

本品设计为吸入用哮喘治疗药，口服无效。糖皮质激素可控制大多数哮喘病人的症状，但由于糖皮质激素的全身作用限制了其应用。采用吸入制剂，并在药物结构中引入易代谢的结构，使之通过首过效应，基本失活，不致产生全身性的副作用（肾上腺抑制、骨质疏松、生长抑制）。使糖皮质激素用于哮喘病人的治疗。

丙酸氟替卡松属 17 羧酸酯类的糖皮质激素，该类药物的酯形式具有活性，而水解成羧酸后无活性。丙酸氟替卡松在吸入后，在肺部直接产生抗炎作用。沉积在咽部的部分进入到胃肠道，因其高脂溶性大部分不被吸收，从粪便排出。而胃肠道吸收的部分，以及从肺部吸收后进入血液循环的部分，在肝脏代谢失活。

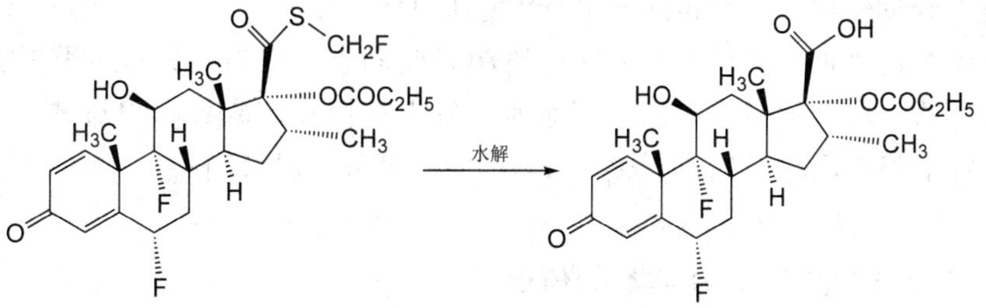

氟替卡松的合成路线如图 16-21：

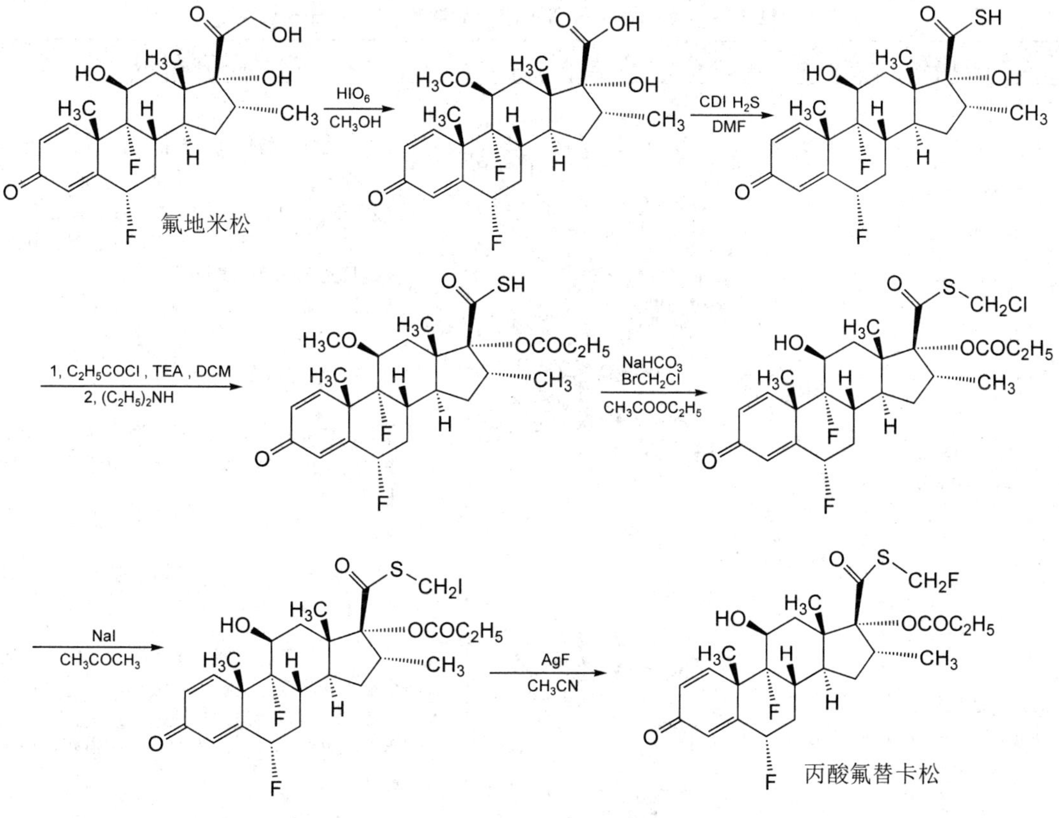

图 16-21　氟替卡松的合成路线

丙酸氟替卡松的合成从氟地米松（Flumethasone）出发，经高碘酸氧化得到 17 位甲酸，再用硫化氢气体处理，得到硫羟酸。在 17 位丙酸酯化后，依次转成氯甲基硫代酯、碘甲基硫代酯。最后在乙腈中，用氟化银处理转化成丙酸氟替卡松。

不良反应及禁忌证：

1. 肾上腺皮质功能亢进　糖皮质激素可引起脂质代谢和水盐代谢紊乱（满月脸，水牛背）、皮肤及皮下组织变薄、痤疮、多毛、低血钾、高血压等，停药以后这些症状可自行消退。

2. 诱发或加重感染　糖皮质激素抑制机体的免疫功能，因此可诱发感染或使得体内潜在的感染灶扩散，特别是伴随疾病使得患者抵抗力下降者。

3. 消化系统并发症　肾上腺皮质激素可使得胃酸、胃蛋白酶分泌增加，抑制胃黏液的分泌，降低胃黏膜的抵抗力，从而诱发或加重胃及十二指肠溃疡。

4. 运动系统并发症　可引起骨质疏松、肌肉萎缩、伤口愈合缓慢等。

5. 其他 长期使用可引起高血压和动脉粥样硬化。

病人有以下病症时，要禁用肾上腺皮质激素类药物：没有有效抗生素的感染，如真菌感染；病毒感染；严重的糖尿病、高血压；妊娠初期和产乳期；曾有或患有严重精神病和癫痫；肾上腺皮质功能亢进；创伤或手术恢复期；骨质疏松或骨折；活动性消化性溃疡。

（三）一些常用的糖皮质激素类的药物

一些局部使用的肾上腺皮质激素药物及特点和用途见表16-12；一些吸入和鼻腔给药的肾上腺皮质激素药物及特点和用途见表16-13。

表16-12 一些局部使用的肾上腺皮质激素药物及特点和用途

药物名称	化学结构	特点与临床用途
醋酸氟轻松 Flucinonide acetate		乳剂，搽剂，软膏剂。有很强的局部抗炎活性，临床主要用于治疗湿疹（特别是婴儿湿疹）、神经性皮炎、皮肤瘙痒症、接触性皮炎、牛皮癣、红斑狼疮、扁平苔藓、外耳炎、日光性皮炎等皮肤病
氟氢缩松 Flurandrenolide		乳剂，软膏剂。皮质激素活性较强，临床上主要用于治疗牛皮癣。本品代谢缓慢，消除半衰期较长
氟西奈德 Fluocinolone acetonide		乳剂，软膏剂，洗剂。皮质激素活性与氟轻松相当，临床上主要用于治疗皮肤过敏而引起瘙痒、黏膜的炎症、神经性皮炎、接触皮炎、日光性皮炎、牛皮癣等，特别适合用于婴儿湿疹
哈西奈德 Halcinonide		乳剂，软膏剂。C-21羟基被氯原子取代，有很强的皮质激素活性。临床上主要用于治疗牛皮癣、接触性湿疹、异位性皮炎、神经性皮炎等皮肤病
安西奈德 Amcinonide		乳剂，软膏剂，洗剂。C-16，C-17的羟基成了环状缩酮，且C-21羟基成酯，药物有很强的脂溶性，因此有很强的局部皮质激素活性。临床上主要用于治疗牛皮癣和湿疹等皮肤病

表 16-13　一些吸入和鼻腔给药的肾上腺皮质激素药物及特点和用途

药物名称	化学结构	特点与临床用途
布地奈德 Budesonide		鼻喷雾剂，气雾剂。是一个非卤代的具有高效局部抗炎作用的糖皮质激素，临床上主要用于治疗糖皮质激素依赖性或非依赖性的支气管哮喘和哮喘性慢性支气管炎、季节性和慢性过敏性鼻炎、血管舒缩性鼻炎
曲安奈德 Triamcinolone acetonide		鼻喷雾剂，气雾剂，乳膏剂。强效局部用糖皮质激素，在鼻腔内抗炎作用较强，临床上主要用于治疗支气管哮喘、过敏性鼻炎，外用时用于治疗神经性皮炎、湿疹、牛皮癣等皮肤病
氟尼缩松 Flunisolide		气雾剂。在长期治疗中，它能被肝脏代谢为无活性产物，没有明显的副作用。临床上主要用于治疗哮喘
丙酸氟替卡松 Fluticasone propionate		鼻喷雾剂，气雾剂，乳膏剂。是一种 C-17 硫代羧酸酯强效糖皮质激素。临床上主要用于治疗季节性过敏性鼻炎、常年性过敏性鼻炎，还可以与沙美特罗组成复方制剂用于治疗支气管哮喘、喘息性支气管炎和可逆性气道阻塞
糠酸莫米松 Mometasone furoate		鼻喷雾剂，气雾剂，乳膏剂。临床上主要用于治疗季节性或常发性鼻炎、哮喘，外用时主要用于治疗皮质激素依赖型的神经性皮炎、湿疹、异位性皮炎和牛皮癣

二、肾上腺皮质激素拮抗剂（Adrenocorticoid Hormones Antagonists）

（一）抗糖皮质激素

19-去甲睾酮的衍生物是糖皮质激素的拮抗剂，如米非司酮，它呈现出了很强的糖皮质激素拮抗活性。

上面提到的拮抗剂与内源性的甾体类化合物竞争，使拮抗剂自身与细胞受体蛋白结合，所形成的拮抗剂-受体复合物不能在靶组织产生新的 mRNA 和蛋白，因此不能激发甾体类激动剂那样的生物效应。

另外一类的抗糖皮质激素的作用机制与上述拮抗剂不同，它们是肾上腺皮质激素生物合成的抑制剂，本质上是酶抑制剂。此类拮抗剂的代表药物有美替拉酮（Metyrapone），它是垂体-肾功能测定药，它抑制腺粒体 11β 羟化酶，同时还可以抑制 18-羟化酶和侧链降解。还有几种唑类的抗真菌药也能抑制皮质激素的生物合成，酮康唑（Ketoconzole）在低浓度时能抑制真菌的甾醇生物合成，但是在浓度较高的时候，抑制几种细胞的色素 P450 酶。曲洛司坦（Trilostane）是 3β-羟基甾类的脱氢酶抑制剂，可以用于治疗 Cushing's 症状。

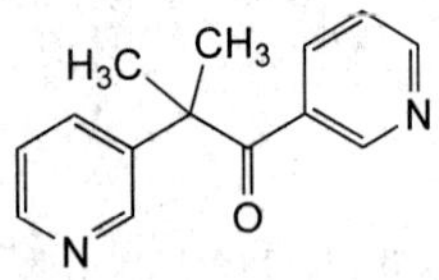

美替拉酮 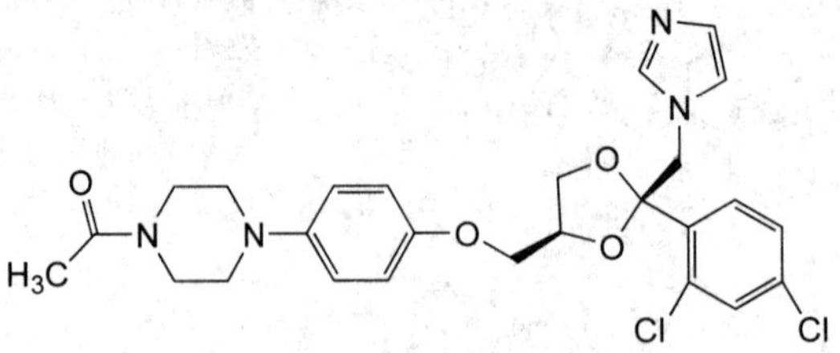　　　　　　　酮康唑 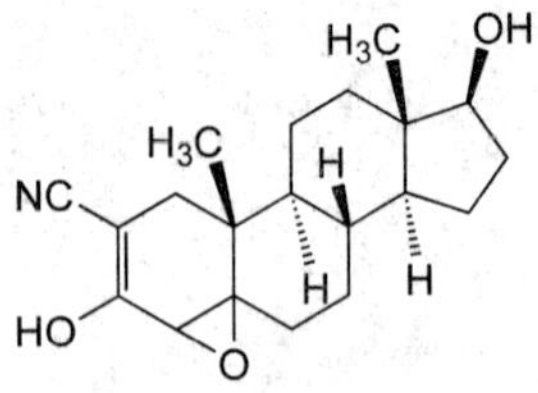　　　　　　　　曲洛斯坦

（二）抗盐皮质激素

螺内酯（Spironolaceone）及其类似物是盐皮质激素拮抗剂，它与肾脏内的醛固酮受体结合，可以促进 Na^+ 排泄和 K^+ 的保留，从而发挥利尿作用。螺内酯的构效关系研究发现 3-酮-4-烯的 A 环是盐皮质激素拮抗活性的必需结构，如果将内酯环打开，活性将会大大降低。7α 取代基可以增加口服活性与内在活性。除此之外，黄体酮在 1×10^{-4} mol/L 的浓度时也可以显示出抗盐皮质激素活性。

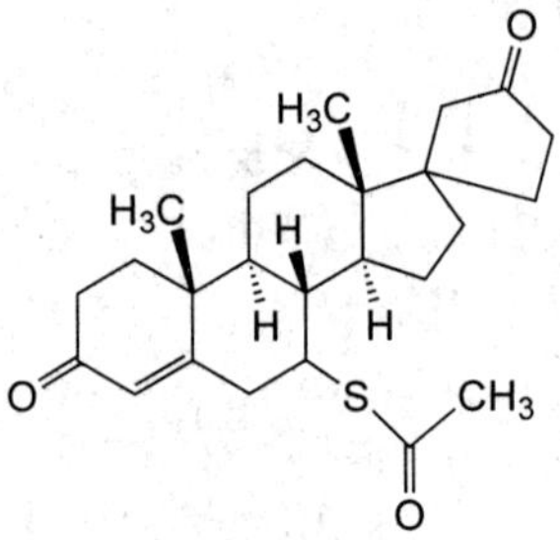

螺内酯

（叶发青）

第十七章　降血糖药物和骨质疏松治疗药物
Hypoglycemic Drugs and Drugs Used to Treat Osteoporosis

第一节　降血糖药物
Hypoglycemic Drugs

糖尿病（diabetes mellitus，DM）是一种与多种因素有关的代谢疾病，主要表现为高血糖及尿糖。持续高血糖会导致许多并发症，如失明、心脑血管疾病、肾功能衰竭等。

糖尿病主要分为胰岛素依赖型糖尿病（1 型糖尿病，insulin-dependent diabetes mellitus，IDDM）和非胰岛素依赖型糖尿病（2 型糖尿病，non-insulin-dependent diabetes mellitus，NIDDM）。1 型糖尿病是由于胰岛 β 细胞受损，引起胰岛素分泌水平降低，进而引起高血糖、β 酮酸中毒及代谢紊乱等症状。该类疾病在病因上与遗传关系不大，主要用胰岛素及其类似物的制剂进行治疗。2 型糖尿病是一种胰岛素耐受性疾病，其病因主要是由于胰岛素抵抗。此类糖尿病通常比较温和，很少会发展到 β 酮酸中毒，但会出现其他退行性病变。大部分 2 型糖尿病的成年患者都伴有肥胖症。患者血清胰岛素水平保持正常或稍高。2 型糖尿病在病因上与遗传有很大关系，肥胖及饮食不当亦是引起 2 型糖尿病的主要原因。2 型糖尿病在治疗上通常不需要使用胰岛素，可用口服降血糖药加以治疗，以促使胰岛 β 细胞分泌更多的胰岛素或改善靶细胞对胰岛素的敏感性。

一、胰岛素（Insulin）

胰岛素是胰岛 β 细胞受到内源或外源性物质如葡萄糖、乳糖、核糖、精氨酸、胰高血糖素等的刺激而分泌的一种蛋白激素，它在体内起调节血糖、脂肪及蛋白质代谢的作用，对代谢过程具有广泛影响，是治疗糖尿病的有效药物。

1926 年，Abel 首次从动物胰脏中提取分离得到了胰岛素结晶；1955 年，阐明了牛胰岛素全部氨基酸序列的一级结构；1965 年，我国科学家最早将胰岛素全合成成功。这是我国科学工作者在理论科学研究方面的重大突破，标志着人工合成蛋白质的时代已经开始。

胰岛素的化学结构由 51 个氨基酸组成，分成两个肽链：A 链和 B 链。A 链有 21 个氨基酸，B 链有 30 个氨基酸。其中 A7（Cys，半胱氨酸）-B7（Cys）、A20（Cys）-B19（Cys）四个半胱氨酸中的巯基形成两个二硫键，使 A、B 两链连接起来。此外 A 链中 A6（Cys）与 A11（Cys）之间尚存在一个二硫键（图 17-1）。

不同种动物的胰岛素分子中的氨基酸种类稍有差异。动物源性的胰岛素中，最重要的是猪胰岛素和牛胰岛素，它们是目前仅有的可以用于糖尿病治疗的动物源性胰岛素。在表 17-1 中可以看出，猪胰岛素和人胰岛素的区别仅在于它们 B 链 C-端的残基不同。牛胰岛素除了 B 链上 C-端的单个残基外，A 链的第 8 位和 10 位的残基也与人胰岛素不同。显然，相比之下猪胰岛素比牛胰岛素更接近于人胰岛素，因此有人断言，在人体内，猪胰岛素引起的副反应更少，但这需要进一步实验证明。

扫码"学一学"

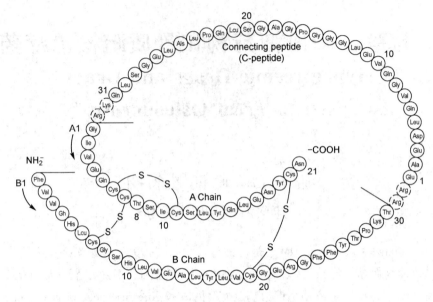

图 17-1 人胰岛素原的一级结构及生成胰岛素的裂解位点

表 17-1 人及动物胰岛素

物种	8（A 链）	10（A 链）	30（B 链）
人	Thr（苏氨酸）	Ile（异亮氨酸）	Thr（苏氨酸）
猪	Thr（苏氨酸）	Ile（异亮氨酸）	Ala（丙氨酸）
牛	Ala（丙氨酸）	Val（缬氨酸）	Ala（丙氨酸）

　　胰岛素在水、乙醇、三氯甲烷或乙醚中几乎不溶，易溶于矿酸或氢氧化钠溶液中。胰岛素具有典型的蛋白质性质，能发生蛋白质的各种特殊反应。等电点在 pH5.35~5.45，在微酸性环境中稳定（pH2.5~3.5）。溶液中的胰岛素不稳定，如胰岛素锌溶液在 pH2~3，4℃时，其 A 链 21 位天冬酰胺发生脱氨反应，反应速度约为 1%~2%/月。反应时，天冬酰氨残基先转化成酸酐，再与水反应水解成酸或与 B 链上 N 末端的苯丙氨酸反应，生成交联分子。若在 26℃ 放置半年，则 90% 的胰岛素转化成脱氨产物。

在中性条件下，脱氨反应发生在 B 链 3 位的天冬酰氨残基上，生成天冬氨酸衍生物。

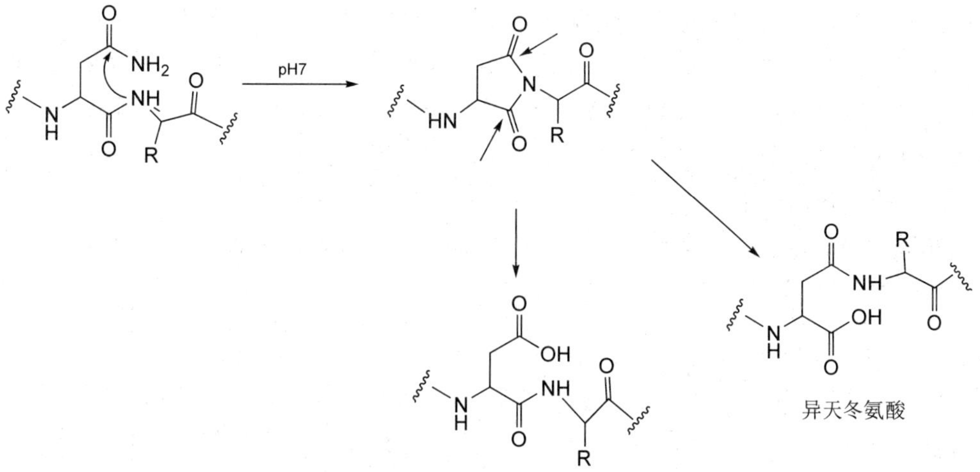

此外胰岛素的降解反应还可发生在 A 链 8 位苏氨酸和 9 位丝氨酸间的裂解，胰岛素之间或胰岛素与鱼精蛋白发生交联。

临床上用得最多的是猪胰岛素。这种胰岛素对某些病人会产生免疫反应及一系列副作用，如自发性低血糖、耐药性、改变药物动力学方式、加重糖尿病病人微血管病变、加速病人胰岛功能衰竭和引起过敏反应等。后来发现，这是因为这种产品中常含有来自胰脏中的其他多肽成分：如胰高血糖类、胰多肽、血管肠多肽及胰岛素原等不纯物质，导致了这些副反应。为此，一些国家的药典（包括《中国药典》）已将上述多肽杂质列为检查项目，允许含量规定在相当低的限度内，如低于 10ppm 的高纯度胰岛素，此时免疫反应已显著减少。另一方面，将猪胰岛素通过酶化学和半合成法，使 B 链 C-末端的丙氨酸转变成苏氨酸则成为人胰岛素，这方面的研究已有相当的成绩，已实现了工业化生产并有商品上市。现在用基因工程方法制备人胰岛素，已成为生产胰岛素的重要手段。

二、口服降血糖药（oral hypoglycemic drugs）

根据口服降糖药的作用机制，可分为胰岛素分泌促进剂、胰岛素增敏剂、α 葡萄糖苷酶抑制剂和醛糖还原酶抑制剂等。

（一）胰岛素分泌促进剂

Ⅱ 型糖尿病患者常常伴有继发性的 β 细胞功能缺陷，从而使胰岛素分泌不足。胰岛素分泌促进剂可促使胰岛 β 细胞分泌更多的胰岛素以降低血糖水平。按化学结构胰岛素分泌促进剂可以分为磺酰脲类和非磺酰脲类两类。

1. **磺酰脲类** 20 世纪 40 年代，在大量应用磺胺类药物磺胺异丙基噻二唑（thiadiazole sulfonamide）治疗斑疹伤寒时出现了很多不明原因的死亡病例。进一步研究发现，这是由于磺胺异丙基噻二唑可刺激胰腺释放胰岛素，引起病人低血糖所致。于 1955 年发现氨苯磺丁脲（carbutamide）的降血糖作用更强，是第一个应用于临床的磺酰脲类降血糖药，但副作用多，尤其对骨髓的毒性大，后被停用。

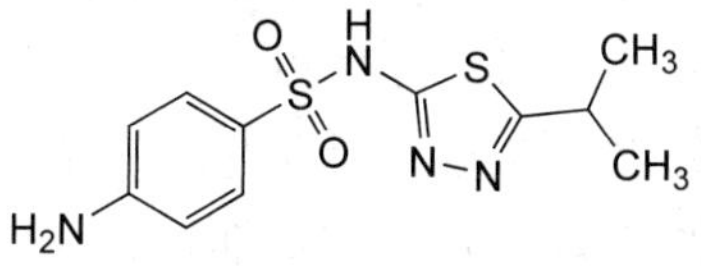

磺胺异丙基噻二唑

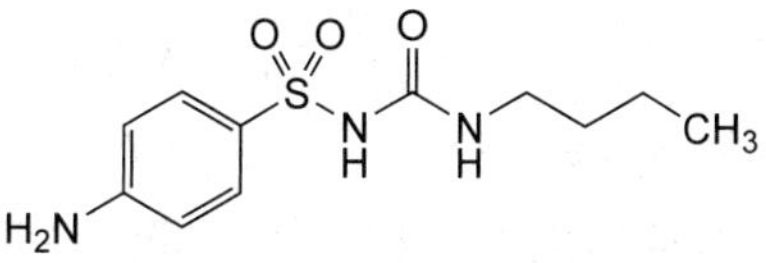

氨苯磺丁脲

397

氨苯磺丁脲的发现，促进了对磺酰脲类降糖作用的研究，合成了大量衍生物，其中发现了不少有效而毒性较低的药物。第一代磺酰脲类衍生物有：甲苯磺丁脲（tolbutamide）、氯磺丙脲（chlorpropamide）、醋酸己脲（acetohexamide）等。至70年代研制出第二代磺酰脲类口服降糖药，如格列本脲（glibenclamide）、格列齐特（gliclazide）、格列吡嗪（glipizide）等，降糖作用更好、副作用更小、用量更少。80年代出现了第三代口服降糖药，如格列美脲（glimepiride），特别适用于对其他磺酰脲类药物失效的糖尿病病人，其降糖效果与格列本脲相似，但用量较小，更安全。

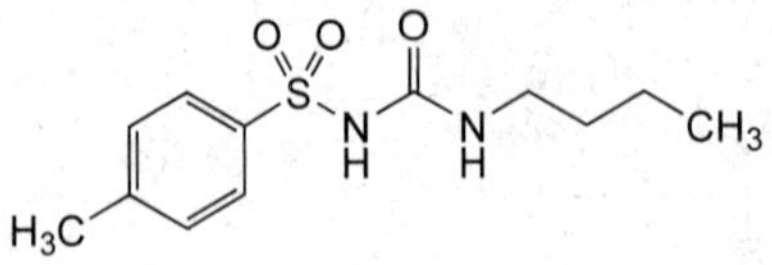

甲苯磺丁脲

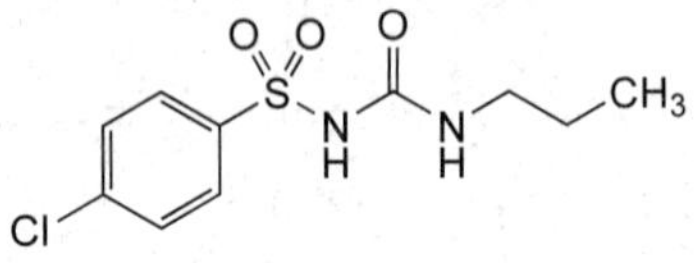

氯磺丙脲

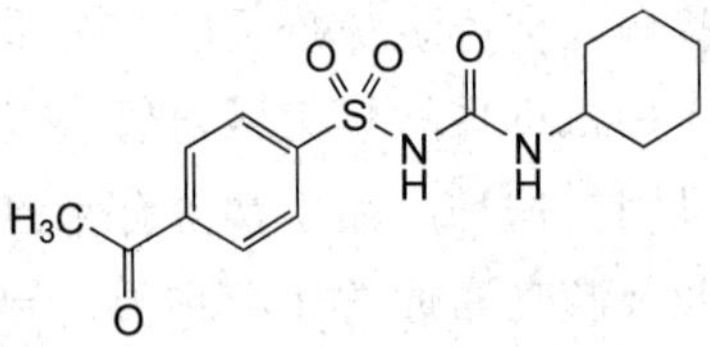

醋酸己脲

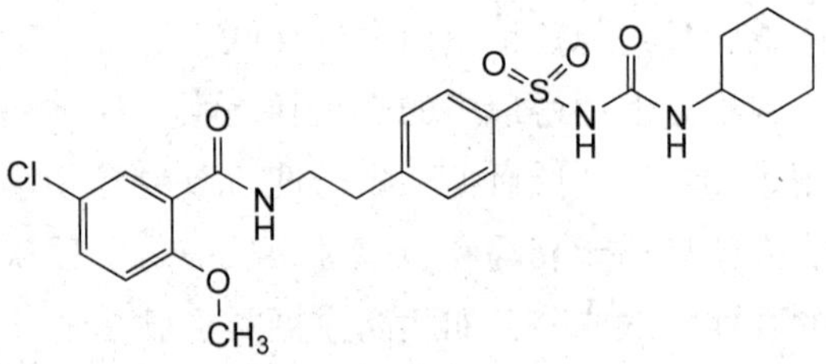

格列本脲

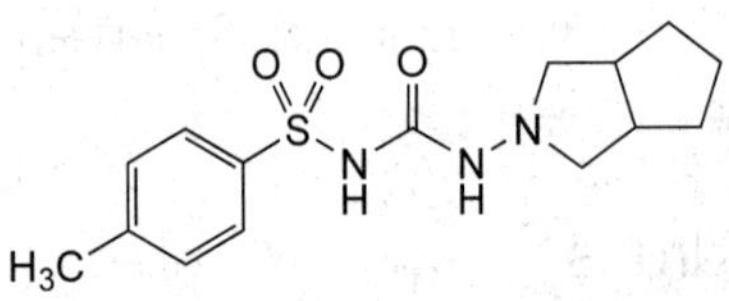

格列齐特

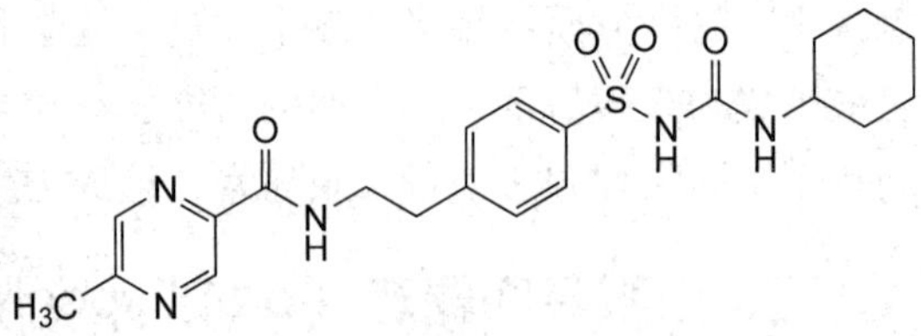

格列吡嗪

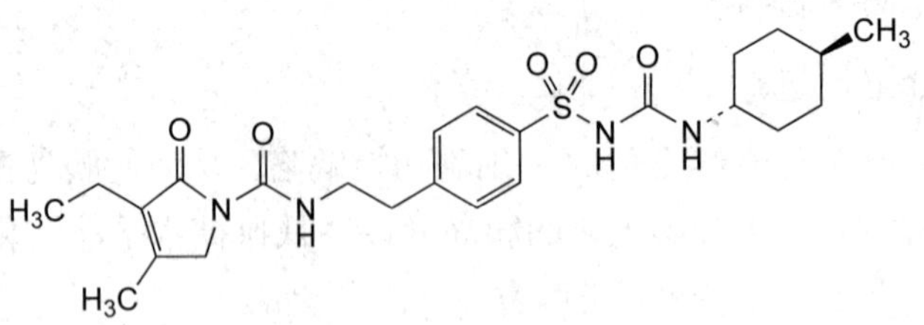

格列美脲

该类药物均能选择性地作用于胰腺 β 细胞，促进胰岛素的分泌，同时，也能增强外源性胰岛素的降血糖作用。长期使用还能改善外周组织对胰岛素的敏感性，增加胰岛素受体数量和增强胰岛素与其受体的结合。

（1）作用机制　该类药物最主要的作用是促进胰岛素分泌。磺酰脲类化合物与胰腺 β 细胞上的受体结合后，会阻断 ATP 敏感的钾通道；钾通道的阻断会使电压敏感的钙通道开放，而出现钙离子内流；钙离子的流入会导致 β 细胞分泌胰岛素。药物与受体结合的亲和力与降血糖作用直接相关。不同磺酰脲类化合物介导的胰岛素分泌模式都是相似的，但与葡萄糖介导的胰岛素分泌并不相同。该类药物对胰岛素分泌的影响是随时间而变化的，开始用药时血胰岛素水平会升高，但用药一段时间后血胰岛素就会降至正常水平（格列吡嗪是例外，其血胰岛素水平升高可持续两年）。尽管如此，患者的血糖水平仍可维持在较低的状态。这可能是由于药物可以提高胰腺细胞对胰岛素的应答所致。确切原因仍有待进一步阐明。另外，磺酰脲类化合物对肝脏糖异生具有抑制作用。同时，也能增强外源性胰岛素的降血糖作用。

（2）物理化学性质　磺酰脲类化合物呈弱酸性，这是由于其结构中磺酰基对氮原子上孤对电子显著性的离域作用。它们的 pK_a 值大约为 5.0，而且和其他弱酸一样与蛋白质牢牢结合在一起。正因如此，磺酰脲类化合物和其他弱酸性药物一起竞争蛋白受体结合位点，在有其他蛋白结合药物存在的情况下这可能会使游离药物浓度水平上升。即使剂量调节得很正确，也可能出现短期错位，例如，如果患者服用甲苯磺丁脲的同时也服用双香豆素，这也许会导致出血（图 17-2）。

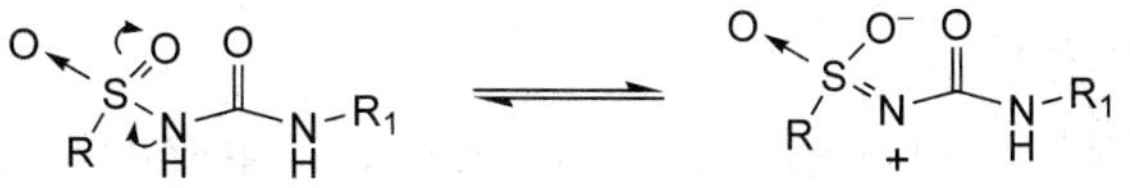

图 17-2　磺酰脲类化合物的弱酸性

（3）药代动力学　磺酰脲类化合物的药代动力学特征见表 17-2。从表中可以看出，氯磺丙脲作用的持续时间较长。这是因为第一代磺酰脲类降糖药在体内代谢部位主要是磺酰脲基的对位，由于蛋白结合率和代谢速率的不同造成了它们作用时间的差异。如甲苯磺丁脲的分子中具有对位甲基，在体内易发生氧化生成对羟甲基苯磺丁脲。虽然此代谢物仍保留一定的降血糖活性，但它迅速被进一步氧化成酸而失活，其半衰期仅为 4.5~6.5 小时。当以卤素取代甲基，使其生成氯磺丙脲，由于氯原子不易代谢失活，其半衰期延长。同时，由于氯原子不易被氧化，故常以原形从肾排出。对位如引入体积较大的取代基如 β 芳酰胺乙基时，活性更强，此即第二代口服降血糖药。其特点是吸收迅速，与血浆蛋白的结合率高，作用强且长效、低毒。其在体内主要经脂环的羟基化而失活。

表 17-2　磺酰脲类化合物的药代动力学性质

药物	血浆蛋白结合率（%）	$t_{1/2}$（hr）	持续时间（hr）	肾清除率（%）
甲苯磺丁脲	95~97	4.5~6.5	6~12	100
氯磺丙脲	88~96	36	24~48	80~90
甲磺氮卓脲	94	7	12~14	85
醋酸乙脲	65~88	6~8	12~18	60
格列体脲	99	1.5~3.0	24	50
格列吡嗪	92~97	4	24	68
格列美脲	99	2~3	24	40

（4）构效关系　脲上的氮原子周围的空间应该合理，脲基上的取代基应具有一定的体积和亲脂性。甲基和乙基取代都没有活性。取代基的碳原子数在 3~6 时，则具有显著的降血糖活性；但当碳原子数超过 12 时，活性消失。通常，磺酰基芳环上具有一取代基（通常取代在对位）。很多简单的取代基取代都具有活性如甲基、氨基、乙酰基、卤素和三氯甲基等取代化合物。该取代基能影响该类药物的作用持续时间。

甲苯磺丁脲（Tolbutamide）

化学名为 1-丁基-3-（对甲基磺酰基）脲；1-Butyl-3-p-tolylsulphonylurea。

本品为白色结晶或结晶性粉末，无臭、无味。易溶于丙酮、三氯甲烷，可溶于乙醇，几乎不溶于水。熔点为 126~130℃。

本品具有酰脲结构，显酸性，可溶于氢氧化钠溶液；酰脲结构在酸性溶液中受热易水解。

将本品加入硫酸溶液，加热回流，放冷，即析出白色沉淀，过滤，所得固体用水重结晶，干燥，测得其熔点约为 138℃。

在以上滤液中加 20% 氢氧化钠使成碱性后，加热，即生成正丁胺的特臭。

本品可由正丁醇氯化、胺化、成盐后，与对甲苯磺酰脲缩合来制备。

磺酰脲类化合物和其他弱酸一样能与蛋白质牢牢的结合。因此，该类化合物会和其他弱酸一起竞争蛋白受体结合位点，如果同服，可能会使游离药物浓度水平上升。例如，如果患者服用甲苯磺丁脲的同时也服用双香豆素，可延长后者的抗凝血时间，甚至导致出血。

甲苯磺丁脲分子中的对位甲基在体内易发生氧化生成对羟甲基苯磺丁脲，虽然此代谢物保留一定的降血糖活性，但它迅速被进一步氧化成酸而失活，其半衰期为 4.5~6.5 小时。

磺酰脲类降糖药代谢速率不同，造成了它们作用时间的差异。当采用卤素取代甲基，如氯磺丙脲，由于氯原子不易代谢失活，丙基链上的羟化作用相对缓慢，因此氯磺丙脲是一种长效药物，其半衰期长达 24~48 小时，只需每日给药一次，同时，由于氯原子不易被氧化，故常以原型从肾脏排出（图 17-3）。

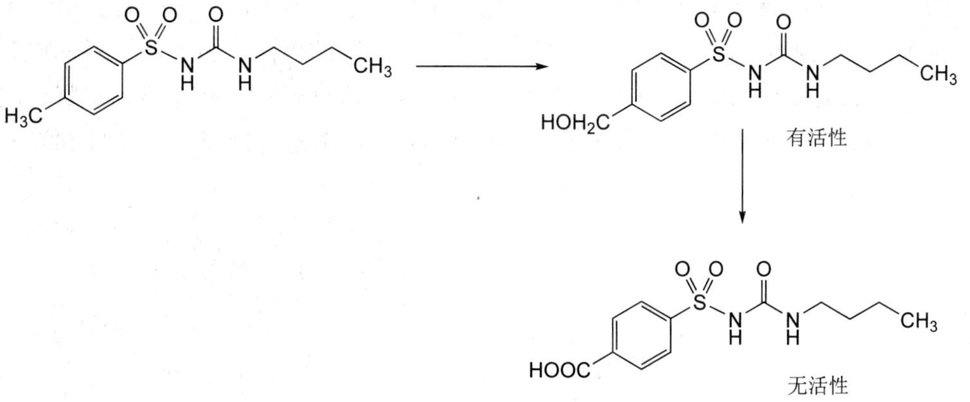

图 17-3　甲苯磺丁脲的代谢途径

本品的降糖作用较弱但安全有效，用于治疗轻中度 2 型糖尿病，尤其是老年糖尿病人；本品口服后迅速由胃肠道吸收，30 分钟即可在血内检出，2~3 小时达血浆浓度峰值，持效 6~12 小时，属短效磺酰脲类降糖药。

格列本脲（Glibenclamide）

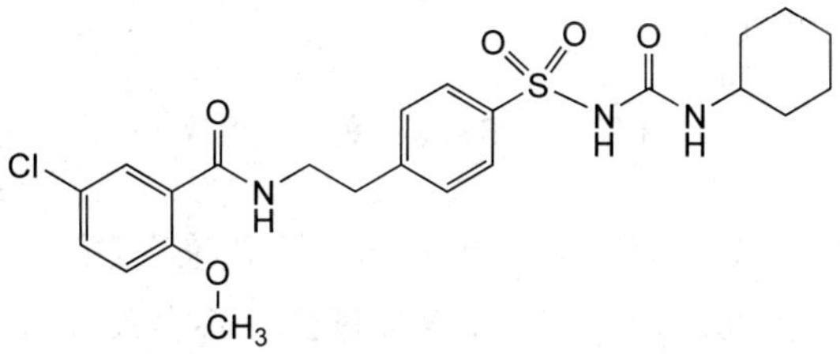

化学名为 N -[2-[4-[[[（环己氨基）羰基]氨基]磺酰基]苯基]乙基]-2-甲氧基-5-氯苯甲 酰 胺；5 - chloro - N -[2 -[4 - (cyclohexylcarbamoylsulfamoyl) phenyl] ethyl] - 2 - methoxybenzamide，又名优降糖、氯磺环己脲。

本品为白色结晶性粉末，几乎无臭、无味。不溶于水和乙醚，略溶于三氯甲烷、甲醇，乙醇中微溶，易溶于二甲基甲酰胺。熔点为 170~174℃，熔融时同时分解。

本品在常温、干燥环境中稳定。其酰脲结构在潮湿环境中，可以发生水解反应。

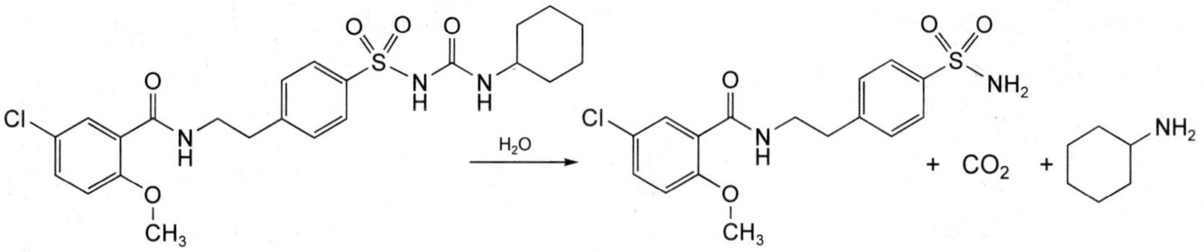

本品在甲醇或三氯甲烷或三氯甲烷-甲醇（1∶1）溶液中能逐渐转化成 4-[2-(5-氯-2-甲氧基-苯甲酰氨)-乙基]-苯磺酰胺基-甲酸乙酯。

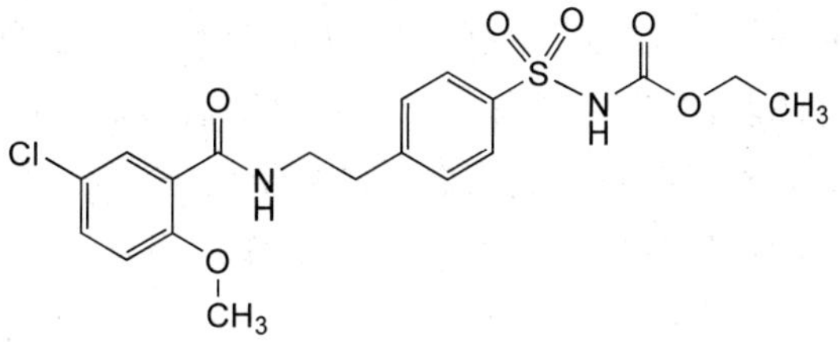

　　大部分第二代磺酰脲类口服降血糖药的化学结构中，苯环上磺酰基的对位引入了较大的结构侧链，脲基末端都带有脂环或含氮脂环。这些药物的体内代谢方式与第一代有很大不同，主要方式是脂环的氧化。格列本脲代谢后主要生成反式-4'-羟基格列本脲，同时伴随生成一些顺式 3'-羟基化合物。4'-羟基代谢物的活性是原型药的 15%（图 17-4）。

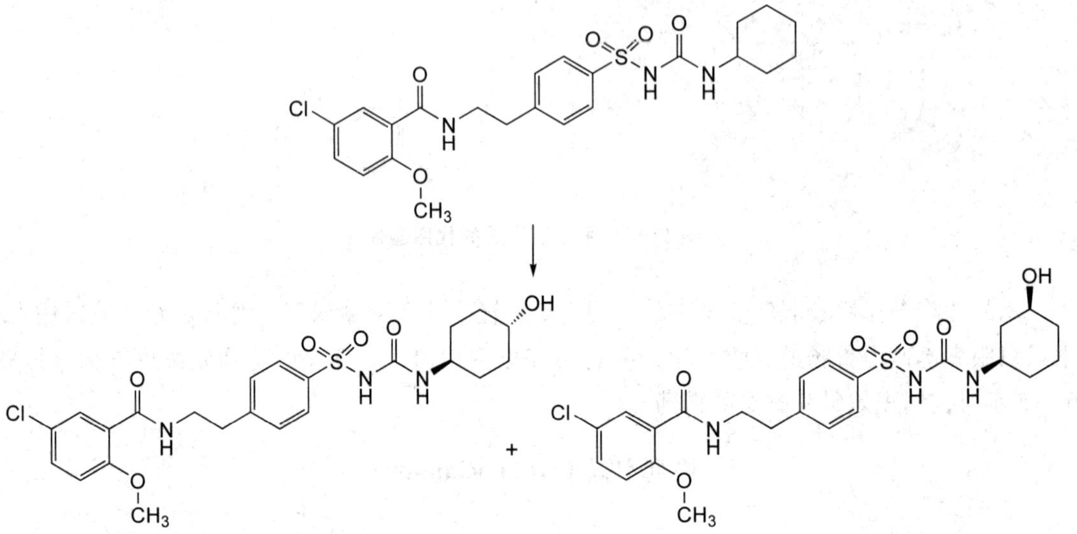

反式-4'-代谢物　　　　　　　　　　　　　顺式-3'-代谢物

图 17-4　格列本脲的代谢途径

　　本品作为第二代磺酰脲类口服降血糖药的第一个代表药物，于 1969 年在欧洲首次上市。其作用比甲苯磺丁脲强 200 倍，属于强效降糖药。不良反应较少，对甲苯磺丁脲无效的病人也能获得较好的疗效。用于中、重度 2 型糖尿病。

　　2. 非磺酰脲类　这类药物和磺酰脲类药物的化学结构虽不同，但有相似的作用机制，亦可刺激胰岛素的分泌。与磺酰脲类药物不同的是该类药物在胰腺 β 细胞上另有其亲和力和结合位点。此类药物主要有瑞格列奈（repaglinide）和那格列奈（nateglinide）。

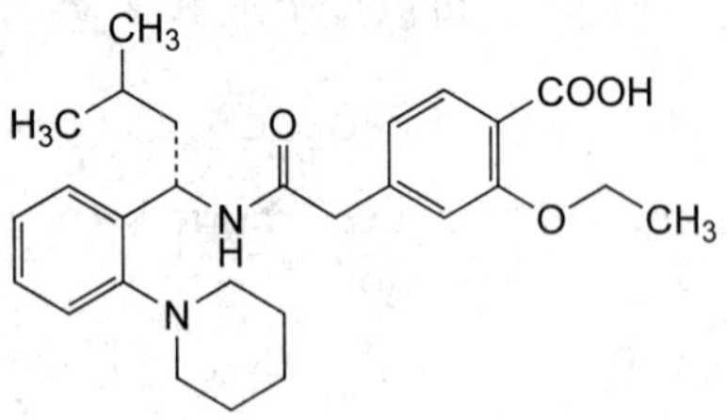

瑞格列奈 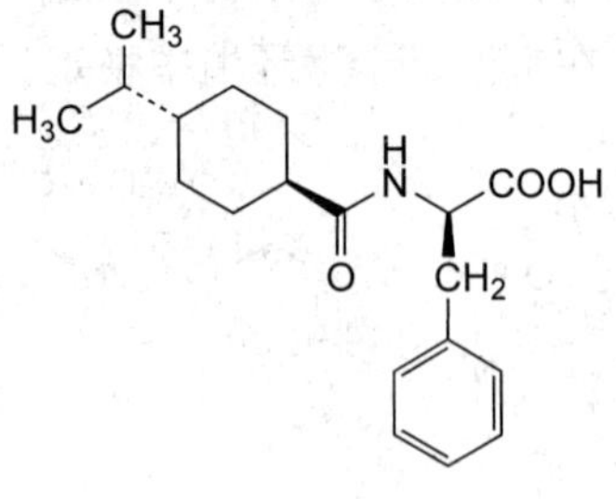　　　　　　　　　　　　　　那格列奈

　　瑞格列奈是氨甲酰基苯甲酸的衍生物，分子结构中含有一手性碳原子，其活性有立体选择性，$(S)-(+)$-异构体是 $(R)-(-)$-异构体活性的 100 倍，临床用其 $(S)-(+)$-异构体。该药可空腹或进食时服用，均吸收良好，30～60 分钟后达血浆峰值，并在肝内快速代谢为非活性物质，大部分随胆汁排泄，被称为"膳食葡萄糖调节剂"，临床上主要用于饮食控制、降低体重及运动锻炼不能有效控制高血糖的 2 型糖尿病。

　　那格列奈为氨基丙酸的衍生物，该药对 β 细胞的作用更迅速，持续时间更短，对周围葡萄糖浓度更为敏感而易于反应，副作用小。该药可以单独用于经饮食和运动不能有效控制高血糖的 2 型糖尿病。也可用于使用二甲双胍不能有效控制高血糖的 2 型糖尿病，采用与二甲双胍联合应用，但不能替代二甲双胍。那格列奈不适用于对磺脲类降糖药治疗不理想的 2 型糖尿病病人。

（二）胰岛素增敏剂

胰岛素抵抗在 2 型糖尿病的发生、发展中起着重要的作用，大多数 2 型糖尿病人存在胰岛素抵抗，从而使胰岛素不能发挥其正常生理功能。胰岛素抵抗的主要原因是胰岛素抗体与胰岛素结合后妨碍胰岛素的靶部位转运，使得机体对胰岛素的敏感性下降。因此，开发和使用能提高患者对胰岛素敏感性的药物，改善胰岛素抵抗状态，对糖尿病的治疗有着非常重要的意义。该类药物主要有噻唑烷二酮类和双胍类。

1. 噻唑烷二酮类 噻唑烷二酮类（thiazolidinediones，TZD）药物是近年来发现的一类新型口服胰岛素增敏剂，是以噻唑烷二酮类化学结构为基础的一系列衍生物。与磺酰脲类药物不同，该类药物不刺激胰岛素分泌，而是通过减少胰岛素抵抗起作用。它能增强人体组织对胰岛素的敏感性，增强胰岛素的作用，从而增加肝脏对葡萄糖的摄取，抑制肝糖的输出。该类药物主要是包括曲格列酮（troglitazone）、罗格列酮（rosiglitazone）和吡格列酮（pioglitazone）等。

曲格列酮

罗格列酮

吡格列酮

1997 年，第一个噻唑烷二酮类胰岛素增敏剂曲格列酮上市。之后因陆续出现肝损害报告而撤出。1999 年，罗格列酮和吡格列酮上市，成为此类目前应用的主要品种。

罗格列酮的降血糖作用是曲格列酮的 100 倍，被认为是现在临床应用中的药效最强的噻唑烷二酮类药物，其马来酸盐可单独应用或与二甲双胍联合应用治疗 2 型糖尿病，它不仅能降低血糖，改善胰岛素抵抗，还能降低 TG（甘油三酯），提高 HDL（高密度脂蛋白）的水平，可作为 2 型糖尿病患者，特别是肥胖、存在胰岛素抵抗的患者的首选药物。主要副作用是可以引起肝脏丙氨酸氨基转移酶（ALT）水平的升高、轻度至中度浮肿及贫血。

吡格列酮的降血糖作用与罗格列酮相比无明显差异或稍低，但在降脂方面较好。吡格列酮的不良反应主要有上呼吸道感染、头痛、鼻窦炎、肌炎、糖尿病加重、咽炎等，一般均为轻度至中度，体重增加及浮肿等不良反应，与罗格列酮相似。

马来酸罗格列酮（Rosiglitazone Maleate）

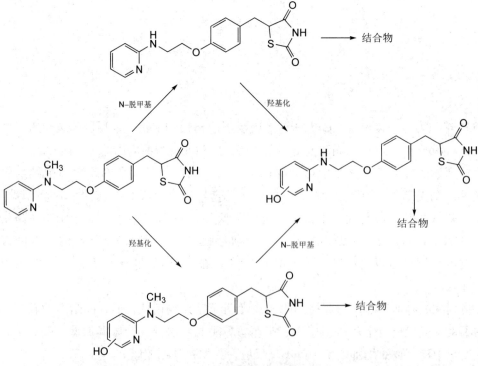

化学名为 5-[[4-[2-(甲基-2-吡啶氨基)乙氧基]苄基]噻唑烷-2,4-二酮马来酸盐；5-(4-(2(methyl(pyridin-2-yl)amino)ethoxy)benzyl)thiazolidine-2,4-dione maleate。

本品为白色或类白色粉末，pK_a 6.1~6.8，熔点为 122~123℃，可溶于乙醇和 pH2.3 的缓冲溶液中，并随 pH 升高溶解度降低。

罗格列酮是一种高选择性过氧化酶体-增殖系统活化受体 γ（peroxisome proliferatorsactivated receptorγ，PPAR-γ）激动剂。其作用机制是通过与 PPAR-γ 结合，激活脂肪、骨骼肌和肝等胰岛素所作用组织的 PPAR-γ，增加多种蛋白质的合成，调节胰岛素应答基因的转录，控制血糖的生成、转运和利用；其改善胰岛素敏感性的另一个机制是通过增强葡萄糖转运因子 GLUT-4 对葡萄糖的摄取，使葡萄糖的摄取增加，从而降低高血糖。

罗格列酮在体内的代谢产物至少有 14 种，主要代谢产物包括 N-脱甲基、吡啶环的羟基化等，进而与硫酸或葡萄糖醛酸结合后排泄，所有代谢产物均无药理活性（图 17-5）。

罗格列酮临床上主要用于治疗经饮食控制和锻炼治疗效果仍不满意的 2 型糖尿病患者。可单独应用，也可以与磺酰脲类或双胍类合用治疗单用磺酰脲类或双胍类血糖控制不佳的 2 型糖尿病患者。主要副作用是引起肝中丙氨酸氨基转移酶（ALT）水平的升高、轻度至中度浮肿及轻度贫血。

图 17-5 罗格列酮的代谢途径

2. 双胍类　早在 1918 年人们就发现胍可以降低动物体内血糖水平，但由于毒性较大没有医疗使用价值。20 世纪 50 年代，苯乙双胍（Phenformin）降糖作用的发现才使双胍类口服降糖药物开始在临床上广泛应用。

双胍类的降糖机制与磺酰脲类不同，不直接促进胰岛素的分泌，而是抑制糖异生，促进外周组织对葡萄糖的摄取和利用，改善机体的胰岛素敏感性，它能明显改善患者的糖耐量和高胰岛素血症，降低血浆游离脂肪酸和血浆甘油三酯水平。因此双胍类降糖药成为肥胖伴胰岛素抵抗的 II 型糖尿病人的首选药。

本类药物主要有苯乙双胍和二甲双胍（metformin），前者因可引起乳酸增高，可能发生乳酸性酸中毒，已较少使用，在临床广泛使用的是毒性较低的二甲双胍。

苯乙双胍　　　　　　　　　　　二甲双胍

盐酸二甲双胍（Metformin Hydrochloride）

化学名为 1,1-二甲基双胍盐酸盐；1,1-Dimethylbiguanide hydrochloride。

本品为白色结晶或结晶性粉末，无臭。熔点为 220 ~ 225℃。易溶于水，可溶于甲醇，微溶于乙醇，不溶于丙酮、三氯甲烷和乙醚。

二甲双胍具有高于一般脂肪胺的强碱性，其 pK_a 值为 12.4。其盐酸盐的 1% 水溶液的 pH 为 6.68，呈近中性。

本品的水溶液显氯化物的鉴别反应。

本品的水溶液加入 10% 亚硝基铁氰化钠溶液、铁氰化钾试液、10% 氢氧化钠溶液后，3 分钟内溶液显红色。

本品可由氯化二甲基铵和双氰胺在 130 ~ 150℃ 加热 0.5 ~ 2 小时缩合来制备。

二甲双胍主要在小肠内吸收，吸收快，半衰期短（1.5 ~ 2.8 小时），生物利用度大约为 60%。与磺酰脲类化合物不同，它并不与蛋白相结合，也不被代谢，几乎全部以原型由尿排出，因此肾功能损害者禁用，老年人慎用。

二甲双胍可单独使用或与磺酰脲类联合用药，广泛用于 2 型糖尿病的治疗，特别适用于过度肥胖并对胰岛素耐受患者。有时会出现体重减轻的现象。本品的降糖作用虽弱于苯乙双胍，但其副作用小，罕有乳酸性酸中毒，也不引起低血糖，使用较为安全。

急性的副作用包括腹泻、腹部不适、恶心和厌食。可以通过缓慢的提高给药剂量以及在进餐时服用药物的方法使这些状况降到最低程度。

（三）α-葡萄糖苷酶抑制剂

食物中的碳水化合物主要是淀粉和蔗糖，淀粉和蔗糖需经消化，水解转化为葡萄糖才能被吸收利用。水解依赖于 α-葡萄糖苷酶的作用。

α-葡萄糖苷酶抑制剂（α-glucosidase inhibitors）可竞争性地与 α-葡萄糖苷酶结合，抑制该酶的活性，从而减慢糖类水解为葡萄糖的速度，并减缓了葡萄糖的吸收，可降低餐后血糖，但并不增加胰岛素的分泌。α-葡萄糖苷酶抑制剂对碳水化合物的消化和吸收只是延缓而不是完全阻断，最终人体对碳水化合物的吸收总量不会减少，因此，不会导致热量丢失；此外，该类药物不抑制蛋白质和脂肪的吸收，故不会引起营养物质的吸收障碍。此类药物对 1、2 型糖尿病均适用。

本类药物常用的有阿卡波糖（acarbose）、伏格列波糖（voglibose）、米格列醇（miglitol），它们的化学结构均为糖或多糖衍生物。

| 阿卡波糖 | 伏格列波糖 | 米格列醇 |

阿卡波糖是从放线菌属微生物中分离得到的低聚糖，主要作用于淀粉、葡萄糖水解的最后阶段，它可通过降低单糖的吸收速率而显著降低餐后的血糖水平，减少甘油三酯的生成及肝糖原的生成。临床应用于 1、2 型糖尿病患者。主要副作用为胃肠道反应。

对构效关系的多方面研究表明有活性的抑制剂含有一个共同的活性位点包括一个取代的环己烷以及一个 4,6-双脱氧-4-氨基-D-葡萄糖单元（即我们所知的 Carvosine），似乎在这个核心结构中的二级氨基基团阻碍了 α-葡萄糖苷酶中的一个重要的羧基对底物糖苷氧键的质子化。近年来通过对小分子的筛选发现了几种其他的 α-葡萄糖苷酶抑制剂，这其中的伏格列波糖和米格列醇已经上市。

伏格列波糖于 1994 年在日本上市。它能降低多聚体物质释放单糖的速度，因而也就可以降低餐后的葡萄糖水平。伏格列波糖还可以将遗传性肥胖大鼠体内的葡萄糖，甘油三酯以及胰岛素维持在一个较低的水平，这表明除了糖尿病之外，该药对诸如肥胖症等情况也可能有效。

米格列醇于 1998 年问世，它的治疗效果似乎与阿卡波糖类似。然而与阿卡波糖不同的是，米格列醇口服给药后能被迅速而且完全的吸收进入血液。它主要分布于细胞外部空间，并能迅速被肾脏清除，但没有证据表明它能被肝脏代谢。它也不会被转运进入中枢神经系统。

此类降糖药能降低餐后血糖而对降低空腹血糖无作用，不增加胰岛素的分泌，且在禁食状态下服用该类药不会降低血糖，使用安全。主要用于单用磺脲类或双胍类餐后血糖控制不埋想的患者，或单独用于较轻的餐后血糖高者，临床上常与磺酰脲类、双胍类或胰岛素联合应用以较好地控制血糖。

（四）二肽基肽酶-Ⅳ抑制剂

二肽基肽酶-Ⅳ（Dipeptidyl Peptidase-Ⅳ，DPP-Ⅳ）是以二聚体形式存在的高特异性丝氨酸蛋白酶，由 766 个氨基酸组成，在血浆和许多组织（血管内皮、肝、肾、皮肤、前列腺、淋巴细胞、上皮细胞）广泛存在。它的天然底物是胰高血糖素-1（GLP-1）和葡萄糖促胰岛素多肽（GIP）。GLP-1 具有多种生理功能，在胰腺可增加葡萄糖依赖的胰岛素分泌、抑制胰高血糖素的分泌，使胰岛 β 细胞增生；在胃肠道可延缓餐后胃排空，从而延缓肠道葡萄糖吸收。GIP 具有促胰岛素分泌功能。DPP-Ⅳ能快速降解体内的 GLP-1 和 GIP，使之失活。药物对 DPP-Ⅳ的抑制作用可降低其对 GLP-1 和 GIP 的代谢失活，增加糖尿病患者的 GLP-1 水平，使 GLP-1 的促胰岛素分泌作用得到增强，从而发挥降血糖作用。1966 年首次在大鼠肝脏中分离得到 DPP-Ⅳ，最初主要用于丝氨酸肽酶催化机制的研究。1990 年 DPP-Ⅳ作为 2 型糖尿病治疗的新靶点引起关注。2003 年其蛋白质三维结构的确定，成为 DPP-Ⅳ抑制剂研究的一个重要里程碑。

DPP-Ⅳ抑制剂的发展可分 3 个阶段：第一阶段开发的抑制剂对 DPP-Ⅳ的抑制作用强，但对 DPP-7、DPP-8 和 DPP-9 等相关酶选择性不高。研究显示，对 DPP-7 的抑制会导致休眠 T 细胞死亡；对大鼠 DPP-8 或 DPP-9 的抑制可能引起秃毛、血小板减少、网状细胞减少、脾脏增大以及多器官组织病理学改变等，增加死亡率；对狗 DPP-8 或 DPP-9 的抑制会产生肠胃毒性；对人 DPP-8 或 DPP-9 的抑制会减弱 T 细胞的活性，影响机体免疫功能。因此，新药开发要求化合物对 DPP-Ⅳ具有较高的选择性。第二阶段开发的抑制剂对 DPP-Ⅳ具有高抑制活性和高选择性，一般对 DPP-8 或 DPP-9 抑制的 IC_{50} 值均在其对 DPP-Ⅳ抑制的 1000 倍以上。第三阶段开发的抑制剂，不仅具有高活性和高选择性，还要求药物的作用时间能持续 24 小时以上。

西格列汀（sitagliptin）是首个上市的 DPP-Ⅳ抑制剂，临床用磷酸西格列汀（sitagliptin phosphate）于 2006 年 10 月获美国 FDA 批准上市。2007 年 3 月磷酸西格列汀与二甲双胍盐酸盐复方制剂（Janumet）相继上市，主要用于 2 型糖尿病的治疗，疗效显著。西格列汀对 1 型糖尿病和糖尿病酮症酸中毒无效。

另一 DPP-Ⅳ抑制剂维格列汀（vildagliptin）及其与二甲双胍的复方制剂，2007 年 9 月和 11 月先后获欧盟委员会批准，复方制剂主要用于二甲双胍最大耐受剂量仍不能有效控制血糖水平或现已联合使用维格列汀与二甲双胍治疗的 2 型糖尿病患者。研究显示，维格列汀用于 2 型糖尿病治疗可获得满意效果（表 17-3）。

此外，百时美施贵宝公司与阿斯利康公司合作开发的沙格列汀（saxagliptin）也已获准上市。

表 17-3　DPP-Ⅳ抑制剂的药动学参数

药物名称/%	生物利用度/h	达峰时间/Pg·mL⁻¹	血浆峰浓度/h	血浆半衰期	血浆蛋白结合率/%	主要排泄途径
西格列汀	87	1~4	54~72	12~12.4	36~38	尿液
维格列汀	85	1~2	54~72	1.5~4.5	4~17	尿液

西格列汀　　　　　　　　维格列汀　　　　　　　　沙格列汀

第二节　骨质疏松治疗药物
Drugs Used to Treat Osteoporosis

骨质疏松（osteoporosis，OP）是以骨组织含量减少及骨折危险性升高为特征的全身骨量改变的疾病。骨质疏松症可分为原发性、继发性和特发性 3 大类，其中原发性骨质疏松症约占骨质疏松症的 90%，它又可分为两型：Ⅰ型为绝经后骨质疏松症（Postmenopausal osteoporosis），为高转换型，主要原因为雌激素缺乏；Ⅱ型为老年性骨质疏松症（Senile osteoporosis），为低转换型，主要原因是年龄的老化。骨质疏松症还可能继发于药物治疗，如糖皮质激素的使用。近年来，随着对其病因、发病机制及分子生物学的深入研究，骨质疏松症的治疗药物研究有了很大进展，主要分为骨吸收抑制剂和骨形成促进剂两大类。

一、骨吸收抑制剂（Bone resorption inhibitors）

这类药物主要是通过抑制破骨细胞形成或抑制破骨细胞的活性，从而抑制骨的吸收来减缓骨钙的丢失。但由于骨质疏松症患者通常都会钙吸收不足，若单独应用此类药物则可能造成低钙血症，因而通常都要求与钙及维生素 D 制剂特别是活性维生素 D 制剂同时服用。

（一）二膦酸盐

二膦酸盐（Bisphosphonates）是 20 世纪 80 年代开始应用于临床的新型骨吸收抑制剂，具有直接抑制破骨细胞形成和骨吸收作用。二膦酸盐适用于以骨吸收为主的高转化型骨质疏松症，迄今已开发出十几个品种，按药效学分为 3 代：第 1 代有依替膦酸二钠（Disodium etidronate）、氯膦酸二钠（Disodium Clodronate），除抑制骨吸收外，还有抑制正常矿化过程；第 2 代有替鲁膦酸二钠（Disodium tiludronate）、帕米膦酸二钠（Disodium Pamidronate），治疗剂量不阻滞矿化；第 3 代有阿仑膦酸钠（Sodium alendronate）、利塞膦酸钠（Sodium risedronate）、依本膦酸钠（Sodium ibandronate）等，不但消除了抑制正常骨矿化作用，而且抗骨吸收疗效增强。二膦酸盐主要通过以下途径抑制破骨细胞介导的骨吸收：①抑制破骨前体细胞的分化和募集，从而抑制破骨细胞的形成；②破骨细胞吞噬二膦酸盐，导致破骨细胞凋亡；③附着于骨表面，影响破骨细胞活性；④干扰破骨细胞从基质接受骨吸收信号；⑤通过成骨细胞介导，降低破骨细胞活性。

最早上市的药物是依替膦酸二钠（羟乙膦酸钠）。依替膦酸二钠能增加骨量，但治疗面太窄，抗骨折能力不足。各国研究人员对其进行了结构改造，保留了双膦酸的基本结构，将 C-1 上的甲基换成氨基烷基或其他较复杂的取代基，C-1 上的羟基一般保留，也有换成氯或氢的，但与骨矿物结合力减弱。如为双烃基则不能结合。

依替膦酸二钠　　　　　　　氯膦酸二钠　　　　　　　阿仑膦酸钠

阿仑膦酸钠（Alendronate Sodium）

化学名称为（4-氨基-1-羟基亚丁基）双膦酸单钠盐三水合物；（4-amino-1-hydroxylbutylidene）bisphosphonic acid monosodium salt trihydrate。

本品为白色晶状、不吸湿粉末，微溶于乙醇，几乎不溶于三氯甲烷。

本品的合成从4-氨基丁酸出发，与磷酸和三氯氧磷的作用，一步可得到阿仑膦酸，再转换成单钠盐的三水合物。

本品是近年上市的双膦酸盐，为骨吸收抑制药，与骨内羟磷灰石有强亲和力，可抑制破骨细胞的活性，减缓骨吸收，防止骨丢失。同时抗骨吸收的活性强，无抑制骨矿化的作用。

本品口服后主要在小肠内吸收，吸收差，生物利用度仅为 0.5%～1%。吸收后的药物 20%～60% 被骨组织迅速摄取，未被吸收的以原形经肾脏排出。

本品主要用于治疗绝经后妇女的骨质疏松症。

（二）降钙素

降钙素（Calcitonin）是哺乳动物甲状腺中的甲状腺滤泡旁细胞（C-细胞）中分泌的多肽激素，由 32 个氨基酸组成，分子量约 3600。1967 年分离出人降钙素，1968 年分离出鲑鱼降钙素，1 年后合成成功，1975 年开始用于临床。鱼降钙素活性比人降钙素强 20～40 倍。临床应用制剂为人工合成的鲑鱼降钙素和鳗鱼降钙素。降钙素作用机制：①主要通过与破骨细胞膜上受体结合直接抑制破骨细胞活性，从而抑制骨吸收；②阻止骨钙释出以降低血钙；③降钙素具有强力的中枢镇痛作用，可明显缓解骨痛。

H-Cys-Ser-Asn-Leu-Ser-Thr-Cys-Val-Leu-Gly-Lys-Leu-Ser-Gln-Glu-Leu-His-Lys

NH₂-Pro-Thr-Gly-Ser-Gly-Thr-Asn-Thr-Arg-Pro-Tyr-Thr-Gln-Leu

降钙素

降钙素是白色或类白色的吸湿性粉末，在水中及氢氧化钠溶液中溶解，在酸液中部分溶解，在丙酮、三氯甲烷、乙酸及乙醇中不溶。在水溶液中不稳定，产品经冰冻干燥成粉，非胃肠道用药。

随着种属的不同，降钙素的氨基酸排列有较大的差异，前面的降钙素结构式是鲑鱼降钙素的一级结构。各种降钙素的活性有很大差异。鲑鱼降钙素的活性最高，故目前临床应用的大都为鲑鱼降钙素。

来源不同的降钙素的羧基末端均为脯氨酸，而氨基末端为半胱氨酸，而且 AA_1 至 AA_7，形成二硫键使成环状，不同种属降钙素 32 个氨基酸中只有 AA_1、$AA_{3\sim7}$，AA_9，AA_{28} 及 AA_{32} 是完全一致的，其他位置的氨基酸有很大差异。若将羧基末端 AA_{32} 的脯氨酰胺除去之后，留下的 31 个氨基酸几乎无活性，从而表明降钙素的活性应该是整个分子在起作用。但是在氨基末端如将 $AA_{1\sim7}$ 两个半胱氨酸和二硫键改变为 α 氨基辛二酸（ECT），得 $Asu^{1,7}$-鳗鱼降钙素，其活性明显地增加。

$$CH_2-S \text{————} S$$
$$H_2N-CH \qquad CH_2$$
$$CO-Ser-Asn-Leu-Ser-Thr-NH-CH-CO\cdots$$

鳗鱼降钙素

$$CH_2-CH_2-CH_2 \text{————} CH_2$$
$$H_2N-CH \qquad CH_2$$
$$CO-Ser-Asn-Leu-Ser-Thr-NH-CH-CO\cdots$$

$Asu^{1,7}$-鳗鱼降钙素

降钙素采用肌内或皮下注射，绝对生物利用度约为 70%，喷鼻剂约为它的一半。可用于停经后骨质疏松症的治疗。

（三）依普黄酮

依普黄酮（Ipriflavone）

化学名称为 7-（1-甲基乙氧基）-3-苯基-4*H*-1-苯并吡喃-4-酮;7-（1-methylethoxy）-3-phenyl-4*H*-1-benzopyran-4-one，又名 γ-异丙氧基异黄酮。

依普黄酮是一种异黄酮衍生物，属植物性雌激素类药物，其可直接作用于骨，抑制骨吸收；同时可促进雌激素刺激甲状腺释放降钙素，兼有雌激素和降钙素的某些治疗作用，但无二者的副作用。

本品的化学结构属于异黄酮，最初是从三叶草或紫苜蓿中提取而得。异黄酮是一类存在于植物中的天然化合物，结构与雌激素相似并能产生类似雌激素的效应，被称为植物雌激素（Phytoestrogens）。异黄酮类化合物不具有雌激素对生殖系统的影响，但有雌激素样的抗骨质疏松特性，还能通过雌激素样作用，增加降钙素的分泌，间接产生抗骨质疏松的作用。

本品的合成从间苯二酚出发，与苯乙酸酰化，再使之醚化，最后环合得到产物。苯乙酸试剂也可换用苯乙腈、苯乙酰氯，环合与醚化的单元反应也可有不同的顺序组合，得到不同的合成路线。

依普黄酮口服后吸收较完全，约 60% 在小肠吸收，90 分钟可达到血药浓度峰值，半衰期为 9.8 小时，可分布至全身，经肝脏氧化代谢后由肾脏排泄。依普黄酮人体内的氧化代谢产物有 4 种，动物可产生 7 种代谢产物，为异黄酮的羟基化物和羧基化物。这些代谢产物也具有一定的生物活性。降钙素迄今为止无口服制剂，而依普黄酮为口服剂型，长期用此药治疗更经济，使用更方便，因此可作为防治骨质疏松症的新型有效药物。

（四）雌激素

雌激素（Estrogen）缺乏是引起绝经后骨质疏松症的主要病因，目前已被大量临床观察和动物实验所证实，ERT 是治疗绝经后骨质疏松症的有效治疗方案，即给绝经妇女补充适量雌激素以缓解雌激素缺乏造成的各种绝经后症状的一种疗法。雌激素的作用机制：①抑制骨转换，减少破骨细胞数量且抑制其活性；③直接作用于骨的雌激素受体，影响钙调节激素和骨吸收因子的产生；③促进降钙素分泌而抑制骨吸收，促进肠钙吸收，抑制甲状旁腺激素（PHT）分泌而减少骨吸收；④降低前列腺素 E2（PGE2），抑制白介素-1（IL-1）、白介素-6（IL-6）和肿瘤坏死因子（TNF）的释放。传统激素替换疗法（HRT）是指与雌孕激素合用，加用孕激素的目的是为了对抗雌激素的子宫内膜增殖作用，同时孕激素有抑制骨吸收和促进骨形成的作用。目前，临床除选用天然短效性激素外，常用其复方制剂，如雌孕激素合成的倍美力、克龄蒙、诺更宁、诺康律；雌雄激素合成的盖福润胶囊；雌孕雄激素合成的利维爱等。临床应用 HRT 必须权衡利弊，严格掌握适应证加强随访，定期进行妇科和乳腺检查，B 超观察子宫内膜厚度等以减少危险性。对 HRT 长期安全性应用仍需进一步研究。

二、骨形成促进剂（Bone Formation Promoter）

此类药物能刺激成骨细胞的活性，使新生骨组织及时矿化成骨，能降低骨脆性，增加骨密度及骨量。但骨形成需要大量的钙、磷等矿物质，故服用此类药物时最好加用钙剂及维生素 D 制剂。

（一）甲状旁腺激素

甲状旁腺激素（parathyroid hormone，PTH）是由甲状旁腺细胞分泌的由 84 个氨基酸组成的单链多肽激素，它的主要生理功能是维持血钙平衡，调节机体钙、磷代谢。对于骨骼，PTH 既有成骨作用，又有破骨作用。动物实验已证实，间歇性小剂量应用 PTH 可以促进骨形成，使骨量增加；而持续性大剂量应用 PTH 可促进骨吸收，引起骨量丢失。这两种使用方式导致相反结果的原因可能与间歇性注射更接近于 PTH 的生理性脉冲分泌形式有关。PTH（1-34）的商品名称是特立帕肽（Teriparatide），它是利用基因工程重组技术合成的人

PTH 衍生物，其氨基酸结构与天然人 PTH N 末端 34 个氨基酸完全相同，二者对 PTH/PTHrP 受体有着相似的亲和力，激活成骨细胞相同的信号通道，对骨产生相同的作用，该药已于 2002 年由美国 FDA 批准用于骨质疏松症的治疗。

（二）钙剂与维生素 D

钙是骨骼形成所必需的一种微量元素。补充足够钙剂的目的不仅在于纠正骨吸收和骨形成过程中的负钙平衡，还是保证骨量提高的物质基础。补钙可以短暂升高血清钙浓度，减少骨更新，减少 PTH 的生成并增加骨重构部位的活化。慢性钙缺乏将导致骨质脱钙和骨折危险性的增加。基础钙摄入较低的人群，尤其是老年人，钙剂的补充可发挥最佳疗效。由于人体不能吸收和储存过量的钙，而且钙在夜间停止吸收，而排出仍在继续，此时须从骨骼中取钙补充，保持血中钙的平衡。所以补钙应每日均衡，最好能分次进行，并且在临睡前服用意义更大。

（王润玲）

第七部分

影响免疫系统的药物

Drugs affecting immune system

第十八章　非甾体抗炎药
Nonsteroidal Anti-inflammatory Agents

第一节　解热镇痛药
Antipyretic Analgesics

解热镇痛药是一类使用较广的常见病、多发病用药，作用于下丘脑的体温调节中枢，使发热的体温降至正常，但对正常人的体温没有影响。具有解热与镇痛两种作用，其中大部分药物还兼有消炎抗风湿作用。这类药物中凡消炎镇痛、抗风湿作用显著的药物列为非甾体消炎药。解热镇痛药按化学结构主要可分为水杨酸类、苯胺类及吡唑酮类。

一、水杨酸类药物（Salicylic acids）

早在 1838 年人们从柳树皮中提取得到了水杨酸（Salicylic acid），1860 年 Kolbe 发明了使用酚钠和二氧化碳合成水杨酸的方法，实现了水杨酸廉价大量制备。1875 年 Buss 首先发现了水杨酸钠具有解热镇痛和抗风湿作用，但由于副作用较大，限制了其临床应用。1898 年 Hoffmann 合成了比水杨酸钠毒副作用小的乙酰水杨酸（Acetylsalicylic Acid）。临床广泛应用至今已有百余年历史。由于乙酰水杨酸结构中有游离的羧基，在口服大剂量时对胃黏膜有刺激性，甚至引起胃出血。为克服以上缺点，将乙酰水杨酸制成盐、酰胺或酯。在临床上应用的有乙酰水杨酸铝（Aluminum acetyl salicylate）、赖氨匹林（Lysine Acetylsalicylate）、乙氧苯酰胺（Ethoxybenzamide）和贝诺酯（Benorilate）。

扫码"学一学"

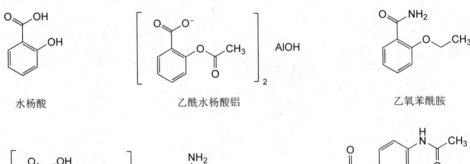

水杨酸	乙酰水杨酸铝	乙氧苯酰胺

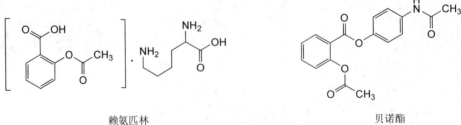

赖氨匹林	贝诺酯

乙酰水杨酸铝，其解热镇痛作用与乙酰水杨酸相似。在胃内几乎不分解，进入小肠分解成两分子乙酰水杨酸而被吸收，所以对胃几乎无刺激性。赖氨匹林由于碱性赖氨酸中和了乙酰水杨酸的酸性，所以对胃刺激性小，又因其成盐后可溶于水，可制成注射剂，避免了胃肠道刺激。乙氧苯酰胺的镇痛作用强于乙酰水杨酸，毒副作用小。贝诺酯是乙酰水杨酸与对乙酰氨基苯酚形成的酯。既保留了二者原有作用，也兼有协同作用。用于风湿性关

节炎及其他发热所引起的疼痛。

水杨酸阴离子是有效的活性部位。降低羧基的酸性可以保留镇痛作用但将失去抗炎活性。对羧基和酚羟基的取代会影响药物的活性和毒性。将酚羟基移至间位或对位则活性完全消失。在芳香环上以卤原子取代可以增加活性但同时也增加毒性。在水杨酸芳香环 5 位取代可以增加其抗炎活性。

水杨酸酯和盐的主要代谢途径如图 18-1 所示。被吸收的水杨酸酯很快被红细胞中的酯酶水解为水杨酸。其中大约有 10% 直接从尿中排出，大部分与甘氨酸结合生成主要代谢产物（75%），有 15% 与葡糖醛酸结合生成葡糖苷酸醚或酯，并以此种形式排出体外。水杨酸代谢时仅一小部分进一步羟基化为 2,5-二羟基苯甲酸、2,3-二羟基苯甲酸和 2,3,5-三羟基苯甲酸。

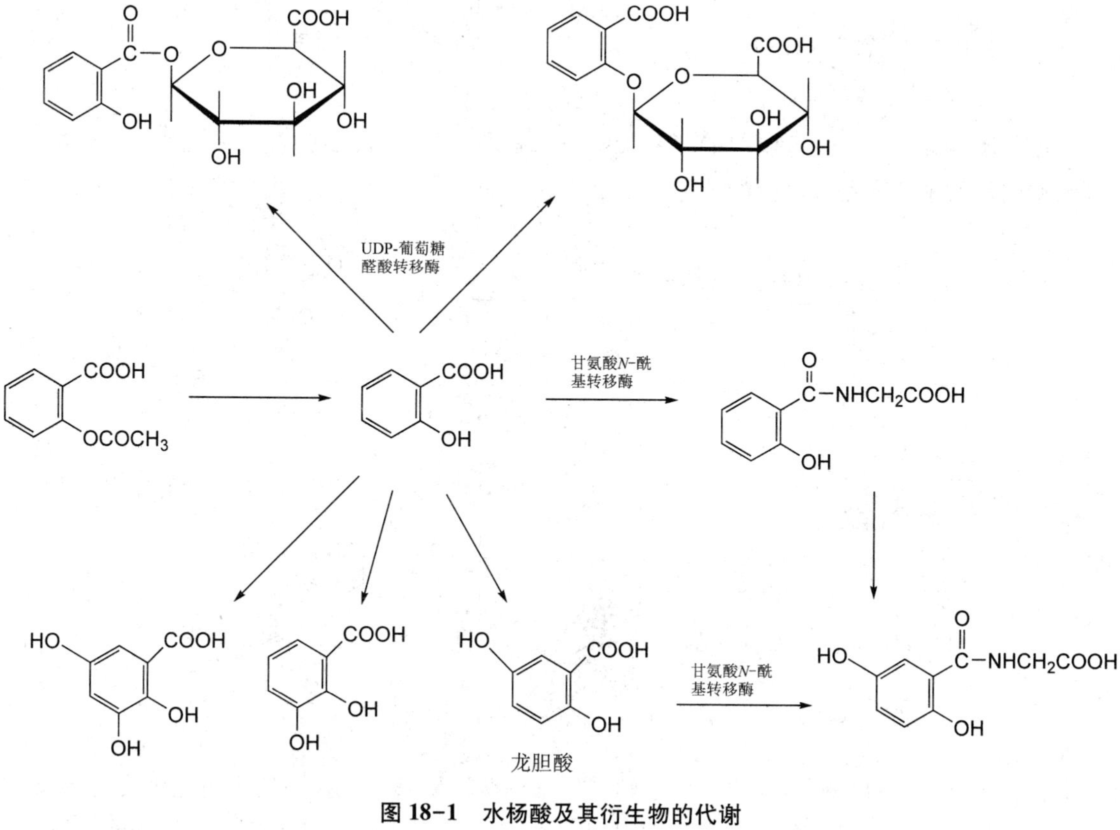

图 18-1　水杨酸及其衍生物的代谢

阿司匹林（Aspirin）

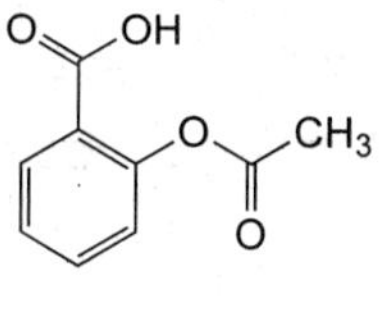

化学名为 2-（乙酰氧基）苯甲酸；2-（Acetyloxy）benzoic acid。又名乙酰水杨酸（Acetylsalicylic Acid）。

本品为白色结晶或结晶性粉末，无臭或微带醋酸臭，味微酸；遇湿气缓缓水解，生成水杨酸和醋酸。为避免水解，应置于密闭容器内于干燥处贮存。

在乙醇中易溶，在三氯甲烷或乙醚中溶解，在水或无水乙醚中微溶；在氢氧化钠或碳酸钠溶液中溶解，但同时分解。熔点为 135～140℃。pK_a=3.5。

本品合成是以水杨酸为原料，在硫酸催化下，用醋酐乙酰化制得。

乙酰水杨酸中可能有未反应的水杨酸，或因贮存不当，水解产生水杨酸，故药典规定应检查游离水杨酸。可采用与铁盐呈色检查。如有游离水杨酸存在则可产生紫堇色。

原料水杨酸中可能带入脱羧的产物苯酚及水杨酸苯酯。在反应过程中可能生成不溶于碳酸钠的乙酸苯酯和乙酸水杨酸苯酯。

本品由于有酯键，所以易水解，水解产物水杨酸较易氧化，在空气中可逐渐变为淡黄、红棕甚至深棕色。其原因是分子中酚羟基被氧化成一系列醌型有色物质。碱、光线、温度及微量铜、铁等离子可促进反应进行。阿司匹林水溶液最稳定的 pH 是 2.5，某些片剂润滑剂如硬脂酸镁（钙）能与本品形成阿司匹林盐，同时由于 pH 的升高加速了本品的水解，故不宜用硬脂酸盐作本品的赋形剂。

本品具有较强解热镇痛作用，临床用于治疗伤风、感冒、头痛、关节痛、风湿痛、牙痛、肌肉痛、神经痛等慢性钝痛。本品是不可逆环氧酶抑制剂，使环氧酶活性中心的丝氨酸乙酰化而导致其失活，进而抑制前列腺素的生物合成。本品还能抑制血小板中血栓素 A_2（TXA_2）的合成，具有较强的抗血小板凝聚作用，因此，现在本品已经用于心血管系统疾病的预防和治疗。

二、苯胺类药物（Anilines）

早在 1884 年人们即发现苯胺在体内先被氧化为毒性较低的对氨基酚，再与硫酸或葡糖醛酸结合成酯排出体外。1886 年发现乙酰苯胺具有强的解热作用，称退热冰。由于在体内易水解为苯胺，能严重破坏血红素而产生正铁血红蛋白，毒性较大，故临床早已不用。苯胺的代谢产物对氨基酚虽具有较强的解热镇痛作用，但毒性较大，不能药用。后来发现对氨基酚的羟基醚化后可增加药理作用降低毒性，合成了非那西丁（phenacetin，对乙酰氨基苯乙醚），其解热作用较好，曾广泛用于临床。与阿司匹林、咖啡因制成复方制剂为 APC片，但因其毒性仍然较大，其单方制剂已被淘汰。将对氨基酚的氨基乙酰化得到对-乙酰氨基酚（Paracetamol，扑热息痛），解热镇痛作用良好，毒性及副作用较低，现仍为临床上常用的解热镇痛药。

| 苯胺 | 对氨基酚 | 非那西丁 | 对乙酰氨基酚 |

构效关系：对氨基酚的构效关系已经开展了很广泛的研究。尽管氨基酚具有毒性不能够用于药用，但是与退热冰和对乙酰氨基酚的毒性相比较，氨基酚较相应的苯胺衍生物的毒性要小。将官能团酚羟基醚化，甲基或者丙基醚化得到的衍生物比乙基得到的衍生物的毒性要大很多。N 原子上连结取代基后将使碱性下降，活性降低，如果取代基能够使代谢失活的话，就不会使活性下降，如乙酰基。芳香酸衍生得到的氨基化合物活性很低或者无活性，如 N-苯基苯酰胺。

代谢与毒理：乙酰苯胺、扑热息痛和非那西丁的代谢过程如图 18-2 所示。乙酰苯胺和非那西丁代谢生成扑热息痛，此外，二者还可产生少量苯胺衍生物，这些衍生物直接或通过进一步的转化成羟基苯胺从而导致高铁血红蛋白血症及溶血性贫血。而扑热息痛则主要通过共价结合代谢，小儿体内的代谢产物主要是 O-硫酸化产物，在成年人体内的代谢产物主要是 O-葡糖苷酸化产物。扑热息痛和非那西丁的另一种次要代谢途径是在 P450 混合功能酶系作用下产生 N-羟胺化产物，这种代谢对二者具有重要意义。所得羟胺产物进一步转化为具有毒性的代谢产物：乙酰亚胺醌，该代谢产物是扑热息痛和非那西丁产生肾毒和肝毒性的主要原因。在正常情况下这种醌会通过与肝脏的谷胱甘肽的共价结合而解毒，但在大量或过量服用该类药物后，肝脏存贮的谷胱甘肽会被过量排除，过量的醌则会进一步与肝蛋白的亲核基团如-SH 共价结合从而产生肝坏死。各种含巯基的化合物可用于该类药物的解毒药。最常用的是 N-乙酰基半胱氨酸，作为谷胱氨肽的替代物可增加肝谷胱甘肽的存贮量。

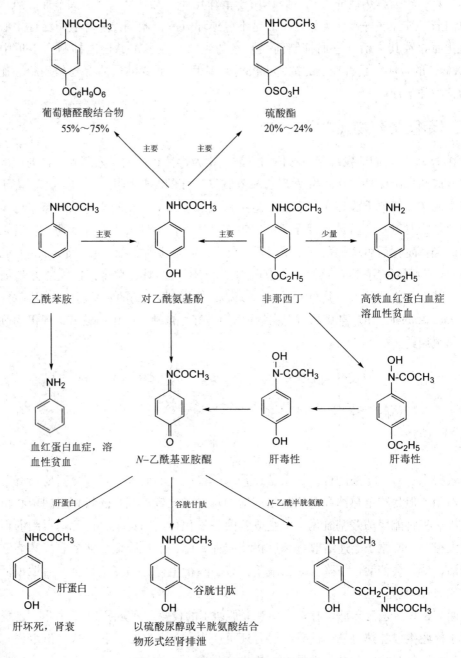

图 18-2　对乙酰氨基酚的代谢途径

　　药物相互作用：对乙酰氨基酚可以加强口服抗凝剂的作用。与苄丙酮香豆素、双香豆素、甲氧苯双酮和二苯茚酮有相互作用。这种相互作用的机制尚不十分明确，据推测可能与血浆蛋白结合位点的竞争有关。扑热息痛的作用在有巴比妥盐存在时会减弱，而在甲氧氯普胺、水杨酰胺存在时会加强。其吸收作用在吐温 80、山梨醇存在下会得到加强，但在抗胆碱能类和麻醉性镇痛剂作用下会减弱。可被强酸、强碱水解，在氧化剂存在的情况下可发生酚羟基氧化。其与苯海拉明可生成黏性混合物，在潮湿环境中与咖啡因或可待因共存时会发生脱色现象。酗酒对其代谢具有显著影响。

对乙酰氨基酚（Paracetamide）

化学名为 4-羟基乙酰苯胺；4-Hydroxyacetanilide。又名扑热息痛。

本品为白色或类白色的结晶或结晶性粉末；无臭，味微苦。熔点为 168～172℃。pK_a =9.5。

易溶于乙醇、丙二醇、甲醇；溶于热水、丙酮；略溶于冷水、三氯甲烷；不溶于苯和乙醚；可溶于氢氧化钠溶液。饱和水溶液显微弱酸性（pH 约为 6）。

以对硝基苯酚为原料，经还原得对氨基酚，再经冰醋酸酰化后即得本品。

对氨基酚是制备过程的中间体，也是贮存过程中的水解产物或反应过程中因乙酰化反应不完全可能带入到成品中，由于其毒性较大，故药典规定应检查对氨基酚含量。检查原理是对氨基酚为芳香伯胺，可与碱性亚硝酸铁氰化钠试液作用，生成蓝紫色络合物；经重氮化及偶合反应后，生成红色偶氮化合物沉淀。

本品在空气中较为稳定，水溶液中的稳定性与溶液的 pH 有关。在 pH=6 时最为稳定，在酸性及碱性条件下稳定性较差。在潮湿的条件下易水解成对氨基酚，该水解产物可进一步发生氧化降解，生成醌亚胺类化合物，颜色逐渐变深，由黄色变成红色至棕色，最后成黑色。故在贮存及制剂过程中要特别注意。

黄色 ⟶ 红色 ⟶ 黑色

本品含酚羟基，遇三氯化铁试液即显蓝紫色。

本品副作用较小，无阿司匹林引起的儿童 Reye 综合征的副作用，具有较强的解热镇痛作用，但无抗风湿作用，这可能是由于不同组织中的环氧合酶对药物敏感性不同的结果。本品自 20 世纪 40 年代在临床上广泛使用至今。临床上用于发热、头痛、神经痛及痛经等。

三、吡唑酮类（Pyrazolones）

本类药物主要有安替比林（Antipyrine）、氨基比林（Aminopyrine）及安乃近（Analgin）。它们具有良好的解热镇痛和消炎抗风湿作用。1884 年应用于临床的安替比林（Antipyrine）是研究奎宁类似物的过程中偶然发现的。因其毒性较大未在临床上长期使用。受吗啡结构中有甲氨基的启发，在安替比林分子中引入二甲氨基，合成了氨基比林（Aminopyrine），其解热镇痛作用比安替比林优良，且作用持久，对胃无刺激性，曾广泛用于临床。为寻找水溶性更大的药物，分子中引入水溶性基团亚甲基磺酸钠，得到安乃近（Metamizole Sodium, Analgin），本品解热、镇痛作用迅速而强大，因其水溶度大，可注射应用。但是，由于这类药物对造血系统有影响，可引起白细胞减少及粒细胞缺乏症等骨髓抑制副反应，我国已于1982 年禁止使用氨基比林，安乃近的应用也受到了限制。

安替比林　　　　　　氨基比林　　　　　　安乃近

第二节　非甾体抗炎药
Nonsteroidal Anti-inflammatory Drugs

　　抗炎药物的研究起始于 19 世纪末水杨酸钠的使用。目前阿司匹林作为抗炎药仍在临床上应用。20 世纪 40 年代在吡唑酮类中发现保泰松具有强的抗炎、止痛作用，但对骨髓和其他系统有严重毒性。50 年代发现肾上腺皮质激素能有效控制炎症而应用于临床。60 年代发现吲哚乙酸类药物（消炎痛）具有强抗炎、止痛和退热作用并用于临床，但由于对胃肠、肝及肾的不良反应现已被 80 年代上市的舒林酸等替代。70 年代有芳基丙酸类药物如布洛芬及萘普生、芳基乙酸类药物如双氯芬酸钠、喜康类药物如炎痛喜康、邻氨基苯甲酸类药物依托劳钠等上市。90 年代研究开发了选择性环氧化酶-2（COX-2）抑制剂，第一代选择性COX-2 抑制剂昔布类药物——塞来昔布和罗非昔布于 1999 年首次上市。

一、3,5-吡唑烷二酮类（3,5-pyrazolidinediones）

　　这类药物主要有保泰松（Pheoylbutazone），羟布宗（Oxyphenbutazone、羟基保泰松），磺吡酮（Sulfinpyrazone、苯磺保泰松）及 γ 酮保泰松（γ-Ketophenylbutazone）等。

　　1949 年发现具有不强的解热镇痛作用的 1,2-二苯基-4-正丁基-吡唑-3,5-二酮却有良好的消炎镇痛作用，因而在临床上用为抗炎药，名为保泰松。保泰松还具有轻度排尿酸作用，可用于类风湿及风湿性关节炎，也可用于痛风的治疗。但毒副作用较大，除胃肠道副作用及过敏反应外，对肝脏及血象也有不良的影响。1961 年发现其体内的代谢物羟布宗也具有消炎抗风湿作用，且毒性较低、副作用较小，而应用于临床。以后又发现磺吡酮，消炎抗风湿作用比保泰松弱，但具有较强的排尿酸作用，用于治疗痛风及风湿性关节炎。此外还发现 γ 酮保泰松，其作用与磺吡酮相似。这类药物的生物活性与化合物酸度有密切关系，药物分子酸度增加，使其消炎活性降低，尿酸排泄作用增强。磺吡酮就是一个很好实例，其 pK_a 值为 2.8（保泰松的 pK_a 值为 4.5），所以它的消炎作用弱，而是一个有效的尿酸排泄剂。

	R_1	R_2
保太松	C_6H_5	$n\text{-}C_4H_9$
羟布宗	$p\text{-}HO\text{-}C_6H_4$	$n\text{-}C_4H_9$
磺吡酮	C_6H_5	$CH_2CH_2\overset{O}{\overset{\uparrow}{S}}C_6H_5$
γ酮保太松	C_6H_5	$CH_2CH_2COCH_3$

羟布宗（Oxyphenbutazone）

化学名为 4-丁基-1-（4-羟基苯基）-2-苯基-3,5-吡唑烷二酮；4-Butyl-1-（4-hydroxy phenyl）-2-phenyl-3,5-pyrazolidinedione。

以苯胺为原料，重氮化后与苯酚偶合，生成4-羟基偶氮苯。再与氯苄作用得4-苄氧基偶氮苯。4-苄氧基偶氮苯经锌粉还原后，与丁基丙二酸二乙酯环合，生成苄氧基保泰松。再经活性镍催化氢解，即得本品。

421

本品为白色结晶性粉末，熔点为 96℃，无臭，味苦，几乎不溶于水，易溶于乙醇、丙酮，能溶于三氯甲烷、乙醚，易溶于氢氧化碱和碳酸碱溶液中。

本品与冰醋酸及盐酸共热，水解生成 4-羟基氢化偶氮苯，随即转位重排，生成 2,4′-二氨基联苯酚-5 和对羟基邻氨基苯基苯胺。均与亚硝酸钠试液作用生成黄色重氮盐，再与萘酚偶合生成橙色沉淀，溶于乙醇中为橙色溶液。

本品口服后两小时血中浓度可达峰值。直肠吸收 4~8 小时达峰值。体内排泄的半衰期为 3 日。

本品用于治疗风湿性关节炎及关节强直性脊椎炎等，但无保泰松的明显排尿酸作用，对胃肠道的刺激性较轻。

二、邻氨基苯甲酸类（Anthranilic acids）

邻氨基苯甲酸类衍生物如甲灭酸（Mefenamic acide）、氟灭酸（Flufenamic acid）、甲氯灭酸（Meclofenamic acid）及氯灭酸（Chlofenamic acid）具有较好的镇痛消炎作用。邻氨基苯甲酸类抗炎药是经典药物设计中电子等排设计的结果，因为它们实际上是水杨酸中的酚羟基被氮取代的衍生物。早在 60 年代，Parke-Davis 等就报道了 N-取代的邻氨基苯甲酸衍生物。1967 年甲灭酸作为镇痛药在美国上市。甲氯灭酸以钠盐的形式于 1980 年在美国上市，主要用于抗风湿和镇痛。灭酸类药物与其他非甾体抗炎药的活性位点相同，可抑制前列腺素的合成。有共同的结构特征：有与芳香基团相连的酸性官能团和一个亲脂的结合部分即 N-取代部分。

	R_1	R_2	R_3
甲灭酸	CH_3	CH_3	H
氟灭酸	H	CF_3	H
甲氯灭酸	Cl	CH_3	Cl
氯灭酸	H	Cl	H

构效关系：

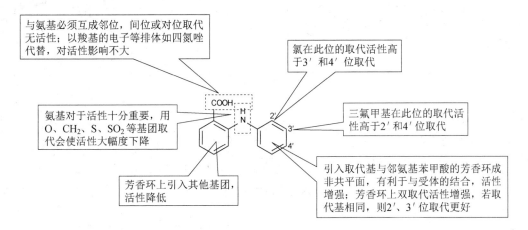

在邻氨基苯甲酸的芳香环上取代会降低活性。而在 N-芳环上的取代对活性的影响较复杂。在紫外红斑抗炎活性评价模型中，对于三氟甲基取代的活性顺序 3′>2′≥4′。而氯取代时活性顺序则为 2′>3′ ≥4′。对于双取代衍生物，如果取代基相同，则 2′，3′-双取代的活性最高。在 N-芳环上的取代基由于产生位阻，使该芳环与邻氨基苯甲酸的芳香环无法共平面，有利于与受体的结合，从而增加活性。这可以解释为什么甲氯灭酸的活性要高于甲灭酸。甲氯灭酸的抗炎活性是甲灭酸的 25 倍。邻氨基苯甲酸的氨基对于活性是十分重要的，用-O-、-CH₂-、-S-、-SO₂-等基团取代都会使活性大幅度下降。最后要指出的是，对于酸性基团，其取代位置较酸性对活性的影响更为显著。邻氨基苯甲酸有活性，而间、对取代的衍生物则无活性。用羧基的电子等排体四氮唑替代羧基，对活性影响不大。

药物相互作用：N-芳基邻氨基苯甲酸的 pK_a 值为 4.0～4.2，与芳基烷酸类的酸性相同，因此其与血浆蛋白有很强的结合能力，同那些与血浆蛋白有高度结合力的药物会有显著的相互作用。最常见的是甲灭酸及甲氯灭酸与口服抗凝药的相互作用。与阿司匹林同服会降低甲氯灭酸的血药浓度。

甲灭酸的吸收与代谢：甲灭酸是一种白色或近白色晶体，有一点苦味。长期暴露于光下会逐渐变黑。在室温下十分稳定。除了在碱性条件下其很难溶于水。最早在 1962 年有关于该化合物的报道。甲灭酸是灭酸衍生物中唯一的一个对中枢和外周都有镇痛作用的药物。甲灭酸口服后很快被吸收，在 2～4 小时后血药浓度达到峰值。对血浆蛋白有很强的结合力，血浆半衰期为 2～4 小时，代谢过程一般是对甲灭酸的 3′-甲基的氧化进而发生葡糖苷酸与原药及氧化代谢产物的结合最终被排出。尿中有 50%～55% 的药物被排出，其中约有 6% 是非代谢的原药。3′-羟甲基产物约占 25%，余下的 20% 为二酸化物，这些代谢产物均无相应的药理活性。甲灭酸的代谢如图 18-3 所示。

该类药物的合成通法是以邻氯苯甲酸为原料，酮粉为催化剂，与相应取代的苯胺缩合即得。

这类药物的副作用较多，主要是胃肠道反应、皮疹，偶有神经系统症状。

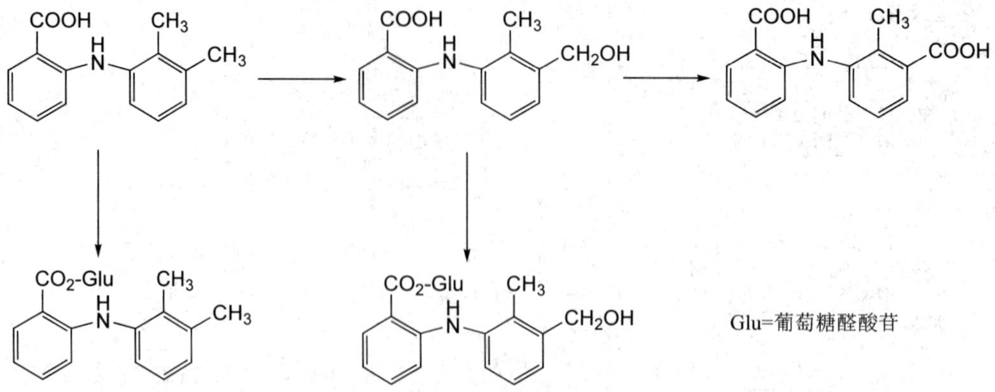

图 18-3 甲灭酸的代谢

三、吲哚乙酸类（Indoleacetic acids）

风湿病患者体内色氨酸代谢水平较高，色氨酸在体内色氨酸羟化酶及 L-芳氨酸脱羧酶作用下转化成 5-羟色胺（Serotonin，5-HT），5-羟色胺是炎症的化学致痛物质。由此，对吲哚类衍生物进行了研究，从 350 个吲哚类衍生物中发现了吲哚美辛（Indomethacin）。

5-羟色胺	色氨酸	吲哚美辛

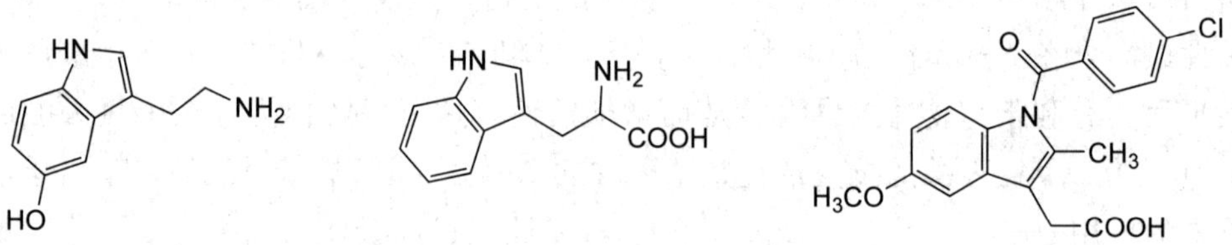

吲哚美辛是一个强力的镇痛抗炎药，其作用较阿司匹林、保泰松强，但毒副作用较大。其作用机制经研究证明并不是对抗 5-羟色胺，而是抑制前列腺素的生物合成。

吲哚美辛（Indomethacin）

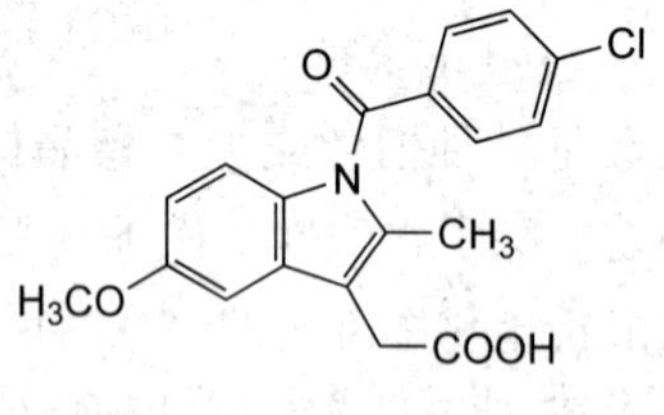

化学名为 2-甲基-1-（4-氯苯甲酰基）-5-甲氧基-1H-吲哚-3-乙酸；2-methyl-1-（4-Chlo-robenzoyl）-5-Methaxy-1H-indol-3-acetic acid。又名消炎痛。

本品为类白色至微黄色结晶性粉末；几乎无臭，无味。在丙酮中溶解，在甲醇、乙醇、三氯甲烷或乙醚中略溶，在苯中微溶，在甲苯中极微溶解，在水中几乎不溶。可溶于氢氧化钠溶液中。熔点为 158~162℃。

以对甲氧基苯胺为原料，经重氮化、还原得对甲氧基苯肼。对甲氧基苯肼与乙醛缩合得乙醛对甲氧苯腙。用对-氯苯甲酰氯酰化，再经水解得 N-对氧苯甲酰对甲氧基苯肼。水解产物与乙酰丙酸环合即得本品。

424

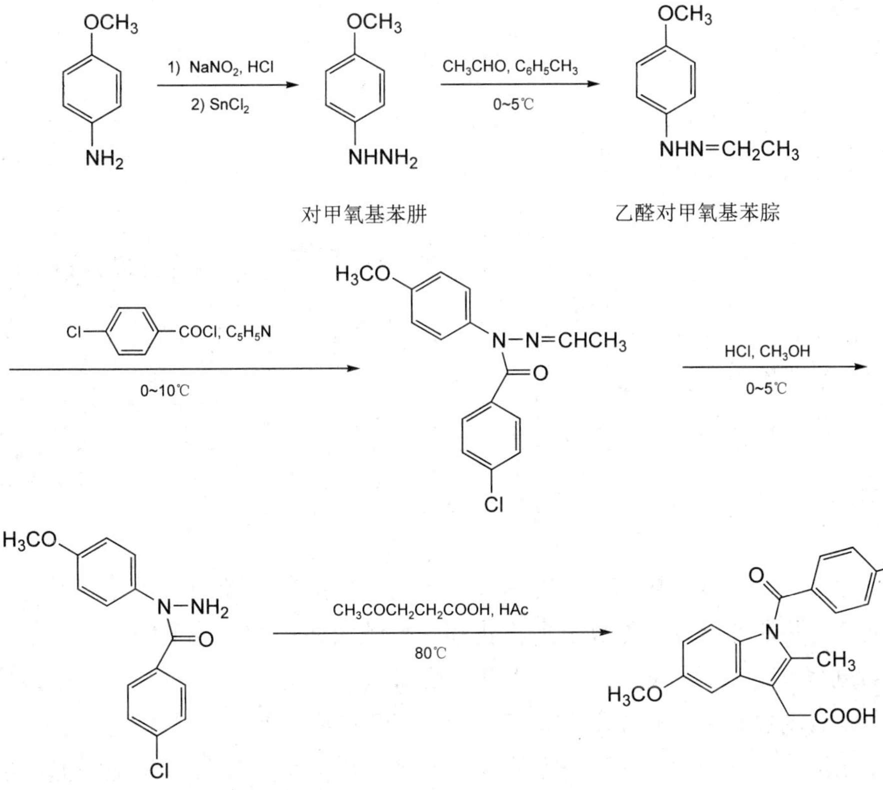

$$\text{OCH}_3-\text{C}_6\text{H}_4-\text{NH}_2 \xrightarrow[\text{2) SnCl}_2]{\text{1) NaNO}_2, \text{HCl}} \text{OCH}_3-\text{C}_6\text{H}_4-\text{NHNH}_2 \xrightarrow[0\sim5℃]{\text{CH}_3\text{CHO, C}_6\text{H}_5\text{CH}_3} \text{OCH}_3-\text{C}_6\text{H}_4-\text{NHN}=\text{CH}_2\text{CH}_3$$

对甲氧基苯肼 　　　　乙醛对甲氧基苯腙

$$\xrightarrow[0\sim10℃]{\text{Cl-C}_6\text{H}_4-\text{COCl, C}_5\text{H}_5\text{N}} \xrightarrow[0\sim5℃]{\text{HCl, CH}_3\text{OH}}$$

N-对氧苯甲酰对甲氧基苯肼

$$\xrightarrow[80℃]{\text{CH}_3\text{COCH}_2\text{CH}_2\text{COOH, HAc}}$$

本品在室温下空气中稳定，但对光敏感。水溶液在 pH＝8 时较稳定。可被强酸或强碱水解，生成对氯苯甲酸和 5-甲氧基-2-甲基-吲哚-3-乙酸（Ⅰ）。（Ⅰ）脱羧生成 5-甲氧基-2,3-二甲基吲哚（Ⅱ）。（Ⅰ）和（Ⅱ）都可以被氧化为有色物质，如（Ⅰ）可生成棕色物，（Ⅱ）可生成蓝色物再转变为棕色物。温度升高，水解变色更快。

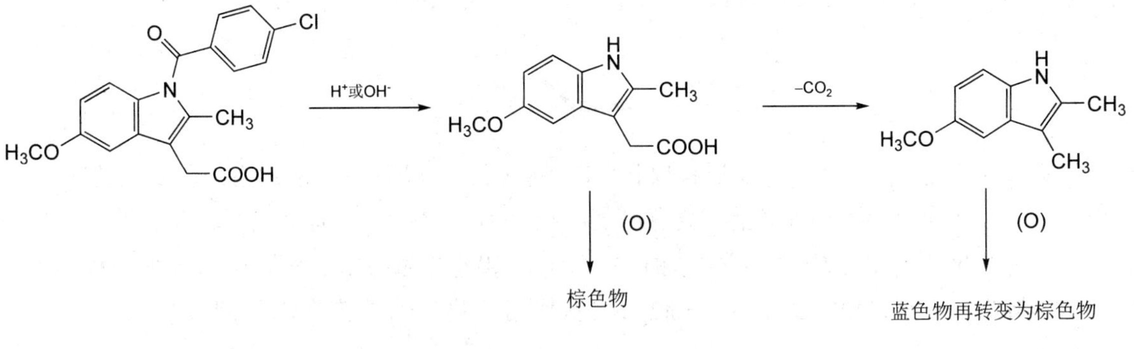

$$\xrightarrow{\text{H}^+\text{或OH}^-} \xrightarrow{-\text{CO}_2}$$

棕色物　　　　　蓝色物再转变为棕色物

本品的稀溶液与重铬酸钾试液共热，再用硫酸酸化并缓缓加热显黄色；与亚硝酸钠试液共热，用盐酸酸化显绿色，放置后渐变为黄色。

425

构效关系：

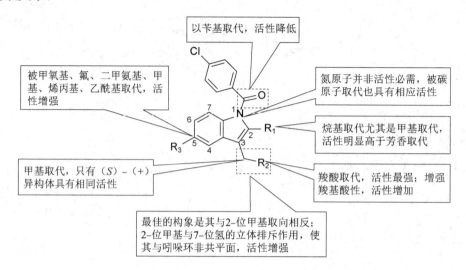

用其他的酸性基团取代羧基会降低活性。抗炎活性随羧基的酸性增加而增加。酰胺类似物没有活性。用脂肪族或芳香族羧酸酰化吲哚环的氮原子所得的酰胺活性较苄基弱。将苄基对位的氯用氟、三氟甲基、巯甲基取代活性最高。吲哚环的 5 位是最易变的位置，此处的取代往往会增加其活性。如用甲氧基、氟、二甲氨基、甲基、烯丙基、乙酰基取代后，活性均强于未取代的化合物。吲哚环上的氮原子并非必需的，因为 1-茚烯类似物也具有相应的活性。α 位被烷基尤其是被甲基取代，活性明显高于芳香取代的衍生物。用甲基取代乙酸 α 位，可以得到相同的活性。此时在分子中会引入一个手性中心，只有(S)-(+)异构体具有抗炎活性。吲哚美辛的抗炎活性与其构象有密切的关系，乙酸侧链由于柔性较大，可以产生大量的构象，对于 N-对氯苄基取代衍生物而言，最佳的构象是该基团与 2 位的甲基取向相反，并且由于 2 位甲基与 7 位氢的立体排斥作用其与吲哚环不处于同一平面。

$$H_3CO \quad COOH \quad CH_3 \quad Cl$$

吸收与代谢：吲哚美辛口服后很快就可以被吸收，一般 2~3 小时后血药浓度达到峰值。作为一个酸性物质，其与血浆蛋白具有高度的结合力。吲哚美辛通过代谢转化为非活性物质，一般有 50% 转化为 O-脱甲基代谢产物，而有 10% 与葡萄糖醛酸共价结合生成代谢产物。非肝酶系可水解吲哚美辛为 N-脱乙酰基代谢产物。吲哚美辛的代谢过程如图 18-4 所示

本品是一高效消炎镇痛药，动物试验表明其作用比可的松强 5 倍，比保泰松强 25 倍。临床用于治疗风湿性及类风湿关节炎、痛风性关节炎、红斑狼疮及其他炎症。本品副作用较多，除常见的胃肠道反应，肝脏损害及造血系统功能障碍外，还可产生中枢神经症状，如头痛、眩晕及偶见神经异常等。与食物或牛奶同时服用可以降低吲哚美辛的胃肠刺激。

四、芳基烷酸类（Aryl alkyl acids）

植物生长刺激素，如吲哚乙酸、萘乙酸等芳基乙酸类化合物均具有消炎作用。在此基

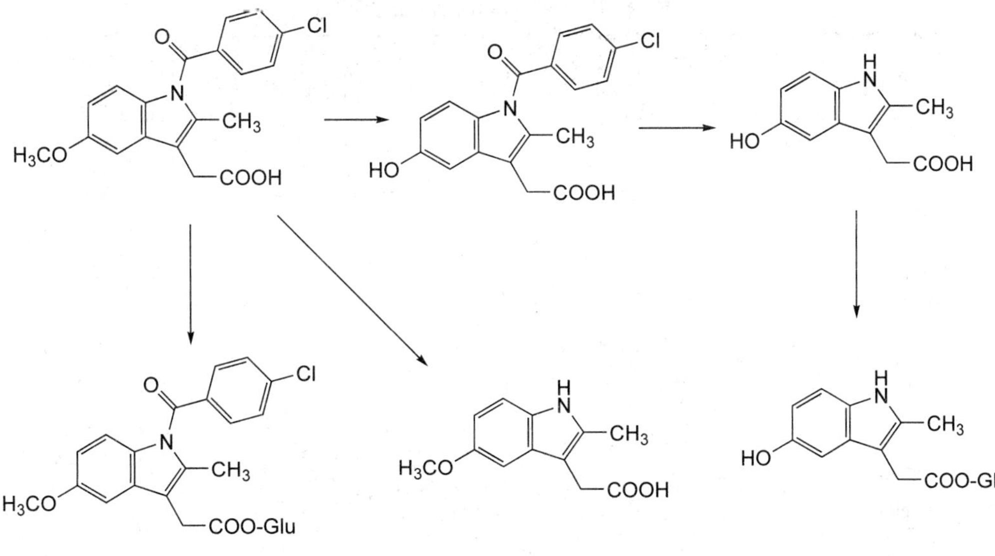

Glu：葡萄糖醛酸苷

图 18-4　吲哚美辛的代谢

础上发展了芳基烷酸类消炎镇痛药。在研究芳基烷酸类化合物的结构与消炎作用的关系时发现，在苯环上增加疏水性基团可使消炎作用增强。1966 年，4-异丁基苯乙酸是这类化合物中首先应用于临床的消炎镇痛药。但应用于临床后发现它对肝脏有一定毒性，可使谷草转氨酶增高。于乙酸基的 α 碳原子上引入甲基得 4-异丁基-α-甲基苯乙酸，称布洛芬（Ibuprofen），不但增强了消炎镇痛作用，副作用也显著降低，在临床上用为消炎镇痛药。

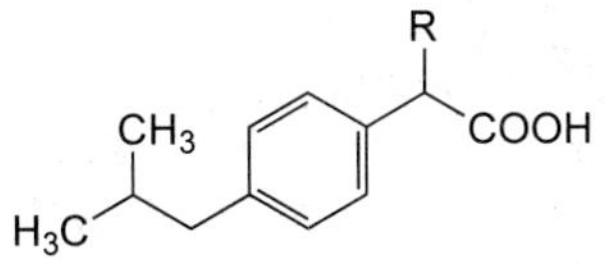

4-异丁基苯乙酸	R=H
布洛芬	R= –CH₃

4-异丁基苯乙酸　　　　R=H
布洛芬　　　　　　　　R= –CH₃

芳基烷酸类药物包括芳基乙酸类及 α 芳基丙酸类，是临床上应用广泛的一类药物，特别是 α 芳基丙酸类，其中不少药物如布洛芬、萘普生、非诺洛芬等均具有良好的消炎抗风湿作用。

芳基丙酸类构效关系的研究表明：α 甲基乙酸侧链以 S-（+）-构型的消炎作用较强。芳环上取代基 X 以间位的 F 、Cl 等吸电子取代，抗炎作用较好。间位取代基的存在可能也有利于另一个疏水性取代基 R 处于与苯环非共平面的位置。

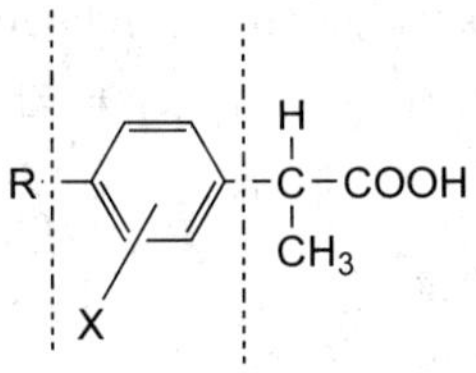

R 对于产生抗炎作用是重要的。R 一般处于 α 甲基乙酸基的对位，其结构类型多样。可以是烷基、芳环如苯基、杂环等，也可以是环己基、烯丙氧基等。表 18-1 列举一些有效的芳丙酸类抗炎药。

427

表 18-1　一些芳基丙酸类抗炎药

名称	结构式	抑制鹿角菜水肿（消炎痛＝1）
布洛芬（Ibuprofen）	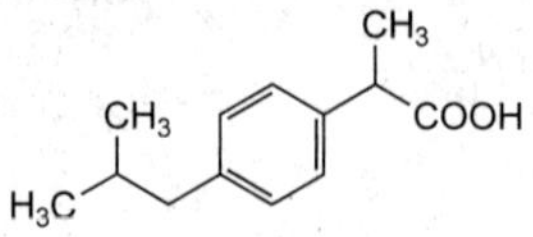	1/10
酮洛芬（Ketoprofen）	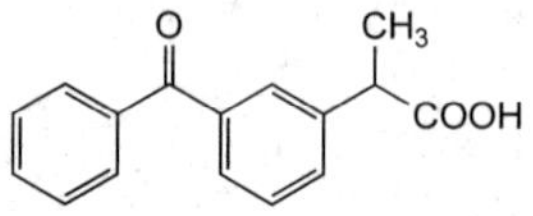	$1\frac{1}{2}$
萘普生（Naproxen）	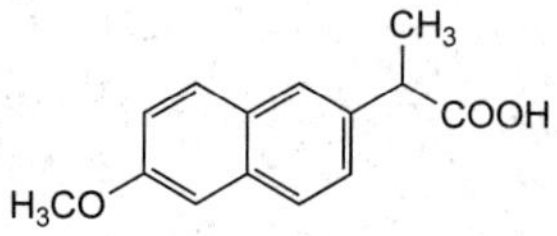	1
氟比洛芬（Flurbiprofen）	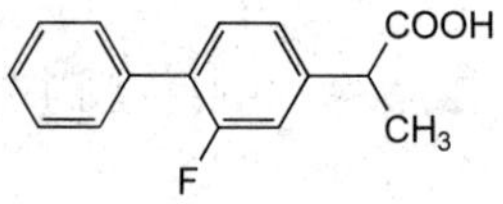	5
非诺洛芬（Fenoprofen）	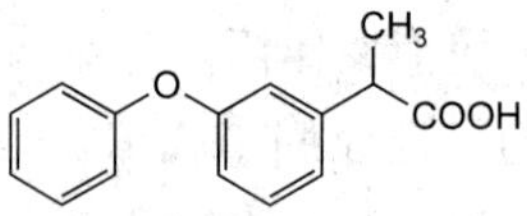	1/10
吲哚布洛芬（Indoprofen）	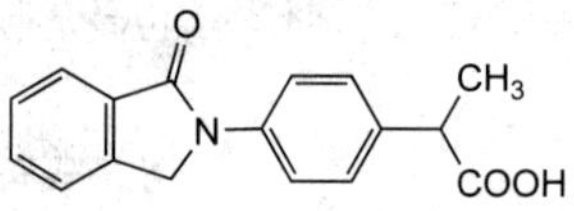	2
吡布洛芬（Piroprofen）	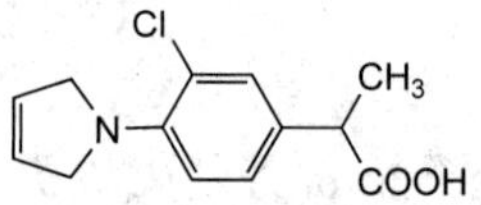	1
噻布洛芬（Suprofen）	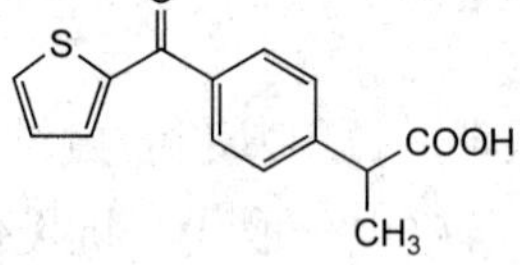	$1\frac{1}{2}$

　　芳基乙酸类结构类型比较多，双氯芬酸钠（Diclofenac Sodium，二氯苯氨基苯乙酸钠），其消炎镇痛作用强于消炎痛，且对心血管系统及中枢神经系统（除镇痛外）没有影响。二氯苯基由于位阻关系与苯乙酸环不在同一平面上。二氯苯氧苯乙酸（Fenclofenac）的消炎镇痛作用与阿司匹林相似，弱于吲哚美辛。

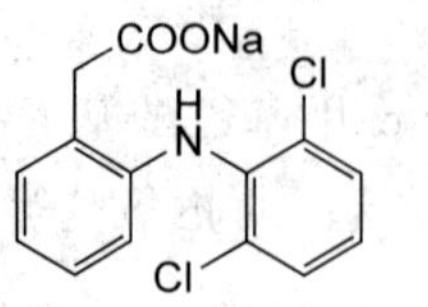

二氯苯氨基苯乙酸钠 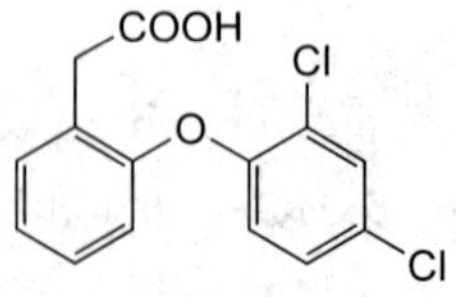　　　　　　二氯苯氧苯乙酸

布洛芬（Ibuprofen）

化学名为 α-甲基-4-（2-甲基丙基）苯乙酸；α-Methyl-4-（2-methyl propyl）benzene acetic acid。

本品为白色结晶性粉末，有异臭，无味。不溶于水，易溶于乙醇、乙醚、三氯甲烷及丙酮，在水中几乎不溶；在氢氧化钠或碳酸钠溶液中易溶。熔点 74.5~77.5℃。$pK_a = 5.2$。

甲苯与丙烯在钠-碳（或钠-氧化铝）催化下制得异丁苯。异丁苯在无水三氯化铝催化下与乙酰氯作用，经 Friedel-Crafts 酰化反应生成 4-异丁基苯乙酮。再与氯乙酸乙酯进行 Darzen 反应，生成 3-（4′-异丁基）-2,3-环氧丁酸乙酯，经水解、脱羧、重排制得 2-（4′-异丁苯基）丙醛。2-（4′-异丁苯基）丙醛在碱性溶液中用硝酸银氧化后即得本品。

本品与氯化亚砜作用后，与乙醇成酯，在碱性溶液中与盐酸羟胺作用，生成羟肟酸。在酸液中与三氯化铁作用，生成红至暗紫色的羟肟酸铁。

本品的消炎、镇痛及解热作用在动物试验中比阿司匹林强 16~32 倍。它的消炎作用强而副作用相应较小，对肝脏、肾及造血系统无明显副作用，胃肠道副作用比阿司匹林、保泰松、吲哚美辛小，对上述药不耐受的患者可服用本品，适用于治疗风湿性关节炎、类风湿关节炎、骨关节炎、强直性脊椎炎、神经炎、红斑狼疮、咽炎、咽喉炎及支气管炎等。市售药物主要是消旋体，（+）型异构体的活性在体外较（-）型的要强；二者对牛前列腺素合成的抑制作用比为 160，但在体内，二者的活性相当。

布洛芬口服后很快被吸收，约 2 小时血药浓度达到峰值。和其他酸性药物一样，布洛芬与血浆蛋白结合率较高，并因此会影响其他药物与血浆蛋白的结合。代谢发生的很快，半衰期为 4 小时。在服药 24 小时后，药物基本上以原形及氧化代谢产物形式被完全排出。所有的代谢产物均无活性。如果将布洛芬以不同构型的立体异构体给药，最终在体内得到的代谢产物均为（+）型产物。（R）-（-）异构体在体内会转化为（S）-（+）型，这也是为什么两种异构体在体内表现出相同的活性。布洛芬的代谢过程如图 18-5 所示。

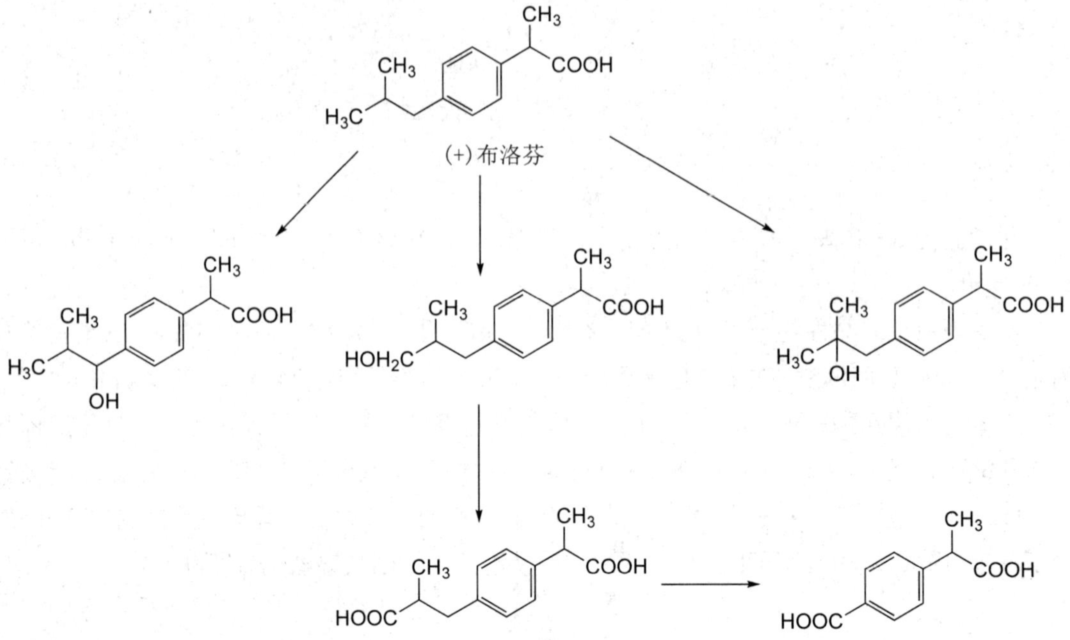

图 18-5 布洛芬的代谢

五、1,2-苯并噻嗪类（1,2-benzothiazides）

具有 1,2-苯并噻嗪结构的抗炎药被称为昔康类（Oxicams），是一类结构中含有烯醇结构的化合物。这类化合物中第一个上市的药物是吡罗昔康（Piroxicam），于 1982 年在美国上市。

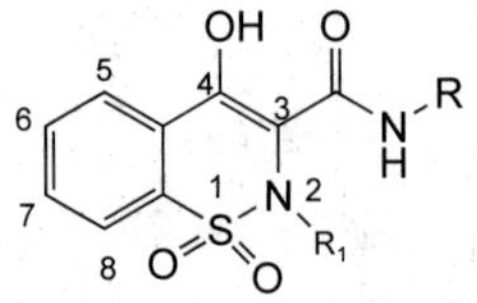

昔康类药物通式

其结构与活性关系研究表明：R_1 为甲基时，活性最强，而 R 则可以是芳环或芳杂环。烷基取代一般活性不高。该类药物虽无羧基，但也有酸性，其 pK_a 值在 4~6 之间。芳杂环取代时的酸性大于芳香环取代，因为，存在如下的互变异构，稳定了烯醇阴离子。这也解释了为什么一级氨甲酰的活性高于二级氨甲酰，因为 N-H 键可以进一步稳定烯醇阴离子。

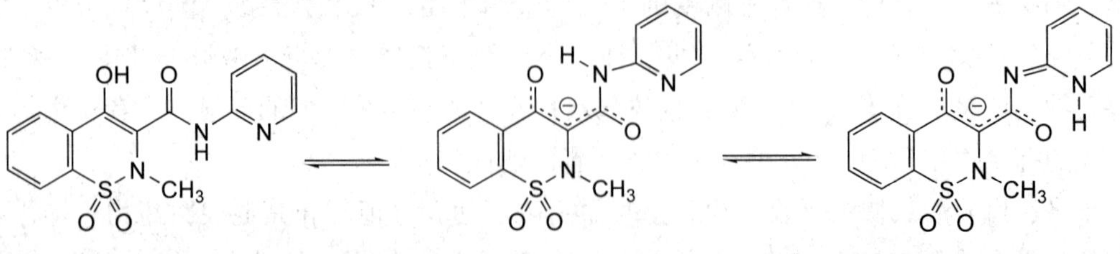

R 为 2-吡啶，R_1 为甲基是吡罗昔康，具有显效迅速且持久、耐受性好、副反应较小等特点。R 为 2-噻唑，R_1 为甲基，便得到舒多昔康（Sudoxicam），抗炎作用较吲哚美辛强，而且胃肠道的耐受性好。其他类似的药物还有伊索昔康（lsoxictam）和噻吩昔康（Tenoxicam），抗炎作用均优于吲哚美辛。另外，在舒多昔康的 5 位引入甲基，则得到美洛

昔康（Meloxicam），抗炎作用较吲哚美辛强。

吡罗昔康　　　　　　　　　舒多昔康　　　　　　　　　依索昔康

噻吩昔康　　　　　　　　　美洛昔康

吡罗昔康（Piroxicam）

化学名为 2-甲基-4-羟基-N-（2-吡啶基）-2H-1,2-苯骈噻嗪-3-甲酰胺-1,1 二氧化物；2-methyl-4-Hydroxy-N-（2-pyridinyl）-2H-1,2-benzothiazine-3-carboxamide-1,1-dioxide。别名：炎痛喜康。

无水糖精钠与 α 氯代乙酸乙酯在 DMF 溶剂中反应得 N-羧酸乙酯甲基糖精（I）。（I）经 Gabriel-Colman 重排，生成 4-羟基-2H-1，2-苯骈噻嗪-3-羧酸乙酯基-1，1-二氧化物（II）。（II）与硫酸二甲酯甲基化，生成 2-甲基衍生物（III）。（III）与 2-氨基吡啶反应即得本品。

本品为类白色或微黄绿色结晶粉末，无臭，无味。在三氯甲烷中易溶，在丙酮中略溶，在乙醇或乙醚中微溶，在水中几乎不溶；在酸中溶解，在碱中略溶。熔点为 198～202℃。抗炎活性比保泰松和萘普生强，与吲哚美辛相似，镇痛作用比布洛芬、萘普生、非诺洛芬、保泰松强，与阿司匹林相似，低于吲哚美辛。

吡罗昔康经口服后可以很快被吸收，约 2 小时后血药浓度达到峰值。食物对吡罗昔康的生物利用度没有影响，但在低剂量时影响其血药浓度，在高剂量时则无明显影响。作为酸性药物其与血浆蛋白有极强的结合力。其在血浆中的半衰期很长，约为 38 小时，因此用药基本可以实现 1 日 1 次。

吡罗昔康在人体中的代谢程度很大，只有约 5% 的药物以原型的形式被排出。在人体内的主要代谢产物是吡啶环羟基化后与葡萄糖醛酸结合的产物。只有小部分为苯环上的羟基化，还有水解，脱羧等产物。所有的代谢物都失去活性。吡罗昔康的代谢如图 18-6 所示。

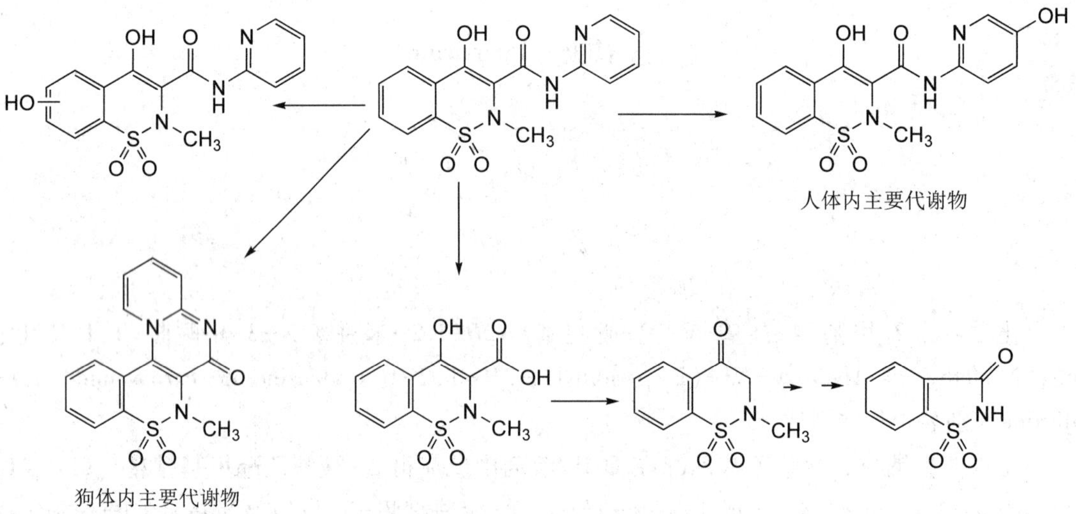

人体内主要代谢物

狗体内主要代谢物

图 18-6　吡罗昔康的代谢

本品的三氯甲烷溶液与三氯化铁反应，显玫瑰红色。

本品的消炎镇痛作用强于吲哚美辛，临床上主要用于治疗风湿性关节炎、类风湿关节炎及骨关节炎等。

六、选择性环氧化酶-2（COX-2）抑制剂 ［Selective Cycloxygenase-2 (COX-2) Inhibitors］

80 年代末 90 年代初 Needlenan 等人提出一个假想，即：环氧化酶有两种类型：COX-1 和 COX-2。1991 年 COX-2 基因的克隆证实了这两种同工酶的存在，是由不同的基因编码而成。COX-1 和 COX-2，这两种酶的生理性质有很大区别，COX-1 是一种结构酶，存在于肠、胃道、肾等大多数组织中，通过促进 PG 及血栓烷 A_2 的合成，保护胃肠道黏膜、调节肾脏血流和促进血小板聚集等内环境稳定；因此，对 COX-1 的抑制会导致对胃肠道的副作用。而 COX-2 是诱导酶，在大多数正常组织中通常检测不到，其主要在炎症部位由炎症介质诱导产生活性，通过对 PG 合成的促进作用，介导疼痛、发热和炎症等反应。因此，研究选择性 COX-2 抑制剂能避免药物对胃肠道的副作用。

（一）COX-2 选择性抑制剂的分子基础

COX-1 和 COX-2 的活性位点区域存在结构差别如图 18-7 所示。Hawkey 对 COX 空间结构有一个简明的概括：COX-1 与 COX-2 活性部位都是由末端带有发夹状弯曲的狭长疏水通道组成，COX-1 与 COX-2 都在通道一侧的 120 位有一个极性较大、可与药物分子建立氢键结合的精氨酸（Arg）残基；在通道另一侧的 523 位，COX-1 有一个异亮氨酸残基（Ile），COX-2 则为缬氨酸残基（Val）。由于缬氨酸的分子小于异亮氨酸，因而在其旁边留下空隙，称为侧袋，它可与药物建立共价键结合，这种结合能力是许多药物对 COX-2 选择性的基础。COX-2 的通道开口不仅要比 COX-1 稍宽一些，而且在侧袋底部的 513 位是 Arg；而 COX-1 的 513 位是组氨酸（His），所以 COX-2 通道的末段比 COX-1 更具有柔性。COX-2 抑制剂大多带一个含有以磺酰基或磺酰胺基为侧链的苯环刚性结构，由于分子较大且带有刚性侧链，故只能进入口径稍大、后段略有柔性的 COX-2 通道，与 Arg120 形成氢键；其带有特殊基团的侧链能伸入 Val 523 旁的侧袋内形成共价键结合，对 COX-2 产生抑制作用。

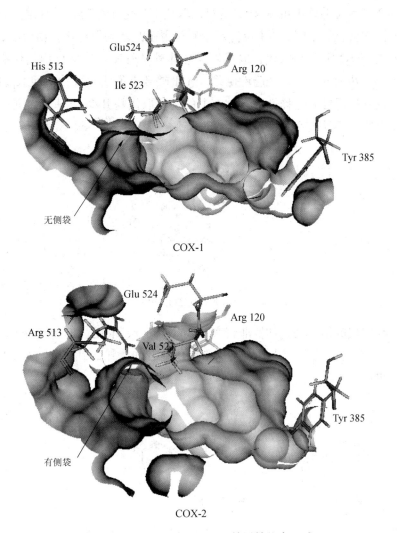

图 18-7　COX-1 和 COX-2 的活性位点区域

（二）二芳基杂环类 COX-2 选择性抑制剂的构效关系

二芳基杂环类是 COX-2 选择性抑制剂中研究最多的一类，Gans 等研制的 DuP-697 是其原型药物，通过进一步结构改造，得到了二芳基吡唑类化合物塞来昔布（Celecoxib）。

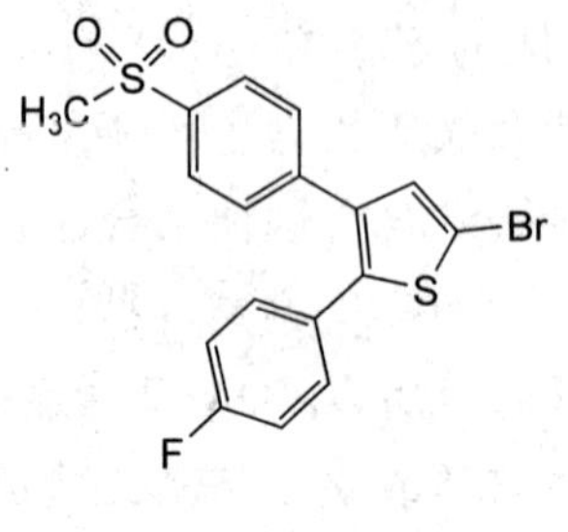

DuP-697

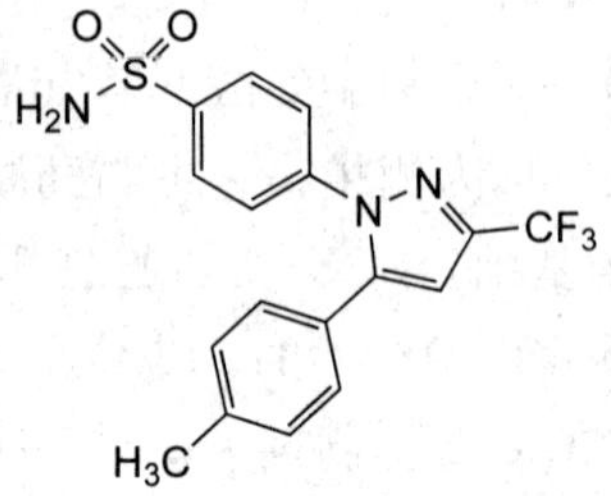

塞来昔布

用二芳基取代吡唑衍生物来研究此类化合物的构效关系（SAR）：①通过中间桥连环连接两个芳环构成的中心支架结构对化合物的活性和选择性影响显著，而且需要两个芳环处于 cis-构型；②当 5 位芳环上的 X 基团是对位取代的供电子基时，活性最大，否则化合物的活性及选择性均会显著下降；③1 位芳环上对位甲磺酰基是保持化合物活性、选择性的关键基团，仅能被 $-SO_2NH_2$ 基团取代，取代后虽然体外活性降低，但体内活性有所提高。取代苯环或大的烷氧基团容易占据亲脂性侧袋；④吡唑环上的 3 位取代基团 R_1 以 CF_3、CHF_2 为佳，表现出良好的活性和选择性；⑤吡唑上的 4 位取代基 R_2 以小基团为宜；⑥1、5 位芳环互换时，化合物的活性改变不大，但选择性降低。

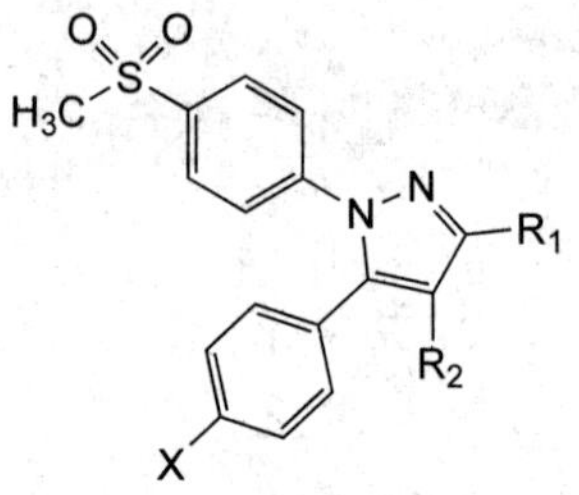

二芳基取代吡唑衍生物

以不同杂环取代的衍生物，如罗非昔布（Rofecoxib）、依托昔布（Etoricoxib）和伐地昔布（Valdecoxib）等均已上市。其中依托昔布和伐地昔布为第二代 COX-2 抑制剂，特异性更高，副作用更小。

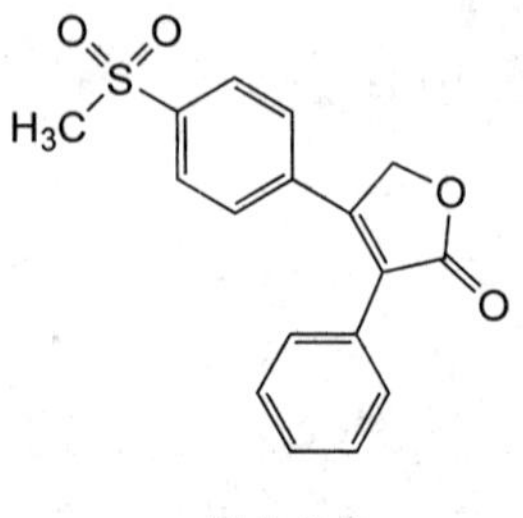

罗非昔布

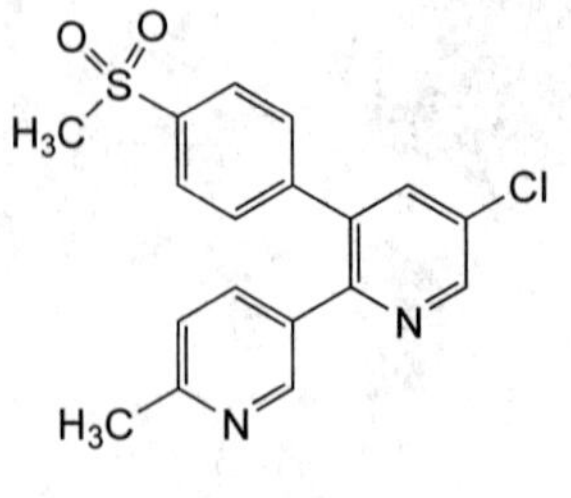

依托昔布

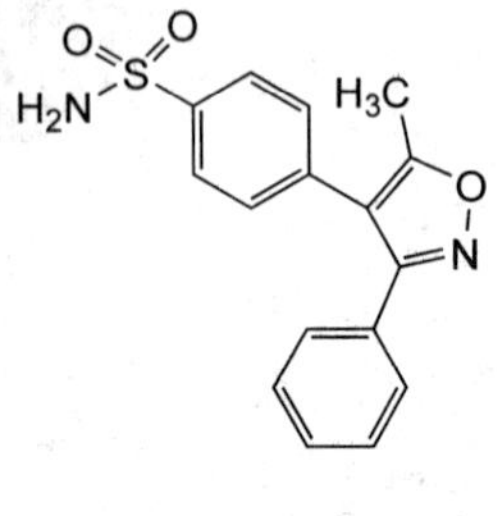

伐地昔布

塞来昔布（Celecoxib）

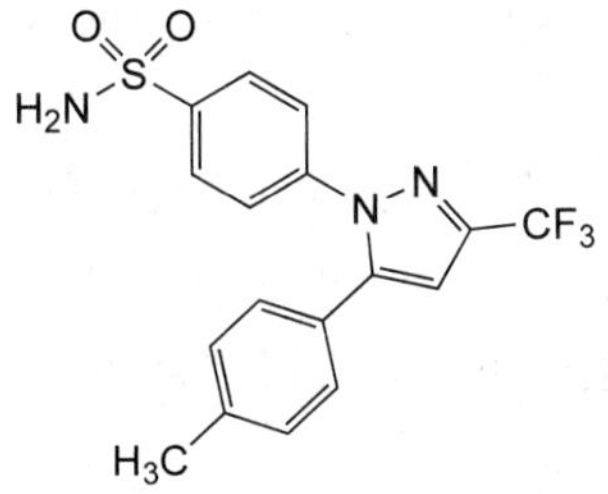

化学名为 4-［-5-（4-甲基苯基）-3-三氟甲基］-1*H*-吡咯-1-基］苯磺酰胺；4-［5-（4-Methylphenyl）-3-（trifluoromethyl）-1*H*-pyrazol-1-yl］benzenesulfonamide。

塞来昔布（Celecoxib）是一种无嗅的白色或近白色晶体粉末，微溶于水，溶解性随碱性的增加而增加。本品于1997年被首次合成，是第一个上市的 COX-2 选择性抑制剂。其对 COX-2 的 IC_{50} 仅为对 COX-1 的 1/400。动物试验研究表明，本品与吲哚美辛等常见非甾体抗炎药（NSAIDS）的抗炎活性相当，其苯磺酰胺结构对 COX-2 受体有高选择性，而对 COX-1 没有抑制作用，主要用于治疗骨关节炎（OA）和类风湿关节炎（RA）。药动学研究发现本品起效时间短，与传统 NSAIDS 比较，其溃疡发生率与肾脏毒性都显著降低。

空腹给药吸收良好，约2~3小时达到血浆峰浓度。主要以无活性的代谢产物形式从尿及粪便中排出，仅有约3%的药物未经代谢而直接排出。代谢主要发生在肝，由细胞色素 CYP2C9 代谢，代谢过程包括4-位甲基的羟基化，进一步氧化最终得到羧酸形式的主要代谢产物（图18-8）。

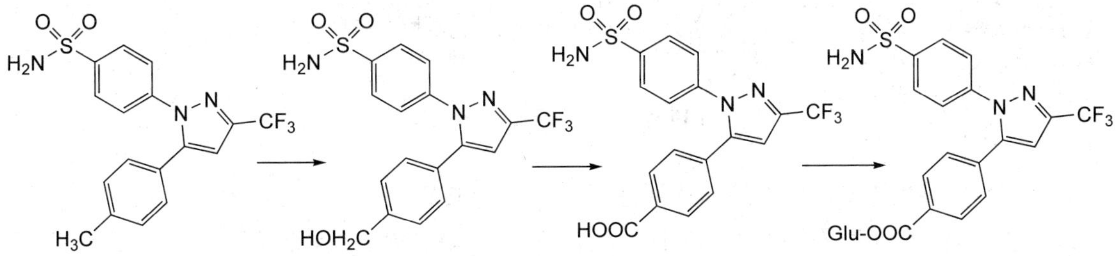

图 18-8　塞来昔布的代谢

所有代谢产物对 COX-1、COX-2 均没有显著的抑制活性。塞来昔布也可以抑制 CYP2D6，因此其可能会改变其他与该酶作用的药物的药代动力学性质。其他的与代谢有关的药物相互作用也有报道，其中最主要的是 CYP2C 抑制剂与塞来昔布的相互作用。例如，塞来昔布与氟康唑配伍，由于氟康唑对 CYP2C9 的抑制作用，塞来昔布的血药浓度会显著增加。

七、非甾体抗炎药作用机制（Action Mechanism of Nonsteroidal Antiinflammatory Drugs）

炎症是机体对感染的一种防御机制，主要表现为红肿、疼痛。随着对炎症的生化基础研究的深入，新的炎症介质不断被发现，目前发现的有：组胺、5-羟色胺等生物胺类；激肽和炎症蛋白酶类；20余种血浆蛋白的补体系统；前列腺素、前列环素、血栓素 A_2、白三烯类（Leukotrienes，LTs）及血小板激活因子（Platelet Activating Factor，PAF）等类脂质介质；溶酶体酶（Lysosomal Enzymes）及淋巴因子等。研究炎症介质的化学结构及生物活性，寻找并合成这类介质的拮抗剂或介质生物合成的抑制剂，目的是阻断炎症介质的合成和释放，在酶和受体水平上拮抗炎症介质的作用，这是当前寻找新型有效消炎药的重要研究途径之一。

非甾体抗炎药的作用机制是 1971 年由 Vane 阐明的，该类药物是通过抑制环氧化酶（COX），阻断花生四烯酸转化为前列腺素（PG）而发挥药理作用。非甾体抗炎药对外源性前列腺素所引起的炎症、疼痛并无作用，间接说明其作用机制为抑制前列腺素的生物合成，而不是对抗前列腺素的作用。

前列腺素是一种天然存在的 20 碳环戊脂肪酸衍生物，由哺乳动物组织经多不饱和脂肪酸生成。它们属于由磷脂膜自分泌产生的类花生酸化合物，这些由不饱和脂肪酸产生的衍生物包括前列腺素、凝血素、前列环素和细胞白三烯。前列腺素的结构如图 18-9 所示。所有天然存在的前列腺素都有与之一样的取代模板：一个 15 位的 α 羟基和一个 C13 位的反式双键。除非在 C-8 与 C-12 间是个双键，否则两个长链（有羧基的为 α 链及带羟基的为 β 链）保持反式的立体构型。前列腺素依据氧原子在 C-9 和 C-11 位置取代基的不同来分类，并用字母 A、B、C、D、E、F、G、H 和 I 标识。如在 C-9 位有一个酮基，C-11 位有一个羟基的为 PGE，而在两个位置有两个 α 羟基的为 PGF。PGG 和 PGH 是生物合成前列腺素的环内过氧化物的中间体（图 18-10）。与环戊烷相连侧链上双键的编号用 1、2、3 标识，以标记不同的脂肪酸前体。下标 2 在 C-5 和 C-6 间有另外一个顺式双键，而下标 3 则表明在 C-17 和 C-18 间有第三个顺式双键存在。

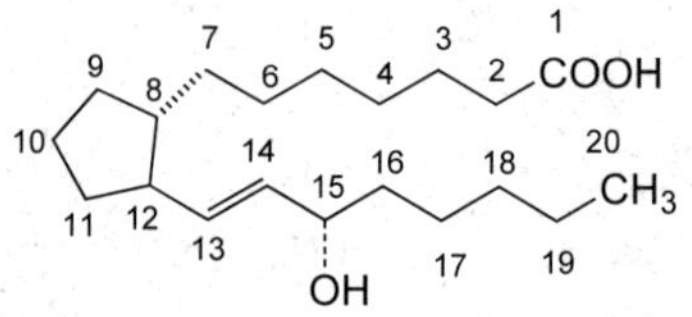

图 18-9 前列腺素的一般结构

前列腺素是由不饱和脂肪酸前体通过体内生物合成产生的。前列腺素中天然存在的不同数量的双键反映了其不同种类的前体。只含有一个双键的前列腺素源于 8，11，14-二十碳三烯酸；而有两个双键的则源于花生四烯酸；含有三个双键的源于 5，8，11，14，17-二十碳五烯酸。在人体中最常见的是花生四烯酸，因而含有两个双键的前列腺素在人体中起着极其重要的作用。当细胞膜受刺激时，由磷脂酶 A_2 和磷脂酶 C 催化细胞膜磷脂水解释放花生四烯酸。释放出的花生四烯酸进一步通过两种途径完成生物转化：①在环氧化酶（COX）的作用下产生前列腺素、凝栓质、前列环素等；②在脂氧化酶的作用下产生细胞白三烯。甾体抗炎药（皮质类固醇）主要是通过抑制这些磷脂酶的活性而实现其功能的。而非甾体抗炎药是通过抑制环氧合酶和脂氧合酶这两种酶，阻断前列腺素和白三烯的生物合成，从而达到抗炎作用。

从花生四烯酸转化为前列腺素的生物合成途径见图 18-10。

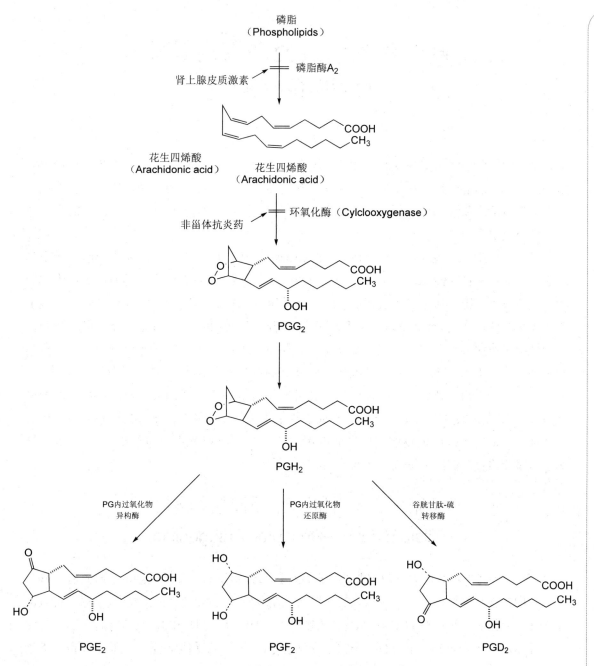

图 18-10　从花生四烯酸生物合成前列腺素

（王润玲）

第十九章 抗变态反应药物
Antiallergic Agents

具有过敏体质的人接触抗原物质（如花粉、油漆、虾、动物皮毛、尘螨及青霉素类等药物）之后，引起组织损伤或生理功能紊乱称为变态反应，也称为过敏反应。过敏性疾病是人类的多发病和常见病。在近几十年中，过敏性疾病的发病率显著上升，已经成为全球关注的公众卫生问题。

过敏性疾病的发病机制十分复杂。与组胺、前列腺素 D_2、白三烯、血小板活化因子和缓激肽等多种生物活性物质有关。接触抗原物质后，人体内产生抗体，这种抗体吸附在肥大细胞的表面，肥大细胞因而被致敏。当再次接触同一抗原物质后，此物质与肥大细胞上的抗体免疫球蛋白（immunoglubulin E，IgE）结合，改变细胞膜的功能，释放出组胺和其他活性物质作为过敏介质与相应的受体结合，导致毛细血管扩张、通透性增加，平滑肌痉挛和腺体分泌增多。病人出现皮肤红肿、瘙痒、哮喘、呼吸困难、喷嚏、恶心、呕吐、腹痛、腹泻等一系列过敏反应症状，严重时还可产生过敏性休克。因此，阻断组胺、前列腺素 D_2、白三烯、血小板活化因子和缓激肽等多种过敏介质的释放，或者拮抗它们与受体的结合都会产生良好的抗过敏作用。目前应用的抗变态反应药物主要包括组胺 H_1 受体拮抗剂、过敏介质释放抑制剂及抗白三烯药物。

第一节 组胺 H_1 受体拮抗剂
Histamine H_1–Receptor Antagonists

组胺（histamine）作为一种重要的内源性生物活性物质参与多种复杂的生理过程。体内新合成的组胺与黏蛋白肝素络合后存在于肥大细胞和嗜碱性粒细胞的颗粒中，不具有活性。组胺在内源性和外源性刺激下释放，并与组胺受体 H_1、H_2、H_3 和 H_4 等结合后，产生许多的生理作用。组胺与分布于肠道、子宫、支气管平滑肌的 H_1 受体结合后，通过 G 蛋白而激活磷脂酶 C，进而促使胞内 Ca^{2+} 浓度增加，引起器官的平滑肌收缩导致痉挛，严重时引发呼吸困难。另外还引起毛细血管舒张和血管壁渗透性增加，产生水肿和痒感。组胺 H_1 受体的兴奋是导致变态反应性疾病的主要原因之一，拮抗组胺与其受体结合就产生抗变态反应的药理活性。

一、组胺 H_1 受体拮抗剂的发展（The Development of Histamine H_1–Receptor Antagonists）

1933 年，Forneau 和 Bovet 发现在荷兰猪体内，哌罗克生（Piperoxan）对组胺诱导的支气管痉挛有缓解作用，由此开发了第一个组胺 H_1 受体拮抗剂。世界各国科学家在哌罗克生的结构基础上，进行了大量构效关系研究后，陆续上市了一批经典的抗过敏药，在发展史上被列为第一代抗组胺药。按照化学结构可分为氨基醚类、乙二胺类、丙胺类和三环类。

呱罗克生

经典的 H_1 受体拮抗剂对主要由组胺引发的变态反应性疾病具有很好的疗效，如鼻炎、荨麻疹、食物过敏和花粉热等。但是副作用也比较多。最主要的是由于分子的脂溶性较强，易于通过血脑屏障进入中枢，产生中枢抑制和镇静作用。因此，经典的 H_1 受体拮抗剂也被用于非处方药（OTC）的安眠药。另外，此类药物对 H_1 受体专一性不强，对胆碱能受体、5-羟色胺受体和多巴胺受体等也有拮抗作用，产生的副作用包括口干、视力模糊、便秘、尿潴留，还有痉挛、紧张、易怒和心动过速等。

20 世纪 80 年代后开发出第二代抗组胺药物，具有 H_1 受体选择性高、无镇静作用等特点，称为非镇静抗过敏药。氯雷他定（Loratadine）和西替利嗪（Cetirizine）是该类药物的典型代表。抗组胺药物有无中枢副作用取决于药物分子结构及其药动学特征。氯雷他定和西替利嗪是通过引入亲水性基团和增加其氢键的键合能力，使药物难以通过血脑屏障而克服中枢镇静副作用的。

二、组胺 H_1 受体拮抗剂（Histamine H_1-Receptor Antagonists）

（一）第一代抗组胺药（First-Generation H_1 Antihistamines）

1. **氨基醚类（Amino Ethers）**　此类抗组胺药物的结构特征是含有一个氧原子和一个氮原子，二者间隔两个碳原子，因此也被称为氨乙基醚类。代表药物为盐酸苯海拉明（Diphenhydramine Hydrochloride），竞争性阻断组胺 H_1 受体而产生抗过敏作用，临床上主要用于荨麻疹、过敏性鼻炎和皮肤瘙痒等皮肤黏膜变态性疾病。苯海拉明的中枢抑制作用显著，由于半衰期短和治疗指数较高，被用于 OTC 的睡眠辅助药物。茶苯海明（Dimenhydrinate）是由 8-氯茶碱（Chlorotheopylline）与苯海拉明成盐后得到的抗晕动药物，利用 8-氯茶碱具有中枢兴奋作用，来克服苯海拉明的嗜睡和中枢抑制副作用。

苯海拉明　　　　　　　　　　　茶苯海明

在苯海拉明的结构改造中还获得了药效更优的抗过敏药。在一个苯基的对位引入甲氧基、氯或溴原子得到甲氧拉明（Medrylamine）、氯苯海拉明（Chlorodiphenhydramine）和溴苯海拉明（Bromodiphenhydramine）。由于阻止了药物的体内代谢，使作用加强。

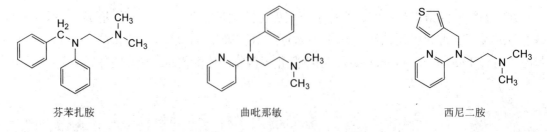

甲氧拉明　　　　　　　　　　氯苯海拉明　　　　　　　　　　溴苯海拉明

　　氯马斯汀（Clemastine）为此类药物中第一个非镇静性抗组胺药，临床用其富马酸盐，称为富马酸氯马斯汀，主要用于治疗过敏性鼻炎、荨麻疹、湿疹及其他过敏性皮肤病，也可用于支气管哮喘，对中枢的抑制作用较小。与苯海拉明的结构相比，氯马斯汀的醚端C原子上连有4-氯苯基和甲基，氨基端的二甲氨基被 N-甲基-2-吡咯烷基置换。结构中含两个手性中心，醚端手性碳原子的立体化学对其活性影响较大。绝对构型均为 R 构型的光学异构体活性最强（即 RR 体和 RS 体），SR 体次之，SS 体的活性最弱。

氯马斯汀　　　　　　　　　　邻甲基苯海拉明　　　　　　　　　　氟西汀

　　苯海拉明结构的细微变化会极大影响到它的药理活性，因此对其结构的改造也得到了具有其他用途的药物。在一个芳香环的 C-2′ 和 C-4′ 位引入烷基取代，会显著改变分子对组胺受体和胆碱能受体的选择性。在 C-2′ 位增加取代基的体积，抗组胺活性大大下降而对胆碱受体的拮抗活性增加。推测由于立体位阻使两个芳环的旋转受限，形成的构象更容易和胆碱能受体相结合。邻甲基苯海拉明由于其中枢的抗胆碱能作用而在临床用于帕金森病的治疗。将醚端的碳原子和氧原子位置交换，成为 5-羟色胺再摄取抑制剂，导致了优异的抗抑郁药氟西汀（Fluoxetine）的成功上市。

　　2. 乙二胺和哌嗪类（Ethylenediamines and Piperazines）　此类药物具有乙二胺的母核，可以看作将乙醇胺醚类结构中的氧用氮取代而得到的一类 H$_1$-拮抗剂。1943 年，Mosnier 报道了第一个乙二胺类（ethylenediamines）抗组胺药芬苯扎胺（Phenbenzamine）。在此基础上根据生物电子等排原理，用吡啶和噻吩替代苯环，得到了活性更强和副作用更小的抗过敏药。如曲吡那敏（Tripelennamine）的抗组胺作用强而持久，且副作用较少；西尼二胺（Thenyldiamine）则更优于曲吡那敏。但是由于脂溶性较好，这类药物的中枢镇静作用非常常见。

芬苯扎胺　　　　　　　　　　曲吡那敏　　　　　　　　　　西尼二胺

　　进一步的结构优化是将乙二胺结构中增加两个碳的链接，环化成哌嗪，哌嗪类同样具有很好的抗组胺活性，且作用时间较长，如布克利嗪（Buclizine）还具有抗晕动作用。在分子中引入极性基团羟基，成为抗焦虑药羟嗪（Hydroxyzine）。该药分子侧链末端的羟甲基在体内氧化成羧基得到西替利嗪（Cetirizine），分子呈两性不易穿透血脑屏障，故大大减少了镇静作用，其发展为第二代抗组胺药物，即非镇静 H_1 受体拮抗剂。本品的左旋体（R 型）称为左西替利嗪（Levocetirizine），对 H_1 受体拮抗活性比右旋体更强，不良反应更少，为第三代抗组胺药物。

布克利嗪

羟嗪

西替利嗪

3. 丙胺类·（Propylamines）　运用生物电子等排原理，将乙二胺和乙醇胺醚类结构中 N，O 用 –CH– 替代，获得一系列芳香基取代的丙胺类似物。代表药物为氯苯那敏（Chlorpheniramine）和溴代类似物溴苯那敏（Brompheniramine）。这两个药物结构中含有一个手性碳，$S(+)$ 体活性较好。例如氯苯那敏 $S(+)$ 对映异构体对组胺 H_1 受体的亲和力比 $R(-)$ 对映异构体强 $200 \sim 1000$ 倍。

在丙胺链中引入不饱和的双键，成为烯胺类同样有很好的抗组胺活性。在基于组织的生物活性评价中，烯胺类化合物的 E 型体和 Z 型体差异很大。曲普利啶（Triprolidine）的作用强度与氯苯那敏相仿，其 E 型体对豚鼠回肠 H_1 受体的亲和力比 Z 型体高 1000 倍。在 E 型体曲普利啶的吡啶环上增加一个亲水的丙烯酸基团，即为阿伐斯汀（Acrivasting），极大增加其亲水性（lgP 值由 3.92 降为 0.33），为两性离子化合物，难以通过血脑屏障，大大减少中枢副作用，属非镇静 H_1 受体拮抗剂。

R = Cl 氯苯那敏
R = Br 溴苯那敏

曲普利定

阿伐斯汀

4. 三环类（Tricyclines）　将以上抗组胺药物的两个芳环用一个或两个原子相连，得到三环类抗过敏药。通过硫原子将乙二胺类两个苯环相连，得到吩噻嗪类药物异丙嗪（Promethazine），具有抗过敏活性。与其结构类似的泰尔登（Tardan），抗组胺活性强于苯海拉明 17 倍。由于脂溶性强，这两个药物很容易进入中枢神经系统，产生较强的镇静安眠的作用。异丙嗪和泰尔登均都未作为抗过敏药物，而作为抗精神病药物使用。将泰尔登分子中硫原子以电子等排体-CH＝CH-取代并将二甲胺基丙基以 *N*-甲基-4-哌啶基替代，得到赛庚啶（Cyproheptadine）。赛庚啶除具有抗组胺活性外，尚有抗胆碱能和5-羟色胺的作用。将赛庚啶的一个苯环用吡啶取代，便得到阿扎他定（Azatadine）则没有以上特性。酮替芬（Ketotifen）为阿扎他定的生物电子等排体，即以噻吩替代吡啶环并在乙撑基上引入一个羰基，它除了具有 H₁ 受体拮抗作用外，更重要的是还具有抑制过敏介质释放的作用，作用时间长，多用于哮喘预防和治疗。但中枢的镇静作用较强，有嗜睡的副作用。

异丙嗪　泰尔登　赛庚啶　阿扎他定　酮替芬

盐酸苯海拉明（Diphenhydramine Hydrochloride）

化学名为 *N*,*N*-二甲基-2-（二苯基甲氧基）乙胺盐酸盐；2-diphenylmethoxy-*N*,*N*-dimethyl-ethanamine hydrochloride。本品为白色结晶性粉末，无臭，味苦。熔点167~171℃。在水中极易溶解，在乙醇和三氯甲烷中易溶，在丙酮中略溶，在乙醚和苯中极微溶解。如遇碱液中和时可析出苯海拉明，是淡黄色至黄色澄明液体，特臭。

本品的纯品对光稳定，在日光下曝晒16小时或存放3年，未见颜色变化。水溶液呈中性。在碱性溶液中稳定，遇酸易水解。苯海拉明为醚类化合物，但由于本身结构的特点，比一般的醚更易受酸催化而分解，生成二甲氨基乙醇和二苯甲醇。所生成的二苯甲醇在水中的溶解度较小，冷却时凝固为白色蜡状固体，以水重结晶可得白色针状结晶，熔点67~68℃。

盐酸苯海拉明分子中叔胺的氮原子具有生物碱的性质，因此，可与多种生物碱试剂反应。另外，盐酸苯海拉明可被过氧化生成二苯甲酮、苄醇、苯甲酸及酚类物质，二苯甲酮可以被水蒸气蒸馏出与羰基试剂反应。盐酸苯海拉明被氧化后和三氯化铁溶液反应，生成2,3,5,6-四氯对苯醌，在经水解生成2,5-二氯-3,6-二羟基对苯醌，由于其分子的共轭系统增大，故有较大的紫外吸收。

苯海拉明易于代谢，半衰期较短，代谢的主要途径是 *N*-的脱甲基以及脱氨基化（图19-1）。脱甲基后的代谢物抗组胺活性消失，并迅速被脱胺氧化为羧酸化物，然后发生结合反应被排出体外。作为抗过敏药，苯海拉明作用时间短需要较多的用药次数。但作为镇静催眠药，短的半衰期却使其副作用小，因此作为OTC辅助睡眠药在临床上使用。

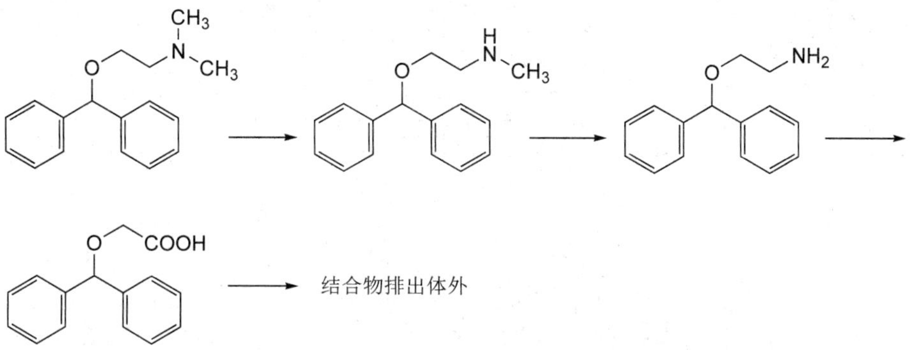

图 19-1　苯海拉明的代谢

在临床上盐酸苯海拉明用于治疗过敏性疾病，由于兼有镇静和镇吐作用，故常用于催眠和乘车、船引起的恶心、呕吐、晕车等症。本品与中枢兴奋药 8-茶碱成盐得茶苯海拉明，为常用的抗晕动症药。

马来酸氯苯那敏（Chlorphenamine Maleate）

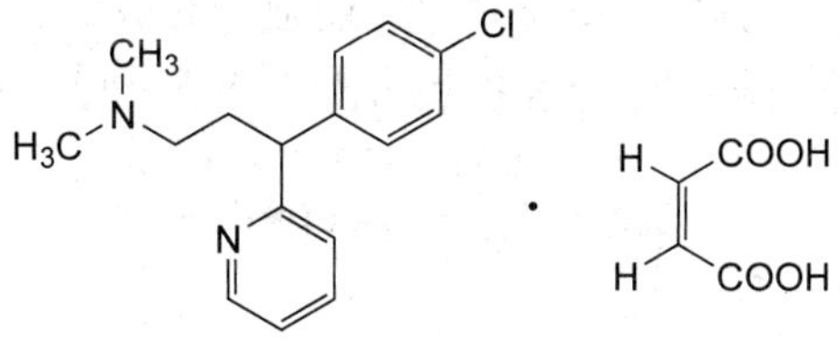

化学名为［3-（4-氯苯基）-3-（吡啶-2-基）-丙基］二甲胺顺丁烯二酸盐；［3-（4-chlorophenyl）-3-（pyridin-2-yl）propyl］dimethylamine maleate，又名扑尔敏、氯屈米通。

本品为白色结晶性粉末，无臭，味苦。熔点为 131~135℃，有升华性。在水、乙醇和三氯甲烷中易溶，在乙醚中微溶。其 1% 水溶液的 pH 为 4.0~5.0，pK_a 9.2。氯苯那敏也可以与其他酸成盐，如高氯酸盐和 N-环己氨基磺酸盐，但有时可使其味觉发生一定的改变。

马来酸氯苯那敏结构中含有一个手性碳原子，其 S(+)对映异构体的活性比外消旋体约强 2 倍，而 R(−)对映异构体的活性仅为外消旋体的 1/90。本品是氯苯那敏外消旋体的马来酸盐，对组胺 H_1-受体的竞争性阻断作用甚强，且作用持久。对中枢抑制作用较轻，嗜睡副作用较小，适用于日间服用。催吐作用和抗胆碱作用也较弱，是治疗枯草热、荨麻疹、过敏性鼻炎、结膜炎等过敏性疾病的 OTC 药物。

该药服用后吸收迅速而完全，排泄缓慢，作用持久。主要的代谢产物是 N-去甲基、N-去二甲基和 N-氧化物。由于半衰期较长，可以作为一日一次的口服抗过敏药物。

本品的合成以 2-甲基吡啶为原料，经氯化，然后与苯胺缩合，经 Sandmeyer 反应得 2-对氯苄基吡啶，与溴代乙醛缩二乙醇进行烷基化，再与二甲基甲酰胺和甲酸经 Leuckart 反应缩合得氯苯那敏。后两步反应工业上已采用"一锅炒"方法，由于反应终点易掌握，两步反应连续进行，收率几乎定量。最后与马来酸成盐，得到本品。也可将 2-对氯苄基吡啶与二甲氨基氯乙烷用强碱或相转移反应一步制备氯苯那敏。

马来酸氯苯那敏常用剂型为片剂和注射液，临床中表现为抗组胺作用较强，副作用小，适用于儿童。主要用于过敏性鼻炎、皮肤黏膜的过敏、荨麻疹、血管舒张性鼻炎、枯草热、接触性皮炎以及药物和食物引起的过敏性疾病。副作用有嗜睡、口渴、多尿等。

氯雷他定（Loratadine）

化学名为4-(8-氯-5,6-二氢-11H-苯并[5,6]环庚并[1,2-b]吡啶-11-亚基)-1-哌啶甲酸乙酯；4-(8-chloro-5,6-dihydro-11H-benzo[5,6]cyclohepta[1,2-b]pyridine-11-ylidene)-1-piperidine carboxylic acid ethyl ester。

本品为白色结晶性粉末，无臭无味。在甲醇、乙醇、丙酮中易溶，乙醚中溶解。在0.1mol/L盐酸中微溶，在0.1mol/L氢氧化钠中不溶，熔点134~136℃。

本品为选择性的外周H_1受体拮抗剂，无抗肾上腺素和抗胆碱活性及中枢神经抑制作用，为第二代抗组胺药。同时还有拮抗过敏介质血小板活化因子PAF的作用。临床上用于治疗过敏性鼻炎、慢性荨麻疹及其他过敏性皮肤病。

本品口服吸收迅速，1~3小时起效，主要在肝脏发生代谢，半衰期8.4小时。去乙氧羰基氯雷他定为本品在体内产生的主要代谢产物，对H_1受体选择性更好，药效更强，现已开发成新的抗组胺药地氯雷他定（Desloratadine），具有无心脏毒性，且有起效快、效力强、药物相互作用少等优点。临床试验证实了地氯雷他定对过敏性鼻炎和慢性荨麻疹的疗效和安全性。氯雷他定药效持续时间达24小时以上，是与其代谢产物共同作用的结果。氯雷他定不能透过血脑屏障，血浆蛋白结合率为98%。抑制肝药酶活性的药物能使本品的代谢减慢。无明显镇静作用，罕见嗜睡、肝功能改变等不良反应。

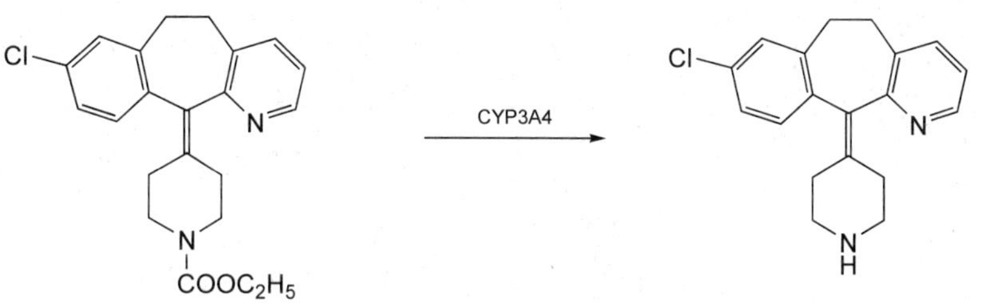

氯雷他定 　　　　　　　　　　　　　　地氯雷他定

氯雷他定的合成路线如下，用 2-氰基-3-甲基吡啶为原料，经醇解、烷基化、脱醇、格氏反应、环合和乙氧羰基化制得。氯雷他定经氢氧化钾水解可得到地氯雷他定。

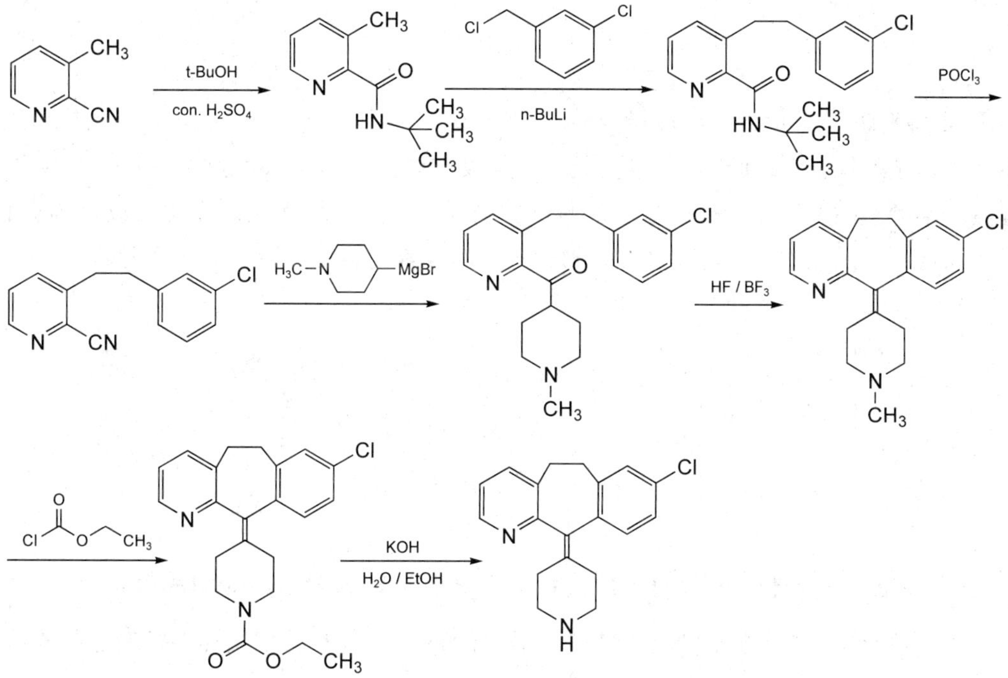

2. **非索非那定和特非那定**（Fexofenadine and Terfenadine）　特非那定（Terfenadine）是在抗精神病药物研究中发现的第一个非镇静的抗组胺药物，曾经广泛用于治疗过敏性鼻炎、荨麻疹和哮喘。但是，在临床应用过程中发现特非那定会诱导病人发生心律失常，严重的会导致死亡。进一步的研究发现特非那定会对 hERG 编码的 K^+ 通道产生抑制作用，从而进一步引起心脏 QT 间期延长，诱发尖端扭转型室性心动过速（TdP），产生心律失常的不良反应。尤其是与 CYP3A4 代谢的药物，如大环类酯类和酮康唑类等临床常用药物共同服用时，发生率极高。为此，该药物撤市。

特非那定在肝脏经过 CYP3A4 代谢，主要的代谢产物是叔丁基经氧化成醇并进一步氧化成羧酸化合物，羧酸代谢物也有较强的抗组胺活性，但无中枢副作用，更重要的是没有特非那定可能出现的心脏毒性，羧酸代谢物之后被开发为新的抗组胺药非索非那定（Fexofenadine）。

非索非那定是选择性外周 H_1 受体拮抗剂，对胆碱、肾上腺素受体没有阻断作用。本品不能通过血脑屏障，临床未观察到镇静或其他中枢神经系统作用。用于季节性过敏性鼻炎和慢性特发性荨麻疹的治疗。

445

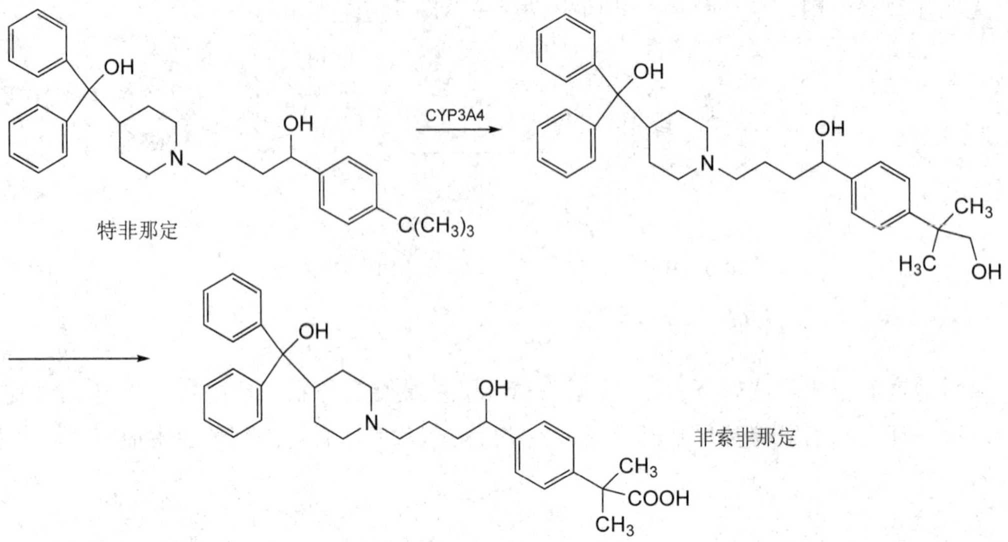

特非那定

CYP3A4

非索非那定

3. **西替利嗪（Cetirizine）**　西替利嗪（Cetirizine）为羟嗪（Hydroxyzine）在人体内代谢的产物，选择性拮抗组胺 H_1 受体。本品口服吸收快，1.5 小时后起效，可维持 24 小时，在体内基本不代谢，以原药排出。不易通过血脑屏障，对中枢无镇静作用，没有心血管毒性。本品适用于过敏性鼻炎、过敏性结膜炎、荨麻疹等。偶见困倦、头晕等副反应。

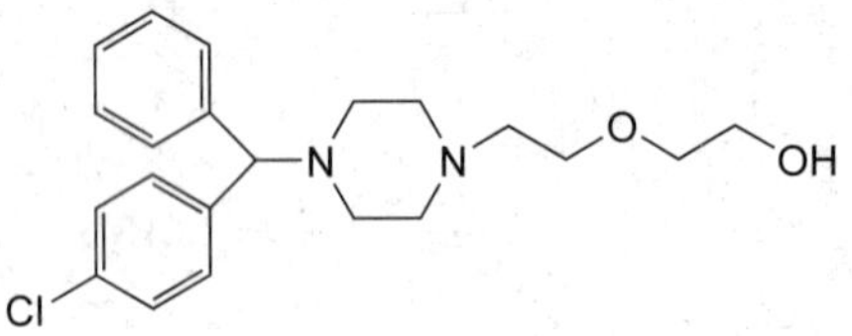

羟嗪

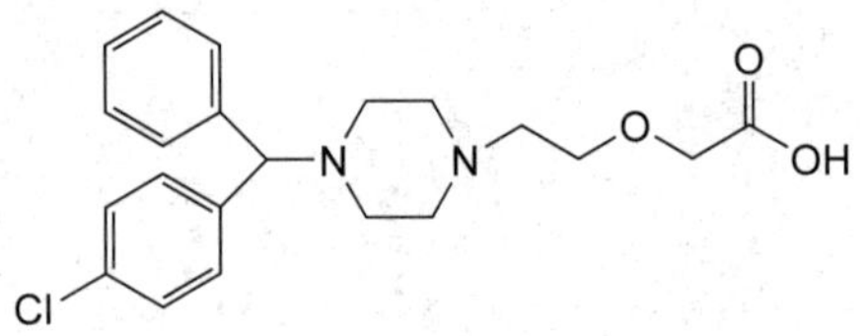

西替利嗪

（三）组胺 H_1 受体拮抗剂的构效关系（The QSAR of H_1 Antihistamines）

1. **经典的 H_1 受体拮抗剂的基本结构**　第二代的 H_1 受体拮抗剂结构多样缺乏共同特点。然而，第一代的 H_1 受体拮抗剂结构类似，可用以下通式表示。

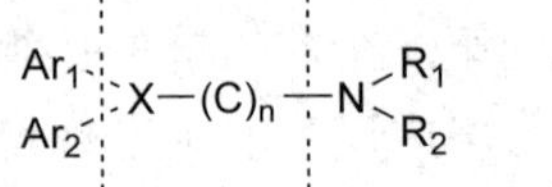

$$\text{Ar}_1, \text{Ar}_2 \!-\! X \!-\! (C)_n \!-\! N \!\!<^{R_1}_{R_2}$$

亲脂性的芳香环　连接链　亲水性胺基

亲脂性的芳香环可以是苯环和取代的苯环，用杂环或取代杂环替代后仍然保有活性，Ar_1 和 Ar_2 可桥连成三环类化合物。亲水性的胺基部分一般是叔胺，也可以是含氮杂环的一部分，常见的有二甲氨基、四氢吡咯基、哌啶基和哌嗪基。连接链中的 X 可以是 sp^2 或 sp^3 杂化的碳原子、氮原子和氧原子。碳链 $n=2\sim3$，通常 $n=2$。叔胺与芳环中心的距离一般为 $50\sim60nm$。

2. **H_1 受体拮抗剂的立体结构**　H_1 受体拮抗剂分子中的两个芳香环不共平面时，才能保持较优的抗组胺活性，若为平面时抗组胺活性很低，如苯海拉明由于空间距离的关系处于非共平面，而保持极好的抗组胺活性，但当将两个苯核以一个 σ 键相连后成为平面的芴状结构后，活性仅为苯海拉明的百分之一。

446

在 H_1 受体拮抗剂中几何异构的活性差别较大，如曲普利啶，阿伐斯汀的反式（E）异构体的活性比顺式（Z）异构体大。

在 H_1 受体拮抗剂中，如果存在手性中心，特别当手性中心靠近芳核时，光学异构体间的抗组胺活性差异较大。例如，甲苯海拉明、氯苯吡拉明和氯苯那敏等的右旋体比左旋体的抗组胺活性高，氯马斯汀 RR 体和 RS 活性较大。但是，当手性碳原子靠近叔胺时，光学异构体的活性差别不大，如异丙嗪的两种光学异构体的抗组胺活性和毒性相同。

(*R*)–(+)–甲苯海拉明　　　　(*S*)–(+)–氯苯那敏　　　　氯马斯汀

第二节　过敏介质与抗变态反应药
Allergic Mediators and Antiallergic Agents

抗原抗体反应除使肥大细胞释放组胺之外，也能促进其他过敏介质的释放，如白三烯、缓激肽、血小板活化因子等，这些体内活性物质均可引发过敏反应。另外，组胺释放剂，比如蛇毒、蜂毒、皂苷、右旋糖酐、氯筒箭毒等，也能促使释放组胺等过敏介质。因此有时单用 H_1 受体拮抗剂不能抑制过敏反应，而应该从多种途径考虑。

一、过敏介质释放抑制剂（Inhibitors of the Release of Allergic Mediators）

过敏介质释放抑制剂能稳定肥大细胞的细胞膜，减少过敏介质的游离和释放。曲尼司特（Tranilast）可通过抑制磷酸二酯酶，使细胞内 cAMP 水平升高，抑制 Ca^{2+} 进入细胞内，增加细胞膜稳定性，从而抑制颗粒膜与浆膜的融合，阻止过敏介质的释放。色甘酸钠（Cromolyn Sodium）作用机制与曲尼司特相似，该药用于治疗过敏性哮喘、过敏性鼻炎和季节性枯草热等。这两种药物分子中均含有羧基，为酸性抗过敏药。

曲尼司特　　　　　　　　　　　色甘酸钠

酮替芬不仅具有 H_1 受体拮抗剂作用，还有过敏介质阻释作用。该阻释作用通过抑制肥大细胞摄取胞外 Ca^{2+} 和抑制胞内储存钙的释放，从而避免了胞内 Ca^{2+} 增加这一肥大细胞释放组胺所需的启动信号。具有此类过敏介质阻释作用的药物还有特非那定、美喹他嗪、扎普司特（Zaprinast）等，它们的分子结构中一般具有疏水性的芳环和亲水性的胺基，为碱性抗过敏药，其中疏水基能与肥大细胞膜磷脂的疏水区相互作用，使细胞膜的流动性降低，起稳定膜的作用。奈多罗米钠（Nedocromil Sdium）可抑制呼吸道各种细胞的炎症介质释放，用于预防性治疗各种原因诱发的哮喘和哮喘型慢性支气管炎。

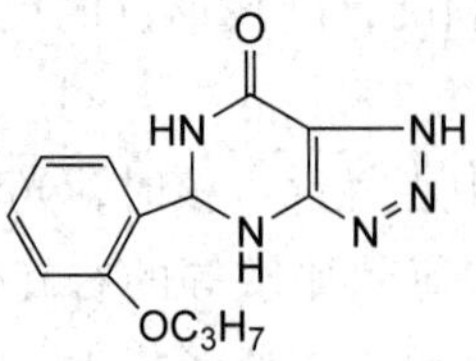

扎普司特 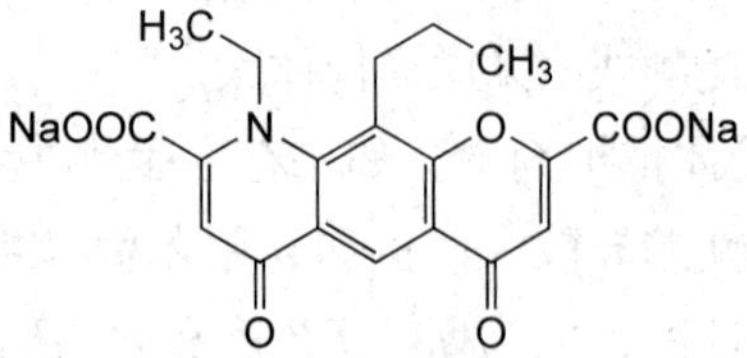　　　　　　　　　　　　　　　奈多罗米钠

二、过敏介质拮抗剂——白三烯拮抗剂（Allergic Mediator Antagonist）

白三烯（leukotrienes，LTs）是一类具有共轭三烯结构的二十碳不饱和酸的总称，是花生四烯酸经5-脂氧合酶途径代谢产生的脂质炎性物质。白三烯参与哮喘气道炎症的各个病理生理进程，可促进炎症细胞在气道的聚集，直接引起支气管平滑肌收缩，引起呼吸道反应。抗白三烯药物可分为5-脂氧合酶抑制剂和白三烯受体拮抗剂，主要用于预防和治疗哮喘。齐留通（Zileuton）是5-脂氧合酶抑制剂，扎鲁司特（Zafirlukast）、孟鲁司特钠（Montelukast Sodium）、普仑司特（Pranlukast）、异丁司特（Ibudilast）为白三烯受体的拮抗剂，能有效地抑制LTC4、LTD4和LTE4与CysLT1受体结合所产生的生理效应，而无任何受体激动活性。因白三烯受体对炎症、过敏反应和哮喘的病因有一定的作用，对哮喘有效，可减少哮喘病人对激素的依赖。

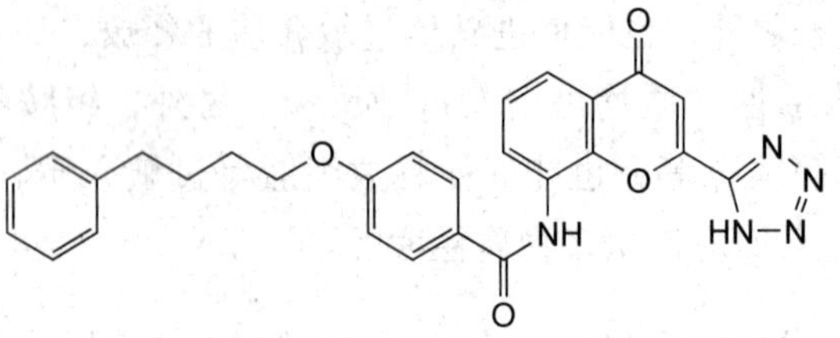

普仑司特 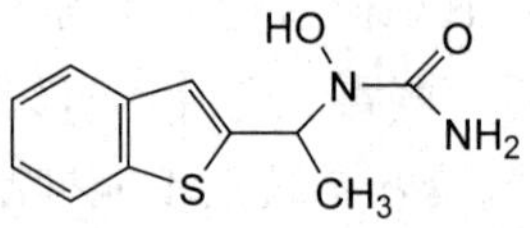　　　　　　　　　　　　　　　齐留通

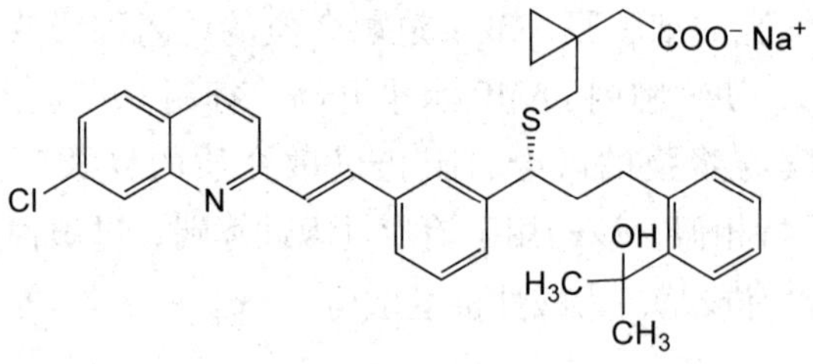

孟鲁司特钠 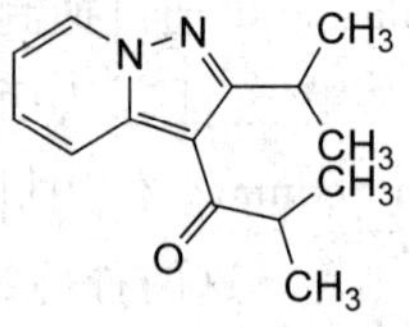　　　　　　　　　　　　　　异丁司特

扎鲁司特（Zafirlukast）

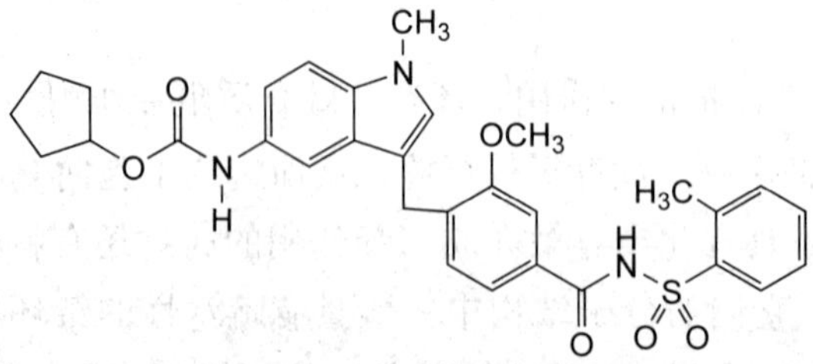

化学名为[3-[2-甲氧基-4-[(2-甲苯基)磺酰氨基甲酰基]苄基]-1-甲基-1H-吲哚-5-基]氨基甲酸环戊酯；cyclopentyl［3-［［2-methoxy-4-［(2-methylphenyl) sulfonylcarbamoyl]

phenyl]methyl]-1-methyl-1H-indol-5-yl]aminoformate。

本品为白色无定型粉末,在四氢呋喃、丙酮或 DMSO 中易溶,在甲醇中微溶,在水中不溶。熔点为 138~140℃。

本品口服吸收良好,服后约 3 小时血药浓度达峰值。本品在肝脏经 CYP2C9 代谢,具有 CYP2C9 抑制活性,可升高其他 CYP2C9 抑制剂如氟康唑、氟伐他汀等药物的血药浓度。本品还可抑制 CYP2D6 活性,使经该酶代谢的药物如 β 受体拮抗剂、抗抑郁药和抗精神病药的血药浓度升高。

本品为长效、高选择性半胱氨酰白三烯(Cys-LTs)受体拮抗剂,能与 LTC_4、LTD_4、LTE_4受体选择性结合而产生拮抗作用。本品可拮抗白三烯的促炎活性,还可拮抗白三烯引起的支气管平滑肌收缩,减轻哮喘有关症状和改善肺功能。本品主要用于慢性轻至中度支气管哮喘的预防和治疗。

三、钙通道阻滞剂(Calcium Channel Blockers)

肥大细胞内 Ca^{2+} 浓度增加可导致过敏介质释放,进入胞浆可导致支气管平滑肌收缩,而钙通道阻断剂可抑制 Ca^{2+} 内流,有可能成为潜在的治疗过敏性疾病药物。其中,抗高血压药物维拉帕米(Verapamil)和硝苯地平(Nifedipine)能抑制哮喘,但由于治疗剂量大于心血管剂量而不适用,由此提示应设计对肥大细胞亲和力强的药物。

除 H_1 受体拮抗剂和抗过敏介质药物外,抑制过敏反应还可应用糖皮质激素,以及应用 β_2 受体激动剂和(或)M 受体拮抗剂松弛平滑肌及抑制过敏介质释放。

(韩维娜)

第八部分

药物研究与开发的基本原理和方法

Basic Principles and Methods of Drug R&D

第二十章　药物的化学结构与生物活性
Chemical Structure and Biological Activity of Drugs

化学药物都是具有一定的化学结构的物质。任何一个化合物只要其化学结构确定后，其自身的理化性质就已确定，进入体内后和人体相互作用就会产生一定的生物活性（包括毒副作用）。药物的化学结构与生物活性间的关系，简称构效关系（Structure-Activity Relationships，SAR）。药物从给药到产生药效是一个非常复杂的过程，包括吸收、分布、代谢、组织结合，以及在作用部位产生相互作用，引发出生物活性等等。从本质上看，这种相互作用是药物分子与机体作用部位生物大分子在化学结构及理化性质上相互适配和作用的结果。药物在体内的作用结合位点即为药物靶点（Drug Target），包括受体、酶、离子通道、核酸等生物大分子。药物分子的结构改变，会引起生物活性强度变化（量变）或者生物活性类型变化（质变）。因此，通过药物的构效关系研究，有助于认识药物的作用机制（Mechanism of Action）和作用方式（Mode of Action），为合理地研究利用现有药物与开发新药提供理论依据和实际指导。

药物从给药到产生药效的过程可分为药剂相（Pharmaceutical phase）、药代动力相（Pharmacokinetic phase）和药效相（Pharmacodynemic phase）三个阶段（图20-1）。药物的结构对每一相都产生重要影响，理想的药物应该具有安全性、有效性和可控性，而这些特性与药物的化学结构密切相关。

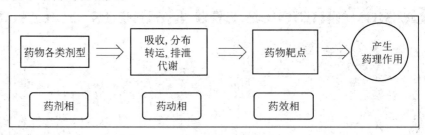

图 20-1　药物在体内的三个阶段

根据药物在体内的作用方式，药物可分为结构非特异性药物（Structurally Nonspecific Drugs）和结构特异性药物（Structurally Specific Drugs）。结构非特异性药物活性主要取决于药物分子的理化性质，与化学结构关系不大，当结构有所改变时，活性并无大的变化。如全身麻醉药，尽管这些药物的化学结构类型有多种，但其麻醉作用与药物的脂水分配系数有关。结构特异性药物与药物靶点相互作用后才能产生活性，其活性除与药物分子的理化性质相关外，主要依赖于药物分子特异的化学结构，和药物分子与靶点的相互作用和相互匹配有关，化学结构稍加变化，会直接影响其药效学性质。结构特异性药物中，能被靶点所识别和结合的三维结构要素的组合又称为药效团（Pharmacophore）。如吗啡是植物来源的镇痛药，有复杂的五环结构；而其镇痛药哌替啶、芬太尼和喷他佐辛之所以具有镇痛活性，且与吗啡结构具有一定的差别，但是因为它们在三维空间上有相同的疏水部位和立体性质，一些相似基团之间有相近的空间距离，并且存在相同的与靶点作用的构象，这些因素构成了镇痛作用的药效团。

吗啡　　　　　　哌替啶　　　　　芬太尼　　　　　　喷他佐辛

20 世纪初，Ehrlich 提出了"受体"和"药效团（Pharmacophore）"的概念，该受体概念是泛指机体能与药物结合从而发挥生物活性作用的"接受物质"即作用靶点，而药效团则指相同作用类型药物的相同化学结构部分。100 年后，受体已被证实为客观存在的实体，类型繁多，作用机制多已被阐明，与泛指的受体具有本质的区别；而药效团的定义也有了发展，广义地指药物与靶点结合时，在三维空间上具有相同的疏水、电性和立体性质，具有相似的构象。靶点与药物的结合实际上是与药物结构中药效团的结合，这与药物结构上官能团的静电性、疏水性及基团的大小有关。目前大多数药物属于结构特异性药物，药效团对构效关系影响较大。

第一节 药物理化性质与药物活性
Physicochemical Properties and Activities of Drugs

对于静脉注射给药时，由于药物直接进入血液，不存在药物被吸收的问题。而对于其他途径给药时，都有经给药部位吸收进入血液的问题。进入血液后的药物，随着血液流经各器官或组织，使药物分布于器官或组织之间，这需要药物穿透细胞膜等生物膜，最后到达作用部位。而药物只有到达作用部位，才能产生药效。在这一系列的过程中，药物的理化性质产生主要的影响。此外药物随血液流经肝脏时会产生代谢，改变药物的结构和疗效，流经肾脏时产生排泄，减少了药物在体内的数量。这些也与药物结构中的取代基的化学反应性有一定的联系。

对于结构非特异性药物，其活性的决定因素是药物的理化性质。药物分布到作用部位并且在作用部位达到有效的浓度，是药物与受体结合的基本条件。但能和受体良好结合的药物，并不一定具有适合转运过程的最适宜理化性质。如有些酶抑制剂，在体外试验具有很强活性，但因它的脂水分配系数过高或过低，不能在体内生物膜的脂相-水相-脂相间的生物膜组织中转运，无法到达酶所在的组织的部位，造成体内实验几乎无效。

药物在体内的基本过程是给药、吸收、转运、分布并到达作用部位产生药理作用（包括副作用），和排泄，在这一系列的过程中，每一步都有代谢的可能。分布到作用部位并且在作用部位达到有效的浓度是药物产生活性的重要因素之一。药物的转运过程与其物理化学性质有关，药物在作用部位与靶点的相互作用则是产生药效的另一个重要因素。

药物的吸收、转运、分布、代谢、排泄称为药代动力学性质，会对药物在体内作用部位的浓度产生直接影响。药代动力学性质主要是由药物理化性质决定的，理化性质包括药物的溶解度（solubility）、分配系数（partition coefficient）、解离度（degree of ionization）、氧化还原势（oxidation-reduction potentials）、热力学性质和光谱性质等。其中对药效影响较

453

大主要是药物的溶解度、分配系数和解离度。

一、药物的溶解度、分配系数和透膜性对药效的影响（Affection of Solubility, Partition Coefficient and Membrane Permeability of Drugs on Their Pharmacologic Activities）

药物具有一定的水溶解性是药物可以口服的前提，也是药物穿透细胞膜和在体内转运的必要条件。在人体中，大部分的环境是水相环境，体液、血液和细胞浆液都是水溶液，药物要转运扩散至血液或体液，需要溶解在水中，要求药物有一定的水溶性（又称为亲水性）。而药物在通过各种生物膜包括细胞膜时，这些膜是由磷脂所组成的，又需要其具有一定的脂溶性（称为亲脂性）。由此可以看出药物亲水性或亲脂性的过高或过低都对药效产生不利的影响。

在药学研究中，评价药物亲水性或亲脂性大小的标准是药物的脂水分配系数 P，其定义为：药物在生物非水相中的浓度（C_o）与药物在水相中的浓度（C_w）之比，常用 $\lg P$ 表示，即：

$$P = C_o/C_w, \quad \lg P = \lg [C_o/C_w]$$

由于生物非水相中药物的浓度难以测定，在构效关系研究中一般用正辛醇为有机相测定脂水分配系数。正辛醇有极性醇羟基和长碳链，与构成脂质细胞膜的脂肪醇相似。C_o 表示药物在生物非水相或正辛醇中的浓度；C_w 表示药物在水中的浓度。$\lg P$ 值越大则药物的脂溶性越高，$\lg P$ 为负值表示药物的水溶性较大。一般的情况下，当药物的脂溶性较低时，随着增大脂溶性药物的吸收性提高，当达到最大脂溶性后，再增大脂溶性则药物的吸收性降低，吸收性和脂溶性呈近似于抛物线的变化规律。

药物的水溶性与药物可以形成氢键的数目以及离子化的程度有关。容易离子化的药物可增加其水溶性，所以一般可以成盐的药物，有很强的离子化倾向，多数在水中有比较大的溶解度，可以注射给药而加快吸收速度。当药物结构中含有氢键受体的官能团，以及氢键给予体的官能团时，可增加药物的亲水性。这种官能团的数目越多，药物的亲水性越强，这种官能团主要有羟基、氨基和羧基，通过这些基团的数目，可以判断药物的溶解度趋势。分子中如含有亲脂性的烷基、卤素和芳环等，一般会增加药物的脂溶性。

药物分子结构的改变对药物脂水分配系数的影响比较大。影响药物的水溶性因素比较多，当分子中官能团形成氢键的能力和官能团的离子化程度较大时，药物的水溶性会增大。相反若药物结构中含有较大的烃基、卤素原子、脂环等非极性结构，导致药物的脂溶性增大。例如：当分子中引入极性较大的羟基时，药物的水溶性加大，脂水分配系数下降 5~150 倍，以羟基替换甲基时下降 2~170 倍。而引入一个卤素原子，亲脂性会增高，脂水分配系数约增加 4~20 倍，引入硫原子、烃基或将羟基置换成烷氧基，药物的脂溶性也会增大。

对于药物的水溶性可以通过简单官能团进行判断。在含有多官能团的有机化合物中，羟基可以增加 3~4 个碳的溶解能力，胺、羧酸、酯基可以增加 3 个碳的溶解能力，酰胺可以增加 2~3 个碳的溶解能力，醚、醛、酮、尿素等官能团可以增加 3~4 个碳的溶解能力。当分子中每增加一个电荷（正或负）可以增加 20~30 个碳的溶解能力。

以镇痛药物阿尼利定（anileridine）为例，该分子中含有 21 个碳原子，有三个官能团（2 个氨基和 1 个酯基）。三个官能团的溶解能力为 9 个碳原子，所以阿尼利定的水溶性较低，仅为<0.01%；而当其成盐酸盐后，溶解能力变为29~39个碳原子，高于阿尼利定分子中含有的21个碳原子，成为水溶性化合物，其水溶性达到20%。

阿尼利定

药物的吸收、分布、排泄过程是在水相和脂相间经多次分配实现的，因此要求药物既具有脂溶性又有水溶性。足够的亲水性能够保证药物分子溶于水相，适宜的亲脂性保障药物对细胞膜的过膜性。药物溶解性和过膜性之间存在着既相互对立又统一的性质，根据药物溶解性和过膜性的不同组合，生物药剂学分类系统将药物分为四类：第Ⅰ类是高水溶解性、高过膜性的两亲性分子药物，其体内吸收取决于溶出速率，如普萘洛尔、马来酸依那普利、盐酸地尔硫䓬等；第Ⅱ类是低水溶解性、高过膜性的亲脂性分子药物，其体内吸收取决于溶解速率，如双氯芬酸、卡马西平、匹罗昔康等；第Ⅲ类是高水溶解性、低过膜性的水溶性分子药物，其体内吸收取决于溶解速率，如雷尼替丁、那多诺尔、阿替洛尔等；第Ⅳ类是低水溶解性、低过膜性的疏水性分子药物，其体内吸收比较困难，如特非那定、酮洛芬、呋塞米等。

各类药物因其作用不同，对脂溶性有不同的要求。如作用于中枢神经系统的药物，需通过血脑屏障，应具有较大的脂溶性。吸入性的全身麻醉药属于结构非特异性药物，其麻醉活性只与药物的脂水分配系数有关，最适 lg$P$ 在2左右。

二、药物的酸碱性、解离度和 pK_a 对药效的影响（Affection of Acidity and Alkaline，Dissociation and pK_a of Drugs on Their Pharmacologic Activities）

正常情况下，人体70%~75%是由水组成的，因此药物在体内可以被视为稀溶液。临床上使用的多数有机药物为弱酸或弱碱，可以用 Bronsted-Lowry 理论来解释药物的酸碱性。药物的酸碱性对药效有很重要的影响，同时还影响药物的吸收、转运、分布和排泄。

药物在人体 pH7.4 环境中可部分解离，以部分离子型和部分分子型两种形式存在，通常药物以非解离的形式被吸收，通过生物膜，进入细胞后，在膜内的水介质中解离成解离形式而起作用。体内不同部位，pH 的情况不同，会影响药物的解离程度，使解离形式和未解离形式药物的比例发生变化，这种比例的变化与药物的解离常数（pK_a）和体液介质的pH 有关。

酸性药物： $$\lg\frac{[HA]}{[A^-]}=pK_a-pH$$

碱性药物： $$\lg\frac{[B]}{[HB^+]}=pH-pK_a$$

式中，［HA］和［B］分别表示未解离型酸性药物和碱性药物的浓度，［A$^-$］和［HB$^+$］分别表示解离型酸性药物和碱性药物的浓度。由上式可知，酸性药物的 pK_a 值大于消化道体液 pH 时（pK_a>pH），分子型药物所占比例高；当 pK_a=pH 时，未解离型和解离型药物各占一半；当 pH 变动一个单位时，［未解离型药物/离子型药物］的比例也随即变动10倍。通常酸性药物在 pH 低的胃中、碱性药物在 pH 高的小肠中的未解离型药物量增加，吸收也增加，反之都减少。

以醋酸和甲胺分别代表酸性药物和碱性药物，pK_a 的计算方法如下：

$$CH_3COOH + H_2O \rightleftharpoons CH_3COO^- + H_3O^+ \quad pK_a = pH - \log\frac{[CH_3COO^-]}{[CH_3COOH]}$$

$$CH_3NH_2 + H_2O \rightleftharpoons CH_3NH_3^+ + OH^- \quad pK_a = pH - \log\frac{[CH_3NH_2]}{[CH_3NH_3^+]}$$

根据药物的解离常数（pK_a）可以决定药物在胃和肠道中的吸收情况，同时还可以计算出药物在胃液和肠液中离子型和分子型的比率。例如，弱酸性药物如水杨酸和巴比妥类药物在酸性的胃液中几乎不解离，呈分子型，易在胃中吸收。弱碱性药物如奎宁（Quinine）、麻黄碱（Ephedrine）、氨苯砜（Dapsone）、地西泮（Diazepam）在胃中几乎全部呈解离形式，很难吸收；而在肠道中，由于 pH 值比较高，容易被吸收。碱性极弱的咖啡因（Caffeine）和茶碱（Theophyllinate），在酸性介质中解离也很少，在胃中易被吸收。强碱性药物如胍乙啶（Guanethidine）在整个胃肠道中多是离子化的，以及完全离子化的季铵盐类和磺酸类药物，消化道吸收很差。因此，当药物的解离度增加，会使药物离子型浓度上升，未解离的分子型减少，可减少在亲脂性组织中的吸收。而解离度过小，离子浓度下降，也不利于药物的转运。总之，一般具有最适度解离度的药物，才具有最佳的活性。

改变药物的化学结构，有时会对弱酸或弱碱性药物的解离常数产生较大的影响，从而影响生物活性。药物的解离度对活性影响最经典的例子是巴比妥类药物。由于 5 位取代基不同，使其 pK_a 有差别，在体内的解离度不同，透过血脑屏障的速度和浓度也不同，因而表现在镇静、催眠作用的强弱及显效快慢有明显的差别。例如：巴比妥酸在其 5 位没有取代基，pK_a 值约 4.12，在生理 pH7.4 时，有 99% 以上呈离子型，不能通过血脑屏障进入中枢神经系统而起作用。而当将其 5 位双取代以后，pK_a 值达到 7.0～8.5 之间，在生理 pH 下，苯巴比妥（Phenobarbital）约有 50% 左右以分子形式存在，可进入中枢神经系统而起作用，30 分钟显效。而海索比妥有 90% 左右以分子状态存在，15 分钟即显效，且海索比妥的作用比苯巴比妥强。常用的巴比妥类药物的 pK_a 与未解离百分率如表 20-1 所示。

表 20-1 常用的巴比妥药物的 pK_a 与活性

	巴比妥酸	苯巴比妥酸	苯巴比妥	司可巴比妥	异戊巴比妥	戊巴比妥	海索比妥
pK_a	4.12	3.75	7.40	7.7	7.9	8.0	8.4
未解离%	0.052	0.022	50	66.61	75.97	79.92	90.0
显效时间（分）	/	/	30~60	10~15	30~45	10~15	10~15

如果知道药物分子官能团的酸碱性，药物在给定 pH 下的离子化的程度可以通过计算来预测。由于药物的 pK_a 可以测定，也可以通过数据库查询得到，pK_a 与药物的酸性形式和碱性形式存在以下关系：

$$pH = pK_a + \lg\frac{[酸形式的浓度]}{[碱形式的浓度]}$$

通过公式可计算药物的离子浓度，通过预测，判断药物在体内吸收和分布的情况。以表 20-1 中的戊巴比妥为例，计算在人体 pH7.4 条件下，戊巴比妥的 pK_a 为 8.0，其离子的百分比的计算如下：

酸（戊巴比妥）　　　　　　共轭碱

$$7.4 = 8.0 + \lg \left[\text{酸} \right] / \left[\text{共轭碱} \right]$$

即：
$$-0.6 = \lg \left[\text{酸} \right] / \left[\text{共轭碱} \right]$$

$$10^{-0.6} = \left[\text{酸} \right] / \left[\text{共轭碱} \right] = 0.25/1$$

则：酸形式的百分比 $= 0.25/1.25 = 20\%$

计算说明在人体体液中，戊巴比妥的离子为 20%，分子为 80%，故戊巴比妥吸收较快。

第二节　药物分子的宏观性质与微观结构
Macroscopic Properties and Microscopic Structure of Drugs

药物与机体的相互作用，包含机体对药物的处置和药物对机体的作用。机体对药物的处置，所进行的物理和化学、时间和空间的处置，遵循一般的规律，有共性特征，即分子的整体和宏观性质影响药代动力学行为。药物对机体的作用，是药物分子与靶标蛋白的物理或化学结合，引发药理（或毒理）作用，起因于药物的特异性作用，是药物分子的个性表现，受制于药物分子中特定的原子或基团与靶标分子在三维空间的结合，这种微观结构就是药效团。药物分子可视作宏观性质与微观结构的集合，统一在分子的整体结构之中，宏观性质决定药代和物化性质，微观结构决定药理作用。认识宏观与微观同药代与药效的内在相互关系，可以深化对药物作用的认识，指导药物分子设计。决定分子宏观性质的因素是相对分子质量、水溶性、电荷、脂溶性（分配性）和极性表面积等，通常是由分子骨架和整体分子所决定，无特异性的结构要求；决定活性的微观结构因素有氢键给体、氢键接受体、正电中心、负电中心、疏水中心和芳环中心。不同的生物活性取决于这些不同特征的组合及其空间排布。分子的宏观性质，包含了微观结构中原子和基团的贡献；在改变分子的结构以调整宏观性质时，往往影响微观构的空间位置。

一、药物分子的宏观性质和微观结构与药物作用（The Relationships of Macroscopic Properties and Microstructure of Drugs and Their Effects）

成功的药物应兼有四种属性：安全性、有效性、稳定性（化学和代谢的稳定性）和可控性。这些属性是由药物化学结构所决定，寓于药物分子的结构之中。

药物作为外源性物质，被机体视作异物，机体为了保护自己免受外来物质的侵害，要对其进行物理的和化学的处置。在长期进化中，面对结构多样性的外来物质，形成了具有共性的处置方式，遵循一般的原则。这种共性行为，表现在吸收、分布、体内的生物转化、排泄途径、与血浆蛋白的结合、组织贮积等。研究这些过程与时间的关系，就是药物代谢动力学。机体对药物的处置，通常从整体的结构及其性质出发，在宏观性质上作时间与空间、物理与化学的处置，一般而言，不拘泥分子的细微结构。

药物对机体的作用，表现为药效与毒性，本质上是与体内的生物靶标相互作用，发生物理或化学的变化，直接导致生理功能的改变，或通过级联反应、信号转导或网络调控而间接产生生理效应。若产生所希望的生理效应，就是药效学，不希望的作用为不良反应或毒副作用。无论是有益的药效或不良的反应，都是药物的特异性表现，是药物分子的个性行为。

这种个性行为是药物（小）分子与生物大分子在三维空间中的物理和化学过程的结果，从原子和基团水平上考察，是在大分子的结合部位（或称活性部位）的某些原子、基团或片段与药物分子中的某些原子或基团在空间的结合，结合的特征包括静电引力、氢键、疏水作用以及范德华作用等。

药物分子与受体的结合位点在药物化学和药理学上称作药效团，意指药物呈现特定的生物活性所必需的物理化学特征及其在空间的分布。从微观上考察药物与受体的作用，只是某些原子、基团或片段之间的结合，并非全部原子参与同受体的结合。这与上述的药代特征受制于分子的整体宏观性质是不同的。

所以，药物分子可视作宏观性质与微观结构的集合，这种分析有利于人们把握药物的结构与功效之间的关系，从分子结构的层面上，深化对药物作用的认识；更重要的是，药物分子的宏观与微观的概念，帮助我们分辨出哪些是呈现药效所必需的因素，哪些是决定并调整药物的物理化学和药代性质的因素。

宏观性质与微观结构，是人为分开的两个概念，其实统一在分子的整体结构之中，两者不可分割。因为分子的宏观性质，包含了微观结构中原子和基团的贡献；在改变分子的结构以调整宏观性质时，往往影响微观结构的空间相对位置。分子设计的技巧在于整合这两个因素成最佳配置。

二、药物分子的宏观性质对药代和物化性质的影响（Affection of Drug Macroscopic Properties on their Pharmacokinetics and Physicochemical Properties）

1. 相对分子质量是影响先导物的质量和化合物成药性的重要参数　药物的分子尺寸可由多种参数表征，最简捷的是相对分子质量。先导物的相对分子质量对成药性有很大影响。将很大的分子作为苗头分子或先导物，在以天然活性物质为起点时是经常遇到的情况，这是不得已的事情，例如紫杉醇等。但用随机方法筛选化合物库时，就不宜首选相对分子质量过大的化合物，因为即使有活性，会在多方面影响新药的开发。

虽然相对分子质量大的化合物由于功能基团多而增加了与受体结合的机会和强度，但也带来许多不利条件。首先，相对分子质量大不利于药物的过膜和吸收。研究表明，当化合物的相对分子质量接近磷脂的相对分子质量时，穿越细胞膜的磷脂双脂质层在能量上是不利的，以致降低了吸收性和过膜性，药物以被动扩散方式穿越细胞膜，有个分子量阈值，该阈值是为了穿过膜上的小孔，小孔是双脂质层的脂肪侧链暂时扭结而形成的。相对分子质量大于阈值时，因超过孔径而难以过膜。此外，相对分子质量大的化合物可能含有容易被代谢的基团和毒性基团，不适宜作先导物。相对分子质量是选取先导物和临床候选药物的重要因素，对于提高新药研制的成功率和降低耗费有重要意义。

相对分子质量大的天然活性化合物作先导物，多数情况下结构的变化不大。如果用化学剖裂手段简化结构，则需要在分析构效关系的基础上，提取并确定药效团。对于由合成的化合物发现的苗头分子，当演变成先导物时，以及先导物在优化的过程中，人们往往会加入基团或结构片段，在增加与靶标的结合机会，而较少去除基团或片段，以免丢失参与结合的原子或基团。以致在优化过程中，增加了相对分子质量。

近30年来，一些制药公司进行临床研究的候选药物的相对分子质量在不断增高，这种趋势是高通量筛选（HTS）或基于受体结构的分子设计（SBDD）方法研发新药的共同特点。虽然候选药物的相对分子质量不断增加，但被批准上市的药物通常是相对分子质量偏低的。Wenlock 等系统地分析了 1985~2000 年研究与开发的候选药物在临床 Ⅰ 期、Ⅰ 期中止、Ⅱ期、Ⅱ期中止、Ⅲ期、Ⅲ期中止和注册申请的药物，并与上市的 594 个口服药物进行了回顾性分析，结果表明，上市的药物与处于 Ⅰ 期临床研究的药物的相对分子质量分布有明显不同，上市药物的相对分子质量主要分布在 200~450，而处于 Ⅰ 期的药物其相对分子质量分布是杂乱的，而且相对分子质量高的药物出现频率较大，说明尽管在结构优化中相对分子质量逐渐加大，但最终成功的药物，仍属相对分子质量偏低者。而且，临床每个阶段被终止药物的相对分子质量都高于进入下一阶段试验药物的相对分子质量，即 Ⅰ 期终止的药物相对分子质量高于 Ⅱ 期的平均相对分子质量，Ⅱ 期被终止的药物相对分子质量高于 Ⅲ 期的相对分子质量等，也说明相对分子质量大的化合物成药的概率低。

药物化学家应关注作用虽然较弱，但有研发潜力、可优化成强效的、口服利用度高的先导物。最近提出的一个与相对分子质量和活性相关的参数，即配体效率（ligand efficiency，LE），指配体中每个原子对结合能的贡献，在选取先导物和优化过程中是个有用的参数，用以衡量苗头物或先导物以及优化阶段各个化合物的质量。

2. 水溶解性对体外筛选和体内活性都有非常重要的影响　在药物研发中，化合物的水溶解性是重要的物理化学性质，因为会影响体外筛选和体内的活性评价。活性筛选需要化合物有溶解性，否则不易测定，或难以重复，结果不可靠。难溶物质可能是与分子有较强的亲脂性和疏水性相关，容易发生聚集作用，形成聚集体（aggregate）。这些聚集体可与靶蛋白发生相互作用，出现假阳性结果。然而，这种聚集体有时又是某些药物穿越细胞膜的机制，这也解释了一些亲脂性很强的药物有时有良好的口服生物利用度。

药物的水溶解性也是口服吸收的前提，是药物穿透细胞膜的必要条件。口服药物经胃肠道黏膜吸收，需要呈高度分散的状态，水溶解性的重要意义在于使药物成分子分散状态。溶解度数据也用于估计在体内的吸收、分布、代谢、排泄等临床前试验的参数和初期临床试验的前景。为了提高化合物的水溶解性，在分子骨架上不影响药效团结合的边链处引入溶解性基团，有望改善药代而增加药效。

3. 脂溶性对药物的生物药剂学、药代动力学和药效学都有贡献　脂溶性在药物中的作用涉及多个方面，在生物药剂学上影响药物分子在剂型中的溶出和分散度以及制剂的稳定性等；在药代动力学上，整体分子的亲脂性可影响过膜性，与血浆蛋白的结合能力，组织中的分布，穿越血脑屏障能力和代谢稳定性等；在药效学上，亲脂性基团或片段参与同受体的亲脂性腔穴或裂隙的疏水相互作用，促进药物与靶标的结合。

4. 理想的药物使亲脂性和亲水性处于最适状态　由于生物膜的脂质性质，要求药物分子有一定的亲脂性，以保障穿越细胞膜；但又应有足够的亲水性以确保药物分子在水相中的分配。所以，理想的药物应具有亲水性和亲脂性的良好匹配。化合物可有亲水性、亲脂性、离解性和既不溶水也无脂溶性，它们对药物性质的影响（图 20-2）。药物穿越细胞膜应兼有亲水和亲脂的双重性质。

图 20-2 中，2 是极性分子，如山梨醇和糖醇类化合物，由于缺乏脂溶性难以被动扩散方式穿越细胞膜；3 是极易离解的化合物，如季铵盐、磺酸和含两性离子的化合物，虽易溶

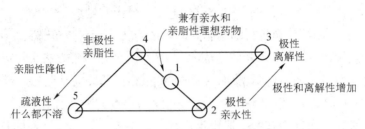

图 20-2　化合物的亲水性、亲脂性与过膜性的关系

于水，但电荷的存在不易穿越生物膜；4 是非极性的脂溶性化合物，如维甲酸类化合物，几乎不溶于水，但可以穿越细胞膜。不过，高亲脂性药物在体内容易发生代谢；5 是既不溶于水也不溶于脂的疏液性分子（lyophobic molecule），多含氢键的给体和接受体，形成分子间的缔合，难以过膜吸收，例如灰黄霉素和尿酸等。理想的药物应是兼有亲水性和亲脂性的化合物，处于 1 位置的分子，这就是在定量构效关系中称作最适分配系数（lgP_{opt}）的化合物。水溶性保障了分子分散状态，为吸收做好了准备，脂溶性是穿越细胞膜的重要条件。所以，二者是多次在水相-脂相分配的充要条件，确保在体内的转运和分布。

5. **极性表面积**　极性表面积（polar surface area，PSA）系指分子中极性原子表面之总和，极性原子是指氧、氮和与之相连的氢原子。极性表面积可通过计算极性原子的范德华表面积得到，虽是个表征分子微观性质的参数，但由于它是极性原子性质的总和，并不显示原子的特异性和分布，而且该参数通常与药物的吸收和过膜（小肠和血脑屏障等）过程相关联，所以将这一概念作为分子的宏观性质处理。

药物分子的 PSA 是定量表征化合物极性的一种参数，表面积越大，极性越大。根据统计学分析 1590 个 II 期以上临床研究的口服非 CNS 药物，PSA 最高阈值为 $1.2nm^2$，其中，$0.5 \sim 0.8nm^2$ 出现的最多。超过 $1.2nm^2$ 的药物难以吸收。Kelder 等分析 776 个口服 CNS 药物，最高阈值为 $0.6 \sim 0.7nm^2$，出现最多的是 $0.1 \sim 0.5nm^2$，说明作用于中枢神经系统的药物要求有更低的 PSA 值，而且随着 PSA 的增加，肠中吸收和向中枢的透入量降低。

三、药物分子的微观结构对药理作用的影响（Affection of Drug Microstructure on their Pharmacological Actions）

1. **药物的药理作用是个性表现，是由微观结构所决定的**　药物呈现药理作用，是由于同机体的靶标发生特异性结合，进而引发生物物理和（或）生物化学变化的结果。这些生物大分子的化学组成不同，有不同的三维结构和构象，与配体的结合部位也不同。即使同源性较强的蛋白质，也由于某些氨基酸残基的不同，腔穴或裂隙的形状与大小不同，原子和基团的亲水性、疏水性、静电性也不同，这些为设计选择性作用的药物提供了结构基础。例如，环氧合酶-1（COX-1）和环氧合酶-2（COX-2）的结构差异，是设计选择性 COX-2 抑制剂的前提。由此研发的塞来昔布（selecoxib）和艾托昔布（etoricoxib）是选择性抑制 COX-2 的抗炎药物。

2. **药物分子并非所有的原子与靶标结合，与某些位点结合是启动或呈现活性的原动力**　靶标与配体发生相互作用，并非整个分子都参与了复合物的结合，常常是靶蛋白的裂隙或腔穴是配体的结合位点。同样，受体的天然配体、酶的底物或药物也不是所有的原子都参与同靶标的结合，而只是少数原子和基团起主要作用。经典的药物化学三点作用学说，虽然过于简化，但反映了这种结合特征。

研究药物-受体复合物的结构和分子模拟，有助于解析药物与靶分子的相互作用本质。表皮生长因子受体（EGFR）抑制剂艾罗替尼（erlotinib）与激酶的结合，是竞争性地占据了 ATP 位置，因而阻止了 ATP 对酪氨酸残基的磷酸化。艾罗替尼和其他"替尼"类药物的喹唑啉环上的 N1 和 N3 作为氢键接受体，分别与 Met769 和（经过结构水）Thr766 形成氢键，固定于活性部位，4 位的苯氨基与疏水腔发生疏水相互作用，这三个结合位点是产生抑制作用的基本要素。若分子结构中的原子或基团分布满足上述要求，则可能有抑制作用，至于这些结合特征是怎样的结构形式，体现在什么分子骨架上则可有较大的变动。

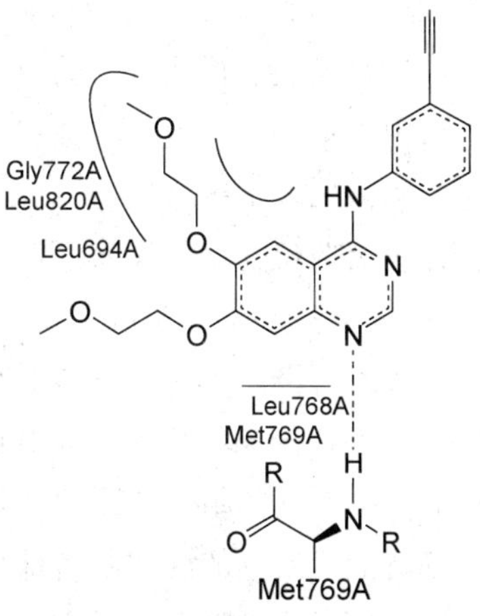

图 20-3 艾罗替尼与 EGFR 酪氨酸激酶结构域的作用关系

天然活性物质的结构简化也佐证了微观结构这一概念。镇痛药吗啡的结构改造，说明吗啡分子中存在"多余"的原子，它们不参与同阿片受体的结合，所以可以去掉。由吗啡为先导物研发的阿片类药物雷米芬太尼（remifentani）、芬太尼（fentany）和哌替丁（pethidine），可以看出保持的微观结构特征是疏水的芳环、经 3~4 个原子单元与叔氮原子相连，微观结构体现了与阿片受体结合的药效团，是启动镇痛作用的载体。

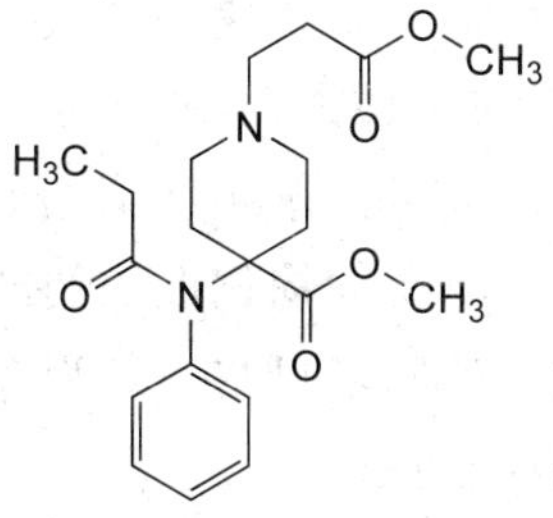

雷米芬太尼 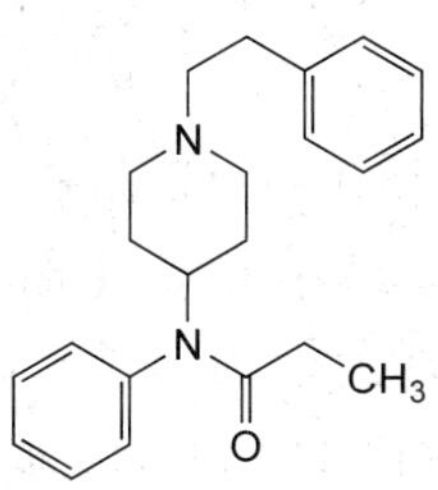　　　　　　芬太尼 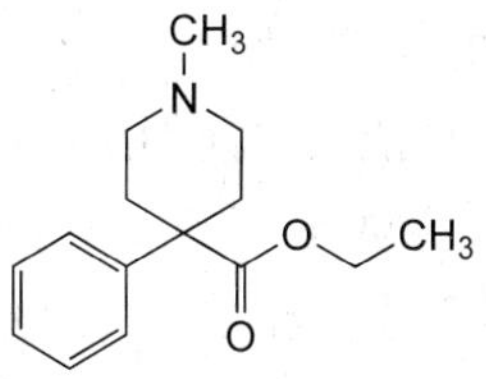　　　　　　哌替丁

四、药效团反映的是药物分子与受体结合的微观特征（The relationships of Pharmacophore and the Microscopic Characteristics of Drugs Binding to Receptors.）

药效团是药物呈现特定生物活性所必需的物理化学特征及其在空间的分布。从结构的视角看，是药物与受体结合部位发生互补性结合所必需的关键性原子和基团，这是受体对药物分子的最基本的结构要求。

药效团是药物化学和药理学中一个重要概念，反映的是药物分子与受体结合的微观特征，因而作用于不同靶标的配体药效团特征是不同的，所以具有个性行为，这与药代动力学性质取决于整体结构和有共性的规律恰好成为对照。

药效团是通过分析药物的化学结构与活性之间的关系得到的，具体地讲，是从区别有活性和无活性的界面（定性），或分析活性强或弱的分子的结构差异（定量）提取出来的，所以是对构效关系的升华与概括，抽象出的非连续性的物理化学特征，是微观结构之体现。药效团也可以从受体靶标分子的三维结构出发，分析受体蛋白的结合腔或裂隙的结构以及同配体结合的原子和基团的特征演绎而成。药效团的作用是对受体关键结合位点的映射，是对构效关系的深化认识。另一方面，根据药效团的知识，在保持药效团不变前提下，用新的结构骨架连接药效团特征，从而设计出新的活性分子。新分子的设计，可以用药物化学的方法，如电子等排原理，优势结构概念以及骨架迁越的理念来实现，也可以用计算化学的方法筛选化合物数据库，获得新的苗头分子或先导化合物。所以药效团是创制 me-too 和 me-better 药物的依据和基础。

药效团特征是具有物理或化学功能的单元，用原子、基团或化学片段来表示，其特征可分为 6 种：正电中心、负电中心、氢键给予体、氢键接受体、疏水中心和芳环质心，这六种特征可以不同的组合和距离，形成特定的药效团。

分析上市药物的药效团特征可归纳有以下的特点：①不少于 3 个药效团特征，只有两个特征的化合物不能成为药物；②不多于 6 个药效团特征，超过 6 个特征的化合物不具有类药性；③至少有一个芳环或脂环，没有环系的化合物不具类药性；④一般不含有相同或相异的两个电荷。

五、先导物的优化是对分子的综合修饰（Optimization of Lead Compounds Being a Comprehensive Modification of Drug Molecule）

药物分子设计的切入点或首要目标，是发现具有特定药理活性的新型结构，优化的首要目标是提高药效强度和选择性，但同时需要兼顾药物的物理化学性质和药代动力学性质，否则难以成药。过分地强调药效强度和选择性，追求高活性，而忽略物化和药代性质，会导致药物的效力低下，达不到治疗效果，这往往也是体外有活性而体内无效的原因。

药物的物理化学性质不仅决定了药代动力学的某些性质，而且还影响制剂的质量。良好的物化性质，会使剂型设计更加自如，获得高质量的剂型。不良的物化性质使药物先天不足，这些缺点不能指望药剂学完全克服，因为通过制成适宜的制剂只在一定程度上改善溶出性、吸收性和在体内的分布与存留时间，不能从根本上解决问题。

第三节 药物化学结构与药物活性
Chemical Structure and Activity of Drugs

一、药物结构与官能团（Structure and Functional Groups of Drug Molecules）

1. **药物的主要结构骨架与药效团** 化学合成药物中的有机药物、天然药物及其半合成药物都是有机化合物，这些药物都是由一个核心的主要骨架结构（又称母核）和与之相连接的基团或片段（又称为药效团）组成。母核主要起到连接作用，将各种基团或结构片段组合在一起形成一个药物结构，各种基团或结构片段起到与药物作用靶标相结合的作用。母核和各种基团或结构片段的改变不仅可以直接影响其与药物的结合作用，从而影响药效动力学和产生毒副作用；而且母核和各种基团或结构片段的结合和调整还会起到调节化合物理化性质、生物药剂学和药代动力学等作用。

药物的母核主要有脂环（含萜类和甾体）、芳环和芳杂环等。例如：羟甲戊二酰辅酶 A 还原酶抑制剂类降血脂药物，洛伐他汀（lovastatin）和辛伐他汀（simvastatin）的母核均是六氢萘、氟伐他汀（fluvastatin）的母核是吲哚环、阿托伐他汀（aorvastatin）的母核是吡咯环、瑞舒伐他汀（rosuvastatin）的母核是嘧啶环；在这类药物的结构中，3,5-二羟基羧酸是产生酶抑制活性的必需结构（药效团），氟伐他汀、阿托伐他汀、瑞舒伐他汀结构中均含有3,5-二羟基羧酸的结构片段，洛伐他汀和辛伐他汀的结构中含有的是3-羟基-δ-内酯环的结构片段，该结构片段在体内会快速水解为3,5-二羟基羧酸的药效团。洛伐他汀、辛伐他汀、氟伐他汀、阿托伐他汀、瑞舒伐他汀结构中含有其他基团和结构片段可以起到增强药物的药效、改善溶解度或与酶的结合强度、改善药代动力学性质等作用。

洛伐他汀　　　　　　　　　　辛伐他汀　　　　　　　　　　氟伐他汀

阿托伐他汀　　　　　　　　　　瑞舒伐他汀

2. 药物的典型官能团对生物活性影响　药物结构中不同的官能团的改变可使整个分子的理化性质、电荷密度等发生变化，进而改变或影响药物与受体的结合、影响药物在体内的吸收和转运最终影响药物的药效，有时会产生毒副作用。

（1）烃基　药物分子中引入烃基，可改变溶解度、离解度、分配系数，还可增加位阻，从而增加稳定性。如环己巴比妥（cyclobarbital）属于中时巴比妥类药物，而当巴比妥结构的氮原子上引入甲基后成为海索比妥（hexobarbital）使其不易解离（pK_a 8.40），在生理pH环境下未解离的分子态占90.91%，口服后大约10分钟内即可生效。

环己巴比妥　　　　　　　　　　海索比妥

（2）卤素　卤素有较强的电负性，会产生电性诱导效应。在药物分子中引入卤素，能影响药物分子的电荷分布，从而增强与受体的电性结合作用。如吩噻嗪类药物，2-位没有取代基时，几乎没有抗精神病作用；2-位引入三氟甲基得到氟奋乃静（Fluphenazine），由于三氟

463

甲基的吸电子作用比氯原子强，其安定作用比2-位氯原子取代的奋乃静（Perphenazine）强4~5倍。引入卤素后可以产生阻碍性作用，减少药物的氧化代谢失活。如醋酸氟代氢化可的松（Fluorocortisone Acetate）的抗炎作用比醋酸氢化可的松（Hydrocortisone Acetate）强17倍，是由于醋酸氢化可的松的6-位氢原子被氟取代后，不容易被羟基置换而失活。另外，在苯环上引入卤素原子能增加脂溶性，每增加一个卤素原子，脂水分配系数可增加4~20倍。

（3）羟基和巯基　引入羟基可增强与受体的结合力，增加水溶性，改变生物活性。羟基取代在脂肪链上，常使活性和毒性下降。羟基取代在芳环上时，有利于和受体的碱性基团结合，使活性和毒性均增强。当羟基酰化成酯或烃化成醚，其活性多降低。巯基形成氢键的能力比羟基低，引入巯基时，脂溶性比相应的醇高，更易于吸收。巯基有较强的还原能力，转变成二硫化物；巯基有较强的亲核性，可与α、β不饱和酮发生加成反应，还可与重金属作用生成不溶性的硫醇盐，故可作为解毒药，如二巯丙醇（Dimercaprol）。巯基还可与一些酶的吡啶环生成复合物，可显著影响代谢。

（4）醚和硫醚　醚类化合物由于醚中的氧原子有孤对电子，且氧原子的电负性较强，可同其他分子的氢原子形成氢键。醚基的存在使分子具有极性，氧原子能吸引质子，具有亲水性，碳原子具有亲脂性，使醚类化合物在脂-水交界处定向排布，易于通过生物膜，有利于药物的转运。

硫醚与醚类化合物的不同点是前者可氧化成亚砜或砜，它们的极性强于硫醚，同受体结合的能力以及作用强度因此有很大的不同。例如质子泵抑制剂奥美拉唑（Omeprazole）的亚砜基是其与质子泵结合的必需基团，是产生次磺酸和次磺酰胺活性代谢物的前药形式，还原成硫醚或氧化成砜都将失去活性。

（5）磺酸、羧酸和酯　磺酸基的引入，使化合物的水溶性和解离度增加，不易通过生物膜，导致生物活性减弱，毒性降低。但仅有磺酸基的化合物一般无生物活性。

羧酸水溶性及解离度均比磺酸小，羧酸成盐可增加水溶性。解离度小的羧酸可与受体的碱性基团结合，因而对增加活性有利。

羧酸成酯可增大脂溶性，易被吸收。酯基易与受体的正电部分结合，其生物活性也较强。羧酸成酯的生物活性与羧酸有很大区别。酯类化合物进入体内后，易在体内酶的作用下发生水解反应生成羧酸，有时利用这一性质，将羧酸制成酯的前药，降低药物的酸性，减少对胃肠道的刺激性。

（6）酰胺　作为构成受体或酶的蛋白质和多肽结构中含有大量的酰胺键，因此酰胺类药物易与生物大分子形成氢键，增强与受体的结合能力。

（7）胺类　胺类药物的氮原子上含有未共用电子对，一方面显示碱性，易与核酸或蛋白质的酸性基团成盐；另一方面含有未共用电子对氮原子又是较好的氢键接受体，能与多种受体结合，表现出多样的生物活性。一般伯胺的活性较高，仲胺次之，叔胺最低。季铵易电离成稳定的铵离子，作用较强，但水溶性大，不易通过生物膜和血脑屏障，以致口服吸收不好，也无中枢作用。

二、药物化学结构与生物活性（Chemical Structure and Biological Activity of Drugs）

（一）药物化学结构对药物转运、转运体的影响

各种物质通过生物膜（或细胞膜）的现象称为膜转运。膜转运是重要的生命现象之一，

在药物的体内吸收、分布和排泄过程中起着十分重要的作用。生物膜具有复杂的分子结构和生理功能，药物的跨膜转运方式大致可分为三种：被动转运、载体媒介转运和膜动转运。其中，载体媒介转运需要借助生物膜上的转运蛋白的作用，使药物透过生物膜而被吸收。

　　许多组织的生物膜存在特殊的转运蛋白系统介导药物跨膜转运，称为转运体。许多药物已被证明是转运体的底物或抑制剂，如多种抗肿瘤药、抗生素类药、强心苷类、钙拮抗剂、HIV 蛋白酶抑制剂、免疫抑制剂等药物的体内转运均涉及特异的或非特异的转运体。例如，小肠上皮细胞的寡肽药物转运体（PEPT1）是介导药物吸收的摄取性转运体。PEPT1 典型的底物为二肽、三肽类药物，如抗肿瘤药乌苯美司（二肽）。由于 β-内酰胺类抗生素、血管紧张素转化酶抑制剂（ACEI）、伐昔洛韦等药物有类似于二肽的化学结构，因此也是 PEPT1 的典型底物。头孢氨苄的化学结构类似苯丙氨酸-半胱氨酸-缬氨酸组成的三肽，为 PEPT1 的底物。当头孢氨苄与同是 PEPT1 底物的 ACEI 喹那普利口服合用后，由于二者竞争小肠上的 PEPT1，头孢氨苄的吸收速率常数降低了 30%，血药浓度-时间曲线下的面积（AUC）亦下降了 30%，致使彼此的血药浓度均显著降低。这提示，β-内酰胺类抗生素和 ACEI 在临床上不宜口服合用。同理，两种以上的 β-内酰胺类抗生素或两种以上的 ACEI 在临床上也不宜口服合用，因为合用后不仅不能达到疗效，还可能增加因药物-药物相互作用所导致的毒性反应。

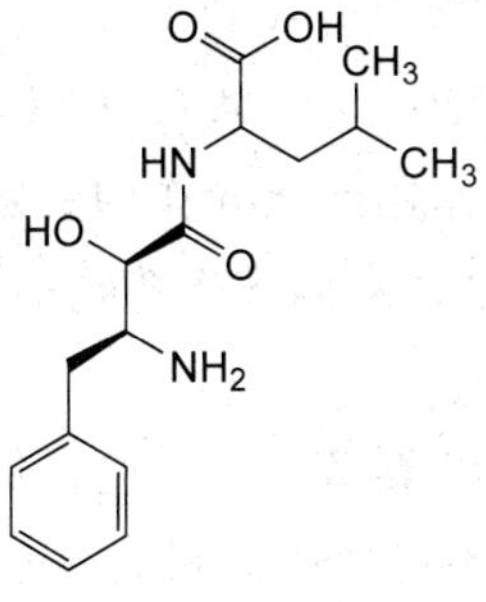

乌苯美司 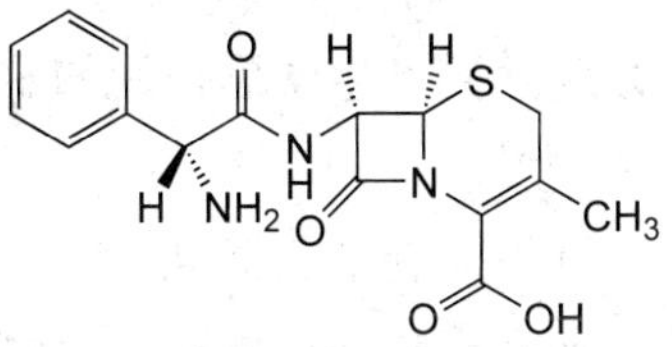　　　　　　　头孢氨苄 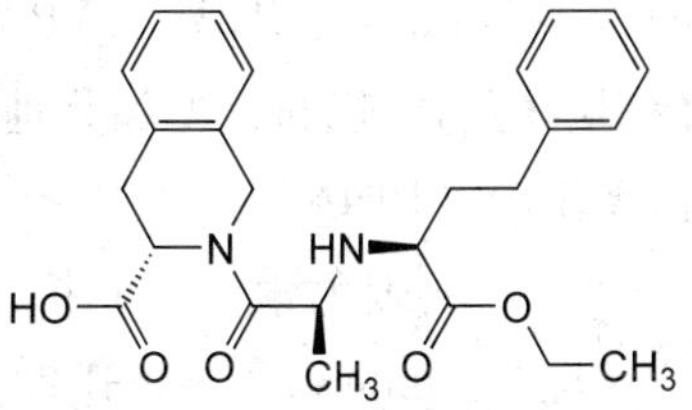　　　　　　　　　喹那普利

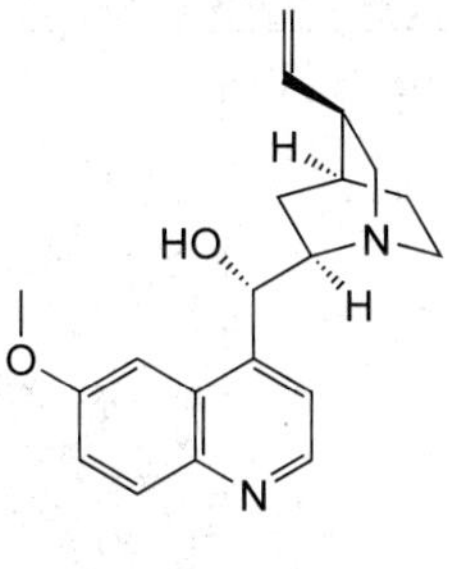

奎尼丁 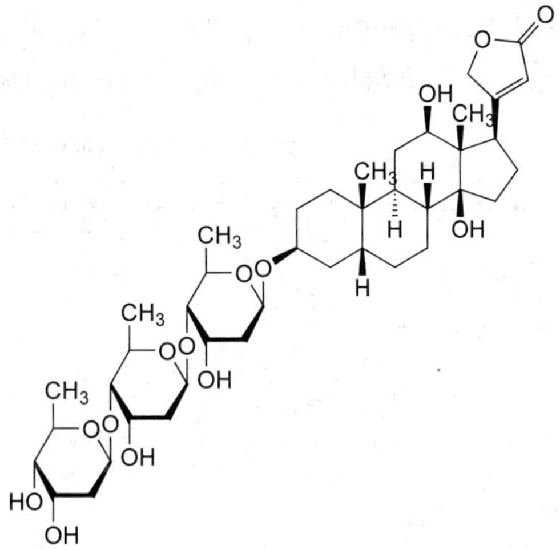　　　　　　　　　　　　　　地高辛

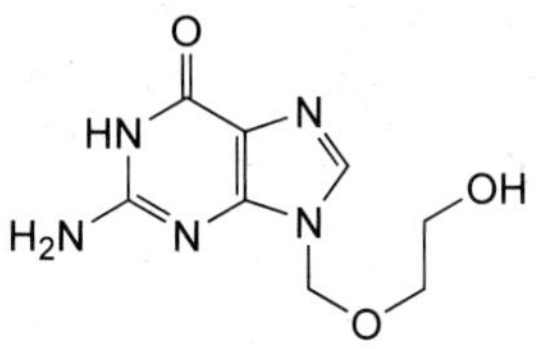

阿昔洛韦 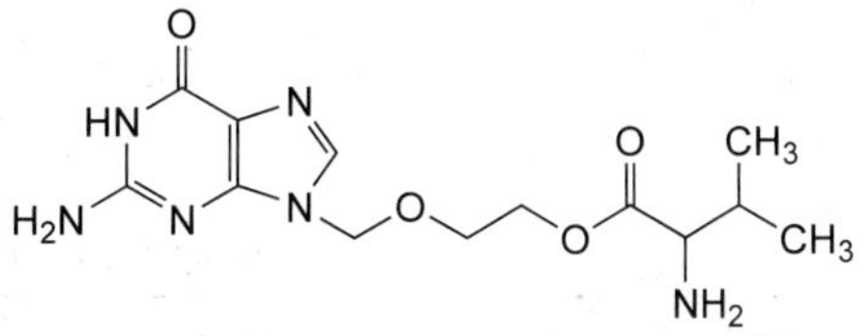　　　　　　　　　伐昔洛韦

奎尼丁与地高辛同时给药时，地高辛的血药浓度明显升高 这是由于奎尼丁抑制了肾近端小管上皮细胞的转运体 P-糖蛋白（P-gp），使地高辛经 P-gp 的外排性分泌受到抑制，重吸收增加，因此导致地高辛的血药浓度明显升高。

对于吸收较差的药物，可通过结构修饰的方法增加转运体对药物的转运，从而增加药物的吸收。例如，将阿昔洛韦用 L-缬氨酸酯化得到伐昔洛韦，通过 PEPT1 可使药物的吸收增加 3~5 倍，而 D-缬氨酸不被 PEPT1 识别和转运。伐昔洛韦进入体内后经酶水解得到阿昔洛韦，再经磷酸化为三磷酸阿昔洛韦发挥抗病毒作用。

（二）药物化学结构对药物不良反应的影响

药物进入体内后，除了与作用靶标作用产生生物活性外，还会与体内的其他生物大分子作用产生治疗以外的作用，或干预体内的代谢过程产生药物-药物相互作用（DDI），这些作用就是药物的毒副作用。

1. 对细胞色素 450 的作用　细胞色素 P450（CYP）是一组结构和功能相关的超家族基因编码的同工酶。主要分布于肝脏，在小肠、肺、肾、脑中也依次有少量分布。哺乳动物组织中 P450 在药物和异型生物的代谢、类固醇激素合成、脂溶性维生素代谢以及多未饱和脂肪酸转化为生物活性分子的过程中都起着重要作用。90% 以上的药物代谢都要通过肝微粒体酶的细胞色素 P450。参与药物代谢的细胞色素 P450 亚型，主要有：CYP1A2（占总 P450 代谢药物的 4%），CYP2A6（2%），CYP2C9（10%），CYP2C19（2%），CYP2D6（30%），CYP2E1（2%），CYP3A4（50%）。任何对 P450 具有抑制作用或诱导作用的物质都会影响药物的代谢，增加其他药物的浓度达到产生毒副作用的水平，从而产生药物-药物的相互作用（DDI）。

（1）对细胞色素 450 的抑制作用　CYP 抑制剂大致可分为三种类型：可逆性抑制剂（reversible inhibitors）、不可逆性抑制剂（irreversible inhibitors）和类不可逆性抑制剂（quasi-irreversible inhibitors）。

尽管对药物是否有 CYP 抑制作用难以预测，但是还是有一些化合物结构上的规律可以提醒人们加以关注。表 20-2 列出一些对 CYP 有抑制作用的结构片段。

表 20-2　对 CYP 有抑制作用的结构片段

可逆性抑制剂	不可逆性抑制剂	类不可逆性抑制剂
咪唑环　吡啶环	烯烃　炔烃 X= O 或 S　R-NHNH2 呋喃或噻吩　肼类	苯并环二噁烷 R₂ = H 或烷基 R₃ = H 或烷基 胺类化合物

含氮杂环，如咪唑、吡啶等，可以和血红素中的铁离子螯合，形成可逆性的作用，因

此对 CYP 具有可逆抑制作用。抗真菌药物酮康唑对 CYP51 和 CYP3A4 可产生可逆性抑制作用。

胺类化合物，无论是叔胺、仲胺还是伯胺，均可转化为亚硝基代谢中间体（MI），与血红素的铁离子螯合产生抑制作用，如地尔硫䓬、丙米嗪、尼卡地平等。但也不是所有的胺类化合物会产生 CYP 抑制作用，如阿奇霉素和万拉法新，结构中都含有二甲胺结构片段，但没有 CYP 抑制作用。由于氨基的特殊性应加以注意。

（2）对细胞色素 450 的诱导作用　对 CYP 诱导作用的机制比较复杂。大多情况下，CYP 的代谢会产生亲电性的活性代谢物，这些活性代谢物可与 CYP 形成共价键的相互作用，也可与体内的富电子的物体，如谷胱甘肽发生共价结合，产生毒性。当 CYP 活性诱导增加后，产生的亲电性的活性代谢物会增加较多，引起的毒性就会增加。

例如，对乙酰氨基酚在体内经 CYP2E1 代谢产生氢醌（NAPQI），正常情况下与谷胱甘肽作用解毒后排泄。乙醇是 CYP2E1 的诱导剂，可诱导该酶的活性增加。服用乙酰氨基酚或含有乙酰氨基酚成分药品的患者，如同时大量饮酒就会诱导 CYP2E1 酶的活性，增加 NAPQI 的量，一方面大量消耗体内的谷胱甘肽，造成谷胱甘肽耗竭，另一方面与体内的蛋白等生物大分子作用产生毒性。

2. 对心脏快速延迟整流钾离子通道（hERG）的影响　hERG 基因（human ether-à-go-go-related gene）定位于人 7 号染色体（7q35236），编码 1159 个氨基酸残基，分子量约为 127kD。hERG 基因所编码的快速延迟整流钾电流 IKr 的 α 亚基，产生快速延迟整流钾电流在心肌动作电位复极化过程中发挥着重要作用。近年来发现一些化学结构不同的药物因阻断该通道引起 QT 间期延长甚至诱发尖端扭转型室性心动过速（TdP）而撤出市场。

目前研究发现，许多药理作用各异、化学结构多样的药物对 hERG K$^+$ 通道具有抑制作用，可进一步引起 QT 间期延长，诱发 TdP，产生心脏不良反应。最常见的主要为心脏用药物，如抗心律失常药、抗心绞痛药和强心药，另外，非心脏用药物中也有许多药物可抑制 hERG K$^+$ 通道，如一些抗高血压药、抗精神失常药、抗抑郁药、抗过敏药、抗菌药、局部麻醉药、麻醉性镇痛药、抗震颤麻痹药、抗肿瘤药、止吐药和胃肠动力药等等。为了更全面地了解具有 hERG K$^+$ 通道抑制作用的药物，便于对其结构特征进行总结，整理了目前经生物实验验证具有 hERG K$^+$ 通道抑制作用的药物，并按照它们的药理作用和结构分类进行归纳，列于表中。这些药理作用涵盖范围极广的 hERG K$^+$ 通道抑制剂，其化学结构类型也多种多样，同时为 hERG K$^+$ 通道抑制剂化学结构的规律性总结带来了一定的复杂性。

由于不断有研究报道各类非抗心律失常药物（包括抗生素、抗精神病药、抗组胺药、胃动力药、抗疟药等）具有致心律失常的副作用，这种副作用是由于药物阻滞 hERG 钾通道导致心脏 Q-T 期间延长引起的。目前，药物导致的获得性长 Q-T 综合征（LQTS）已成为已上市药品撤市的主要原因，人用药品注册技术要求国际协调会（ICH）于 2000 年提出：药物的安全性评价要包括对心脏复极和 Q-T 间期的影响，而各国新药审批部门要求新药上市前需进行 hERG 抑制作用的研究。

对于临床使用中，更应注意和减少这些药物产生的心脏副作用。

（三）药物化学结构与代谢毒性及避免策略

药物的成药性在新药研究中占有重要地位，其中首要的是安全性这一用药前提。影响药物安全性的因素很多，尽管在研制中进行了广泛的安全性试验，临床研究中也进行了密切监测，但随着上市后的广泛应用，仍有一些药物显现出毒性，甚至被迫撤市，或要在说明书上做出安全性警告。例如在 1975~2000 年批准上市的药物中有 10% 以上的药物存在安全性问题。

药物的不良反应和安全性问题源于两个方面，一是由于药物的杂泛性（drug promiscuity），即与非靶标（off-target）结合引发的副作用；二是由于药物在体内发生代谢作用，生成有反应活性的物质，引发毒性作用，这类毒性被称作特质性药物毒性（idiosyncratic drug toxicity，IDT）。IDT 不同于药物的副作用，特点在于：①并非与药理作用同时发生，一般呈滞后效应；②剂量-效应关系不明显；③产生的后果通常比副作用严重。机体清除药物的重要途径是通过酶催化的生物转化，使药物极性提高，成为水溶性的代谢产物，以利于排出体外。

药物的代谢作用可产生 4 种不同的后果：①代谢产物药理活性弱于原药或完全丧失，大部分药物多属于此；②代谢产物仍保持原药理活性，如吗啡发生葡糖醛酸苷化、阿托伐他汀发生苯环羟基化，以及艾瑞昔布甲基氧化为羧基所生成的产物；③将无活性的前药或生物前体（bioprecursor）代谢成活性药物，如环磷酰胺和帕夫拉定（pafurami-dine）；④生成有反应活性的物质，与组织器官的蛋白或核酸发生反应，产生毒性作用。机体对药物的代谢本来是要消除对自身的损伤或毒害，却制造出损伤自己的活性物质，这种"事与愿违"的代谢活化（metabolic activation）后果，应加以避免。

1. 引起代谢活化的主要酶系　催化药物发生代谢活化的酶中，最重要的酶为药物 I 相代谢中的双电子氧化酶—细胞色素 P450 氧化酶（CYP450）；此外还有催化发生单电子氧化反应产生自由基的过氧化物酶，以及 II 相代谢的葡糖醛酸转移酶等。CYP450 是含有铁卟啉辅基的代谢酶，具有多种亚型，主要存在于肝细胞中，可催化代谢多种结构的化合物。在 NADPH 的参与下，使底物相继发生 2 次单电子氧化反应，分子氧断键产生的 2 个氧原子中一个加到底物的被代谢部位，生成高价氧化态的代谢产物，另一个则生成水。经 CYP450 催化的反应有多种，包括芳环和烷基链上发生的羟化反应，N-、O- 和 S- 的去烷基化反应，N-氧化、N-羟化和 S-氧化（亚砜化）反应，以及脱胺、脱硫和脱卤素反应等。过氧化物酶也含有铁卟啉辅基，其通过催化过氧化氢以单电子氧化的方式将药物（或外源性底物）代谢。人体过氧化酶有前列腺素-内过氧化物 H 合成酶（PGHS）、髓过氧化酶（MPO）、嗜酸性粒细胞过氧化酶（EPO）和乳酸过氧化酶（LPO）等。其中最重要的是 MPO，以高浓度存在于中性粒细胞中。当中性粒细胞被激活时，细胞便发生爆发性呼吸，NADPH 氧化酶被激活，后者将氧分子氧化为超氧化物，并转变成过氧化氢，MPO 利用过氧化氢及其与氯离子生成的次氯酸催化氧化反应，其中次氯酸是中性粒细胞中的主要氧化剂。

一些药物发生上述氧化反应所得的中间体或终产物可能具有反应活性，例如生成可与细胞内蛋白或核酸发生共价结合的亲电性基团或自由基。

在 II 相代谢中最常见的反应是葡糖醛酸苷化。该反应系将药物中固有的功能基或 I 相代谢产生的功能基进行糖苷化，生成极性较强的 O-，N-，S- 或 C-葡糖醛酸苷化合物，从而有利于排出体外。一般而言，葡糖醛酸苷化可使药物生物活性降低，是一种解毒过程，但一些含羧基药物形成的酰化葡糖醛酸苷酯却有反应活性，可与细胞内生物大分子（如肝脏的亚细胞成分或血浆清蛋白）发生共价结合，具有潜在的毒性。

2. 警戒结构　警戒结构（alert structure）是指本身没有反应活性，通过酶催化可产生有反应活性而可能引起毒性风险的功能基或结构片段（如亲电基团或自由基），因而是在分子设计中应加以注意的结构。表 20-3 列出了药物中常见的警戒结构。

表20-3　药物中常见的警戒结构

警戒结构	产生的反应活性基团	催化酶	警戒结构	产生的反应活性基团	催化酶
活泼苯环	芳环氧化物自由基	CYP450，过氧化物酶	噻唑烷酮	S-氧化物，异氰酸酯	CYP450
芳胺	亚胺-醌，亚硝基	CYP450，过氧化物酶	磺酰脲	异氰酸酯	CYP450
苄胺	亚硝基，肟	CYP450	肼	偶氮或偶氮离子	CYP450
硝基苯	亚硝基，自由基	CYP450，还原酶	环丙胺	环丙酮，3-羟基丙醛	CYP450
噻吩环	不饱和二醛（酮）	CYP450	乙炔基	烯酮，环氧乙烷	CYP450
呋喃环	不饱和二醛（酮）	CYP450	甲酰胺基	异氰酸酯	CYP450
噻唑环	硫代酰胺，羟基醛	CYP450	芳乙酸基	葡糖醛酸苷酯	葡糖醛酸转移酶
硫脲 S 氧化物	异氰酸酯	CYP450	芳丙酸基	葡糖醛酸苷酯	葡糖醛酸转移酶

值得注意的是，警戒结构并不包括那些不经代谢就具有反应活性的基团或片段，例如与 sp^3 杂化碳原子相连的卤素原子（氟元素除外）、硫酸酯或磺酸酯基、醛基、α, β 不饱和酮或酯、环氧乙烷基，以及 o- 或 p-醌等，它们本身就是具有不同强度的亲电试剂，可与蛋白质中的亲核基团发生取代或迈克尔加成反应，形成不可逆的共价键，因此这些基团通常是不能被配置在药物结构之中的（某些抗肿瘤药物除外）。

3. 避免警戒结构发生代谢活化的策略　安全性对于药物研发至关重要，因此警戒结构为药物分子研究设计中须重点考虑的因素。

（1）提供较警戒结构更易代谢的基团　警戒结构是产生不良反应的潜在性基团或片段，只有被代谢后才会发挥毒性，若分子中还含有比它更容易代谢的基团，即能优先发生代谢的所谓"软"位点（soft site），如富电子的亲核性原子或基团、酯基，以及连接于芳环的甲基等，则机体将遵循最小省力原则，免去了对"硬"位点的警戒结构的代谢。例如，钙拮抗剂硝苯地平（nifedipine）结构中含有易水解代谢的酯基，从而避免了位阻较大的硝基的代谢，因而，该硝基是安全的结构。

（2）提高活性，减小剂量和缩短用药时程　药物均含警戒结构，甚至一些优势结构（privileged structure），如 N-苯基哌啶、N-苯基哌嗪、芳基乙酸和 α 甲基芳乙酸等也具有一定风险。然而，具有警戒结构的药物并不一定产生毒性，发生代谢活化是否一定能产生毒性效应取决于多种因素，尤其是剂量因素。原因在于活性代谢产物与生物大分子间的共价结合往往按化学计量方式进行，对于高活性药物，其用药剂量低，产生的活性代谢物量少，细胞中的解毒机制可将其"俘获"并"消灭"，从而避免了毒性。

因此，对于具有相似警戒结构的药物，用药剂量大的药物产生肝脏毒性或引起免疫性疾病的可能性较用药剂量低的药物更高。例如，氯氮平（clozapine，20-1）的治疗剂量为每日 400mg，该剂量下可引起髓细胞缺乏症。其代谢活化过程为：氯氮平在过氧化氢和 HCl 的参与下，被 MPO 氧化代谢为 N-氯化物（20-2），进而转变成具有 o-亚胺-醌结构的强亲电性亚胺离子（20-3），可与中性粒细胞中蛋白的亲核性基团或谷胱甘肽发生反应，生成产物 20-4 和 20-5（图 20-4）。

而具有相同警戒结构的同类药物奥氮平（olanzepine）虽也可发生上述代谢活化反应，但其因用药剂量很低（每日 10 mg）而未呈现毒性反应。此外，用药者长期使用具有警戒结构的药物产生特质性的不良反应的概率较高。因此，提高候选药物的药理活性和选择性，降低其临床用药量，即或有警戒结构，也可有效减免药物代谢产物引起的毒副作用。

（3）避免产生醌、亚胺-醌和次甲基-醌的结构　药物结构中常含有苯胺（包括 N-苯基

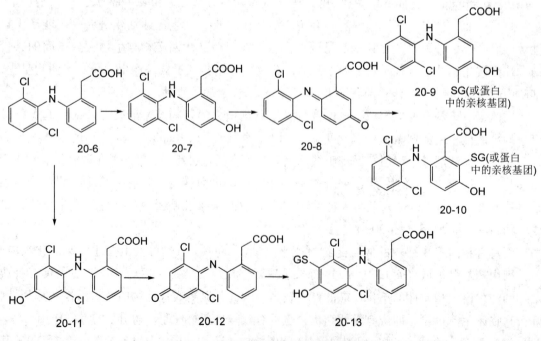

图 20-4　氯氮平的体内代谢活化过程

哌啶和 *N*-苯基哌嗪)、苯酚（包括苯氧烷基）、*p*-胺基酚和 *p*-胺苯甲基等片段，若苯环的 π 电子云有足够的电荷密度，加之分子中若无易发生代谢的"软"位点，上述结构就可能被 CYP450 氧化成具有较强亲电性的 *p*- 或 *o*-醌（quinone）、亚胺-醌（iminequinone）或次甲基-醌（methine-quinone）等结构，这些基团可与蛋白的亲核基团发生取代或加成反应，生成不可逆的共价结合产物，因此，可代谢生成醌、亚胺-醌和次甲基-醌的结构具有产生毒性或引发特质性反应的潜在风险。

非甾体抗炎药双氯芬酸（diclofenac，20-6）的结构中含有二苯胺片段，在 A 环胺基的对位由于没有取代基，故可被 CYP3A4 或 MPO 催化代谢氧化，得到 4-羟基双氯芬酸（20-7），并进一步发生双电子氧化生成强亲电性亚胺-醌（20-8），后者可与体内蛋白或谷胱甘肽发生亲核取代，生成代谢产物（20-9）和（20-10），从而引发肝脏毒性。双氯芬酸结构中 B 环含有的 2 个氯原子虽可降低 苯环的电荷密度，但其 4′位也可在 CYP2C9 作用下被羟化生成产物（20-11），并进而氧化成亚胺-醌（20-12），后者也可与谷胱甘肽结合，生成产物（20-13）（图 20-5）。

图 20-5　双氯芬酸的体内代谢活化过程

　　非三环类抗抑郁药奈法唑酮（nefazodone，20-14）于 1994 年上市，其结构中含有通常被认为是优势结构的苯基哌嗪片段，虽其 3-位氯原子有位阻效应，但因分子中缺乏可被代谢的"软"位点，仍可发生 4-位羟化生成代谢物 20-15，后者可氧化为具有亲电性的亚胺-醌（20-16）以及 N-去芳基化生成氯代对醌（20-17），从而产生肝毒性反应（图 20-6）。该药已因此不良反应于 2003 年撤市。

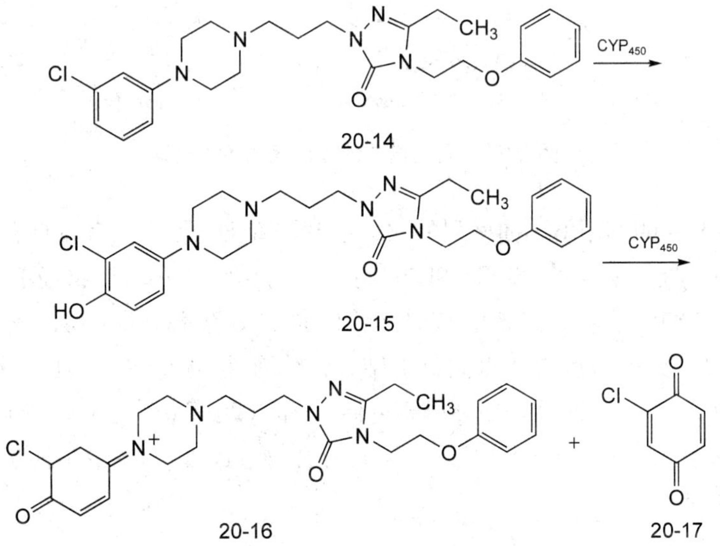

图 20-6　奈法唑酮的体内代谢活化过程

　　抗抑郁药氟培拉平（fluperlapine，20-18）的结构与氯氮平相似，区别在于骨架中的 5-位氮原子被亚甲基代替，故不能发生自由基型的氧化代谢，而是被肝脏 CYP450 氧化为 7-羟基氟培拉平（20-19），后者经 MPO 和次氯酸氧化，生成亚胺-醌（20-20），进而与蛋白质或谷胱甘肽结合生成产物（20-21），从而对中性粒细胞产生毒性作用（图 20-7）。

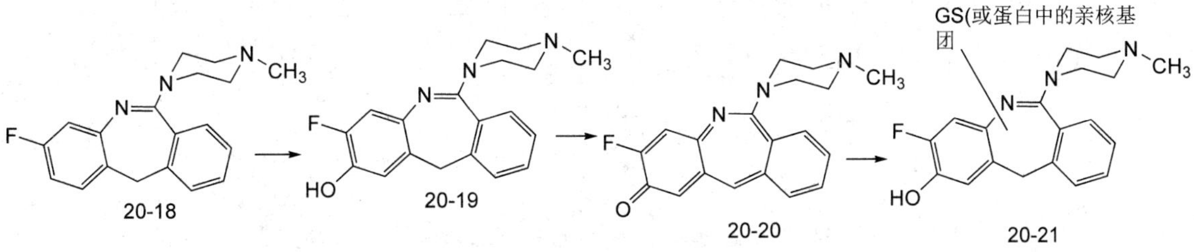

图 20-7　氟培拉平的体内代谢活化过程

　　β 受体拮抗剂普拉洛尔（practolol，20-22）在体内的代谢活化过程为：首先发生 O-去烷基化生成化合物（20-23），继之氧化生成亚胺-醌式结构化合物（20-24），该代谢活化产物可与蛋白发生不可逆结合生成产物（20-25）（图 20-8），后者可导致临床上发生特质性硬化性腹膜炎，普拉洛尔由此而被撤出市场。而将苯环上胺基替换为电子等排体亚甲基后所得的比索洛尔（bisprolol）、美托洛尔（metoprolol）和阿替洛尔（atenolol）等 β 受体拮抗剂，则因难以产生次甲基—醌式结构而成功地避免了该毒性作用。

　　过氧化酶体增殖激活 γ 受体（PPARγ）激动剂曲格列酮（troglitazone，20-25），可提高胰岛素的敏感性，用于治疗 2 型糖尿病，但上市后不久便因严重的肝脏毒性被停止使用。从分子设计的角度分析，曲格列酮将维生素 E 的具有抗氧化和亲脂性的母核经连接基与噻唑烷二酮相连，设计似乎很"合理"，但正是该母核成为曲格列酮致命的"硬伤"。在

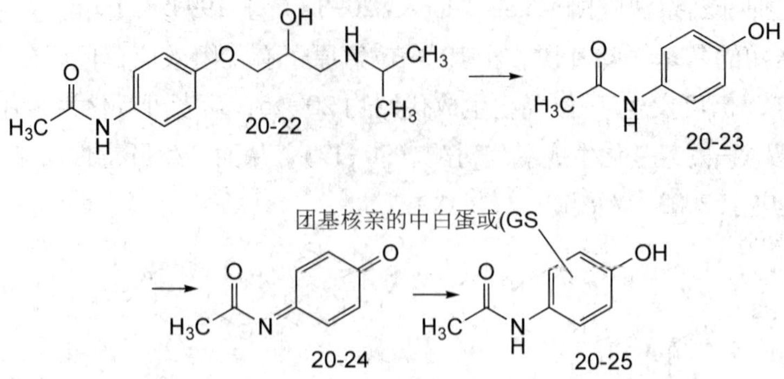

图 20-8　普拉洛尔的体内代谢活化过程

CYP2C8 和 CYP3A4 的作用下，曲格列酮发生单电子氧化，形成具有氧自由基或其共振式半醌式碳自由基的产物（分别为 20-26 和 20-27）。化合物（20-26）再经单电子氧化生成 o-次甲基-醌（20-28），后者为强亲电试剂，可与水形成羟甲基化合物，或与谷胱甘肽形成轭合物（20-29），更可与蛋白质以共价键结合；化合物（20-27）也可发生单电子氧化，生成羟基半醌（20-30），进而开环形成亲电性 p-醌（20-31）（图 20-9）。量子化学计算结果显示：o-次甲基-醌的亲电性强于 p-醌式化合物。此外，曲格列酮的毒性也由噻唑烷二酮的代谢活化所致。

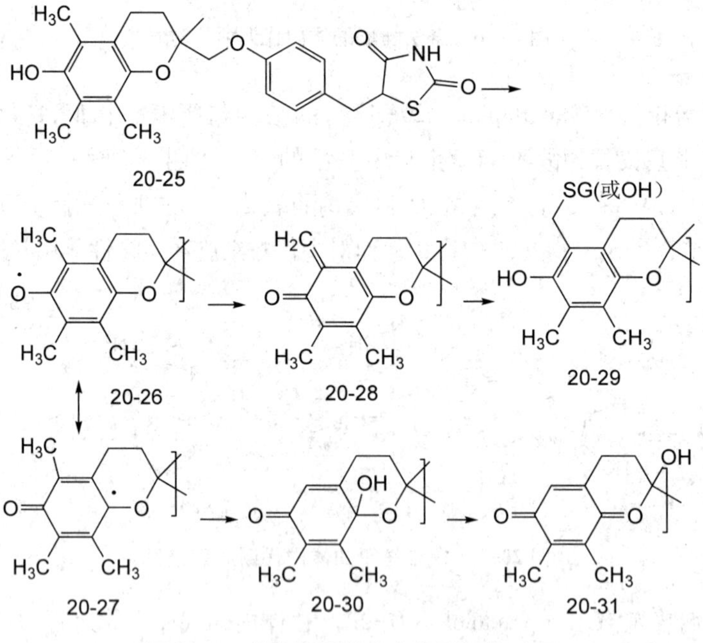

图 20-9　曲格列酮的体内代谢活化过程

（4）避免杂环代谢成毒性基团　舒多昔康（sudoxicam，20-33）和美洛昔康（meloxicam，20-34）均为昔康类非甾体抗炎药，其中，舒多昔康曾在Ⅲ期临床试验中，因表现出严重的肝脏毒性而被终止开发，美洛昔康则未见肝脏毒性，并已在临床应用了十多年。这 2 个药物的结构差异仅为噻唑环 5 位的氢和甲基，但二者的毒性差异却很大。体外肝微粒体代谢研究表明：舒多昔康的主要代谢途径是 CYP450 介导的噻唑环开环，其过程为：噻唑环 4-位和5-位的双键发生环氧化，生成化合物（20-35），然后水解生成噻唑-4,5-二氢二醇（20-36），开环裂解掉乙二醛，生成强亲电性酰基硫脲（20-37），后者可与蛋白质的亲核基团发生共价结合而产生毒性。美洛昔康的代谢产物中仅有少量酰基硫脲，主要代谢产物为噻唑环上甲基的氧化产物（20-38）和（20-39）（图20-10），因而未呈现特质性毒性。上述实例提示当药物结构中存在易发生代谢的基团（如美洛昔康噻唑环上的甲基）时，机体就无须付出更大代价处置共轭体系（例如使噻唑开环），从而避免了毒性的产生。

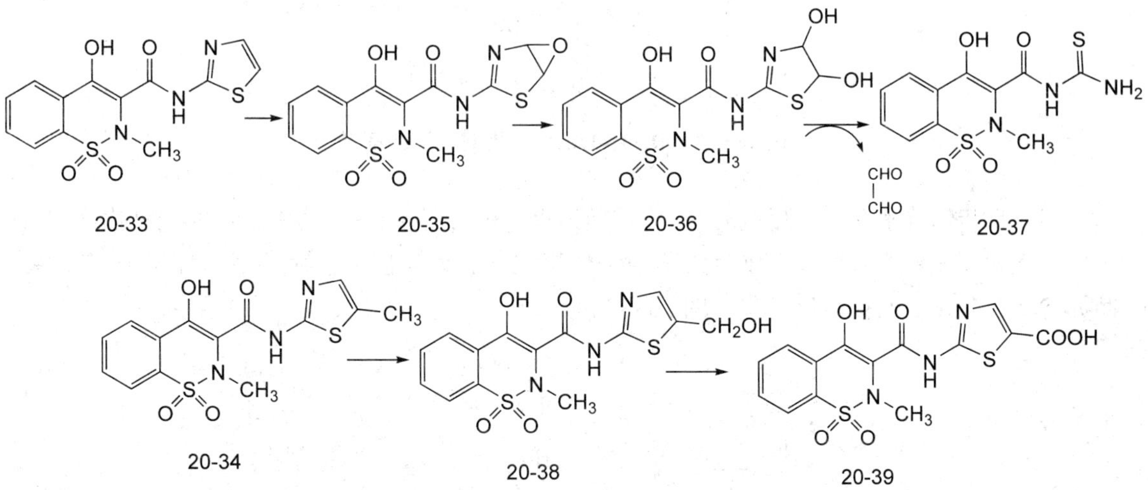

图 20-10　舒多昔康和美洛昔康的体内代谢活化过程

（5）避免其他可代谢成活泼基团的结构因素　有些药物从化学结构看，似乎没有警戒结构，但通过非 CYP 催化的代谢方式，可产生警戒性结构和毒性基团，因而在分子设计中应通过"疏导"（添加代谢软位点）或"堵塞"（引入原子占据代谢位点）加以避免。钠通道阻滞剂非尔氨酯（felbamate，20-40）具有镇静催眠和抗癫痫作用，曾因可引起肝脏毒性和再生障碍性贫血而被限制使用。其代谢机制为：该药在体内被酯酶水解成化合物（20-41），再在醛脱氢酶催化下生成醛基氨甲酸酯（20-42），（20-42）发生分子内环合生成环唑啉酮（20-43），化合物（20-43）脱氢生成的 2-苯基丙烯醛（20-44）为强亲电性试剂，易与蛋白的亲核基团发生迈克尔加成，产生特质性毒性（图20-11）。

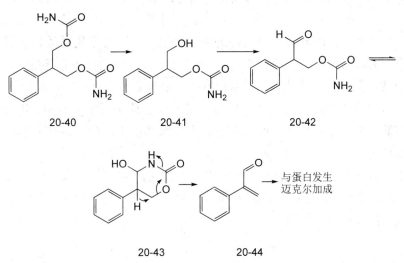

图 20-11　非尔氨酯的体内代谢活化过程

非核苷类逆转录酶抑制剂依法韦仑（efavirenz，20-45）在肝脏 CYP2B6 催化下，分别在其苯环和环丙基碳上发生羟化反应，生成 8-羟基依法韦仑（20-46）和 8,14-二羟基依法韦仑（20-47）。在此过程中，炔键是稳定的（图 20-12）。

20-45 20-46 20-47

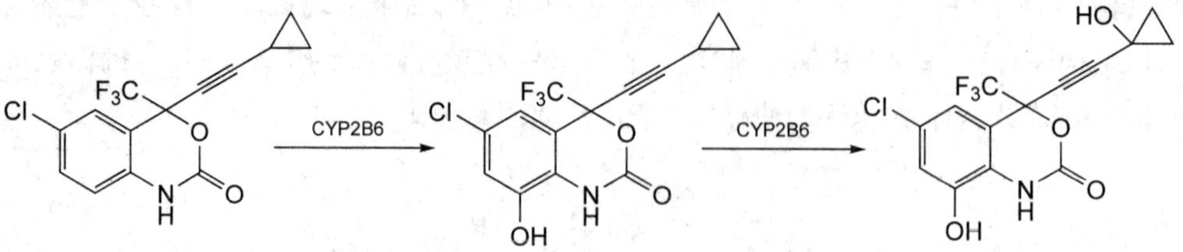

图 20-12　依法韦仑的体内代谢活化过程

然而，与依法韦仑结构相似的另一抑制剂 DP-961（20-48），其炔键可发生氧化作用，生成不饱和环氧化物，继而重排生成不饱和环丁烷，后者为强亲电性基团，可与亲核性基团如谷胱甘肽发生亲核取代反应（图 20-13）。

20-48

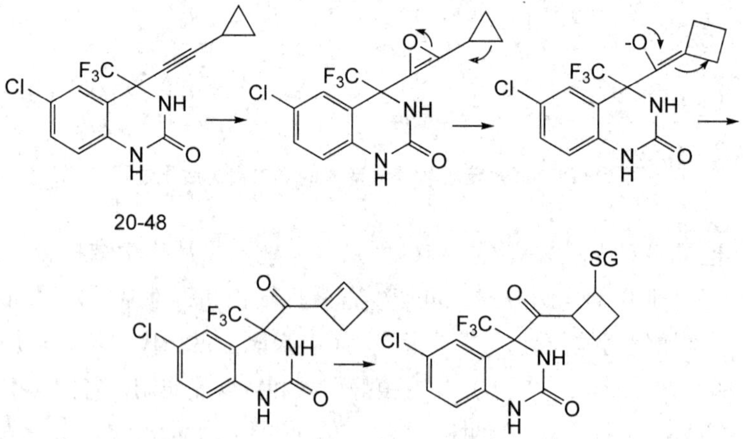

图 20-13　DP-961 炔键的氧化代谢过程

（6）避免警戒结构芳烷酸的代谢活化　羧基在体内多呈离解形式，可提供负电荷或氢键接受体，有助于药物与受体结合，因而是药物中的重要药效团。羧基碳原子呈高氧化态，难以被 CYP 氧化代谢，因而降低了药物-药物相互作用，但有利于发生Ⅱ相代谢的结合反应。一些分子中含有芳乙酸或芳丙酸结构的非甾体抗炎药，由于代谢活化可能发生特质性药物不良反应，芳烷酸代谢活化的反应有 2 个机制：一是由微粒体介导的 UDP-葡萄糖醛酸转移酶（UGT）催化生成酰基葡醛酸酯；另一个是被微粒体或线粒体酰基辅酶 A 合成酶催化，生成酰基辅酶 A 硫醚，后者的反应活性强于酰基葡醛酸酯。这些代谢产物在生理 pH 或碱性的水溶液中具有亲电性质，可与蛋白质中亲核基团生成稳定的加合物，后者可引起特质性不良反应。

非甾体抗炎药佐美酸（zomepirac，20-49）的代谢产物为芳乙酸酰化的葡糖醛酸苷酯（20-50），该结合物在生理条件下具有亲电性，可与肝脏的蛋白分子共价结合从而引发肝脏毒性，故佐美酸已被终止使用。

20-49 20-50

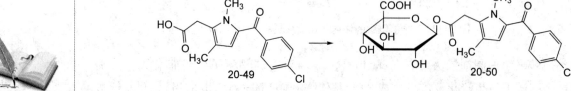

另一抗炎药苯噁洛芬（benoxaprofen，20-51）的代谢产物为葡糖醛酸苷酯化合物（20-52），其可与血浆蛋白的159位赖氨酸以共价键结合，进而产生特质性毒性反应，已被停止使用；此外，抗炎药芬氯酸（fenclofenac）和异丁芬酸（ibufenac）也因可发生葡糖醛酸苷酯化反应，进而引发急性肝中毒和过敏反应，现亦被停止应用。

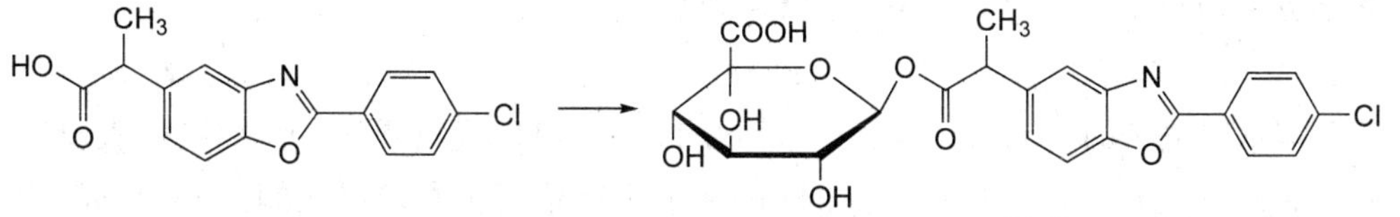

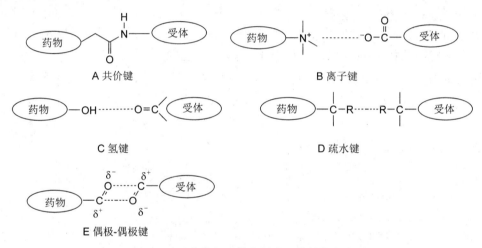

（四）药物与作用靶标结合的化学本质

药物在和生物大分子作用时，一般是通过键合的形式进行结合，这种键合形式有共价键和非共价键二大类。但在大多数情况下，药物与受体的结合是可逆的，药物与受体可逆的结合方式主要是：离子键、氢键、离子偶极、偶极-偶极、范德华力、电荷转移复合物和疏水作用等（图20-14）。

图 20-14　药物与受体作用常见的键合方式

1. 共价键键合类型　药物与受体以共价键结合时，是一种不可逆的结合形式，发生的有机合成反应相类似，形成不可逆复合物，往往产生很强的活性。共价键键合类型多发生在化学治疗药物的作用机制上，例如烷化剂类抗肿瘤药物对DNA中鸟嘌呤碱基产生共价结合键从而产生细胞毒活性等（图20-15）。共价键的键能最大，往往药物的作用非常强而持久。又如青霉素与黏肽转肽酶发生酰化反应从而阻断细菌细胞壁的合成，是不可逆的。

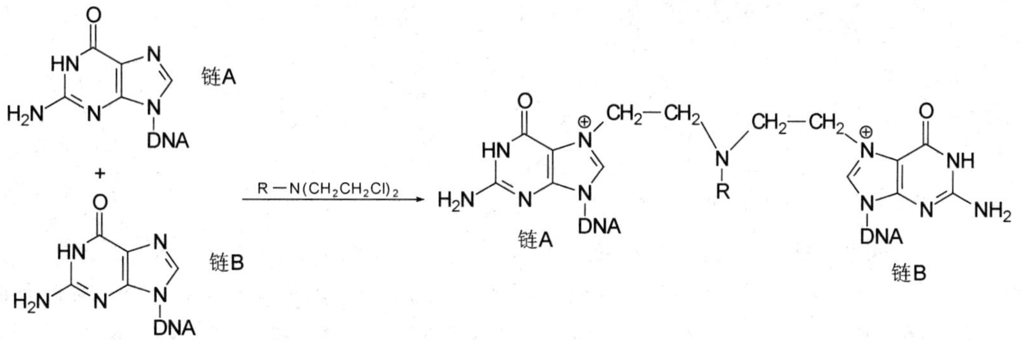

图 20-15　烷化剂类抗肿瘤药物对 DNA 中鸟嘌呤碱基产生共价结合键

2. 非共价键的键合类型 非共价键的键合类型是可逆的结合形式，其键合的形式有离子键、范德华力、氢键、疏水键、静电引力、电荷转移复合物、偶极相互作用力等。

（1）**离子键** 离子键是指药物的带正电荷的正离子与受体带负电荷的负离子之间，因静电引力而产生的电性作用，键能变化范围为 5~10kcal/mol，与正负离子间距的平方成反比。通过离子相互作用，药物分子与受体结合能力明显增强，故可增加药物的活性。原子参与形成离子键的能力取决于其电负性的程度。以氢原子为标准，氟原子、氯原子、羟基、巯基以及羧基对电子的吸引力比氢原子强，所以都可以形成离子键；而烷基的吸电子能力比氢原子弱，不能形成离子键。离子键能的强度可保证受体与药物之间的初始瞬间相互作用的发生，但是不像共价键那样强得足以阻止复合物的分解。

（2）**氢键** 氢原子通过共价键与电负性更强的原子结合后，成为相对的正电荷，能被另一个带有负电荷的原子所吸引形成氢键。氢键是有机化学中最常见的一种非共价作用形式，也是药物和生物大分子作用的最基本化学键合形式。氢键的键能比较弱，约为共价键的十分之一，因此不能单独维持药物与受体的相互作用，但二者之间氢键数量较多时，则能大大地增强药物与受体相互作用的稳定性，还能对药物分子的理化性质产生较大影响。药物分子中具有孤对电子的 O、N、S、F、Cl 等原子与和 C、N、O、S 等共价结合的 H 可形成氢键。在生物大分子，如蛋白质、DNA 中，存在众多的羰基、羟基、巯基、氨基，甚至还有带电荷的基团，有些是氢键的接受体，有的则是氢键的供给体。

药物与生物大分子通过氢键相结合的例子在药物的作用中比比皆是，如磺酰胺类利尿药通过氢键和碳酸酐酶结合，其结构位点与碳酸和碳酸酐酶的结合位点相同（图 20-16）。

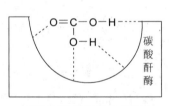
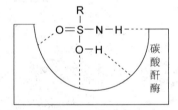

碳酸与碳酸酐酶结合的模型　　　　　磺酰胺类利尿药与碳酸酐酶结合模型

图 20-16　药物与生物大分子的氢键结合

另外药物自身还可以形成分子间氢键和分子内氢键，一方面可以对药物的理化性质产生影响，如影响溶解度、极性、酸碱性等。另一方面也会影响药物的生物活性，如水杨酸甲酯，由于形成分子内氢键，用于肌肉疼痛的治疗，而对羟基苯甲酸甲酯的酚羟基则无法形成这种分子内氢键，对细菌生长具有抑制作用。

水杨酸甲酯　　　　　　对羟基苯甲酸甲酯

（3）**离子-偶极和偶极-偶极相互作用** 在药物和受体分子中，当碳原子和其他电负性较大的原子，如 N，O，S，卤素等成键时，由于电负性较大原子的诱导作用使得电荷分布不均匀，导致电子的不对称分布，产生电偶极。药物分子的偶极受到来自于生物大分子的离子或其他电偶极基团的相互吸引，而产生相互作用，这种相互作用对稳定药物受体复合物起到重要作用，但是这种离子-偶极，偶极-偶极的作用比离子产生的静电作用要弱得多。离子-偶极，偶极

−偶极相互作用的例子通常见于羰基类化合物，如乙酰胆碱和受体的作用（图 20-17）。

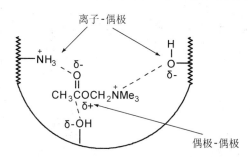

图 20-17　药物与生物大分子发生离子-偶极和偶极-偶极相互作用

（4）电荷转移复合物　电荷转移复合物发生在缺电子的电子接受体和富电子的电子供给体之间，当这二种分子相结合时，电子将在电子供给体和电子接受体之间转移形成电荷转移复合物。这种复合物其实质是分子间的偶极-偶极相互作用。

电子供给体通常是富 p 电子的烯烃、炔烃或芳环，或含有弱酸性质子的化合物。某些杂环化合物分子由于电子云密度分布不均匀，有些原子附近的电子云密度较高，有些较低，这些分子既是电子供给体，又是电子接受体。

电荷转移复合物的形成降低了药物与生物大分子相互作用的能量，例如抗疟药氯喹（Chloroquinine）可以插入到疟原虫的 DNA 碱基对之间形成电荷转移复合物。

（5）疏水性相互作用　当药物非极性部分不溶于水时，水分子在药物非极性分子结构的外周有序地排列，药物亲脂部分与受体亲脂部分相互接近时，在两个非极性区之间的水分子有秩序状态的减少，导致系统的能量降低，稳定了两个非极性部分的结合，这种结合称为疏水键或疏水作用。

（6）范德华引力　范德华引力来自于分子间暂时偶极产生的相互吸引。这种暂时的偶极是来自非极性分子中不同原子产生的暂时不对称的电荷分布，暂时偶极的产生使得分子和分子或药物分子和生物大分子相互作用时得到弱性的引力。范德华引力是非共价键键合方式中最弱的一种。范德华引力随着分子间的距离缩短而加强。

（7）金属离子络合物　金属离子络合物是由金属离子与具有供电子基的配位体结合而成。一个金属离子可以与两个或两个以上配位体形成络合物，分子中只含二个供电子基的二齿配位体与金属离子形成单环螯合物；含三个以上供电子基的称多齿配位体，可形成两个或更多的螯合环。最常见和稳定的是五元环和六元螯合环。体内的氨基酸、蛋白质是良好的配位体。

金属螯合物目前在抗肿瘤药物中非常重要，常见的有铂金属络合物。其作用机制是铂金属络合物进入肿瘤细胞后，生成非常活泼的络合离子，在体内与 DNA 的两个鸟嘌呤碱基 N7 络合成一个闭合的五元状络合物环，破坏了核苷酸链上的嘌呤基和胞嘧啶之间的氢键，使 DNA 不能形成正常双螺旋结构，肿瘤细胞 DNA 复制停止。金属络合物还可用作金属中毒时的解毒剂，如二巯基丙醇（Dimercaprol）可作为锑、砷、汞的螯合解毒剂。

上述不同的键合方式是药物在和生物大分子相互作用的主要形式。药物与受体往往是以多种键合方式结合，一般作用部位越多，作用力越强而药物活性较好。图 20-18 是麻醉药普鲁卡因（Procaine）与神经细胞膜上电压门控钠离子通道内的受体的结合方式示意图，可说明药物与靶点的作用方式是多元化的。普鲁卡因在叔氨基部分与受体以静电引力结合，在羰基部分以偶极-偶极作用结合，苯环部位与受体以范德华力相互作用，分子末端的烷基部分与受体的疏水部位产生疏水性作用。

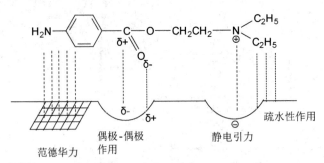

图 20-18 普鲁卡因与钠离子通道内的受体结合方式示意图

（五）药物的立体异构特征及其对药物作用的影响

药物所作用的受体、酶、离子通道等生物大分子，都是蛋白质，有一定的三维空间结构，在药物和受体相互作用时，两者之间原子或基团的空间互补程度对药物的吸收、分布、排泄均有立体选择性。因此，药物分子的立体结构会导致药效上的差异。药物与受体结合时，彼此间立体结构的匹配度越好，三维结构契合度越高，所产生的生物活性越强。药物立体结构对药效的影响主要有药物的手性（光学异构）、几何异构和构象异构。

1. 药物的手性特征及其对药物作用的影响　当药物分子结构中引入手性中心后，得到一对互为实物与镜像的对映异构体。这些对映异构体的理化性质基本相似，仅仅是旋光性有所差别。但是值得注意的是这些药物的对映异构体之间在生物活性上有时存在很大的差别，有时还会带来代谢途径的不同和代谢产物毒副作用的不同。含有手性中心的药物统称为手性药物。

手性药物的对映体之间药物活性的差异主要有：

（1）对映体异构体之间具有等同的药理活性和强度　手性药物的两个对映体之间的药理作用和强度以及与消旋体之间没有明显差异，产生这样结果的原因是药物的手性中心不在与受体结合的部位，属于静态手性类药物。多数 I 类抗心律失常药的两对映体具有类似的电生理活性。如普罗帕酮（propafenone）两个对映体的抗心律失常作用是一致的。氟卡尼（flecainide）的两个对映体，尽管在药物动力学方面存在立体选择性差异，但对降低 0 相动作最大电位和缩短动作电位时程作用，两个对映体是相似的，人体试验也证实单一对映体与外消旋体的临床效果是一致的。

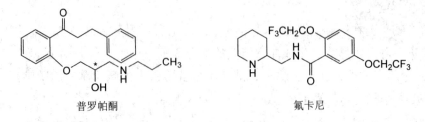

普罗帕酮　　　　　　　　　　　氟卡尼

（2）对映体异构体之间产生相同的药理活性，但强弱不同　两个对映体有相似的药理活性，但作用强度有明显的差异。例如抗菌药物氧氟沙星（Ofloxacin）其 S-（-）-对映异构体的抑酶活性是 R-（+）-对映异构体的9.3倍，是消旋体的1.3倍。氧氟沙星的吗啉环上含有一个手性碳原子，甲基在母核平面的取向不同，导致与酶活性中心结合的能力不同，故而抑制酶的活性不同。现左氧氟沙星已经取代了市场上使用的消旋氧氟沙星。

左氟沙星

如：$D(-)$-异丙肾上腺素的支气管扩张作用为 $L(+)$-异构体的 50~800 倍；抗坏血酸 $L(+)$-异构体的活性为 $D(-)$-异构体的 20 倍；氯霉素具有 1,3-丙二醇结构，四个旋光异构体中 $1R$，$2R$-$D(-)$-苏阿糖型生物活性最高；$D(-)$-肾上腺素的血管收缩作用较其 $L(+)$-异构体强 12~15 倍等。这种差别可以用药物与受体的相互作用来解释。如 $R-(-)$-肾上腺素的活性是其异构体 $S-(+)$-肾上腺素的 45 倍，是因为前者与受体有 A、B、C 三个作用部位（图 20-19），而后者的羟基不能与受体形成氢键，只有 A、C 两个结合部位，故活性下降。图中曲线是受体的示意图，A、B 和 C 分别表示受体的三个作用部位。

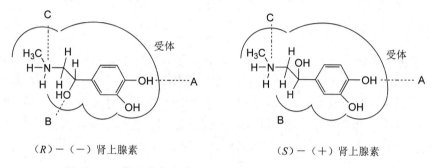

（R）－（－）肾上腺素　　　　　（S）－（＋）肾上腺素

图 20-19　肾上腺素光学异构体与受体作用的特异性示意图

如组胺类抗过敏药氯苯那敏（Chlorphenamine），其右旋体的活性高于左旋体，产生的原因是由于分子中的手性碳原子离芳环近，对药物受体相互作用产生空间选择性。一些非甾体抗炎药物如萘普生（naproxen），$(S)-(+)$-对映体的抗炎和解热镇痛活性约为 $(R)-(-)$-对映体的 10~20 倍。对于这类芳基烷酸类抗炎药物，高活性成分为 $(S)-(+)$ 对映体，但低活性的是 $(R)-(-)$ 对映体。但这类药物 (R)-对映体往往在体内可转化为高活性 (S)-对映体。

（3）对映体异构体中一个有活性，一个没有活性　手性药物中只有一个异构体有药理活性，而另一个没有或几乎没有活性，表现出药物与生物靶点作用的立体选择性。例如芳乙醇胺类 β 受体拮抗剂索他洛尔（Sotalol）的一对对映体的 β 拮抗作用也有很大差异，R 型异构体的活性远胜于 S 型异构体。芳乙醇胺与芳氧丙醇胺类（如阿替洛尔，Atenolol）的活性异构体的构型相反，是 R 型异构体的活性大于 S 构型，两种不同的构型并不矛盾，是因为由于确定绝对构型的原则所致。

R-索他洛尔　　　　　　　　　　　　S-阿替洛尔

抗高血压药物 L-甲基多巴（L-Methyldopa），仅 L-构型的化合物有效。氨己烯酸

（vigabatrin）只有(S)-对映体是 GABA 转氨酶抑制剂。产生这种严格的构型与活性差异的原因，部分是来自受体对药物的空间结构要求比较严格。

L-甲基多巴   氨己烯酸

（4）对映异构体之间产生相反的活性 （+)-哌西那朵（picenadol）具有阿片样作用，而(−)-对映体则呈拮抗作用，即(+)-对映体是阿片受体激动剂，而（−）体为阿片受体拮抗剂，但由于其（+)-对映体具有更强的作用，其外消旋体表现为部分激动剂作用。

(+)-哌西那朵   扎考必利   依托唑啉   异丙肾上腺素

抗精神病药扎考必利（zacopride）通过作用于 5-HT_3 受体而起效的，其中（R)-对映体为 5-HT_3 受体拮抗剂，（S）-对映体为 5-HT_3 受体激动剂。利尿药依托唑啉（Etozolin）的左旋体具有利尿作用，而其右旋体则有抗利尿作用。这种例子比较少见但需注意的是这类药物的对映异构体需拆分得到纯对映异构体才能使用，否则一个对映体将会抵消另一个对映体的部分药效。表 20-4 列举了几种相反作用的对映体。

表 20-4 几种作用相反的对映体药物

药物	对映体/药理作用	对映体/相反的作用
派西拉朵	(+)/阿片受体激动药，镇痛作用	(−)/阿片受体拮抗作用
扎考必利	(R)/5-HT_3受体拮抗药，抗精神病	(S)-/5-HT_3受体激动药
依托唑林（etozolin）	(−)/利尿	(+)/抗利尿
异丙肾上腺素	(R)/β受体激动作用	(S)/β受体拮抗

（5）对映异构体之间产生不同类型的药理活性 这类药物通过作用于不同的靶器官、组织而呈现不同的作用模式。最常见的例子是镇痛药，右丙氧酚（dexotropropoxyphene）是镇痛药，而左丙氧酚（levopropoxyphen）则为镇咳药，这两种对映体在临床上用于不同的目的。麻黄碱（Ephedrine）可收缩血管，增高血压和舒张支气管，用作血管收缩药和平喘药，而它的光学异构体伪麻黄碱（Pseudoephedrine）几乎没有收缩血管，增高血压的作用，只能作支气管扩张药。光学对映体奎宁（quinine）为抗疟药，奎尼丁（quinidine）则为抗心律失常药。

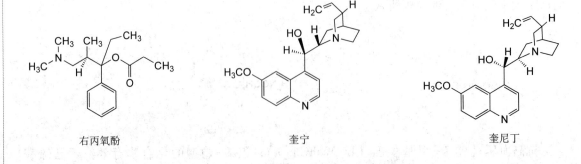

右丙氧酚   奎宁   奎尼丁

（6）一种对映体具有药理活性，另一对映体具有毒性作用 氯胺酮（ketamine）为中枢性麻醉药物，只有(S)-$(+)$-对映体才具有麻醉作用，而(R)-$(-)$-对映体则产生中枢兴奋作用。抗结核病药乙胺丁醇（ethambutol），D-对映体活性比L-对映体强 200 多倍，而毒性也较L-型小得多。丙胺卡因（prilocaine）为局麻药，两种对映体的作用相近，但(R)-$(-)$对映体在体内迅速水解生成可导致高铁血红蛋白血症的邻甲苯胺，具有血液毒性。表 20-5 列出了两对映体分别起不同的治疗作用和毒副作用的手性药物。

氯胺酮　　　　　　乙胺丁醇　　　　　　　丙胺卡因　　　　　　青霉胺

四咪唑　　　　　　　米安色林　　　　　　　左旋多巴

表 20-5　手性药物两对映体分别起不同的治疗作用和毒副作用

药物	治疗作用的对映体	产生毒副对映体
氯胺酮（ketamine）	(S)-体，安眠镇痛	(R)-体，术后幻觉
青霉胺（penicillamine）	$(-)$-体，免疫抑制，抗风湿	$(+)$-体，致癌
四咪唑（tetramisole）	(S)-体，广谱驱虫药	(R)-体，呕吐
米安色林（mianserin）	(S)-体，抗忧郁	(R)-体，细胞毒作用
左旋多巴（L-Dopa）	(S)-体，抗震颤麻痹	(R)-体，竞争性拮抗

2. 药物的几何异构及官能团的距离　几何异构是由双键或环的刚性或半刚性系统导致分子内旋转受到限制而产生的。由于几何异构体的产生，导致药物结构中的某些官能团在空间排列上的差异，不仅影响药物的理化性质，而且也改变药物的生理活性。如氯普噻吨（Chloroprothixene），其顺式异构体的抗精神病作用比反式异构体强 5~10 倍，原因在于顺式异构体的构象与多巴胺受体的底物多巴胺的优势构象相近，而反式异构体的构象则相差太远。

多巴胺优势构象　　　　　顺式氯普噻吨　　　　　　反式氯普噻吨

3. 药物的构象异构体及取代基的空间排列　构象是由分子中单键的旋转而造成的分子内各原子不同的空间排列状态，这种构象异构体的产生并没有破坏化学键，而仅产生分子形状的变化。药物分子构象的变化与生物活性间有着极其重要的关系，这是由于药物与受体间相互作用时，要求其结构和构象产生互补性，这种互补的药物构象称为药效构象。药效构象不一定是药物的最低能量构象。不同构象异构体的生物活性有差异。

药物异构体与受体的作用可分为以下三种。

（1）相同的一种结构，因具有不同构象，可作用于不同受体，产生不同性质的活性 如组胺，可同时作用于组胺 H_1 和 H_2 受体。经对 H_1 和 H_2 受体拮抗剂的研究发现，组胺是以反式构象与 H_1 受体作用（图 20-20a），而以扭曲式构象与 H_2 受体作用（图 20-20b），故产生两种不同的药理作用。

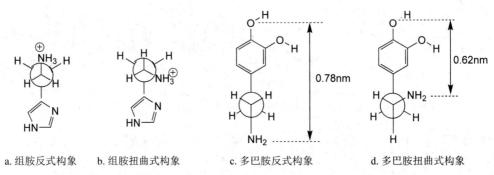

a. 组胺反式构象   b. 组胺扭曲式构象   c. 多巴胺反式构象   d. 多巴胺扭曲式构象

图 20-20　药物的构象对活性的影响

（2）只有特异性的优势构象才产生最大活性 如多巴胺，其反式构象是优势构象（图 20-20c），而和多巴胺受体结合时也恰好是以该构象作用，故药效构象与优势构象为同一构象，而扭曲式构象（图 20-20d）由于两个药效基团 OH 和 NH_2 间的距离与受体不匹配，故没有活性。

（3）等效构象（Conformational equivalence） 构象的等效性是指药物没有相同的骨架，但有相同的药效团，并有相同的药理作用和最广义的相似构象。例如已烯雌酚（Diethylstilbestrol），其反式异构体与雌二醇（Estradiol）骨架不同，但两个酚羟基排列的空间距离和雌二醇的二个羟基的距离近似，表现出与雌二醇相同的生理活性（图 20-21）。

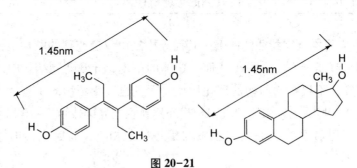

图 20-21

通过构效关系研究和 X-衍射晶体学研究，计算发现这些反式已烯雌酚与雌二醇有相似的药效构象，故产生相似的药理作用，把这种称为等效构象，等效构象是计算机辅助药物设计的重要基础。

（六）药物分子的电荷分布对药效的影响

药物分子的作用靶点是以蛋白质为主要成分的生物大分子，蛋白质分子从组成上来讲是由各种氨基酸经肽键结合而成，在整个蛋白质的链上存在各种极性基团造成电子云密度的分布不均匀，有些区域的电子云密度较高，形成负电荷或部分负电荷；有的区域电子云密度比较低，即带有正电荷或部分正电荷。如果药物分子中的电子云密度分布正好和受体或酶的特定受体相适应时，由于电荷产生的静电引力，有利于药物分子与受体或酶结合，形成比较稳定的药物-受体或药物-酶的复合物而增加活性。

　　如喹诺酮类抗菌药的作用靶点是 DNA 螺旋酶，其中 4 位的酮基是重要的作用部位，当羧基的氧电荷密度增加时，有利于和 DNA 螺旋酶的电性相互结合。喹诺酮药物司帕沙星，其对金葡萄球菌的抑制活性比类似物环丙沙星强 16 倍。分析原因是 5 位氨基和 8 位 F 均是给电子基团，通过共轭效应增加了 4 位羧基氧上的电荷密度，使斯帕沙星与 DNA 回旋酶的结合作用增强而增加了对酶的抑制作用。

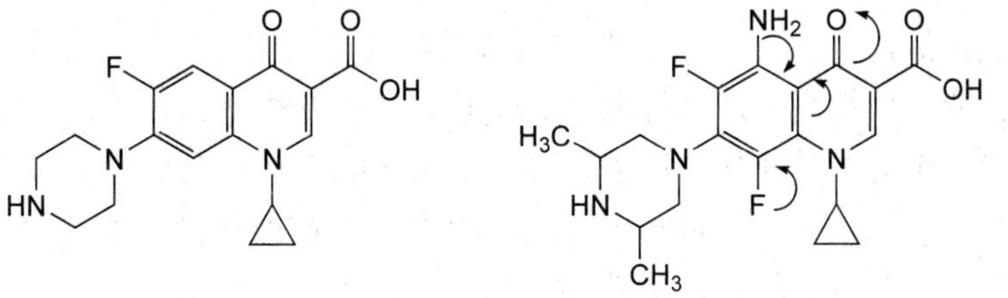

环丙沙星　　　　　　　　　　　　司帕沙星

　　再如苯甲酸酯类局部麻醉药，在其结构中，苯环上取代基可通过共轭诱导对酯羧基上的电子云的密度分布产生影响。单纯的苯甲酸乙酯，其结构中没有任何取代基，其羧基的极性仅仅来自 C-O 原子的电负性，加上该酯羧基和苯环产生共轭，羧基的极性比较小。当苯甲酸酯中苯环的对位引入供电子基团氨基时，如普鲁卡因（Procaine），该对位氨基上的电子云通过共轭诱导效应，增加了酯羧基的极性，使药物与受体结合更牢，作用时间延长。若是在苯甲酸酯的苯环对位引入吸电子基团硝基时，如对硝基苯甲酸乙酯，由于硝基的吸电子效应，导致羧基的电子云流向苯环，使极性降低，故对硝基苯甲酸酯与受体的结合能力比母体化合物弱、麻醉作用降低。

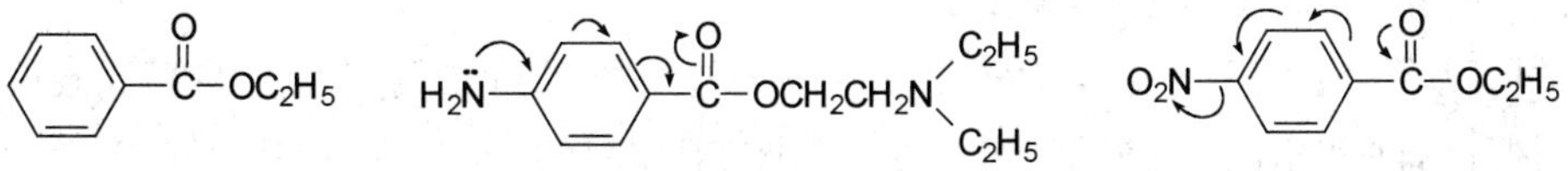

苯甲酸乙酯　　　　　　　　普鲁卡因　　　　　　　　　对硝基苯甲酸乙酯

（孙铁民）

第二十一章 药物化学结构与药物代谢
Chemical Structure and Metabolism of Drugs

药物进入机体后，一方面药物对机体产生了诸多生理药理作用，即对疾病产生治疗作用；另一方面对机体来讲药物是一种外来的化学物质，机体组织在长期的进化过程中发展出了一定的自我保护能力，能对外源性物质包括药物进行化学处理，使其易于排出体外，这就是药物的代谢。药物代谢是指药物分子（通常是非极性分子）被机体组织吸收后，在机体酶的作用下发生的一系列化学反应，再通过人体的正常系统排泄至体外的过程，所以又称为生物转化（Biotransformation）。除化学惰性的全身麻醉药和强离解性化合物不在体内发生代谢转化外，几乎所有药物都在体内变化。

一般来说，机体是个比较稳定的系统，对内源性的物质可经过专一性的酶进行代谢。而药物作为外源性物质，由于种类繁多，化学结构多样性，体内代谢涉及的酶系十分复杂，药物代谢的化学变化呈现纷繁的状态。药物的生物转化通常分为二相：第Ⅰ相生物转化（Phase Ⅰ），也称为药物的官能团化反应，是体内的酶对药物分子进行的氧化、还原、水解、羟基化等反应，在药物分子中引入或使药物分子暴露出极性基团，如羟基、羧基、巯基、氨基等。第Ⅱ相生物结合（Phase Ⅱ），是将第Ⅰ相中药物产生的极性基团与体内的内源性成分，如葡萄糖醛酸、硫酸、甘氨酸或谷胱甘肽，经共价键结合，生成极性大、易溶于水和易排出体外的结合物。但是也有药物经第Ⅰ相反应后，无需进行第Ⅱ相的结合反应，即排出体外。其中第Ⅰ相生物转化反应因对药物分子结构进行了化学转化产生新的结构，因此对药物在体内的活性影响最大。

正常情况下，Ⅰ相和Ⅱ相生物转化反应的最终结果是使有效药物转变为低效或无效的代谢物，但也有些代谢反应使药物转变成毒副作用较高的产物，或通过代谢将无效结构转变成有效结构。还有一些代谢产物具有很高的反应活性，能与机体的蛋白质形成加合物、使酶不可逆失活或与 DNA 共价结合，引起毒副作用或致癌、致突变作用。Ⅰ相反应的代谢产物通常具有生物活性，而Ⅱ相反应的代谢产物有活性的则不多。一些药物经第Ⅰ相官能团化反应后，无需进行第Ⅱ相的结合反应，即能排出体外。因此，第Ⅰ相生物转化反应对药物在体内的活性影响更大。

大部分的药物代谢都发生在肝脏，也有在肾脏、肺和胃肠道里发生，另外，其他多种组织如脑、皮肤、小肠黏膜也具有代谢药物的能力，这主要与相关的酶的分布和血流量有关。当药物口服从胃肠道吸收进入血液后，首先要通过肝脏，才能分布到全身。这期间，在胃肠道和肝脏进行的药物代谢，被称为首过效应（first pass effect）。首过效应及随后发生的药物代谢改变了药物的化学结构和药物分子的数量。

为确定新药的有效剂量，必须了解药物在人体中的代谢速度或代谢酶对药物的作用能力。代谢速度太慢，会导致药物在体内过量蓄积；代谢速度太快，服用的药物又不能充分发挥药效。另外，当患者同时服用多种药物时，其代谢过程是否会发生交叉干扰，也应予以注意。

由于药物代谢对药物的作用、副作用、毒性、给药剂量、给药方式、药物作用的时间、药物的相互作用等有较大的甚至决定性的影响，因此，研究药物在体内的生物转化，更能

扫码"学一学"

阐明药理作用的特点、作用时程、结构的转变以及产生毒副作用的原因，对现有药物的合理使用具有重要意义。新药开发的一个关键是寻找有良好药代动力学特征的化合物，在新药开发的早期阶段，预测药物的代谢途径、形成的代谢物种类以及潜在的毒副作用非常必要，药物代谢的研究对新药的研究与开发具有重要的指导作用。

尽管在很早以前，人们就注意到药物生物转化的重要性，但由于缺乏相应的微量分析的研究手段，所获成果不多。近年来，由于近代先进分析技术的发展，如高效液相色谱仪和质谱仪联用（LC-MS，LC-MS-MS），可以对微量的代谢物进行定性和定量的分析，效率很高，故近年来发表了大量的研究资料，丰富了人们的药物生物转化知识，对新药研究与开发的指导性进一步加强。

第一节　药物结构与第 I 相生物转化的规律
Chemical Structure of Drugs and Phase Ⅰ Biotransformation

一、氧化反应（Oxidation）

氧化反应是药物在生物体内进行的最主要的生物转化反应，它主要是在体内非特异性酶的催化下进行的。

参与药物在体内生物转化的酶系分为：微粒体混合功能氧化酶系和非微粒体混合功能氧化酶系。其中，大多数药物都能被肝微粒体混合功能氧化酶系统催化。肝微粒体混合功能氧化酶主要存在于肝细胞内质网中，在消化道、肺、肾、皮肤和脑组织中也有分布。此酶系含有三种功能成分，即黄素蛋白类的 NADPH、细胞色素 P450 还原酶、血红蛋白类的细胞色素 P450 及脂质。各种外源性和内源性脂溶性分子代谢都需要这 3 种成分，其中细胞色素 P450（Cytochrome P450，CYP450）酶是重要成分，在激活氧与底物结合中起着关键作用。CYP450 利用分子氧和 NADPH 的电子催化各种底物的羟基化反应，反应式如下：

$$RH + NADPH + H^+ + O_2 \xrightarrow{\quad CYP450 \quad} ROH + NADP^+ + H_2O$$

CYP450 酶系统的组成复杂，由基因多样性控制，称作 CYP450 基因超家族。1993 年 Nelson 等科学家制定了根据 CYP450 分子的氨基酸序列，能反映种族间 CYP450 基因超家族的进化关系的统一命名法。涉及大多数药物代谢的 CYP450 酶系主要有 CYP1、CYP2、CYP3 三个家族，相关的有 7 种重要的 CYP450 酶：CYP1A2、CYP2A6、CYP2C9、CYP2C19、CYP2D6、CYP2E1 和 CYP3A4。其中肝脏中细胞色素 P450 以 CYP3A4 为主，大约有 150 种药物是该酶的底物，约占全部被 CYP450 代谢药物的 50%，是很重要的代谢酶。

除细胞色素 P450 外，肝微粒体还含有其他单氧合酶，例如含黄素的单氧合酶，催化氧化药物分子中具有亲核性的氮、硫和磷原子，但不直接氧化碳原子。

此外，参与药物代谢反应的非微粒体混合功能氧化酶系还有存在于肝细胞的醇脱氢酶、醛脱氢酶，存在于肝、肠和肾脏中的黄嘌呤氧化酶，存在于肝细胞线粒体中的单胺氧化酶，以及分布于肝及其他细胞中的羧酸酯酶、酰胺酶等。

通过氧化反应，在药物的环系结构或脂链结构的碳上形成羟基或羧基；在氮、氧、硫原子上脱烃基或生成氮氧化物、硫氧化物等。大多数药物都可能被微粒体的非特异性酶系催化而被氧化。

1. 芳环的氧化反应　含芳环的药物主要发生氧化代谢，是在体内肝脏 CYP450 酶系催化下，首先将芳香化合物氧化成环氧化合物，然后在质子的催化下发生重排反应生成相应的酚，或被环氧化物水解酶水解生成二羟基化合物。生成的环氧化合物还会在谷胱甘肽 S-转移酶的作用下与谷胱甘肽生成硫醚氨酸，促进代谢产物的排泄。

含芳环药物的氧化代谢大都引入羟基，得到相应的酚。如果芳环上有一个供电子取代基，羟基化反应主要发生在其对位或邻位。如 β 受体拮抗药普萘洛尔和降血糖药苯乙双胍的氧化代谢产物，主要在芳环的对位发生羟基化反应。

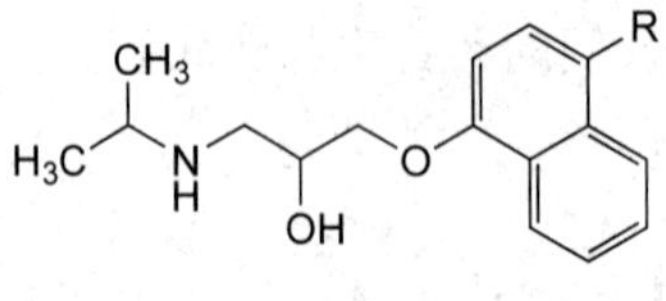

普萘洛尔
R=H 原形药物

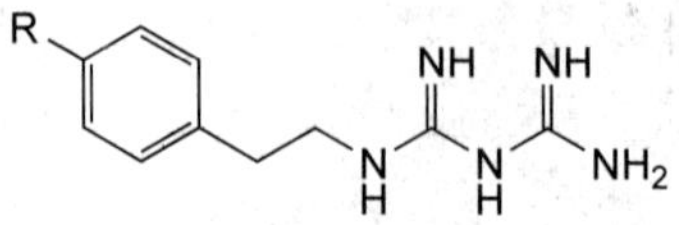

苯乙双胍
R=OH 代谢产物

如果芳环上是吸电子取代基，芳环的电子云密度减少，羟基化反应就不容易发生甚至不被氧化。如含羧基的丙磺舒（Probenecid）的苯环不被氧化。当药物分子结构中同时有两个芳环存在时，氧化代谢反应多发生在电子云密度较大的芳环上。如地西泮（Diazepam）的氧化代谢反应发生在 5-位的苯环上，得到 4′-羟基地西泮，而不发生在含氯取代的苯环上。

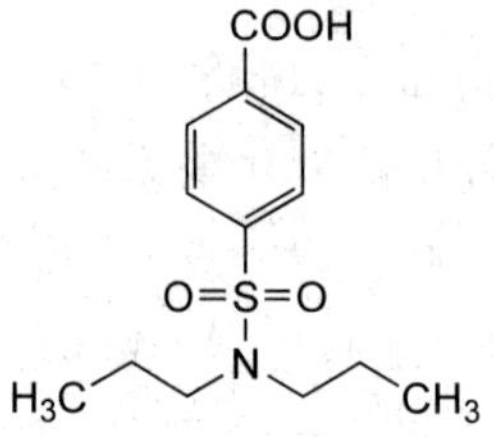

丙磺舒

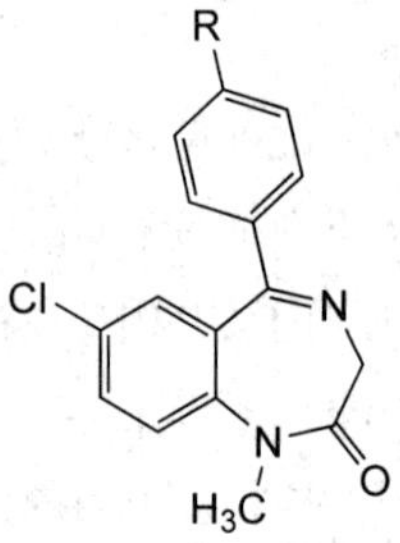

R=H　　地西泮
R=OH　　4′-羟基地西泮

含芳环的药物经过氧化反应后，可以生成失活的代谢产物，也可以形成活性更强的代谢产物。如苯妥英（Phenytoin）在体内经过氧化反应，其中一个苯环被羟基化，生成带有手性结构的 S-(−)-5-(4-羟基) 化合物而失去生物活性。

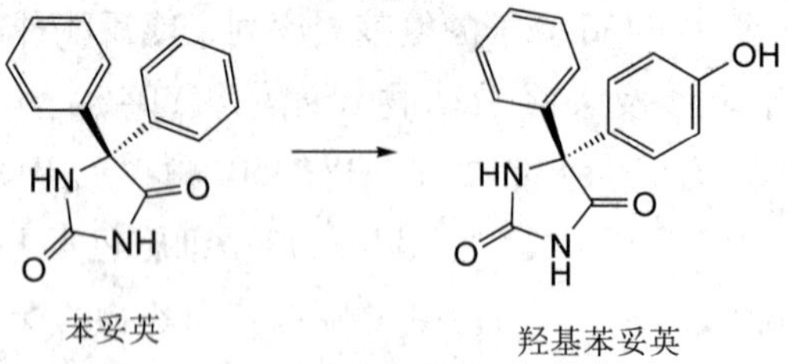

苯妥英　　　　　　　　　　羟基苯妥英

而保泰松（Phenylbutazone）在体内经氧化代谢后生成了羟布宗（Oxyphenylbutazone），其抗炎作用比保泰松强而毒副作用比保泰松低，这也是药物经氧化代谢后被活化的例子。

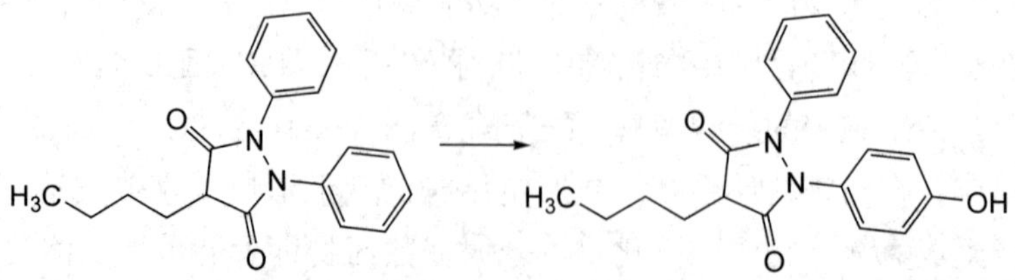

保泰松　　　　　　　　　　羟布宗

芳环羟基化反应还受立体异构体的影响，如 S-(-)-华法林（Warfarin）的主要代谢产物是 7-羟基化物，而华法林的 R-(+)-对映异构体的代谢产物为侧链酮基的还原产物。

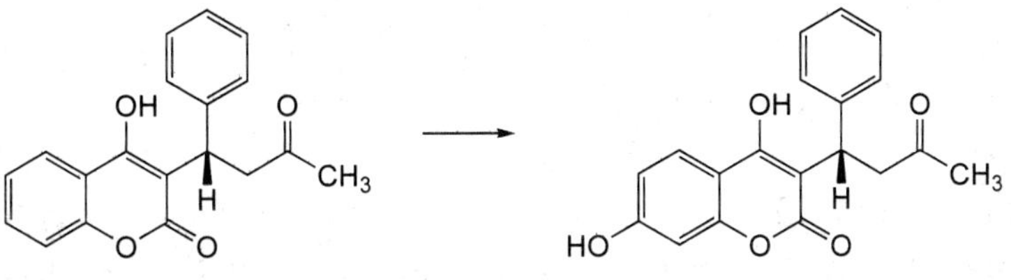

S-(-)-华法林　　　　　　　　　7-羟基华法林

芳环的氧化反应形成酚羟基经过了环氧化物的历程。中间体环氧化物可进一步重排得到苯酚或水解成反式二醇，或发生结合反应，如与谷胱甘肽结合成硫醚氨酸。这些反应产物，都增加了药物的极性和水溶性，有利于排出体外。

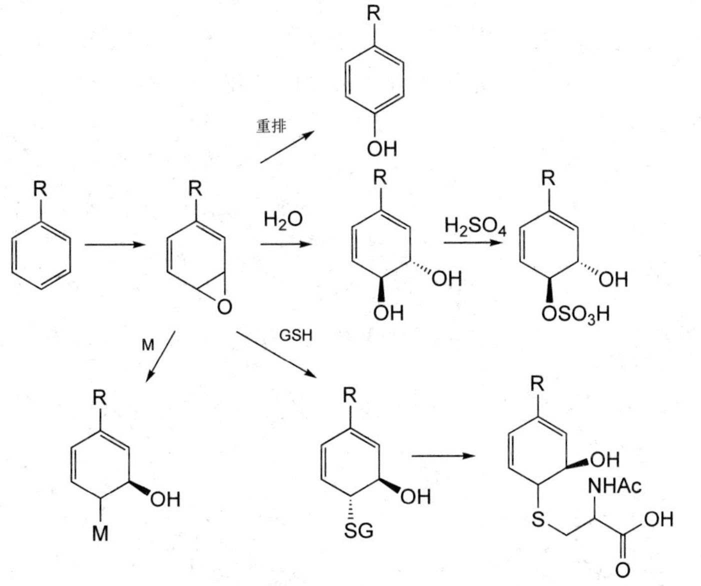

M：生物大分子　　　　　GSH：谷胱甘肽　　　　硫醚氨酸结合物

但是芳基环氧化物是强亲电试剂，也可与体内生物大分子如 DNA 或 RNA 中的亲核基团反应，生成共价键的结合物，产生毒性，发生致突变或致癌作用。如苯并（α）芘本身无致癌活性，在体内氧化成环氧化中间体，能与脱氧核苷等发生结合，具致癌活性。

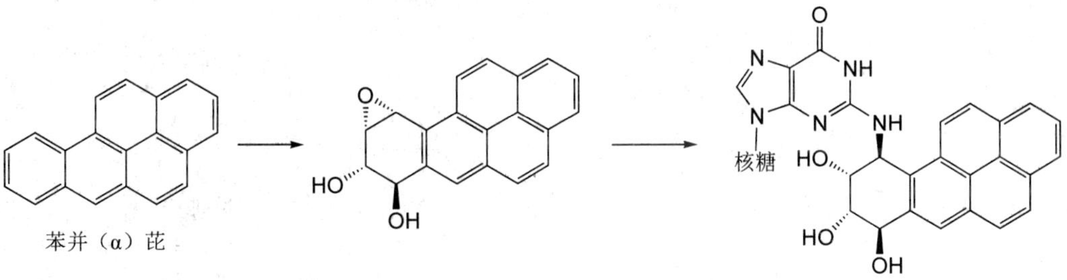

苯并（α）芘

含芳杂环的药物，也容易在环上发生羟基化。如 6-巯基嘌呤（6-Mercaptopurine）的代谢产物是 2,8-二羟基-6-巯基嘌呤。

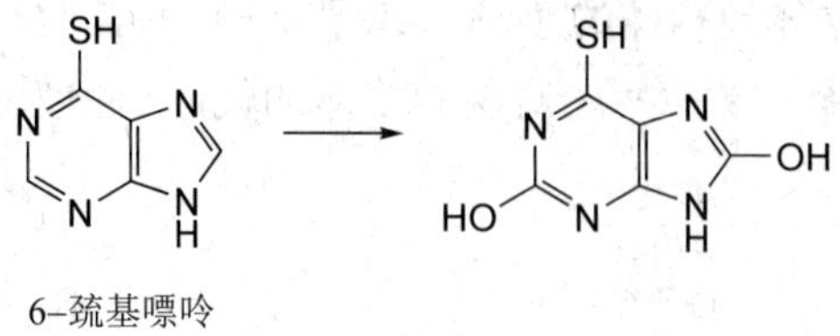

6-巯基嘌呤

2. 烯烃和炔烃的氧化反应　由于烯烃化合物比芳香烃的 π 键活性大，因此烯烃化合物也会和芳烃化合物一样，被氧化代谢生成环氧化合物。这些环氧化合物的反应性较小，比较稳定，常常可以被分离出并确定其结构。在环氧化过程中烯的立体构型仍然保持。烯烃类药物经氧化代谢生成环氧化合物后，即可以进一步水解生成易于排泄的邻二醇化合物，也可以与大分子如蛋白或核酸共价结合导致组织坏死或致癌性。但是，普遍存在的环氧化物水解酶能迅速催化水解环氧化物，生成无毒性的邻二醇。例如抗惊厥药物卡马西平（Carbamazepine），在体内代谢生成 10,11-环氧化物，这一环氧化物是卡马西平产生抗惊厥作用的活性成分，是代谢活化产物。该环氧化合物会经进一步代谢，被环氧化物水解酶立体选择性地水解产生 10S,11S-二羟基化合物，经由尿排出体外。

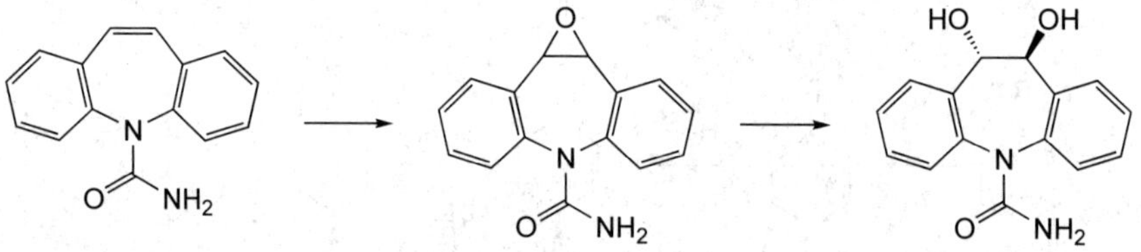

卡马西平　　　　　　　卡马西平10, 11-环氧化物　　　　10S, 11S-二羟基卡马西平

己烯雌酚（Diethylstilbestrol）的主要代谢产物也是双键的环氧化产物。

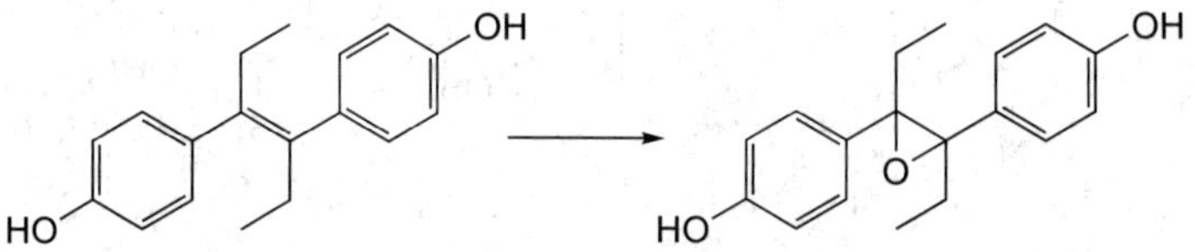

己烯雌酚　　　　　　　　　　己烯雌酚环氧化物

例如黄曲霉素 B$_1$（Aflatoxin B$_1$）是能引起肝癌的强致癌物，其分子中有孤立的双键，经氧化代谢后生成环氧化合物，进一步与 DNA 作用生成共价键化合物，这便是该化合物致癌的分子机制。

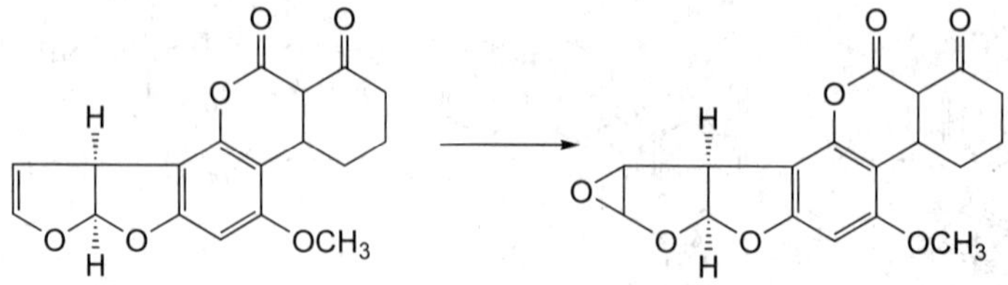

黄曲霉素B$_1$　　　　　　　　黄曲霉素B$_1$环氧化物

炔烃类反应活性比烯烃大，被酶催化氧化速度也比烯烃快，所得代谢物取决于被 CYP450 酶攻击的炔碳原子。若攻击的碳原子是炔基端基碳原子，则形成烯酮中间体，该烯酮可能被水解生成羧酸，也可能和蛋白质进行亲核性烷基化反应；若攻击的碳原子是炔基非端基碳原子，则炔烃化合物和酶中卟啉上的吡咯氮原子发生 N-烷基化反应。这种反应使

酶不可逆地去活化。如 17α-炔基甾体化合物易于发生这类酶去活化作用。

3. 烃基的氧化反应　烷烃类药物经 CYP450 酶系氧化后先生成含自由基的中间体，再经转化生成羟基化合物，酶在催化时具有区域选择性，取决于被氧化碳原子附近的取代情况。自由基的中间体也会在 CYP450 酶系作用下，发生电子转移，最后脱氢生成烯烃化合物。

许多饱和链烃药物在体内难于被氧化代谢。但药物如含有芳环或脂环结构，作为侧链的烃基可发生氧化。可在侧链上引入羟基，羟基引入后还可进一步氧化成醛、酮和羧酸，或直接与葡萄糖醛酸生成结合物。氧化反应常发生在烃链的末端碳上（ω 氧化）或末端前一个碳原子上（ω-1 氧化），功能基的邻位即 α 位，以及连有支链的叔碳原子上。

异丙基是一个有意义的侧链，被氧化的部位通常在叔碳和两个等价甲基之一的碳上，如非甾体抗炎药布洛芬（Ibuprofen）的异丁基上可发生 ω-氧化、ω-1 氧化和苄位氧化。

有些甲基只被氧化生成羟甲基化合物，不再进一步氧化生成羧酸。当存在几种等价的甲基时，通常只有一个甲基发生氧化反应。如抗癫痫药丙戊酸钠（Sodium Valproate），经 ω-氧化生成 ω-羟基丙戊酸钠和丙基戊二酸钠；经 ω-1 氧化生成 2-丙基-4-羟基戊酸钠。

当烷基碳原子和 sp² 碳原子相邻时，如羰基的 α 碳原子、芳环的苄位碳原子及双键的 α 碳原子，由于受到 sp² 碳原子的作用，使其活化，反应性增强，在 CYP450 酶系的催化下，易发生氧化生成羟基化合物。处于羰基 α 位的碳原子易被氧化，如镇静催眠药地西泮（Diazepam）在羰基的 α 碳原子被羟基化后生成替马西泮（羟基安定），或发生 N-脱甲基以及 α 碳原子羟基化代谢生成奥沙西泮（Oxazepam），两者均为活性代谢产物。

奥沙西泮　　　　　　　地西泮　　　　　　　替马西泮

芳香侧链的氧化反应通常不遵从普通烃基侧链的规则，因为芳环能影响羟基化的位置。一般而言，脂链烃直接与芳环相连的苄位碳原子易于氧化，在侧链的其他位置很少发生。例如，降血糖药甲苯磺丁脲（Tolbutamide）的氧化代谢，先生成苄醇，最后形成羧酸，失去降血糖活性。

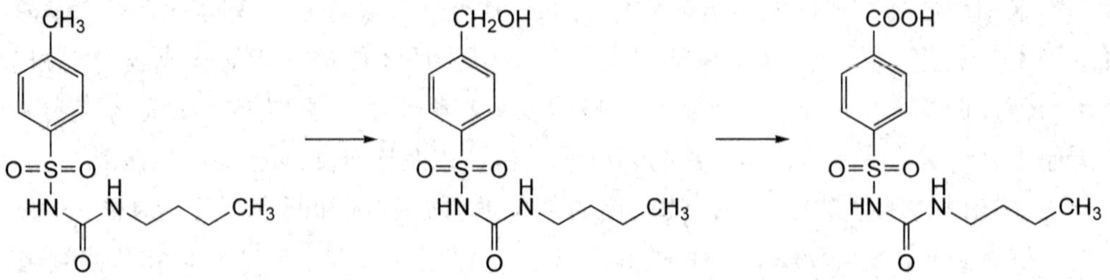

甲苯磺丁脲

对于芳香甲基结构来说，对位甲基最易被氧化。芳杂环的苄位，以及烯丙位的碳原子同芳香环的苄位碳一样，易被氧化生成苄醇或烯丙醇。对于伯醇会进一步氧化生成羧酸；仲醇会进一步氧化生成酮。如镇痛药喷他佐辛（Pentazocine）的氧化代谢，处于烯丙位的碳原子被氧化生成苄醇。

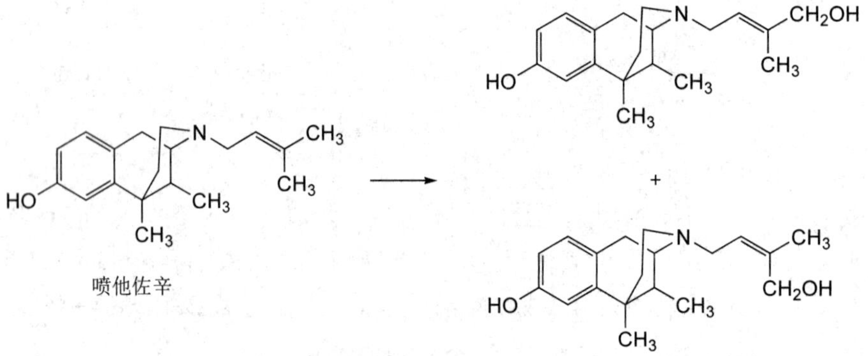

喷他佐辛

4. 脂环的氧化反应 饱和脂环容易发生氧化反应，引入羟基。如四氢萘的氧化主要发生在脂肪环上，而芳香环上不发生。

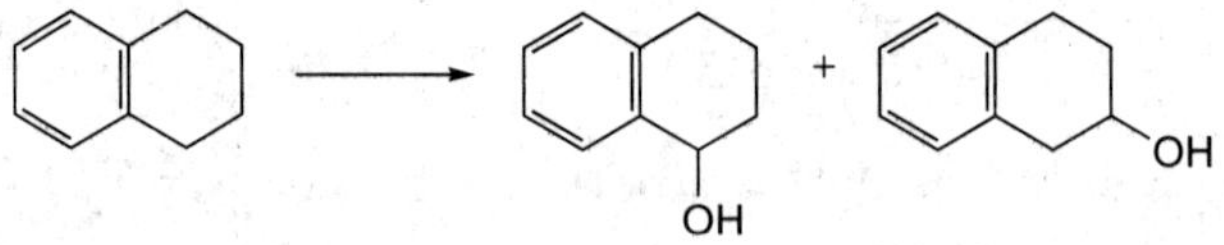

脂环化合物引入羟基后的产物通常具有立体性。例如口服降糖药醋磺己脲（Acetohexamide）的主要代谢产物是反式4-羟基醋磺己脲。

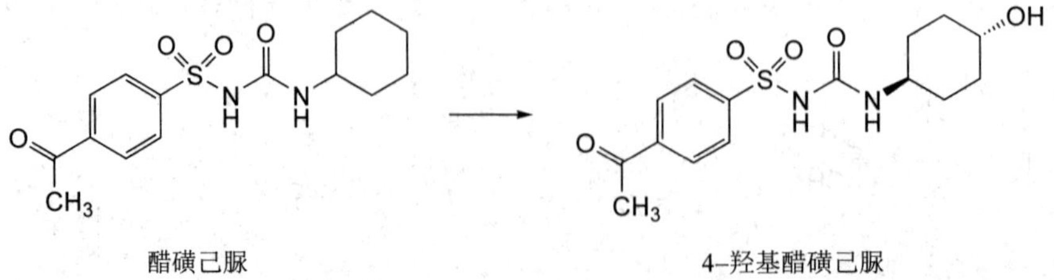

醋磺己脲　　　　　　　　　　　4-羟基醋磺己脲

5. 卤素的氧化反应 一些药物和化学工业品是含卤素的烃类如全身麻醉药、增塑剂、杀虫剂、除害剂、阻燃剂及化学溶剂等。这些卤代烃在体内经历了各种不同的生物代谢过

490

程，可以形成谷胱甘肽结合物或硫醚氨酸结合物，也可以生成活泼的中间体包括自由基、负离子、正离子，然后和各种组织中的分子发生反应。

在体内，一部分卤代烃与谷胱甘肽形成硫醚氨酸结合物代谢排出体外，其余的在体内经氧化脱卤素反应和还原脱卤素反应进行代谢。在代谢过程中，卤代烃生成一些活性的中间体，会和一些组织蛋白质分子反应，产生毒性。

氧化脱卤素反应是许多卤代烃的常见的代谢途径。CYP450 酶系催化氧化卤代烃生成过渡态的偕卤醇，然后再消除氢卤酸得到羰基化合物（醛、酮、酰卤和羰酰卤化物）。这一反应需要被代谢的分子中至少含有一个卤素原子和一个 α 氢原子。偕三卤代烃（如三氯甲烷），比相应的偕二卤代烃及单卤代烃更容易被氧化代谢，生成的酰氯或羰酰氯中间体活性更强；或水解生成无毒的碳酸和氯离子；或与组织中蛋白质分子反应，产生毒性。抗生素氯霉素（Chloramphenicol）中的二氯乙酰基侧链代谢氧化后生成酰氯，能与 CYP450 酶中的脱辅基蛋白发生酰化，是产生毒性的主要根源。

6. 胺的氧化反应　含有脂肪胺、芳胺、脂环胺结构的有机药物的体内代谢方式复杂，产物较多，主要以 N-脱烃基化、N-氧化、N-羟化和脱氨基等途径代谢。

N-脱烃基化和氧化脱胺是一个氧化过程的二个不同方面，本质上都是碳-氮键的断裂，条件是与氮原子相连的烷基碳上应有氢原子（即 α 氢原子），该 α 氢原子被氧化成羟基，生成的 α 羟基胺是不稳定的中间体，会发生自动裂解生成脱烃基的胺和无氨基的羰基化合物。无 α 氢原子的药物，如叔丁基胺不发生氧化脱烃基反应和脱氨基反应。胺类药物的 N-脱烃基反应是这类药物主要和重要的代谢途径之一。叔胺和仲胺氧化代谢后产生二种以上产物，而伯胺代谢后，只有一种脱氨基产物。

如 β 受体拮抗剂普萘洛尔（Propranolol）的代谢，经由二条不同途径，得到二种无生物活性的产物。

普萘洛尔

苯丙胺（Amfetamine）在体内发生氧化，得到一种脱氨基代谢产物。

苯丙胺

叔胺和仲胺化合物的脱烃基反应生成相应的仲胺和伯胺。叔胺脱烷基化反应速度比仲胺快，一般得到的仲胺也具有母体药物的生物活性。如利多卡因（Lidocaine）的代谢，叔胺基氧化得到脱一个乙基的仲胺代谢物，进一步再脱一个乙基成为伯胺代谢物会困难得多。利多卡因在进入血脑屏障后产生的脱甲基化代谢产物会引起中枢神经系统的副作用。

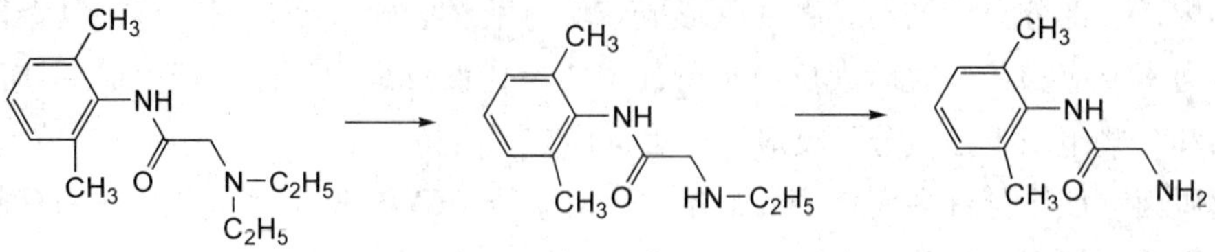

利多卡因

一般来说，胺类药物在体内经氧化代谢生成稳定的 N-氧化物主要是叔胺和含氮芳杂环，而伯胺和仲胺类药物的这种代谢通常比较少。伯胺和仲胺结构中如果无 α 氢原子，则氧化代谢生成羟基胺、亚硝基或硝基化合物。酰胺类化合物的氧化代谢也与之相似。如抗麻风病药氨苯砜（Dapsone）是芳香伯胺结构的分子，无 α 氢原子，氧化生成 N-羟基胺。

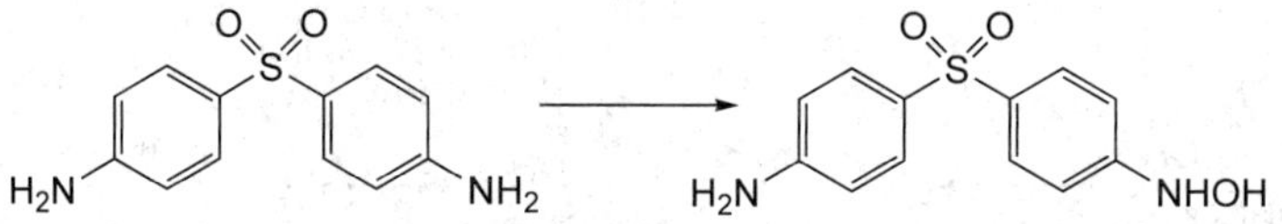

氨苯砜

胺类化合物氧化 N-脱烃基化的基团通常是甲基、乙基、丙基、异丙基、丁基、烯丙基和苄基，以及其他具有 α 氢原子的基团。取代基的体积越小，越容易脱去。叔胺或仲胺类药物在体内脱烃基后，分别生成仲胺、伯胺，其极性增加，由此会影响药物的分布及作用强度。例如抗抑郁药丙米嗪（Imipramine）的含氮侧链经氧化脱一个甲基，生成去甲丙米嗪，是一个活性代谢物，也有明显的抗抑郁作用，后以地昔帕明（Desipramine）上市。

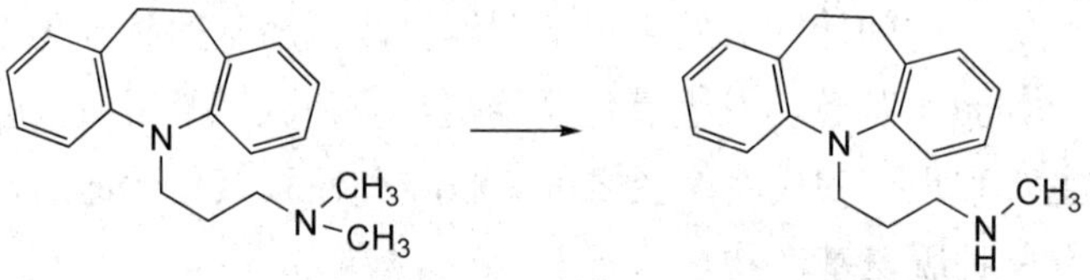

丙米嗪　　　　　　　　　　地昔帕明

7. 含氧药物的氧化反应　含氧药物的氧化反应主要是醚类药物的 O—脱烷基化反应和醇类药物的脱氢反应。

（1）醚类药物　醚类药物在肝脏微粒体混合功能酶的催化下，进行氧化 O-脱烷基化反应，α 碳羟基化后碳-氧键断裂生成醇或酚以及羰基化合物。O-脱烷基化反应的速度和烷基链的长度及分支有关，链越长，分支越多，O-脱烷基化速度越慢。较长的碳链还会发生 ω- 和 ω-1 氧化。甲基醚最易被脱去。

药物分子中醚的基团大部分是芳香醚。例如镇咳药可待因（Codeine）在体内约有 10% 经 O-脱甲基后生成吗啡，长期和大量服用可待因也会产生成瘾性的不良后果。

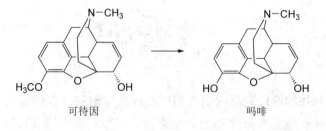

可待因　　　　　　　　　　吗啡

非甾体抗炎药吲哚美辛（Indomethacin）在体内约有 50% 经 *O*-脱甲基代谢，生成无活性的化合物。

吲哚美辛

有些药物分子中含有一个以上醚基，在这种情况下，通常只有一个醚基发生氧化 *O*-脱烷基化反应。氧化代谢的结果与立体效应、电子效应及环上的取代基有关。例如乙酰胆碱酯酶抑制剂多奈哌齐（Donepezil）在体内约有 11% 经 *O*-脱烷基化代谢成有活性的产物 6-*O*-去甲基多奈哌齐。

多奈哌齐　　　　　　　　　　6-*O*-去甲基多奈哌齐

（2）醇类药物　含醇羟基的药物在体内醇脱氢酶的催化下，脱氢氧化得到相应的羰基化合物。大部分伯醇在体内很容易被氧化生成醛，但醛不稳定，在体内醛脱氢酶等的催化下进一步氧化生成羧酸；仲醇中的一部分可被氧化生成酮，也有不少仲醇不经氧化而和叔醇一样经结合反应后直接排出体外。

催化伯醇氧化生成醛的醇脱氢酶是双功能酶，既能催化伯醇氧化生成醛，也能催化醛还原生成醇。该反应的平衡与 pH 有关，在较高 pH（~10）条件下有利于醇的氧化；在较低 pH（~7）条件下有利于醛的还原。在生理 pH 的条件应有利于醛的还原。但是，由醛氧化生成羧酸是一个降低能量的过程，因此在体内醛几乎全部氧化生成羧酸，仅有很少一部分醛被还原生成醇。

实际上，几乎没有含醛基的药物。伯醇和伯胺经代谢后生成醛是这些药物产生毒性的根源。处于苄位的甲基也可经氧化生成醇、醛，最终生成羧酸代谢物。如非甾体抗炎药甲芬那酸（Mefenamic acid）经代谢生成相应的羧酸代谢物。

甲芬那酸

8. 含硫药物的氧化反应　含硫原子的药物相对来讲比含氮、氧原子的药物少，主要有硫醚、硫羰基化合物、亚砜和砜类。其中氧化作用有三种：硫醚类药物主要经历 *S*-脱烷基化和 *S*-氧化；硫羰基化合物发生氧化脱硫。

（1）硫醚的 *S*-脱烷基化　芳香或脂肪族的硫醚通常在酶的作用下，碳-硫键断裂，生成 *S*-脱烷基化的代谢产物。如抗肿瘤活性的药物 6-甲基硫嘌呤（6-Methylmercaptopurine）

经氧化代谢脱 *S*-甲基得 6-巯基嘌呤（6-Mercapto purine）。

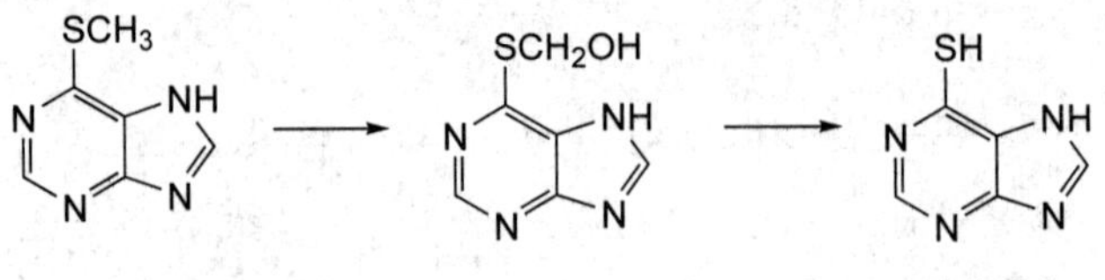

6-甲基硫嘌呤 ———→ ———→ 6-巯基嘌呤

（2）硫醚的 *S*-氧化反应　硫醚类药物除发生氧化脱 *S*-烷基化代谢外，还会在黄素单加氧酶或 CYP450 酶的作用下，氧化生成亚砜，亚砜还会被进一步氧化生成砜。如驱虫药阿苯达唑（Albendazole）经氧化分别生成亚砜和砜代谢物，亚砜代谢物仍具较强驱虫生物活性，而砜代谢物则无活性。

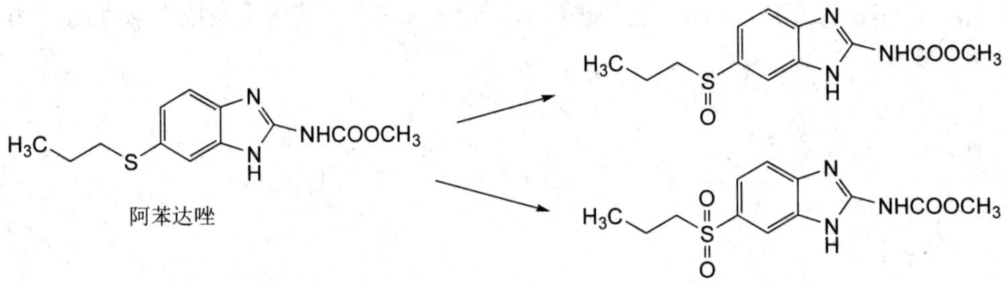

阿苯达唑

再如 H_2 受体拮抗药西咪替丁，经过氧化代谢生成亚砜化合物。

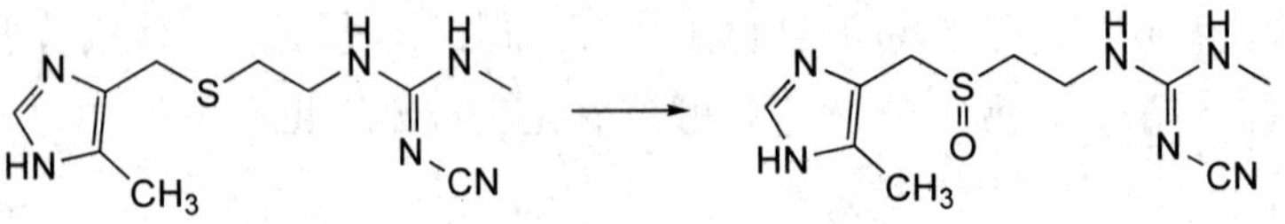

西咪替丁

（3）含硫羰基化合物的氧化脱硫　氧化脱硫反应主要是指对碳-硫双键（C＝S）和磷-硫双键（P＝S）的化合物经氧化代谢后生成碳-氧双键（C＝O）和磷-氧双键（P＝O）。

硫羰基化合物通常见于硫代酰胺和硫脲的代谢。如硫喷妥（Thiopental）经氧化脱硫生成戊巴比妥（Pentobarbital），使脂溶性下降，作用强度有所减弱。

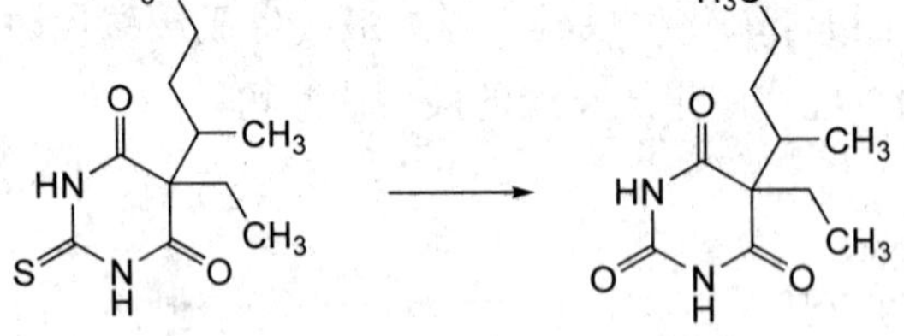

硫喷妥　　　　　　　　戊巴比妥

抗肿瘤药物塞替派（Thiotepa）在体内可被脱硫代谢生成另一个抗肿瘤药物替派（Tepa）。

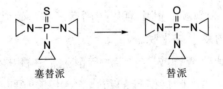

塞替派　　　　　替派

9. 酰胺类药物的氧化反应　酰胺可被 N-氧化为羟胺，致癌毒性比较高。已淘汰的药物非那西丁（Phenacetin）的毒性就是由于产生 N-羟基化代谢产物所引起的。

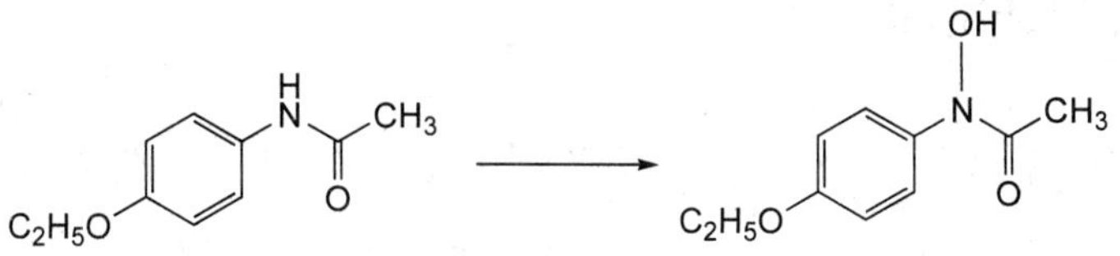

非那西丁

二、还原反应（Reduction）

药物的氧化代谢是主要的生物转化反应，但对羰基、硝基、偶氮、叠氮化合物等结构，还原反应是其重要的代谢反应。药物在体内经过还原反应后，在分子中引入羟基、氨基等易结合代谢的基团，便于进一步进行 II 相结合反应排出体外。

1. 羰基化合物的还原反应　醛或酮在酶催化下还原为相应的醇，醇可进一步与葡萄糖醛酸成苷，或与硫酸成酯结合，形成水溶性分子，而易于排出体外。如水合氯醛（Chloral-hydrate）在体内经过还原反应转化为活性代谢产物三氯乙醇，后者通过与葡萄糖醛酸结合排出体外。

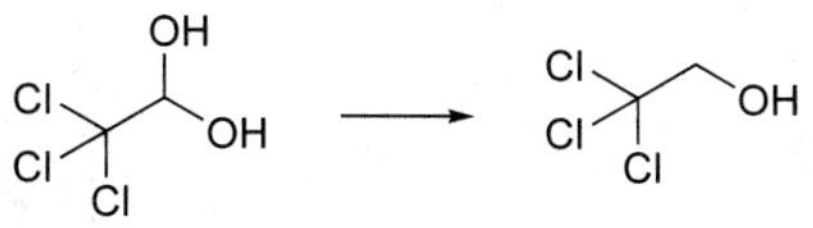

水合氯醛

羰基还原后有时可产生新的手性中心。如镇痛药美沙酮（Methadone）活性较小的 S-(+)异构体还原代谢后，生成$(3S,6S)$-α-(-)-美沙醇。

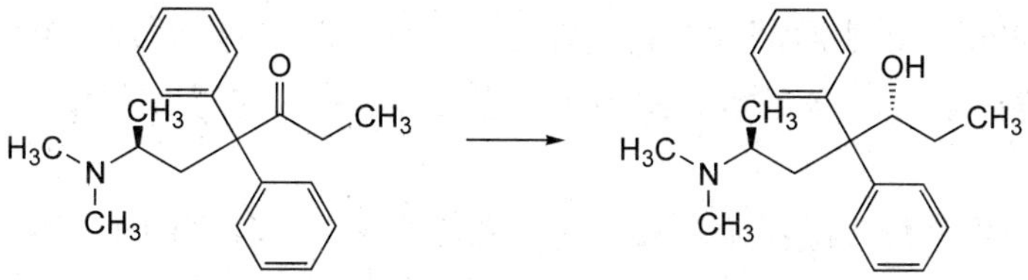

S-(+)-美沙酮　　　　　　$(3S, 6S)$-α-(-)-美沙醇

2. 硝基和偶氮化合物的还原反应　芳香族硝基化合物在代谢过程中可在 CYP450 酶系的硝基还原酶催化下，还原生成芳香胺。还原是一个多步骤过程，其间经历亚硝基、羟胺等中间步骤。还原得到的羟胺毒性大，可致癌和产生细胞毒性。例如硝基苯长期使用会引起正铁血红蛋白血症，就是由还原中得到的苯基羟胺代谢物所致。

抗生素氯霉素（Chloramphenicol）中的对硝基苯基经生物转化还原生成对氨基苯化合物。

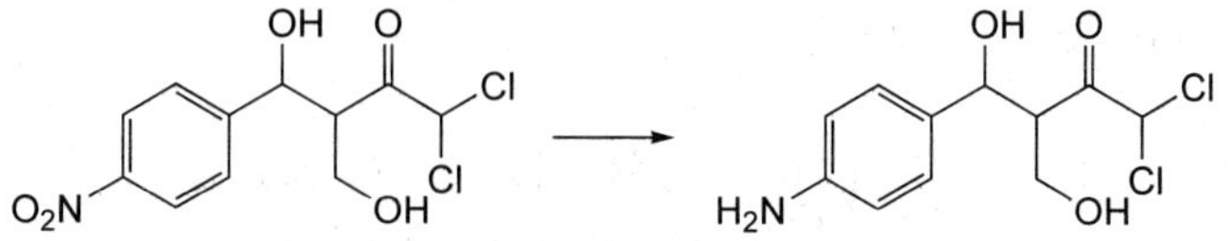

氯霉素

偶氮化合物在体内的还原与硝基相似，可通过肝微粒体中的 NADPH 依赖的酶将偶氮键先还原成氢化偶氮键，再断裂成 2 个氨基。如抗溃疡性结肠炎药物柳氮磺胺吡啶（Sulfaslazine）被代谢还原成伯胺。

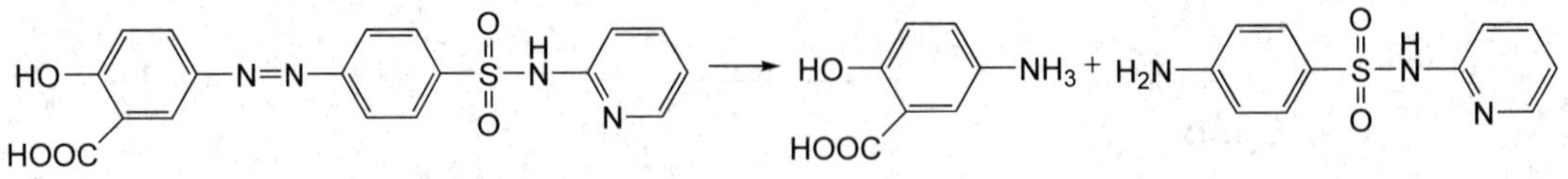

柳氮磺胺吡啶

3. 亚砜类化合物的还原反应　亚砜类药物可能经过还原反应代谢成硫醚。例如非甾体抗炎药舒林酸（Sulindac），属前体药物，体外无效进入体内后经还原代谢生成硫醚类活性代谢物发挥作用，减少了对胃肠道刺激的副作用。舒林酸的另一条代谢途径是氧化生成砜类无活性的代谢物。

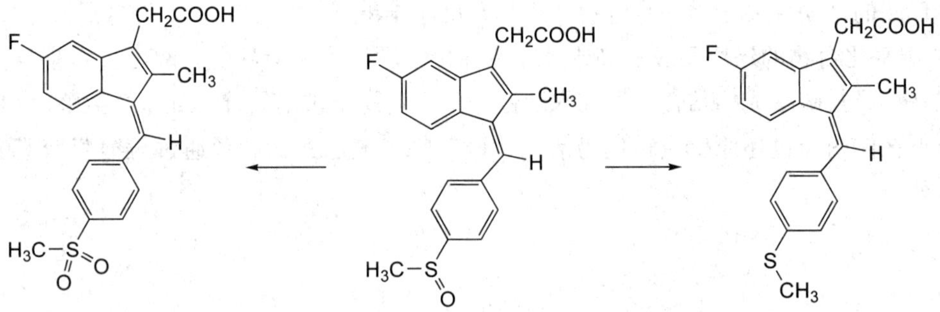

无活性代谢物　　　　　　舒林酸　　　　　　活性代谢物

三、水解反应（Hydroxylation）

含酯和酰胺结构的药物在代谢中，易被肝脏、血液中或肾脏等部位的水解酶水解成羧酸、醇（酚）和胺等。酯水解酶和酰胺水解酶特异性不高，包括羧酸酯酶、芳基酯酶、丝氨酸肽链内切酶等，其他相关的水解酶还有芳磺酸酯酶、芳磷酸二酯酶、β 葡萄糖苷酸酶、环氧水解酶等。

水解反应可以在酯酶和酰胺水解酶催化下进行，非常不稳定的化合物也可能在生理 pH 和温度下进行非酶的水解，水解产物的极性较其母体药物强。对于酰胺来说，亲脂性越强，越适合作为该酶的底物。大多数情况下，毒性物质中酯或酰胺键被水解后都能形成生物失活的易被排泄的亲水性代谢物。有些代谢物可以生成结合的代谢物（如谷胱甘肽）。

例如局部麻醉药普鲁卡因（Procaine）在体内代谢时绝大部分迅速被水解生成对氨基苯甲酸和二乙氨基乙醇，而很快失去局部麻醉作用。

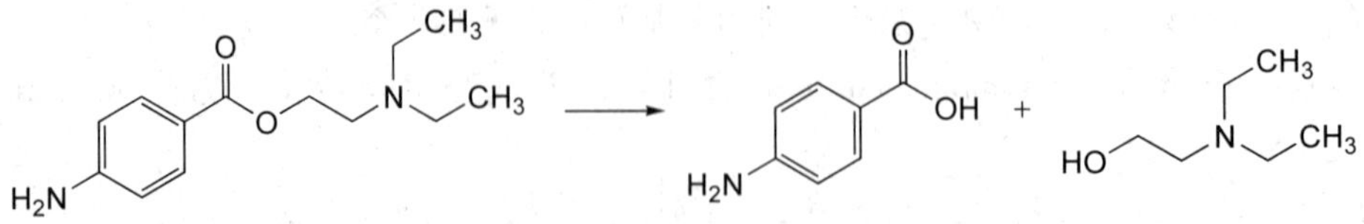

普鲁卡因

酰胺水解的速度比酯慢，因此，酰胺大部分以原形药物排出。如抗心律失常药物普鲁卡因胺（Procainamide）在水解代谢中的速率比普鲁卡因（Procaine）慢得多。普鲁卡因在体内迅速水解，绝大部分以水解产物或其结合物从尿中排除；而普鲁卡因胺约有 60% 的药物以原形从尿中排出。

普鲁卡因胺

邻近基团的立体位阻对酯和酰胺的水解速度影响较大。如有较大位阻的阿托品（Atropine），在体内几乎有50%以原药形式随尿排泄，剩余部分也未进行酯水解代谢。

阿托品　　　　　　　　地塞米松

由于水解酶在体内广泛分布于各组织中，水解反应是酯类药物体内代谢的最普遍的途径。利用这一特性，人们把一些含有刺激作用的羧基、不稳定的醇（酚）羟基的药物做成酯，改变药物的极性，并使吸收、分布、作用时间和稳定性等药代动力学性质得到改善。这些药物，称作原来药物的前药（Prodrug），在体内通过酶水解，释放出原药（parent drug）而发挥作用。如地塞米松（Dexamethasone）的极性较大，脂溶性差，吸收不好。如将地塞米松的21-羟基醋酸酯化后，可使药物的脂溶性增加，吸收性得到改善。

总之，Ⅰ相生物转化反应能在药物分子中引入一个新的官能团，可能产生下列一种或多种变化：①增加药理活性——活化；②降低药理活性——失活；③改变药理活性；④增加致癌、致畸、细胞毒等毒副作用。能显示活性增强或活性与母体药物不同的药物通常经历进一步代谢和结合，从而转化成活性丧失和非活性的结合物进行排泄。

第二节　药物结构与第Ⅱ相生物转化的规律
Chemical Structare of Drugs and Phase Ⅱ Biotransformation

药物的结合反应是在酶的催化下将内源性的极性小分子如葡萄糖醛酸、硫酸盐、氨基酸、谷胱甘肽等与药物分子或第Ⅰ相的药物代谢产物相结合形成结合物，使药物去活化或形成水溶性的代谢物，从而有利于从尿和胆汁中排泄。药物的结合反应又称第Ⅱ相生物转化反应（Phase Ⅱ Biotransformation）。在第Ⅰ相的反应中，药物分子因引入或裸露出极性基团，降低了分子的亲脂性，为第Ⅱ相生物转化打下基础，而结合反应则是药物失活和消除的重要过程，经结合后的代谢物，均无生理活性，大都极易溶于水，易经肾脏和（或）胆汁排出体外。

药物结合反应分成两步进行，首先是内源性的小分子物质被活化，变成活性结构形式，然后在转移酶催化下与药物或第Ⅰ相的代谢产物相结合，形成代谢结合物。药物分子上被结合的基团通常是羟基、氨基、羧基、杂环氮原子及巯基。同一个基团可以竞争不同的结合途径，其结果是通过尿或者粪便排泄出一系列代谢物；对于有多个可结合基团的化合物，可进行多种不同的结合反应。例如非甾体抗炎药物对氨基水杨酸（*p*-Aminosalicylic Acid）

的代谢过程，官能团之间存在多个竞争代谢途径，氨基、羟基和羧基之间存在代谢竞争，同一官能团也存在代谢途径竞争，其中羟基存在硫酸化和葡萄糖苷酸化两种代谢途径竞争。

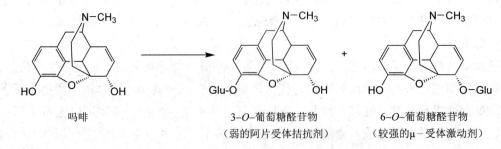

一、与葡萄糖醛酸的结合反应（Glucuronic Acid Conjugation）

与葡萄糖醛酸的结合反应是药物代谢中最普遍的结合反应，生成的结合产物含有可离解的羧基（pK_a 3.2）和多个羟基，无生物活性，易溶于水和排出体外，因此葡萄糖醛酸糖苷结合物是尿液和胆汁中结合代谢物的主要形式。葡萄糖醛酸能与含羟基、羧基、氨基、巯基的小分子结合，形成 $O-$、$N-$、$S-$葡萄糖醛酸苷结合物。葡萄糖醛酸的结合反应共有四种类型：O、N、S 和 C 的葡萄糖醛苷化。

药物与葡萄糖醛酸形成结合物的过程分两步进行。葡萄糖醛酸（Glucuronic Acid）首先生成尿苷-5-二磷酸-α-D-葡醛酸（Uridine Diphosphate Glucuronic Acid，UDPGA），它是葡萄糖醛酸的活化形式，然后药物（HXR）在肝微粒体中 UDP-葡醛酸转移酶的作用下，生成葡萄糖醛酸结合物。反应式如下：

尿苷-5-二磷酸-α-D-葡醛酸（UDPGA）　　　　　　　葡萄糖醛酸结合物

含有羟基的药物能与葡萄糖醛酸形成醚型的 $O-$葡萄糖醛酸苷结合物，如阿片类镇痛药物吗啡（Morphine）和抗生素氯霉素（Chloromycetin）。

吗啡有 3-酚羟基和 6-仲醇羟基，分别和葡萄糖醛酸反应生成 3-$O-$葡萄糖醛苷物和 6-$O-$葡萄糖醛苷物。3-$O-$葡萄糖醛苷物是弱的阿片受体拮抗剂，而 6-$O-$葡萄糖醛苷物则是较强的 μ-受体激动剂。所以吗啡代谢产物的镇痛作用比吗啡高数倍，是药物的葡萄糖醛酸代谢物与阿片受体相互作用的结果。

吗啡　　　　　　　3-$O-$葡萄糖醛苷物　　　　　　6-$O-$葡萄糖醛苷物
（弱的阿片受体拮抗剂）　　　（较强的 μ-受体激动剂）

氯霉素有1-仲醇羟基和3-伯醇羟基，和葡萄糖醛酸反应主要形成3-O-葡萄糖醛苷代谢物，从尿液中排出。新生儿使用氯霉素时，会引起所谓的"灰婴综合征"，是一种心血管损伤。因为婴儿肝脏中UDPGA转移酶活性尚不健全，葡糖糖苷化功能还不完善，持续使用氯霉素，不能与葡萄糖醛酸形成结合物而排出体外，导致药物在体内聚集产生毒性。

氯霉素3-O-葡萄糖醛酸苷　　　　　　　　　吲哚美辛葡萄糖醛酸苷

含羧酸的药物能与葡萄糖醛酸形成酯型的O-葡萄糖醛酸苷结合物，代谢排出，如非甾体抗炎药吲哚美辛（Indomethacin）。

由于含羟基、羧基的药物以及可通过官能团代谢（氧化、还原、水解）得到羟基和羧基代谢产物的药物较多，且体内的葡萄糖醛酸的来源丰富，故与葡萄糖醛酸结合形成O-葡萄糖酸苷的结合物是这些药物的主要代谢途径。

含氨基、硫基的药物也可与葡萄糖醛酸结合形成N-葡萄糖醛酸苷和S-葡萄糖醛酸苷，如磺胺噻唑（Sulfathiazole）和丙基硫氧嘧啶（Propylthiouracil）。

磺胺噻唑-N-葡萄糖醛酸苷　　　　　　　　丙基硫氧嘧啶-S-葡萄糖醛酸苷

但由于N-及S-葡萄糖醛酸苷结合物的稳定性差，且胺类药物较容易进行氧化和乙酰化的代谢反应，故这些药物的主要代谢途径不是与葡萄糖醛酸结合。形成的葡萄糖醛酸结合物的药物一般经尿排泄；当结合物的分子量大于300时，主要经胆汁排泄，排入肠中被水解酶水解，游离出的药物又可被肠重吸收，形成肠肝循环（Enterohepatic Circulation），其结果使药物在体内保持的时间较长。当机体的葡萄糖醛酸结合代谢失调时，可导致药物积蓄而产生毒副反应。

二、与硫酸的结合反应（Sulfate Conjugation）

药物及代谢物可通过形成硫酸酯的结合反应而代谢，但不如葡萄糖醛酸苷化结合那样普遍，因为哺乳类动物缺少硫酸来源。形成硫酸酯的结合产物后水溶性增加，毒性降低，易排出体外。形成硫酸酯的结合反应过程是无机的硫酸盐在ATP硫酸化酶及镁离子参与下，生成5-磷硫酸腺苷（APS），再经APS磷酸激酶作用，形成活性辅酶3-磷酸腺苷-5-磷酰硫酸酯（PAPS），最后再在磺基转移酶作用下，将硫酸基从PAPS转移给药物分子，形成硫酸酯结合物，并释放出3-磷酸腺苷-5-磷酸酯（PAP）。

硫酸酯结合反应对甾体激素、儿茶酚胺神经递质、甲状腺素、胆汁酸、酚性药物等是一种重要的反应，药物与硫酸结合形成硫酸酯代谢物能增加药物的水溶性，促进排泄。如雌酚酮在肝脏内与硫酸结合而失活。

在形成硫酸酯的结合反应中，只有酚羟基化合物和胺类化合物能生成稳定的硫酸化结合产物。酚羟基在形成硫酸酯化结合反应时，具有较高的亲和力，反应较为迅速。而脂肪醇羟基硫酸酯化的结合反应性较低，形成的硫酸酯易水解重新成为起始物。如支气管扩张药沙丁醇胺（Albuterol），结构中有三个羟基，只有其中的酚羟基形成硫酸酯化结合物。

沙丁胺醇硫酸酯

磺酸基的 pK_a 大约为 $1\sim2$，硫酸结合物在生理溶液中几乎全部被离子化，对醇和羟胺化合物形成硫酸酯后，由于硫酸酯是一个很好的离去基团，因此在有些情况下，会使结合物生成正电中心具有亲电能力，导致药物生物活化而产生毒性。

硫酸酯化和葡萄糖醛酸化能同时进行，并经常竞争同一底物（通常酚结构都存在这种竞争结合代谢方式），且二者之间的平衡主要受到剂量、动物种属、共用底物的可利用情况、和各自转移酶的抑制和诱导等因素的影响。

三、与氨基酸的结合反应（Conjugation with Amino Acids）

与氨基酸的结合反应是体内许多羧酸类药物及其代谢物的主要结合反应。参与结合反应的羧酸有芳香羧酸、芳乙酸、杂环羧酸；参加反应的氨基酸，主要是生物体内内源性的氨基酸或是从食物中摄取的氨基酸，其中以甘氨酸的结合反应最为常见。与氨基酸的结合反应的机制是：羧酸类药物或者代谢物首先在乙酰合成酶的作用下，与三磷酸腺苷（ATP）及辅酶 A（CoA）形成活性的酰基辅酶 A（RCO–S–CoA），再经 N-酰基转移酶催化将活性酰基转移到氨基酸的氨基上，生成结合物。

$$RCOOH + ATP + CoA \xrightarrow{\text{乙酰合成酶}} RCO\text{-}S\text{-}CoA + AMP$$

$$RCO\text{-}S\text{-}CoA + R'NH_2 \xrightarrow{\text{N-酰基转移酶}} RCO\text{-}NHR' + CoASH$$

$$R' = -CH_2COOH \qquad\qquad\qquad 甘氨酸$$

$$R' = -CH(CH_2CH_2CONH_2)COOH \qquad 谷氨酰胺$$

在与氨基酸结合反应中，主要是取代的苯甲酸参加反应。如苯甲酸和水杨酸在体内参与结合反应后生成马尿酸和水杨酰甘氨酸。

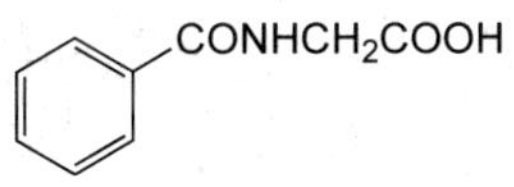

马尿酸

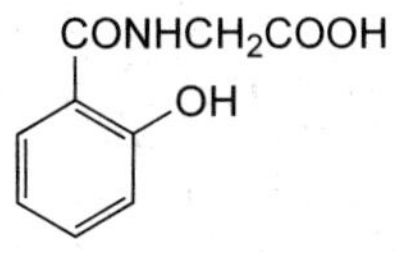

水杨酰甘氨酸

有些药物虽然没有羧基结构，但是经体内代谢形成羧基结构的药物，也能进行氨基酸结合反应来进行代谢。如抗组胺药溴苯那敏（Brompheniramine）和抗惊厥药苯乙酰脲（Phenacemide）的代谢产物可与甘氨酸结合后从肾脏排出。

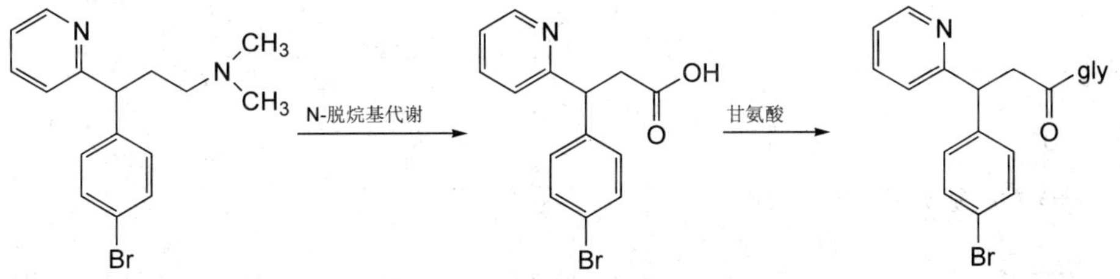

溴苯那敏

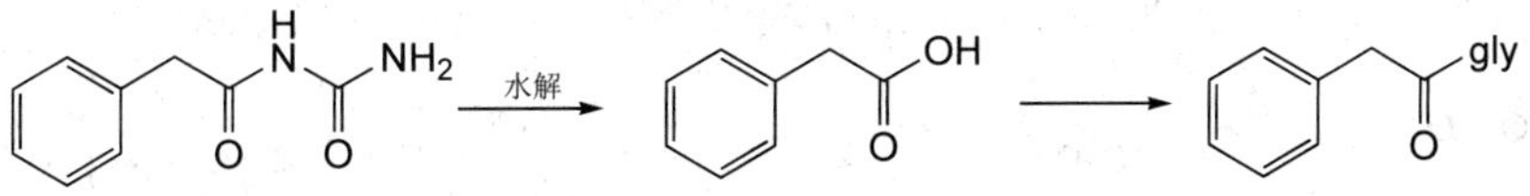

苯乙酰脲

四、与谷胱甘肽的结合反应（Glutathione Conjugation）

谷胱甘肽（GSH）是由谷氨酸、半胱氨酸和甘氨酸组成的含有硫醇基团的三肽化合物，广泛存在于哺乳动物的组织中，其中半胱氨酸的巯基（-SH）具有较强的亲核作用，可与带强亲电基团的药物或代谢物结合，形成 S-取代的谷胱甘肽结合物，起到解毒作用。因为体内存在亲电试剂，可与 DNA、RNA 或蛋白质分子中亲核基团结合，引起细胞毒、致突变、致癌作用。此外谷胱甘肽还有氧化还原性质，对药物及代谢物的转变起到重要的作用。谷胱甘肽的结合反应对正常细胞中的亲核性物质如蛋白质、核酸等起保护作用。

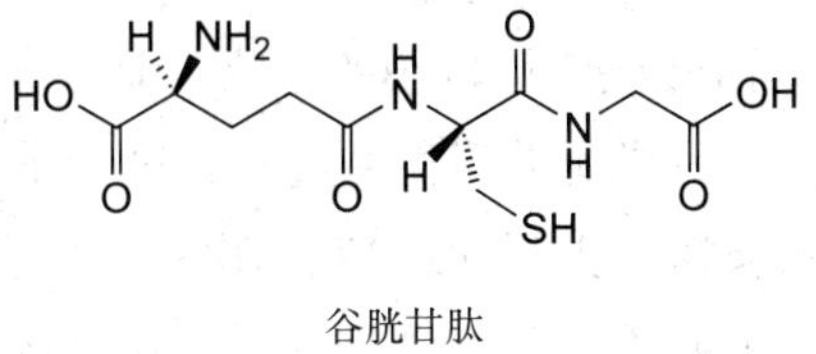

谷胱甘肽

谷胱甘肽的结合反应大致上有亲核取代反应（SN2）、芳香环亲核取代反应、酰化反应、Michael 加成反应及还原反应。谷胱甘肽与药物的亲电基团（E）结合后得到的结合物，因其分子量较大及具有一定的脂溶性，大都从胆汁中排泄。结合物也可继续代谢。即在相应的转肽酶的作用下，分别脱去谷氨酸和甘氨酸，再将乙酶辅酶 A 的乙酰基转移到半胱氨酸的氨基上，最后形成巯基尿酸结合物，通过尿液排出体外。故该结合途径也称为巯基尿酸结合。

抗肿瘤药物白消安（Busulfan）在体内的代谢过程就存在与谷胱甘肽的结合代谢形式。白消安与谷胱甘肽相结合，由于甲磺酸酯是较好的离去基团，先和巯基生成硫醚结合物，然后生成的硫醚和分子中的另一个甲磺酸酯基团作用环合形成氢化噻吩。

谷胱甘肽和酰卤的反应是体内解毒的反应。当多卤代烃如三氯甲烷在体内代谢生成酰卤或光气时会对体内生物大分子进行酰化产生毒性。谷胱甘肽通过和酰卤代谢物反应后生成酰化谷胱甘肽，解除了这些代谢物对人体的毒害。谷胱甘肽还可用于含硝基、卤素的芳烃代谢结合，以及环氧化合物、甾烃、卤烯烃等的结合。体内有较丰富的谷胱甘肽，一般认为这种结合代谢具有重要的解毒作用。

五、乙酰化结合反应（Acetylation Conjugation）

乙酰化反应是脂肪伯胺、芳香伯胺、氨基酸、磺酰胺、肼、酰肼类结构药物或代谢物的一条重要的代谢途径，芳硝基类药物经还原后形成氨基，也能进行乙酰化结合。药物经 N-乙酰化代谢后，大都生成无活性或活性较小的产物，是一条有效的解毒途径。但 N-乙酰化的代谢物的水溶性有所减少，不能促进药物通过肾脏进行排泄。

乙酰化反应一般是体内外来物的去活化反应，在体内酰基转移酶的催化下进行，以乙酰辅酶 A 作辅酶，进行乙酰基的转移。N-乙酰化转移酶的活性受遗传因素的影响较大，故有些药物的疗效、毒性和作用时间在不同民族的人群中有较大差异。

例如抗结核药对氨基水杨酸（*p*-Aminosalicylic acid）经乙酰化反应后得到对 *N*-乙酰氨基水杨酸；抗菌药磺胺嘧啶经乙酰化得到乙酰化磺胺嘧啶；镇静催眠药硝西泮（Nitrazepam）的硝基还原成氨基后，再经乙酰化得到代谢结合物。

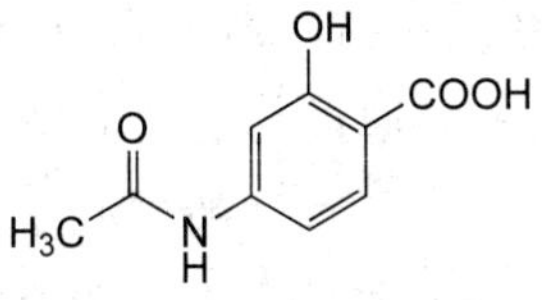

对*N*-乙酰氨基水杨酸 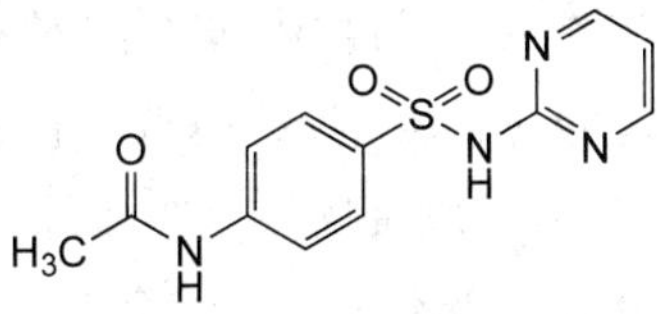　　　　乙酰化磺胺嘧啶 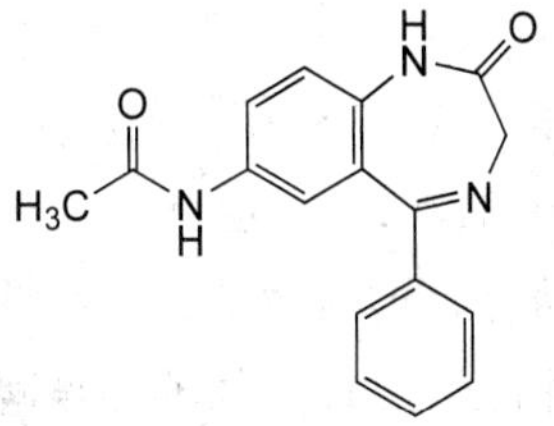　　　　硝西泮还原产物的乙酰化结合物

六、甲基化结合反应（Methylation Conjugation）

甲基化反应是药物代谢中较为少见的代谢途径，但是对一些内源性物质如肾上腺素、褪黑激素等的代谢非常重要，对分解某些生物活性胺以及调节活化蛋白质、核酸等生物大分子的活性也起到非常重要的作用。

同乙酰化反应一样，甲基化反应也是降低被结合物的极性和亲水性，只有叔胺化合物甲基化后生成季铵盐，有利于提高水溶性和排泄。如镇痛药美沙酮（Methadone）经甲基化反应生成 *N*-甲基美沙酮。

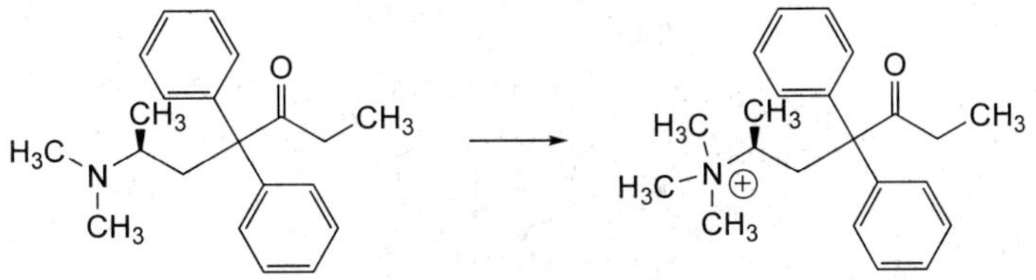

美沙酮　　　　　　　　　　　　　*N*-甲基美沙酮

甲基化反应一般不是用于体内外来物的结合排泄，而是降低这些物质的生物活性。参与甲基化反应的基团有酚羟基、胺基、巯基等，反应大多需在特异性或非特异性的甲基化转移酶催化下进行。例如肾上腺素（Adrenaline）在儿茶酚-3-*O*-甲基转移酶（COMT）的催化下，生成 3-*O*-甲基肾上腺素。麻黄碱（Ephedrine）在苯乙醇胺-*N*-甲基转移酶（PNMT）催化下，生成叔胺型的 *N*-甲基麻黄碱。值得注意的是，通常酚羟基的甲基化反应主要对象是具儿茶酚胺结构的活性物质，如肾上腺素、去甲肾上腺素、多巴胺等。且甲基化反应具有区域选择性，仅仅发生在 3-位的酚羟基上。

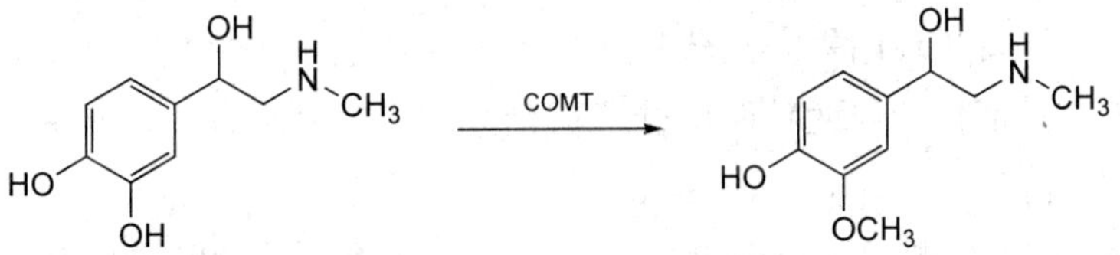

肾上腺素　　　　　　　　　　　　3-*O*-甲基肾上腺素

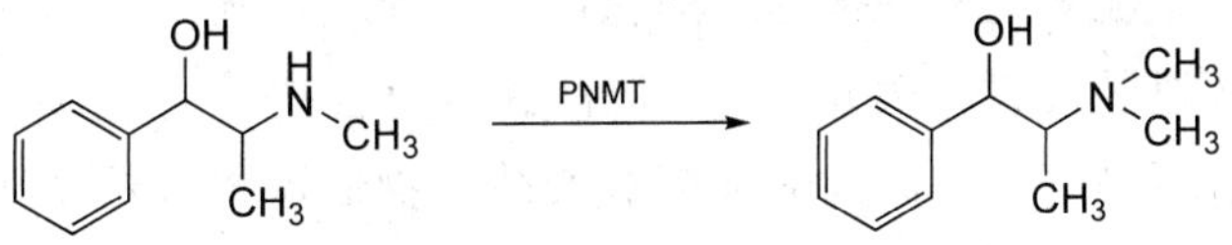

麻黄碱　　　　　　　　　　　　　*N*-甲基麻黄碱

503

非儿茶酚胺结构的药物，一般不发生酚羟基的甲基化，如支气管扩张药特布他林（Terbutaline）含有两个间位酚羟基不发生甲基化反应。

结合反应需要消耗内源性的小分子，如葡萄糖醛酸、硫酸盐、氨基酸等。在较大剂量使用（误用）药物时，即意味着药物代谢中需要比正常量多的内源性小分子化合物，超过了机体中这些小分子的供给能力，就会产生药物中毒。如对乙酰氨基酚（Acetaminophen）的服用剂量过大，会导致肝中毒。因为在正常剂量下对乙酰氨基酚是通过与葡萄糖醛酸或硫酸结合后排出体外，只有约5%的量与谷胱甘肽结合被排除。在服用量远远超过治疗剂量时，体内供结合用的葡萄糖醛酸和硫酸盐被耗尽，使得代谢物与谷胱甘肽的结合成为主要的代谢途径。但当肝脏内谷胱甘肽的消耗得不到及时补充时，会使代谢物 N-乙酰对苯醌亚胺在体内蓄积，该代谢物可与细胞内大分子共价结合，导致严重的肝毒性。如出现过量服用对乙酰氨基酚的情况，应及早服用 N-乙酰半胱氨酸来除去体内蓄积的 N-乙酰对苯醌亚胺，避免中毒的发生。

葡萄糖醛酸结合物

引起肝坏死、肾衰竭

N-乙酰对苯醌亚胺

与谷胱甘肽结合

硫酸结合物

第三节　药物的生物转化对临床合理用药的指导
Biotransformation and Rational Clinical Use of Drugs

1. 药物的口服生物利用度　药物的口服生物利用度是指药物口服到达全身循环的药物剂量占药物总剂量的分数。药物口服给药后，药物将通过胃肠腔进入肠壁，通过肝脏进入全身循环系统。一个药物的口服利用度低是很多因素影响的结果，如药物制剂的溶解和释放、前系统代谢、肝首过代谢等。当药物在达到全身血液水平之前，肝和肠将它们转化为无药理活性或有生物活性的代谢物时就会形成前系统首过代谢作用。前系统首过代谢会使药物的生物利用度降低。

例如：对乙酰氨基酚（Paracetamol）、去氧肾上腺素（Phenylephrine）、特布他林（Terbutaline）、沙丁胺醇（Salbutamol）、异丙肾上腺素（Isoproterenol）等药物，容易发生前系统首过代谢，产生硫酸化和葡萄糖醛酸化产物，降低口服生物利用度。一些药物的前系统首过代谢常常超过肝代谢。例如，沙丁胺醇在静脉注射给药时，大约80%的药物以原型的形式进入尿中进行排泄，其他以葡萄糖醛酸结合物的形式进行排泄；而沙丁醇胺在口服给药时，仅有不到5%的药物被吸收进入体内，而大部分在肠道中形成硫酸结合物和葡萄糖醛酸结合物被排泄出去。

2. 合并用药　当二个或者二个以上的药物共同使用的时候，药物的相互作用对药物的药效和毒副作用影响较大。药物的相互作用主要来自 2 个方面：一方面是药物化学性质之间的相互作用；另一方面是某一种药物对体内生物转化过程中各种酶的作用，影响了另一种药物的生物活性，或使药物疗效增强甚至产生毒副作用，或使疗效减弱甚至导致治疗失败。

例如：西咪替丁（Cimetidine）含咪唑环，它与 CYP450 有较强的亲和力，能抑制 CYP2C 亚族和 CYP1A2 的活性，故与华法林（Warfarin）、苯妥英钠（Phenytoin Sodium）、氨茶碱（Aminophylline）、苯巴比妥（Phenobarbital）、地西泮（Diazepam）、普萘洛尔（Propranolol）合用时，产生相互作用而降低这些药物的治疗作用；而雷尼替丁（Ranitidine）的结构含呋喃环，该环与 P450 的亲和力远远小于咪唑环，故几乎不会抑制酶的活性，与上述药物合用不会产生相互作用。如因治疗需要，在使用华法林、苯妥英钠、氨茶碱、苯巴比妥、地西泮、普萘洛尔等的同时，需合用 H_2 受体拮抗剂时，为避免药物的相互影响，应优先选用雷尼替丁、法莫替丁（Famotidine）等对肝药酶无抑制作用的药物。

又如苯巴比妥是 CYP450 药酶中好几个亚族的诱导剂，它对多种药物如强心药洋地黄毒苷（Digitoxigenin）、抗精神病药氯丙嗪（Chlorpromazine）、抗癫痫药苯妥因（Phenytoin）、激素类药物地塞米松（Dexamethasone）、消炎镇痛药保泰松（Phenylbutazone）等的代谢均有加速作用，使其半衰期缩短。

3. 给药途径　药物必须制成某种剂型，由不同的给药途径进入体内才能发挥药效作用。最常用的给药方式是胃肠道给药，即口服给药（per-oral, p.o.）；非胃肠道给药，主要是静脉注射或者静脉滴注，不经过吸收直接进入血液循环，药效强而剂量易控制。

口服给药的剂型一般有片剂、胶囊剂和液体制剂，给药简便、安全和经济，药物经胃肠黏膜吸收，进入血液循环而发挥药效。但是口服给药时会有前系统首过代谢发生，会降低药物的口服生物利用度。临床应用中可以根据药物的代谢特点合理地设计不同的给药途径。例如：镇痛药美普他酚（Meptazinol）口服给药时，有非常高的"前系统首过代谢"，生成葡萄糖醛酸结合物排出体外，减少其活性。如果将口服给药改成直肠给药，可以避免"前系统首过代谢"的发生，增加药物的活性。

美普他酚　　　　丙戊酸

4. 解释药物产生毒副作用的原因　绝大多数药物对人体来讲都是生物异源物质，通过生物体对其进行的代谢作用，使其生成活化的代谢物或去活化的代谢物，也有可能产生有毒性作用的代谢物。因此通过对药物代谢的研究，可以解释药物产生作用的过程、作用方式和作用机制，也可以解释药物产生毒副作用的原因，为更好的合理用药提供依据。

抗癫痫药物丙戊酸（Valproic acid）使用时偶尔在幼儿中出现肝毒性，在孕妇中具有较强的致畸作用，其主要原因是丙戊酸在代谢时生成 2-丙基-4-戊烯酸，后者再经转化成 4-或 5-羟基丙戊酸并与葡萄糖醛酸形成结合物，进一步消除，但在由 2-丙基-4-戊烯酸转化成 4-或 5-羟基丙戊酸时产生一个短暂的自由基中间体，而引起毒性。

第四节　药物的生物转化在药物研发中的应用
Biotransformation of Drugs and the
Application in New Drug R&D

利用对药物在体内发生生物转化过程的了解，可用于对药物的结构修饰和改造，设计和开发新的药物。

1. 利用药物的活性代谢物得到新药　有些药物在体内的代谢产物具有活性，于是可以直接将其活性代谢物作为药用。抗抑郁药丙米嗪（lmipramine）和阿米替林（Amitriptyline）的代谢物去甲米嗪（Desmethylimipramine）和去甲阿米替林（Nortriptyline）的抗抑郁作用都比原药强，而且副作用小、生效快。现在它们已作为药品应用于临床。

R=CH₃　丙米嗪

R=H　去甲米嗪

R=CH₃　阿米替林

R=H　去甲阿米替林

将药物的活性代谢物作为药用，可减轻体内代谢的负担，更适合于老年人使用。

2. 前药原理　前药（Prodrug）是指一些无药理活性的化合物，但是这些化合物在生物体内可经过代谢的生物转化或化学的途径，被转化为活性的药物。前药原理是新药研究中普遍使用的方法。前药修饰通常是以有活性的药物作为修饰对象，通过结构改变使其变为无活性化合物，再在体内转化为活性药物。前药修饰是药物潜伏化方法（Drug Latentiation）的一种。

前药的修饰通常是将药物（原药）与某种无毒性化合物（或称暂时转运基团）用共价键相连结，生成新的化合物，即前药，到达体内作用部位后，其中的暂时转运基团在生物体酶或化学因素的作用下，可逆地裂解释放出原药而发挥药理作用。

通常利用原药分子中存在的官能团，如羟基、羧基、氨基、羰基等，与暂时转运基团形成酯、酰胺、亚胺等易裂解的共价键，将暂时转运基团连接到药物分子结构中。

（1）形成酯基的前药修饰　含有醇羟基、酚羟基或羧酸基团的药物，可将这些官能团与暂时转运基团通过形成酯基，而合成得到前药。形成的酯进入体内以后，遇到体内多种酯酶的作用，使前药的酯键水解释放出原药。例如强效糖皮质激素药物泼尼松龙（Prednisolone）水溶性差，将21位羟基制成琥珀酸单酯钠盐，易溶于水，在体内酯被迅速水解成泼尼松龙而发挥作用。

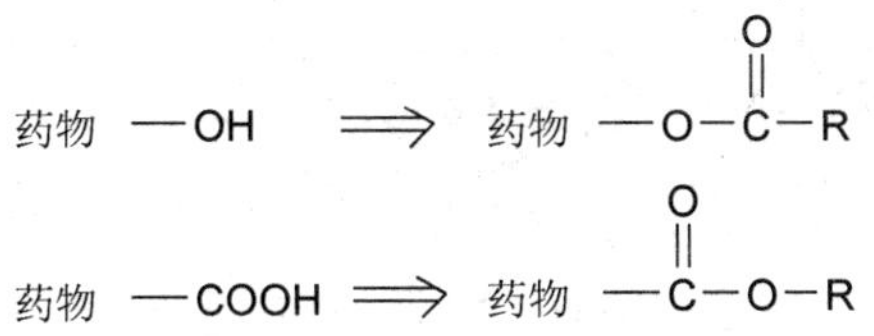

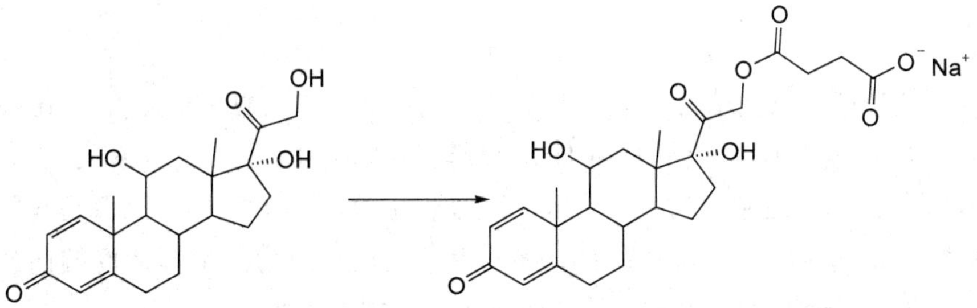

$$药物—OH \implies 药物—O\overset{\overset{\displaystyle O}{\|}}{C}—R$$

$$药物—COOH \implies 药物—\overset{\overset{\displaystyle O}{\|}}{C}—O—R$$

泼尼松龙 　　　　　　　　　　　　泼尼松龙琥珀酸单酯钠盐

形成羧酸甲酯（Acyloxymethyl ester）的策略在抗生素药物中广泛使用，如匹氨西林（Pivampicillin）、酞氨西林（Talampicillin）、头孢菌素（Cephalosporin）等，形成酯类前药后，口服吸收比母体化合物提高 2~3 倍。

（2）形成酰胺的前药修饰　对于胺类药物通常可通过形成酰胺的修饰。但需注意的是酰胺修饰时，通常不使用普通的羧酸进行胺的酰化制备酰胺，因为简单的酰胺在体内酶转化时，速度比较慢，而是选择一些活性的羧酸来制备酰胺，也可以将胺与氨基酸形成肽键，利用体内的肽酶进行水解。例如非甾体抗炎药 COX-2 抑制剂伐他昔布（Valdcoxib），将其分子上的磺酰氨基经丙酰化，并制成钠盐——帕瑞昔布钠（Parecoxib Sodium），可显著增加水溶性和生物利用度，口服后经肝脏首过效应，消除丙酰基释放原药。

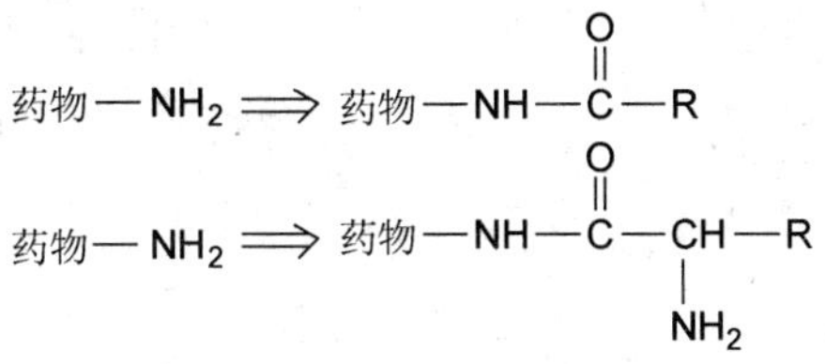

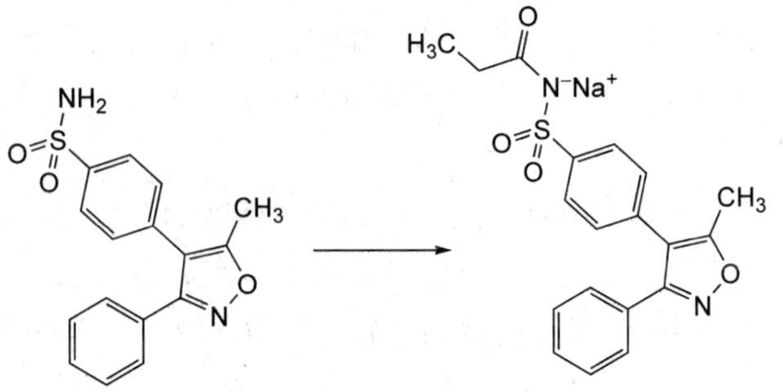

$$药物—NH_2 \implies 药物—NH—\overset{\overset{\displaystyle O}{\|}}{C}—R$$

$$药物—NH_2 \implies 药物—NH—\overset{\overset{\displaystyle O}{\|}}{C}—\underset{\underset{\displaystyle NH_2}{|}}{CH}—R$$

伐他昔布 　　　　　　　　　　　　帕瑞昔布钠

（3）形成亚胺或其他活性基团的前药修饰　结构中含有氨基或羰基的药物可以通过形成亚胺的修饰来制备前药，由于亚胺在酸性条件容易解离，这种前药进入体内后很容易裂解成原药发挥作用。

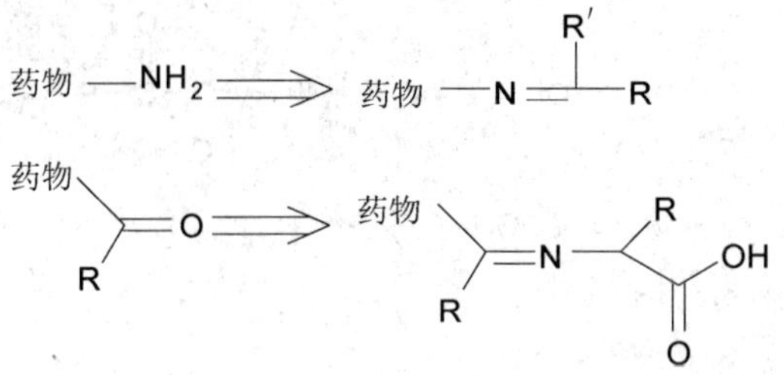

药物—NH₂ ⟹ 药物—N=⟨R' R⟩

药物—⟨O,R⟩ ⟹ 药物—⟨R,N=⟩—⟨R,COOH⟩

含羰基的药物还可以利用自身化学反应性较高的特点与二醇等双官能团化合物反应生成缩合产物。这些缩合产物很易被酸催化裂解。例如高活性皮质激素药物氟氢可的松（Fludrocortisone），当大面积给药时，可因皮肤吸收导致药物浓度过高而引起胸腺衰退等功能性反馈抑制，将其3位酮基制成螺四氢噻唑甲酸乙酯则成为无生理活性的前药，可涂于皮肤，并以接近正常全身的速度释放，从而避免了毒副作用。

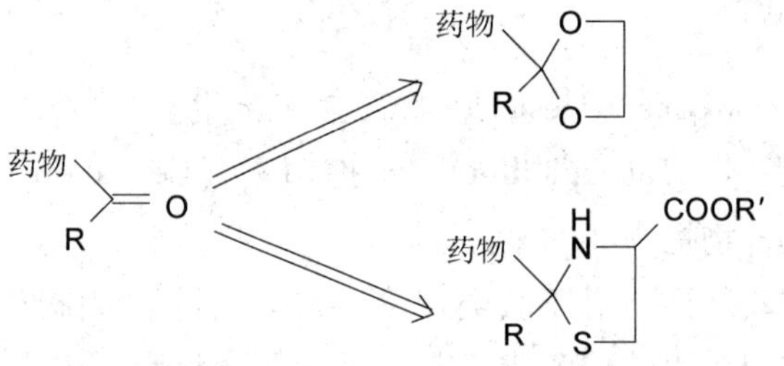

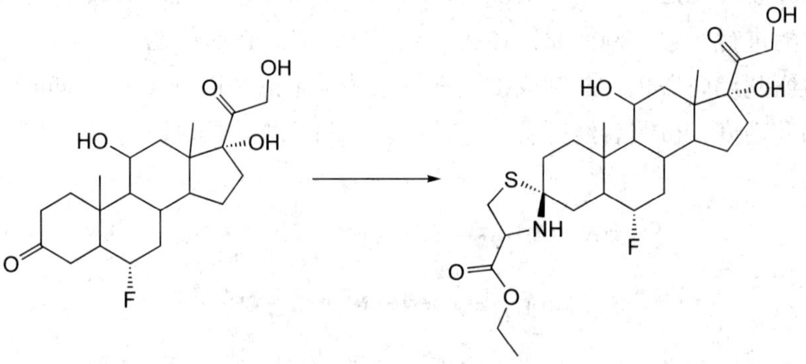

药物—⟨O,R⟩ ⟹ 药物—⟨O,O,R⟩

药物—⟨O,R⟩ ⟹ 药物—⟨R,S,N,H⟩—COOR'

氟氢可的松 ⟶ 氟氢可的松螺四氢噻唑甲酸乙酯

前药修饰是药物潜效化方法的一种，其修饰的目的和意义往往是为了克服先导化合物或药物中某些不良的特点或性质等，例如改善药物的动力学性质、改变药物的理化特性，增加药物的溶解度等。

前药修饰在药物研究开发的主要用途有：①增加药物的溶解度；②改善药物的吸收和分布；③增加药物的化学稳定性；④减低毒性或不良反应；⑤延长药物的作用时间；⑥提高药物在作用部位的特异性；⑦消除药物不适宜的性质，使病人容易接受。

3. 硬药和软药原理　硬药（Hard drug）和软药（Soft drug）原理在先导化合物修饰过程中经常运用到，这是二个不同的概念。

硬药是指具有发挥药物作用所必需的结构特征的化合物，但该化合物不发生代谢或化学转化，可避免产生不必要的毒性代谢产物，可以增加药物的活性。由于硬药不能发生代谢失活，因此很难从生物体内消除。

例如前列腺素 E1 即前列地尔（Alprostadil），分子中的 C15 羟基在体内经酶氧化生成相应的酮基是代谢失活的一种主要转化形式。米索前列醇（Misoprostol）把 PGE1 的 C-15 羟基移到 C-16 之后，又引入甲基，使羟基成为叔羟基，不易受酶的影响而氧化。由此，不但代谢失活不易发生，作用时间延长，而且口服有效。

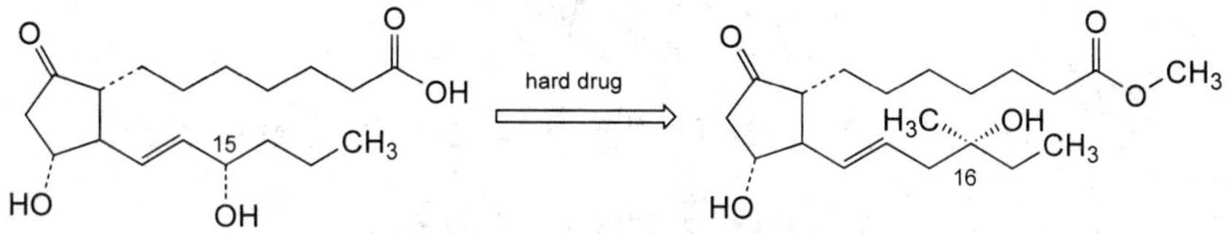

前列地尔 米索前列醇

软药是本身具有治疗作用的药物，在体内作用后，经预料的和可控制的代谢作用，转变成无活性和无毒性的化合物。软药的设计可以减少药物的毒性代谢产物，提高治疗指数；可以避免体内产生活性的代谢产物；减少药物的相互作用；可以使药代动力学问题得到简化。

例如：氯化十六烷基吡啶鎓是一个具抗真菌作用的硬药，在体内作用后难以代谢，产生副作用。将其化学结构中的碳链改成电子等排体酯基取代后得到软药。该软药和氯化十六烷基吡啶鎓相比均具有相同的疏水性碳链，抗菌作用亦相同，但由于该软药在体内容易发生水解失活，因而其毒性低 40 倍，具有较高的治疗指数。

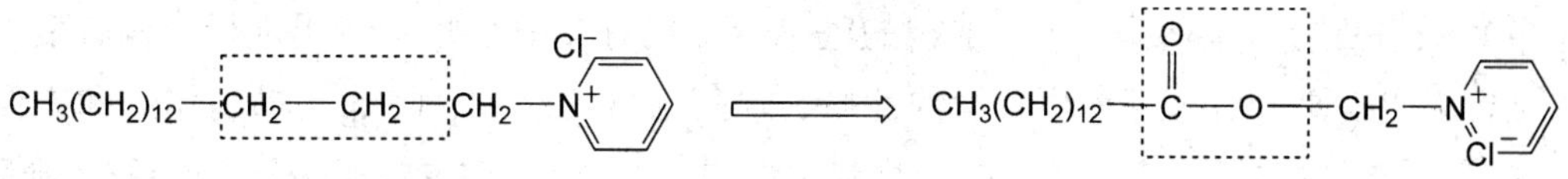

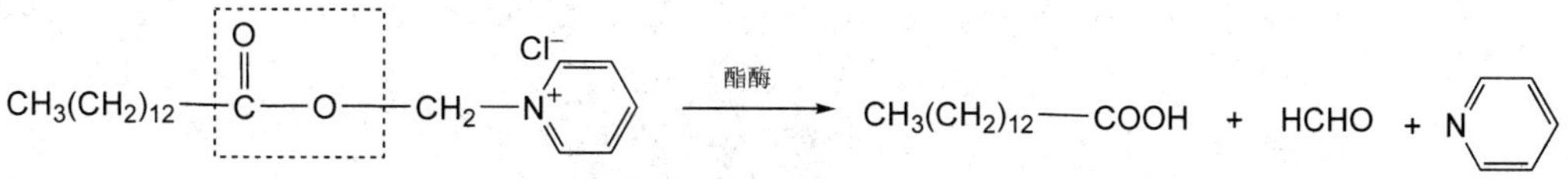

但值得注意的是，软药本身是药物，在发挥药物作用后经体内的生物转化转变成没有活性的物质，这与前药的概念是不同的，前药是指没有活性的化合物，在体内经生物或化学转化成活性的化合物。软药是代谢失活过程，而前药是代谢活化过程。

（孙铁民）

第二十二章 药物的化学结构修饰与新药研究开发
Chemical Structure Modification and New Drug R&D

新药发现到上市主要经过两个阶段，即新药发现阶段和开发阶段。新药发现（drug discovery）通常分为四个阶段：靶分子的确定和选择，活性评价系统的建立，先导化合物的发现和先导化合物的优化。药物化学研究的重点是后两个阶段。先导化合物的发现是新药研究的起始点。发现的先导化合物可能存在某些缺陷，如活性不够高，化学结构不稳定，毒性较大，选择性不高，药代动力学性质不合理等，需要对先导化合物进行结构修饰或改造，使之成为理想的药物。

药物的化学结构修饰包括两方面：

（1）在保留药物原有基本化学结构的基础上，仅对其中某些官能团进行结构改变。其目的是希望能改变药物的药代动力学的性质、提高药物的疗效、降低其毒副作用和方便应用。这部分研究主要研究是在已有的药物基础上的二次开发，主要是解决现有药物的缺陷。

（2）利用药物设计的基本原理和方法，进行全新药物的设计和开发。这部分的主要研究是创新药物的研究，即先导物的发现和优化，使其成为达到发挥最佳药物作用的分子形式。

扫码"学一学"

第一节 药物的化学结构修饰对药效的影响
Effects of Chemical Structure Modification on Pharmacological Activity

药物在研究和应用的过程中，常会出现一些影响药物发挥应有的作用或影响对药物应用的因素。如药代动力学性质不理想而影响药物的吸收、导致生物利用度低、或由于化学结构的特点引起代谢速度过快或过慢等情况；也会由于药物作用的特异性不高，产生毒副作用；还有一些其他原因，如化学的不稳定性、溶解性能差、有不良的气味或味道、对机体产生刺激性或疼痛等。这就需要对药物的化学结构进行修饰，以克服上述缺点，提高药物的活性和增强疗效。

1. 改善药物的吸收性能 改善药物吸收的性能是提高药物生物利用度的关键，而药物的吸收性能与其脂溶性和水溶性有密切的关系，当两者的比例适当时，才能充分吸收，达到较大的生物利用度。噻吗洛尔（Timolol）为 β 受体拮抗剂，临床上用于治疗青光眼和降低眼压。由于极性较强（pK_a 9.2）和脂溶性差（$\lg P = -0.04$），难于透过角膜。将其结构中的羟基用丁酸酯化后，得到丁酰噻吗洛尔，其脂溶性增高（$\lg P = 2.08$），制成的滴眼剂透过角膜的能力增加了4~6倍，进入眼球后，经酶水解再生成噻吗洛尔而起作用。

例如β-内酰胺类抗生素的2位是羧基，由于极性和酸性较强，口服吸收效果差。氨苄西林（Ampicillin）在胃肠道以离子形式存在，生物利用度仅为20%~30%，应用前药原理设计，将羧基酯化得到匹氨西林（Pivampicillin）、仑氨西林（Lenampicillin）等，脂溶性增大，口服时几乎定量吸收，生物利用度可达95%，后者在体内的抗菌作用比氨苄西林强2~4倍，而且血药浓度高，半衰期长。

氨苄西林　R= H

匹氨西林　R=

仑氨西林　R=

2. 延长药物的作用时间　延长药物的作用时间主要是减慢药物的代谢速度和排泄速率，延长药物的半衰期，增加药物在组织内的停留时间。这种修饰方法对于需要长期服药的病人或服药比较困难的病人以及慢性病患者的药物治疗带来很大的方便。例如，精神分裂症患者的治疗需要长期使用抗精神病药物氟奋乃静（Fluphenazine），若使用氟奋乃静盐酸盐，通过肌肉注射给药，由于吸收代谢快，药效只能维持一天。但若利用前药原理将其结构中的羟基经酯化，制成氟奋乃静庚酸酯（Fluphenazine Enanthate）或氟奋乃静癸酸酯（Fluphenazine Decanoate），在体内可以慢慢分解释放出氟奋乃静，效果可以分别延长至2周或4周。

R= —H　　氟奋乃静

R= —CO(CH$_2$)$_5$CH$_3$　庚氟奋乃静

R= —CO(CH$_2$)$_8$CH$_3$　癸氟奋乃静

为了延长甾体激素类药物在体内存留时间，通常将其结构中的酚羟基或羟基酯化，减缓了药物在体内的代谢速度，另一方面，酯化了的药物成为前药在体内逐渐分解释放，达到了长效化的目的。例如：丙酸睾酮（Testosterone Propionate）是针对睾酮（Testosterone）结构中17位羟基易氧化的特点，将该羟基用丙酸酯化后得到的药物。丙酸睾酮可制成油溶液经肌肉注射给药，有长效作用，进入体内后逐渐水解释放出睾酮而起作用。

3. 增加药物对特定部位作用的选择性　药物给药后，在体内经过吸收、转运、代谢等过程，为了提高药效，有时需要增加血药浓度，往往也会增加全身的毒副作用，因此提高药物的靶向性是降低全身副作用的方法之一。将药物制成无活性的前药，同时也掩蔽了毒性，在进行前药设计时，考虑靶点作用部位的特点，使该前药在其他组织中不被分解，只有转运到作用部位时，在特异酶的作用下，释放出原药而产生药效。这样可提高药物对靶点的选择性，使药物在特定部位发挥作用，增强药效并降低了毒副作用。

通过适当的结构修饰能够选择性的将药物转运和浓集到作用部位，减少在其他组织或非作用部位的分布，不仅能增加药效而且能降低药物的毒副作用。例如β肾上腺素受体阻断剂可尔特罗临床可用于解除平滑肌痉挛，为了增强其对支气管平滑肌的解痉作用，将可尔特罗（Colterol）结构中的酚羟基用对甲苯甲酰氯酰化得到比托特罗（Bitolterol），可选择性的集中于肺部，然后被肺组织中的酯酶水解成可尔特罗，特异性的发挥解除支气管平滑肌痉挛的作用。

可尔特罗 R=H

比托特罗 R=

在抗肿瘤药物的研究中，为了提高抗肿瘤药物的选择性，减少药物对正常组织的毒副作用，希望药物能较多的进入肿瘤组织中。例如将氟尿嘧啶（Fluorouracil）制成去氧氟尿苷（Doxifluridine），进入体内后利用肿瘤组织和正常组织中酶活性的差异（肿瘤组织中尿嘧啶核苷磷酸酶有较高的活性），使去氧氟尿苷水解成氟尿嘧啶，发挥抗肿瘤作用。或利用肿瘤组织对氨基酸的需求量比较大的特点，将氨基酸引入氮芥类药物中，如在氮芥（Chlomethine）结构中引入苯丙氨酸得到美法仑（Melphalan），使其较多的富集在肿瘤组织中。

氟尿嘧啶　　　　去氧氟尿苷　　　　氮芥　　　　　　美法仑

对于需要在特定部位起作用的药物，利用体内各器官的酶系统的差异，可设计靶向性的前药。设计时需要研究该部位酶的作用和药物代谢方式，制成相应的前药，在特定部位酶作用下产生活性代谢物而发挥作用。如己烯雌酚（Diethylstilbestro）是治疗前列腺癌的有效药物，但对肿瘤患者使用时会产生雌激素副作用。研究发现，前列腺肿瘤组织中磷酸酯酶的含量很高，利用这一特点，设计其前药己烯雌酚二磷酸酯。服用后，己烯雌酚二磷酸酯容易分布到磷酸酯酶含量较高的前列腺，使癌组织中的浓度高于正常组织，并经磷酸酯酶催化水解释放出己烯雌酚，从而增强了对前列腺肿瘤组织的选择性，降低了全身的雌激素副作用和毒性。

R=H 己烯雌酚

R= PO₃H 己烯雌酚二磷酸酯

一些需要在结肠部位发挥作用的药物通常是采取口服给药的方式，往往因胃肠道酸碱性和酶的破坏作用，使到达结肠部位的药物比例很少，因而影响了疗效。而且由于血液的吸收还会产生全身性的副作用。如5-氨基水杨酸（Mesalazine）是溃疡性结肠炎的常用药，口服后，在小肠完全吸收，使到达有效作用部位结肠的药量极少。利用5-氨基水杨酸的羧基与甘氨酸的氨基结合生成前药5-氨基水杨酰甘氨酸，在胃和小肠不易吸收，到结肠后被相应的水解酶催化水解，释放出5-氨基水杨酸。

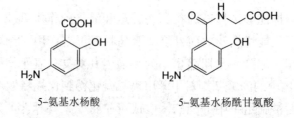

5-氨基水杨酸　　　　　　5-氨基水杨酰甘氨酸

4. 降低药物的毒副作用　在病原体（微生物）或癌细胞的化学治疗药物中，有相当一部分药效团具有毒性，即毒性基团。而作用于组织、器官的药物应避免有毒性基团或潜在的毒性基团，避免在体内经代谢转化，生成毒性基团。此类基团大多具有亲电试剂的性质，在生理条件下同体内核酸、蛋白质或其他重要成分中的亲核中心发生取代反应，使这些成分发生不可逆的损伤，表现为毒性、致突变或致癌等作用。

增加药物的选择性可直接或间接降低药物的毒副作用，而前药设计是解决毒性的另一种方法。氨基是药物中最常见的基团，它是药物与受体相互作用的基团，但伯胺类药物的毒性一般较大。对氨基进行酰胺化修饰，可降低毒副作用，增加药物的组织选择性，延长药物作用时间，并增加药物的化学稳定性等。如美法仑（Melphalan）的氨基经甲酰化，生成氮甲（Formylmerphalan），其副作用降低，并且可口服给药。

（美法仑 → 氮甲 化学结构式）

羧酸和酚类变成酯后其毒副作用往往会减低，在体内又可以水解产生原药。例如：阿司匹林（Aspirin），由于具有较强的酸性，使用中对胃肠道具有刺激作用，严重者会引起溃疡和消化道出血。将阿司匹林与另一个解热镇痛药对乙酰氨基酚（Paracetamol）利用拼合的方法形成酯，得到贝诺酯（Benorilate），到体内水解得到 2 个药物同时发挥作用，降低了阿司匹林对胃肠道的刺激作用。

在脂肪链上有羟基取代，可使毒性下降，但一般活性也下降；相反在芳环上有羟基取代时，有利于药物和受体结合，使活性增强，但毒性也相应增加。

5. 提高药物的稳定性　有些药物结构中存在易氧化、易水解的基团，在贮存过程中易失效。在体内的代谢速度也快。将这些不稳定的基团进行化学修饰，可增加药物的稳定性，并延长作用时间。

例如含有羰基的药物，由于羰基化学性质不活泼，制备前药时选择形成缩酮、Schiff碱、肟等。如前列腺素 E2（Prostaglandin E2）化学性质不稳定，因为其分子结构上含有 β 羟基环戊酮和游离的羧基结构，在酸催化下易失水成不饱和环酮前列腺 A2 而失效，若将前列腺素 E2 的酮基制成乙二醇缩酮同时在羧基上酯化得到稳定的固体产物，提高了化学稳定性。

（前列腺素E2 化学结构式）

6. 改善药物的溶解性能　药物发挥药效的重要前提是首先药物要到达作用部位，并形成一定的浓度。而对于一些水不溶性药物，由于在水溶液中溶解度低，不仅影响到其在体内的转运过程和作用部位的有效浓度，而且还影响剂型的制备和使用。

例如双氢青蒿素（Dihydroartemisinin）的抗疟活性强于青蒿素（Artemisinin），但水溶性低不利于注射应用，将其制成青蒿琥酯（Artesunate），利用琥珀酸具有双羧酸官能团，一个羧基与双氢青蒿素形成单酯，另一个游离羧基可形成钠盐来增加水溶性，不仅可以制成注射剂，而且还提高了生物利用度，临床用于治疗各种疟疾。

许多药物在水中溶解度较低，难以制备成水溶性的制剂。一般可以通过结构修饰，制成水溶性的盐类，使溶解度增大，符合制剂要求。对于不能成盐的药物还可以用更复杂的方法设计前药以改善溶解性。如阿昔洛韦（Aciclovir,）是一种有效的抗疱疹病毒药，但水溶性差。设计它的水溶性前药地昔洛韦（Desciclovir），地昔洛韦在水中的溶解度比阿昔洛韦大18倍，可用作滴眼液或注射剂。地昔洛韦体内经过黄嘌呤氧化酶氧化为具有抗病毒活性的阿昔洛韦，这种前药又称为生物前药（biologic prodrug），地昔洛韦口服吸收也比阿昔洛韦高。

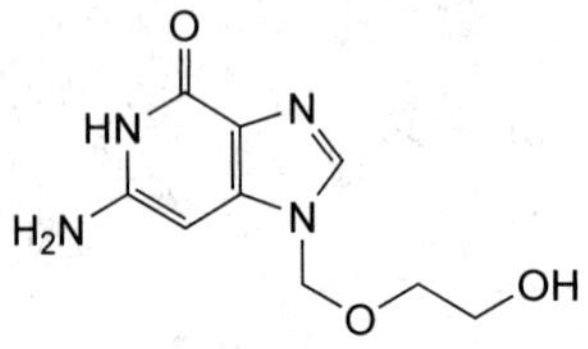

阿昔洛韦 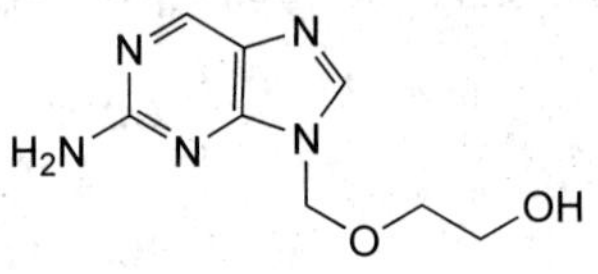　　　　　　　　　　　　地昔洛韦

一些环状药物的开环产物在体内生理环境时能迅速环合成原药，利用这种特点来进行前药修饰。利用1,4-苯二氮䓬环在体内胃部酸性开环，在肠中 pH 偏碱性时很快环合的特点，设计了该类药的水溶性前药。如三唑仑（Triazolam）是临床上使用的强效镇静催眠药，它的开环性前药三唑基二苯酮，是水溶性的，可以制成注射剂。在体内经酶水解和环合反应，形成三唑仑。

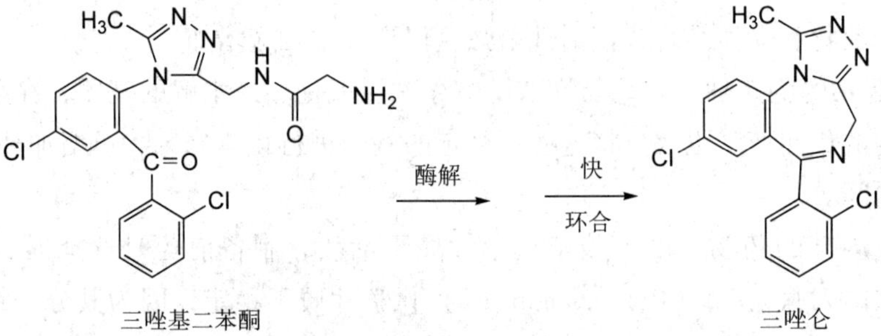

三唑基二苯酮　　　　（酶解）（快 环合）　　　三唑仑

7. 消除不适宜的异味　药物的苦味和不良气味常常影响患者，特别是儿童用药。例如，克林霉素（Clindamycin），注射使用时会引起疼痛，而在口服给药时，味道比较苦，为了改变这一性质，将克林霉素形成磷酸酯，可以解决注射疼痛问题，若将克林霉素制备成棕榈酸酯则可解决口服时味苦的缺陷。克林霉素的这两个酯进入体内后会经过水解生成克林霉素发挥作用。

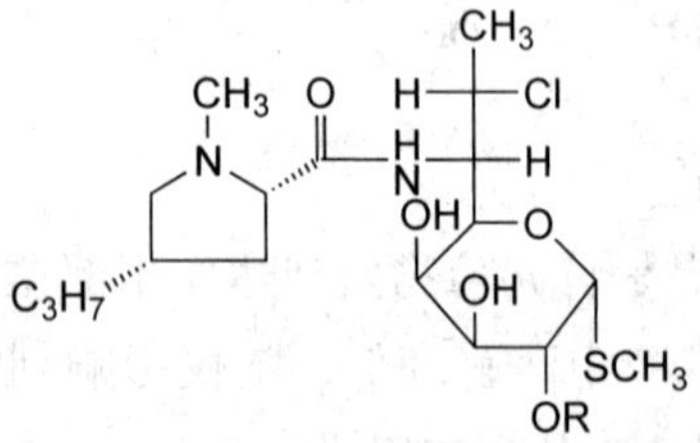

克林霉素　　　　　　　　　R ＝ H

克林霉素磷酸酯　　　　　　R ＝ −PO_3H_2

克林霉素棕榈酸酯　　　　　R ＝ −COC_15H_31

第二节　药物化学结构修饰的常用方法
Common Methods for Modifying Chemical Structures of Drugs

药物化学结构修饰的方法有很多，主要根据药物结构中存在的活性基团，进行适当的修饰。常用的修饰方法有：酯化和酰胺化、成盐修饰、成环和开环修饰等。

一、酯化和酰胺化修饰（Esterification and Amidation Modification）

酯化和酰胺化修饰是药物化学结构修饰中最常用的修饰方法，也是前药修饰的一种方法，主要用于含有羟基、羧酸基、氨基等基团药物的修饰。通过修饰可以降低药物的极性、解离度或酸碱性，增加药物的稳定性，减少药物的刺激性和改变药物的药代动力学性质等。

具有羧基药物的修饰　具有羧基的药物在使用时存在着一些问题，如有一定的酸性，口服给药时容易对胃肠道产生刺激；具有较大的极性，影响药物的吸收；容易与体内的活性物质结合，加快代谢的速度。对羧酸类药物的修饰方法主要有酯化和酰胺化。

酯化在含羧基的药物修饰中最为常见，例如，非甾体抗炎药物大多都含有羧酸基团，临床应用中易对胃肠道产生刺激作用，前面提及的将阿司匹林（Aspirin）与另一个解热镇痛药对乙酰氨基酚（Paracetamol）利用拼合的方法形成酯，得到贝诺酯（Benorilate），就是酯化修饰的一个典型的例子。贝诺酯减少了阿司匹林对胃肠道的直接刺激，使病人能够耐受，减少副作用。

半合成 β-内酰胺抗生素头孢呋辛（Cefuroxime）具有耐酶和广谱的特性，但是由于 2-羧基极性较大影响其在胃肠道的吸收，而 2-羧基又是抗菌活性必需的基团不能改变，为改善其药物代谢动力学性质，将该羧基经酯化修饰后得到头孢呋辛酯（Cefuroxime Axetil），不仅口服吸收好，而且延长了作用时间。

头孢呋辛　　R＝H

头孢呋辛酯　R＝—CH（CH$_3$）OCOCH$_3$

羧基的酯化修饰也是前药修饰，生成的酯实际上是羧酸药物的前药。

尽管依那普利拉静脉注射时，具有良好的活性。但其口服生物利用度较低。将依那普利拉酯化后，生成依那普利（Enalapril），是具有良好口服生物利用度的化合物。

依那普利　　　　　　　　　　　　　　　依那普利拉

依那普利的生物活化

依那普利拉中仲胺邻近的羧基离子化后，能有效地提高仲胺的碱性，使其 pK_a 值达到 8.02，而在依那普利中，其 pK_a 值仅为 5.49。因此，在小肠内，依那普利拉中仲胺易被离子化，与邻近的羧基形成两性离子；而在依那普利中，它主要以非离子形式存在。尽管依那普利在体外实验中，其活性将减少 1000 倍，但它和依那普利拉在小肠内对 ACE 都有相同的抑制作用，随后研究表明依那普利在体内会经历一个生物活化过程，它为依那普利拉的前药。

具有羟基药物的修饰　羟基常常是药物结构中的药效基团，但羟基在体外容易被氧化破坏，在体内也很快会被氧化代谢。为了增强含羟基药物的稳定性，通常也是将羟基进行酯化修饰，这样做既可以保护羟基不被氧化，还可以改善其药代动力学性质，延长药物的半衰期。例如，临床上使用的维生素 A 和 E 都是醋酸酯的形式，因为维生素 A（Vitamin A）和维生素 E（Vitamin E）极容易被氧化破坏，形成维生素 A 醋酸酯（Vitamin A acetate）或维生素 E 醋酸酯（Vitamin E acetate）后，两者都比较稳定，容易储存、保管和使用。

地匹福林（Dipivefrine）改善肾上腺素类药物的角膜渗透，比肾上腺素高出 17 倍，这归因于地匹福林为肾上腺素的二叔戊酰酯前药，具有高脂溶性，其脂溶性比肾上腺素高出 600 倍，使用较小剂量的地匹福林后，便达到与使用肾上腺素相同的治疗效果。虽然在眼部滴注地匹福林和肾上腺素后，可被系统吸收的含量变化范围内很小（各为 55% 和 65%），因此，剂量小的地匹福林与常规的 2% 盐酸肾上腺素眼药液的作用相当，但 0.1% 的地匹福林滴眼液引起眼内压降低较小，其副作用也大为降低。

含羟基的药物修饰的另一个目的是改变其溶解性。例如，甾体皮质激素类抗炎药泼尼松龙（Prednisolone）水溶性较差，为了增加其水溶性，将其与无机酸（如磷酸）酯化形成泼尼松龙单磷酸酯钠盐，或将泼尼松龙和二元羧酸（如琥珀酸）形成泼尼松龙单琥珀酯钠盐，将游离的另一个羧酸制备成钠盐，从而增加其水溶性。氯霉素和青蒿琥酯都是类似的例子。

泼尼松龙单磷酸酯钠盐　　　　R = —PO$_3$Na$_2$

泼尼松龙单琥珀酯钠盐　　　　R = —COCH$_2$CH$_2$COONa

具有氨基药物的修饰　含有氨基药物的修饰可以增加药物的组织选择性，降低毒副作用，延长药物的作用时间，增加稳定性等。氨基的修饰可用氨基酸、脂肪酸及芳香酸进行酰胺化实现。

抗肿瘤药物氮甲（Formylmerphalan）就是在美法仑（Melphalan）结构的基础上经甲酰化得到的，这样的修饰降低了美法仑的毒性。抗结核药对氨基水杨酸（Aminosalicylate）结构中氨基的酰胺化，如对苯甲酰氨基水杨酸则可以保护氨基，增加其稳定性。

氮甲　　　　　　　　　　　　对苯甲酰氨基水杨酸

二、成盐修饰（Saltation Modification）

具有酸、碱性的药物，可以转变成适当形式的盐供临床使用；某些中性的药物也可以设法将其转化成具有酸性或碱性的基团后再成盐，来克服原有的一些缺点。

成盐修饰在临床上的主要作用：可产生较理想的药理作用；有适当的 pH，可降低对机体的刺激性；有良好的溶解性。

1. 酸性药物的成盐修饰

（1）羧酸类药物　羧酸类药物的酸性较强，常与钾、钠、钙等离子形成盐，例如水杨酸钠、青霉素 G 钾、对氨基水杨酸钙等。羧酸类药物也有和有机碱或碱性氨基酸形成盐，例如，为减少青霉素 G 的刺激性，增加水溶性，将青霉素 G 和普鲁卡因成盐后得到普鲁卡因青霉素（Procaine benzylpenicilln）；将阿司匹林和碱性氨基酸赖氨酸成盐得到赖氨匹林（Lysine acetylsalicylate），降低了阿司匹林的酸性，同时也增强了阿司匹林的镇痛效果。

（2）磺酸、磺酰胺基磺酰亚胺类药物　磺酸、磺酰胺和磺酰亚胺都有足够强的酸性，常利用其和碱金属离子形成盐，成盐后水溶性增大宜于制成液体制剂，如磺胺醋酰钠（Sulfacetamide sodium）、磺胺嘧啶钠（Sulfadiazine sodium）、糖精钠（Saccharin sodium）等。

临床上还利用磺胺类药物易于和金属离子成盐的特点，制成银盐、锌盐等，如磺胺嘧啶银（Sulfadiazine silver）和磺胺嘧啶锌（Sulfadiazine zinc），尽管成银盐和锌盐后水溶性没有增加，但在临床上用这些盐制备成软膏用于烧伤创口的处理，具有收敛和促进伤口的愈合、抗菌控制感染的作用。

酰亚胺和酰脲类药物　酰亚胺和酰脲类药物的酸性比羧酸类药物弱，临床上常制成钠盐使用。如苯巴比妥钠（Phenobarbital sodium）、苯妥英钠（Phenytoin sodium）等。成盐后水溶性均增大，但水解率也比较高，使溶液呈碱性，遇二氧化碳易析出原型药物。

酰亚胺类药物还可以与强碱性有机碱结合成盐使用，如将茶碱和乙二胺成盐得到氨茶碱（Aminophylline），对平滑肌的舒张作用较强，用于支气管哮喘的治疗。

艾司美拉唑的化学稳定性不好，制成钠盐或镁盐，稳定性大大的提高，其钠盐用于注射，镁盐用于口服。

酚类及烯醇类药物　酚类和烯醇类药物的酸性比较弱，如制成碱金属盐后，其水溶液的碱性比较强，不宜在临床上使用。但具有连烯二醇结构的药物酸性比较强，可制成钠盐使用。例如将维生素 C（Vitamin C）和碳酸氢钠反应制成钠盐使用。

2. 碱性药物的成盐修饰　碱性药物的碱性都是由药物结构中含有的氮原子产生的。脂肪胺类的碱性药物碱性较强，可与无机酸成盐使用，如硫酸庆大霉素（Gentamicin sulfate）、硫酸卡那霉素（Kanamycin sulfate）、盐酸土霉素（Oxytetracycline hydrochloride）等。

含氮杂环、含芳杂环的胺和含氮芳杂环类药物成盐后在临床上使用的例子还是比较多的，例如硫酸奎宁（Quinine sulfate）、盐酸硫胺（Thiamine hydrochloride）、盐酸左旋咪唑

（Levamisole hydrochloride）等。

碱性药物成盐以后可减少药物的刺激性和不良味觉，降低毒性，延长作用时间。

三、成环和开环修饰（Closed-loop and Open-loop Modification）

苯二氮䓬类药物的结构中存在 C＝N 的亚胺基团，在酸性条件下会发生水解开环，但当 pH 提高到中性条件时，又会重新闭环成原药。在临床应用时，口服该药物在胃酸作用下，水解产生开环产物，当开环产物进入肠道后，由于肠道中 pH 较高，又闭环形成原来的药物。利用这一性质，将苯二氮卓药物地西泮（Diazepam）的开环产物和赖氨酸相连得到 Ro-7355，进入体内后经肽酶水解并环合形成地西泮而发挥作用。

Ro-7355   地西泮

维生素 B_1（Vitamin B_1）为季铵型药物，由于极性比较大，口服吸收差。但将维生素 B_1 和含硫的化合物作用后，开环形成含有二硫键的衍生物。这些衍生物亲脂性增强，口服吸收效果好，在体内迅速转变成维生素 B_1 发挥作用，提高了血液和组织中维生素 B_1 的浓度。这些开环修饰的药物有：丙舒硫胺（Prosultiamine）、呋喃硫胺（Fursultiamine）等。

维生素 B_1 优硫胺   呋喃硫胺

药物的结构修饰对改善药物在药剂相、药动相、毒副作用、组织选择性等性质方面已有很多成功的经验，成为药物研究的重要组成部分。但药物的修饰应根据药物结构、理化性质和拟达到的目的来选择。

第三节　药物设计与新药研究开发
Drug Design and New Drug R&D

药物化学的根本任务是设计和发现新药。新药设计的目的是寻找具有高效、低毒的新化学实体（New chemical entities，NCEs），即指在以前的文献中没有报道过的新化合物。药物的研究和开发可分为研究阶段和开发阶段。新药的研究是为了设计和发现 NCE；新药的开发则是在得到 NCE 后，通过各种评价、检验使其成为可上市的药物。新药的研究与开发有多种途径和方法，其关键问题是要找到一个可供研究的先导化合物，从先导化合物出发，经进一步的结构改造、优化和设计，最终研发成活性好、毒副作用小、安全有效的新药。

一、先导化合物发现的方法和途径（Methods and approaches for discovery of lead compounds）

药物设计可大致为两个阶段，即先导化合物的发现和先导化合物的优化。第一阶段是对大量的化合物进行筛选，找到先导化合物（Lead Compound），简称先导物，又称原型物，先导化合物的定义是：通过各种途径得到的具有一定生理活性的化学物质。先导化合物的发现和寻找有多种多样的途径和方法。第二个阶段是对药物的化学结构进行修饰，因先导化合物存在的某些缺陷，如活性不够强，化学结构不稳定，毒性较大，选择性不好，药代动力学性质不合理等，药物化学家需要针对其各种缺陷，继续进行进一步的化学修饰研究，找出活性高、毒性低、选择性强的化合物。

先导化合物的来源大体可分为两方面，即天然产物和人工合成。先导化合物是通过各种途径或方法得到具有一些生物活性的化合物，可进一步优化而得到供临床的药物。发现先导化合物的途径和方法很多，早期主要是从天然产物的活性成分发现先导物，或是随机的偶然的发现先导物。随着生命科学的发展，又发展到以体内生命基础过程和生物活性物质为基础发现先导物，基于生物大分子的结构发现先导物，基于体内生物转化的代谢产物发现先导物，还可以通过观察临床副作用得到一些先导物。目前新的进展可通过组合化学合成加上高通量的大规模筛选发现先导物，以及应用反义核苷酸技术发现先导物等。

（一）从天然产物活性成分中发现先导化合物

在药物发展的早期阶段，利用天然产物作为治疗手段几乎是唯一的源泉。时至今日，从动植物、微生物和海洋生物体内分离鉴定具有生物活性物质，仍然是先导物甚至是药物的重要组成部分。天然产物往往有独特的化学结构，并且结构丰富多样，特殊的药理作用，是先导化合物的重要来源之一。

1. 植物来源 在 20 世纪 60 年代前，大部分的药物是来源于天然产物，而且不少药物是直接从植物中提取到，如镇痛药吗啡（Morphine）是在 1806 年从罂粟科植物罂粟中分离出来；解痉药阿托品（Atropine）是从茄科植物颠茄、曼陀罗及莨菪等分离提取出的生物碱；抗疟药奎宁（Quinine）是 1820 年从金鸡纳树皮中提取得到；心血管药物利血平（Reserpine）是从萝芙木植物中提取出的；抗肿瘤药长春碱（Vinblastine）和长春新碱（Vincristine）均由夹竹桃科植物长春花分离得到。

从红豆杉树皮中分离出的紫杉醇（Paclitaxel，Taxol）具有强效抗肿瘤作用，其作用的靶点是促进微管蛋白的聚合，并使其稳定化，从而阻止了微管蛋白在有丝分裂过程中的功能。以它为先导物进行结构修饰，优化得到半合成的多西他塞（Docetaxel），不仅水溶性好，而且抗肿瘤作用比紫杉醇强。

紫杉醇　　　　　　　　　　　多西他塞

天然产物包括从植物、微生物、海洋动植物及爬行类和两栖类动物中得到的化合物。青蒿素（artemisinin）是从中药青蒿中分离出的抗疟有效成分，青蒿素为新型结构的倍半萜过氧化物。实验证明其对耐氯喹的疟原虫有极高的杀灭作用。后采用结构修饰的方法合成了抗疟效果更好的蒿甲醚（artemether）和青蒿琥酯（artesunatum），疗效比青蒿素高5倍，且毒性比青蒿素低。

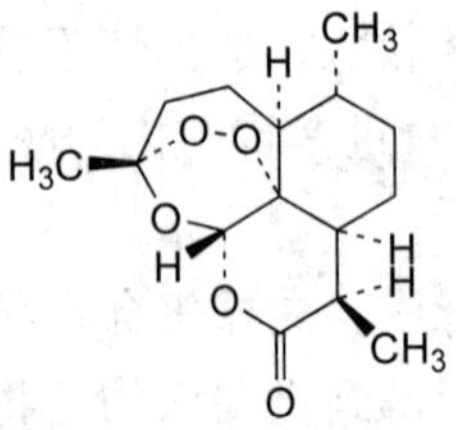

青蒿素 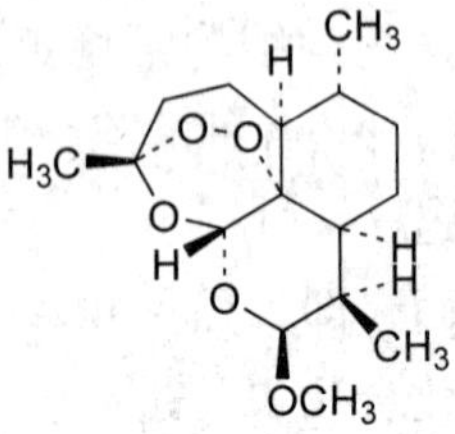　　　　　　　　蒿甲醚 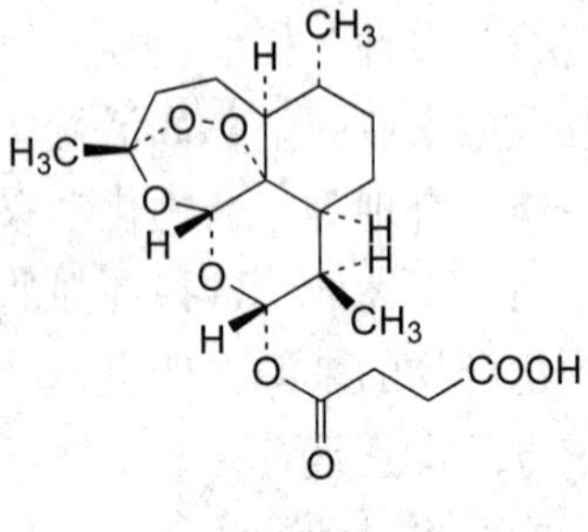　　　　　　　　青蒿琥酯

2. 微生物来源　某些微生物的次级代谢产物（secondary metabolites）很多具有生物活性，其往往与特异性受体有强结合作用，从而呈现较高的药理活性；另一方面，次级代谢产物的化学结构比较复杂和特殊，往往具有意想不到的结构，这是人工设计与合成化合物所达不到的。

应用超敏菌株与特异靶方法发现了许多新的抗生素，例如用对 β-内酰胺类抗生素特别敏感的菌株，并用不同 β-内酰胺酶作区别实验，发现了 β-内酰胺酶抑制剂克拉维酸（clavulanic acid）。

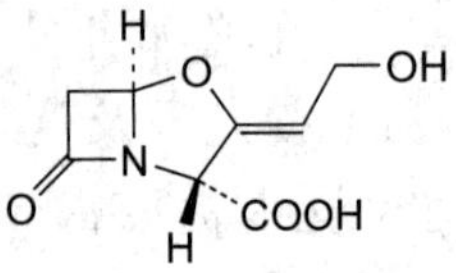

克拉维酸 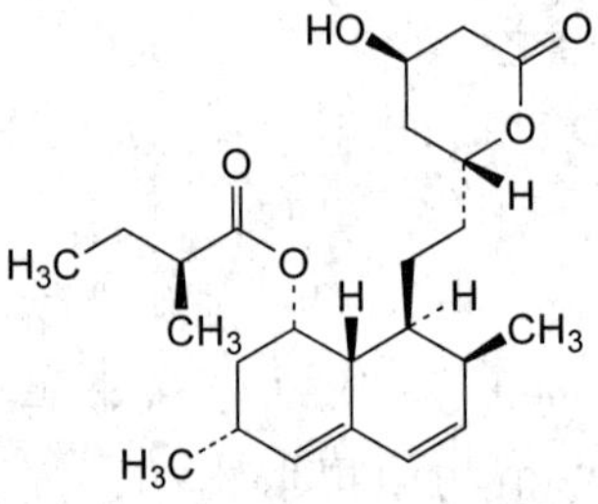　　　　　　　　　　洛伐他汀

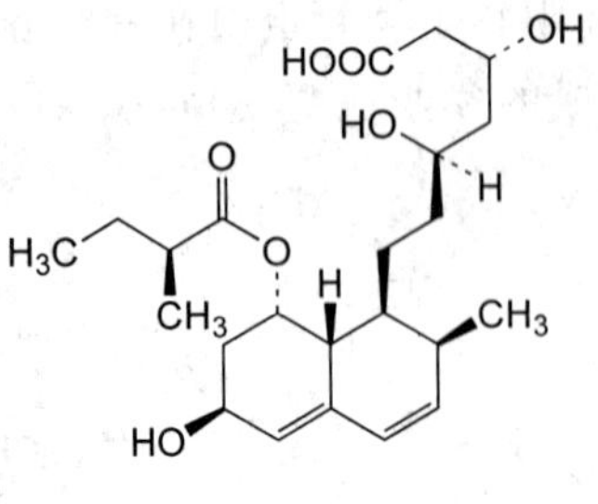

普伐他汀 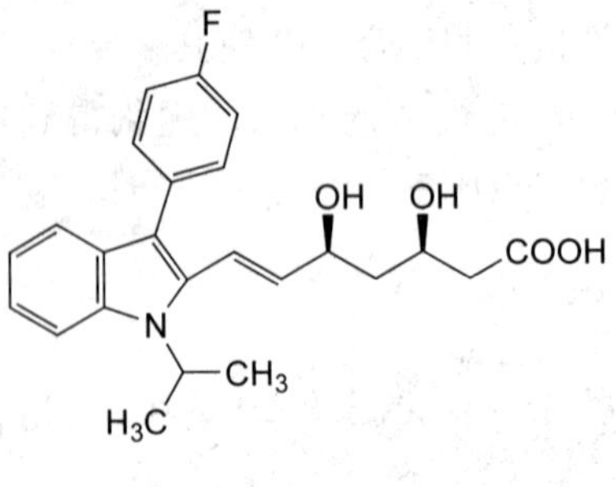　　　　　　　　　氟伐他汀

羟甲戊二酰辅酶 A（HMG-CoA）还原酶抑制剂先导化合物的发现起源于微生物。1976年首次从桔青霉菌的代谢产物中分离出具有抑制 HMG-CoA 还原酶活性的美伐他汀（Mevastatin），相继又分出洛伐他汀（Lovastatin）、普伐他汀（Provastatin）。最初发现的这些药物属于前药，需要在体内经内酯的水解开环生成羟基酸才有活性。受其启发，将洛伐

他汀的内酯环打开，结构改造得到第一个全合成的 HMG-CoA 还原酶抑制剂氟伐他汀（Fluvastatin），其侧链上的羟基羧酸，与洛伐他汀开环结构类似。

3. **动物来源**　从动物体内发现的药物也为数不少，目前临床上使用的血管紧张素转化酶抑制剂（ACEI）是治疗高血压最为常用的药物。1965 年，Ferreira 从巴西毒蛇的毒液中分离出的含九个氨基酸残基的九肽替普罗肽（Teprotide），对血管紧张素转化酶有特异性的抑制作用，具有降低血压的作用，但不能口服。通过对血管紧张素转化酶（ACE）及其同工酶（羧肽酶 A）抑制剂的 C 末端研究，发现肽类的抑制剂的 C 末端均有脯氨酸，根据其结构特点首先设计并合成出可以口服的非肽类 ACEI 卡托普利（Captopril）。以卡托普利为先导化合物，依那普利（Enalapril）、赖诺普利（Lisinopril）、雷米普利（Ramipril）以及福辛普利（Fosinopril）等不断被开发，它们的活性强于卡托普利，副作用小，而且作用时间长。

卡托普利　　　　　　　　　　　　　依那普利

（二）通过从分子生物学途径发现先导化合物

人体是由各种细胞、组织所形成的一个统一机体，经过各种生化反应和生理过程来调节机体的正常功能。研究这些生化反应和生理调节过程，是新药设计的靶点，也是先导化合物的源头之一。

分子生物学对药物发现的贡献是不断确立新的药物靶点，以发现具有选择性和新颖性新的先导化合物。我们人体的内源性活性物质除受体、酶外，还有各种神经系统及其释放的神经介质，如乙酰胆碱；有内分泌系统及其释放的调节物质，如胰岛素；有各种氨基酸，如 γ-氨基丁酸；有各种多肽，如脑啡肽等等。体内这些活性物质的配体和自动调节控制过程的每一个环节都是药物设计的靶点，可视为广义的先导化合物，提出药物设计的新思路。

5-羟色胺是个神经递质，主要存在于肠、脑和血小板中。临床试验证明 5-羟色胺与偏头痛有密切关系，所以，以 5-羟色胺作为先导物，创制选择性地激动 5-HT₁ 受体的药物，是寻找治疗偏头痛病的目标。将 5-羟色胺的 5 位羟基进行结构改造，改为氨甲酰基，发现该化合物对 5-HT₁ 受体的激动作用强于 5-羟色胺 2 倍，进一步结构改造，在羰基与苯环之间插入亚甲基，氮原子被甲基化，其激动活性更高，再将羰基被磺酰基代替，将 3 位侧链的伯胺基变换成二甲氨基，得到舒马普坦（Sumatriptan），该化合物可选择性作用于 5-HT₁ 受体，具有特异的治疗效果和良好的口服利用度。

5-羟色胺　　　　　　　　　　　　　舒马普坦

（三）通过随机机遇发现先导化合物

在药物化学发展历史中，通过偶然事件或意外发现发展了先导化合物和新药的例子很多。青霉素的发现就是典型的事例。1929 年，英国医生 Fleming 发现已接种金黄色葡萄球菌的平皿被霉菌所污染，污染物邻近的细菌明显遭到溶菌。他联想到可能是霉菌的代谢产物对金黄色葡萄球菌有抑制作用，因此把这种霉菌放在培养液中培养，其培养液有明显的抑制革兰阳性菌的作用。从此揭开了青霉素研究的序幕。

心血管药物普萘洛尔（Propranolol）是 β 受体阻断剂，但却是在研究 β 受体激动剂时意外发现的。异丙肾上腺素（Isoprenaline）是常用的 β 受体激动剂，由于儿茶酚结构易氧化，在对其进行结构改造时，将 3,4-二羟基除去，肾上腺素能活性降低，但当 3,4-二羟基用氯取代后得到 3,4-二氯肾上腺素，可以阻断拟交感神经递质的兴奋心脏等作用，是部分肾上腺素受体阻断剂。进一步用萘环替代苯环，得到丙萘洛尔（Pronethalol），几乎没有肾上腺素能作用，是完全的阻断剂，但有致癌副作用。改变氨基醇侧链，在芳环和 β 碳原子插入次甲氧基，并将侧链从萘环的 β 位移至 α 位，成为芳氧丙醇胺类的普萘洛尔。普萘洛尔不仅没有 β 受体激动作用，反而具 β 受体拮抗作用，是第一个应用于临床的 β 受体阻断剂。研究发现，芳氧丙醇胺类比苯乙醇胺类对 β 受体作用更强，由此，进一步研究开发了以普萘洛尔为代表的几十个芳氧丙醇胺类 β 受体阻断剂，在心血管药物中占有重要的地位。

异丙肾上腺素	3,4-二氯肾上腺素
丙萘洛尔	普萘洛尔

（四）从代谢产物中发现先导化合物

大部分药物在体内代谢的结果主要是失活和排出体外。但有些药物却发生代谢活化或产生其他新的作用，转化为保留活性、毒副作用小的代谢物，这样的代谢产物可成为新的先导化合物。研究药物代谢过程和发现活性代谢物是寻找先导化合物的途径之一。

最经典的例子是磺胺类药物的发现。偶氮化合物百浪多息（Prontosil）在体外抑菌实验中无活性，但注射到动物体内可以抑制葡萄球菌的感染。研究发现百浪多息在体内经肝脏细胞色素 P-450 酶代谢成活性代谢物磺胺（Sulfanilamide），成为基本抗菌药物。以磺胺为先导化合物，以磺胺的对氨基苯磺酰胺为基本母核，将磺酰胺氮上的氢以各种杂环取代，由此曾开发出五十多种磺胺类抗菌药。

百浪多息	磺胺

通过药物代谢的研究常常可发现活性更强，或毒性降低的药物，这种例子也是比较多

的。比如抗抑郁药丙咪嗪（Imipramine）在体内发生 N-去甲基化，代谢成地昔帕明（Desipramine），后者的活性强于丙咪嗪，因而成为新抗抑郁药。

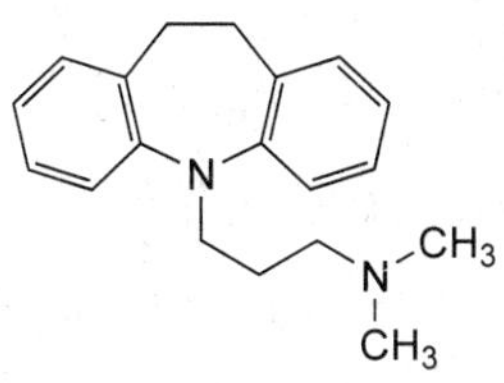

丙咪嗪 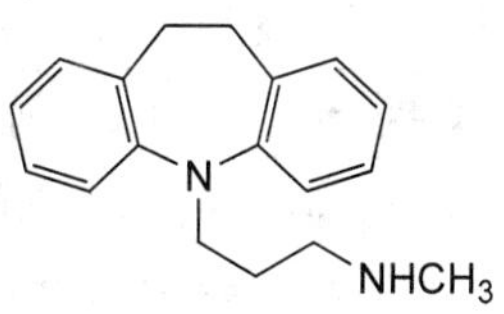　　　　地昔帕明

（五）通过从临床药物的副作用或者老药新用途中发现新药

通过观察某些药物的副作用，以现有药物为先导物，开发出具有新治疗作用的药物，也有很多成功的例子。

通过对不相关的活性研究发现新的药理作用。如对利尿药氯噻嗪的作用研究中发现其可以抑制 Na^+ 的再吸收而产物利尿作用，并且可以直接作用于肾脏血管，在对氯噻嗪结构进行改造后，得到具钾离子通道开放作用的药物二氮嗪。

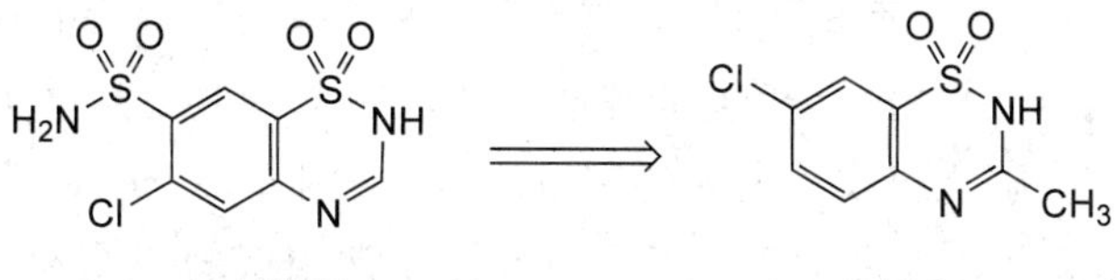

氯噻嗪　　　　　　　　二氮嗪

通过观测某一类药物的副作用，研究开发出多种作用类型的新药。异丙嗪是抗过敏药，研究其构效关系时发现，将支链的异丙基用直链的丙基替代时，抗过敏作用下降，而精神抑制副作用增强，由此启发找到了新的先导化合物氯丙嗪，通过进一步对氯丙嗪的取代基、侧链、三环分别进行改造设计，不仅开发出吩噻嗪类抗精神病药物，还开发出三环类抗抑郁药。

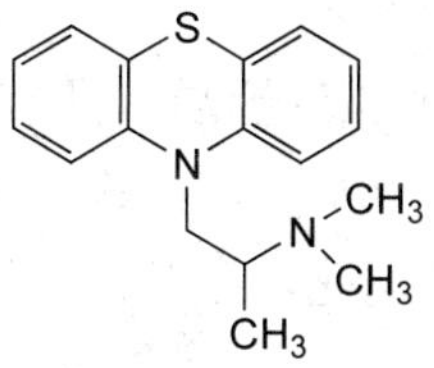

异丙嗪 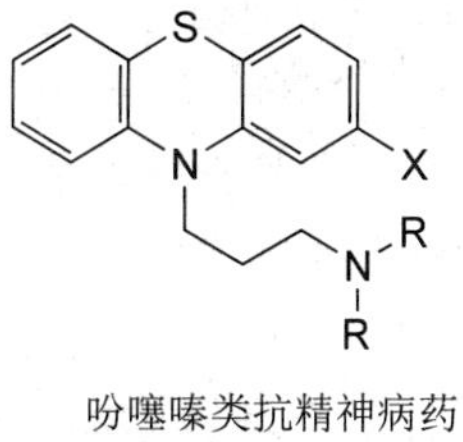　　　　　　　　吩噻嗪类抗精神病药

（六）从药物合成的中间体中发现先导化合物

某些药物合成的中间体由于与目的化合物结构上有相似性，应具有类似的药理活性，是发现新的先导物的途径之一。如早期在寻找抗结核药物时，Fox 设计了异烟醛与硫代氨基脲缩合合成硫代缩氨脲的衍生物的合成路线如下。

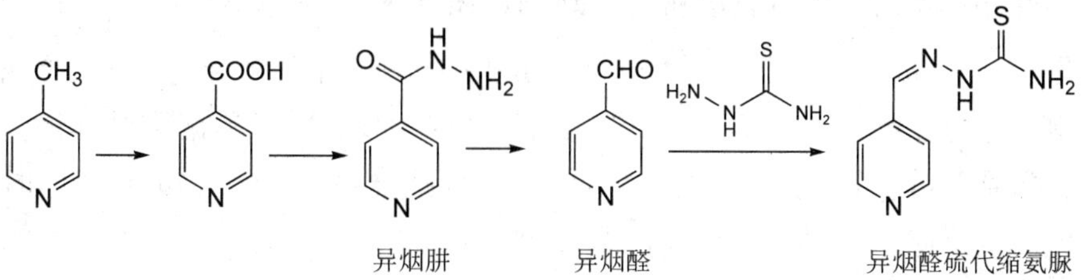

异烟肼　　　　　　异烟醛　　　　　　　　异烟醛硫代缩氨脲

在研究过程中将合成过程的中间体异烟肼同时进行药理活性实验，发现异烟肼的抗结

核活性超过目的物，故放弃对目的物的研究，将异烟肼推上临床。

另一个典型的例子是抗肿瘤药物环胞苷的发现。阿糖胞苷是干扰 DNA 合成的抗肿瘤药物，由于给药后会在肝脏迅速被胞嘧啶脱氨酶催化脱去氨基，生成无活性的尿嘧啶阿糖胞苷，故作用时间很短。阿糖胞苷是以 *D*-阿拉伯糖为起始原料，经多步反应生成环胞苷，再用氨水开环得到。后来发现其中间体环胞苷不仅具有较强的抗肿瘤作用且副作用轻，而且在体内代谢速度比阿糖胞苷慢，故作用时间长，可用于各种白血病的治疗。

D-阿拉伯糖	环胞苷	阿糖胞苷

（七）以现有突破性药物作先导

近年来随着对生理生化机制的了解，得到了一些疾病治疗的突破性的药物，这些药物不仅在医疗效果方面，而且在医药市场上也取得了较大的成功，这些药物通常被称为原型药物（prototype drug）。随之出现了大量的"me-too"药物。"me-too"药物是指对已有药物的化学结构稍作改变而得到的与已有药物的结构非常相似的一类药物。有时可能得到比原"突破性"药物活性更好或有药代动力学特色的药物。例如兰索拉唑（lansoprazole）及其他的拉唑的研究是以奥美拉唑（omeprazole）为先导物的，其活性比奥美拉唑活性更强。

"me-too"药物的研究对于新药研究有特别重要的意义。知识产权的保护促进了更多的高水平的新药研究，推动了药物研究的发展。

（八）用内源性活性物质作先导化合物

现代生理学认为，人体被化学信使（生理介质或神经递质）所控制。体内存在一个非常复杂的信息交换系统，每一个信使都各具特殊的功能，并在其作用的特定部位被识别。患病时机体失去了平衡，而药物治疗就是用外源性的化学物质（信使）来帮助机体恢复平衡。

根据对生理病理的了解来研究新药，通常是针对与该生理活动有关的酶或受体来设计药物，被称作合理药物设计（rational drug design）。内源性的神经递质，受体或酶的底物就是初始的先导化合物。例如，避孕药炔诺孕酮（norgesterone）和 17α-炔雌醇（ethynylestradiol）的先导化合物是甾体激素黄体酮（progesterone）和 17β-雌二醇（estradiol）。以炎症介质 5-羟色胺（serotonin，5-hydroxytryptamine）为先导化合物研发了抗炎药 吲哚美辛（indomethacin）。

（九）利用组合化学和高通量筛选得到先导化合物

组合化学（combinational chemistry）是近十几年发展起来的新合成技术与方法。组合化学的化合物库的构建是将一些基本小分子，如氨基酸、核苷酸、单糖等通过化学或生物合成的手段装配成不同的组合，由此得到大量具有结构多样性的化合物分子。同时配合高通量筛选（high-throughput screening），寻找先导化合物。

高通量筛选是以随机筛选和广泛筛选为基础的。高通量筛选是利用近二三十年来，生物化学、分子生物学、分子药理学和生物技术的研究成果，将已阐明影响生命过程的一些环节的酶、受体、离子通道等用作药物作用的靶标进行分离、纯化和鉴定，由此建立起来的分子、细胞水平的高特异性的体外筛选模型，具有灵敏度高、特异性强、用药量少、快速筛选的特点。在此基础上加上自动化操作系统，即可以实现高通量、快速、微量的筛选。

（十）计算机辅助药物设计

计算机辅助药物设计（computer-aided drug design，CADD）就是利用计算机的快速计算功能、全方位的逻辑判断功能、一目了然的图形显示功能，将量子化学、分子力学、药物化学、生命科学、计算机图形学和信息科学等学科交叉融合，从药物分子的作用机制入手进行药物设计。受体是生物体的细胞膜上或细胞内的特异性大分子，药物小分子称为配体（ligand）。在产生药理作用时，配体首先要分布到受体部位，并与受体结合（binding）。受体与配体结合部位（binding site）是计算机辅助药物设计的重点研究问题，一般只涉及受体中的几个氨基酸残基。计算机辅助药物设计就是利用计算机技术研究发现能够与靶酶或受体结合的新的配体，因此，也称为计算机辅助配体设计（computer-aided ligand design）。如果靶酶或受体的三维结构已知，可进行直接药物设计（direct drug design）；如果受体的三维结构未知，可采用间接药物设计（indirect drug design）。

1. 直接药物设计　直接药物设计（direct drug design）又称基于靶点结构的药物设计，该法的最基本要求是必须清楚作用受体（靶点）的三维空间构型，根据受体结合位点的形状和性质要求，借助计算机自动构造出形状和性质互补的新的配基分子的三维结构。其理论基础是受体结合位点与配基之间的互补性。靶受体的三维结构可用 X-射线衍射法或蛋白质同源建模得到。最简单的方法是从互联网上的蛋白结构数据库（protein data bank，PDB）查到，最常用的网址是 http://www. rcsb. org/pdb，可方便地将蛋白质结构下载。

直接药物设计常用的方法有分子对接法和从头设计法。

（1）分子对接法　分子对接（docking）是预测小分子配体与受体大分子相互匹配、相互识别而产生相互作用的一种方法。分子对接的理论基础是受体学说理论，其一是占领学说，认为药物产生药效首先需要与靶标分子充分接近，然后在必要的部位相互匹配，这种匹配表现在药物与受体的互补性（complementarity），包括立体互补、电性互补和疏水性互补。其二是诱导契合学说，认为大分子和小分子通过适当的构象调整，得到一个稳定的复合物构象。因此，分子对接的过程就是确定复合物中两个分子的相对位置、取向和特定的构象，作为设计新药的基础。

用于分子对接比较常用的软件有 Dock，AutoDock 和 Surflex-Dock。Dock 是 1982 年 Kuntz 研究小组开发的程序，该程序考虑了配体与受体的柔性对接、配体与受体形状与性质互补以及配体在受体活性位点的精确定位，并引入了经验势能函数作为配体与受体结合强弱的评价函数。AutoDock 是由美国 Scripps 研究院开发的一款免费的分子对接软件，其 4.0 版本遵循 GNU 通用公共许可证协议。作为经典的对接程序组件，AutoDock 有对接结果准确、速度较快的优点。Surflex-Dock 是 Sybyl 软件包中的一个模块，该方法在配体和受体之间结合评价中采用基于半经验方程的结合自由能函数。目前可用于分子对接的小分子数据库很多，常用的数据库：剑桥结构数据库（Cambridge structure database，CSD），现有化合物库（available chemicals directory，ACD），美国国立癌症研究所数据库（national cancer institute database，NCI），中国天然产物数据库（Chinese natural product datebase，CNPD）等。

在数据库中，通过对接、搜寻与靶标生物大分子有较好亲和力的小分子。不同分子对接软件的操作有区别，一般过程是：①把库中的配体小分子放在受体活性位点的位置，逐一与靶标分子进行对接。②按照几何互补、能量互补以及化学环境互补的原则，寻找小分子与靶标大分子作用的最佳构象，计算其相互作用能。③找出两个分子之间的最佳的结合模式，评价药物和受体相互作用的好坏。

通过分子对接虚拟筛选出来的化合物大都为已知化合物，大部分可通过购买获得，为快速寻找先导化合物提供了方便。

（2）从头设计法　从头药物设计（De novo drug design）是基于受体结构的全新药物设计，根据受体活性位点的形状和性质要求，利用计算机在化合物的整个化学空间寻找与靶点形状和性质互补的活性分子。大多数情况下，这种设计基于靶受体的三维结构。与三维结构数据库搜寻相比，全新配体设计策略可以设计出适合靶蛋白活性位点的新结构。

从头设计方法一般包括五个过程：①获取受体三维结构及其活性部位；②计算活性部位的结构性质；③在关键活性位点设置与之匹配的原子或基团；④在原始基团的基础上产生完整的分子，或用连接基团将上述原子或基团连接成完整的分子；⑤预测所设计的一系列化合物分别与靶点的亲和性等。

从头设计的核心是通过与靶点结构和性质的基本构建块获得新结构。根据构建块的不同，从头设计方法可分为原子生长法、分子碎片法和模板定位法。

1）原子生长法：根据靶点性质，如静电、氢键和疏水性等，逐个增加原子最终完成与靶点结构和性质互补的分子的构建。原子生长法的基本构建单元是各种类型的原子，如 sp^3 杂化的碳、sp^2 杂化的碳以及各种类型的化学键。属于原子生长法的设计程序有 LEGEND 和 GenStar 等。

原子生长法的起始点是与靶活性位点易形成氢键的原子如 O、N 等，或是与活性位点对接的配体。从起始原子（种子原子）或起始结构出发逐个进行原子生长时，一般遵循如下规则：①新原子的类型、键型和空间取向根据新生成原子的势能来确定。如果新原子与已生成的原子之间的范德华半径不合理，或作用能过高，则重新产生新原子。如果反复多次仍失败，程序则返回到前一步，重新产生新原子。②原子生长时如果有两个或两个以上方向的均有利，则可产生分支。③如果新原子处于环合成环的位置上，则优先成环。当原子所有可能的生长都能量很高时，原子生长达到死角，或者当产生的骨架原子数目达到指定值时，设计程序停止原子生长而进入分子阶段的完善阶段，即对获得的结构进行结构合理化，如在空余的价键上补上氢原子，补上形成芳环可能缺失的碳原子等。当结构完成后，设计程序将利用分子力学计算优化新结构与靶点的相互作用，并对各结构的优劣打分进行评判。

2）分子碎片法：分子碎片法（molecular fragment approach）的基本构建单元为碎片（fragment），碎片是指单一个官能团，如羟基、羰基或苯环等。依各碎片的连接增长方式不同，又分为碎片连接法和碎片生长法。

碎片连接法就是将与靶点活性位点有较好作用的功能团利用适当的方式连接构成新结构。连接两功能团的碎片称为连接子。因此，碎片连接法的前提条件是有一个碎片库或连接子库。在进行设计时，首先要利用探针原子对活性位点进行表面性质分析，然后再根据性质的不同，搜寻碎片库并在各位点置入结构或活性互补的碎片。如在氢键受体的表面置入带 NH 或 OH 的碎片，在疏水性的表面置入疏水性基团等。然后再搜寻连接子库，找到合适的连接子将各分子碎片连接起来构成完整的分子。最后进行分子力学优化。

碎片生长法与原子生长法类似，只是这里的生长单元是分子碎片而不是原子，起始位点可以是从碎片库中搜寻的与活性位点的某部位结构与性质匹配的碎片，或者是在活性位点上指定的种子原子。生长碎片的取舍也是依据能量的高低，根据作用能量的大小，逐一生长碎片，并最终构建出新结构。最后同样利用分子力学计算新结构与靶点的亲和性，对设计的新结构进行评价。

由于分子碎片法是以碎片作为分子设计的基本模块，与原子生长法相比在化学结构上更具有合理性。分子碎片法是当前从头药物设计的主流，代表性的软件有 LUDI、GROW、LEAPFROG 等。

与三维结构数据库搜寻相比，这种以受体结构为基础的从头药物设计具有几个优点。第一，全新设计策略能产生新结构包括新骨架。第二，像三维结构数据库搜寻方法这样将整个分子一次对接到靶点活性部位的方法有如下不足：所考察的化合物的构象数目有限；有些功能团在生理条件下（pH 7.4）呈离子形式，对接策略常只考虑中性形式。而在全新设计策略中，功能团的构象已不是一个重要问题，因为它是通过适当的形式和构象与蛋白质表面接触后而产生功能团。

如果靶酶或受体的三维结构已知，配体的结合位点和结合方式已知，利用计算机图形学和计算机化学即可直接研究生物大分子-配体复合物。将新配体对接到结合部位（binding site）即可知道该配体是否以理性的方式与受体结合。由 X-射线衍射，特别是与配体的共结晶，靶酶或受体的三维结构已知，配体的结合部位和结合模式便可知，可以用计算机图形和计算化学直接方式研究生物大分子与配体复合物，便可得到配体与受体/酶相互作用的详细信息。新的候选配体对接到结合部位以便去研究新结构能否以理想的方式对接到结合部位。此过程称为基于结构的配体设计（structure-based ligand design）。

基于受体结构的药物设计方法存在的主要问题：①模拟出的受体结构可能完全不同于在体内的实际结构；②配体的活性构象未知，在对接操作中用的小分子构象可能是不适宜的；③忽略了药代动力学。由于这种方法的不确定性，需要反复进行分子模拟、化学合成、活性测定、再模拟等过程。基于受体结构的药物设计应该是药物化学家的一种手段，它不能解决药物发现的全部问题，而是药物发现过程中的一个重要部分。

2. 间接药物设计　间接药物设计（indirect drug design）是指在受体三维空间结构未知的情况下，利用计算机技术对同一靶点具有活性的各种类型生物活性分子进行计算分析，得到三维构效关系模型，通过计算机显示其构象来推测受体的空间构型，并以此虚拟受体的三维空间结构，并进行药物设计，因此又称为基于配体结构的药物设计。三维定量构效关系中的分子形状分析法、距离几何方法和比较分子场分析法也属于间接药物设计方法，在此主要介绍药效团模型法（pharmacophore modeling）。

在药物分子和靶点发生相互作用时，药物分子为了能和靶点产生良好的几何与能量的匹配，会采用特定构象与靶点结合，即活性构象。对于一个药物分子，分子中的不同基团对其活性影响不同，有些基团的改变对分子活性影响甚小，而有一些则对药物分子与靶点的结合至关重要。这些药物活性分子中对活性起重要作用的"药效特征元素"及其空间排列形式即为药效团（pharmacophore）。从不同类的先导化合物出发可以构建药效团模型，得到与生物活性有关的重要药效团特征，这些药效团特征是对配体小分子活性特征的抽象与简化，即小分子拥有药效团特征，就可能具备某种生物活性，而这些活性配体分子的结构未必相同。因此药效团模型方法可以用来寻找结构全新的先导化合物。

目前用于识别药效团模型的软件很多，国内计算机辅助药物设计工作站最常用的商业软件有两类，一类是 Accelrys 公司开发的 CATALYST 模块，在 Insight II 上使用；另一类是 DISCO 和 DISCOtech，是 Sybyl 操作系统的一个模块，DISCO 是距离比较（distance comparisons，DISCO）法，其最新版为 DISCOtech。

药效团识别的方法及基本步骤如下。

（1）选择两组已知活性的化合物，分别作为训练集和测试集。化合物的选择直接影响研究结果的可靠性。选择训练集原则一般是活性好的，结构多样性的，其中一些化合物最好是刚性或部分刚性结构，使分子的构象相对减少，便于下步操作。测试集中应包括活性由强到弱各个层次及无活性的化合物。

（2）分子构象分析及分子叠合。将训练集的每个分子进行构象分析，搜索最低能量构象及其他合理的构象，存入数据库。然后将所有分子的构象按一定规则进行叠合，由于叠合方式的不同，叠合结果是多样化的。

（3）计算三维药效团模型。在叠合的基础上，计算机可识别出属于同一活性级别化合物的共同结构模式，建立分子三维药效团模型。

药效团是用一些分子描述符来表达，一般用球表达药效团的特征。描述符包括七个方面：①氢键给体（hydrogen bond donor，HBD）；②氢键受体（hydrogen bond acceptor，HBA），包括带孤对电子的 N、O、F、S 等；③疏水中心或极性小的原子及原子团，如疏水烷基（hydrophobic aliphatic，HYALI）、芳环（ring aromatic，RA）等片段；④亲水中心或极性大的片段；⑤负电荷中心（negative ionizable，NI）；⑥正电荷中心（positive ionizable，PI）；⑦上述各元素的几何约束特征，包括特征元素间的距离、夹角、二面角等。

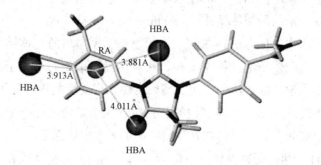

对药效团模型进行必要的和合理的修正。一般初步得到的药效团模型有一些误差，而且往往得到数个模型，所以要对药效团模型进行检验。应用测试集，根据打分情况及观察构象的实际叠合情况进行模型的评价，进行必要的和合理的修正，以确定最合理的药效团模型。

应用药效团模型进行合理的新药设计和虚拟筛选。药效团模型的成功构建可以用来设计新的配体，该方法既可用于先导物的优化，也可用来设计新的先导化合物。药效团模型不能定量预测与受体的亲和力，而是在研发过程中用来选择出新的分子进行合成。

二、先导化合物的优化（Lead Optimization）

先导化合物往往因作用强度弱、药代性质不合理和不良作用的存在不能直接临床使用，需要对先导化合物进行合理的结构修饰，才能得到有价值的新药，这种过程称为先导化合物的优化（Lead Optimization）。优化后的结构往往具有更理想的理化性质，或者具更良好的药物动力学性质，或者提高了生物利用度，或者选择性强而毒副作用减弱。

对先导化合物的优化有多种方法，基本是两大类，即传统的药物化学方法和现代的方法。现代的方法主要指利用计算机辅助药物设计（Computer Aided Drug Design，CADD）的手段和利用3D定量构效关系（3D Quantitative Structure-Activity Relationship，3D-QSAR）的方法，这些新的方法在药物设计中的地位越来越重要，是发现和优化先导化合物的常用手段。

（一）烷基链或环的结构改造

根据分子类似性和多样性原理，对先导物优化最常用的最简单的方法是对化合物烷基链作局部的结构修饰，得到先导物的衍生物或类似物。主要方法有同系物和插烯物。

1. **同系物** 药物设计中可以采用烃链的同系化原理，通过对同系物增加或减少饱和碳原子数，改变分子的大小来优化先导化合物。

对单烷基，同系物设计方法是：$R—X \rightarrow R—CH_2—X \rightarrow R—CH_2—CH_2—X$ 等等。

对环烷烃化合物，同系物的设计方法是：

$$—(CH_2)n \enspace \boxed{X} \longrightarrow —(CH_2)n+1 \enspace \boxed{X}$$

先导物中烷基链的延长或缩短，得到高或低同系物，是最常用的设计方法。先导物中引入甲基，特别是在杂原子或芳环上，往往会对活性的影响更大，因为这会改变氢键的形成，增加位阻，电性的变化，构象以及代谢样式的改变，因而使药效学和药代动力学有明显的不同。例如对依那普利拉类（Enalaprilat）的血管紧张素转化酶抑制剂在环的大小进行结构修饰，发现当环由五元环（n=2）变为八元环（n=5）时，活性最高，增加了4000倍，是活性数据的峰顶。随着环继续增加，活性反而降低。

环的大小	IC_{50} （nM）
n = 2	19000
n = 3	1700
n = 4	19
n = 5	4.8
n = 6	8.1

2. **插烯原理** 对烷基链作局部的结构改造另一个方法是减少双键或引入双键，称为插烯原理（vinylogues），往往可以得到活性相似的结构。插烯规则是在1935年由美国有机化学家Fuson总结出来的一条经验规则，他提出以下规则：

当含双键的母体化合物表达为：A-E1=E2，双键E1=E2与A原子相连。

插烯后的化合物表达为：A-B1=B2-E1=E2

根据共轭效应的极性交替分布原理，在插烯前后，原子A总是与一个带δ^+的原子相连，因此原子A的功能和性质可以保持不变。减少双键及插烯规则后来被广泛用在合成上，在药物设计中，常用来优化先导化合物。当减少或插入一个及多个双键时，使药物的构型、分子形状和性质发生改变，影响药物与受体的作用，对生物活性产生影响。如胡椒碱是从民间验方得到的抗癫痫有效成分，全合成有一定困难，经减少一个双键得到桂皮酰胺类的衍生物，合成简单，而且增强了抗癫痫的活性。

胡椒碱　　　　　　　　　　　　桂皮酰胺衍生物

3. 环结构的变换　药物结构中往往含有环系，对其进行结构修饰的方法很多。比如将环消除，环的缩小或扩大，开环或闭环等等。

（1）环的分裂变换　对于结构复杂，环系较多的先导物进行优化时，往往是分析药效团，逐渐进行结构简化。天然产物一般是多环化合物，与环的改造相关的方法是把环状分子开环或把链状化合物变成环状物。将先导物的不同环系分别剖裂，是一种常用的方法。如对镇痛药吗啡（Morphine）进行优化时，将其五个环系逐步剖裂，分别得到了一系列四环、三环、二环、单环等结构简化的合成类镇痛药。把这种结构逐步简化的过程称为"分子脱衣舞"（molecular strip tease）。

吗啡　　　　　　　　　吗啡喃类　　　　　　　　苯吗喃类

哌啶类　　　　　　　　　　　　美沙酮

（2）开环和闭环　这种修饰方法是依据分子的相似性，设计开环和闭环的类似物。在设计中，遵照两个原则。第一，开环类似物可在体内经氧化或失水等代谢反应又环合成原环状物而起效，所以这种开环物实际是生物前体（bioprecursor）或前药（prodrug）。反之也是相同的原理。第二，开环和闭环与代谢无关，但在结构中有相似的构象，相同的药效团。

如中枢降压药可乐定（Clonidine）含咪唑环，打开咪唑环的开环衍生物司可可乐定（Seco-Clonidine）与可乐定有相似的药理作用。

可乐定　　　　　　　　　　　　司可可乐定

闭环修饰的方法也有许多成功的例子。如诺氟沙星（Norfloxacin）为抑制细菌解旋酶（gyrase）的强效抗菌药，将8位与1位烷基环合，得到更高活性的氧氟沙星（Ofloxacin），后者的（S）-构型称为左氟沙星（Levofloxacin）。

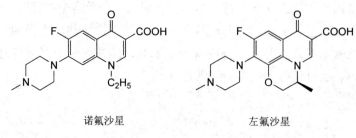

诺氟沙星　　　　　　　　　　　　左氟沙星

4. 官能团的改变　对相似结构的化合物，改变功能基团的位置或方向，或者改变先导化合物某个取代基的电性，也是优化先导化合物的一个手段。如克林霉素是林可霉素的半合成优化产物，是将功能基 OH 基用 Cl 置换，并改变其位置，结果抗菌活性是原药的 4~8 倍。

林可霉素　　　　　　　　　克林霉素

（二）生物电子等排（Bioisosteres）

1. 生物电子等排体的基本概念　生物电子等排可分为为经典和非经典两大类型。

第一类经典的电子等排概念（isosterism）最早是 Langmuir 用来描述具有相同数目和相同电子排布的化合物或基团，认为电子等排体（isosters）之间，有相同的物理性质。例如 CO 和 N_2，CO_2 和 N_2O，N_3^- 和 NCO^- 之间电子的数目和排布相同，性质相似。

第二类是非经典的生物电子等排体，一些原子或原子团尽管不符合电子等排体的定义，但在相互替代时同样可以产生相似或拮抗的活性。这些非经典的相互替代可具有相似活性的基团，最常见的有 $-CH=CH-$、$-S-$、$-O-$、$-NH-$、$-CH_2-$ 等。

一些环与非环结构的替换，也常常具有相似活性。

计算机辅助药物设计的发展，使生物电子等排体进一步广义化，通过构效关系研究，对化学结构的某种性质如疏水性、电性、立体性、构象等进行定量描述，也可以得到相似的电子等排体。如 $-Cl$、$-Br$ 和 $-CF_3$ 不是经典的电子等排体，分析其构效关系，取代基的各种参数都有相似性。这些取代基的电性参数 σ 值都为正值，说明三个基团都具有吸电子效应，疏水参数 π 在相同的范围之内，基团的亲脂性相似，通过比较 Taft 立体参数 Es 值的范围，三者的立体体积接近。因而通过这些取代基的取代得到化合物的生物活性基本相似。

取代基参数	R = Cl	R = Br	R = CF_3
σ	+0.23	+0.23	+0.54
π	+0.71	+0.86	+0.88
Es	-0.97	-1.16	-2.40

2. 生物电子等排体在药物设计中的应用　生物电子等排原理（Bioisosterism），常用于先导物优化时进行类似物变换。是药物设计中优化先导化合物的非常有效的方法，有许多成功例子。用生物电子等排体原理设计优化先导化合物，达到的目的可以有四个方面：

第一，用生物电子等排体替代时，得到相似的药理活性。这种情况最为普遍，通过药物设计可以得到新的化学实体或类似物。

第二，用生物电子等排体替代时，可能产生拮抗的作用。常常用这种原理设计代谢拮抗剂类的药物，例如将尿嘧啶 5 位的 H，以其电子等排体 F 替代，得到抗肿瘤药氟尿嘧啶。

尿嘧啶　　　氟尿嘧啶　　　硫马唑　　　　　　伊索马唑

第三，用生物电子等排体替代时，毒性可能会比原药降低。如钙敏化类强心药硫马唑的毒性大，用苯环替代吡啶环得到伊索马唑的毒性下降。

第四，用生物电子等排体替代时，还能改善原药的药代动力学性质。如头孢西丁的$-S-$分别用生物电子等排体$-O-$或$-CH_2-$替代时，得到拉他头孢和氯碳头孢具有良好的药代动力学性质，不但增加了血药浓度，且延长作用时间。

3. 生物电子等排体设计的主要方法

应用生物电子等排体变换和替代时，需要考虑相互替代的原子或原子团的形状、大小电荷分布和脂水分配系数等。用生物电子等排体不仅仅是取代先导化合物的某个部分，还可以将复杂的结构简单化。用生物电子等排体原理设计优化先导化合物，常用的方法如下。

（1）经典的生物电子等排体　经典的电子等排体及生物电子等排体设计方法见表22-1，表中所列是药物设计中最常见常用的生物电子等排体，包括一价、二价和三价的原子及基团之间的相互替换。在药物设计中有很多成功的例子，可参见各章药物。

表 22-1　药物设计中常用的生物电子等排体

生物电子等排体的分类	可相互替代的等排体
一价原子和基团类电子等排体	$-F$, $-H$ $-NH_2$, $-OH$ $-F$, $-CH_3$, $-NH_2$, H $-OH$, $-SH$ $-Cl$, $-Br$, $-CF_3$, CN $-i-Pr$ $-t-Bu$
二价原子和基团类电子等排体	$-CH_2-$, $-O-$, $-NH-$, $-S-$, $-CONH-$, $-CO_2-$ $-C=O$, $-C=S$, $-C=NH$, $-C=C-$
三价原子和基团类电子等排体	$-CH=$,　$-N=$, $-P=$, $-As=$
四价原子类电子等排体	$-\overset{\mid}{\underset{\mid}{N}}{}^{\oplus}-$, $-\overset{\mid}{\underset{\mid}{C}}-$, $-\overset{\mid}{\underset{\mid}{P}}{}^{\oplus}-$, $-\overset{\mid}{\underset{\mid}{As}}{}^{\oplus}$
环内等排体	$-CH=CH-$, $-S-$, $-O-$,　$-NH-$ $-CH=$　$-N=$
等价体环类	（苯环） （吡啶环） （噻吩环） （呋喃环）
其他	$-COOH$, $-SO_3H$, $-SO_2NHR$

（2）**环等当体（ring equivalents）** 一些不同的芳香环和杂环相互替代后，可产生相似的生物活性，这些环被称为环等当体。例如雌激素受体拮抗剂他莫昔芬（Tamoxifen）苯乙烯环被苯并噻吩替代，成为雷洛昔芬（Raloxifen），为第二代抗雌激素药物，由于特异性分布，主要用于治疗骨质疏松病。

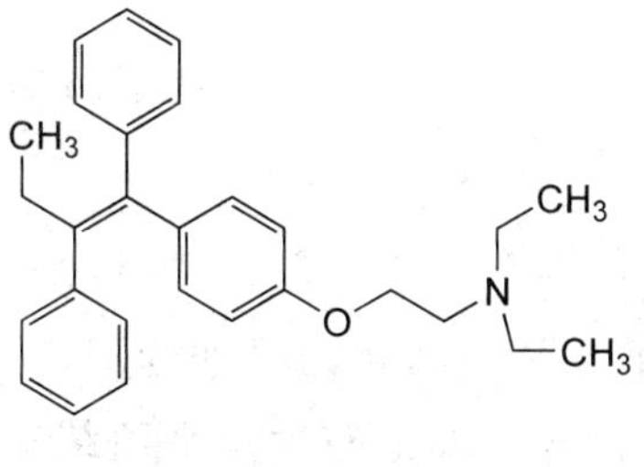

他莫昔芬 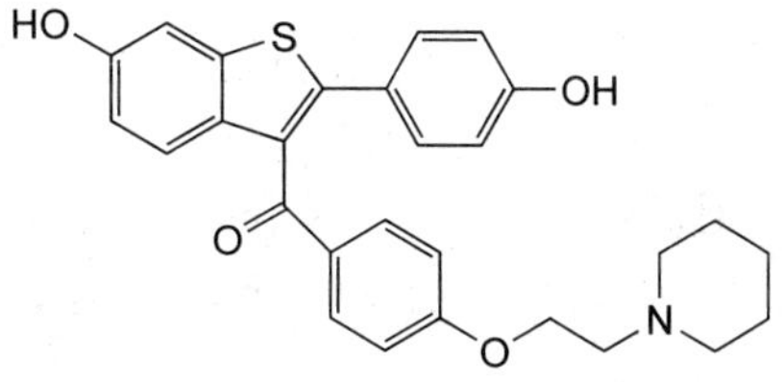　　　　　　　　　　　　　　　　雷洛昔芬

环等当体的替换适用于任何可能的环系统之间，例如 H_2 受体拮抗剂的发展就是一个典型的例子。西咪替丁（Cimetidine）是第一个 H_2 受体拮抗剂，吸收迅速，具良好的抑制胃酸作用。但对细胞色素 P450 酶有较强的抑制作用，使与其他同时使用的药物毒性增加。用环等当体对其进行结构改造，将咪唑环用二甲胺基甲基呋喃环置换，得到第二代的 H_2 受体拮抗剂雷尼替丁（Ranitidine），活性超过西咪替丁，而且没有酶抑制作用。再将呋喃环用噻唑环或苯环替代，分别得到法莫替丁（Famotidine）和罗沙替丁（Roxatidine）。

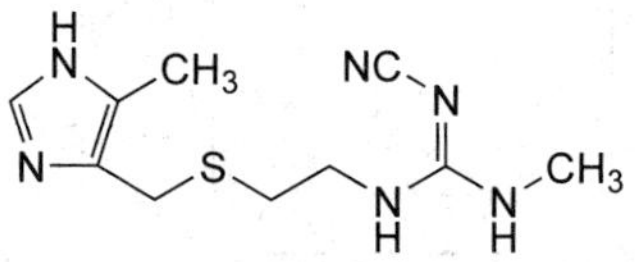

西米替丁 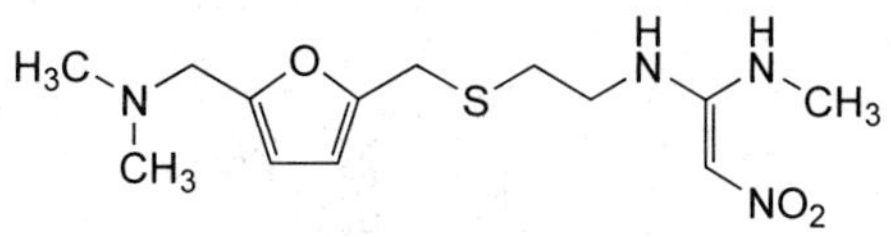　　　　　　　　　　　　　雷尼替丁

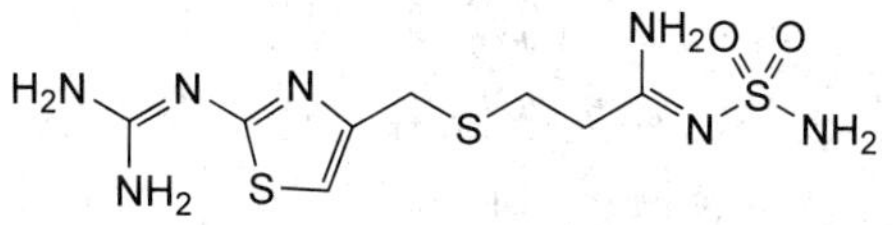

法莫替丁 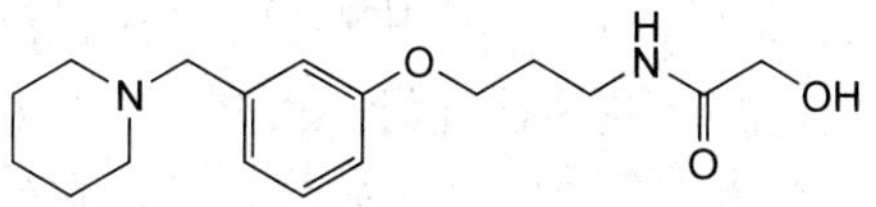　　　　　　　　　　　　　罗沙替丁

（3）**环与非环的等排体** 除了经典的生物电子等排体，环与非环之间的替代，可产生相同的作用，同样视为生物电子等排体。如 *N*-甲基四氢吡啶甲酸甲酯，具有抗炎活性。将其结构 3-位的羧酸酯基用环的生物电子等排体 1,2,4 噁二唑替代，3 位杂环衍生物具有相同的抗炎活性。

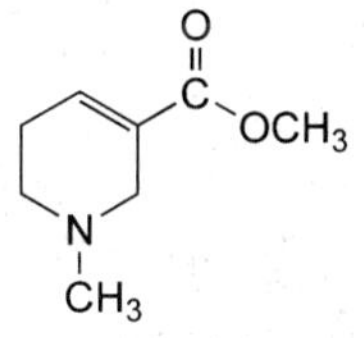

N-甲基四氢吡啶甲酸甲酯 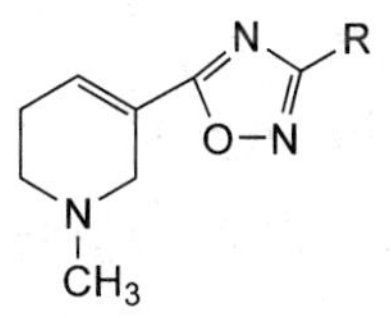　　　　1,2,4-噁二唑-5-（*N*-甲基四氢吡啶）衍生物

（4）**极性效果相似的基团** 根据广义的电子等排体概念，极性相似的基团互为生物电子等排体。一般来说，羧基是酸性的极性基团，在结构修饰中，常以异羟肟酸、磺酰氨基以及一些酸性的杂环如四唑、羟基噻唑等替代。如非甾体抗炎药布洛芬（Ibuprofen）是芳

基烷酸类结构，将羧基用其等排体异羟肟酸替代，得到的异丁普生（Ibuproxam），在体内代谢生成布洛芬而产生抗炎活性。

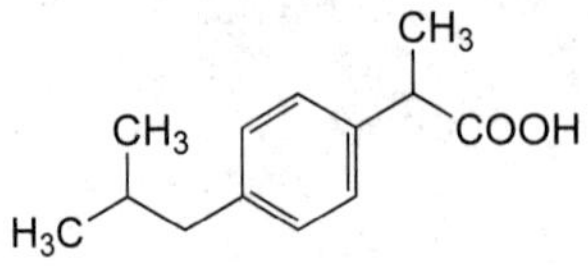

布洛芬

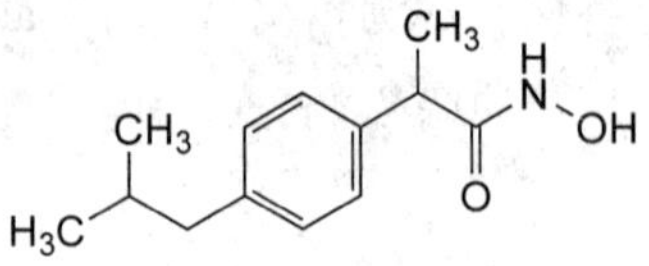

异丁普生

对于酯类的结构，常用酰胺替代。而羧基酰胺结构则多以磺酰胺、磷酰胺替代。另外脲、硫脲和胍是经典的生物电子等排体。如前面在环等当体修饰提到的 H_2 受体拮抗剂，结构中含有三个部分，分子的一端是亲脂性的环，另一端是碱性的平面结构。西咪替丁的碱性平面是氰基胍，雷尼替丁的碱性平面结构是硝基脒，而法莫替丁则是磺酰氨基取代的脒基。这样看来，H_2 受体拮抗剂的结构修饰包括了两种不同的生物电子等排体的置换。

（5）官能团的反转　一种特殊的生物电子等排体是将官能团进行反转，其思路类似于同分异构，成功的例子也比较多。比如哌替啶（Pethidine）的 4 位是甲酸乙酯，将其结构反转得到 4 哌啶醇丙酸酯，镇痛活性比哌替啶强 5 倍，是酯基反酯的典型例子。

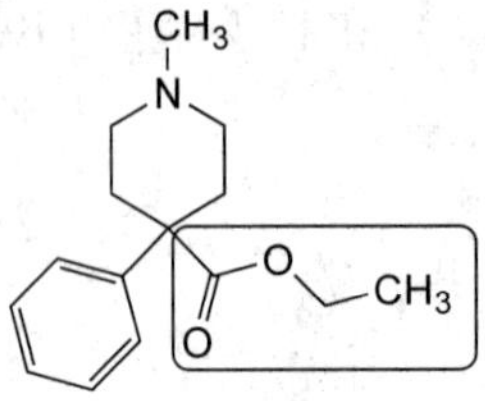

哌替啶

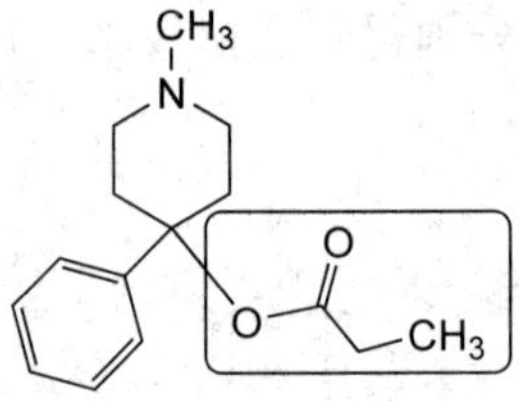

4-哌啶醇丙酸酯化合物

官能团反转另一个成功的例子是阿替洛尔（Atenolol）的发现。普拉洛尔（Practolol）是早期发现的 β 受体拮抗剂，和普萘洛尔有类似的抗心律失常作用。但毒性很大，可引起全身红斑狼疮，严重时可致死。对其进行结构改造，把酰胺基团翻转，得到阿替洛尔，副作用很小，目前在临床上为常用药。

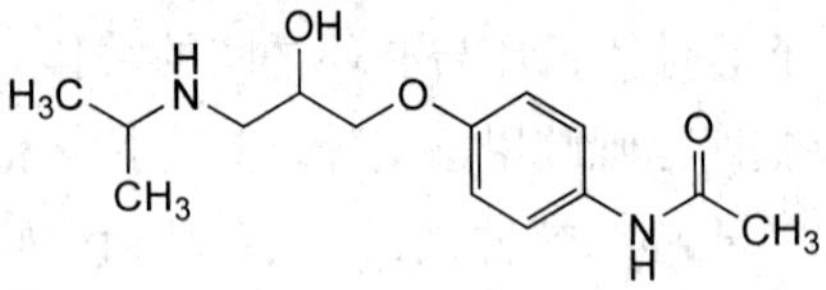

普拉洛尔

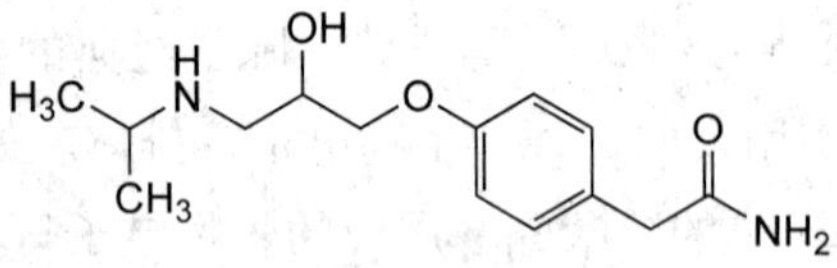

阿替洛尔

（三）前药原理（Prodrug）

在药物设计中前药原理是一种最常用的对先导化合物优化的手段。前药有两大类，一类是载体前体药物（Carrier-prodrug），是通过共价键，把活性药物（原药）与某种无毒性化合物相连接而形成。另一类是生物前体药物（Bioprecursors），是在研究作用机制时，发现其作用过程是经体内酶催化代谢，而产生活性物质。如非甾体抗炎药物舒林酸（sulindac）就是典型的生物前体药物，舒林酸本身没有活性，在体内还原酶的作用下由亚砜转为硫化物形式产生抗炎活性。

舒林酸　　　　　　　　　　　　　　舒林酸的硫化物形式

（四）软药（Soft Drug）和硬药（Hard Drug）

软药是指本身有生物活性的药物，在体内起作用后，经预料的和可控制的代谢作用，转变为无活性和无毒性化合物。例如，肌肉松弛药十烃溴铵（decamethonium bromide）在外科手术中作为麻醉的辅助用药。手术后，由于十烃溴铵不易被代谢，在体内滞留会引起肌肉疼痛。将该药物结构中两个氮正离子之间引入两个易水解的酯基，得到氯化琥珀胆碱（suxamethonium chloride）。氯琥珀胆碱中两个氮正离子之间的距离和十烃溴铵相同，产生的肌肉松弛作用相同，但氯化琥珀胆碱在体内易被血浆中酯酶水解生成琥珀酸和胆碱从而缩短了其作用时间，减少了副作用。

十烃溴铵　　　　　　　　　　　　　氯琥珀胆碱

硬药是指具有发挥药物作用所必需的结构特征的化合物，但该化合物不发生代谢或化学转化，可避免产生不必要的毒性代谢产物，可以增加药物的活性。由于硬药不能发生代谢失活，因此很难从生物体内消除。

例如前列腺素 E_1 即前列地尔（Alprostadil），分子中的 C-15 羟基在体内经酶氧化生成相应的酮基是代谢失活的一种主要转化形式。米索前列醇（Misoprostol）把 PGE_1 的 C-15 羟基移到 C-16 之后，又引入甲基，使羟基成为叔羟基，不易受酶的影响而氧化。由此，不但代谢失活不易发生，作用时间延长，而且口服有效。

前列地尔　　　　　　　　　　　　　米索前列醇

（五）孪药（Twin Drug）

孪药是将两个相同或不同的先导化合物或药物，经共价键连接，缀合成一个新的分子，经体内代谢后，产生以上两种具协同作用的药物，结果是增强活性或者产生新的药理活性，或者提高作用的选择性。常常应用拼合原理进行孪药设计，孪药实际上也是一种特殊的前药。

设计孪药的方法主要有两种。一是将两个作用类型相同的药物，或同一药物的两个分子拼合在一起，产生更强的作用，或降低毒副作用，或改善药代动力学性质。构成孪药的两个原分子可以具有相同的药理作用类型，如由乙酰水杨酸（Acetylsalicylic acid）和对乙酰氨基酚（Paracetamol）均具有解热镇痛活性，酯化缀合生成贝诺酯（Benorilate），具有协同作用，既解决了乙酰水杨酸对胃的酸性刺激，又增强了药效。贝诺酯同时是阿司匹林和对乙酰氨基酚的前药。

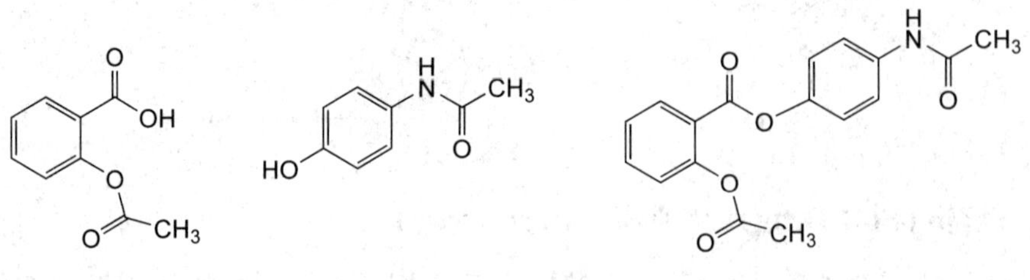

乙酰水杨酸　　　　　　乙酰氨基酚　　　　　　贝诺酯

李药也可以选自不同的作用类型，将两个不同药理作用的药物拼合在一起，产生新的或联合的作用。如苯丁酸氮芥（Chlorambucil）是抗肿瘤药，但毒性较大。甾体激素受体在肿瘤细胞分布较多，如果设计以甾体为载体，可增加靶向性。用这种思路将氢化泼尼松（Prednisonlone）和苯丁酸氮芥形成抗肿瘤药泼尼莫司汀（Prednimustine），降低了苯丁酸氮芥的毒性。

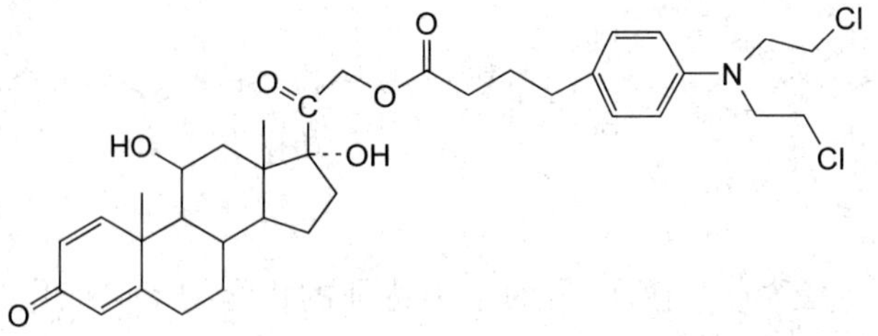

泼尼莫司汀

β-内酰胺类药物的缺点是易形成耐药性，常需要和β-内酰胺酶抑制剂克拉维酸或舒巴坦同时服用，很不方便。将氨苄西林与舒巴坦的羧基拼合，形成双酯类的李药，为舒他西林（Sultamicillin），口服效果良好。到达作用部位分解出舒巴坦和氨苄西林，具有抗菌和抑制β-内酰胺酶的双重作用。

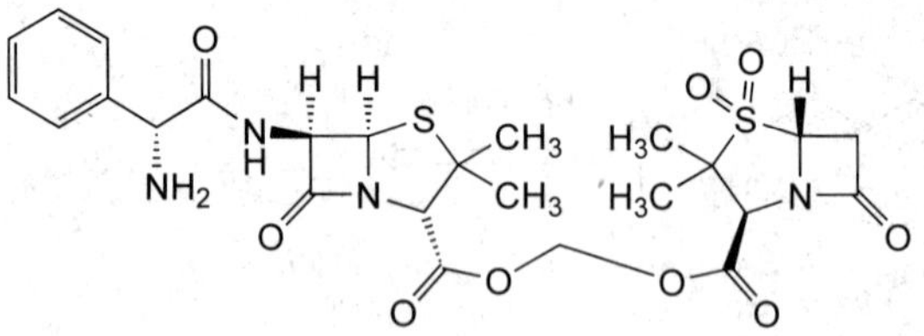

舒他西林

设计李药的方式大致有两种。一种是与前药相同的方法，使李药进入体内后分解为两个原药。另一种是在体内不裂解的方式。

（孙铁民）